〖中医学术流派典藏全集〗

主编◎高建忠

编委◎冯文全
裴晋云
杨　慧
贾晓丽

# 易水学派

## 典藏全集

山西出版传媒集团
山西科学技术出版社

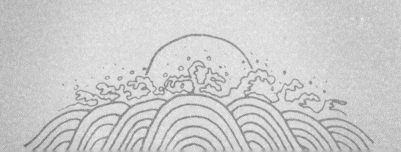

# 丛书出版说明

中华医药源远流长，中医药理论博大精深，学说纷呈，流派树立，要想真正理解、弄懂、掌握和运用，博览、熟读历代经典医籍，深入钻研，精思敏悟是必经之路。古往今来，凡是名医大家，无不是在熟读精研古籍名著，继承前人宝贵经验的基础上，厚积薄发、由博返约而成为一代宗师的。

在中医学的历史上，医家辈出。随着中医学的历史发展，历代医家通过理论研究、临床经验积累与总结，在中医理论的指导下，各自从不同的角度、不同的方面进行研究与探索，或在理论上进行发挥，或在临床上总结经验，形成了各自的学术思想，加上历代医家之间学术上的继承性，致使不同的学说不断涌现，丰富的临床经验不断被总结，使中医学这一伟大宝库丰富多彩，表明中医理论的不断深入与发展，临床水平的不断提高。

学习中医各家学说，主要是掌握历代著名医家的学术思想和临床经验。但应认识到，中医学术发展过程中有很强的继承性，师承授受是古代学习中医的主要手段。因此，对中医学术发展过程中的主要医学流派熟悉与掌握，对深入地认识历代医家的学术思想和临床经验，是十分重要和不可缺少的。只有这样才能更深入地认识历代医家的学术思想和临床经验，对其进行正确、客观、全面的评价，以便综合各医家学术之长，正确地进行取舍与应用，有效地指导临床实践，从而达到继承发扬中医学的目的。

因此，我们推出《中医学术流派典藏全集》丛书，也是为了给广大中医学子阅读中医各家经典提供一套系统、精良、权威、经得起时间检验的范本，以倡导研读中医经典之风气，引领中医学子读经典、用经典，为提高中医理论和临床水平打牢根基。

本丛书的特点：

1. 书目权威：所选书目由全国中医各家学派带头人、一流专家、医学博士筛选确定，均为学术性强、实用价值高，并被历代医家所推崇；

2. 版本精善：在现存版本中精选其中最善者为底本，以期让读者看到最优的版本；

3. 校勘严谨：聘请具有深厚中医药理论功底，熟谙中医古籍文献整理的专家、学者、博士精勘细校，确保点校的高质量。

最后，我们由衷地感谢各位专家、老师在这套书出版过程中付出的辛勤汗水。

丛书策划人

宋　伟

# 回望先贤　继往开来

中医学派的产生和发展，是推动中医学术创新和进步的重要方式之一。在脏腑辨证论治（辨证分型论治）日益被诟病的今天，重新梳理、温习、发扬"易水学派"学说，是有一定现实意义的。

**1. 对易水学派的界定**

一个学术流派需要有一定的师承传受关系和一定的学术群体。易水学派创始于张元素，中坚人物是李东垣，弟子及再传弟子有王好古、张璧、罗天益。

著作是一个学术流派学术传承和发展的必要载体。易水学派代表性著作有《医学启源》《内外伤辨惑论》《脾胃论》《兰室秘藏》《阴证略例》《此事难知》《汤液本草》《卫生宝鉴》等。

以薛立斋、张景岳、赵献可、李中梓、孙一奎等为代表的温补学派可以看作是在易水学派的影响下发展起来的。但，不把温补学派归入易水学派中。尽管他们在一定程度上传承和发展了部分易水学派的学术思想，但温补学派以（脾肾）虚损为研究重点，以温补为治疗特色，而易水学派学术体系中非常重要的"藏气法时"和"升降浮沉"等理论体系并没有在温补学派中得到很好的传承。

**2. 易水学派形成的时代背景**

易水学派形成于金元战乱之际。

在思想领域，宋代的"理学"和"新学"对医学界具有必然的影响。

001

以程颢、程颐、朱熹等人为代表的"程朱理学",主张"理"是万物之源,"理"之分化而产生了"气",进而构成了具体的万物。万物"之所以然",必有一个"理",而通过推究事物的道理(格物),可以达到认识真理的目的(致知)。而以王安石为代表的"新学",在治学上主张立足儒学兼取诸家学术之长,反对汉唐俗儒繁冗琐细的注疏方式,重视发明经典中的圣贤精义,重视对经典精神实质的把握。

在中医临床,由于社会动荡,因饥饱失宜、劳役所伤、喜怒惊恐、寒温失调引起的内伤杂病较为多见,而徒守《伤寒论》,以汗、吐、下为主要治法的祛邪手段已不能满足临床需要,同时以孙思邈、钱乙为代表的脏腑辨证学说尚未形成完整体系。

**3. 易水学派形成的指导思想**

新的学说形成,必然有其指导思想。《金史·本传》中有:"元素治病不用古方,其说曰:'运气不齐,古今异轨,古方新病不相能也。'自为家法云。"

"运气不齐,古今异轨,古方新病不相能也。"这是指导和推动易水学派创立新说的重要指导思想。

**4. "藏气法时"是易水学派立论的重要理论基础**

尽管张元素指出"古方新病不相能",主张革新,但易水学派立论仍立足于《内经》,遵经创新,并未"离经叛道"。

李东垣在《内外伤辨惑论》序中指出:"仆幼自受《难》《素》于易水张元素先生,讲诵既久,稍有所得……"

李东垣在《脾胃论》中提到:"《内经》之旨,皎如日星,犹恐后人有所未达,故《灵枢经》中复申其说……""著论处方已详矣,然恐或者不知其源,而无所考据,复以《黄帝内经》、仲景所说脾胃者列于左……"等等。

读《医学启源》《内外伤辨惑论》《脾胃论》等著作,可见其立论皆本于《内经》。

张元素、李东垣在精研《内经》创立新说的过程中,都非常重视脏腑学说，都非常重视脾胃（胃气），但仅仅认识到这一点似乎还不够。从《医学启源》开篇的"天地六位脏象图"，到《脾胃论》的"脏气法时升降浮沉补泻之图"，我们可以看出，《内经》中"藏气法时"是易水学派立论的重要理论基础。

五运六气学说，在易水学派笔下，被内化为"藏气法时"。

### 5. 创立"内伤学说"是易水学派在学术上的重大突破

仲景之后，金元之前，中医临床有"伤寒"、"杂病"之称，真正创立内伤证治体系的是易水学派。从外感学说主导的临床中独立出内伤学说，是中医学的一大突破。

张元素在《医学启源》中已提到："外有风寒暑湿，天之四令，无形者也；内有饥饱劳役，亦人之四令，有形者也。"以及有"伤寒热食物"之治法、"五脏补泻法"等等。

至李东垣，明确提出分辨外感内伤的重要性。《内外伤辨惑论》开篇即说："曰甚哉！阴阳之证，不可不详也。"在李东垣的《内外伤辨惑论》和《脾胃论》中，从理论到诊断、治法、方药及案例方面构建起较为完整的内伤学说。

之后，罗天益进一步补充和完善了内伤学说的证治内容，王好古把内伤学说引入伤寒六经证治的研究中。

易水学派在脾胃学说方面做出了巨大的贡献，但脾胃学说并不是易水学派的主体学说。脾胃学说对后世温补学派的形成产生了重要影响，但温补学派的形成主要导源于易水学派的内伤学说。

### 6. 明确"针对正气治疗"是易水学派在临床治疗学上的一大贡献

尽管早在《内经》时代，即有虚则补之、实则泻之之说。但仲景之下，中医临床治疗较为普遍的治法是针对邪气，最具代表性的人物当推张子和。"夫病之一物，非人体素有之也，或自外而入，或由内而生，皆邪气也。""邪气加诸身，速攻之可也，速去之可也，揽而留之可乎？虽愚夫愚妇，皆知其不可也。"张子和在《儒门事亲》中的这类论述，表面上看似乎仅是一家之言，但实际上反映出中医治疗学中的一种较为普遍的认识。

应该说，易水学派内伤学说的创立，明确了针对正气（脏腑）的治疗。即，治疗外感病，主要针对邪气，祛除邪气；治疗内伤病，主要针对正气，恢复脏腑功能。

7. "升降浮沉补泻用药法"是对脏腑辨证用药法的进一步发展

脏腑辨证用药法，在宋代钱乙的《小儿药证直诀》中已具规模，实则泻之，虚则补之，该书中的泻白散、导赤散、泻黄散、泻青丸、六味地黄丸等针对脏腑补泻的方药，成为后世医家临床上常用的良方，张元素在《医学启源》中也多引用钱乙之方。

需要重视的是，易水学派在上述用方的基础上引入了升降概念。对内伤病的治疗，由单纯的补泻脏腑，发展到恢复脏腑功能，这是李东垣在《内经》"藏气法时"理论指导下创立的。以方例举，典型的就是从四君子汤发展到补中益气汤。

今日临床，我们仍然多守钱乙用方水平，对易水学派用方的发展，远远没有做到应有的重视。

8. 创立"药物归经"与"引经报使"理论是对中药学理论的进一步发展

金元之前，中药学理论主要是"四气五味"理论。自易水学派始，才有"药物归经"与"引经报使"理论，后世至今仍在临床上广泛使用。

李时珍在《本草纲目》的编著中，于序例部分摘引了包括气味阴阳、升降浮沉、四时用药例、五运六淫用药式、六腑五脏用药气味补泻、五脏五味补泻、脏腑虚实标本用药式、引经报使等张元素的主要药物学理论及观点。同时，对张元素给予了极高的评价："元素……深阐轩岐秘奥，参悟天人幽微，言古方新病不相能，自成家法。辨药性之气味阴阳、厚薄、升降浮沉、补泻、六气、十二经及随证用药之法，立为主治秘诀心法要旨，谓之《珍珠囊》，大扬医理，《灵》《素》之下，一人而已！"

高建忠

2017.6

# 目　录

## 医学启源

易水学派典藏全集

# 兰室秘藏

易水学派典藏全集

# 阴证略例

# 此事难知

# 医垒元戎

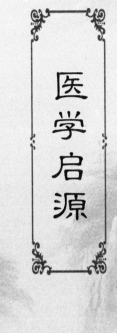

# 医学启源

〔金〕 张元素

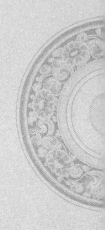

# 提　要

《医学启源》是张元素的代表作。

《金史》记载，张元素先学儒，后学医，但学医"无所知名"。"夜梦有人用大斧长凿，凿心开窍，纳书数卷于其中，自是洞彻其术。"可谓顿悟。本书便是张元素顿悟后对中医理法方药的认识。

本书把玄妙深奥的五运六气学说内化为朴素实用可指导临床的理论。

本书在《内经》《中藏经》相关论述的基础上，结合《小儿药证直诀》中的方证，以及自己对方药的研究，试图将脏腑辨证论治规范化、标准化。

中药学理论中"药物升降浮沉学说"和"药物归经学说"、"引经报使学说"的创立者是张元素，这些学说在本书中都有体现。

本书分三卷：卷上主要论述脏腑、经脉、病因、病机以及主治之法；卷中主要论述五运六气为病及六气为病的主治；卷下主要论述中药学理论及药物的临床运用。

需要注意的是，本书中所载方剂，只有书末当归拈痛汤与天麻半夏汤为作者自拟。而在这两方之前，作者明言："下之二方，非为治病而设，此乃教人比证立方之道，容易通晓也。"

书中所载方证，非为传承方证，而是"教人比证立方之道"。重在传"道"，而非传"方"。或者说，立方是为"传道"而设。

这一点，体现了张元素所提倡的"运气不齐，古今异轨，古方新病不相能也"的学术主张。

这一点，影响到了张元素的弟子们，体现在了"易水学派"的全部著作中。

# 《金史·本传》

　　张元素，字洁古，易州人。八岁试童子举。二十七试经义进士，犯庙讳下第。乃去学医，无所知名。夜梦有人用大斧长凿，凿心开窍，纳书数卷于其中，自是洞彻其术。河间刘完素病伤寒八日，头痛脉紧，呕逆不食，不知所为。元素往候，完素面壁不顾，元素曰："何见待之卑如此哉。"既为诊脉，谓之曰脉病云云。曰："然。""初服某药，用某味乎？"曰："然。"元素曰："子误矣。某味性寒，下降走太阴，阳亡，汗不能出。今脉如此，当服某药则效矣。"完素大服，如其言遂愈。元素自此显名。

　　元素治病不用古方，其说曰："运气不齐，古今异轨，古方新病不相能也。"自为家法云。

# 张　序

　　先生张元素，字洁古，易水人也。八岁试童经，廿七经义登科，犯章庙讳出落，于是怠仕进，遂潜心于医学，廿余年虽记诵广博书，然治人之术，不出人右。其夜梦人柯斧长凿，凿心开窍，纳书数卷于其中，见其题曰《内经主治备要》，骇然惊悟，觉心痛，只为凶事也，不敢语人。自是心目洞彻，便为传道轩岐，指挥秦越也。河间刘守真医名贯世，视之蔑如也。异日守真病伤寒八日误下证，头疼脉紧，呕恶不食，门人侍病，未知所为，请洁古诊之，至则守真面壁不顾也。洁古曰：何视我直如此卑也？诊其脉，谓之曰：脉病乃尔，初服某药犯某味药乎？曰：然。洁古曰：差之甚也。守真遽然起曰：何谓也？曰：某药味寒，下降，走太阴，阳亡，汗不彻故也。今脉如此，当以某药服之。守真首恳大服其能，一服而愈，自是名满天下。洁古治病，不用古方，但云：古方新病，甚不相宜，反以害人。每自从病处方，刻期见效，药下如攫，当时目之曰神医。暇日辑集《素问》五运六气，《内经》治要，《本草》药性，名曰《医学启源》，以教门生，及有《医方》三十卷传于世。壬辰遗失，口口口存者惟《医学启源》。真定李明之，门下高弟也，请余为序，故书之。

兰泉老人张吉甫序

# 卷之上

## 一、天地六位脏象图

| 天地六位脏象之图 | | | | | |
|---|---|---|---|---|---|
| 属上二位天 | 太虚 | 金 金火合德 | 燥金 主清 | 肺上焦 象天 | 下络 大肠 |
| 属 | 天面 | 火 | 君火 主热 | 心包络 | 下络 小肠 |
| 属中二位人 | 风云 之路 | 木 木火合德 | 风木 主温 | 肝中焦 象人 | 下络 胆经 |
| 属 | 万物 之路 | 火 | 相火主 极热 | 胆 | |
| 属下二位地 | 地面 | 土 土水合德 | 湿土 主凉 | 脾下焦 象地 | 下络胃 |
| 属 | 黄泉 | 水 | 寒水 主寒 | 肾 | 旁络 膀胱 |

## 二、手足阴阳

### (一) 手足三阴三阳

【注云】肝、心、脾、肺、肾，皆属阴，五脏也。胆、胃、三焦、膀胱、大肠、小肠，皆属阳，六腑也。分而言之，手足皆有三阴三阳是也。

### (二) 手三阴三阳

肺寅燥金手太阴，大肠卯燥金手阳明；心午君心手少阴，小肠未君火手太阳；包络戌相火手厥阴，三焦亥相火手少阳。

### (三) 足三阴三阳

胃辰湿土足阳明，脾巳湿土足太阴；膀胱申寒水足太阳，肾酉寒水足少阴；胆子风木足少阳，肝丑风木足厥阴。

#### 歌 曰

手经太阳属小肠，膀胱经属足太阳；
肝足厥阴手包络，胃足阳明手大肠；
胆属少阳足经寻，三焦手内少阳临；
脾足太阴手经肺，肾足少阴手是心。

## 三、五脏六腑，除心包络十一经脉证法

夫人有五脏六腑，虚实寒热，生死逆顺，皆见形证脉气，若非诊切，无由识也。虚则补之，实则泻之，寒则温之，热则凉之，不虚不实，以经调之，此乃良医之大法也。

### (一) 肝之经，肝脉本部在于筋，足厥阴，风，乙木也

经曰：肝与胆为表里，足厥阴少阳也。

其经王于春，乃万物之始生也。其气软而弱，软则不可汗，弱则不可下。其脉弦长曰平，反此曰病。脉实而弦，此为太过，病在外，令人忘忽眩运；虚而微，则为不及，病在内，令人胸胁胀满。凡肝实则两胁下引痛，喜怒；虚则如人将捕之。其气逆则头痛、耳聋、颊赤，其脉沉而急，浮之亦然，主胁支满，小便难，头痛眼眩。脉急甚主恶言，微急气在胸胁下；缓甚则呕逆，微缓水痹；大甚内痛吐血，微大筋痹；小甚多饮，微小痹；滑甚癫疝，微滑遗尿；涩甚流饮，微涩疭挛。肝之积气在左胁下，久而不去，发为咳逆，或为痎疟也。虚梦花草茸茸，实梦山林茂盛。肝病旦慧、晚甚、夜静。肝病头痛目眩，胁满囊缩，小便不通，十日死。又身热恶寒，四肢不举，其脉当弦而急，反短涩者，乃金克木也，死不治。又肝中寒，则两臂不举，舌燥，多太息，胸中痛，不能转侧，其脉左关上迟而涩者是也。肝中热，则喘满多嗔，目痛，腹胀不嗜食，所作不定，梦中惊悸，眼赤，视物不明，其脉左关阳实者是也。肝虚冷，则胁下坚痛，目盲臂痛，发寒热如疟状，不欲食，妇人则月水不来，气急，其脉左关上沉而弱者是也。此寒热虚实，生死逆顺之法也。

《主治备要》云：是动则病腰痛，甚则不可俯仰，丈夫癫疝，妇人小腹肿，甚则嗌干，面尘脱色；主肝所生病者，胸中呕逆，飧泄狐疝，遗溺闭癃病。肝苦急，急食甘以缓之，甘草。肝欲散者，急食辛以散之，川芎。补以细辛之辛，泻以白芍药之酸。肝虚，以陈皮、生姜之类补之。经曰：虚则补其母。水能生木，水乃肝之母也。苦以补肾，熟地黄、黄柏是也。如无他证，惟不足，钱氏地黄丸补之。实则芍药泻之，如无他证，钱氏泻青丸主之。实则泻其子，心乃肝之子，以甘草泻之。

## （二）胆之经，足少阳，风，甲木

经曰：胆者，中清之腑也，号曰将军，决断出焉。能喜怒刚柔，与肝为表里也，足少阳是其经也。虚则伤寒，恐畏头眩，不能独卧；实则伤热，惊悸，精神不守，卧起不定，玄水发，其根在胆。又肝咳不已，则传邪入胆，呕青汁也。又胆有水，则从头肿至足也。胆病则善太息，口苦，吐宿汁，心中戚戚恐，如人将捕之，咽中介介然数唾。又睡卧则胁下痛，口苦，多太息。邪气客于胆，则梦斗讼，脉在左关上浮而得之者，是其部也。胆实热，则精神不守。胆热则多肿，胆冷则多眠。又左关上脉阳微者，胆虚；阳数者，胆实；阳虚者，胆绝也。已上皆虚实寒热，生死脉证之法也。

《主治备要》云：是动则病口苦，善太息，胸胁痛，不能转侧，甚则面微有尘，体无膏泽，足外反热，是为阳厥。是主胆所生病者，头痛颔肿，目锐眦痛，缺盆中肿痛，腋下肿，马刀挟瘿，汗出振寒，疟，胸、肋、胁、髀、膝，外至胫、绝骨、外踝前及诸节皆痛。《脉诀》云：左关，肝与胆脉之所生也。先以轻手得之，是胆，属表；后以重手取之，是肝，属里也。肝合筋，肝脉循经而行。持脉指法，如十二菽之重，按至筋平，脉道如筝弦者，为弦；脉道迢迢者，为长。此弦长，乃肝家不病之状也。肝脉本部在筋，若出筋上，见于皮肤血脉之间者，是其浮也；入于筋下，见于骨上，是其沉也。临病细推之，举一知十之道也。

## （三）心之经，心脉本部在于血，手少阴君，丁火也

经曰：心者，五脏之尊也，号帝王之称也。与小肠通为表里，神之所舍，又主于血，属火，旺于夏，手少阴太阳是其经也。

凡夏脉钩，来盛去衰，故曰钩，反此者病。来盛去亦盛，为太过，病在外；来衰去亦衰，为不足，病在内。太过，令人身热而骨痛，口疮而舌焦引水；不及，令人躁烦，上为咳唾，下为气泄。其脉如循琅玕，如连珠，曰平；来而啄啄连属，其中微曲，曰病；脉来前曲后倨，如操带钩，曰死。思虑过多则怵惕，怵惕则伤心，心伤则神失，神失则恐惧。又真心痛，手足寒而过节，则旦占夕死。又心有水气，身肿不得卧，烦躁。心中风，则吸吸发热，不能行立，饥而不能食，食则呕吐。夏心脉王，左手寸口浮大而散，曰平，反此则病。若沉而滑者，水"来"克火，十死不治；长而弦者，木来归子，不治自愈；缓而大者，土来入火，为微邪相干，无所害。心病则胸中痛，胁满胀，肩背臂膊皆痛；虚则多惊悸，惕惕然无眠，胸腹及腰背引痛，喜悲。心积气久不去，则苦烦，心中痛。实则笑不休，梦火发；心气盛则梦喜笑及恐畏。邪气客于心，则梦烟火，心胀气短，夜卧不宁，懊恼，气逆往来，腹中热，喜水涎出。心病，日中慧，夜半甚，平旦静。又左手脉大，手热腋肿。大甚，胸中满而烦，澹澹大动，面赤目黄也。心病，先心痛，时刻不止，关格不通，身重不已，三日死。心虚甚，则畏人，瞑目欲眠，精神不守，魂魄妄行。心脉沉之小而紧，浮之不喘，苦心下气坚，食不下，喜咽唾，手热烦满，多忘，太息，此得之思虑太过也。其脉急甚，瘛疭，微急则心中痛，引前后胸背，不下食；缓甚则痛引背，善泪；小甚则哕，微小则消瘅；滑甚则为渴，微滑则心疝，引脐腹鸣；涩甚谵不语。又心脉坚搏而长，主舌强不能言；软而散，当慑怯不食也。又急甚则心疝，脐下有病形，烦闷少气，大热上煎。又心病狂言，汗出如珠，身厥冷，其脉当浮而大，反沉濡而滑，其色当

赤，而反黑者，水克火，不治，十死。又心积，沉之空空，上下往来无常处，病胸满悸，腹中热，面颊赤，咽干，躁烦掌热，甚则吐血，夏差冬甚，宜急疗之，止于旬日也。又赤黑色入口必死也。面目赤色亦死，赤如衃血亦死。又忧恚思虑太过，心气内去，其色反和而盛者，不出十日死。扁鹊云：心绝一日死，色见凶多，人虽健敏，号曰行尸。一年之中，祸必至矣。又其人语声前宽后急，后声不接前声，其声浊恶，其口不正，冒昧善笑，此风入心也。又心伤则心损，手足不遂，骨节离解，舒缓不自由，利下无休，此病急宜治之，不过十日而亡矣。又笑不休，呻而复忧，此水乘火也。阴击于阳，阴起阳伏，伏则热，热生狂冒，谵乱妄言，不可采问，心已损矣。扁鹊云：其人唇口赤色可治，青黑色即死。又心疟，则先烦而后渴，翕翕发热也，其脉浮紧而大是也。心气实而大便不利，腹满身热而重，温温欲吐，吐而不出，喘息急，不安卧，其脉左寸口与人迎皆实大者是也。心虚则恐悸多惊，忧思不乐，胸腹中苦痛，言语战栗，恶寒恍惚，面赤目黄，喜血衄，其脉左寸口虚而微者是也。此心脏寒热虚实，生死逆顺脉证也。

《主治备要》云：是动则病嗌干心痛，渴而欲饮，是为臂厥。主心所生病者，目黄，心胁痛，臑臂内后廉痛厥，掌中热痛。心苦缓，以五味子之酸收之。心欲软，软以芒硝之咸，补以泽泻之咸，泻以人参、甘草、黄芪之甘。心虚则以炒盐补之。虚则补其母，木能生火，肝乃心之母，肝母生心火也。以生姜补肝，如无他证，钱氏安神丸是也。实则甘草泻之，如无他证，钱氏方中，重则泻心汤，轻则导赤散是也。

### （四）小肠经，手太阳，丙火

小肠者，受盛之腑也，与心为表里，手

太阳是其经也。小肠绝者，六日死，绝则发直如麻，汗出不已，不能屈伸。又心病传小肠，小肠咳则气咳，气咳一齐出也。小肠实则伤热，伤热则口疮生；虚则伤寒，伤寒则泄脓血，或泄黑水，其根在小肠也。小肠寒则下肿，重有热久不出，则渐生痔；有积则夕发热而旦止；病气发则使人腰下重，食则窘迫而便难，是其候也。小肠胀则小腹䐜胀，引腰而痛厥。邪入小肠，则梦聚井邑中，或咽痛颔肿，不可回首，肩似拔，臑似折也。又曰：心者，主也，神之舍也，其脏固密，而不易伤，伤则神去，神去则心死矣。故人心多不病，病即死不可治也，惟小肠受病多也。又左寸口阳绝者，则无小肠脉也，六日死。有热邪则小便赤涩，实则口生疮，身热往来，心中烦闷，身重。小肠主于舌之官也，和则能言，而机关利健，善别其味也。虚则左寸口脉浮而微，软弱不禁按，病惊惧狂无所守，心下空空然不能言语者。此小肠虚实寒热，生死逆顺脉证之法也。

《主治备要》云：是动气也，则病嗌痛颔肿，不可以顾，肩似拔，臑似折。是主液血所生病者，耳聋，目黄，颊肿，颈、颔、肩、臑、肘、臂外后廉痛。《脉诀》云：左寸，小肠心脉之所出也，先以轻手得之，是小肠，属表；后以重手得之，是心，属里。心合血脉，心脉循血脉而行，持脉指法，如六菽之重，按至血脉而得者为浮；稍稍加力，脉道粗大者为大；又稍稍加力，脉道润软者为散。此乃浮大而散，心家不病脉之状也。心脉本部，在于血脉，若出于血脉之上，见于皮肤之间，是其浮也；入于血脉之下，见于筋骨之分，是其沉也。

### （五）脾之经，脾脉本在肌肉，足太阴，湿，己土

经曰：脾者，土也，谏议之官，主意与智，消磨五谷，寄在胸中，养于四旁，旺于四季，正主长夏，与胃为表里，足太阴阳明，是其经也。扁鹊云：脾病则面黄色痿。实则舌强直，不嗜食，呕逆，四肢缓；虚则多澼喜吞，注痢不已。又脾虚，则精不胜，元气乏力，手足缓弱，不能自持。其脉来似流水，曰太过，病在外也；如鸟距，曰不及，病在内。太过令人四肢沉重，言语謇涩；不及令人中满，不食乏力，手足缓弱不遂，涎引口中，四肢肿胀，溏泄不时，梦中饮食。脾脉来而和柔者，如鸡践地，曰平；来实而满，稍数，如鸡举足，曰病；又如鸟之啄，如鸟之距，如屋之漏，曰死。中风则翕翕发热，状如醉人，腹中烦满，皮肉𪗪𪗪而起，其脉阿阿然缓，曰平；反弦急者，肝来克脾也，真鬼相遇，大凶之兆也；又微涩而短者，肺乘于脾，不治自愈；又沉而滑者，肾来乘脾，亦为不妨；又浮而洪，心来生脾，不为疾耳。脾病色黄体重，失便，目直视，唇反张，爪甲青，四肢沉，吐食，百节疼痛不能举，其脉当浮大而缓，今反弦急，其色青，死不治。又脾病，其色黄，饮食不消，心腹胀满，体重节痛，大便硬，小便不利，其脉微缓而长者，可治。脾气虚，则大便滑，小便利，汗出不止，五液注下，为五色注痢下也。又积在其中，久不愈，四肢不收，黄疸，食不为"肌肤"，气满胀喘，喘而不定也。脾实则时梦筑墙垣盖屋，盛则梦歌乐，虚则梦饮食不足。厥邪客于脾，则梦大泽丘陵，风雨坏屋。脾胀则善哕，四肢急，体重，不食善噫。脾病日昳慧，平旦甚，日中持，下晡静。脉急甚，则瘛疭，微急，则膈中不利，食不下而还出；缓甚，则痿厥，微缓，则风痿，四肢不收；大甚，则暴仆，微大，则痹疝，气裹大脓血在肠胃之外；小甚，则寒热作，微小，则消瘅；滑甚，则癫疝，微滑，则虫毒，肠鸣中热；涩

甚，则肠癖，微涩，则内溃下脓血。脾脉至，大而虚，则有积。脾气绝，则十日死。唇焦枯无纹理，面青黑者，脾先死。脾病，面黄目赤者，可治；青黑色入口，半年死；色如枳实者，一日死，吉凶休咎，皆见其色出于部分也。又口噤唇青，四肢重如山，不能自持，大小便利无休歇，饮食不入，七日死。又唇虽痿黄，语声啭啭者，尚可治。脾病，水气久不去，腹中痛鸣，徐徐热汗出，其人本意宽缓，今反急，怒语而鼻笑，不能答人，此不过一日，祸必至矣。又脾中寒热，则使人腹中痛，不下食，病甚舌强语涩，转筋卵缩，阴股腹中引痛，身重，不思食，膨胀，变则水泄不能卧者，十死不治。脾土热，则面黄目赤，季胁痛满；寒则吐涎沫而不食，四肢痛，滑泄不已，手足厥，甚则战栗如疟也。临病之时，切要明察脉证，然后投药，此脾脏虚实寒热，生死逆顺脉证之法也。

《主治备要》云：是动则病舌本强，食则呕，胃脘痛，腹胀善噫，得后与气，则快然如衰，身体皆重。主脾所生病者，舌本痛，体不能动摇，食不下，烦心，心下急痛，寒疟，溏瘕泄，水闭黄疸，不能卧，强立，股膝内肿厥，足大指不用。脾苦湿，急食苦以燥之，白术；脾虚则以甘草、大枣之类补之，实则以枳壳泻之，如无他证，虚则以钱氏益黄散，实则以泻黄散。心乃脾之母，炒盐补之；肺乃脾之子，桑白皮泻之。

## （六）胃之经，足阳明，湿，戊土

胃者，脾之腑也，又名水谷之海，与脾为表里。胃者，人之根本，胃气壮，则五脏六腑皆壮也，足阳明是其经也。胃气绝，五日死。实则中胀便难，肢节痛，不下食，呕逆不已；虚则肠鸣胀满，滑泄；寒则腹中痛，不能食冷物；热则面赤如醉人，四肢不

收持，不得安眠，语狂目乱，便硬者是也。病甚则腹胁胀满，呕逆不食，当心痛，下上不通，恶闻香臭，嫌人语，振寒，善欠伸。胃中热，则唇黑；热甚，则登高而歌，弃衣而走，颠狂不定，汗出额上，鼽衄不止。虚极则四肢肿满，胸中短气，谷不化，中满也。胃中风，则溏泄不已。胃不足，则多饥，不消食。病人鼻下平，则胃中病，渴者可治。胃脉搏坚而长，其色黄赤者，当病折髀。其脉弱而散者，病食痹。右关上浮而大者，虚也；浮而短涩者，实也；浮而微滑者，亦实也；浮而迟者，寒也；浮而数者，热也。此胃腑虚实寒热，生死逆顺脉证之法也。

《主治备要》云：是动则病凄凄振寒，善呻数欠，颜黑。病至则恶人与火，闻木声则惕然而惊，心欲动，独闭户塞牖而处，甚则登高而歌，弃衣而走，贲响腹胀，是为骭厥。《脉诀》云：右关上，脾胃脉之所出也，先以轻手得之，是胃，属表；后以重手得之，是脾，属里。脾合肌肉，脾脉循肌肉而行，持脉指法，如九菽之重，按至肌肉，脉道如微风轻飔柳梢者为缓；又稍稍加力，脉道敦实者为大，此为缓大，脾家不病脉之状也。脾脉本部在肌肉，若出于肌肉之上，见于皮毛之间者，是其浮也；入于肌肉之下，见于筋骨之分者，是其沉也。

## （七）心包络，手厥阴，为母血

是动则病手心热，肘臂挛急，腋肿，甚则胸胁支满，心中憺憺大动，面赤目黄，喜笑不休。是主脉所生病者，烦心，心痛，掌中热，治法与小肠同。

## （八）三焦，手少阳，为父气

三焦者，人之三元之气也，号曰中清之腑。总领五脏六腑，荣卫经络，内外左右上

下之气也。三焦通，则上下内外左右皆通也。其于灌体周身，和内调外，荣养左右，宣通上下，莫大于此也。又名玉海水道。上则曰三管，中则曰霍乱，下则曰走泄，名虽三而归其一，有其名而无其形，亦号孤独之府。而卫出于上，荣出于中，上者络脉之系也，中者经脉之系也，下者水道之系也，亦又属膀胱之宗始，主通阴阳，调虚实，呼吸。有病则善腹胀气满，小腹坚，溺而不得，大便窘迫也。溢则作水，留则作胀，手少阳是其经也。又上焦实热，则额汗出而身无汗，能食而气不利，舌干、口焦、咽闭之类，腹胀肋胁痛；寒则不入食，吐酸水，胸背引痛，嗌干，津不纳也；实则食已而还出，膨膨然不乐；虚则不能制下，遗溺，头面肿也。中焦实热，则下上不通，腹胀而喘，下气不上，上气不下，关格不利也；寒则下利不止，饮食不消，中满；虚则肠鸣膨膨也。下焦实热，则小便不通，大便亦难，苦重痛也；虚寒则大小便泄下不止也。三焦之气和则内外和，逆则内外逆。故云三焦者，人之三元之气也。此三焦虚实寒热，生死逆顺之法也。

《主治备要》云：是动则病耳聋，浑浑焞焞，嗌肿喉痹。是主气所生病者，汗出，目锐眦痛，颊痛，耳后肩臑肘臂外皆痛，小指次指不用。《脉诀》云：右尺三焦、命门脉之所出，先以轻手得之，是三焦，属表；后以重手得之，是命门，属里也。上焦热，凉膈散、泻心汤；中焦热，调胃承气汤、泻脾散；下焦热，大承气汤、三才封髓丹。气分热，柴胡饮子、白虎汤；血分热，桃仁承气汤、清凉饮子；通治其热之气，三黄丸、黄连解毒汤是也。

## （九）肺之经，肺之脉本部在于皮毛，手太阴，燥，辛金

经曰：肺者，魄之舍也，生气之源，号

为相傅，乃五脏之华盖也。外养皮毛，内荣肠胃，与大肠为表里，手太阴阳明是其经也。肺气通于鼻，和则知其香臭。有病则善咳，鼻流清涕。凡虚实寒热，则皆使人喘嗽。实则梦刀兵恐惧，肩息，胸中满；虚则寒热喘息，利下，少气力，多悲感，王于秋。其脉浮而毛，曰平；又浮而短涩者，肺脉也；其脉来毛而中央坚，两头虚，曰太过，则令人气逆，胸满背痛；不及，令人喘呼而咳，上气见血。又肺脉来厌厌聂聂，如循榆荚，曰平；来如循鸡羽，曰病；来如物之浮，如风吹鸟背上毛者，死。真肺脉至，大而虚，如以毛羽中人皮肤，其色白赤不泽，其毛折者死。微毛曰平，毛多曰病，毛而弦者春病，弦甚者即病。又肺病，吐衄血，皮热脉数，颊赤者死。又久咳而见血身热，而短气，脉当涩，而今反浮大，色当白，而今反赤者，火克金，十死不治。肺病喘咳身寒，脉迟微者，可治。秋王于肺，其脉多浮涩而短，曰平；反此为病。又反洪大而长，是火刑金，亦不可治；反得沉而软滑者，肾乘于肺，不治自愈；反浮大而缓者，是脾来生肺，不治自差；反弦而长者，是肺被肝横，为微邪，虽病不妨。虚则不能息，身重；实则咽嗌干，喘嗽上气，肩背痛。有积，则胁下胀满痛。中风则口燥而喘，身运而重，形似冒而肿，其脉按之虚弱如葱叶，下无根者死。中热则唾血，其脉细紧浮数芤者，皆主失血，此由躁扰嗔怒劳伤得之，气壅结所为也。肺胀则其人喘咳而目如脱，其脉浮大者是也。又肺痿则吐涎沫，而咽干欲饮者，欲愈；不饮者，未差。又咳而遗小便者，上虚不能制其下故也。其脉沉涩者，病在内；浮滑者，病在外。肺死则鼻孔开而黑枯，喘而目直视也。肺绝则十二日死，其状腹满，泄利不觉出，面白目青，此为乱经，虽天命亦不可治。又饮酒当风，中于肺，咳

嗽喘闷，见血者，不可治也；面黄目白，亦不可治也。肺病颊赤者死。又言谵，喘急短气，好睡，此为真鬼相害，十死十，百死百，大逆之兆也。又阳气上而不降，燔于肺，肺自结邪，胀满喘急，狂言瞑目，非当所说，而口鼻张，大小便俱胀，饮水无度，此因热伤于肺，肺化为血，半年死。又肺疟使人心寒，寒甚则发热，寒热往来，休作不定，多惊，咳喘如有所见者是也。其脉浮而紧，又滑而数，又迟而涩小，皆为肺疟之脉也。又其人素声清而雄者，暴不响亮，噫而气短，用力言语难出，视不转睛，虽未为病，其人不久。肺病实，则上气喘闷，咳嗽身热，脉大是也。虚则力乏喘促，右胁胀，言语气短者是也。乍寒乍热，鼻塞颐赤面白，皆肺病之象也。此肺脏虚实寒热，生死逆顺脉证法也。

《主治备要》云：是动则病肺胀满，膨膨而喘咳，缺盆中痛甚，则交两手而瞀，此为臂厥。是主肺所生病者，咳嗽上气，喘渴烦心，胸满，臑臂内前廉痛厥，掌中热，气盛有余，则肩背痛，风寒，汗出中风，小便数而欠；气虚则肩背痛寒，少气不足以息，溺色变，遗矢无度。肺苦气上逆，黄芩。肺欲收以酸，白芍药也，补以五味子之酸，泻以桑白皮之辛。虚则五味子补之，实则桑白皮泻之。如无他证，钱氏泻白散，虚则用阿胶散。虚则补其母，则以甘草补土；实则泻其子，以泽泻泻肾水。

## （十）大肠经，手阳明，燥，庚金

经曰：大肠者，肺之腑也，传道之司，号监仓之官。肺病久，则传入大肠，手阳明是其经也。寒则泄，热则结，绝则利下不止而死。热极则便血。又风中大肠则下血。又实热则胀满而大便不通；虚寒则滑泄不止。大肠者，乍虚乍实，乍来乍去，寒则溏泄，热则后重，有积物则发寒栗而战，热则发渴如疟状。积冷不去，则当脐痛，不能久立，痛已则泄白物是也。虚则喜满喘嗽，咽中如核妨矣。此乃大肠虚实寒热，生死逆顺脉证之法也。

《主治备要》云：是动则病齿痛，颈肿。是主津液所生病者，目黄，口干，鼽衄，喉痹，肩前臑痛，大指次指痛不用。气有余，则当脉所过者热肿，虚则寒栗不复。《脉诀》云：右寸大肠肺脉之所出也，先以轻手得之，是大肠，属表；后以重手得之，是肺，属里。肺合皮毛，肺脉循皮毛而行，持脉指法，如三菽之重，按至皮毛而得之者，为浮；稍稍加力，脉道不利，为涩；又稍加力，脉道缩入关中，上半指不动，下半指微动者，为短。此乃浮涩而短，肺不病之状也。肺脉本部出于皮毛之上，见于皮肤之表，是其浮也；入于血脉肌肉之分，是其沉也。

## （十一）肾之经，命门，肾脉本部在足少阴，寒，癸水

经曰：肾者，精神之舍，性命之根，外通于耳，男子以藏精，女子以系胞，与膀胱为表里，足少阴太阳是其经也。肾气绝，则不尽天命而死也。王于冬，其脉沉滑曰平，反此者病。其脉来如弹石，名曰太过，病在外；其去如解索，谓之不及，病在内。太过令人解㑊脊痛，而少气不欲言；不及则令人心悬，小腹满，小便滑，变黄色。又肾脉来喘喘累累如钩，按之紧曰平；又来如引葛，按之益坚曰病；来如转索，辟辟如弹石曰死。又肾脉但石无胃气亦死。肾有水，则腹胀脐肿，腰重痛，不得溺，阴下湿，如同牛鼻头汗出，足为逆寒，大便难。肾病，手足冷，面赤目黄，小便不禁，骨节烦疼，小腹结瘕热，气上冲心，脉当沉细而滑，今反浮

大，其色当黑，今反黄，其人吸吸少气，两耳若聋，精自出，饮食少，便下清谷，脉迟可治。冬则脉沉而滑曰平，反浮大而缓，是土来克水，大逆，十死不治；反浮涩而短，是肺来乘肾，虽病易治；反弦细而长者，肝来乘肾，不治自愈；反浮大而洪，心来乘肾，不妨。肾病腹大胫肿，喘咳身重，寝汗出，憎风。虚则胸中痛。阴邪入肾，则骨痿腰痛，上引背脊痛。过房，汗出当风，浴水久立，则肾损。其脉急甚，则病痿；微急则沉厥奔豚，足不收。缓甚则虚损；微缓则洞泄，食不下，入咽还出。大甚则阴痿；微大则水气起脐下，其肿埵埵然而上至胸者，死不治。小甚则亦洞泄；微小则消瘅。滑甚则癃癫；微滑则骨痿，坐不能起，目视见花。涩甚则寒壅塞；微涩则不月痔疾。其脉之至也，坚而大，有积气在阴中及腹内也，名曰肾痹，得之浴清水，卧湿地来。沉而大坚，浮之而紧，手足肿厥，阴痿不起，腰背痛，小腹肿，心下有水气，时胀满而洞泄，此因浴水未干，而房事得之也。虚则梦舟舡溺人，得其时，梦伏水中，若有所畏；实则梦临深投水中。肾胀则腹痛满，引脊腰痹痛。肾病夜半平，四季甚，下晡静。肾生病，口热舌干，咽肿，上气，嗌干及痛，烦心而痛，黄疸，肠澼，痿厥，腰脊背急痛，嗜卧，足心热而痛，胕酸。肾病久不愈，而臀筋疼，小便闭，而两胁胀满，目盲者，死。肾之积，苦腰脊相引而痛，饥见饱减，此肾中寒结在脐下也。积脉来细而软，附于骨者是也，面白目黑，肾已内伤，八日死。又阴缩，小便不出，出而不止者，亦死。又其色青黄连耳，其人年三十许，百日死；若偏在一边，一年死。实则烦闷，脐下重；热则口舌焦而小便涩黄；寒则阴中与腰背俱肿疼，面黑耳聋，干呕而不食，或呕血者是也。又喉鸣，坐而喘咳，唾血出，亦为肾虚寒，气

欲绝者。此肾脏虚实寒热，生死逆顺脉证之法也。

《主治备要》云：是动则病饥不欲食，面如漆柴，咳唾则有血，喝喝而喘，坐而欲起，目肮肮如无所见，心如悬若饥状，气不足则善恐，心惕惕然如人将捕之，是为骨厥。是主肾所生病者，口热，舌干，咽肿，上气，嗌干及痛，烦心，心痛，黄疸，肠澼，脊股内后廉痛，痿厥，嗜卧，足下热而痛也。肾苦燥，则以辛润之，知母、黄柏是也。肾欲坚，坚以知母之苦，补以黄柏之苦，泻以泽泻之咸。肾虚则以熟地黄、黄柏补之。肾本无实，不可泻，钱氏止有补肾地黄丸，无泻肾之药。肺乃肾之母，金生水，补母故也，又以五味子补之者是也。

## （十二）膀胱经，足太阳，寒，壬水

经曰：膀胱者，津液之府也，与肾为表里，号为水曹掾，又名玉海，足太阳是其经也。总通于五腑，所以五腑有疾，则应膀胱；膀胱有疾，即应胞囊也。伤热则小便不利，热入膀胱，则其气急，而小便黄涩也；膀胱寒则小便数而清白也。又水发则其根在膀胱，四肢瘦小，而腹反大是也。又膀胱咳久不已，传之三焦，满而不欲饮食也。然上焦主心肺之病，人有热，则食不入；寒则神不守，泄下利不止，语声不出也。实则上绝于心气不行也；虚则引热气于肺。其三焦和，则五脏六腑之气和，逆则皆逆。膀胱经中有厥气，则梦行不快；满胀，则小便不下，脐下重闷，或肩痛也。绝则三日死，死在鸡鸣也。此膀胱虚实寒热生死逆顺脉证之法也。

《主治备要》云：是动则病气冲头痛，目似脱，项似拔，脊痛，腰似折，髀不可以曲，腘如结，踹如裂，是为踝厥。是主筋所生病者，痔，疟，狂，癫疾，头囟项痛，目

黄泪出，衄衊，项、背、腰、尻、腘、踹、脚皆痛，足小指不用。《脉诀》云：左尺，膀胱肾脉之所出也，先以轻手得之，是膀胱，属表；后以重手得之，是肾，属里。命门与肾脉循骨而行，持脉指法，按至骨上得之为沉；又重手按之，脉道无力者，为濡；举手来疾流利者为滑。此乃沉濡而滑，命门与肾脉不病之状也。命门与肾部近骨，若出于骨上，见于皮肤血脉筋骨之间，是其浮也；入而至骨，是其沉也。

## 四、三才治法

华氏《石函经》曰：夫病有宜汤者、宜丸者，宜散者、宜下者、宜吐者、宜汗者。汤可以荡涤脏腑，开通经络，调品阴阳；丸可以逐风冷，破坚积，进饮食；散可以去风、寒、暑、湿之气，降五脏之结伏，开肠利胃。可下而不下，使人心腹胀满，烦乱鼓胀；可汗而不汗，则使人毛孔闭塞，闷绝而终；可吐而不吐，则使人结胸上喘，水食不入而死。

## 五、三感之病

《内经》治法云：天之邪气，感则害人五脏，肝、心、脾、肺、肾，实而不满，可下之而已。水谷之寒热，感则害人六腑，胆、胃、三焦、膀胱、大肠、小肠，满而不实，可吐之而已。地之湿气，感则害人肌肤，从外而入，可汗而已。

## 六、四因之病

【注云】外有风、寒、暑、湿，天之四令，无形者也；内有饥饱劳逸，亦人之四令，有形者也。

一者始因气动而内有所成者，谓积聚癥瘕，瘤气、瘿气、结核，狂瞽癫痫。

二者始因气动而外有所成者，谓痈肿疮疡，疥癞疽痔，掉瘛浮肿，目赤熛胗者痤，胕肿痛痒。

三者不因气动而病生于内者，谓留饮癖食，饥饱劳逸，宿食霍乱，悲恐喜怒，想慕忧结。

四者不因气动而病生于外者，谓瘴气魅贼，虫蛇蛊毒，蜚尸鬼击，冲薄坠堕，风寒暑湿，斫射刺割等。

## 七、五郁之病 注云：五运之法也

木郁之病，肝酸木风。

【注云】故民病胃脘当心而痛，四肢两胁，咽膈不通，饮食不下，甚则耳鸣眩转，目不识人，善暴僵仆，筋骨强直而不用，卒倒而无所知也。经曰：木郁则达之，谓吐令其调达也。

火郁之病，心苦火暑。

【注云】故民病少气，疮疡痈肿，胁腹胸背，面首四肢，䐜胀胪胀，疡痱呕逆，瘈疭骨痛，节乃有动，注下温疟，腹中暴痛，血溢流注，精液乃少，目赤心热，甚至瞀闷懊憹，善暴死。经曰：火郁发之，谓汗令其发散也。

土郁之病，脾甘土湿。

【注云】故民病心腹胀，肠鸣而为数便，甚则心痛胁䐜，呕吐霍乱，饮发注下，胕肿身重，则脾热之生也。经曰：土郁夺之，谓下之令无壅滞也。

金郁之病，肺辛金燥。

【注云】故民病咳逆，心胁满，引少腹，善暴痛，不可反侧，嗌干面尘色恶，乃金胜木而病也。经曰：金郁泄之，解表利小便也。

水郁之病，肾咸水寒。

【注云】故民病寒客心痛，腰椎痛，大关节不利，屈伸不便，善厥逆，痞坚腹满，阴乘阳也。经曰：水郁折之，谓抑之制其冲逆也。

五运之政，犹权衡也，高者抑之，下者举之，化者应之，变者复之，此生长化收藏之理也，失常则天地四塞也。

# 八、六气主治要法

大寒丑上，初之气，自大寒至春分，厥阴风木之位，一阳用事，其气微。故曰少阳得甲子元头，常以大寒初交之气，分以六周甲子，以应六气下。十二月、正月、二月少阳，三阴三阳亦同。

【注云】初之气为病，多发咳嗽，风痰，风厥，涎潮，痹塞口喝，半身不遂，失音，风癫，风中妇人，胃中留饮，脐腹微痛，呕逆恶心，旋运惊悸，阳狂心风，搐搦颤掉。初之气依《内经》在上者宜吐，在下者宜下。

春分卯上，二之气，春分至小满，少阴君火之位，阳气动清明之间，有阳明之位也。

【注云】二之气为病，多发风湿风热。经曰：风伤于阳，湿伤于阴，微则头痛身热，发作风湿之候，风伤于血也，湿伤于胃气也。是以风湿为病，阴阳俱虚，而脉浮，汗出，身重，眠多鼻息，语言难出。以上二证，不宜热药，下之必死。二之气病，宜以桂枝麻黄汤发汗而已。

小满巳上，三之气，小满至大暑，少阳相火之位，阳气发万物俱盛，故云太阳旺。其脉洪大而长，天气并万物人脉盛。

【注云】三之气为病，多发热，皆传足经者多矣，太阳、阳明、少阳、太阴、厥阴、少阴。太阳者，发热恶寒，头项痛，腰背强。阳明者，肌痛目痛，鼻干不得卧。少阳胸胁痛，耳聋，口苦，寒热往来而呕。此三阳属热。太阴者，腹满咽干，手足自温，自利不渴，或腹满时痛。少阴，口燥舌干而渴。厥阴烦满，舌卷囊缩，喘热闷乱，四肢厥冷，爪甲青色。三之气病，宜下清上凉及温养，不宜用巴豆热药下之。

大暑未上，四之气，大暑至秋分，太阴湿土之位，阳气发散之后，阴已用事，故曰太阴旺，此三阴三阳，与天气标本阴阳异矣。脉缓大而长，燥金旺；紧细短涩，以万物干燥，明可见矣。

【注云】四之气为病，多发暑气，头痛身热，发渴，不宜作热病治宜以白虎汤，得此病不传染，次发脾泄，胃泄，大肠泄，小肠泄，大瘕泄，霍乱吐泻，白利及赤白相杂，米谷不消，肠鸣切痛，面浮足肿，目黄口干，胀满气痞，手足无力。小儿亦如之。四之气病宜渗泄，五苓之类是也。

秋分酉上，五之气，秋分至小雪，阳明燥金之位，阳衰阴盛，故曰金气旺，其脉细而微。

【注云】五之气为病，多发喘息，呕逆咳嗽，及妇人寒热往来，瘰疬瘤痔，消渴中满，小儿斑疹痘疮。五之气病，宜以大柴胡汤解治表里。

小雪亥上，终之气，小雪至大寒，太阳寒水之位，阴极而尽，天气所收，故曰厥阴旺。厥者，极也，其脉沉短而微。万物收藏在内，寒气闭塞肤腠，气液不能越，故脉微也。

【注云】终之气为病，多发风寒，风痰湿痹，四肢不收。秋尽冬水复旺，水湿相搏，肺气又衰，冬寒甚，故发则收引，病厥痿弱无以运用。水液澄澈清冷，大寒之疾，积滞瘕块，寒疝血瘕。终之气病，宜破积发汗之药是也。

# 九、主治心法

## （一）随证治病用药

头痛须用川芎，如不愈，各加引经药，太阳蔓荆，阳明白芷，少阳柴胡，太阴苍术，少阴细辛，厥阴吴茱萸。

顶巅痛，用蒿本，去川芎。肢节痛，用羌活，风湿亦用之。小腹痛，用青皮、桂、茴香。腹痛用芍药，恶寒而痛加桂；恶热而痛加黄柏。腹中窄狭，用苍术、麦芽。下部腹痛川楝子。腹胀用姜制厚朴、紫草。腹中实热，用大黄、芒硝。心下痞，用枳实、黄连。肌热去痰，用黄芩；肌热亦用黄芪。虚热，用黄芪，亦止虚汗。胁下痛，往来寒热，用柴胡。胃脘痛，用草豆蔻。气刺痛，用枳壳，看何经，分以引经药导之。眼痛不可忍者，用黄连、当归根，以酒浸煎。茎中痛，用甘草梢。脾胃受湿，沉困无力，怠惰嗜卧，去痰，用白术、枳实、半夏、防风、苦参、泽泻、苍术。破滞气，用枳壳高者用之，能损胸中至高之气，三二服而已。、陈皮、韭白、木香、白豆蔻、茯苓。调气用木香、香附子、丁、檀、沉。补气用人参、用膏、粳米。去滞气用青皮，多则泻元气。破滞血用桃仁、苏木、红花、茜根、玄胡索、郁李仁。补血不足，用甘草、当归、阿胶。和血用当归，凡血受病皆用。血刺痛用当归，详上下用根梢。上部血，防风使、牡丹皮、剪草、天麦二门冬。中部血，黄连使。下部血，地榆使。新血红色，生地黄；陈血瘀色，熟地黄。去痰用半夏，热痰加黄芩，风痰加南星。胸中寒邪痞塞，用陈皮、白术。然多则泻脾胃。嗽用五味、杏仁、贝母。去上焦湿及热，须用黄芩，泻肺火故也。去中焦湿与痛，用黄连，泻心火故也。去下焦湿肿及痛，并膀胱火，必用汉防己、草龙胆、黄柏、知母。渴者用干葛、茯苓、天花粉、乌梅，禁半夏。心烦，用栀子仁、牛黄、朱砂、犀角、茯苓。饮水多致伤脾，用白术、茯苓、猪苓。喘用阿胶。宿水不消，用黄连、枳壳。水泻，用白术、茯苓、芍药。肾燥香豉。疮痛不可忍者，用苦寒药，如黄芩、黄连，详上下分根梢及引经药则可。小便黄用黄柏，涩者加泽泻，余沥者，杜仲。惊悸恍惚，用茯神、金虎睛珠。凡春加防风、升麻；夏加黄芩、知母、白芍药；秋加泽泻、茯苓；冬加桂、桂枝。凡用纯寒纯热药，必用甘草，以缓其力也；寒热相杂，亦用甘草，调和其性也；中满者禁用。经曰：中满勿食甘。

## （二）用药凡例

凡解利伤风，以防风为君，甘草、白术为佐。经曰：辛甘发散为阳。风宜辛散，防风味辛，乃治风通用，故防风为君，甘草、白术为佐。

凡解利伤寒，以甘草为君，防风、白术为佐，是其寒宜甘发散也。或有别证，于前随证治病药内选用，其分两以君臣论。

凡水泻，茯苓、白术为君，芍药、甘草佐之。

凡诸风，以防风为君，随证加药为佐。

凡嗽，以五味子为君，有痰者，半夏为佐；喘者，阿胶为佐；有热无热，俱用黄芩为佐，但分两多寡不同耳。

凡小便不利，黄柏、知母为君，茯苓、泽泻为使。

凡下焦有湿，草龙胆、汉防己为君，黄柏、甘草为佐。

凡痔漏，以苍术、防风为君，甘草、芍药为佐，详别证加减。

凡诸疮，以黄连为君，甘草、黄芩为佐。

凡疟疾，以柴胡为君，随所发之时，所属之经，分用引经药佐之。

已上皆用药之大要，更详别证，于前随证治病药内，逐款加减用之。

### （三）解利外感

伤风者恶风，用防风二钱，麻黄一钱，甘草一钱。如头痛，加川芎一钱；项下脊旁至腰痛者，羌活一钱；体沉重，制苍术一钱；肢节痛，羌活一钱；目痛鼻干及痛，升麻一钱；或干呕、或寒热、或胁下痛者，俱加柴胡一钱。

伤寒恶寒者，麻黄二钱，防风一钱，炙甘草一钱；头沉闷者，羌活一钱。

伤寒表热，服石膏、知母、甘草、滑石、葱、豉之类寒药，汗出即解。如热病半在表、半在里，服小柴胡汤能令汗出而愈者。热甚，服大柴胡汤下之；更甚者，小承气汤下之；里热大甚者，调胃承气汤下之，或大承气汤下之。发黄者，茵陈汤下之；结胸中，陷胸汤下之。此皆大寒之利药也。又言：身恶寒，麻黄汤汗泄之，热去身凉即愈。

### （四）伤寒热食物

伤西瓜、冷水、牛乳寒湿之物，白术二钱，川乌半钱，防风一钱，丁香一个，炙甘草一钱。

伤羊肉、面、马乳皆湿热之物，白术一钱，黄连一钱，大黄二钱，炙甘草半钱，制黄芩一钱。

已上二证，腹痛加白芍药一钱；心下痞，枳实一钱；腹胀，厚朴半钱；胸中不利，枳壳半钱；腹中寒，陈皮三分；渴者，白茯苓一钱；腹中窄狭，苍术一钱；肢体沉重，制苍术一钱；因怒而伤者，甘草半钱；因忧而伤者，枳壳半钱；因喜而伤者，五味子半钱；因悲而伤者，人参半钱。大抵伤冷物以巴豆为君，伤热物以大黄为君，详认病证，添加为佐之药，或丸或散均可也。

### （五）目疾

目疾暴发赤肿，羌活、防风、柴胡、香白芷、升麻、二制黄芩、黄连、甘草。白睛红，白豆蔻；少许，则当归为主。去翳，谷精花、蝉蜕、瞿麦、秦皮洗。养目血，菊花。明目，蕤仁、蜀椒、龙脑。凡眼暴发赤肿，以防风、黄芩为君以泻火；和血为佐，黄连、当归是也；兼以各经药引之。凡目昏暗，以熟地黄、当归根为君，以羌活、防风、甘菊花、甘草之类为佐。

### （六）泻痢水泄

凡痢疾腹痛，以白芍药、甘草为君，当归、白术为佐，见血先后，分三焦热论。凡泻痢小便白，不涩为寒，赤涩为热也。又法曰：完谷不化，而色不变，吐利腥秽，澄澈清冷，小便清白不涩，身凉不渴，脉细而微者，寒证也。谷虽不化，而色变非白，烦渴，小便赤黄而或涩者，热证也。凡谷消化，无问他证及色变，便为热也。寒泄而谷消化者，未之有也。泻痢，白术、甘草；水泻，米谷不化，防风；伤食微加大黄；腹胀，厚朴；渴者，白茯苓；腹痛，白芍药、甘草为主；冬月，白芍药一半，白术一半，夏月，制黄芩。先见脓血，后见大便者，黄柏为君，地榆佐之；脓血相杂而下者，制大黄；先大便而后脓血者，黄芩二制，皆以当归根梢，详其上下而用之；腹不痛，白芍药半之。身体困倦，目不欲开，口不欲言，黄芪、人参；沉重者，制苍术。不思饮食者，木香、藿香叶。里急，大黄、芒硝、甘草下之。后重者，木香、霍香、槟榔和之。

## （七）中风

手足不遂者，中腑也，病在表也，当先发汗，羌活、防风、升麻、柴胡、甘草各二钱，作一服，取发汗，然后行经养血，当归、秦艽、甘草、独活各一两，行经者，随经用之。

耳聋目瞽及口偏，邪中脏也，病在里也，当先疏大便，然后行经。白芷、柴胡、防风、独活各一两，又川芎半两，薄荷半两。

上为末，炼蜜丸弹子大，每服一丸，细嚼，温酒下，茶清亦可。

## （八）破伤风

脉浮在表，当汗之；脉沉在里，当下之。背后搐者，羌活、防风、独活、甘草。向前搐者，升麻、白芷、防风、独活、甘草。两傍搐者，柴胡、防风、甘草；右搐者，白芷加之。

## （九）破伤中风法

经曰：凡疮热甚郁结，而荣卫不得宣通，故多发白痂，是时疮口闭塞，气不通泄，热甚则生风也。《治法》曰：破伤中风，风热燥甚，怫郁在表，而里气尚平者，善伸数欠，筋脉拘急，或时恶寒而搐，脉浮数而弦者，以辛热治风之药，开冲结滞，荣卫宣通而愈也。凡用辛热之药，或以寒凉之药佐之尤妙，免致药不中病，而风转甚。若破伤中风，表不已，而渐入于里，则病势转甚；若里未太甚，而脉在肌肉者，宜以退风热、开结滞之寒药调之。或以微加治风辛热药，亦得以意消息，不可妄也。至宝丹亦凉药也。如热甚于里，以大承气汤下之。

## （十）疮疡

苦寒为君：黄芩、黄柏、黄连、知母、生地黄酒洗。甘温为佐：黄芪、人参、甘草。大辛解结为臣：连翘、当归、藁本。辛温活血去瘀：当归梢、苏木、红花、牡丹皮。脉浮者为在表，宜行经：黄连、黄芩、连翘、当归、人参、木香、槟榔、黄柏、泽泻。在腰以上至头者，枳壳仍作引药，引至疮所。出毒消肿：鼠粘子。排脓：肉桂。入心引血化经汗而不溃，伤皮：王瓜根、三棱、莪术、黄药子。痛甚：芩、连、柏、知母。脉沉者在里，当疏利脏腑，利后，用前药中加大黄，取利为度，随虚实定分两。痛者，止以当归、黄芪止之。

## （十一）妇人

产妇临月未诞者，凡有病，先以黄芩、白术安胎，然后用治病药。发热及肌热者，黄连、黄芩、黄芪、人参。腹痛者，白芍药、甘草。感冒者，依前解利。

产后诸病，忌用白芍药、黄芩、柴胡。内恶物上冲，胸胁痛者，大黄、桃仁。血刺痛者，当归。内伤发热，黄连。渴者，白茯苓。一切诸病，各依前法，惟渴去半夏，喘嗽去人参，腹胀忌甘草。

妇人带下，举世皆曰寒，误之甚矣。所谓带下者，任脉之病也。经曰：任脉者，起于中极之下，以上毛际，循腹里，上关元，至于咽喉，上颐循面入目。注言：任脉自胞上，过带脉，贯络而上，然其病所发，正在带脉之分，而淋沥以下，故曰带下也。其赤白说者，与痢义同，而无独寒者。法曰：头目昏眩，口苦舌干，嗌咽不利，小便赤涩，大便涩滞，脉实而数者，皆热证也。

## （十二）小儿

小儿但见上窜及摇头咬牙，即是心热，黄连、甘草。目连闪，肝热，柴胡、防风、甘草。若左腮红，是肝风，与钱氏泻青丸。右腮红，肺热，与泻白散。额上红者，是心热，与黄连一味。鼻上红，是脾热，与钱氏泻黄散。颏上红者，肾热，知母、黄柏皆二制，甘草炙。

凡治小儿病，药味与大人同，只剂料等差少。如见腮、目胞赤，呵欠，嚏喷，惊悸，耳尖、手足梢冷，即是疮疹。三日后其证不减，亦不见疮苗，即以柴胡、升麻、甘草，加生姜煎，慎不可投以寒凉利脏腑之剂，使疮不能出，其祸不可测。

凡养小儿，酒肉油腻生硬冷物及生水等，不可食，自无疳癖二证。惊风搐者，与破伤风同。

## （十三）潮热

潮热者，黄连、黄芩、生甘草。辰戌时发，加羌活；午间发，黄连；未间发，石膏；申时发，柴胡；酉时，升麻；夜间，当归根。若有寒者，加黄芪、人参、白术。

## （十四）咳嗽

咳嗽有声无痰者，生姜、杏仁、升麻、五味子、防风、桔梗、甘草。无声有痰者，半夏、白术、五味子、防风、枳壳、甘草，冬月须加麻黄、陈皮少许。有声有痰者，白术与半夏、五味子、防风。久不愈者，枳壳、阿胶。痰有五证，风、气、热、寒、温

也，详见《活法机要》中。

## （十五）五脏补泻法

### 肝

虚以陈皮、生姜之类补之，经曰：虚则补其母，水能生木，肾乃肝之母。肾，水也，若补其肾，熟地黄、黄柏是也。如无他证，钱氏地黄丸主之。实则白芍药泻之，如无他证，钱氏泻青丸主之。实则泻其子，心乃肝之子，以甘草泻心。

### 心

虚则炒盐补之，虚则补其母，木能生火，肝乃心之母。肝，木也；心，火也。以生姜泻肝。如无他证，钱氏安神丸是也。实则甘草泻之，如无他证，以钱氏方中重则泻心汤，轻则导赤散。

### 脾

虚则甘草、大枣之类补之，实则以枳壳泻之。如无他证，虚则以钱氏益黄散，实则泻黄散。心乃脾之母，以炒盐补之；肺乃脾之子，以桑白皮泻肺。

### 肺

虚则五味子补之，实则桑白皮泻之。如无他证，实则用钱氏泻白散，虚则用阿胶散。虚则以甘草补土，补其母也；实则泻子，泽泻泻其肾水。

### 肾

虚则熟地黄、黄柏补之，泻以泽泻之咸。肾本无实，本不可泻，钱氏止有补肾地黄丸，无泻肾之药。肺乃肾之母，金生水，补之故也。补则以五味子。

已上五脏，《内经·藏气法时论》中备言之，欲究其详，精看本论。

# 卷之中

## 十、《内经》主治备要

### (一) 五运主病

诸风掉眩,皆属肝木。

诸痛痒疮疡,皆属心火。

诸湿肿满,皆属脾土。

诸气膹郁、病痿,皆属肺金。

诸寒收引,皆属肾水。

### (二) 六气为病

诸暴强直,支痛软戾,里急筋缩,皆属于风。

诸病喘呕吐酸,暴注下迫,转筋,小便浑浊,腹胀大而鼓之有声如鼓,痈疽疡疹,瘤气结核,吐下霍乱,瞀郁肿胀,鼻塞鼽衄,血溢血泄,淋闷身热,恶寒战栗,惊惑悲笑,谵妄,衄蔑血污,皆属于热。

诸痉强直,积饮痞隔中满,霍乱吐下,体重胕肿,肉如泥,按之不起,皆属于湿。

诸热瞀瘛,暴喑冒昧,躁扰狂越,骂詈惊骇,胕肿疼酸,气逆冲上,禁栗如丧神守,嚏呕,疮疡喉痹,耳鸣或聋,呕涌溢,食不下,目昧不明,暴注瞤瘛,暴病卒死,是皆属于火。

诸涩枯涸,干劲皴揭,皆属于燥。

诸病上下所出水液,澄澈清冷,癥瘕癫疝,痞坚,腹满急痛,下痢清白,食已不饥,吐利腥秽,屈伸不便,厥逆禁固,皆属于寒。

### (三) 五运病解

五运主病,木、火、土、金、水,顺则皆静,逆则变乱,四时失常,阴阳偏胜,病之源也。

诸风掉眩,皆属肝木。

【注云】掉,摇也。眩,昏乱眩运也。风主动故也。所谓风气甚则头目眩者,由风木旺,则必是金衰不能制木,而木生火,木火者皆阳也,故风火多兼化也。风热相抟,则头目眩运而转也。火性本动,火得风则成焰而旋转也。风势甚,则曲直动摇,更加呕吐也。

诸痛痒疮疡,皆属心火。

【注云】痛痒而为疮,火之用也。五常之道,过极则胜己者反来制之,故火热过极,而反兼于水化也。所谓盐能固物,而令不腐者,咸寒水化,制其火热,使无热之过极,乃水化制之,而久固也。热极即是木来生火也,甚则皮肉肌肤之间,不得宣通,故生疮疡而痛痒也。

诸湿肿满,皆属脾土。

【注云】湿,地之体也。湿极甚则痞塞肿满,物湿亦然。故长夏暑湿之甚,则庶物隆盛也。

诸气膹郁、病痿,皆属肺金。

【注云】肺主气,气为阳,阳主轻清而升,故肺居上部,而为病则气郁。至于痿弱,手足无力,不能收持,乃血液衰少,故病然也。秋金旺,则雾气蒙郁,而草木萎落,病之象也。

诸寒收引,皆属肾水。

【注云】收敛引急,寒之用也,故冬寒则物拘缩也。

## (四)六气病解

六气为病,风、热、湿、火、燥、寒,乃天之六气也。

风木厥阴,肝胆之气也。

诸暴强直,支痛缜戾,里急筋缩,皆属于风。

### 暴强直

【注云】暴,卒也,虐害也。强劲有力而不柔和也。直,筋劲强也。

### 支痛缜戾,里急筋缩

【注云】支痛,支,持也,坚固支持,筋挛不柔而痛也。缜,缜缩也,戾,乖戾也,谓筋缩里急,乖戾失常而病也。然燥金主于紧敛、短缩、劲切,而风木为病,反见燥金之化者,由亢则害,承乃制也。况风能湿而为燥也,筋缩者,燥之甚也,故谓风甚皆兼于燥也。

热者,少阴君火之热,乃真心小肠之气也。

诸病喘呕吐酸,暴注下迫,转筋,小便浑浊,腹胀大而鼓之有声如鼓,痈疽疡疹,瘤气结核,吐下霍乱,瞀郁肿胀,鼻窒鼽衄,血溢血泄,淋闷身热,恶寒战栗,惊惑悲笑,谵妄,衄蔑血污,皆属于热。

### 喘

【注云】喘,热则息数气粗而为喘也,故热则脉实而甚数,喘之象也。

### 呕

【注云】火气炎上之象也,故胃膈热甚,则为呕也。

### 吐酸

【注云】酸者,肝木之味也。由火实制金,不能平木,则肝木自甚,故为酸也。法宜湿药散之,亦犹解表之义也。使肠胃结滞开通,佛热散而和之。若久喜酸而不已,不宜温之,宜以寒药下之,后以凉药调之,结散热去,则气和也。

### 暴注

【注云】卒暴注泄,肠胃热甚,则传化失常,火性疾速,故如是也。

### 下迫

【注云】后重里急,窘迫急痛也。火性急速,而能燥物故也。

### 转筋

【注云】转,反戾也,热气燥烁于筋,则挛瘛而痛也。所谓转者,动也,阳动阴静,热证明矣。多因热甚,霍乱吐泻,以致脾胃土衰,则肝木自甚,而热燥于筋,故转筋也。大法曰:渴则为热,凡霍乱转筋而不渴者,未之有也。或不因吐泻,而但外冒于风,腠理闭密,阳气郁结,佛热内作,热燥于筋,则转筋也。故诸转筋,以汤渍之,而使腠理开泄,阳气散而愈也。因汤渍之而愈,故反疑为寒也。

### 小便浑浊

【注云】天气热则水浑浊,寒则水清洁,水体清,火体浊故也。又如清水为汤,则自然浊也。

### 腹胀大而鼓之有声如鼓

【注云】气为阳,阳为热,气甚则然也。

### 痈

【注云】浅而大也。经曰:热胜血则为痈脓也。

020

疽

【注云】深而恶也。

疡

【注云】有头小疮也。

疹

【注云】浮而小瘾疹也。

瘤气

【注云】赤瘤丹熛，热胜气也，火之色也。

结核

【注云】火气热甚，则郁结坚硬如果中核也，不必溃发，但以热气散，则自消也。

吐下霍乱

【注云】三焦为水谷传化之路，热气甚，则传化失常，而吐下霍乱，火性燥动故也。大法曰：吐利烦渴为热，不渴为寒。或热吐泻，始得之亦有不渴者，若不止，则亡液而后必渴也。或寒本不渴，若不止，亡津液过多，则亦燥而渴也。若寒者，脉当沉细而迟；热者，脉当实大而数。或损气亡液过极，则脉亦不能实数，而反缓弱也，虽尔亦不为热矣。

瞀

【注云】昏也，热气甚，则浊乱昏昧也。

郁

【注云】怫热结滞，而气不通畅也。所谓热甚则腠理闭密而郁结也，则如火炼物，反相合而不离也，故热郁则闭塞不通畅也。然寒水主于闭藏，而今反属热者，谓火热亢甚，则反兼水化制之故也。

肿胀

【注云】热胜于内，则气郁而为肿也。阳热气甚则腹胀。火主长而高茂，形貌彰显，升明舒荣，皆肿胀之象也。

鼻窒

【注云】窒，塞也。火主䐥膜肿胀，故阳明热，而鼻中䐥胀，则窒塞也。

鼽

【注云】鼽者，鼻出清涕也。夫五常之道，微则当其本化，甚则兼其鬼贼，故经曰：亢则害，承乃制也。由是肝热甚则出泣，心热甚则出汗，脾热甚则出涎，肺热甚则出涕，肾热甚则出唾。此乃寒伤皮毛，则腠理闭密，阳热怫郁，而病愈甚也。

衄

【注云】阳热怫郁于足阳明，而上热甚，则血妄行为鼻衄也。

血溢

【注云】血溢者，上出也。心养于血，故热甚则血有余而妄行也。

血泄

【注云】热在下焦，而大小便血也。

淋

【注云】小便涩痛，热客膀胱，郁结而不能渗泄故也。可用开结利小便之寒药，以使结散热退，血气宜通，荣卫和平，精神清利而已。

闷

【注云】大便涩滞也。热耗其液，则粪坚结，大肠燥涩紧敛故也。俗谓风热结者，谓火甚则制金，不能平木，则肝木自甚故也。或大便溏而闷者，燥热在乎肠胃之外，而湿热在内故也。

身热恶寒

【注云】此热在表也。邪热在表而浅，邪畏其正，故病热而反恶寒也。仲景云：无阳不可发汗。又云：身热恶寒，麻黄汤汗之。汗泄热去，身凉即愈。

战栗

【注云】战栗动摇，火之象也。阳动阴静，而水火相反。故厥逆禁固，屈伸不便，为病寒也。栗者，寒冷也。此由心火热甚，亢极而战，反兼水化制之，故寒栗也。然寒栗者，由火甚似水，实非兼有寒气也。故以大承气汤下之，多有燥粪，下后热退，战栗愈矣。

## 惊

【注云】心卒动而不宁也。火主于动，心火热甚故也。虽尔止为热极于里，乃火极而似水，则喜惊也。反兼肾之恐者，亢则害，承乃制故也。

## 惑

【注云】疑惑、犹豫、浊乱，而志不一也。象火参差而惑乱，故火实则水衰，失志而惑乱也。志者，肾水之神也。

## 悲

【注云】金肺之志也。金本燥，能令燥者，火也。所谓悲泣五液俱出者，火热亢极，而反兼水化制之之故也。

## 笑

【注云】蕃茂鲜淑，舒荣彰显，火之化也，故喜为心火之志也。喜极而笑者，犹燔烁火喜而鸣，笑之象也。

## 谵

【注云】多言也。言为心声，犹火燔而鸣，故心火热则多言，犹心醉而热，故多言也。

## 妄

【注云】虚妄也。火为阳，故外清明而内浊昧，其主动乱。故心火热甚，则肾水衰而志不专一，虚妄见闻，而自为问答，则神志失常，而如见鬼神也。

## 衄蔑血污

【注云】血出也。污，浊也。心火热极，则血有余；热气上甚，则为血溢。热势亢极，则燥而污浊；亢则害，承乃制，则色兼黑而为紫也。

湿者，太阴湿土，乃脾胃之气也。

诸痉强直，积饮痞隔中满，霍乱吐下，体重胕肿，肉如泥，按之不起，皆属于湿。

## 诸痉强直

【注云】筋劲强直，而不柔和也，土主安静故也。阴痉曰柔痉，阳痉曰刚痉，亢则害，承乃制，故湿过极，则反兼风化制之。然兼化者，虚象也，实非风也，治风则误。

## 积饮

【注云】留饮积蓄而不散也。水得燥则消散，湿则不消，以为积饮，土湿主痞故也。

## 痞

【注云】与否同，不通泰也。谓纹理闭密，而为痞也。

## 隔

【注云】阻滞也，谓肠胃隔绝，而传化失常也。

## 中满

【注云】湿为积聚痞隔，而土主形体，位在中央，故中满也。

## 霍乱吐下

【注云】湿为留饮，为痞隔，而传化失常，故甚则霍乱吐泻也。大法曰：若利色青者，肝木之色，由火甚制金，使金不能平木，则肝自甚，故色青也。或言利色青为寒者，误也。则如仲景曰：少阴病，下利清水，色纯青者，热在里也，大承气汤下之。及小儿热甚急惊，利色多青，为热明矣。利色黄者，由火甚则水必衰，而脾土自王，故色黄也。利色红者为热，心火之色也；或赤者，热深也。利色黑而反为热者，由火盛过极，而反兼水化制之，故色黑也。则如伤寒阳明热病，则日晡潮热，甚则不识人，循衣摸床，如见鬼状，独语，法当大承气汤下之。大便不黑者易治，黑则难治也。诸痢同法。然辨痢色以明寒热者，更当审其饮食药物之色也。则如小儿病热，吐利霍乱，其乳未及消化，而痢尚白者，不可便言是寒，当以脉证别之。又法曰：凡泄利，小便清白，不涩为寒，赤涩者为热也。又法曰：完谷不化，而色不变，吐利腥秽，澄澈清冷，小便不涩，身凉不渴，脉迟细而微者，寒证也。谷虽不化，其色变非白，烦渴，小便赤黄而或涩者，热证也。凡谷消化者，无问他证，便为热也。

### 体重

【注云】轻清为天，重浊为地，故土湿为病，则体重疳宜也。

### 胕肿、肉如泥，按之不起

【注云】按之不起，泥之象也，土过湿则为泥。湿为病也，积饮痞隔，中满体重，霍乱吐下，故甚则胕肿也。

火者，少阳相火之热，乃心包络、三焦之气也。

诸热瞀瘛，暴喑冒昧，躁扰狂越，骂詈惊骇，胕肿疼酸，气逆冲上，禁栗如丧神守，嚏呕，疮疡喉痹，耳鸣或聋，呕涌溢，食不下，目昧不明，暴注眴瘛，暴病卒死，是皆属于火。

### 瞀

【注云】昏也。则如酒醉而心火热甚，则神浊昧而瞀昏也。

### 瘛

【注云】动也。惕跳动瘛，火之体也。

### 暴喑

【注云】卒瘖也。金肺主声，火旺水衰，热乘金肺，而神浊气郁，则暴喑而无声也。

### 冒昧

【注云】冒，昏冒也；昧，昏暗也。气热则神浊冒昧，火之体也。

### 躁扰

【注云】躁动烦热，扰乱而不宁，火之体也。热甚于外，则肢体躁扰；热甚于内，则神志躁动，反覆颠倒，懊恼烦心，不得眠也。由水衰而火之动也。故心胸躁动，谓之怔忪，俗云心忪，皆为热也。

### 狂越

【注云】狂者，无正定也；越者，乖越

理法而失常也。夫外清内浊，动乱参差，火之体也；静顺清朗，准则信平，水之体也。由是肾水主智，而水火相反，故心火旺则肾水衰，乃失志而狂越也。凡发热于中，则多干阳明胃经也。故经云：阳明之厥，面赤而热，妄言。

### 骂詈

【注云】言为心之声也。骂詈，言之恶也。今病阳实阴虚，则水弱火强，制金而不能平木，而善言恶发，骂詈不避亲疏，本火热之所生也。

### 惊骇

【注云】惊骇者，惊愕也，火之用也。

### 胕肿

【注云】热胜肉而阳气郁滞故也。

### 疼酸

【注云】酸疼也。由火实制金，不能平木，则木王而为兼化，故酸疼也。

### 气逆冲上

【注云】火气炎上故也。

### 禁栗如丧神守

【注云】战栗禁冷也。如丧神守者，神能御形，而反禁栗，则如丧失保守形体之神也。

### 嚏

【注云】鼻中因痒，气喷作声也。鼻为肺窍，痒为火化，心火邪热，干于阳明，发于鼻而痒，则嚏也。

### 疮疡

【注云】君火化同也。

### 喉痹

【注云】痹，不仁也，俗作闭，犹塞也。火主肿胀，故热客于上焦，而咽嗌肿胀也。

### 耳鸣

【注云】有声非妄闻也。耳为肾窍，交会手太阳、少阴，足厥阴、少阴、少阳之经，若水虚火实，而热气上甚，客其经络，冲于耳中，则鼓其听户，随其脉气微甚而作音声也。故经曰：阳气为物，上甚而跃，故耳鸣也。然音在耳中，故微亦闻之也。

### 聋

【注云】聋为肾虚冷，俗已误之矣。夫《正理》曰：心火本热，衰则寒矣；肾水本寒，衰则热矣。肾水既少，岂能反为寒邪？故经言：足少阴肾水虚，则腹满身重，濡泻，疮疡，大便难，口苦，舌干，咽肿，上气，嗌干及痛，烦心心痛，黄疸，肠澼下血，皆热证也。凡治聋者，适其所宜，若热证已退，其聋不已者，当以辛热发之；二三服不愈者，不可久服，恐热极而成他病耳。若聋有热证相兼者，宜以散风退热凉药调之，热退结散而愈也。然聋甚闭绝，亦为难矣。慎不可攻之，过极，则伤正气也。

### 呕涌溢食不下

【注云】火气炎上故也。胃膈热甚，则传化失常故也。

### 目昧不明

【注云】目赤肿痛，翳膜眦伤，皆为热也。经云：热甚目瞑，眼黑也。仲景言伤寒病：热极则目不识人，乃目盲也。《正理》曰：由热甚怫郁于目，而致之然也。

### 暴注

【注云】卒泻，与君火义同。

### 瞤瘛

【注云】惕跳动也。火主动，故夏热则脉洪大而长，瞤瘛之象也。

### 暴病卒死

【注云】火性速疾故也。或心火暴甚，而肾水衰弱，不能制之，热气怫郁，心神昏冒，则筋骨不用，卒倒而无所知，是为僵仆也。甚则水化制火，热甚而生涎，至极即死也。俗云暗风，由火甚制金，不能平木，故风木自甚也。肥人腠理致密，而多郁滞，气血难以通利，若阳热又甚而郁结，甚则故卒

中也。瘦人反中风者，由暴然阳热太甚，而郁结不通故也。

燥者，阳明燥金，乃肺与大肠之气也。

诸涩枯涸，干劲皲揭，皆属于燥。

### 涩

【注云】凡物湿润则滑泽，干燥则涩滞，燥湿相反故也。如遍身中外涩滞，皆属燥金之化，故秋脉涩。涩，涩也。或麻者，亦由涩也。由水液衰少而燥涩，气行壅滞，而不得滑泽通利，气强攻冲，而为麻也。俗方多用乌附辈者，令气因之冲开道路，以得通利，气行，故麻愈也。无热证，即当此法，治之甚佳。或风热胜湿为燥，因而病麻，则宜以退风散热，活血养液，润燥通气之凉药调之，则麻自愈也。治诸燥涩，只如此法是也。

### 枯涸干劲

【注云】枯，不荣王也；涸，无水液也；干，不滋润也；劲，不柔和也。

然春秋相反，燥湿不同故也。大法曰：身表热为热在表；渴饮水为热在里；身热饮水，表里俱有热；身凉不渴，表里俱无热。经所不取火化渴者，谓渴非特为热，如病寒吐利，亡液过极，则亦燥而渴也；虽病风热，而液尚未衰，则亦不渴也。岂可止言渴为热，而痞为寒也。

### 皲揭

【注云】皮肤启裂也。乾为天，为燥金；坤为地，为湿土。天地相反，燥湿异用，故燥金主于紧敛，故秋脉紧细而微；而湿土主于纵缓，故六月其脉缓大而长也。如地湿则纵缓滑泽，干则紧敛燥涩，皲揭之理明矣。俗言皲揭为风者，由风能胜湿，而为燥故也。经云：厥阴所至，为风府，为璺启，由风胜湿而为燥也。

寒者，太阳寒水，乃肾与膀胱之气也。

诸病上下所出水液，澄澈清冷，癥瘕㿗

疝，痞坚，腹满急痛，下利清白，食已不饥，吐利腥秽，屈伸不便，厥逆禁固，皆属于寒。

### 诸病上下所出水液，澄澈清冷

【注云】澄湛而不浑浊也。水体清净，而其气寒冷，故水谷不化，而吐利清冷，水液为病寒也。如天气寒，则浊水自然澄清也。

### 癥犹征也

【注云】腹中坚硬，按之应手，谓之癥也。水体柔顺，而今反坚硬如地体者，亢则害，承乃制也。故病湿过极而为痓，反兼风化制之也。风病过极而反燥，筋脉劲急，反兼金化制之也。燥病过极而烦渴，反兼火化制之也。热病过极而反出五液，或为战栗恶寒，反兼水化制之也。其为治者，俾以泻其过极之气，以为病本，不可反误治其兼化也。夫五常之道，甚而无以制之，则造化息矣。如春木王而多风，风大则反凉，是反兼金化制其木也。大凉之下，天气反温，乃火化承其金也。夏火热极，体反出液，是反兼水化制其火也。因而湿蒸云雨，乃土化承于水也。雨湿过极，而兼烈风，乃木化制其土也。飘骤之下，秋气反凉，乃金化承于木也。凉极而反燥，乃火化制其金也。因而以为冬寒，乃水化承于火也。寒极则水凝如地，乃土化制其水也。凝冻极而起东风，乃木化承土而成岁也。凡不明病之标本者，由未知此变化之道也。

### 瘕

【注云】腹中虽硬，而忽聚忽散，无有常准。经曰：血不流而寒薄，故血内凝不流而成瘕也。一云：腹内积病也。又曰：小肠移热于大肠，为伏瘕，为沉。注曰：小肠热以传入大肠，两热相搏，则血溢而为虑瘕也。血涩不利，则月事沉滞而不行，故云为虑假、为沉虑。乃或阳气郁结，怫热壅滞而

坚硬不消者，非寒瘕也，宜以脉证别之。瘕一为疝，传写之误。

### 癞疝

【注云】小腹连卵肿急绞痛也，寒主拘缩故也。寒极而土化制之，故肿满也。经云：丈夫癞疝，谓阴器连小腹急痛也。经注曰：寒气聚而为疝也。脉急者，寒之象也。然寒则脉当短小而迟，今言急者，非急数而洪也，由紧脉主痛，急为痛甚也。病寒缩急，亦短小也。所以有痛而脉紧急者，脉为心所养也。凡气为痛，则心神不宁而紧急，不得舒缓，故脉亦从之而见也。欲知何气为其痛者，诊其紧急相兼之脉可知矣。如紧急洪数，则为热痛之类也。

### 坚痞腹满急痛

【注云】寒主拘缩，故急痛也。寒极则血脉凝冱，而反兼土化制之，故坚痞而腹痛也。或热郁于内，而腹满坚结痛者，不可言为寒也，当以脉别之。

### 下利清白

【注云】寒则清净明白故也。

### 食已不饥

【注云】胃热则消谷善饥，故病寒则食虽已而不饥也。胃膈润泽，而无燥热故也。或邪热不杀谷，而腹热胀满，虽数日而不食，亦不饥者，不可言为寒也。由阳热太甚而郁结，传化失常，故虽不食。亦不饥也。二证以脉别之自见。

### 吐利腥秽

【注云】肠胃寒而传化失常，我子能制鬼贼，则己当自实，故寒胜火衰金王，而吐利腥秽也。腥者，金之臭也。由是热则吐利酸臭，而寒则吐利腥秽也。亦犹饭浆，热则喜酸，寒则水腥也。

### 屈伸不便，厥逆禁固

【注云】阴水主于清净，故病寒则四肢逆冷，而禁止坚固，舒卷不便利也。故冬脉

沉而短以敦，病之象也。或病寒尚微，而未至于厥逆者，不可反以为热；或热甚而成阳厥者，不可反以为病寒也。然阴厥者之病脉候，皆为阴证，身凉不渴，脉迟细而微，未尝见于阳证也。其阳厥者之病脉证，皆为阳证，热极而反厥，时复反温，虽厥而烦渴谵妄，身热而脉数也。若阳厥极深，而至身冷，反见阴脉，而欲绝者，止为热极而欲死也。经曰：一阴一阳之谓道，偏阴偏阳之谓疾，阴阳以平为和，以偏为病，万物皆负阴抱阳而生，故孤阴不长，独阳不成；是以阳气极甚，而阴气极衰，则阳气怫郁，阴阳偏倾，而不能宣行，则阳气蓄聚于内，而不能营运于四肢，则手足厥冷为阳厥。仲景曰：热深则厥亦深；热微则厥亦微。又曰：厥当下之，下后厥愈。当以凉药养阴退阳，凉膈散、调胃承气汤下之是也。大凡治病者，必先明其标本，标者末，本者根源也。故经曰：先病为本，后病为标。又曰：标本相传，先以治其急者。又言：六气为本，三阴三阳为标，故病气为本，受病经络脏腑谓之标。夫标本微甚，治以逆从，不可不通也。故经曰：知逆与从，正行无问；明知标本，万举万当；不知标本，是谓妄行。正此谓也。

# 十一、六气方治

## （一）风

### 防风通圣散

治一切风热郁结，气血蕴滞，筋脉拘挛，手足麻痹，肢体焦痿，头痛昏眩，腰脊强痛，耳鸣鼻塞，口苦舌干，咽嗌不利，胸膈痞闷，咳呕喘满，涕唾稠黏，肠胃燥热结，便溺淋闭。或肠胃蕴热郁结，水液不能浸润于周身，而为小便多出者；或湿热内甚，而时有汗泄者；或表之正气与邪热并甚于里，阳极似阴，而寒战烦渴者；或热甚变为疟疾，久不已者；或风热走注，疼痛麻痹者；或肾水阴虚，心火阳热暴甚而中风；或暴喑不语，及暗风痫者；或破伤中风，时发潮热搐搦，并小儿热甚惊风，或斑疹反出不快者；或热极黑陷，将欲死者；或风热疮疥久不愈者；并解耽酒热毒，及调理伤寒，发汗不解，头项肢体疼痛，并宜服之。

防风二钱半　川芎五钱　石膏一钱　滑石二钱　当归一两　赤芍五钱　甘草二钱半炙　大黄五钱　荆芥穗二钱半　薄荷叶二两　麻黄五钱，去根苗节　白术五钱　山栀子二钱　连翘五钱　黄芩五钱　桔梗五钱　牛蒡酒浸五钱　人参五钱　半夏姜制，五钱

已上共五钱，上为粗末，每服四钱，水一盏，生姜三片，煎至六分，去滓，温服。不计时候，日三服。病甚者五七钱至一两；极甚者，可下之，多服，二两、三两；得利后，却当服三五钱，以意加减。病愈，更宜常服，则无所损，不能再作。

### 灵砂丹

治风热郁结，血气蕴滞，头目昏眩，鼻塞清涕，口苦舌干，咽嗌不利，胸膈痞闷，咳嗽痰实，肠胃燥涩，小便赤；或肾水阴虚，心火炽甚，及偏正头风痛，发落齿痛，遍身麻木，疥癣疮疡，一切风热，并皆治之。

独活　羌活　细辛　石膏　防风　连翘　薄荷各三两　川芎　山栀　荆芥　芍药　当归　黄芩　大黄生　桔梗已上各一两　全蝎微炒，半两　滑石四两　菊花　人参　白术各半两　寒水石一两，生用　砂仁一钱　甘草三两，生　朱砂一两，为衣

上为细末，炼蜜为丸，每两作十丸，朱砂为衣。每服茶清嚼一丸，食后服。

### 神仙换骨丹

治气血凝滞，荣卫郁结，风热湿气相搏

筋骨之间，内舍偏虚，发为不遂之病，气感八风，血凝五痹，筋挛骨痛，瘫痪偏枯，一切风证，并宜治之。服之神妙，难以言宣。

槐角炒黄熟　桑白皮去皮　川芎　苍术泔浸去皮　白芷　蔓荆子去萼　人参　威灵仙　何首乌　防风各二两　苦参　五味子　香附各一两　麝半两，别研　麻黄十斤　朱砂水飞，一两

上将麻黄去根、苗、节，用河水三石三斗三升，小斗七升是也，熬至六升，滤去麻黄，澄清，再熬至二升半，入其余药末，每一两三钱作十丸，朱砂为衣。每一丸，酒一盏，浸至晚，溶化，临卧服。

### 不换金丹

退风散热。治风有二法，行经和血及开发腠理。经脉凝滞，非行经则血不顺，是治于内也。皮肤郁结，非开发则荣卫不和，是调理于外也。此亦发散之药也。

荆芥穗　白僵蚕炒　天麻　甘草各一两　羌活去芦　川芎　白附子生　川乌头生　蝎梢去毒炒　藿香叶各半两　薄荷三两　防风一两

上为细末，炼蜜丸弹子大。每服细嚼茶清下。如口㖞向左，即右腮上涂之，即止。

### 花蛇续命汤

治卒中风，牙关紧急，精神昏愦，口眼㖞斜，不知人事，痰涎不利，喉中作声。

白花蛇酒浸，去皮骨，焙干　全蝎炒　独活去土　天麻　附子　人参　防风　肉桂　白术　藁本　白附子炮　赤箭　川芎　细辛去叶　甘草炙　白僵蚕去丝灰炒　半夏汤浸切　白茯苓去皮　麻黄去节，水煮三沸去沫，细切，已上各一两

上为粗末，每服五钱，水一盏，生姜五片，煎至七分，去滓，稍热服，不拘时。

### 加减冲和汤

治中府之病，宣外阳，补脾胃，泻风木，实表里，养荣卫。

柴胡五分　升麻三分　黄芪五分　半夏二分　黄芩　陈皮　人参　芍药　甘草各二分半　当归　黄柏酒浸，各三分

上锉如麻豆大，作一服，水二盏，煎至一盏，去滓，稍热服。

如有自汗多者，加黄芪半钱；嗽者加五味子二十粒。

### 防风天麻散

治风痹走注，肢节疼痛，中风偏枯，或暴瘖不语，内外风热壅滞，解昏眩。

防风　川芎　天麻　羌活　白芷　当归　草乌头　白附子　荆芥穗　甘草炙，各半两　滑石二两

上为末，热酒化蜜少许，调半钱，加至一钱，觉药力运行微麻为度。或炼蜜丸如弹子大，每服一丸，热酒化下。或半丸，细嚼，白汤下亦得。散郁结，宣气血。如甚者，服防风通圣散。

### 祛风丸

治风偏，手足颤掉，语言謇涩，筋骨痛。

乌头炮　天南星　草乌头炮　半夏　绿豆粉各一两　甘草　川芎　白僵蚕　藿香　零零香　地龙　蝎梢各三两　川姜半两炮

上末一两，用绿豆粉一两，白面二两，滴水丸梧桐子大。每三五丸，细嚼，茶清下，或五七丸亦得，食后服，初服三丸，渐加多。

### 大通圣白花蛇散

中府之药也。大治诸风，无问新久，手足掸曳，腰脚缓弱，行步不正，精神昏昧，口眼㖞斜，语言謇涩，痰涎壅盛，筋脉挛急，肌肉顽痹，皮肤燥痒，骨节疼，目眩，下注腰脚，疼痛腿重，肿疡生疮；或痛无常处，游走不定，及风气上攻，面浮肿耳鸣，并宜服之。

天麻去苗　赤箭　防风去苗　藁本　木香　海桐皮　肉桂　杜仲炒　干山药　当归　威灵仙　白附子炮　菊花　蔓荆子　羌活去芦　虎骨酥炙　白芷　干蝎　白花蛇酒浸去皮，骨肉用　萆薢　甘草炙　牛膝去苗　郁李仁去皮研　厚朴姜制，各一两

上为末，每服一钱至二钱，温酒调下，荆芥汤调下亦得，空心服之。常服祛风逐气，通行荣卫，久病风人，尤宜常服。轻者中风，不过二十服，平安如故。

### 活命金丹

治风中脏不语，半身不遂，肢节顽痹，痰涎上潮，咽嗌不利，饮食不下，牙关紧禁，及解一切药毒，发热腹胀，大小便不利，胸膈痞满，上实下虚，气闭面赤，汗后余热不退，劳病诸证，无问老幼妇人，俱得服之。

川芎　甘草　板蓝根　葛根各一两　龙脑二钱，研　麝香二钱，研　牛黄研，五分　生犀　桂各三钱　珠子粉半两　川大黄二两半　甜硝一两　辰砂四钱，一半为衣　青黛三钱　薄荷五钱

上为细末，炼蜜同水浸蒸饼，糊为剂，每一两作十丸，别入朱砂为衣，就湿，以真金箔四十叶为衣。葛月修合，磁器内收贮，多年不坏。如风毒，茶清送下；解毒药，新冷水化下；余热劳病，及小儿惊热，薄荷汤化下。已上煎，量大小加减用之。

### 至宝丹

治卒中风急不语，中恶气绝，中诸物毒，暗风，中热疫毒，阴阳二毒，山岚瘴气毒，中暑毒，产后血晕，口鼻血出，恶血上攻心，烦躁，心肺积热，霍乱吐利，风注筋惕，大肠风秘，神魂恍惚，头目昏眩，眠卧不安，唇口干焦，伤寒狂语，小儿急惊，风热卒中，客忤，不得眠睡，惊风搐搦，以上无不治者。

辰砂五两，水飞　生犀五两　麝香二两半　玳瑁五两　牛黄二两　龙脑五两，水飞　人参五两　银箔一百二十片，一半为衣，余入药　琥珀五两　安息香五两，用酒半升熬膏　金箔二百二十片，一半为衣，余入药　雄黄一两半　南星三两，水煮软，切片。一法：酒二升半，浸蒸七次，焙干用

上为细末，半用安息香膏，次炼蜜，一处搜和为丸，梧桐子大，每服三丸至五丸，煎人参汤下之。小儿一丸至二丸，汤下之同上。

### 牛黄通膈汤

治初病风证，觉一二日实，则急下之。

牛黄二钱，别研　大黄一两　甘草一两，炙　朴硝三钱，别研

上件为末，每服一两，水二钟，除牛黄、朴硝外，煎至一盏，去滓，入牛黄、朴硝一半调服，以利三二行为度。未利，再量虚实加减服之。

## （二）暑热

### 白虎汤

伤寒大汗出后，表证已解，心胸大烦，渴欲饮水。及吐或下后七八日，邪毒不解，热结在里，表里俱热，时时恶风，大渴，舌上干燥而烦，欲饮水数升者，宜服之。又治夏月中暑毒，汗出，恶寒，身热而渴。

知母去皮，一两半　甘草一两，炙　粳米一合　石膏乱文者，别研，四两

上为末，每服三钱，水一盏半，煎至一盏，去滓，温服。小儿量力与之。或加人参少许同煎亦得，食后服。此药立夏后立秋前可服，春时及秋后并亡血虚人不宜服。

### 桂苓甘露饮

治饮水不消，呕吐泻利，流湿润燥，宣通气液，水肿腹胀，泄泻不能止者。兼治霍乱吐泻，下利赤白，烦渴，解暑毒大有神

效，兼利小水。

白茯苓去皮　白术　猪苓　甘草炙　泽泻以上各一两　寒水石一两，别研　桂去粗皮，半两　滑石二两，别研

上为末，或煎，或水调，二三钱任意，或入蜜少许亦得。

### 桂苓白术散

治冒暑、饮食，所伤转甚，湿热内甚，霍乱吐泻，转筋急痛，腹满痞闷，小儿吐泻惊风，宜服之。

木香　桂枝　藿香　人参　茯苓去皮，各半两　甘草炙　白术　葛根　泽泻　寒水石各一两　滑石　石膏

上为末，每服三钱，白汤调下，新水或生姜汤亦得。

### 益元散

桂府滑石二两，烧红　甘草一两

上为极细末，每服三钱，蜜少许，温水调下，无蜜亦得。或饮冷者，新水亦得。或发汗，煎葱白豆豉汤调，无时服。

### 竹叶石膏汤

治伤寒解后，虚羸少气，气逆欲吐。

淡竹叶六钱，半锉　石膏四两，别研　人参　甘草炙，各半两　麦门冬一两半　半夏二钱半，汤洗

上锉如麻豆大，每服五钱，水一盏半，入粳米百余粒，煮取八分，米熟，去滓温服。

### 化痰玉壶丸

南星　半夏生　天麻各一两　白面三两

上为细末，滴水丸梧子大，每服二十丸，用水一大盏，先煎令沸，下药煮，候浮，漉出，方熟。放温，别用生姜汤下，不拘时候。

### 四君子汤

治烦热燥渴。

白茯苓去皮　人参去芦　甘草炙　白术各

等分

上㕮咀，每服三钱，水一盏，煎至七分，去滓，温服。

### 白术散

治诸烦热渴，津液内耗，不问阴阳，服之止渴生津液。

白术　人参　白茯苓去皮　甘草炙　藿香　木香各一两　干葛二两

上为粗末，每服三钱，水一盏，煎至七分，去滓，温服，不拘时。

### 小柴胡汤

治伤寒温病，恶风，颈项强急，胸膈肋痛，呕哕烦渴，寒热往来，身面皆黄，小便不利，大便秘硬；或过经未解，潮热不除；及差后劳复，发热头痛，妇人伤风，头痛烦热，经血适断，寒热如疟，发作有时；及产后伤风，头痛烦热，并宜服之。

柴胡四两，去苗　黄芩　人参　半夏汤洗七次　甘草各一两半

上为粗末，每服二钱，水一盏半，生姜五片，枣子一枚，擘破，同煎至七分，去渣，热服，不拘时。小儿分作二服，更量加减。

### 升麻葛根汤

治大人小儿，时气瘟疫，头痛发热，肢体烦热，疮疹未发，并宜服之。

升麻　葛根　甘草炙　芍药各半两

上为末，每服三钱，水一盏半，煎至一盏，去渣，稍热服，不拘时。日进二三服，病去身凉为度。小儿量力与服。

## （三）湿土

### 葶苈木香散

治湿热内外甚，水肿腹胀，小便赤涩，大便滑泻。

葶苈　茯苓去皮　白术　猪苓去皮，各一两　木香半钱　泽泻　木通　甘草各半两　桂一钱　滑石三两

上为细末，每服三钱，白汤调下，食前服。此药下水湿，消肿胀，止泻利，利小便。若小便不得通利，而反转泄者，此乃湿热癃闭极深，而攻之不开，故反为注泻，此正气已衰，多难救也。慎不可攻之，而无益耳。

### 白术木香散

治喘嗽肿满，欲变成水病者，不能卧，不欲饮食，小便闭者。

白术　猪苓去皮　泽泻　赤茯苓已上各半两　木香　陈皮各二两，去白　槟榔　官桂各二钱　滑石三两

上为粗末，每服五钱，水一盏，生姜三片，煎至七分，去渣，食前温服。

### 大橘皮汤

治湿热内甚，心腹胀满，水肿，小便不利，大便滑泄。

橘皮一钱半　木香一钱　滑石六钱　槟榔三钱　茯苓一两，去皮　猪苓去皮　泽泻　白术　官桂各五钱　甘草三钱

上为末，每服五钱，水一盏，生姜五片，煎至七分，去渣，温服。

### 桂苓白术丸

消痰逆，止咳嗽，散痞满壅塞，开坚结痛闷，推进饮食，调和脏腑，无问寒湿湿热，呕吐泻利，皆能开发，以令遍身流湿润燥，气液宣平而愈。并解酒毒，兼疗肺痿痨嗽，水肿腹胀，泻利不能止者。服之，利止为度，后随证治之。

楝桂　干生姜各一分　茯苓去皮　半夏各一两　白术　红皮去瓤　泽泻各半两

上为末，面糊为丸，如小豆大。每服二三十丸，生姜汤下，日进三服。病在膈上，食后服；膈下，食前服；在中者，不拘时。或一法：加黄连半两，黄柏二两，水丸，取效甚妙。

### 六一散

治身热呕吐泄泻，肠澼下利赤白。治癃闭淋痛，利小便。偏荡胃中积聚寒热，宣积气，通九窍六腑，生津液，去留结，消畜水，止渴，宽中，除烦热心躁。治腹胀痛，补益五脏，大养脾胃肾之气，理内伤阴痿，安魂定魄，补五劳七伤，一切虚损。主痫痓惊悸，健忘，心烦满短气，脏伤咳嗽，饮食不下，肌肉疼痛。治口疮，牙齿疳蚀，明耳目，壮筋骨，通经脉，和血气，消水谷，保真元，解百药酒食邪毒，耐劳役饥渴，宣热，辟中外诸邪所伤，久服强志轻身，驻颜延寿；及解中暑、伤寒、疫疠、饥饱、劳损、忧愁、思虑、恚怒、惊恐、传染。并汗后遗热，劳复诸病，并解两感伤寒，能令遍身结滞宣通，气和而愈。及妇人下乳催生，并产后损液血衰，阴虚热甚，一切热病，宜服之。兼防发吹奶乳痈，或已觉吹乳乳结，顿服即愈，乃神验之仙药也，惟孕妇不可服。

滑石六两，烧红　甘草一两，微炒

上为细末，每服三钱，蜜少许，温水调下，无蜜亦得，日三四服，或水调下亦得。解利发汗，煎葱白豆豉汤下四钱，并三四服，以效为度。此药寒凉，解散郁热，若病甚不可解，多服无害，但有益耳。

### 五苓散

治伤寒温热，病在表里未解，头痛发热，口燥咽干，烦渴饮水，或水入即吐，小便不利，及汗出表解，烦渴不止者，宜服之。及治霍乱吐利，烦渴饮水。

泽泻二两半　猪苓　赤茯苓去皮　白术　官桂去皮，各一两

上为粗末，每服三钱，热汤下。恶热，欲饮冷者，新水调下，或生姜汤下愈妙。或加滑石二两甚佳。或喘嗽咳烦心不得眠者，加阿胶半两。及治瘀热在里，身发黄疸，浓煎茵陈蒿汤调下，食前服。疸病发渴，及中水引饮，亦可服，新汲水调下。小儿加白术

末少许，如虚热，加黄芪、人参末少许。

### 赤茯苓丸

治脾胃水湿太过，四肢肿满，腹胀喘逆，气不宣通，小便赤涩。

葶苈四两，炒　防己二两　赤茯苓一两　木香半两

上为细末，枣肉丸梧桐子大，每服三十丸，桑白皮汤食前下。

### 人参葶苈丸

治一切水肿喘满不可当者。

人参一两，去芦　苦葶苈炒，四两

上为细末，枣肉丸梧子大，每三十丸煎桑白皮汤下。

### 海藻散

治男子遍身虚肿，喘满闷不快者。

海藻锉碎　川大黄　大戟并锉　续随子去壳，已上各二两

上件，好酒二钟，净碗内浸一宿，取去晒干候用。

甘遂面炒黄色，一两　白牵牛生，一两　滑石半两　肉豆蔻　青皮去瓤　橘皮去白，已上各一两

上为细末，每服二钱，如气实者，三钱半，平明冷茶清调下，至辰时取下水二三行，肿减五七分。隔二三日，平明又一服，肿消。鱼肉盐皆忌。一曰：小儿肿一钱；五岁以下者半钱，孕妇勿服。

## （四）火

### 凉膈散

治伤寒表不能解，半入于里，下证未全，下后燥热怫结于内，心烦懊侬不得眠，脏腑积热，烦渴头昏，唇干咽燥，喉痹目赤，颊硬，口舌生疮，咳唾稠黏，谵语狂妄，肠胃燥涩，便溺闭结，风热壅滞，疮癣发斑，惊风热极，豆黑陷欲死者。

连翘一两　山栀　大黄　薄荷　黄芩已

上各半两　甘草一两半　朴硝一钱

加减法：咽喉痛涎嗽，加荆芥半两，桔梗一两；咳而呕者，加半夏半两，每服生姜三片同煎。血衄呕血，加当归、芍药各半两，生地黄一两。淋者加滑石四两，茯苓一两。风眩目痛，加川芎半两，石膏三两，防风半两。斑疹，加葛根一两，荆芥半两，赤芍、川芎、防风、桔梗各半两。

上为末，每服二钱至五钱，水一盏，蜜少许，同煎至七分，去渣温服。虚实加减如前。或小儿可服七分八分，或无热，甚黑陷，腹胀喘息，小便赤涩而将死者，此一服，更加大承气汤约下之，得和者即差。

### 黄连解毒汤

治伤寒杂病燥热毒，烦闷干呕，口燥，呻吟喘满，阳厥极深，畜热内甚，俗妄传为阴毒者。及汗、吐、下后，寒凉诸药，不能退热势，并两感证同法。

黄连　黄柏　黄芩　大栀子各半两

上锉麻豆大，每服半两，水一盏，煎至四分，去渣温服。或腹满呕吐，或欲作利者，每服加半夏三个，厚朴二钱，茯苓四钱去皮，水一盏半，姜三片，煎半盏，去滓温服，名曰黄连半夏解毒汤。

### 三一承气汤

治伤寒杂证，内外所伤，日数远近，腹满咽干，烦渴谵妄，心下按之硬痛，小便赤涩，大便结滞，或湿热内甚而为滑泄，热甚喘咳闷乱，惊悸狂颠，目病口疮，舌肿喉痹痈疡，阳明胃热发斑，脉沉而可下者。小儿热极风惊，潮搐昏塞，并斑疹黑陷不起，小便不通，腹满欲死。或斑疹后，热不退，久不作痂，或作斑痈疮癣，久不已者，怫热内盛，痃癖坚积，黄瘦疟疾，久新暴卒心痛，风痰酒隔，肠垢积滞，久壅风热，暴伤酒食，烦心闷乱，脉数沉实。或肾水阴虚，阳热暴甚，而僵仆卒中，一切暴瘖不语，畜热

内伤，阳厥极深，脉反沉细欲绝。或表之冲和正气，与邪气并之于里，则里热亢极似阴，反为寒战，脉微而绝。或风热燥甚，客于下焦，而大小便涩滞不通者。或产妇死胎不下，或两感表里热甚，须可下者。

大黄　芒硝　枳壳　厚朴各半两　甘草一两

上锉如麻豆大，水一盏半，姜三片，煎至六分，下硝一二沸，去渣热服，以利为度。热甚者，作一服，得利为效，临时消息。

### 八正散

治大人小儿心经邪热，一切蕴毒，咽干口燥，大渴引饮，心松面热，烦躁不宁，目赤睛痛，唇焦鼻衄，口舌生疮，咽喉肿痛；又治小便赤涩，或癃闭不通，及热淋血淋，并宜服之。

大黄面裹煨干用　瞿麦　木通　扁蓄　车前子　山栀　甘草炙

滑石已上各一两

上为散，每服二钱，水一盏，入灯心些子，煎至七分，去滓温服，食后临卧。小儿量力与之。

### 洗心散

治风壅壮热，头目昏痛，肩背拘急，肢节烦疼，热气上冲，口苦唇焦，咽喉肿痛，痰涎壅滞，涕唾调黏，心神烦躁，眼涩睛疼，及寒热不调，鼻塞声重，咽干多渴，五心烦热，小便赤涩，大便闭硬宜服。

大黄面裹煨净用　甘草炙　当归去苗洗　芍药　麻黄去根　荆芥穗各半两　白术三钱半

上为细末，每服二钱，水一盏，生姜、薄荷各少许，同煎至七分，内硝更上火煎一二沸，去滓，温服。如小儿麸豆疮疹，欲发先狂语，多渴，及惊风积热，可服一钱，并临卧服。如大人五脏壅实，欲要溏转，加至四五钱，乘热服之。

### 调胃承气汤

治胃中热实而下满，一切胃经实热者，皆可服之。

大黄炙，半两　芒硝半两　甘草半两

《内经》曰：热淫于内，治以咸寒，佐以苦甘。芒硝咸寒以除热，大黄苦寒以荡实，甘草甘平以助二物，推陈致新法也。

上件锉如麻豆大，水一盏，煮二味至七分，去滓，内硝更上火煎一二沸，服之。

### 大承气汤

治痞满燥实，地道不通。

大黄苦寒，一两　厚朴苦寒，姜制，二两　芒硝咸寒，一合　枳壳五个，去瓢麸炒

《内经》曰：燥淫于内，所胜以苦下之，大黄枳实之苦，以除燥热。又曰：燥淫于内，治以苦温，厚朴之苦下燥结。又曰：热淫所胜，治以咸寒，芒硝之咸，以攻郁热蕴结。

上四味，以水五升，先煮二味，取三升，去滓，内大黄，取二升，去滓，入芒硝，更上火微煎一二沸，分二服，得下勿服余者。方内去硝，即小承气汤也，治证同。

### 柴胡饮子

解一切肌热、蒸热、积热，及寒热往来，畜热或寒战，及伤寒发汗不解，或不经发汗传受，表里俱热，口干烦渴，或表热入里，下证未全，下后热未除，及汗后余热、劳复，或妇人经病不快，产后但有如此之证，并宜服之，乃气分热也。

柴胡　人参　黄芩　甘草炙　大黄　当归　芍药各半两

上为粗末，每服四钱，水一盏，姜三片，煎至六分，去滓温服。小儿分三服，不拘时日，三服除病为度，热甚者加服。

### 白虎汤

方见前暑热内，此方加甘草半两。

### 桃仁承气汤

治热结膀胱，其人如狂，热在下焦，与

血相搏，血下则热随出而愈。

芒硝　甘草　桂枝各六钱　桃仁五十个，去皮尖　大黄一两三钱

甘以缓之，辛以散之，小腹急结，缓以桃仁之甘；下焦蓄血，散以桂枝之辛；大热之气，寒以取之；热甚搏血，加二物于调胃承气汤中也。

上五味，㕮咀，以水二升三合，煮取一升二合，去滓，内芒硝，煎一二沸，分五服。

### 神芎丸

治一切热证，常服保养，除痰，消酒食，清头目，利咽膈，能令遍身结滞宣通，气利而愈。神强体健，耐伤省病。并妇人经病，产后血滞，腰脚重痛，小儿积热，惊风潮搐，藏用丸，亦曰显仁丸。加黄连、薄荷、川芎各半两，名曰神芎丸。

大黄　黄芩各二两　牵牛　滑石各四两

上为末，滴水丸如小豆大，或炼蜜丸亦妙。每十五丸加至五七十丸，温水下，冷水亦得。

## （五）燥

### 脾约丸

约者，结约之象，又曰约束之约也。

《内经》曰：饮入于胃，游溢精气，上输于脾，脾气散精，上归于肺，通调水道，下输膀胱，水精四布，五经并行，为其津液者。脾气结，约束精液，不得四布五经，但输膀胱，致小便数，大便硬，故曰其脾为约。麻仁味甘平，杏仁甘温。《内经》曰：脾欲缓，急食甘以缓之。麻仁、杏仁润物也。《本草》曰：润可以去枯，肠燥必以甘润之物为主，是以麻仁为君，杏仁为臣。枳壳味苦寒，厚朴味苦温，润燥者必以甘，甘以润之；破结者必以苦，苦以泄之。枳壳、厚朴为佐，以散脾之约；芍药味酸微寒，大

黄味苦涌泄为阴，芍药、大黄为使，以下脾之结。燥润结化，津液还入胃中，则大便利，小便数愈。

麻仁一两　白芍药　枳壳　厚朴各半两　大黄二两　杏仁汤浸去皮尖研，三钱

上为极细末，蜜丸梧子大，米饮下三十丸，日进三服，渐加，以利为度。

### 润肠丸

治脾胃中伏火，大便秘涩，或干燥不通，全不思食，此乃风结秘、血结秘，皆令闷塞也。风以润之，血以和之，和血疏风，自通利矣。

麻仁　桃仁去皮尖　羌活　当归　大黄各半两

上除麻仁、桃仁别研如泥，余药细研，炼蜜丸梧子大，每服五十丸至百丸，空心白汤下。如血涩而大便燥者，加桃仁、酒洗大黄。如大便不通而涩，滋其荣甚者，急加酒洗大黄；如风结燥，大便不行，加麻仁、大黄；如风湿大便不行者，加皂角仁、大黄、秦艽以利之；如脉涩，觉身有气涩而大便不通者，加郁李仁、大黄以除气涩。

### 当归润燥汤

升麻一两　当归一两　生地黄二两　甘草一钱，炙　干地黄一钱　桃仁一钱，研　麻仁一钱　红花半钱　大黄一钱，煨

上桃仁、麻仁别研如泥，余锉麻豆大作一服，水二钟，入桃、麻仁煎至一盏，去渣，空心宿食消尽，稍热服。

### 橘杏丸

治气闭，老人虚弱人皆可服。

橘皮　杏仁汤浸去皮尖

上二味等分，炼蜜丸梧子大，每服七十丸，空心米饮下。

### 七宣丸

疗风气，治结聚宿食不消，兼砂石皮毛在腹中，及积年腰脚疼痛，冷如冰石，脚气

冲心，烦愦，头眩暗倒，肩背重，心腹胀满，胸膈痞塞，风毒肿气，连及头面，大便或秘，小便时涩，脾胃虚痞，不能饮食，脚转筋，挛急掣痛，心神恍惚，眠卧不安等疾。

柴胡去苗，五两　桃仁去皮，六两　枳实麸炒，五两　诃子皮五两　木香五两　大黄面煨，十五两　甘草炙，四两

上为细末，炼蜜丸梧子大，每服二十丸，食前临卧服，米饮下一服，加至四五十丸，宣利为度。觉病势退，服五补丸，不问男女老幼，并可服之，量与加减。

### 麻仁丸

调三焦，和五脏，润肠胃，除风气，及治风热壅结，津液耗少，令大便闭涩不通，高年及有风人大便秘，宜服之。

枳实面炒　白槟榔各一两半　羌活一两，洗　菟丝子一两半，酒浸别末　山茱萸一两半　郁李仁四两，去皮　车前子一两半　肉桂一两　木香一两　大黄四两半　麻仁四两，别研

上为细末，炼蜜丸如梧子大，每服十五丸至二十丸，临卧温水下。

### 神功丸

治三焦气壅，心腹痞闷，六腑风热，大便不通，腰脚疼痛，肩背重疼，头昏面热，口苦咽干，心胸烦躁，眠卧不安，及治脚气，并素有风人大便结燥。

大黄四两，面煨　麻仁二两，别研　人参二两　诃子皮四两

上一处研，炼蜜丸如梧子大，每服三十丸，温水下，酒亦得，食后服。如大便不通，倍服，利为度。

### 厚朴汤

凡治脏腑之秘，不可一例治疗，有虚秘，有实秘。有胃实而秘者，能饮食，小便赤，当以麻仁丸、七宣丸之类主之。胃虚而秘者，不能饮食，小便清利，厚朴汤宜之。

厚朴三两，锉　白术五两　半夏二两，泡枳壳二两，炒　陈皮三两

上为细末，每服三钱，水盏半，姜三斤，枣三个，煎至一盏，去滓温服，空心食前。胃实秘，物也；胃虚秘，气也。

### 七圣丸

治风气壅盛，痰热结搏，头目昏重，涕唾调黏，心烦面热，咽干口燥，精神不爽，夜卧不安，肩背拘急，胸膈痞闷，腹胀胁满，腰腿重痛，大便秘涩，小便赤涩，宜服之。

川芎　肉桂　木香　大黄各半两，酒浸羌活一两　郁李仁一两，去皮　槟榔半两

上七味为末，炼蜜丸梧子大，每服十五丸至二十丸，温水下，食后临卧服。山岚瘴地，最宜服之。更量脏腑虚实加减。

### 犀角丸

治三焦邪热，一切风气，又治风盛痰实，头目昏重，肢体拘急，痰涎壅塞，肠胃燥结，大小便难。

黄连　犀角各一两　人参二两　大黄八两黑牵牛二十两

上与黑牵牛和合为细末，炼蜜丸如梧子大，每服十五丸至二十丸，卧时温水下，更量虚实加减。

## （六）寒水

### 大己寒丸

治大寒积冷，脏腑虚寒，心腹疼痛，胸胁胀满，泄泻肠鸣，下利自汗，米谷不化，阳气暴衰，阴气独盛，手足厥冷，伤寒阴胜，神昏脉短，四肢怠惰，并宜服之。

干姜　良姜各六两　桂　荜拨各四两

上为末，水糊丸梧子大，每二十丸，米饮汤下，食前服。

### 四逆汤

治阴证伤寒，自利不渴，呕哕不止，或

吐利俱作，小便涩；或利，脉微欲绝，腹痛胀满，手足厥冷；或病内寒外热，下利清谷，四肢沉重；或汗出不止，并宜服之。此药助阳救衰。

甘草炙，六钱　干姜半两　熟附子一枚，去皮

上㕮咀，每服四钱，水一盏半，煎至七分，温服，不拘时。

### 附子理中丸

治脾胃冷弱，心腹绞痛，呕吐泻利，转筋霍乱，体冷微汗，手足厥冷，心下逆满，腹中雷鸣，呕吐不止，饮食不进，及一切沉寒痼冷，并宜服之。

人参　白术　干姜炮　甘草　附子各二两，炮去皮脐

上五味为末，炼蜜丸，每两作十丸，每服一丸，水一盏，拍破，煎至七分，稍热，空心食前服之。

### 胡椒理中丸

治脾胃虚寒，气不通宣，咳嗽喘急，逆气虚痞，胸膈噎闷，腹胀满痛，迫塞短气，不能饮食，呕吐痰水不止。

胡椒　荜拨　干姜炮　款冬花　甘草　陈皮　良姜　细辛去苗，各四两　白术五两

上为细末，炼蜜丸梧子大，每服五丸至七丸，温酒下，不拘时，日进三服。

### 理中丸

治中焦不和，脾胃宿冷，心下虚痞，腹疼痛，胸胁逆冷，饮食不下，噫气吞酸，口苦失味，怠惰嗜卧，不思饮食，及肠鸣自利，米谷不化。

白术　干姜炮　人参去芦　甘草炙，各等分

上为末，炼蜜丸梧子大，每服三十丸至五十丸，空心沸汤下。为粗末，理中汤也，味数相同。

### 铁刷汤

治积寒痰饮，呕吐不止，胸膈不快，饮食不下，并宜服之。

半夏　草豆蔻　丁香　干姜炮　诃子皮各三钱　生姜一两

上㕮咀，水五盏，煎至二盏半，去渣，分三服，相继不拘时。大吐不止，加附子三钱，生姜半两。

### 桂附丸

治风邪冷气，入乘心络，或脏腑暴感风寒，上乘于心，令人卒然心痛，或引背膂，甚则经久不差。

川乌头三两，炮去皮脐　附子三两　干姜二两，炮　赤石脂二两　桂二两　蜀椒去目微炒

上六味为末，蜜丸如梧子大，每服三十丸，温水下，觉至痛处即止；若不止，加至五十丸，以知为度。若早服无所觉，至午后，再服二十丸。若久心痛，每服三十丸至五十丸，尽一剂，终身不发。

### 姜附汤

治五脏中寒，或卒然晕闷，手足厥冷。

干姜　附子炮去皮脐　甘草炙，各半两

上㕮咀，每服四钱，水盏半，姜五片，煎至七分，去渣，食前服。挟风不仁，加防风半两；兼湿肿满，加白术半两；筋脉挛急，加木瓜半两；肢节疼，加桂心半两。

### 加减白通汤

治形寒饮冷，大便自利，完谷不化，腹脐冷痛，足胫寒逆。《内经》云：寒淫于内，治以辛热；湿淫于内，治以苦热，以苦发之。以附子大辛热，助阳退阴，温经散寒，故以为君。干姜、官桂，辛甘大热，亦除寒湿；白术、半夏苦辛，温胃燥脾湿，故为臣。草豆蔻、炙甘草、人参，甘辛大温，温中益气；生姜辛大温，能除湿之邪；葱白辛温，以通上焦阳气，故以为佐。又云：补下治下制以急，急则气味厚，故大作汤剂投

之，不数服而止痛减，足胫渐温，调饮食数次平复。

附子一两，去皮脐　干姜一两，炮　官桂五钱　白术五钱　草豆蔻煨　甘草　人参　半夏炮，各五钱

上吹咀，每两，水二盏半，生姜五片，葱五茎，煎至一盏二分，去滓，空心服。

### 二姜丸

治痼冷。

良姜　干姜炮，各三两

上二味等分，为末，酒糊丸梧子大，每服三十丸，空心下。

### 术附汤

治沉寒痼冷。

黑附子炮，一两　白术一两半　甘草炙，七钱半

上为细末，每服三五钱，水盏半，姜五片，枣二枚，拍破，煎至一盏，去滓，食后温服。

# 卷之下

## 十二、用药备旨

### （一）气味厚薄寒热阴阳升降之图

| 桂枝之甘 | 白虎之甘 |
|---|---|
| 附子 | 茯苓 |
| 阳中之阳 | 阳中之阴 |
| 心 | 肺 |
| 气 | 气 |
| 之 | 之 |
| 厚 | 薄 |
| 者 | 者 |

夏至阴生
卯　　酉
冬至阳生

| 味 | 味 |
|---|---|
| 之 | 之 |
| 薄 | 厚 |
| 者 | 者 |
| 肝 | 肾 |
| 阴中之阳 | 阴中之阴 |
| 麻黄 | 大黄 |
| 柴胡之甘 | 调胃之甘 |

【注云】味为阴，味厚为纯阴，味薄为阴中之阳；气为阳，气厚为纯阳，气薄为阳中之阴。又曰：味厚则泄，味薄则通；气厚则发热，气薄则发泄。又曰：辛甘发散为阳，酸苦涌泄为阴；咸味通泄为阴，淡味渗泄为阳。

升降者，天地之气交也，茯苓淡，为天之阳，阳也，阳当上行，何谓利水而泄下？经云：气之薄者，阳中之阴，所以茯苓利水而泄下，亦不离乎阳之体，故入手太阳也。麻黄苦，为地之阴，阴也，阴当下行，何谓发汗而升上？经曰：味之薄者，阴中之阳，所以麻黄发汗而升上，亦不离乎阴之体，故入手太阴也。附子，气之厚者，乃阳中之阳，故经云发热；大黄，味之厚者，乃阴中之阴，故经云泄下。竹淡，为阳中之阴，所以利小便也；茶苦，为阴中之阳，所以清头目也。清阳发腠理，清之清者也；清阳实四肢，清之浊者也；浊阴归六腑，浊之浊者也，浊阴走五脏，浊之清者也。

### （二）药性要旨

苦药平升，微寒平亦升；甘辛药平降，甘寒泻火，苦寒泻湿热，甘苦寒泻血热。

### （三）用药升降浮沉补泻法

肝胆：味辛补，酸泻；气温补，凉泻。

【注云】肝胆之经，前后寒热不同，逆顺互换，入求责法。

心小肠：味咸补，甘泻；气热补，寒泻。

【注云】三焦命门补泻同。

脾胃：味甘补，苦泻；气温热补，寒凉泻。

【注云】温凉寒热，各从其宜；逆顺互换，入求责法。

肺大肠：味酸补，辛泻；气凉补，温泻。

肾膀胱：味苦补，咸泻；气寒补，热泻。

【注云】五脏更相平也，一脏不平，所胜平之，此之谓也。故云：安谷则昌，绝谷则亡，水去则荣散，谷消则卫亡，荣散卫亡，神无所居。又仲景云：水入于经，其血乃成；谷入于胃，脉道乃行。故血不可不养，卫不可不温，血温卫和，荣卫乃行，常有天命。

### （四）脏气法时补泻法

肝苦急，急食甘以缓之，甘草。

心苦缓，急食酸以收之，五味子。

脾苦湿，急食苦以燥之，白术。

肺苦气上逆，急食苦以泄之，黄芩。

肾苦燥，急食辛以润之，黄柏、知母。

【注云】开腠理，致津液，通气血也。

肝欲散，急食辛以散之，川芎。以辛补之，细辛。以酸泻之，白芍药。

心欲软，急食咸以软之，芒硝。以咸补之，泽泻。以甘泻之，黄芪、甘草、人参。

脾欲缓，急食甘以缓之，甘草。以甘补之，人参；以苦泻之，黄连。

肺欲收，急食酸以收之，白芍药。以酸补之，五味子。以辛泻之，桑白皮。

肾欲坚，急食苦以坚之，知母。以苦补之，黄柏。以咸泻之，泽泻。

【注云】此五者，有酸、辛、甘、苦、咸，各有所利，或散、或收、或缓、或软、或坚，四时五脏病，随五味所宜也。

### （五）治法纲要

《气交变论》云：五运太过不及。夫五运之政，犹权衡也，高者抑之，下者举之，化者应之，变者复之，此长、化、收、藏之运，气之常也，失常则天地四塞矣。

【注云】失常之理，则天地四时之气，无所运行。故动必有静，胜必有复，乃天地阴阳之道也。以热治热法，经曰：病气热甚，而与寒药交争，则寒药难下，故反热服，顺其病势，热势既休，寒性乃发，病热除愈，则如承气汤寒药，反热服之者是也。病寒亦同法也。凡治病，必求其所在，病在上者治上，在下者治下，故中外脏腑经络皆然。病气热，则除其热；病气寒，则退其寒，六气同法。泻实补虚，除邪养正，平则守常，医之道也。

大法曰：前人方法，即当时对证之药也。后人用之，当体指下脉气，从而加减，否则不效。余非鄙乎前人而自用也。盖五行相制相兼，生化制承之体，一时之间，变乱无常，验脉处方，亦前人之法也。厥后通乎理者，当以余言为然。

### （六）用药用方辨

如仲景治表虚，制桂枝汤方，桂枝味辛热，发散、助阳、体轻，本乎天者亲上，故桂枝为君，芍药、甘草佐之。如阳脉涩，阴脉弦，法当腹中急痛，制小建中汤方，芍药为君，桂枝、甘草佐之。一则治其表虚，一则治其里虚，是各言其主用也。后人之用古方者，触类而长之，则知其本，而不致差误矣。

### （七）去脏腑之火

黄连泻心火，黄芩泻肺火，白芍药泻肝火，知母泻肾火，木通泻小肠火，黄芩泻大肠火，石膏泻胃火。柴胡泻三焦火，须用黄芩佐之；柴胡泻肝火，须用黄连佐之，胆经亦然。黄柏泻膀胱火，又曰龙火，膀胱乃水之府，故曰龙火也。

已上诸药，各泻各经之火，不惟止能如此，更有治病，合为君臣，处详其宜而用之，不可执而言也。

## （八）各经引用

太阳经，羌活，在下者黄柏，小肠、膀胱也；少阳经，柴胡，在下者青皮，胆、三焦也；阳明经，升麻、白芷，在下者石膏，胃、大肠也；太阴经，白芍药，脾、肺也；少阴经，知母，心、肾也；厥阴经，青皮，在下者，柴胡，肝、包络也。已上十二经之的药也。

## （九）五味所用

苦以泻之，甘以缓之及发之，详其所宜用之，酸以收之，辛以散之，咸以软之，淡以渗之。

## （十）用药各定分两

为君最多，臣次之，佐使又次之。药之于证，所主停者，则各等分也。

## （十一）药性生熟用法

黄连、黄芩、知母、黄柏，治病在头面及手梢皮肤者，须酒炒之，借酒力上升也。咽之下，脐之上者，须酒洗之。在下者，生用。凡熟升生降。大黄须煨，恐寒伤胃气；至于乌头、附子，须炮去其毒也。用上焦药，须酒洗曝干。黄柏、知母等，寒药也，久弱之人，须合之者，酒浸曝干，恐寒伤胃气也；熟地黄酒洗，亦然。当归酒浸，助发散之用也。

## （十二）药用根梢法

凡根之在上者，中半已上，气脉上行，以生苗者为根。中半已下，气脉下行，入土者为梢。当知病在中焦用身，上焦用根，下焦用梢。经曰：根升梢降。

## （十三）五脏六腑相生相克为夫妻子母

肺为金，肝为木，肾为水，心为火，脾为土。生我者为父母，我生者为子孙；克我者为鬼贼，我克者为妻财。相生：木生火，火生土，土生金，金生水，水生木。相克：木克土，土克水，水克火，火克金，金克木。假令木生火，木乃火之父母，火乃木之子孙；木克土，木乃土之夫，土乃木之妻。余皆仿此。

## （十四）七神

心藏神，肺藏魄，肝藏魂，脾藏意与智，肾藏精与志。

## （十五）制方法

夫药有寒、热、温、凉之性，有酸、苦、辛、咸、甘、淡之味，各有所能，不可不通也。夫药之气味不必同，同气之物，其味皆咸，其气皆寒之类是也。凡同气之物，必有诸味；同味之物，必有诸气。互相气味，各有厚薄，性用不等。制方者，必须明其用矣。经曰：味为阴，味厚为纯阴，味薄为阴中之阳；气为阳，气厚为纯阳，气薄为阳中之阴。然味厚则泄，薄则通；气厚则发热，气薄则发泄。又曰：辛甘发散为阳，酸苦涌泄为阴，咸味涌泄为阴，淡味渗泄为阳。凡此之味，各有所能。然辛能散结润燥，苦能燥湿坚软，咸能软坚，酸能收缓，甘能缓急，淡能利窍。故经曰：肝苦急，急食甘以缓之；心苦缓，急食酸以收之；脾苦湿，急食苦以燥之；肺苦气上逆，急食苦以泄之；肾苦燥，急食辛以润之，开腠理，致津液通气也。肝欲散，急食辛以散之，以辛补之，以酸泻之；心欲软，急食咸以软之，以咸补之，以甘泻之；脾欲缓，急食甘以缓之，以甘补之，以苦泻之；肺欲收，急食酸以收之，以酸补之，以辛泻之；肾欲坚，急食苦以坚之，以苦补之，以咸泻之。凡此者，是明其气味之用也。若用其味，必明其味之可否；若用其气，必明其气之所宜。识其病之标本脏腑，寒热虚实，微甚缓急，而用其药之气味，随其证而制其方也。是故方有君臣佐使，轻重缓急，大小反正逆从之制也。主病者为君，佐君者为臣，应臣者为使，此随病之所宜，而又赞成方而用之。君一臣二，奇之制也；君二臣四，耦之制也。去咽喉之病，近者奇之；治肝肾之病，远者耦之。汗者不可以奇；下者不可以耦。补上治上制以缓，缓则气味薄；补下治下制以急，急则气味厚。薄者则少服而频服；厚者则多服而顿服。又当明五气之郁，木郁达之，谓吐令调达也；火郁发之，谓汗令其疏散也；土郁夺之，谓下无壅滞也；金郁泄之，谓解表利小便也；水郁折之，谓制其冲逆也。凡此五者，乃治病之大要也。

## （十六）㕮咀药味

古之用药治病，择净口嚼，水煮服之，谓之㕮咀。后人则用刀桶内细锉，以竹筛齐之。

## （十七）药类法象

药有气味厚薄，升降浮沉补泻主治之法，各各不同，今详录之，及拣择制度修合之法，俱列于后。

### 1. 风升生

味之薄者，阴中之阳，味薄则通，酸、苦、咸、平是也。

**防风** 气温味辛，疗风通用，泻肺实，散头目中滞气，除上焦风邪之仙药也，误服泻人上焦元气。《主治秘要》云：味甘纯阳，太阳经本药也，身去上风，梢去下风。又云：气味俱薄，浮而升，阳也。其用主治诸风及去湿也。去芦。

**羌活** 气微温，味甘苦，治肢节疼痛，手足太阳经风药也。加川芎治足太阳、少阴头痛，透关利节。《主治秘要》云：性温味辛，气味俱薄，浮而升，阳也。其用有五：手足太阳引经一也；风湿相兼二也；去肢节疼痛三也；除痈疽败血四也；风湿头痛五也。去黑皮并腐烂者，锉用。

**升麻** 气平，味微苦。足阳明胃、足太阴脾引经药。若补其脾胃，非此为引用不能补。若得葱白、香芷之类，亦能走手阳明、太阳，能解肌肉间热，此手足阳明经伤风之的药也。《主治秘要》云：性温味辛，气味俱薄，浮而升，阳也。其用有四：手足阳明引经一也；升阳于至阴之下二也；阳明经分头痛三也；去风邪在皮肤及至高之上四也。又云：甘苦，阳中之阴，脾痹非升麻不能除。刮去黑皮腐烂者用，里白者佳。

**柴胡** 气味平，微苦，除虚劳烦热，解散肌热，去早晨潮热，此少阳、厥阴引经药也。妇人产前产后必用之药也。善除本经头痛，非他药所能止。治心下痞，胸膈中痛。《主治秘要》云：味微苦，性平微寒，气味俱轻，阳也，升也，少阳经分药，能引胃气上升，以发散表热。又云：苦为纯阳，去寒热往来，胆痹非柴胡梢不能除。去芦用。

**葛根** 气平味甘，除脾胃虚热而渴，又能解酒之毒，通行足阳明之经。《主治秘要》云：味甘性寒，气味具薄，体轻上行，浮而微降，阳中阴也。其用有四：止渴一也；解酒二也；发散表邪三也；发散小儿疮疹难出四也。益阳生津液，不可多用，恐损胃气。去皮用。

**威灵仙** 气温味苦甘，主诸风湿冷，宣通五脏，去腹内痰滞，腰膝冷痛，及治伤损。《主治秘要》云：味甘，纯阳，去太阳之风。铁脚者佳，去芦用。

**细辛** 气温，味大辛。治少阴经头痛如神，当少用之，独活为之使。《主治秘要》云：味辛性温，气厚于味，阳也，止诸阳头痛，诸风通用之。辛热，温少阴之经，散水寒，治内寒。又云：味辛，纯阳，止头痛。去芦并叶。华山者佳。

**独活** 气微温，味甘苦平，足少阴肾引经药也，若与细辛同用，治少阴经头痛。一名独摇草，得风不摇，无风自动。《主治秘要》云：味辛而苦，气温，性味薄而升，治风须用，及能燥湿。经云：风能胜湿。又云：苦头眩目运，非此不能除。去皮净用。

**香白芷** 气温，味大辛，治手阳明头痛，中风寒热，解利药也，以四味升麻汤中加之，通行手足阳明经。《主治秘要》云：味辛性温，气味俱轻，阳也，阳明经引经之药，治头痛在额，及疗风通用，去肺经风。又云：苦辛，阳明本药。

**鼠粘子** 气平味辛，主风毒肿，消利咽膈，吞一枚，可出痈疽疮头。《主治秘要》云：辛温，润肺散气。捣细用之。

**桔梗** 气微温，味辛苦，治肺，利咽痛，利肺中气。《主治秘要》云：味凉而苦，性微温，味厚气轻，阳中阴也，肺经之药也。利咽嗌胸膈，治气。以其色白，故属于肺，此用色之法也。乃散寒呕，若咽中痛，非此不能除。又云：辛苦，阳中之阳，谓之舟楫，诸药中有此一味，不能下沉，治鼻塞。去芦，米泔浸一宿用。

**藁本** 气温，味大辛，此太阳经风药，治寒气郁结于本经，治头痛脑痛齿痛。《主治秘要》云：味苦，性微温，气厚味薄而升，阳也，太阳头痛必用之药。又云：辛苦纯阳，足太阳本经药也。顶巅痛，非此不能除。

**川芎** 气味辛温，补血，治血虚头痛之圣药也。妊妇胎动，加当归，二味各二钱，水二盏，煎至一盏，服之神效。《主治秘要》云：性温，味辛苦，气厚味薄，浮而升，阳也。其用有四：少阳引经一也；诸头痛二也；助清阳之气三也；去湿气在头四也。又云：味辛纯阳，少阳经本药。捣细用。

**蔓荆子** 气清，味辛温，治太阳头痛、头沉、昏闷，除目暗，散风邪之药也。胃虚人不可服，恐生痰疾。《主治秘要》云：苦甘，阳中之阴，凉诸经之血热，止头痛，主目睛内痛。洗净用。

**秦艽** 气微寒，味苦，主寒热邪气，风湿痹，下水，利小便，疗骨蒸，治口噤，及肠风泻血。《主治秘要》云：性平味咸，养血荣筋，中风手足不遂者用之。又云：阴中微阳，去手足阳明经下牙痛、口疮毒，及除本经风湿。去芦净用。

**天麻** 气平味苦，治头风，主诸风湿痹，四肢拘急，小儿惊痫，除风气，利腰膝，强筋力。《主治秘要》云：其苗谓之定风草。

**麻黄** 气温味苦，发太阳、太阴经汗。《主治秘要》云：性温，味甘辛，气味俱薄，体轻清而浮升，阳也。其用有四：去寒邪一也；肺经本药二也；发散风寒三也；去皮肤之寒湿及风四也。又云：味苦，纯阳，去营中寒。去根，不锉细，微捣碎，煮二三沸，去上沫，不然，令人烦心。

**荆芥** 气温，味辛苦，辟邪毒，利血脉，宣通五脏不足气。《主治秘要》云：能发汗，通关节，除劳渴。冷捣和醋封毒肿。去枝茎，以手搓碎用。

薄荷　气温，味辛苦，能发汗，通关节，解劳乏，与薤相宜，新病差人不可多食，令人虚，汗出不止。《主治秘要》云：性凉味辛，气味俱薄，浮而升，阳也。去高颠及皮肤风热。去枝茎，手搓碎用。

前胡　气微寒，味苦，主痰满胸胁中痞，心腹结气，治伤寒寒热，推陈致新，明目益精。锉用。

### 2. 热浮长

气之厚者，阳中之阳，气厚则发热，辛甘温热是也。

黑附子　气热，味大辛，其性走而不守，亦能除肾中寒甚，以白术为佐，谓之术附汤，除寒湿之圣药也。治湿药中宜少加之，通行诸经，引用药也。及治经闭。《主治秘要》云：辛，纯阳，治脾中大寒。又云：性大热，味辛甘，气厚味薄，轻重得宜，可升可降，阳也。其用有三：去脏腑沉寒一也；补助阳气不足二也；温暖脾胃三也。然不可多用。慢火炮制用。

干姜　气热，味大辛，治沉寒痼冷，肾中无阳，脉气欲绝，黑附子为引，用水同煎二物，姜附汤是也。亦治中焦有寒。《主治秘要》云：性热味辛，气味俱厚，半沉半浮，可升可降，阳中阴也。其用有四：通心气助阳一也；去脏腑沉寒二也；发散诸经之寒气三也；治感寒腹疼四也。又云：辛温纯阳。《内经》云：寒淫所胜，以辛散之，此之谓也。水洗，慢火炙制，锉用。

干生姜　气味温辛，主伤寒头痛，鼻塞上气，止呕吐，治咳嗽，生与干同治。与半夏等分，治心下急痛。锉用。

川乌头　气热，味大辛，疗风痹半身不遂，引经药也。《主治秘要》云：性热味辛甘，气厚味薄，浮而升，阳也。其用有六：除寒疾一也；去心下坚痞二也；温养脏腑三也；治诸风四也；破积聚滞气五也；治感寒

腹痛六也。先以慢火炮制去皮，碎用。

良姜　气热味辛，主胃中逆冷，霍乱腹痛，翻胃吐食，转筋泻利，下气消食。《主治秘要》云：纯阳，健脾胃。碎用。

肉桂　气热，味大辛，补下焦火热不足，治沉寒痼冷之病，及表虚自汗，春夏二时为禁药也。《主治秘要》云：若纯阳，渗泄止渴。又云：甘辛，阳，大热。去营卫中之风寒。去皮，捣细用。

桂枝　气热，味辛甘，仲景治伤寒证，发汗用桂枝者，乃桂条，非身干也，取其轻薄而能发散。今又有一种柳桂，乃桂枝嫩小枝条也，尤宜入治上焦药用也。《主治秘要》云：性温，味辛甘，气味俱薄，体轻而上行，浮而升，阳也。其用有四：治伤风头痛一也；开腠理二也；解表三也；去皮肤风湿四也。

草豆蔻　气热，味大辛，治风寒客邪在于胃口之上，善去脾胃寒，治客寒令人心胃痛。《主治秘要》云：纯阳，益脾胃去寒。面裹煨熟，去面皮，捣细用。

丁香　气味辛温，温脾胃，止霍乱，消痃癖、气胀，及胃肠内冷痛，壮阳，暖腰膝，杀酒毒。《主治秘要》云：纯阳，去胃寒。

厚朴　气温味辛，能除腹胀，若元气虚弱，虽腹胀，宜斟酌用之，寒腹胀是也。大热药中，兼用结者散之，乃神药也。误服，脱人元气，切禁之。紫色者佳。《主治秘要》云：性温，味苦辛，气厚味厚，体重浊而微降，阴中阳也。其用有三：平胃气一也；去腹胀二也；孕妇忌之三也。又云：阳中之阴，去腹胀，厚肠胃。去粗皮，姜汁制用。

益智仁　气热，味大辛，治脾胃中寒邪，和中益气，治人多唾，当于补中药内兼用之，不可多服。去皮捣用。

木香　气味辛苦，除肺中滞气，若疗中

下焦气结滞，须用槟榔为使。《主治秘要》云：性热味辛苦，气味俱厚，沉而降，阴也。其用，调气而已。又曰：辛，纯阳，以和胃气。广州者佳。

**白豆蔻** 气热，味大辛，荡散肺中滞气，主积冷气，宽膈，止吐逆，久反胃，消谷，下气，进饮食。《主治秘要》云：性大温，味辛，气味俱薄，轻清而升，阳也。其用有五：肺金本药一也；散胸中滞气二也；治感寒腹痛三也；温暖脾胃四也；赤眼暴发，白睛红者五也。又云：辛，纯阳，去太阳经目内大眦红筋。去皮捣用。

**川椒** 气温味辛，主邪气，温中，除寒痹，坚齿发，明目，利五脏。凡用须炒去汗，又去含口者。《主治秘要》云：辛，阳，明目之剂。手搓细用。

**吴茱萸** 气热味辛，治寒在咽喉，隘塞胸中。经云：咽膈不通，食不可下，食则呕，令人口开目瞪，寒邪所结，气不得上下，此病不已，令人寒中腹满，膨胀下利，寒气诸药，不可代也。《主治秘要》云：性热味辛，气味俱厚，半沉半浮，阴中之阳也，气浮而味降。其用有四：去胸中寒一也；止心痛二也；治感寒腹痛三也；消宿酒，为白豆蔻之佐四也。又云：辛，阳中之阴，温中下气。洗去苦味，晒干用。

**茴香** 气平味辛，破一切臭气，调中、止呕、下食。须炒黄色，捣细用。

**玄胡索** 气温味辛，破血治气，妇人月事不调，小腹痛甚，温暖腰膝，破散癥瘕，捣细用。

**缩砂仁** 气温味辛，治脾胃气结滞不散，主虚劳冷泻，心腹痛，下气消食，捣细用。

**红蓝花** 气温味辛，主产后口噤血晕，腹内恶血不尽，绞痛，破留血神验，酒浸，佐当归生新血。

**神曲** 气暖味甘，消食，治脾胃食不化，须用于脾胃药中少加之。《主治秘要》云：辛，阳，益胃气。炒黄色用。

### 3. 湿化成中央

戊土其本气平，其兼气温凉寒热，在人以胃应之；己土其本味淡，其兼味辛甘咸苦，在人以脾应之。

**黄芪** 气温，味甘平，治虚劳自汗，补肺气，实皮毛，泻肺中火，脉弦、自汗。善治脾胃虚弱，疮疡血脉不行，内托阴证，疮疡必用之药也。《主治秘要》云：气温味甘，气薄味厚，可升可降，阴中阳也。其用有五：补诸虚不足一也；益元气二也；去肌热三也；疮疡排脓止痛四也；壮脾胃五也。又云：甘，纯阳，益胃气，去诸经之痛。去芦并皱，锉用。

**人参** 气温味甘，治脾肺阳气不足，及肺气喘促，短气少气，补中缓中，泻肺、脾、胃中火邪，善治短气，非升麻为引用，不能补上升之气，升麻一分，人参三分，可为相得也。若补下焦元气，泻肾中之火邪，茯苓为之使。甘草梢子生用为君，善去茎中痛。或加苦楝，酒煮玄胡索为主，尤妙。《主治秘要》云：性温味甘，气味俱薄，浮而升，阳也。其用有三：补元气一也；止渴二也；生津液三也。肺实忌之。又云：甘苦，阳中之阳也，补胃嗽喘勿用，短气用之。去芦。

**甘草** 气味甘，生大凉，火炙之则温，能补三焦元气，调和诸药相协，共为力而不争，性缓，善解诸急，故有"国老"之称。《主治秘要》云：性寒味甘，气薄味厚，可升可降，阴中阳也。其用有五：和中一也；补阳气二也；调诸药三也；能解其太过四也；去寒邪五也。腹胀则忌之。又云：甘苦，阳中阴也，纯阳、养血、补胃。梢子，去肾茎之痛，胸中积热，非梢子不能除，去皮，碎用。

**当归** 气温味甘，能和血补血，尾破血，身和血。《主治秘要》云：性温味辛，气厚味薄，可升可降，阳也。其用有三：心经药一也；和血二也；治诸病夜甚三也。又云：甘辛，阳中微阴，身和血，梢破血，治上治外，酒浸洗糖黄色，嚼之，大辛，可能溃坚，与菖蒲、海藻相反。又云：用温水洗去土，酒制过，或焙或晒干，血病须去芦头用。

**熟地黄** 气寒味苦，酒瞇熏如乌金，假酒力则微温，补血虚不足，虚损血衰之人须用，善黑须发，忌萝卜。《主治秘要》云：性温味苦甘，气薄味厚，沉而降，阴也。其用有五：益肾水真阴一也；和产后气血二也；去脐腹急痛三也；养阴退阳四也；壮水之源五也。又云：苦，阴中之阳，治外治上、酒浸，锉细用。

**半夏** 气微寒，味辛平，治寒痰，及形寒饮冷伤肺而咳，大和胃气，除胃寒，进饮食，治太阴痰厥头痛，非此不能除。《主治秘要》云：性温，味辛苦，气味俱薄，沉而降，阴中阳也。其用有四：燥脾胃湿一也；化痰二也；益脾胃之气三也；消肿散结四也。渴则忌之。又云：平，阴中之阳，除胸中痰涎。汤洗七次，干用。

**白术** 气温味甘，能除湿益燥，和中益气，利腰脐间血，除胃中热。《主治秘要》云：性温味微苦，气味俱薄，浮而升阳也。其用有九：温中一也；去脾胃中湿二也；除脾胃热三也；强脾胃、进饮食四也；和脾胃，生津液五也；主肌热六也；治四肢困倦，目不欲开，怠惰嗜卧，不思饮食七也；止渴八也；安胎九也。

**苍术** 气温味甘，主治与白术同。若除上湿、发汗，功最大。若补中焦、除湿，力少。《主治秘要》云：其用与白术同，但比

之白术，气重而体沉。治胫足湿肿，加白术。泔浸，刮去皮用。

**橘皮** 气温味苦，能益气。加青皮减半，去滞气，推陈致新。若补脾胃，不去白；若理胸中滞气，去白。《主治秘要》云：性寒味辛，气薄味厚，浮而升，阳也。其用有三：去胸中寒邪一也；破滞气二也；益脾胃三也。少用同白术则益脾胃；其多及独用则损人。又云：苦辛，益气利肺，有甘草则补肺，无则泻肺。

**青皮** 气温味辛，主气滞，消食破积。《主治秘要》云：性寒味苦，气味俱厚，沉而降，阴也。其用有五：足厥阴、少阳之分，有病则用之一也；破坚癖二也；散滞气三也；去下焦诸湿四也；治左胁有积气五也。

**藿香** 气微温，味甘辛，疗风水，去恶气，治脾胃吐逆，霍乱心痛。《主治秘要》云：性温味苦，气厚味薄，浮而升，阳也。其用，助胃气。又云：甘苦，纯阳，补胃气，进饮食。去枝茎用叶，以手搓用。

**槟榔** 气温味辛，治后重如神，性如铁石之沉重，能坠诸药至于下。《主治秘要》云：性温，气味苦，气薄味厚，沉而降，阴中阳也。其用，破滞气下行。又云：辛，纯阳，破滞气，泄胸中至高之气。

**广茂** 气温，味苦辛，主心膈痛，饮食不消，破痃癖气最良。火炮开用。

**京三棱** 气平味苦，主心膈痛，饮食不消，破气，治老癖癥瘕结块，妇人血脉不调，心腹刺痛。《主治秘要》云：味苦，阴中之阳，破积气，损真气，虚人不用。火炮制使。

**阿胶** 气微温，味甘平，主心腹疼痛，血崩，补虚安胎，坚筋骨，和血脉，益气止痢。《主治秘要》云：性平味淡，气味俱薄，浮而升，阳也。能补肺气不足。慢火炮脆搓

细用。

**诃子** 气温味苦，主腹胀满，不下饮食，消痰下气，通利津液，破胸膈结气，治久痢赤白、肠风，去核，捣细用。

**桃仁** 气温，味甘苦，治大便血结、血秘、血燥，通润大便，七宣丸中用之，专疗血结，破血。汤浸去皮尖，研如泥用。

**杏仁** 气温，味甘苦，除肺中燥，治风燥在于胸膈。《主治秘要》云：性温味苦而甘，气薄味厚，浊而沉降，阴也。其用有三：润肺气一也；消宿食二也；升滞气三也。麸炒，去皮尖用。

**大麦蘖** 气温味咸，补脾胃虚，宽肠胃。捣细，炒黄色，取面用之。

**紫草** 气温味苦，主心腹邪气、五疸，利九窍，补中益气，通水道，疗腹肿胀满。去土用茸，锉细用。

**苏木** 气平，味甘咸，主破血，产后血胀闷欲死者。排脓止痛，消痈肿瘀血，妇人月经不调，及血晕口噤。《主治秘要》云：性凉，味微辛，发散表里风气。又云：甘咸，阳中之阴，破死血。锉细用。

### 4. 燥降收

气之薄者，阳中之阴，气薄则发泄，辛、甘、淡、平、寒、凉是也。

**茯苓** 气平味甘，止消渴，利小便，除湿益燥，利腰脐间血，和中益气为主。治小便不通，溺黄或赤而不利，如小便利，或数服之，则损人目；如汗多人服之，损元气，夭人寿。医言赤泻白补，上古无此说。《主治秘要》云：性温味淡，气味俱薄，浮而升，阳也。其用有五：止泻一也；利小便二也；开腠理三也；除虚热四也；生津液五也。刮皮，捣细用。

**泽泻** 气平味甘，除湿之圣药也。治小便淋沥，去阴间汗，无此疾服之，令人目盲。《主治秘要》云：味咸性寒，气味俱厚，沉而降，阴也。其用有四：入肾经一也；去旧水，养新水二也；利小便三也；消肿疮四也。又云：咸，阴中微阳，渗泄止渴。捣细用。

**猪苓** 气平味甘，大燥除湿，比诸淡渗药，大燥亡津液，无湿证勿服。《主治秘要》云：性平味淡，气味俱薄，升而微降，阳也。其用与茯苓同。又云：甘苦，纯阳，去心中懊恼。去黑皮，里白者佳。

**滑石** 气寒味甘，治前阴窍涩不利，性沉重，能泄气，上令下行，故曰滑则利窍，不比与淡渗诸药同。白者佳，捣细用；色红者服之令人淋。

**瞿麦** 气寒，味苦辛，主关格诸癃结，小便不通，治痈肿排脓，明目去翳，破胎堕胎，下闭血，逐膀胱邪热。《主治秘要》云：阳中之阴，利小便为君，去枝用穗。

**车前子** 气寒味甘，阴癃气闭，利水道，通小便，除湿痹，肝中风热冲目赤痛，捣细用。

**木通** 气平味甘，主小便不通，导小肠中热，刮去粗皮用。

**灯草、通草** 气平味甘，通阴窍涩不利，利小便，除水肿、癃闭、五淋。《主治秘要》云：辛甘，阳也，泻肺，利小便。锉细用。

**五味子** 气温味酸，大益五脏气。孙真人曰：五月常服五味子，以补五脏之气。遇夏月季夏之间，令人困乏无力，无气以动，与黄芪、人参、麦门冬，少加黄柏，锉煎汤服之，使人精神、元气两足，筋力涌出。生用。

**白芍药** 气微寒，味酸，补中焦之药，炙甘草为辅，治腹中痛；如夏月腹痛，少加黄芩；若恶寒腹痛，加肉桂一分，白芍药二分，炙甘草一分半，此仲景神品药也。如冬月大寒腹痛，加桂一钱半，水二盏，煎至一盏服。《主治秘要》云：性寒味酸，气厚味薄，升而微降，阳中阴也。其用有六：安脾经一也；治腹痛二也；收胃气三也；止泻利四也；和血脉五也；固腠理六也。又云：酸苦，阴中之阳，白补赤散，泻肝补脾胃，酒浸引经，止中部腹痛。去皮用。

**桑白皮** 气寒，味苦酸，主伤中五痨羸瘦，补虚益气，泻肺气，止吐血、热渴，消水肿，利水道。去皮用。

**天门冬** 气寒，味微苦，保肺气，治血热侵肺，上喘气促，加人参、黄芪，用之为主，神效。《主治秘要》云：甘苦，阳中之阴。汤浸，晒干，去心用。

**麦门冬** 气寒，味微苦甘，治肺中伏火，脉气欲绝。加五味子、人参二味，为生脉散，补肺中元气不足，须用之。《主治秘要》云：甘，阳中微阴，引经酒浸，治经枯、乳汁不下。汤洗，去心用。

**犀角** 气寒，味苦酸，主伤寒、瘟疫头痛，安心神，止烦渴霍乱，明目镇惊，治中风失音，小儿麸豆，风热惊痫。镑末用。

**乌梅** 气寒味酸，主下气，除热烦满，安心调中，治痢止渴。以盐豉为白梅，亦入除痰药。去核用。

**牡丹皮** 气寒味苦，治肠胃积血，及衄血、吐血必用之药，是犀角地黄汤中一味也。《主治秘要》云：辛苦，阴中之阳，凉骨热。锉用。

**地骨皮** 气寒味苦，解骨蒸肌热，主消渴、风湿痹，坚筋骨。《主治秘要》云：阴，凉血。去骨用皮，碎用。

**枳壳** 气寒味苦，治胸中痞塞，泄肺气。《主治秘要》云：性寒味苦，气厚味薄，浮而升，微降，阴中阳也。其用有四：破心下坚痞一也；利胸中气二也；化痰三也；消食四也。然不可多用。又云：苦酸，阴中微阳，破气。麸炒，去瓤用。

**琥珀** 气平味甘，定五脏，定魂魄，消瘀血，通五淋。《主治秘要》云：甘，阳，利小便，清肺。

**连翘** 气平味苦，主寒热瘰疬，诸恶疮肿，除心中客热，去胃虫，通五淋。《主治秘要》云：性凉味苦，气味俱薄，轻清而浮升，阳也。其用有三：泻心经客热一也；去上焦诸热二也；疮疡须用三也。手搓用之。

**枳实** 气寒味苦，除寒热，去结实，消痰癖，治心下痞，逆气，胁下痛。《主治秘要》云：气味升降，与枳壳同，其用有四：主心下痞一也；化心胸痰二也；消宿食，散败血三也；破坚积四也。又云：纯阳，去胃中湿。去瓤，麸炒用。

### 5. 寒沉藏

味之厚者，阴中之阴，味厚则泄，酸、苦、咸、寒是也。

**大黄** 味苦气寒，其性走而不守，泻诸实热不通，下大便，荡涤肠胃中热，专治不大便。《主治秘要》云：性寒味苦，气味俱厚，沉而降，阴也。其用有四：去实热一也；除下焦湿二也；推陈致新三也；消宿食四也。用之须酒浸煨熟，寒因热用也。又云：苦，纯阴，热淫所胜，以苦泻之。酒浸入太阳，酒洗入阳明，余经不用。去皮锉用。

**黄柏** 气寒味苦，治肾水膀胱不足，诸痿厥，腰脚无力，于黄芪汤中少加用之，使两足膝中气力涌出，痿软即时去矣。蜜炒此一味，为细末，治口疮如神，痈疽必用之药也。《主治秘要》云：性寒味苦，气味俱厚，沉而降，阴也。其用有六：泻膀胱龙火一也；利小便热结二也；除下焦湿肿三也；治痢先见血四也；去脐下痛五也；补肾气不足，壮骨髓六也。二制则治上焦，单制则治中焦，不制则治下焦也。又云：苦厚微辛，阴中之阳，泻膀胱，利下窍。去皮用。

黄芩 气寒，味微苦，治肺中湿热，疗上热目中肿赤，瘀血壅盛，必用之药，泄肺中火邪，上逆于膈上，补膀胱之寒水不足，乃滋其化源也。《主治秘要》云：性凉，味苦甘，气厚味薄，浮而降，阳中阴也。其用有九：泻肺经热一也；夏月须用二也；去诸热三也；上焦及皮肤风热风湿四也；妇人产后，养阴退阳五也；利胸中气六也；消膈上痰七也；除上焦及脾诸湿八也；安胎九也。单制、二制、不制，分上、中、下也。又云：苦，阴中微阳，酒炒上行，主上部积血，非此不能除。肺苦气上逆，急食苦以泄之，正谓此也。去皮锉用。

黄连 气寒味苦，泻心火，除脾胃中湿热，治烦躁恶心，郁热在中焦，兀兀欲吐，心下痞满，必用药也，仲景治九种心下痞，五等泻心汤皆用之。《主治秘要》云：性寒味苦，气味俱厚，可升可降，阴中阳也。其用有五：泻心热一也；去上焦火二也；诸疮必用三也；去风湿四也；赤眼暴发五也。去须用。

石膏 气寒，味辛甘，治足阳明经中热、发热、恶热、躁热、日晡潮热，自汗，小便浊赤，大渴引饮，身体肌肉壮热，苦头痛之药，白虎汤是也。善治本经头痛，若无此有余之证，医者不识而误用之，则不可胜救也。《主治秘要》云：性寒味淡，气味俱薄，体重而沉降，阴也，乃阳明经大寒药，能伤胃气，令人不食，非腹有极热者，不宜轻用。又云：辛甘，阴中之阳也，止阳明头痛，胃弱者不可服，治下牙痛，用香芷为引。捣细用。

草龙胆 气寒，味大苦，治两目赤肿睛胀，瘀肉高起，痛不可忍，以柴胡为主，龙胆为使，治眼中疾必用药也。《主治秘要》云：性寒味苦辛，气味俱厚，沉而降，阴也。其用有四：除下部风湿一也；除湿热二也；脐下以至足肿痛三也；寒湿脚气四也。其用与防己同。又云：苦，纯阳，酒浸上行。去芦用。

生地黄 气寒味苦，凉血补血，补肾水真阴不足，此药大寒，宜斟酌用之，恐损人胃气。《主治秘要》云：性寒味苦，气薄味厚，沉而降，阴也。其用有三：凉血一也；除皮肤燥二也；去诸湿热三也。又云：阴中微阳，酒浸上行。

知母 气寒，味大辛，治足阳明火热，大补益肾水、膀胱之寒。《主治秘要》云：性寒味苦，气味俱厚，沉而降，阴也。其用有三：泻肾经火一也；作利小便之佐使二也；治痢疾脐下痛三也。又云：苦，阴中微阳，肾经本药，欲上头引经，皆酒炒。刮去毛，里白者佳。

汉防己 气寒，味大苦，疗胸中以下至足湿热肿盛，脚气，补膀胱，去留热，通行十二经。《主治秘要》云：辛苦，阴也，泄湿气。去皮净用。

茵陈蒿 气寒，味苦平，治烦热，主风湿风热，邪气热结，黄疸，通身发黄，小便不利。《主治秘要》云：苦甘，阴中微阳，治伤寒发黄。去枝茎，用叶，手搓。

朴硝 气寒，味苦辛，除寒热邪气，六腑积聚，结固血癖，胃中饮食热结，去血闭，停痰痞满，消毒。《主治秘要》云：芒硝性寒味咸，气薄味厚，沉而降，阴也。其用有三：治热淫于内一也；去肠内宿垢二也；破坚积热块三也。妇人有孕忌之。又云：咸寒，纯阴，热淫于内，治以咸寒，正谓此也。

瓜蒌根 气寒味苦，主消渴，身热烦满大热，补虚安中，通月水，消肿毒、瘀血及热疖毒。《主治秘要》云：性寒味苦，阴也，能消烦渴。又云：苦，纯阴，心中枯渴，非此药不能除。

牡蛎　气寒，味咸平，主伤寒、寒热、温疟，女子赤白带，止汗，止心痛，气结大小肠，治心胁痞。《主治秘要》云：咸，软痞积。烧白捣用。

玄参　气寒味苦，治心中懊侬，烦而不能眠，心神颠倒欲绝，血滞，小便不利。

苦参　气寒味苦，足少阴肾经之君药也，治本经须用。《主治秘要》云：苦，阴，气沉逐湿。

川楝子　气寒，味苦平，主伤寒大热烦躁，杀三虫疥疡，通利大小便之疾。《主治秘要》云：入心，止下部腹痛。

香豉　气寒味苦，主伤寒头痛、烦躁、满闷，生用之。《主治秘要》云：苦，阴，去心中懊侬。

地榆　气微寒，味甘酸，主妇人乳产，七伤带下，经血不止，血崩之病，除恶血，止疼痛，疗肠风泄血，小儿疳痢。性沉寒，入下焦，治热血痢。《主治秘要》云：性微寒，味微苦，气味俱薄，其体沉而降，阴中阳也，专治下焦血。又云：甘苦，阳中微阴，治下部血。去芦用。

栀子　性寒味苦，气薄味厚，轻清上行，气浮而味降，阳中阴也。其用有四：去心经客热一也；除烦躁二也；去上焦虚热三也；治风热四也。又云：苦，纯阳，止渴。

续添

巴豆　性热味苦，气薄味厚，体重而沉降，阴也。其用有三：导气消积一也；去脏腑停寒二也；消化寒凉及生冷硬物所伤三也。又云：辛，阳，去胃中寒积。

白僵蚕　性微温，味微辛，气味俱薄，体轻而浮升，阳也，去皮肤间诸风。

生姜　性温，味辛甘，气味俱厚，清浮而生升，阳也。其用有四：制厚朴、半夏毒一也；发散风邪二也；温中去湿三也；作益胃脾药之佐四也。

杜仲　性温，味辛甘，气味俱薄，沉而降，阴也。其用壮筋骨，及足弱无力行。

已上诸药，此大略言之，以为制方之阶也，其用有未尽者。

## （十八）法象余品

蜀葵花　冷，阴中之阳，赤治赤带，白治白带。

梧桐泪　咸，瘰疬非此不能除。

郁金　辛苦，纯阳，凉心。

款冬花　辛苦，纯阳，温肺止嗽。

香附子　甘，阳中之阴，快气。

大戟　苦甘，阴中微阳，泻肺，损真气。

白及　苦甘，阳中之阴，止肺血，涩，白蔹同。

甘遂　苦，纯阳，水结胸中，非此不能除。

蜀漆　辛，纯阳，破血。

射干　苦，阳中之阴，去胃中痈疮。

天南星　苦辛，去上焦痰及头眩运。

御米壳　酸涩，固收正气。

胡芦巴　阴，治元气虚寒，及肾经虚冷。

马兜铃　苦，阴中之阳，主肺湿热，清肺气，补肺。

白附子　阳，温，主血痹，行药势。

槐花　苦，阴，气薄，凉大肠热。

槐实　苦酸，同上。

茯神　阳，疗风眩、风虚。

沉香　阳，补肾。

檀香　阳，主心腹痛，霍乱，中恶，引胃气上升，进食。

乳香　阳，补肾。

竹叶　苦，阴中微阳，凉心经。

山茱萸　酸，阳中之阴，温肝。

郁李仁　苦，辛，阴中之阳，破血

润燥。

**金铃子** 酸苦，阴中之阳，心暴痛，非此不能除。即川楝子。

**草豆蔻** 辛，阳，益脾胃，去寒。

**红花** 苦，阴中之阳，入心养血。

**朱砂** 心热非此不能除。

**赤石脂** 甘酸，阴中之阳，固脱。

**甘菊** 苦，养目血。

**茜根** 阴中微阳，去诸死血。

**王不留行** 甘苦，阳中之阴，下乳引导用之。

**艾叶** 苦，阴中之阳，温胃。

**硇砂** 咸，破坚癖，独不用。

## （十九）五行制方生克法 附汤例

夫木、火、土、金、水，此制方相生相克之法也，老于医者能之。

**风**

制法：肝、木、酸，春生之道也，失常则病矣。风淫于内，治以辛凉，佐以苦辛，以甘缓之，以辛散之。

**暑**

制法：心、火、苦，夏长之道也，失常则病矣。热淫于内，治以咸寒，佐以甘苦，以酸收之，以苦发之。

**湿**

制法：脾、土、甘，中央化成之道也，失常则病矣。湿淫于内，治以苦热，佐以咸淡，以苦燥之，以淡泄之。

**燥**

制法：肺、金、辛，秋收之道也，失常则病矣。燥淫于内，治以苦温，佐以甘辛，以辛润之，以苦下之。

**寒**

制法：肾、水、咸，冬藏之道也，失常则病矣。寒淫于内，治以甘热，佐以苦辛，以辛散之，以苦坚之。

**【注云】** 酸苦甘辛咸，即肝木、心火、脾土、肺金、肾水之本也。四时之变，五行化生，各顺其道，违则病生。圣人设法以制其变，谓如风淫于内，即是肝木失常也，火随而炽，治以辛凉，是为辛金克其木，凉水沃其火，其治法例皆如此。下之二方，非为治病而设，此乃教人比证立方之道，容易通晓也。

**当归拈痛汤**

治湿热为病，肢节烦痛，肩背沉重，胸膈不利，遍身疼，下注于胫，肿痛不可忍。经云：湿淫于内，治以苦温，羌活苦辛，透关利节而胜湿；防风甘辛，温散经络中留湿，故以为君。水性润下，升麻、葛根苦辛平，味之薄者，阴中之阳，引而上行，以苦发之也。白术苦甘温，和中除湿；苍术体轻浮，气力雄壮，能去皮肤腠理之湿，故以为臣。血壅而不流则痛，当归身辛，温以散之，使气血各有所归。人参、甘草甘温，补脾养正气，使苦药不能伤胃。仲景云：湿热相合，肢节烦痛，苦参、黄芩、知母、茵陈者，乃苦以泄之也。凡酒制药，以为因用。治湿不利小便，非其治也，猪苓甘温平，泽泻咸平，淡以渗之，又能导其留饮，故以为佐。气味相合，上下分消，其湿气得以宣通矣。

羌活半两　防风三钱，二味为君　升麻一钱　葛根二钱　白术一钱　苍术三钱　当归身三钱　人参二钱　甘草五钱　苦参酒浸二钱　黄芩一钱，炒　知母三钱，酒洗　茵陈五钱，酒炒　猪苓三钱　泽泻三钱

上锉如麻豆大，每服一两，水二盏半，先以水拌湿，候少时，煎至一盏，去滓温服，待少时，美膳压之。

**天麻半夏汤**

治风痰内作，胸膈不利，头眩目黑，兀兀欲吐，上热下寒，不得安卧，遂处此方。

云眼黑头眩，虚风内作，非天麻不能治，故以为君。偏头痛乃少阳也，非柴胡不能治；黄芩苦寒酒制炒，佐柴胡治上热，又为引用，故以为臣。橘皮苦辛温，炙甘草甘温，补中益气为佐。生姜、半夏辛温，以治风痰；白茯苓甘平，利小便，导湿热，引而下行，故以为使。不数服而见愈。

天麻一钱，君　柴胡七分　黄芩五分，酒制　橘皮七分，去白　半夏一钱　白茯苓五分　甘草五分

上锉碎如麻豆大，都作一服，水二盏，生姜三片，煎至一盏，去滓温服。

# 内外伤辨惑论

〔金〕 李东垣

# 提　要

　　《内外伤辨惑论》是李东垣生前定稿并写有自序的唯一的一本书。

　　本书创作的起因似乎是基于临床上的一场误诊误治，一场对"疫病"的误诊误治。但本书并非专为治疗疫病而作，疫病的误诊误治仅仅是触发了作者的思考而已。

　　本书并非作者即兴而作。从初稿到完稿达10余年之久（"束之高阁十六年"），书中内容经过了作者长期思考与临证的检验。

　　本书写作以《素问》《灵枢》《难经》为立论基础，主体内容又落脚在临床证治、方药及治验上。

　　李东垣通过本书，构建起了泽被后世且与"外感学说"并列的"内伤学说"。

　　本书分三卷：卷上主要论述临床辨别内伤、外感的重要性和如何辨别内伤、外感；卷中主要论述内伤病的证、治、方、药，侧重于劳倦伤；卷下主要论述内伤病中饮食伤的证、治、方、药，后附几则医论。

　　需要注意的是，卷中是按春、夏、秋、冬次序写成，集中体现了"藏气法时"理论在李东垣内伤学说中的具体运用。

# 序

仆幼自受《难》《素》于易水张元素先生，讲诵既久，稍有所得；中年以来，更事颇多，诸所诊治，坦然不惑，曾撰《内外伤辨惑论》一篇，以证世人用药之误。陵谷变迁，忽成老境，神志既惰，懒于语言，此论束之高阁十六年矣。昆仑范尊师曲相奖借，屡以活人为言，谓此书果行，使天下之人不致夭折，是亦仁人君子济人利物之事，就令著述不已，精力衰耗，书成而死，不愈于无益而生乎！予敬受其言，仅力疾成之，虽未为完备，聊答尊师慈悯之志。师，宋文正公之后也。

丁未岁重九日东垣老人李杲明之题

# 卷 上

## 辨阴证阳证

曰甚哉！阴阳之证，不可不详也。遍观《内经》中所说，变化百病，其源皆由喜怒过度，饮食失节，寒温不适，劳役所伤而然。夫元气、谷气、荣气、清气、卫气、生发诸阳上升之气，此六者，皆饮食入胃，谷气上行，胃气之异名，其实一也。既脾胃有伤，则中气不足；中气不足，则六腑阳气皆绝于外。故《经》言五脏之气已绝于外者，是六腑之元气病也。气伤脏乃病，脏病则形乃应，是五脏六腑真气皆不足也。惟阴火独旺，上乘阳分，故荣卫失守，诸病生焉。其中变化，皆由中气不足，乃能生发耳。后有脾胃以受劳役之疾，饮食又复失节，耽病日久，事息心安，饱食太甚，病乃大作。概其外伤风寒，六淫客邪，皆有余之病，当泻不当补；饮食失节，中气不足之病，当补不当泻。举世医者，皆以饮食失节，劳役所伤，中气不足，当补之证，认作外感风寒，有余客邪之病，重泻其表，使荣卫之气外绝，其死只在旬日之间。所谓差之毫厘，谬以千里，可不详辨乎？！

按《阴阳应象大论》云：天之邪气，感则害人五脏，是八益之邪，乃风邪伤人筋骨。风从上受之，风伤筋，寒伤骨，盖有形质之物受病也，系在下焦，肝肾是也。肝肾者，地之气。《难经》解云：肝肾之气，已绝于内，以其肝主筋，肾主骨，故风邪感则筋骨疼痛，筋骨之绝，则肝肾之本亦绝矣，乃有余之证也。又云：水谷之寒热，感则害人六腑，是七损之病，乃内伤饮食也。《黄帝针经》解云：适饮食不节，劳役所伤，湿从下受之。谓脾胃之气不足，而反下行，极则冲脉之火逆而上，是无形质之元气受病也，系在上焦，心肺是也。心肺者，天之气。故《难经》解云：心肺之气已绝于外，以其心主荣，肺主卫。荣者血也，脉者血之府，神之所居也；卫者，元气七神之别名，卫护周身，在于皮毛之间也。肺绝则皮毛先绝，神无所依，故内伤饮食，则亦恶风寒，是荣卫失守，皮肤间无阳以滋养，不能任风寒也。皮毛之绝，则心肺之本亦绝矣。盖胃气不升，元气不生，无滋养心肺，乃不足之证也。计受病之人，饮食失节，劳役所伤，因而饱食内伤者极多，外伤者间而有之。世俗不知，往往将元气不足之证，便作外伤风寒表实之证，而反泻心肺，是重绝其表也，安得不死乎？古人所谓实实虚虚，医杀之耳！若曰不然，请以众人之耳闻目见者证之。

向者壬辰改元，京师戒严，迨三月下旬，受敌者凡半月。解围之后，都人之不受病者，万无一二；既病而死者，继踵而不绝。都门十有二所，每日各门所送，多者二千，少者不下一千，似此者几三月，此百万人岂俱感风寒外伤者耶？大抵人在围城中，饮食不节，及劳役所伤，不待言而知。由其朝饥暮饱，起居不时，寒温失所，动经三两月，胃气亏乏久矣。一旦饱食大过，感而伤人，而又调治失宜，其死也无疑矣。非惟大梁为然，远在贞祐兴定间，如东平，如太原，如凤翔，解围之后，病伤而死，无不然者。余在大梁，凡所亲见，有表发者，有以巴豆推之者，有以承气汤下之者，俄而变结胸、发黄，又以陷胸汤、丸及茵陈汤下之，无不死者。盖初非伤寒，以调治差误，变而似真伤寒之证，皆药之罪也。往者不可追，来者犹可及，辄以平生已试之效，著《内外伤辨惑论》一篇，推明前哲之余论，历举近世之变故，庶几同志者，审其或中，触类而长之，免后人横夭耳！僭易之罪，将何所逃乎？

## 辨脉

古人以脉上辨内外伤于人迎气口，人迎脉大于气口为外伤，气口脉大于人迎为内伤。此辨固是，但其说有所未尽耳。外感风寒，皆有余之证，是从前客邪来也，其病必见于左手，左手主表，乃行阳二十五度。内伤饮食及饮食不节，劳役所伤，皆不足之病，必见于右手，右手主里，乃行阴二十五度。故外感寒邪，则独左寸人迎脉浮紧，按之洪大。紧者急甚于弦，是足太阳寒水之脉；按之洪大而有力，中见手少阴心火之脉，丁与壬合，内显洪大，乃伤寒脉也。若外感风邪，则人迎脉缓，而大于气口一倍，或二倍、三倍。内伤饮食，则右寸气口脉大于人迎一倍，伤之重者，过在少阴则两倍，太阴则三倍，此内伤饮食之脉。若饮食不节，劳役过甚，则心脉变见于气口，是心火刑肺，其肝木挟心火之势亦来薄肺，《经》云：侮所不胜，寡于畏者是也。故气口脉急大而涩数，时一代而涩也。涩者，肺之本脉；代者，元气不相接，脾胃不及之脉；洪大而数者，心脉刑肺也；急者，肝木挟心火而反克肺金也。若不甚劳役，惟右关脾脉大而数，谓独大于五脉，数中显缓，时一代也。如饮食不节，寒温失所，则先右关胃脉损弱，甚则隐而不见，惟内显脾脉之大数微缓，时一代也。宿食不消，则独右关脉沉而滑，《经》云：脉滑者，有宿食也。以此辨之，岂不明白易见乎。但恐山野间卒无医者，何以诊候，故复说病证以辨之。

## 辨寒热

外伤寒邪之证，与饮食失节、劳役形质之病及内伤饮食，俱有寒热。举世尽将内伤饮食失节、劳役不足之病，作外伤寒邪、表实有余之证，反泻其表，枉死者岂胜言哉！皆由不别其寒热耳。今细为分解之。

外伤寒邪，发热恶寒，寒热并作。其热也翕翕发热，又为之拂拂发热，发于皮毛之上，如羽毛之拂，明其热在表也，是寒邪犯高之高者也。皮肤毛腠者，阳之分也，是卫之元气所滋养之分也。以寒邪乘之，郁遏阳分，阳不得伸，故发热也。其面赤，鼻气壅塞不通，心中烦闷，稍似袒裸，露其皮肤。已不能禁其寒矣。其表上虚热，止此而已。其恶寒也，虽重衣下幕，逼近烈火，终不能御其寒，一时一日，增加愈甚，必待传入里作下证乃罢。其寒热齐作，无有间断也。

其内伤饮食不节，或劳役所伤，亦有头痛、项痛、腰痛，与太阳表证微有相似，余皆不同，论中辨之矣。内伤不足之病，表上无阳，不能禁风寒也，此则常常有之；其躁热发于肾间者，间而有之，与外中寒邪，略不相似。其恶风寒也，盖脾胃不足，荣气下流，而乘肾肝，此痿厥气逆之渐也。若胃气平常，饮食入胃，其荣气上行，以舒于心肺，以滋养上焦之皮肤腠理之元气也；既下流，其心肺无有禀受，皮肤间无阳，失其荣卫之外护，故阳分皮毛之间虚弱，但见风见寒，或居阴寒处，无日阳处，便恶之也，此常常有之，无间断者也。但避风寒及温暖处，或添衣盖，温养其皮肤，所恶风寒便不见矣。是热也，非表伤寒邪，皮毛间发热也，乃肾间受脾胃下流之湿气，闭塞其下，致阴火上冲，作蒸蒸而躁热。上彻头顶，傍彻皮毛，浑身躁热。作须待袒衣露居，近寒凉处即已，或热极而汗出而亦解。彼外伤恶寒发热，岂有汗出者乎？若得汗，则病愈矣。以此辨之，岂不如黑白之易见乎！

当内虚而伤之者，躁热也。或因口吸风寒之气，郁其阴火，使咽膈不通，其吸入之气欲入，为膈上冲脉之火所拒，使阴气不得入，其胸中之气为外风寒所遏而不得伸，令人口开目瞪，极则声发于外，气不能上下，塞于咽中而气欲绝。又或因哕、因呕、因吐，而躁热发必有所因，方有此证，其表虚恶风寒之证复见矣。表虚之弱，为阴火所乘，躁发须臾而过，其表虚无阳，不任风寒复见矣。是表虚无阳，常常有之，其躁热则间而有之，此二者不齐，躁作寒已，寒作躁已，非如外伤之寒热齐作，无有间断也。百病俱有身热，又谓之肌热，又谓之皮肤间热，以手扪之方知者是也，乃肌体有形之热也，亦须皆待阴阳既和，汗出则愈矣，慎不可于此上辨之，以其虚实内外病皆有之，故难辨耳。只依此说，病人自觉发热恶寒之热及躁作之热上辨之，为准则矣。

## 辨外感八风之邪

或有饮食劳役所伤之重者，三二日间特与外伤者相似，其余证有特异名者，若不将两证重别分解，犹恐将内伤不足之证，误作有余外感风邪。虽辞理有所重复处，但欲病者易辨，医者易治耳。

外感八风之邪，乃有余证也。内伤饮食不节，劳役所伤，皆不足之病也。其内伤亦恶风自汗，若在温暖无风处，则不恶矣，与外伤鼻流清涕，头痛自汗颇相似，细分之特异耳。外感风邪，其恶风、自汗、头痛、鼻流清涕，常常有之，一日一时，增加愈甚，直至传入里，作下证乃罢。语声重浊，高厉有力，鼻息壅塞而不通。能食，腹中和，口知味，大小便如常。筋骨疼痛，不能动摇，便著床枕，非扶不起。其内伤与饮食不节、劳役所伤，然亦恶风，居露地中，遇大漫风起，却不恶也，惟门窗隙中些小贼风来，必大恶也，与伤风、伤寒俱不同矣。况鼻流清涕、头痛自汗，间而有之。鼻中气短，少气不足以息，语则气短而怯弱。妨食，或食不下，或不饮食，三者互有之。腹中不和，或腹中急而不能伸，口不知五谷之味，小便频数而不渴。初劳役得病，食少，小便赤黄，大便常难，或涩或结，或虚坐只见些小白脓，时有下气，或泄黄如糜，或溏泄色白，或结而不通。若心下痞，或胸中闭塞，如刀劙之痛，二者亦互作，不并出也。有时胃脘当心而痛，上支两胁，痛必脐下相火之势，如巨川之水不可遏而上行，使阳明之经逆行，乱于胸中，其气无止息，甚则高喘，热伤元气，令四肢不收，无气以动，而懒倦嗜卧。以其外感风寒俱无此证，故易为分辨耳！

## 辨手心手背

内伤及劳役饮食不节，病手心热，手背不热；外伤风寒，则手背热，手心不热。此辨至甚皎然。

## 辨口鼻

若饮食劳役所伤，其外证必显在口，必

口失谷味，必腹中不和，必不欲言。纵勉强对答，声必怯弱，口沃沫多唾，鼻中清涕或有或无，即阴证也。外伤风寒，则其外证必显在鼻，鼻气不利，声重浊不清利，其言壅塞，气盛有力，而口中必和。伤寒则面赤，鼻壅塞而干，伤风则鼻流清涕而已。《内经》云：鼻者肺之候，肺气通于天。外伤风寒，则鼻为之不利。口者坤土地，脾气通于口。饮食失节，劳役所伤，口不知谷味，亦不知五味。又云：伤食恶食，伤食明矣。

### 辨气少气盛

外伤风寒者，故其气壅盛而有余。内伤饮食劳役者，其口鼻中皆气短促，不足以息。何以分之？盖外伤风寒者，心肺元气初无减损，又添邪气助之，使鼻气壅塞不利，面赤不通，其鼻中气不能出，并从口出，但发一言，必前轻后重，其言高，其声壮厉而有力。是伤寒则鼻干无涕，面壅色赤，其言前轻后重，其声壮厉而有力者，乃有余之验也。伤风则决然鼻流清涕，其声嗄，其言响如从瓮中出，亦前轻而后重，高揭而有力，皆气盛有余之验也。

内伤饮食劳役者，心肺之气先损，为热所伤，热既伤气，四肢无力以动，故口鼻中皆短气少气，上喘懒语，人有所问，十不欲对其一，纵勉强答之，其气亦怯，其声亦低，是其气短少不足之验也。明白如此，虽妇人女子亦能辨之，岂有医者反不能辨之乎？

### 辨头痛

内证头痛，有时而作，有时而止；外证头痛，常常有之，直须传入里实方罢。此又内外证之不同者也。

### 辨筋骨四肢

内伤等病，是心肺之气已绝于外，必怠惰嗜卧，四肢沉困不收，此乃热伤元气。脾主四肢，既为热所乘，无气以动。《经》云：热伤气。又云：热则骨消筋缓。此之谓也。若外伤风寒，是肾肝之气已绝于内。肾主骨，为寒；肝主筋，为风。自古肾肝之病同一治，以其递相维持也，故《经》言胆主筋，膀胱主骨是也。或中风，或伤寒，得病之日，便著床枕，非扶不起，筋骨为之疼痛，不能动摇，乃形质之伤。《经》云：寒伤形。又云：寒则筋挛骨痛。此之谓也。

### 辨外伤不恶食

若劳役饮食失节，寒温不适，此三者皆恶食。仲景《伤寒论》云，中风能食，伤寒不能食，二者皆口中和而不恶食。若劳役所伤及饮食失节、寒温不适三者，俱恶食，口不知五味，亦不知五谷之味。只此一辨，足以分内外有余不足二证也。伤寒证虽不能食，而不恶食，口中和，知五味，亦知谷味。盖无内证，则心气和，脾气通，知五谷之味矣。

### 辨渴与不渴

外感风寒之邪，三日已外，谷消水去，邪气传里，始有渴也。内伤饮食失节，劳役久病者，必不渴，是邪气在血脉中有余故也。初劳役形质，饮食失节，伤之重者，必有渴，以其心火炽，上克于肺金，故渴也。又当以此辨之。虽渴欲饮冷水者，当徐徐少与之，不可纵意而饮，恐水多峻下，则胃气愈弱，轻则为胀，重则传变诸疾，必反复闷乱，百脉不安，夜加增剧，不得安卧，不可不预度也。

### 辨劳役受病表虚不作表实治之

或因劳役动作，肾间阴火沸腾，事闲之际，或于阴凉处解脱衣裳，更有新沐浴，于背阴处坐卧，其阴火下行，还归肾间，皮肤腠理极虚无阳，但风来为寒凉所遏，表虚不任其风寒，自认外感风寒，求医解表，以重绝元气，取祸如反掌。苟幸而免者，致虚劳，气血皆弱，不能完复。且表虚之人，为风寒所遏，亦是虚邪犯表，始病一二日之间，特与外中贼邪有余之证颇相似处，故致疑惑，请医者只于气少气盛上辨之。其外伤贼邪，必语声前轻后重，高厉而有力；若是劳役所伤，饮食不节，表虚不足之病，必短气气促，上气高喘，懒语，其声困弱而无力，至易见也。若毫厘之误，则千里之谬。以上诸辨证，别有治法用药正论，故作此说，分解于后。

## 辨证与中热颇相似

复有一等，乘天气大热之时，在于路途中劳役得之，或在田野间劳形得之；更或有身体薄弱，食少劳役过甚；又有修善常斋之人，胃气久虚，而因劳役得之者。皆与阳明中热白虎汤证相似，必肌体扪摸之壮热，必躁热闷乱，大恶热，渴而饮水，以劳役过甚之故。亦身疼痛。始受病之时，特与中热外得有余之证相似，若误与白虎汤，旬日必死。此证脾胃大虚，元气不足，口鼻中气皆短促而上喘，至日转以后，是阳明得时之际，病必少减。若是外中热之病，必到日晡之际，大作谵语，其热增加，大渴饮水，烦闷不止。其劳役不足者，皆无此证，尤易为分解。若有难决疑似之证，必当待一二日而求医治疗，必不至错误矣。

# 卷 中

## 饮食劳倦论

古之至人，穷于阴阳之化，究乎生死之际，所著《内经》悉言人以胃气为本。盖人受水谷之气以生，所谓清气、荣气、卫气、春升之气，皆胃气之别称也。夫胃为水谷之海，饮食入胃，游溢精气，上输于脾；脾气散精，上归于肺；通调水道，下输膀胱。水精四布，五经并行，合于四时五脏阴阳，揆度以为常也。

苟饮食失节，寒温不适，则脾胃乃伤；喜怒忧恐，劳役过度，而损耗元气。既脾胃虚衰，元气不足，而心火独盛。心火者，阴火也，起于下焦，其系系于心，心不主令，相火代之。相火，下焦胞络之火，元气之贼也。火与元气不能两立，一胜则一负。脾胃气虚，则下流于肾肝，阴火得以乘其土位。故脾胃之证，始得之则气高而喘，身热而烦，其脉洪大而头痛，或渴不止，皮肤不任风寒而生寒热。盖阴火上冲，则气高而喘，身烦热，为头痛，为渴，而脉洪大。脾胃之气下流，使谷气不得升浮，是生长之令不行，则无阳以护其荣卫，不任风寒，乃生寒热，皆脾胃之气不足所致也。

然而与外感风寒所得之证颇同而理异。内伤脾胃，乃伤其气；外感风寒，乃伤其形。伤外为有余，有余者泻之；伤内为不足，不足者补之。汗之、下之、吐之、克之，皆泻也；温之、和之、调之、养之，皆补也。内伤不足之病，苟误作外感有余之病而反泻之，则虚其虚也。《难经》云：实实虚虚，损不足而益有余，如此死者，医杀之耳！然则奈何？曰：惟当以甘温之剂，补其中，升其阳，甘寒以泻其火则愈。《内经》曰：劳者温之，损者温之。盖温能除大热，大忌苦寒之药泻胃土耳。今立补中益气汤。

### 补中益气汤

黄芪劳役病热甚者一钱 甘草炙，已上各五分 人参去芦 升麻 柴胡 橘皮 当归身酒洗 白术已上各三分

上件㕮咀，都作一服，水二盏，煎至一盏，去渣，早饭后温服。如伤之重者，二服而愈，量轻重治之。

立方本指：

夫脾胃虚者，因饮食劳倦，心火亢甚，而乘其土位，其次肺气受邪，须用黄芪最多，人参、甘草次之。脾胃一虚，肺气先绝，故用黄芪以益皮毛而闭腠理，不令自汗，损其元气。上喘气短，人参以补之。心火乘脾，须炙甘草之甘温以泻火热，而补脾胃中元气；若脾胃急痛并大虚，腹中急缩者，宜多用之。经云：急者缓之。白术苦甘温，除胃中热，利腰脐间血。胃中清气在下，必加升麻、柴胡以引之，引黄芪、甘草甘温之气味上升，能补卫气之散解，而实其表也；又缓带脉之缩急。二味苦平，味之薄

者，阴中之阳，引清气上升也。气乱于胸中，为清浊相干，用去白陈皮以理之，又能助阳气上升，以散滞气，助诸甘辛为用。口干嗌干加干葛。脾胃气虚，不能升浮，为阴火伤其生发之气，荣血大亏，荣气不营，阴火炽盛，是血中伏火日渐煎熬，血气日减，心包与心主血，血减则心无所养，致使心乱而烦，病名曰悗。悗者，心惑而烦闷不安也，故加辛甘微温之剂生阳气，阳生则阴长。或曰：甘温何能生血？曰：仲景之法，血虚以人参补之，阳旺则能生阴血，更以当归和之。少加黄柏以救肾水，能泻阴中之伏火。如烦犹不止，少加生地黄补肾水，水旺而心火自降。如气浮心乱，以朱砂安神丸镇固之则愈。

### 朱砂安神丸

朱砂五钱，另研水飞为衣　甘草五钱五分
黄连去须净，酒洗，六钱　当归去芦，二钱五分
生地黄一钱五分

《内经》曰：热淫所胜，治以甘寒，以苦泻之。黄连之苦寒，去心烦，除湿热为君。以甘草、生地黄之甘寒，泻火补气，滋生阴血为臣。以当归补其血不足。朱砂纳浮溜之火，而安神明也。

上件除朱砂外，四味共为细末，汤浸蒸饼为丸，如黍米大，以朱砂为衣。每服十五丸或二十丸，津唾咽下，食后，或温水、凉水少许送下亦得。此近而奇偶，制之缓也。

### 四时用药加减法

《内经》曰：胃为水谷之海。又云：肠胃为市，无物不包，无物不入，寒热温凉皆有之。其为病也不一，故随时证于补中益气汤中，权立四时加减法于后。

以手扪之而肌表热者，表证也。只服补中益气汤一二服，得微汗则已。非正发汗，乃阴阳气和，自然汗出也。

若更烦乱，如腹中或周身有刺痛，皆血涩不足，加当归身五分或一钱。

如精神短少，加人参五分，五味子二十个。

头痛加蔓荆子三分，痛甚加川芎五分。

顶痛脑痛，加藁本五分，细辛三分。诸头痛，并用此四味足矣。

如头痛有痰，沉重懒倦者，乃太阴痰厥头痛，加半夏五分，生姜三分。

耳鸣，目黄，颊颔肿，颈肩臑肘臂外后廉痛，面赤，脉洪大者，以羌活一钱，防风、藁本已上各七分，甘草五分，通其经血；加黄芩、黄连已上各三分，消其肿；人参五分，黄芪七分，益元气而泻火邪。另作一服与之。

嗌痛颔肿，脉洪大，面赤者，加黄芩、甘草已上各三分，桔梗七分。

口干嗌干者，加葛根五分，升引胃气上行以润之。

如夏月咳嗽者，加五味子二十五个，麦门冬去心，五分。

如冬月咳嗽，加不去根节麻黄五分。

如秋凉亦加。

如春月天温，只加佛耳草、款冬花已上各五分。

若久病痰嗽，肺中伏火，去人参，以防痰嗽增益耳。

食不下，乃胸中胃上有寒，或气涩滞，加青皮、木香已上各三分，陈皮五分。此三味为定法。

如冬月，加益智仁，草豆蔻仁已上各五分。

如夏月，少加黄芩、黄连已上各五分。

如秋月，加槟榔、草豆蔻、白豆蔻、缩砂已上各五分。

如春初犹寒，少加辛热之剂，以补春气之不足，为风药之佐，益智、草豆蔻可也。

心下痞，夯闷者，加芍药、黄连已上各

一钱。

如痞腹胀，加枳实、木香、缩砂仁已上各三分，厚朴七分。如天寒，少加干姜或中桂桂心也。

心下痞，觉中寒，加附子、黄连已上各一钱。不能食而心下痞，加生姜、陈皮已上各一钱。能食而心下痞，加黄连五分，枳实三分。脉缓有痰而痞，加半夏、黄连已上各一钱。脉弦，四肢满，便难而心下痞，加黄连五分，柴胡七分，甘草三分。

腹中痛者，加白芍药五分，甘草三分。如恶寒觉冷痛，加中桂五分。

如夏月腹中痛，不恶寒，不恶热者，加黄芩、甘草已上各五分，芍药一钱，以治时热也。

腹痛在寒凉时，加半夏、益智、草豆蔻之类。

如腹中痛，恶寒而脉弦者，是木来克土也，小建中汤主之：盖芍药味酸，于土中泻木为君。如脉沉细，腹中痛，是水来侮土，以理中汤主之：干姜辛热，于土中泻水，以为主也。如脉缓，体重节痛，腹胀自利，米谷不化，是湿胜，以平胃散主之：苍术苦辛温，泻湿为主也。

胁下痛，或胁下缩急，俱加柴胡三分，甚则五分，甘草三分。

脐下痛者，加真熟地黄五分；如不已者，乃大寒也，加肉桂五分。遍阅《内经》中悉言小腹痛皆寒，非伤寒厥阴之证也，乃下焦血结膀胱，仲景以抵当汤并抵当丸主之。

小便遗失，肺金虚也，宜安卧养气，以黄芪、人参之类补之。不愈，则是有热也，黄柏、生地黄已上各五分，切禁劳役。如卧而多惊，小便淋溲者，邪在少阳厥阴，宜太阳经所加之药，更添柴胡五分；如淋，加泽泻五分。此下焦风寒合病也。《经》云，肾肝之病同一治，为俱在下焦，非风药行经则不

可，乃受客邪之湿热也，宜升举发散以除之。

大便秘涩，加当归一钱，大黄酒洗煨，五分或一钱。如有不大便者，煎成正药，先用清者一口，调玄明粉五分或一钱，如大便行则止。此病不宜大下之，必变凶证也。

脚膝痿软，行步乏力，或痛，乃肾肝伏热，少加黄柏五分，空心服；不已，更加汉防己五分。脉缓，显沉困怠惰无力者，加苍术、人参、泽泻、白术、茯苓、五味子已上各五分。

如风湿相搏，一身尽痛，以除风湿羌活汤主之。

**除风湿羌活汤**

羌活七分　防风　升麻　柴胡已上各五分　藁本　苍术已上各一钱

上件㕮咀如麻豆大，都作一服，水二盏，煎至一盏，去渣，大温服之，空心，食前。

所以然者，为风药已能胜湿，故另作一服与之。

肩背痛，汗出，小便数而少，风热乘肺，肺气郁甚也，当泻风热则愈，通气防风汤主之。

**通气防风汤**

防风　羌活　陈皮　人参　甘草已上各五分　藁本　青皮已上各三分　白豆蔻　黄柏已上各二分　升麻　柴胡　黄芪已上各一钱

上㕮咀，都作一服，水二盏，煎至一盏，去渣，温服，食后。

如面白脱色，气短者，不可服。

肩背痛不可回顾者，此手太阳气郁而不行，以风药散之。脊痛项强，腰似折，项似拔，此足太阳经不通行，以羌活胜湿汤主之。

**羌活胜湿汤**

羌活　独活已上各一钱　藁本　防风　甘

草炙 川芎已上各五分 蔓荆子三分

上㕮咀，都作一服，水二盏，煎至一盏，去渣，大温服，空心食前。

如身重，腰沉沉然，经中有寒湿也，加酒洗汉防己五分，轻者附子五分，重者川乌五分。

**升阳顺气汤** 治因饮食不节，劳役所伤，腹胁满闷，短气。遇春则口淡无味，遇夏虽热，犹有恶寒，饥则常如饱，不喜食冷物。

黄芪一两 半夏三钱，汤洗七次 草豆蔻二钱 神曲一钱五分，炒 升麻 柴胡 当归身 陈皮已上各一钱 甘草炙 黄柏已上各五分 人参去芦，三分

脾胃不足之证，须用升麻、柴胡苦平，味之薄者，阴中之阳，引脾胃中清气行于阳道及诸经，生发阴阳之气，以滋春气之和也；又引黄芪、人参、甘草甘温之气味上行，充实腠理，使阳气得卫外而为固也。凡治脾胃之药，多以升阳补气名之者此也。

上件㕮咀，每服三钱，水二盏，生姜三片，煎至一盏，去渣，温服，食前。

**升阳补气汤** 治饮食不时，饥饱劳役，胃气不足，脾气不溜，气短无力，不耐寒热，早饭后转增昏闷，须要眠睡，怠惰，四肢不收，懒倦动作，及五心烦热。

厚朴姜制，五分 升麻 羌活 白芍药 独活 防风 甘草炙 泽泻已上各一钱 生地黄一钱五分 柴胡二钱五分

上件为粗末，每服五钱，水二盏，生姜三片，枣二枚，煎至一盏，去渣，大温服，食前。

如腹胀及窄狭，加厚朴。

如腹中似硬，加砂仁三分。

## 暑伤胃气论

《刺志论》云：气虚身热，得之伤暑。热伤气故也。《痿论》云：有所远行劳倦，逢大热而渴，则阳气内伐，内伐则热舍于肾。肾者水脏也，今水不能胜火，则骨枯而髓虚，足不任身，发为骨痿。故《下经》曰：骨痿者，生于大热也。此湿热成痿，令人骨乏无力，故治痿独取阳明。时当长夏，湿热大胜，蒸蒸而炽。人感之多四肢困倦，精神短少，懒于动作，胸满气促，肢节沉痛；或气高而喘，身热而烦，心下膨痞，小便黄而少，大便溏而频，或痢出黄糜，或如泔色；或渴或不渴，不思饮食，自汗体重；或汗少者，血先病而气不病也。其脉中得洪缓，若湿气相搏，必加之以迟，迟病虽互换少差，其天暑湿令则一也。宜以清燥之剂治之，名之曰清暑益气汤主之。

**清暑益气汤**

黄芪汗少者减五分 苍术泔浸去皮，已上各一钱五分 升麻一钱 人参去芦 白术 橘皮 神曲炒 泽泻已上各五分 甘草炙 黄柏酒浸 当归身 麦门冬去心 青皮去白 葛根已上各三分 五味子九个

《内经》云：阳气者，卫外而为固也，炅则气泄。今暑邪干卫，故身热自汗。以黄芪、人参、甘草补中益气为君；甘草、橘皮、当归身甘辛微温养胃气，和血脉为臣。苍术、白术、泽泻渗利除湿。升麻、葛根苦甘平，善解肌热，又以风胜湿也。湿胜则食不消而作痞满，故炒曲甘辛，青皮辛温，消食快气。肾恶燥，急食辛以润之，故以黄柏苦辛寒，借甘味泻热补水虚者，滋其化源。以五味子、麦门冬酸甘微寒，救天暑之伤庚金为佐也。

上㕮咀，作一服，水二盏，煎至一盏，去渣，稍热服，食远。

此病皆因饮食失节，劳倦所伤，日渐因循，损其脾胃，乘暑天而作病也。

如汗大泄者，津脱也，急止之。加五味

子十枚，炒黄柏五分，知母三分。此按而收之也。

如湿热乘其肾肝，行步不正，脚膝痿弱，两足欹侧，已中痿邪，加酒洗黄柏、知母已上各五分，令两足涌出气力矣。

如大便涩滞，隔一二日不见者，致食少，乃血中伏火而不得润也。加当归身、生地黄已上各五分，桃仁泥、麻仁泥已上各一钱，以润之。

夫脾胃虚弱之人，遇六七月霖雨，诸物皆润，人汗沾衣，身重短气，更逢湿旺，助热为邪，西北二方寒清绝矣。人重感之，则骨乏无力，其形如梦寐间，朦朦如烟雾中，不知身所有也。圣人立法，夏月宜补者，补天真元气，非补热火也。夏食寒者是也。故以人参之甘补气，麦门冬苦寒，泻热补水之源，五味子之酸，清肃燥金，名曰生脉散。孙真人云：五月常服五味子以补五脏之气，亦此意也。

**参术调中汤** 泻热补气，止嗽定喘，和脾胃，进饮食。

白术五分 黄芪四分 桑白皮 甘草炙 人参已上各三分 麦门冬去心 青皮去白 陈皮去白 地骨皮 白茯苓已上各二分 五味子二十个

《内经》云：火位之主，其泻以甘。以黄芪甘温，泻热补气；桑白皮苦微寒，泻肺火定喘，故以为君。肺欲收，急食酸以收之。以五味子之酸，收耗散之气，止咳嗽。脾胃不足，以甘补之，故用白术、人参、炙甘草，苦甘温补脾缓中为臣。地骨皮苦微寒，善解肌热；茯苓甘平，降肺火；麦门冬甘微寒，保肺气为佐。青皮、陈皮去白，苦辛温散胸中滞气为使也。

上件㕮咀如麻豆大，都作一服，水二盏，煎至一盏，去渣，大温服，早饭后。忌多语言劳役。

**升阳散火汤** 治男子妇人四肢发困热，肌热，筋骨间热，表热如火燎于肌肤，扪之烙手。夫四肢属脾，脾者土也，热伏地中，此病多因血虚而得之也。又有胃虚过食冷物，郁遏阳气于脾土之中，并宜服之。

升麻 葛根 独活 羌活 白芍药 人参已上各五钱 甘草炙 柴胡已上各三钱 防风二钱五分 甘草生，二钱

上件㕮咀如麻豆大，每服秤五钱，水二盏，煎至一盏，去渣，大温服，无时，忌寒凉之物。

**当归补血汤** 治肌热，燥热，困渴引饮，目赤面红，昼夜不息。其脉洪大而虚，重按全无。《内经》曰：脉虚血虚。又云：血虚发热，证象白虎，惟脉不长实为辨耳，误服白虎汤必死。此病得之于饥困劳役。

黄芪一两 当归酒洗，二钱

上件㕮咀，都作一服，水二盏，煎至一盏，去渣，温服，空心食前。

**朱砂凉膈丸** 治上焦虚热，肺脘咽膈有气，如烟抢上。

黄连 山栀子已上各一两 人参 茯苓已上各五钱 朱砂三钱，别研 脑子五分，别研

上为细末，研匀，炼蜜为丸，如梧桐子大，朱砂为衣，熟水送下五七丸，日进三服，食后。

**黄连清膈丸** 治心肺间有热，及经中热。

麦门冬去心，一两 黄连去须，五钱 鼠尾黄芩净刮，三钱

上为细末，炼蜜为丸，如绿豆大，每服三十丸，温水送下，食后。

**门冬清肺饮** 治脾胃虚弱，气促气弱，精神短少，衄血吐血。

紫菀茸一钱五分 黄芪 白芍药 甘草已上各一钱 人参去芦 麦门冬已上各五分 当归身三分 五味子三个

上咬咀，分作二服，每服水二盏，煎至一盏，去渣，温服，食后。

《局方》中大阿胶丸亦宜用。

**人参清镇丸** 治热止嗽，消痰定喘。

柴胡 人参已上各一两五钱 生黄芩 半夏 甘草炙，已上各七钱五分 青黛六钱 天门冬去心，三钱 陈皮去白 五味子去核，二钱

上件为细末，水糊为丸，如梧桐子大，每服三十丸至九十丸，温白汤送下，食后。

《局方》中人参清肺汤亦宜用。

**皂角化痰丸** 治劳风，心脾壅滞，痰涎盛多，喉中不利，涕唾稠粘，嗌塞吐逆，不思饮食，或时昏愦。

皂角木白皮酥炙 白附子炮 半夏汤洗七次 天南星炮 白矾枯 赤茯苓去皮 人参已上各一两 枳壳炒，二两

上为细末，生姜汁面糊为丸，如梧桐子大，每服三十丸，温水送下，食后。

**白术和胃丸** 治病久厌厌不能食，而脏腑或结或溏，此胃气虚弱也。常服则和中理气，消痰去湿，和脾胃，进饮食。

白术一两二钱 半夏汤洗七次 厚朴姜制，已上各一两 陈皮去白，八钱 人参七钱 甘草炙，三钱 枳实麸炒 槟榔已上各二钱五分 木香一钱

上件为细末，生姜汁浸蒸饼为丸，如梧桐子大，每服三十丸，温水送下，食远。

## 肺之脾胃虚方

脾胃虚则怠惰嗜卧，四肢不收，时值秋燥令行，湿热少退，体重节痛，口干舌干，饮食无味，大便不调，小便频数，不欲食，食不消；兼见肺病，洒淅恶寒，惨惨不乐，面色恶而不和，乃阳气不伸故也。当升阳益气，名之曰升阳益胃汤。

**升阳益胃汤**

黄芪二两 半夏洗，此一味脉涩者用 人参去芦 甘草炙，已上各一两 独活 防风以秋旺，故以辛温泻之 白芍药何故秋旺用人参、白术、芍药之类反补肺，为脾胃虚则肺最受邪，故因时而补，易为力也。 羌活已上各五钱 橘皮四钱 茯苓小便利不渴者勿用 柴胡 泽泻不淋勿用 白术已上各三钱 黄连一钱

上咬咀，每服秤三钱，水三盏，生姜五片，枣二枚，煎至一盏，去渣，温服，早饭后。或加至五钱。

服药后如小便罢而病加增剧，是不宜利小便，当少去茯苓、泽泻。

若喜食，一二日不可饱食，恐胃再伤，以药力尚少，胃气不得转运升发也，须薄味之食或美食助其药力，益升浮之气而滋其胃气，慎不可淡食以损药力，而助邪气之降沉也。

可以小役形体，使胃与药得转运升发；慎勿太劳役，使气复伤，若脾胃得安静尤佳。若胃气稍强，少食果以助谷药之力。《经》云：五谷为养，五果为助者也。

**双和散** 补血益气，治虚劳少力。

白芍药二两五钱 黄芪 熟地黄 川芎 当归已上各一两 甘草炙 官桂已上各七钱五分

上为粗末，每服四钱，水一盏半，生姜三片，枣二枚，煎至七分，去渣，温服。

大病之后，虚劳气乏者，以此调治，不热不冷，温而有补。

**宽中进食丸** 滋形气，喜饮食。

大麦糵一两 半夏 猪苓去黑皮，已上各七钱 草豆蔻仁 神曲炒，已上各五钱 枳实麸炒，四钱 橘皮 白术 白茯苓 泽泻已上各二钱 缩砂仁一钱五分 干生姜 甘草炙 人参 青皮已上各一钱 木香五分

上为细末，汤浸蒸饼为丸，如梧桐子大，每服三十丸，温米饮送下，食后。

**厚朴温中汤** 治脾胃虚寒，心腹胀满，

及秋冬客寒犯胃，时作疼痛。

厚朴姜制　橘皮去白，已上各一两　甘草炙　草豆蔻仁　茯苓去皮　木香已上各五钱　干姜七分

戊火已衰，不能运化，又加客寒，聚为满痛，散以辛热，佐以苦甘，以淡泄之，气温胃和，痛自止矣。

上为粗散，每服五钱匕，水二盏，生姜三片，煎至一盏，去渣，温服，食前。忌一切冷物。

## 肾之脾胃虚方

**沉香温胃丸**　治中焦气弱，脾胃受寒，饮食不美，气不调和。脏腑积冷，心腹疼痛，大便滑泄，腹中雷鸣，霍乱吐泻，手足厥逆，便利无度。又治下焦阳虚，脐腹冷痛，及疗伤寒阴湿，形气沉困，自汗。

附子炮，去皮脐　巴戟酒浸，去心　干姜炮　茴香炮，已上各一两　官桂七钱　沉香　甘草炙　当归　吴茱萸洗，炒去苦　人参　白术　白芍药　白茯苓去皮　良姜　木香已上各五钱　丁香三钱

上为细末，用好醋打面糊为丸，如梧桐子大，每服五七十丸，热米饮送下，空心，食前，日进三服，忌一切生冷物。

凡脾胃之证，调治差误，或妄下之，末传寒中，复遇时寒，则四肢厥逆，而心胃绞痛，冷汗出。《举痛论》云：寒气客于五脏，厥逆上泄，阴气竭，阳气未入，故卒然痛死不知人，气复则生矣。夫六气之胜，皆能为病，惟寒毒最重，阴主杀故也。圣人以辛热散之，复其阳气，故曰寒邪客之，得炅则痛立止，此之谓也。

**神圣复气汤**　治复气乘冬、足太阳寒水、足少阴肾水之旺。子能令母实，手太阴肺实，反来侮土，火木受邪。腰背胸膈闭塞，疼痛，善嚏，口中涎，目中泣，鼻流浊涕不止，或息肉不闻香臭，咳嗽痰沫。上热如火，下寒如冰。头作阵痛，目中流火，视物晾晾，耳鸣耳聋。头并口鼻或恶风寒，喜日阳，夜卧不安，常觉痰塞，膈咽不通，口失味，两胁缩急而痛。牙齿动摇，不能嚼物。阴汗出，前阴冷。行步欹侧，起居艰难，掌中热，风痹麻木，小便数而昼多夜频而欠，气短喘喝，少气不足以息，卒遗失无度。妇人白带，阴户中大痛，牵心而痛，面如赭色。食少，大便不调，心烦霍乱，逆气里急而腹痛，皮色白，后出余气，复不能努，或肠鸣，膝下筋急，肩胛大痛。此寒水来复火土之仇也。

干姜炮为末，一钱三分　柴胡锉如豆大　羌活锉，已上各一钱　甘草锉　藁本已上各八分　升麻　半夏汤洗，已上各七分　当归身酒浸，锉，六分　防风锉如豆大　郁李仁汤浸去皮，研如泥，入药同煎　人参已上各五分　附子炮，去皮脐，二分　白葵花五朵，去心，细剪入

上件药都作一服，水五盏，煎至二盏，入草豆蔻仁面裹烧，面熟去皮　干黄芪已上各一钱　橘皮五分在内，再煎至一盏，再入下项药：

枳壳五分　黄柏酒浸　黄连酒洗，已上各三分　生地黄汤洗，二分

以上四味，预一日另用新水浸，又以

川芎细末　蔓荆子已上各三分　华细辛二分

预一日，用新水半大盏，化作二处浸此三味，并黄柏等煎正药，作一大盏，不去渣，入此浸者药，再上火煎至一大盏，去渣，稍热服，空心。

又能治嗌颊、嗌唇、嗌舌、舌根强硬等证，如神。宜食羊肉及厚滋味。大抵肾并膀胱经中有寒，元气不足者，皆宜服之，神验。于月生月满时隔三五日一服，如病急，不拘时分服。

治法已试验者，学者当以意求其的，触类而长之，则不可胜用矣。予病脾胃久衰，视听半失，此阴乘阳，而上气短，精神不足，且脉弦，皆阳气衰弱，伏匿于阴中故耳。癸卯岁六七月间，霖雨阴寒，逾月不止，时人多病泻痢，乃湿多成五泄故也。一日，体重肢节疼痛，大便泄并下者三，而小便闭塞，默思《内经》有云：在下者，引而竭之。是先利小便也。又治诸泻而小便不利者，先分利之。又云：治湿不利小便，非其治也。法当利其小便，必用淡渗之剂以利之，是其法也。噫！圣人之法，虽布在方策，其不尽者，可以意求。今客邪寒湿之胜，自外入里而甚暴，若以淡渗之剂利之，病虽即已，是降之又降，复益其阴而重竭其阳也，则阳气愈削，而精神愈短矣，阴重强而阳重衰也。兹以升阳之药，是为宜耳。羌活、独活、升麻各一钱，防风半钱，炙甘草半钱。同㕮咀，水四盏，煎至一盏，去渣，热服，一服乃愈。大法云：寒湿之胜，助风以平之。又曰：下者举之。此得阳气升腾故愈，是因曲而为之直也。夫圣人之法，可以类推，举一则可以知百矣。

# 卷 下

## 辨内伤饮食用药所宜所禁

内伤饮食，付药者，受药者，皆以为琐末细事，是以所当重者为轻，利害非细。殊不思胃气者，荣气也、卫气也、谷气也、清气也、资少阳生发之气也。人之真气衰旺，皆在饮食入胃，胃和则谷气上升。谷气者，升腾之气也，乃足少阳胆、手少阳元气始发生长、万化之别名也。饮食一伤，若消导药的对其所伤之物，则胃气愈旺，五谷之精华上腾，乃清气为天者也。精气、神气皆强盛，七神卫护，生气不乏，增益大旺，气血周流，则百病不能侵。虽有大风苛毒，弗能害也。此一药之用，其利博哉。

易水张先生，尝戒不可用峻利食药。食药下咽，未至药丸施化，其标皮之力始开，便言空快也，所伤之物已去；若更待一两时辰许，药尽化开，其峻利药必有情性，病去之后，脾胃安得不损乎？脾胃既损，是真气元气败坏，促人之寿。当时说下一药，枳实一两，麸炒黄色为度，白术二两，只此二味，荷叶裹烧饭为丸。以白术苦甘温，其甘温补脾胃之元气，其苦味除胃中之湿热，利腰脐间血，故先补脾胃之弱，过于枳实克化之药一倍。枳实味苦寒，泄心下痞闷，消化胃中所伤。此一药下胃，其所伤不能即去，须待一两时辰许，食则消化，是先补其虚，而后化其所伤，则不峻利矣。当是之时，未

悟用荷叶烧饭为丸之理，老年味之始得，可谓神奇矣。荷叶之一物，中央空虚，象震卦之体。震者，动也，人感之生足少阳甲胆也。甲胆者，风也，生化万物之根蒂也。《左传》云：履端于始，序则不愆。人之饮食入胃，营气上行，即少阳甲胆之气也；其手少阳三焦经，人之元气也，手足经同法，便是少阳元气生发也。胃气、谷气、元气，甲胆上升之气，一也，异名虽多，止是胃气上升者也。荷叶之体，生于水土之下，出于秽污之中，而不为秽污所染，挺然独立。其色青，形乃空，清而象风木者也。食药感此气之化，胃气何由不上升乎？其主意用此一味为引用，可谓远识深虑，合于道者也。更以烧饭和药，与白术协力，滋养谷气而补令胃厚，再不至内伤，其利广矣大矣！

若内伤脾胃，以辛热之物，酒肉之类，自觉不快，觅药于医者，此风习以为常。医者亦不问所伤，即付之以集香丸、巴豆大热药之类下之，大便下则物去，遗留食之热性、药之热性，重伤元气，七神不炽。《经》云：热伤气，正谓此也。其人必无气以动而热困，四肢不举，传变诸疾，不可胜数，使人真气自此衰矣。若伤生冷硬物，世医或用大黄、牵牛二味大寒药投之，物随药下，所伤去矣。遗留食之寒性、药之寒性，重泻其阳，阳去则皮肤筋骨肉血脉无所依倚，便为虚损之证。论言及此，令人寒心。

夫辛辣气薄之药，无故不可乱服，非止牵牛而已。《至真要大论》云：五味入胃，各先逐其所喜攻。攻者，克伐泻也。辛味下咽，先攻泻肺之五气。气者，真气、元气也。其牵牛之辛辣猛烈，夺人尤甚。饮食所伤，肠胃受邪，当以苦味泄其肠胃可也，肺与元气何罪之有？夫牵牛不可用者有五，此其一也。况胃主血，为物所伤，物者，有形之物也，皆是血病，血病泻气，此其二也。且饮食伤于中焦，止合克化，消导其食，重泻上焦肺中已虚之气，此其三也。食伤肠胃，当塞因塞用，又寒因寒用，枳实、大黄苦寒之物，以泄有形是也，反以辛辣牵牛散泻真气，犯大禁四也。殊不知《针经》第一卷第一篇有云，外来客邪，风寒伤人五脏，若误泻胃气，必死，误补亦死。其死也，无气以动，故静；若内伤脾胃，而反泻五脏，必死，误补亦死。其死也，阴气有余，故躁。今内伤肠胃，是谓六腑不足之病，反泻上焦虚无肺气；肺者，五脏之一数也，为牵牛之类朝损暮损，其元气消耗，此乃暗里折人寿数，犯大禁五也。良可哀叹！故特著此论并方，庶令四海闻而行之，不至夭横耳！此老夫之用心也。

胃气岂可不养，复明养胃之理，故《经》曰：安谷则昌，绝谷则亡。水去则荣散，谷消则卫亡，荣散卫亡，神无所依。仲景云：水入于经，其血乃成；谷入于胃，脉道乃行。故血不可不养，胃不可不温，血温胃和，荣卫将行，常有天命。谷者，身之大柄也。《书》与《周礼》皆云：金木水火土，谷惟修以奉养五脏者也。内伤饮食，固非细事，苟妄服食药而轻生损命，其可乎哉！《黄帝针经》有说：胃恶热而喜清冷，大肠恶清冷而喜热，两者不和，何以调之？岐伯曰：调此者，饮食衣服，亦欲适寒温，寒无凄怆，暑无出汗；饮食者，热无灼灼，

寒无沧，寒温中适，故气将持，乃不致邪僻也详说见于本经条下。是必有因用，岂可用俱寒俱热之食药，致损者与?!

《内经》云：内伤者，其气口脉反大于人迎，一倍二倍三倍，分经用药。又曰：上部有脉，下部无脉，其人当吐，不吐者死。如但食不纳，恶心欲吐者，不问一倍二倍，不当正与瓜蒂散吐之，但以指或以物探去之。若所伤之物去不尽者，更诊其脉，问其所伤，以食药去之，以应塞因塞用，又谓之寒因寒用。泄而下降，乃应太阴之用，其中更加升发之药，令其元气上升，塞因塞用，因曲而为之直。何为曲？乃伤胃气是也。何为直？因而升发胃气是也。因治其饮食之内伤，而使生气增益，胃气完复，此乃因曲而为之直也。

若依分经用药，其所伤之物，寒热温凉，生硬柔软，所伤不一，难立定法，只随所伤之物不同，各立法治，临时加减用之。其用药又当问病人从来禀气盛衰，所伤寒物热物，是喜食而食之耶，不可服破气药；若乘饥困而食之耶，当益胃气；或为人所勉劝强食之，宜损血而益气也。诊其脉候，伤在何脏，方可与对病之药，岂可妄泄天真生气，以轻丧身宝乎？且如先食热物而不伤，继之以寒物，因后食致前食亦不消化而伤者，当问热食寒食孰多孰少，斟酌与药，无不当矣。喻如伤热物二分，寒物一分，则当用寒药二分，热药一分，相合而与之，则荣卫之气必得周流。更有或先饮酒，而后伤寒冷之食，及伤热食，冷水与冰，如此不等，皆当验其节次所伤之物，约量寒热之剂分数，各各对证而与之，无不取验。自忖所定方药，未敢便为能尽药性之理，姑用指迷辨惑耳，随证立方，备陈于后。

**易水张先生枳术丸** 治痞，消食，强胃。

白术二两　枳实麸炒黄色，去穣，一两

上同为极细末，荷叶裹烧饭为丸，如梧桐子大，每服五十丸，多用白汤下，无时。白术者，本意不取其食速化，但久令人胃气强实，不复伤也。

**橘皮枳术丸**　治老幼元气虚弱，饮食不消，或脏腑不调，心下痞闷。

橘皮　枳实麸炒去穣，已上各一两　白术二两

上件为细末，荷叶烧饭为丸，如梧桐子大，每服五十丸，熟水送下，食远。

夫内伤用药之大法，所贵服之强人胃气，令胃气益厚，虽猛食、多食、重食而不伤，此能用食药者也。此药久久益胃气，令人不复致伤也。

**曲蘖枳术丸**　治为人所勉劝强食之，致心腹满闷不快。

枳实麸炒，去穣　大麦蘖面炒　神曲炒，已上各一两　白术二两

上为细末，荷叶烧饭为丸，如梧桐子大，每服五十丸，用温水下，食远。

**木香枳术丸**　破滞气，消饮食，开胃进食。

木香　枳实麸炒，去穣，已上各一两　白术二两

上为细末，荷叶烧饭为丸，如梧桐子大，每服五十丸，温水送下，食远。

**木香化滞汤**　治因忧气，食湿面，结于中脘，腹皮底微痛，心下痞满，心不思饮食，食之不散，常常痞气。

半夏一两　草豆蔻仁　甘草炙，已上各五钱　柴胡四钱　木香　橘皮已上各二钱　枳实麸炒，去穣　当归梢已上各二钱　红花五分

上件锉如麻豆大，每服五钱，水二大盏，生姜五片，煎至一盏，去渣，稍热服，食远。忌酒、湿面。

**半夏枳术丸**　治因冷食内伤。

半夏汤洗七次，焙干　枳实麸炒，已上各一两　白术二两

上同为极细末，荷叶烧饭为丸，如绿豆大，每服五十丸，温水送下，添服不妨。热汤浸蒸饼为丸亦可。

如食伤寒热不调，每服加上二黄丸十丸，白汤送下。

更作一方，加泽泻一两为丸，有小便淋者用。

**丁香烂饭丸**　治饮食所伤。

丁香　京三棱　广茂炮　木香已上各一钱　甘草炙　甘松去土　缩砂仁　丁香皮　益智仁已上各三钱　香附子五钱

上为细末，汤浸蒸饼为丸，如绿豆大，每服三十丸，白汤送下，或细嚼亦可，不拘时候。治卒心胃痛甚效。

**草豆蔻丸**　治秋冬伤寒冷物，胃脘当心而痛，上支两胁，膈咽不通。

草豆蔻面裹煨，去皮取仁　枳实麸炒黄色　白术已上各一两　大麦蘖面炒黄色　半夏汤洗七次，日干　黄芩刮去皮，生　神曲炒黄色，已上各五钱　干生姜　橘皮　青皮已上各二钱　炒盐五分

上为极细末，汤侵蒸饼为丸。如绿豆大，每服五十丸，白汤下，量所伤多少，加减服之。

如冬月用，别作一药，不用黄芩，岁火不及，又伤冷物，加以温剂，是其治也。然有热物伤者，从权以寒药治之，随时之宜，不可不知也。

**三黄枳术丸**　治伤肉食湿面辛辣厚味之物，填塞闷乱不快。

黄芩二两　黄连酒洗　大黄湿纸裹煨　神曲炒　橘皮　白术已上各一两　枳实麸炒，五钱

上为细末，汤浸蒸饼为丸，如绿豆大一倍，每服五十丸，白汤送下，量所伤服之。

**除湿益气丸** 治伤湿面，心腹满闷，肢体沉重。

枳实麸炒黄色　神曲炒黄色　黄芩生用　白术已上各一两　萝卜子炒熟去秽气，五钱　红花三分，是三钱分十也

上同为极细末，荷叶裹饭为丸，如绿豆大，每服五十丸，白汤送下，量所伤多少服之。

**上二黄丸** 治伤热食痞闷，兀兀欲吐，烦乱不安。

黄芩二两　黄连去须酒浸，一两　升麻　柴胡已上各三钱　甘草二钱　一方加枳实麸炒，去穰，五钱

上为极细末，汤浸蒸饼为丸，如绿豆大，每服五七十丸，白汤送下，量所伤服之。

**枳实导滞丸** 治伤湿热之物，不得施化，而作痞满，闷乱不安。

大黄一两　枳实麸炒，去穰　神曲炒，已上各五钱　茯苓去皮　黄芩去腐　黄连拣净　白术已上各三钱　泽泻二钱

上件为细末，汤浸蒸饼为丸，如梧桐子大，每服五十丸至七十丸，温水送下，食远，量虚实加减服之。

**枳实栀子大黄汤** 治大病瘥后，伤食劳复。

枳实一个，麸炒，去穰　栀子三枚半，肥者　豆豉一两二钱五分，绵裹

上以清浆水二盏，空煮退八分，内枳实、栀子，煮取八分，下豉，再煮五六沸，去渣，温服，覆令汗出。

若有宿食，内大黄如薄棋子五六枚，同煎。

食高粱之物过多，烦热闷乱者，亦宜服之。

**白术丸** 治伤豆粉湿面油腻之物。

枳实麸炒黄，一两一钱　白术　半夏汤浸

神曲炒黄，已上各一两　橘皮去穰，七钱　黄芩七钱　白矾枯，三分

上为极细末，汤浸蒸饼为丸，如绿豆一倍大，每服五十丸，白汤送下，量所伤加减服。素食多用干姜，故加黄芩以泻之。

**木香见睍丸** 治伤生冷硬物，心腹满闷疼痛。

神曲炒黄色　京三棱煨，已上各一两　石三棱去皮煨　草豆蔻面裹煨熟取仁　香附子炒香，已上各五钱　升麻　柴胡已上各三钱　木香二钱　巴豆霜五分

上为细末，汤浸蒸饼为丸，如绿豆一倍大，每服三十丸，温白汤下。量所伤多少服之。

**三棱消积丸** 治伤生冷硬物，不能消化，心腹满闷。

京三棱炮　广茂炒　炒曲已上各七钱　青橘皮　巴豆和皮米炒黑焦去米　茴香炒　陈橘皮已上各五钱　丁皮　益智仁已上各三钱

上件为细末，醋打面糊为丸，如梧桐子大，每服十丸，加至二十丸，温生姜汤送下，食前。量虚实加减，如更衣，止后服。

**备急大黄丸** 疗心腹诸卒暴百病。

大黄　巴豆去皮　干姜已上各一两

上须要精新好药，捣罗蜜和，更捣一千杵，丸如小豆大，每服三丸，老少量之。

若中恶客忤，心腹胀满卒痛，如锥刀刺痛，气急口噤，停尸卒死者，以暖水苦酒服之。或不下，捧头起，令下咽，须臾差；如未差，更与三丸，以腹中鸣转，即吐下便愈。若口已噤，亦须撬齿灌之令入，尤妙。忌芦笋、猪肉、冷水、肥腻之物。易水张先生又名独行丸，盖急剂也。

**神应丸** 治因一切冷物冷水及潼乳酪水，腹痛肠鸣，米谷不化。

黄蜡二两　巴豆　杏仁　百草霜　干姜已上各五钱　丁香　木香已上各二钱

上先将黄蜡用好醋煮去渣秽，将巴豆、杏仁同炒黑，烟尽，研如泥，将黄蜡再上火，入小油半两，溶开，入在杏仁、巴豆泥子内，同搅，旋下丁香、木香等药末，研匀，搓作挺子，油纸裹了旋丸用，每服三五十丸，温米饮送下，食前。日进三服。

如脉缓体重自利，乃湿气胜也，以五苓散、平胃散加炒曲相合而服之，名之曰对金饮子。

**益胃散**　治服寒药过多，或脾胃虚弱，胃脘痛。

陈皮　黄芪已上各七钱　益智仁六钱　白豆蔻仁　泽泻　干生姜　姜黄已上各三钱　缩砂仁　甘草　厚朴　人参已上各二钱

上为细末，每服三钱，水一盏，煎至七分温服，食前。

如脉弦，恶寒腹痛，乃中气弱也。以仲景小建中汤加黄芪，钱氏异功散加芍药，选而用之。

如渴甚者，以白术散加葛根倍之。

## 饮食自倍肠胃乃伤分而治之

《痹论》云：阴气者，静则神藏，躁则消亡。饮食自倍，肠胃乃伤。此混言之也。分之为二：饮也，食也。又《经》云：因而大饮则气逆。因而饱食，筋脉横解，则肠澼为痔。饮者，无形之气，伤之则宜发汗、利小便，使上下分消其湿，解酲汤、五苓散之类主之。食者，有形之物，伤之则宜损其谷；其次莫若消导，丁香烂饭丸、枳术丸之类主之；稍重则攻化，三棱消积丸、木香见睨丸之类主之；尤重者，则或吐或下，瓜蒂散、备急丸之类主之。以平为期。盖脾已伤，又以药伤，使营运之气减削，食愈难消。故《五常政大论》云，大毒治病，十去其六；常毒治病，十去其七；小毒治病，十去其八；无毒治病，十去其九；谷肉果菜，食养尽之，无使过之，伤其正也。不尽，行复如法。圣人垂此严戒，是为万世福也。如能慎言语、节饮食，所谓治未病也。

## 论酒客病

夫酒者，大热有毒，气味俱阳，乃无形之物也。若伤之，止当发散，汗出则愈矣，此最妙法也；其次莫如利小便。二者乃上下分消其湿，何酒病之有。今之酒病者，往往服酒癥丸大热之药下之，又有用牵牛、大黄下之者，是无形元气受病，反下有形阴血，乖误甚矣！酒性大热，已伤元气，而复重泻之，况亦损肾水。真阴及有形阴血俱为不足，如此则阴血愈虚，真水愈弱，阳毒之热大旺，反增其阴火，是谓元气消亡，七神何依，折人长命。不然则虚损之病成矣。《金匮要略》云：酒疸下之，久久为黑疸。慎不可犯此戒！不若令上下分消其湿，葛花解酲汤主之。

**葛花解酲汤**

白豆蔻仁　缩砂仁　葛花已上各五钱　干生姜　神曲炒黄　泽泻　白术已上各二钱　橘皮去白　猪苓去皮　人参去芦　白茯苓已上各一钱五分　木香五分　莲花青皮去穰，三分

上为极细末，称和匀，每服三钱匕，白汤调下，但得微汗，酒病去矣。此盖不得已而用之，岂可恃赖日日饮酒。此药气味辛辣，偶因酒病服之，则大损元气，何者？敌酒病故也，若频服之，损人天年。

**除湿散**　治伤马乳并牛羊酪水，一切冷物。

神曲炒黄，一两　茯苓七钱　车前子炒香　泽泻已上各五钱　半夏汤洗　干生姜已上各三钱　甘草炙　红花已上各二钱

上同为极细末，每服三钱匕，白汤调下，食前。

**五苓散**　治伤寒温热病，表里未解，头

痛发热，口燥咽干，烦渴饮水，或水入即吐，或小便不利，及汗出表解，烦渴不止者，宜服之。又治霍乱吐利，烦渴引饮之证。

泽泻二两五钱 猪苓 茯苓 白术已上各一两五钱 桂一两

上为细末，每服二钱，热汤调服，不计时候，服讫，多饮热汤，有汗出即愈。

又治瘀热在里，身热，黄疸，浓煎茵陈蒿汤调下，食前服之。

如疸发渴，及中暑引饮，亦可用水调服之。

## 临病制方

《至真要大论》云：湿淫所胜，治以苦温，佐以甘辛，以汗为度而止。以淡泄之。得其法者，分轻重而制方。《金匮要略》云：腰以上肿者发汗乃愈；腰以下肿者，当利小便。由是大病瘥后，腰以下有水气者，牡蛎泽泻散主之。又云：治湿不利小便，非其治也，制五苓散以利之。孙真人疗肤革肿，以五皮散，乃述类象形之故也。《水热穴论》云：上为喘呼，下为肿满，不得卧者，标本俱病，制神秘汤以去之。《活人书》云：均是水气，干呕微利，发热而咳，为表有水，小青龙汤加芫花主之。身体凉，表证罢，咳而胁下痛，为里有水，十枣汤主之。亦是仲景方也。易水张先生云：仲景药为万世法，号群方之祖，治杂病若神，后之医家，宗《内经》法，学仲景心，可以为师矣。

## 随时用药

治伤冷饮者，以五苓散每服三钱或四钱匕，加生姜煎服之。

治伤食兼伤冷饮者，煎五苓散送下半夏枳术丸服之。

治伤冷饮不恶寒者，腹中亦不觉寒，惟觉夯闷身重，饮食不化者，或小便不利，煎去桂五苓散依前斟酌服之。

假令所伤前后不同，以三分为率，伤热物二分，伤生冷硬物一分，用寒药三黄丸二停，用热药木香见睨丸一停，合而服之。又如伤生冷物二分，伤热物一分，用热药木香见睨丸二停，用寒药三黄丸一停，合而服之。

假令夏月大热之时，伤生冷硬物，当用热药木香见睨丸治之，须少加三黄丸，谓天时不可伐，故加寒药以顺时令；若伤热物，只用三黄丸，何谓？此三黄丸时药也。

假令冬天大寒之时，伤羊肉湿面等热物，当用三黄丸治之，须加热药少许，草豆蔻丸之类是也，为引用，又为时药。《经》云：必先岁气，无伐天和，此之谓也。余皆仿此。

## 吐法宜用辨上部有脉下部无脉

上部有脉，下部无脉，其人当吐，不吐者死，何谓也？下部无脉，此所谓木郁也。饮食过饱，填塞胸中，胸中者，太阴之分野。经云：气口反大于人迎三倍，食伤太阴，故曰木郁则达之，吐者是也。

### 瓜蒂散

瓜蒂 赤小豆

上二味，为极细末，每服一钱匕，温浆水调下，取吐为度。若不至两手尺脉绝无，不宜便用此药，恐损元气，令人胃气不复。若止是胸中窒塞，闷乱不通，以指探去之；如不得吐者，以物探去之，得吐则已。如食不去，用此药去之。

解云：盛食填塞于胸中，为之窒塞，两手寸脉当主事，两尺脉不见，其理安在？胸中有食，故以吐出之。食者，物也。物者，坤土也，是足太阴之号也。胸中者，肺也，为物所填。肺者，手太阴金也，金主杀伐也，与坤土俱在于上，而旺于天。金能克木，故肝木生发之气伏于地下，非木郁而何？吐去下焦阴土之物，木得舒畅，则郁结去矣。

食塞于上，脉绝于下，若不明天地之道，无由达此至理。水火者，阴阳之征兆，天地之别名也。故曰独阳不生，独阴不长。天之用在于地下，则万物生长矣；地之用在于天上，则万物收藏矣。此乃天地交而万物通也，此天地相根之道也。故阳火之根本于地下，阴火之源本于天上，故曰水出高源。故人五脏主有形之物，物者阴也，阴者水也，右三部脉主之，偏见于寸口，食塞其上，是绝五脏之源。源绝则水不下流，两尺竭绝，此其理也，何疑之有？

### 重明木郁则达之之理

或曰：食盛填塞于胸中，为之窒塞也，令吐以去其所伤之物，物去则安。胸中者，太阴肺之分野；木郁者，遏于厥阴肝木于下，故以吐伸之，以舒畅阳和风木之气也。此吐乃泻出太阴之塞，何谓木郁？请闻其说。答曰：此大神灵之间，非演说大道，不能及于此。

天地之间，六合之内，惟水与火耳！火者阳也，升浮之象也，在天为体，在地为用；水者阴也，降沉之象也，在地为体，在天为殒杀收藏之用也。其气上下交，则以成八卦矣。以医书言之，则是升浮降沉，温凉寒热四时也，以应八卦。若天火在上，地水在下，则是天地不交，阴阳不相辅也；是万物之道，大《易》之理绝灭矣。故经言独阳不生，独阴不长，天地阴阳何交会矣？故曰阳本根于阴，阴本根于阳，若不明根源，是不明道。

故六阳之气生于地，则曰阳本根于阴。以人身言之，是六腑之气，生长发散于胃土

之中也。既阳气鼓舞万象有形质之物于天，为浮散者也。物极必反，阳极变阴。既六阳升浮之力在天，其力尽，是阳道终矣，所以鼓舞六阴有形之阴水在天、在外也。上六无位，必归于下，此老阳变阴之象也，是五脏之源在于天者也。天者，人之肺以应之，故曰阴本源于阳，水出高源者是也。人之五脏，其源在肺，肺者背也，背在天也，故足太阳膀胱寒生长，其源在申，故阴寒自此而降，以成秋收气寒之渐也。降至于地下，以成冬藏，伏诸六阳在九泉之下者也。故五脏之气生于天，以人身，是五脏之气，收降藏沉之源出于肺气之上，其流下行，既阴气下行沉坠，万物有形质之物皆收藏于地，为降沉者也。物极必反，阴极变阳。既六阴降沉之力在地，其力既尽，是阴道终矣，是老阴变阳，乃初九无位，是一岁四时之气，终而复始，为上下者也。莫知其纪，如环无端。

且太阴者，肺金收降之气，当居下体，今反在于上，抑遏厥阴风木反居于下，是不得上升也，故曰木郁。故令其吐出窒塞有形土化之物，使太阴秋肺收于下体，复其本以衰之，始上升手足厥阴之木，元气以伸，其舒畅上升之志得其所矣。又况金能克木，以吐伐之，则金衰矣。金者，其道当降，是塞因塞用，归其本矣。居于上则遏其木，故以吐伸之，乃泻金以助木也。遍考《内经》中所说木郁则达之之义，止是食伤太阴有形之物，窒塞胸于中，克制厥阴木气伏潜于下，不得舒伸于上，止此耳，别无异说，以六淫有余运气中论之。仲景《伤寒论》云：懊憹烦躁不得眠，不经汗下，谓之实烦，瓜蒂散主之；曾经妄汗、妄吐、妄下，谓之虚烦者，栀子豉汤主之。

### 说形气有余不足当补当泻之理

老夫欲令医者治阴阳之证，补泻不至错

误，病家虽不知医，明晓所得之病，当补当泻之法，将《黄帝针经》第一卷第五篇说形气有余不足当补当泻之理，录之于前，予自注者附之。

黄帝曰，形气之逆顺奈何？岐伯答曰：形气不足，病气有余，是邪胜也，急当泻之；形气有余，病气不足，急当补之。形气不足，病气不足，此阴阳俱不足也，不可刺之。刺之则重不足，重不足则阴阳俱竭，血气皆尽，五脏空虚，筋骨髓枯，老者绝灭，壮者不复矣。形气有余，病气有余，此谓阴阳俱有余也，急泻其邪，调其虚实。故曰有余者泻之，不足者补之，此之谓也。

故曰：刺不知逆顺，真邪相搏，满者补之，则阴阳四溢，肠胃充廓，肝肺内填，阴阳相错；虚而泻之，则经脉空虚，血气枯竭，肠胃偞辟，皮肤薄著，毛腠夭焦，予之死期。故曰：用针之要，在于知调阴与阳；调阴与阳，精气乃光，合形与气，使神内藏。故曰：上工平气，中工乱脉，下工绝气危生。故曰：下工不可不慎也，必审五脏变化之病，五脉之应，经络之实虚，皮肤之柔脆，而后取之也。

圣人垂慈之心已详矣，不合立言。老夫诚恐市井庄农山野间人，不知文理，故以俚语开解之云。但病来潮作之时，病气精神增添者，是为病气有余，乃邪气胜也，急泻之，以寒凉酸苦之剂；若病来潮作之时，神气困弱者，为病气不足，乃真气不足也，急补之，以辛甘温热之剂。不问形气有余并形气不足，只取病气有余不足也，不足者补之，有余者泻之。假令病气有余者，当急泻之以寒凉之剂，为邪气胜也；病气不足者，急当补之以辛甘温热之剂，此真气不足也。

夫形气者，气，谓口鼻中气息也；形，谓皮肤筋骨血脉也。形胜者为有余，清瘦者为不足。其气者，审口鼻中气。劳役如故，为气有余也；若喘息气促气短，或不足以息者，为不足也。故曰形气也，乃人之身形中气血也，当补当泻，全不在于此，只在病势潮作之时，病气增加者，是邪气胜也，急当泻之；如潮作之时，精神困弱，语言无力，及懒语者，是真气不足也，急当补之。若病人形气不足，病来潮作之时，病气亦不足，此乃阴阳俱不足也，禁用针，宜补之以甘药，不可以尽剂；不灸弗已，脐下一寸五分，气海穴是也。

凡用药，若不本四时，以顺为逆。四时者，是春升，夏浮，秋降，冬沉，乃天地之升浮化降沉化者，脾土中造化也，是为四时之宜也。但宜补之以辛甘温热之剂，及味之薄者，诸风药是也，此助春夏之升浮者也，此便是泻秋收冬藏之药也，在人之身，乃肝心也；但宜泻之以酸苦寒凉之剂，并淡味渗泄之药，此助秋冬之降沉者也，在人之身，是肺肾也。用药者，宜用此法度，慎毋忽焉！

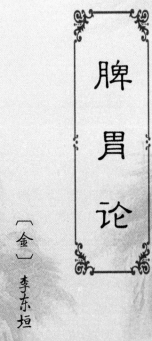

# 脾胃论

〔金〕李东垣

# 提　要

《脾胃论》是《内外伤辨惑论》的姊妹篇。

《内外伤辨惑论》构建起了"内伤学说"。为了进一步充实"内伤学说"，李东垣又写作了《脾胃论》。由于"内伤学说"的因、机、证、治落足于脾胃，自然而然，本书构建起了李东垣的第二大学说：脾胃学说。

"脾胃学说"是在构建和完善"内伤学说"过程中自然形成的。因此，本书创作的第一意图不是为了构建"脾胃学说"，而是为了完善"内伤学说"。

这样讲的意义在于：我们应该在"内伤学说"的视野下阅读本书，而不仅仅站在"脾胃学说"的领域阅读。

当然，《脾胃论》更不仅仅是"消化内科"医生的必读之书。

本书分三卷：卷上重在明理，以《素问》《灵枢》《难经》《伤寒论》等经典著作为立论依据；卷中重在论治，以方证用药的阐述为主体内容；卷下似由一组医话组成，反复强调内伤病的证治及养生。

需要注意的是，本书所倡立的藏气法时升降浮沉补泻用药法是在脏腑补泻用药法基础上的进一步发展。这种用药法既不同于脏腑补泻用药法，也有别于《伤寒论》所构建的辨证分层用药法。

# 序

　　天之邪气，感则害人五脏，八风之邪，中人之高者也；水谷之寒热，感则害人六腑，谓水谷入胃，其精气上注于肺，浊溜于肠胃，饮食不节而病者也；地之湿气，感则害人皮肤筋脉，必从足始者也。《内经》说百病皆由上、中、下三者，及论形气两虚，即不及天地之邪，乃知脾胃不足为百病之始。有余不足，世医不能辨之者，盖已久矣。往者，遭壬辰之变，五六十日之间，为饮食劳倦所伤而殁者，将百万人，皆谓由伤寒而殁。后见明之"辨内外伤"及"饮食劳倦伤"一论，而后知世医之误。学术不，明，误人乃如此，可不大哀耶！明之既著论矣，且惧俗蔽不可以猝悟也，故又著《脾胃论》叮咛之，上发二书之微，下祛千载之惑，此书果行，壬辰药祸，当无从而作。仁人之言，其意博哉！

己酉七月望日遗山元好问序

# ❧卷 上❧

## 脾胃虚实传变论

《五脏别论》云：胃、大肠、小肠、三焦、膀胱，此五者，天气之所生也，其气象天，故泻而不藏。此受五脏浊气，名曰传化之腑，此不能久留，输泻者也。所谓五脏者，藏精气而不泻也，故满而不能实；六腑者，传化物而不藏，故实而不能满。所以然者，水谷入口，则胃实而肠虚，食下，则肠实而胃虚，故曰实而不满，满而不实也。

《阴阳应象大论》云：谷气通于脾。六经为川，肠胃为海，九窍为水注之气。九窍者，五脏主之，五脏皆得胃气，乃能通利。

《通评虚实论》云：头痛耳鸣，九窍不利，肠胃之所生也。胃气一虚，耳目口鼻，俱为之病。

《经脉别论》云：食气入胃，散精于肝，淫气于筋。食气入胃，浊气归心，淫精于脉。脉气流经，经气归于肺，肺朝百脉，输精于皮毛。毛脉合精，行气于腑。腑精神明，留于四脏，气归于权衡，权衡以平，气口成寸，以决死生。

饮入于胃，游溢精气，上输于脾。脾气散精，上归于肺。通调水道，下输膀胱。水精四布，五经并行，合于四时五脏阴阳，揆度以为常也。

又云：阴之所生，本在五味；阴之五官，伤在五味。至于五味，口嗜而欲食之，

必自裁制，勿使过焉，过则伤其正也。谨和五味，骨正筋柔，气血以流，腠理以密，如是则骨气以精，谨道如法，长有天命。

《平人气象论》云：人以水谷为本，故人绝水谷则死，脉无胃气亦死。所谓无胃气者，非肝不弦，肾不石也。

历观诸篇而参考之，则元气之充足，皆由脾胃之气无所伤，而后能滋养元气。若胃气之本弱，饮食自倍，则脾胃之气既伤，而元气亦不能充，而诸病之所由生也。

《内经》之旨，皎如日星，犹恐后人有所未达，故《灵枢经》中复申其说。经云：水谷入口，其味有五，各注其海，津液各走其道。胃者，水谷之海，其输上在气街，下至三里。水谷之海有余则腹满，水谷之海不足则饥不受谷食。人之所受气者谷也，谷之所注者胃也。胃者，水谷气血之海也。海之所行云气者，天下也。胃之所出气血者，经隧也。经隧者，五脏六腑之大络也。

又云：五谷入于胃也，其糟粕、津液、宗气分为三隧，故宗气积于胸中，出于喉咙，以贯心肺而行呼吸焉。荣气者，泌其津液，注之于脉，化而为血，以荣四末，内注五脏六腑，以应刻数焉。卫者，出其悍气之慓疾，而行于四末、分肉皮肤之间，而不休者也。

又云：中焦之所出，亦并胃中，出上焦之后。此所受气者，泌糟粕、蒸津液，化为

精微，上注于肺脉，乃化而为血，以奉生身，莫贵于此。

圣人谆复其辞而不惮其烦者，仁天下后世之心亦惓惓矣。故夫饮食失节，寒温不适，脾胃乃伤。此因喜、怒、忧、恐，损耗元气，资助心火。火与元气不两立，火胜则乘其土位，此所以病也。

《调经篇》云：病生阴者，得之饮食居处，阴阳喜怒。又云：阴虚则内热，有所劳倦，形气衰少，谷气不盛，上焦不行，下脘不通，胃气热，热气熏胸中，故为内热。脾胃一伤，五乱互作，其始病遍身壮热，头痛目眩，肢体沉重，四肢不收，怠惰嗜卧，为热所伤，元气不能运用，故四肢困怠如此。

圣人著之于经，谓人以胃土为本，成文演义，互相发明，不一而止。粗工不解，妄意使用，本以活人，反以害人。今举经中言病从脾胃所生，及养生当实元气者，条陈之。

《生气通天论》云：苍天之气，清净则志意治，顺之则阳气固，虽有贼邪，弗能害也，此因时之序。故圣人传精神，服天气，而通神明。失之内闭九窍，外壅肌肉，卫气散解，此谓自伤，气之削也。阳气者，烦劳则张，精绝，辟积于夏，使人煎厥。目盲耳闭，溃溃乎若坏都。故苍天之气贵清净，阳气恶烦劳，病从脾胃生者一也。

《五常政大论》云：阴精所奉其人寿，阳精所降其人夭。阴精所奉谓脾胃既和，谷气上升，春夏令行，故其人寿。阳精所降，谓脾胃不和，谷气下流，收藏令行，故其人夭，病从脾胃生者二也。

## 脏气法时升降浮沉补泻图说

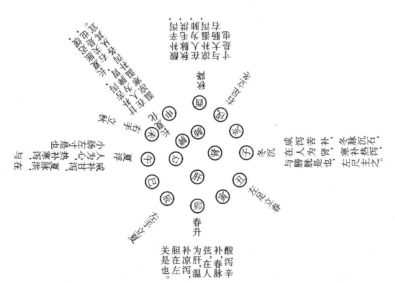

《六节脏象论》云：脾、胃、大肠、小肠、三焦、膀胱者，仓廪之本，荣之居也。名曰器，能化糟粕转味而入出者也。其华在唇四白，其充在肌，其味甘，其色黄，此至阴之类，通于土气，凡十一脏皆取决于胆也。胆者，少阳春升之气，春气升则万化安。故胆气春升，则余脏从之。胆气不升，则飧泄、肠澼不一而起矣。病从脾胃生者三也。

经云：天食人以五气，地食人以五味。五气入鼻，藏于心肺，上使五色修明，音声能彰；五味入口，藏于肠胃，味有所藏，以养五气，气和而生，津液相成，神乃自生。此谓之气者，上焦开发，宣五谷味，熏肤、充身、泽毛，若雾露之溉。气或乖错，人何以生？病从脾胃生者四也。

岂特四者，至于经论天地之邪气，感则害人五脏六腑，及形气俱虚，乃受外邪。不因虚邪，贼邪不能独伤人。诸病从脾胃而生明矣。

圣人旨意，重见叠出，详尽如此，且垂戒云：法于阴阳，和于术数，食饮有节，起居有常，不妄作劳，故能形与神俱，而尽终其天年，度百岁乃去。由是言之，饮食起居之际，可不慎哉！

五行相生，木火土金水，循环无端，惟脾无正行，于四季之末各旺一十八日，以生四脏。四季者，辰、戌、丑、未是也。人身形以应九野，左足主立春，丑位是也；左手主立夏，辰位是也；右手主立秋，未位是也；右足主立冬，戌位是也。戊土其本气平，其兼气温、凉、寒、热，在人以胃应之；己土其本味咸，其兼味辛、甘、酸、苦，在人以脾应之。脾胃兼化，其病治之各从其宜，不可定体，肝肺之病，在水火之间，顺逆传变不同，温凉不定，当求责耳。

## 脾胃胜衰论

胃中元气盛，则能食而不伤，过时而不饥。脾胃俱旺，则能食而肥。脾胃俱虚，则不能食而瘦。或少食而肥，虽肥而四肢不举，盖脾实而邪气盛也。又有善食而瘦者，胃伏火邪于气分则能食。脾虚则肌肉削，即食㑊也。叔和云：多食亦肌虚，此之谓也。

夫饮食不节则胃病，胃病则气短、精神少而生大热，有时而显火上行，独燎其面。《黄帝针经》云：面热者足阳明病。胃既病，则脾无所禀受。脾为死阴，不主时也，故亦从而病焉。

形体劳役则脾病，脾病则怠惰嗜卧，四肢不收，大便泄泻。脾既病，则其胃不能独行津液，故亦从而病焉。

大抵脾胃虚弱，阳气不能生长，是春夏之令不行，五脏之气不生。脾病则下流乘肾，土克水则骨乏无力，是为骨痿。令人骨髓空虚，足不能履地，是阴气重叠，此阴盛阳虚之证。大法云：汗之则愈，下之则死。若用辛甘之药滋胃，当升当浮，使生长之气旺。言其汗者非正发汗也，为助阳也。

夫胃病其脉缓，脾病其脉迟，且其人当脐有动气，按之牢若痛。若火乘土位，其脉洪缓，更有身热、心中不便之证。此阳气衰弱不能生发，不当于五脏中用药法治之，当从《藏气法时论》中升降浮沉补泻法用药耳。

如脉缓、病怠惰嗜卧、四肢不收，或大便泄泻，此湿胜，从平胃散。若脉弦、气弱自汗、四肢发热，或大便泄泻，或皮毛枯槁、发脱落，从黄芪建中汤。脉虚而血弱，于四物汤中摘一味或二味，以本显证中加之。或真气虚弱，及气短脉弱，从四君子汤。或渴，或小便闭涩，赤黄多少，从五苓散去桂，摘一二味加正药中。以上五药，当于本证中随所兼见证加减。

假令表虚自汗，春夏加黄芪，秋冬加桂。如腹中急缩，或脉弦，加防风；急甚加甘草；腹中窄狭，或气短者亦加之；腹满气不转者勿加；虽气不转，而脾胃中气不和者勿去，但加厚朴以破滞气，然亦不可多用，于甘草五分中加一分可也。腹中夯闷，此非腹胀，乃散而不收，可加芍药收之。如肺气短促，或不足者，加人参、白芍药。中焦用白芍药，则脾中升阳，使肝胆之邪不敢犯也。腹中窄狭及缩急者去之，及诸酸涩药亦不可用。腹中痛者加甘草、白芍药，稼穑作甘，甘者己也。曲直作酸，酸者甲也。甲己化土，此仲景妙法也。腹痛兼发热加黄芩，恶寒或腹中觉寒加桂。急惰嗜卧有湿，胃虚不能食，或沉困，或泄泻，加苍术。自汗加白术。小便不利加茯苓，渴亦加之。气弱者加白茯苓、人参。气盛者，加赤茯苓、缩砂仁。气复不能转运有热者，微加黄连，心烦乱亦加之。小便少者加猪苓、泽泻。汗多、津液竭于上，勿加之，是津液还入胃中，欲自行也。不渴而小便闭塞不通，加炒黄柏、知母。小便涩者加炒滑石，小便淋涩者加泽泻。且五苓散治渴而小便不利，无恶寒者不得用桂。不渴而小便自利，妄见妄闻，乃瘀血证，用炒黄柏、知母，以除肾中燥热。窍不利而淋，加泽泻、炒滑石。只治窍不利者，六一散中加木通亦可。心脏热者，用钱氏方中导赤散。中满或但腹胀者，加厚朴，气不顺加橘皮，气滞加青皮一、橘皮三。气短、小便利者，四君子汤中去茯苓，加黄芪以补之。如腹中气不转者，更加甘草一半。腹中刺痛，或周身刺痛者，或里急者，腹中不宽快是也。或虚坐而大便不得者，皆血虚也。血虚则里急，或血气虚弱而目睛痛者，皆加当归身。头痛者加川芎，苦头痛加细辛，此少阴头痛也。发脱落及脐下痛，加熟地黄。

予平昔调理脾胃虚弱，于此五药中加减，如五脏证中互显一二证，各对证加药无不验。然终不能使人完复，后或有因而再至者，亦由督、任、冲三脉为邪，皆胃气虚弱之所致也。法虽依证加减，执方疗病，不依《素问》法度耳。

是以检讨《素问》《难经》及《黄帝针经》中说，脾胃不足之源，乃阳气不足，阴气有余，当从六气不足、升降浮沉法，随证用药治之。盖脾胃不足，不同余脏，无定体故也。其治肝、心、肺、肾有余不足，或补或泻，惟益脾胃之药为切。

经云：至而不至，是为不及，所胜妄行，所生受病，所不胜乘之也。

至而不至者，谓从后来者为虚邪，心与小肠来乘脾胃也。脾胃脉中见浮大而弦，其病或烦躁闷乱，或四肢发热，或口苦、舌干、咽干。盖心主火，小肠主热，火热来乘土位，乃湿热相合，故烦躁闷乱也。四肢者，脾胃也。火乘之，故四肢发热也。饮食不节，劳役所伤，以致脾胃虚弱，乃血所生病。主口中津液不行，故口干、咽干也。病人自以为渴，医者治以五苓散，谓止渴燥，而反加渴燥，乃重竭津液以至危亡。经云：虚则补其母。当于心与小肠中，以补脾胃之根蒂也。甘温之药为之主，以苦寒之药为之使，以酸味为之臣佐，以其心苦缓，急食酸以收之。心火旺则肺金受邪，金虚则以酸补之，次以甘温及甘寒之剂，于脾胃中泻心火之亢盛，是治其本也。

所胜妄行者，言心火旺，能令母实。母者，肝木也。肝木旺则挟火热无所畏惧而妄行也。故脾胃先受之，或身体沉重，走疰疼痛。盖湿热相搏，而风热郁而不得伸，附著于有形也。或多怒者，风热下陷于地中也。或目病而生内障者，脾裹血，胃主血，心主脉，脉者血之腑也。或云心主血，又云肝主血，肝之窍开于目也。或妄见、妄闻、起妄心、夜梦亡人，四肢满闭转筋，皆肝木大盛而为邪也。或生痿，或生痹，或生厥，或中风，或生恶疮，或作肾痿，或为上热下寒，为邪不一，皆风热不得升长，而木火遏于有形中也。

所生受病者，言肺受土、火、木之邪，而清肃之气伤。或胸满、少气、短气者，肺主诸气，五脏之气皆不足，而阳道不行也。或咳嗽寒热者，湿热乘其内也。

所不胜乘之者，水乘木之妄行，而反来侮土。故肾入心为汗，入肝为泣，入脾为涩，入肺为痰、为嗽、为涕、为嚏、为水出鼻也。一说下元土盛克水，致督、任、冲三脉盛，火旺煎熬，令水沸腾而乘脾肺，故痰涎唾出于口也。下行为阴汗、为外肾冷、为足不任身、为脚下隐痛，或水附木势而上，为眼涩、为眵、为冷泪，此皆由肺金之虚而寡于畏也。

夫脾胃不足，皆为血病。是阳气不足，阴气有余，故九窍不通，诸阳气根于阴血中，阴血受火邪则阴盛，阴盛则上乘阳分，而阳道不行，无生发升腾之气也。夫阳气走空窍者也，阴气附形质者也。如阴气附于土，阳气升于天，则各安其分也。

今所立方中，有辛甘温药者，非独用也。复有甘苦大寒之剂，亦非独用也。以火酒二制为之使，引苦甘寒药至顶，而复入于肾肝之下，此所谓升降浮沉之道，自偶而奇，奇而至偶者也。阳分奇，阴分偶。泻阴火，以诸风药，升发阳气，以滋肝胆之用，是令阳气生，上出于阴分，末用辛甘温药接其升药，使火发散于阳分，而令走九窍也。经云：食入于胃，散精于肝，淫气于筋；食入于胃，浊气归心，淫精于脉；脉气流经，经气归于肺；肺朝百脉，输精于皮毛；毛脉合精，行气于腑。且饮食入胃，先行阳道，而阳气升浮也。浮者阳气散满皮毛，升者充塞头顶，则九窍通利也。

若饮食不节，损其胃气，不能克化，散于肝，归于心，溢于肺，食入则昏冒欲睡，得卧则食在一边，气暂得舒，是知升发之气不行者此也。经云：饮入于胃，游溢精气，上输于脾，脾气散精，上归于肺。病人饮入胃，遽觉至脐下，便欲小便，由精气不输于脾，不归于肺，则心火上攻，使口燥咽干，是阴气大盛，其理甚易知也。况脾胃病则当脐有动气，按之牢若痛，有是者乃脾胃虚，无是则非也，亦可作明辨矣。

脾胃不足，是火不能生土，而反抗拒，此至而不至，是为不及也。

白术君　人参臣　甘草佐　芍药佐　黄连使　黄芪臣　桑白皮佐

诸风药皆是风能胜湿也，及诸甘温药亦可。

心火亢盛，乘于脾胃之位，亦至而不至，是为不及也。

黄连君　黄柏臣　生地黄臣　芍药佐石膏佐　知母佐　黄芩佐　甘草使

肝木妄行，胸胁痛、口苦、舌干、往来寒热而呕、多怒、四肢满闭、淋溲、便难、转筋、腹中急痛，此所不胜乘之也。

羌活佐　防风臣　升麻使　柴胡君　独活佐　芍药臣　猪苓　泽泻佐　肉桂臣　藁本　川芎　细辛　蔓荆子　白芷　石膏　黄柏佐　知母　滑石　甘草臣　白术佐　茯苓佐

肺金受邪，由脾胃虚弱不能生肺，乃所生受病也。故咳嗽气短、气上、皮毛不能御寒、精神少而渴、情惨惨而不乐，皆阳气不足，阴气有余，是体有余而用不足也。

人参君　白术佐　白芍药佐　橘皮臣青皮以破滞气　黄芪臣　桂枝佐　桔梗引用桑白皮佐　甘草诸酸之药皆可　木香佐　槟榔五味子佐，此三味除客气

肾水反来侮土，所胜者妄行也。作涎及清涕，唾多、溺多而恶寒者是也。土火复之，及二脉为邪，则足不任身，足下痛不能践地，骨乏无力，喜睡，两丸冷，腹阴阴而痛，妄闻、妄见，腰脊背胛皆痛。

干姜君　白术臣　苍术佐　附子佐，炮，少许　肉桂去皮，少许　川乌头臣　茯苓佐泽泻使　猪苓佐

夫饮食入胃，阳气上行，津液与气入于心，贯于肺，充实皮毛，散于百脉。脾禀气于胃，而灌溉四旁，荣养气血者也。今饮食

损胃，劳倦伤脾，脾胃虚则火邪乘之而生大热，当先于心分补脾之源。盖土生于火，兼于脾胃中泻火之亢甚，是先治其标，后治其本也。

且湿热相合，阳气日以虚，阳气虚则不能上升，而脾胃之气下流，并于肾肝，是有秋冬而无春夏。春主升，夏主浮，在人则肝心应之，弱则阴气盛，故阳气不得经营。经云：阳本根于阴。惟泻阴中之火，味薄风药升发，以伸阳气，则阴气不病，阳气生矣。《传》云：履端于始，序则不愆。正谓此也。

《四气调神大论》云：天明则日月不明，邪害空窍，阳气者闭塞，地气者冒明，云雾不精，则上应白露不下。在人则缘胃虚，以火乘之，脾为劳倦所伤，劳则气耗，而心火炽动，血脉沸腾，则血病而阳气不治，阴火乃独炎上而走于空窍，以至燎于周身，反用热药以燥脾胃，则谬之谬也。

胃乃脾之刚，脾乃胃之柔，表里之谓也。饮食不节，则胃先病，脾无所禀而后病。劳倦则脾先病，不能为胃行气而后病。其所生病之先后虽异，所受邪则一也。

胃为十二经之海，十二经皆禀血气，滋养于身。脾受胃之禀，行其气血也。脾胃既虚，十二经之邪不一而出。

假令不能食而肌肉削，乃本病也。其右关脉缓而弱，本脉也。而本部本证脉中兼见弦脉，或见四肢满闭、淋溲、便难、转筋一二证，此肝之脾胃病也，当于本经药中加风药以泻之。

本部本证脉中兼见洪大，或见肌热、烦热、面赤而不能食、肌肉消一二证，此心之脾胃病也。当于本经药中加泻心火之药。

本部本证脉中兼见浮涩，或见气短、气上喘咳、痰盛、皮涩一二证，此肺之脾胃病也，当于本经药中兼泻肺之体及补气之药。

本部本证脉中兼见沉细，或见善恐见之证，此肾之脾胃病也，当于本经药中加泻肾水之浮及泻阴火伏炽之药。

经云：病有逆从，治有反正，除四反治法，不须论之。其下云：惟有阳明、厥阴不从标本，从乎中。其注者以阳明在上，中见太阴；厥阴在上，中见少阳为说。予独谓不然，此中非中外之中也，亦非上中之中也，乃不定之辞。盖欲人临病，消息酌中用药耳，以手足阳明、厥阴者，中气也。在卯酉之分，天地之门户也。春分、秋分以分阴阳也，中有水火之异者也。况乎厥阴为十二经之领袖，主生化之源，足阳明为十二经之海，主经营之气，诸经皆禀之。言阳明、厥阴与何经相并而为病，酌中以用药，如权之在衡，在两则有在两之中，在斤则有在斤之中也。

所以言此者，发明脾胃之病，不可一例而推之，不可一途而取之，欲人知百病皆由脾胃衰而生也。毫厘之失，则灾害立生。假如时在长夏，于长夏之令中立方，谓正当主气衰而客气旺之时也。后之处方者，当从此法加时令药，名曰补脾胃泻阴火升阳汤。

### 补脾胃泻阴火升阳汤

柴胡一两五钱　甘草炙　黄芪臣　苍术泔浸，去黑皮，切作片子，日曝干，锉碎炒　羌活已上各一两　升麻八钱　人参臣　黄芩已上各七钱

黄连去须，酒制，五钱，炒，为臣，为佐　石膏少许，长夏微用，过时去之，从权

上件吹咀，每服三钱，水二盏，煎至一盏，去渣，大温服，早饭后、午饭前，间日服。服药之时，宜减食，宜美食。服药讫，忌语话一二时辰许，及酒、湿面、大料物之类，恐大湿热之物复助火邪而愈损元气也。亦忌冷水及寒凉、淡渗之物及诸果，恐阳气不能生旺。宜温食及薄滋味以助阳气。大抵此法此药，欲令阳气升浮耳。若渗泄淡味皆为滋阴之味，为大禁也。虽然亦有从权而

用之者，如见肾火旺及督、任、冲三脉盛，则用黄柏、知母，酒洗讫，火炒制加之，若分两则临病斟酌，不可久服，恐助阴气而为害也。小便赤或涩当利之，大便涩当行之，此亦从权也，得利则勿再服。此虽立食禁法，若可食之物一切禁之，则胃气失所养也，亦当从权而食之，以滋胃也。

## 肺之脾胃虚论

脾胃之虚，怠惰嗜卧，四肢不收。时值秋燥令行，湿热少退，体重节痛，口苦舌干，食无味，大便不调，小便频数，不嗜食，食不消，兼见肺病，洒淅恶寒，惨惨不乐，面色恶而不和，乃阳气不伸故也。当升阳益胃，名之曰升阳益胃汤。

### 升阳益胃汤

黄芪二两　半夏汤洗，此一味脉涩者宜用　人参去芦　甘草炙，已上各一两　白芍药　防风以其秋旺，故以辛温泻之　羌活　独活已上各五钱　橘皮不去瓤，四钱　茯苓小便利、不渴者勿用　泽泻不淋勿用　柴胡　白术已上各三钱　黄连二钱

何故秋旺用人参、白术、芍药之类反补肺？为脾胃虚，则肺最受病，故因时而补，易为力也。

上㕮咀，每服三钱，生姜五片，枣二枚去核，水三盏同煎至一盏，去渣，温服。早饭午饭之间服之。禁忌如前，其药渐加至五钱止。服药后如小便罢而病加增剧，是不宜利小便，当少去茯苓、泽泻。若喜食，初一二日不可饱食，恐胃再伤，以药力尚少，胃气不得转运升发也。须薄滋味之食，或美食助其药力，益升浮之气而滋其胃气也。慎不可淡食以损药力，而助邪气之降沉也。可以小役形体，使胃与药得转运升发，慎勿大劳役使复伤。若脾胃得安静尤佳。若胃气少觉强壮，少食果以助谷药之力。经云：五谷为养，五果为助者也。

## 君臣佐使法

《至真要大论》云：有毒无毒，所治为主。主病者为君，佐君者为臣，应臣者为使。一法，力大者为君。

凡药之所用，皆以气味为主，补泻在味，随时换气。气薄者为阳中之阴，气厚者为阳中之阳；味薄者，为阴中之阳，味厚者，为阴中之阴。辛、甘、淡中热者为阳中之阳，辛、甘、淡中寒者为阳中之阴，酸、苦、咸之寒者为阴中之阴，酸、苦、咸之热者，为阴中之阳。夫辛、甘、淡、酸、苦、咸，乃味之阴阳，又为地之阴阳也。温、凉、寒、热，乃气之阴阳，又为天之阴阳也。气味生成，而阴阳造化之机存焉。一物之内，气味兼有，一药之中，理性具焉。主对治疗，由是而出。

假令治表实，麻黄、葛根；表虚，桂枝、黄芪；里实，枳实、大黄；里虚，人参、芍药；热者，黄芩、黄连；寒者，干姜、附子之类为君。君药分两最多，臣药次之，使药又次之，不可令臣过于君，君臣有序，相与宣摄，则可以御邪除病矣。如《伤寒论》云：阳脉涩，阴脉弦，法当腹中急痛。以芍药之酸，于土中泻木为君，饴糖、炙甘草甘温补脾养胃为臣。水挟木势亦来侮土，故脉弦而腹痛，肉桂大辛热，佐芍药以退寒水，姜、枣甘辛温发散阳气，行于经脉皮毛为使，建中之名，于此见焉。有缓、急、收、散、升、降、浮、沉、涩、滑之类非一，从权立法于后。

如皮毛、肌肉之不伸，无大热，不能食而渴者，加葛根五钱；燥热及胃气上冲，为冲脉所逆，或作逆气而里急者，加炒黄柏、知母；觉胸中热而不渴，加炒黄芩；如胸中结滞气涩，或有热病者，亦各加之。如食少

而小便少者，津液不足也，勿利之，益气补胃自行矣。

如气弱气短者，加人参。只升阳之剂助阳，尤胜加人参。恶热、发热而燥渴，脉洪大，白虎汤主之；或喘者，加人参；如渴不止，寒水石、石膏各等分，少少与之，即钱氏方中甘露散，主身大热而小便数，或上饮下溲，此燥热也；气燥加白葵花，血燥加赤葵花。

如脉弦，只加风药，不可用五苓散；如小便行病增者，此内燥津液不能停，当致津液，加炒黄柏、赤葵花。

如心下痞闷者，加黄连一、黄芩三，减诸甘药。不能食，心下软而痞者，甘草泻心汤则愈。痞有九种，治有仲景五方泻心汤。

如喘满者，加炙厚朴。

如胃虚弱而痞者，加甘草。

如喘而小便不利者，加苦葶苈。小便不利者加之，小便利为禁药也。

如气短、气弱而腹微满者，不去人参，去甘草加厚朴，然不若苦味泄之，而不令大便行。

如腹微满而气不转，加之中满者，去甘草，倍黄连，加黄柏，更加三味五苓散少许；此病虽宜升宜汗，如汗多亡阳，加黄芪；四肢烦热肌热，与羌活、柴胡、升麻、葛根、甘草则愈。

如鼻流清涕、恶风，或项、背、脊、膂强痛，羌活、防风、甘草等分，黄芪加倍，临卧服之。

如有大热、脉洪大，加苦寒剂而热不退者加石膏。如脾胃中热，加炒黄连、甘草。凡治此病脉数者，当用黄柏，或少加黄连，以柴胡、苍术、黄芪、甘草，更加升麻，得汗出则脉必下，乃火郁则发之也。

如证退而脉数不退，不洪大而疾有力者，多减苦药加石膏。如大便软或泄者，加桔梗，食后服之。此药若误用，则其害非细，用者当斟酌，旋旋加之。如食少者，不可用石膏，石膏善能去脉数疾，病退脉数不退者，不可治也；如不大渴，亦不可用。如脉弦而数者，此阴气也。风药升阳以发火郁，则脉数峻退矣。以上五味加减未尽，特以明大概耳。

## 分经随病制方

《脉经》云：风寒汗出，肩背痛，中风，小便数而欠者，风热乘其肺，使肺气郁甚也，当泻风热，以通气防风汤主之。

**通气防风汤**

柴胡　升麻　黄芪已上各一钱　羌活　防风　橘皮　人参　甘草已上各五分　藁本三分　青皮　白豆蔻仁　黄柏已上各二分

上㕮咀，都作一服，水二大盏，煎至一盏，去渣，温服，食后。气盛者宜服；面白脱色，气短者勿服。

如小便遗失者，肺气虚也，宜安卧养气，禁劳役，以黄芪、人参之类补之。不愈，当责有热，加黄柏、生地黄。

如肩背痛不可回顾，此手太阳气郁而不行，以风药散之。

如脊痛项强、腰似折、项似拔、上冲头痛者，乃足太阳经之不行也，以羌活胜湿肠主之。

**羌活胜湿汤**

羌活　独活已上各一钱　甘草炙　藁本　防风已上各五分　蔓荆子三分　川芎二分

上件㕮咀，都作一服，水二盏，煎至一盏，去渣，温服，食后。如身重，腰沉沉然，乃经中有湿热也，更加黄柏一钱、附子半钱、苍术二钱。

如腿脚沉重无力者，加酒洗汉防己半钱，轻则附子，重则川乌头少许，以为引用而行经也。

如卧而多惊，小便淋溲者，邪在少阳、厥阴，亦用太阳经药，更加柴胡半钱；如淋加泽泻半钱，此下焦风寒二经合病也。经云：肾肝之病同一治，为俱在下焦，非风药行经不可也。

如大便后有白脓，或只便白脓者，因劳役气虚，伤大肠也，以黄芪人参汤补之；如里急频见者，血虚也，更加当归。

如肺胀膨膨而喘咳，胸高气满，壅盛而上奔者，多加五味子，人参次之，麦门冬又次之，黄连少许。

如甚则交两手而瞀者，真气大虚也。若气短加黄芪、五味子、人参；气盛加五味子、人参、黄芩、荆芥穗，冬月去荆芥穗，加草豆蔻仁。

如嗌痛颔肿，脉洪大面赤者，加黄芩、桔梗、甘草各五分。如耳鸣，目黄，颊颔肿，颈、肩、臑、肘、臂外后廉痛，面赤，脉洪大者，以羌活、防风、甘草、藁本通其经血，加黄芩、黄连消其肿，以人参、黄芪益其元气而泻其火邪。如脉紧者寒也，或面白善嚏，或面色恶，皆寒也，亦加羌活等四味，当泻足太阳，不用连、芩，少加附子以通其脉，面色恶，多悲恐者，更加桂、附。

如便白脓少有滑，频见污衣者，气脱，加附子皮，甚则加米壳。如气涩者，只以甘药补气，安卧不语，以养其气。

## 用药宜禁论

凡治病服药，必知时禁、经禁、病禁、药禁。

夫时禁者，必本四时升降之理，汗、下、吐、利之宜。大法：春宜吐，象万物之发生，耕、耨、科、斫，使阳气之郁者易达也。夏宜汗，象万物之浮而有余也。秋宜下，象万物之收成，推陈致新，而使阳气易收也。冬周密，象万物之闭藏，使阳气不动

也。夫四时阴阳者，与万物浮沉于生长之门，逆其根，伐其本，坏其真矣。又云：用温远温，用热远热，用凉远凉，用寒远寒，无翼其胜也。故冬不用白虎，夏不用青龙，春夏不服桂枝，秋冬不服麻黄，不失气宜。如春夏而下，秋冬而汗，是失天信，伐天和也。有病则从权，过则更之。

经禁者，足太阳膀胱经为诸阳之首，行于背，表之表，风寒所伤则宜汗，传入本则宜利小便，若下之太早，必变证百出，此一禁也。足阳明胃经行身之前，主腹满胀，大便难，宜下之。盖阳明化燥火，津液不能停，禁发汗、利小便，为重损津液，此二禁也。足少阳胆经行身之侧，在太阳、阳明之间，病则往来寒热、口苦、胸胁痛，只宜和解。且胆者无出无入，又主生发之气，下则犯太阳，汗则犯阳明，利小便则使生发之气反陷入阴中，此三禁也。三阴非胃实不当下，为三阴无传本，须胃实得下也。分经用药，有所据焉。

病禁者，如阳气不足、阴气不余之病，则凡饮食及药忌助阴泻阳，诸淡食及淡味之药，泻升发以助收敛也。诸苦药皆沉，泻阳气之散浮，诸姜、附、官桂辛热之药，及湿面、酒、大料物之类，助火而泻元气，生冷、硬物损阳气，皆所当禁也。如阴火欲衰而退，以三焦元气未盛，必口淡，如咸物亦所当禁。

药禁者，如胃气不行，内亡津液而干涸，求汤饮以自救，非渴也，乃口干也；非温胜也，乃血病也；当以辛酸益之，而淡渗五苓之类，则所当禁也。汗多禁利小便，小便多禁发汗，咽痛禁发汗、利小便。若大便快利，不得更利；大便秘涩，以当归、桃仁、麻子仁、郁李仁、皂角仁和血润肠，如燥药则所当禁者。吐多不得复吐，如吐而大便虚软者，此上气壅滞，以姜、橘之属宣

之。吐而大便不通则利大便，上药则所当禁也。诸病恶疮，及小儿癍后，大便实者，亦当下之，而姜、橘之类则所当禁也。又如脉弦而服平胃散，脉缓而服黄芪建中汤，乃实实虚虚，皆所当禁也。

人禀天之湿化而生胃也，胃之与湿，其名虽二，其实一也。湿能滋养于胃，胃湿有余，亦当泻湿之太过也。胃之不足，惟湿物能滋养。仲景云：胃胜思汤饼，而胃虚食汤饼者，往往增剧，湿能助火，火旺郁而不通，主大热，初病火旺，不可食以助火也。察其时，辨其经，审其病而后用药，四者不失其宜，则善矣。

## 仲景引《内经》所说脾胃

著论处方已详矣，然恐或者不知其源，而无所考据，复以《黄帝内经》、仲景所说脾胃者列于下。

《太阴阳明论》云：太阴、阳明为表里，脾胃脉也。生病而异者何也？岐伯曰：阴阳异位，更虚更实，更逆更从，或从内，或从外，所从不同，故病异名也。帝曰：愿闻其异状也。岐伯曰：阳者天气也，主外；阴者地气也，主内。故阳道实，阴道虚。故犯贼风虚邪者阳受之，食饮不节、起居不时者阴受之。阳受之则入六腑，阴受之则入五脏。入六腑则身热不得卧，上为喘呼；入五脏则腹满闭塞，下为飧泄，久为肠澼。故喉主天气，咽主地气。故阳受风气，阴受湿气。阴气从足上行至头，而下行循臂至指端；阳气从手上行至头，而下行至足。故曰：阳病者，上行极而下；阴病者，下行极而上。故伤于风者，上先受之；伤于湿者，下先受之。

帝曰：脾病而四肢不用何也？岐伯曰：四肢皆禀气于胃，而不得至经，必因于脾乃得禀也。今脾病不能为胃行其津液，四肢不

得禀水谷气，日以衰，脉道不利，筋骨肌肉皆无气以生，故不用焉。

帝曰：脾不主时何也？岐伯曰：脾者土也，治中央，常以四时长四脏，各十八日寄治，不得独主于时也。脾脏者常著胃土之精也，土者生万物而法天地，故上下至头足，不得主时也。

《阴阳应象论》曰：人有五脏化五气，以生喜、怒、悲、忧、恐。故喜怒伤气，寒暑伤形，暴怒伤阴，暴喜伤阳。厥气上行，满脉去形。喜怒不节，寒暑过度，生乃不固。

《玉机真藏论》曰：脾大过，则令人四肢不举；其不及，则令人九窍不通，名曰重强。

又《通评虚实论》曰：头痛耳鸣，九窍不利，肠胃之所生也。

《调经论》曰：形有余则腹胀，泾溲不利；不足，则四肢不用。

又《气交变论》曰：岁土太过，雨湿流行，肾水受邪，民病腹痛，清厥意不乐，体重烦冤，甚则肌肉痿，足痿不收，行善瘈，脚下痛，饮发，中满食减，四肢不举。

又云：岁土不及，风乃大行，霍乱、体重、腹痛、筋骨繇复，肌肉瞤酸，善怒。

又云：咸病寒中，复则收政严峻，胸胁暴痛，下引少腹，善太息，虫食甘黄，气客于脾，民食少失味。

又云：土不及，四维有埃云润泽之化，则春有鸣条鼓拆之政，四维发振拉飘腾之变，则秋有肃杀霖淫之复，其眚四维，其脏脾，其病内舍心腹，外在肌肉四肢。

《五常政大论》：土平曰备化，不及曰卑监。

又云：其动疡涌分溃痈肿，其发濡滞，其病留满痞塞，从木化也。其病飧泄。

又云：土太过曰敦阜，其味甘、咸、

酸，其象长夏，其经足太阴、阳明。又曰：其病腹满，四肢不举，邪伤脾也。

《经脉别论》云：太阴藏搏者，用心省真，五脉气少，胃气不平，三阴也，宜治其下俞，补阳泻阴。

《脏气法时论》云：脾主长夏，足太阴阳明主治，其日戊己，脾苦湿，急食苦以燥之。

又云：病在脾，愈在秋，秋不愈，甚于春，春不死，持于夏，起于长夏，禁温食、饱食，湿地濡衣。脾病者，愈在庚辛，庚辛不愈，加于甲乙，甲乙不死，持于丙丁，起于戊己。脾病者，日昳慧，日出甚，下晡静。脾欲缓，急食甘以缓之，用苦泻之，甘补之。

又云：脾病者，身重、善饥、肉痿、足不收、行善瘈、脚下痛，虚则腹满肠鸣、飧泄、食不化，取其经太阴、阳明、少阴血者。

《经脉别论》：食气入胃，散精于肝，淫气于筋；食气入胃，浊气归心，淫精于脉；脉气流经，经气归于肺；肺朝百脉，输精于皮毛；毛脉合精，行气于腑，腑精神明，留于四脏，气归于权衡，权衡以平，气口成寸，以决死生。饮入于胃，游溢精气，上输于脾；脾气散精，上归于肺，通调水道，下输膀胱；水精四布，五经并行，合于四时、五脏、阴阳，揆度以为常也。

《五常政大论》：有太过、不及。太过者，薄所不胜，乘所胜也；不及也，至而不至，是为不及，所胜妄行，所生受病，所不胜者乘之也。

仲景云：人受气于水谷以养神，水谷尽而神去。故云：安谷则昌，绝谷则亡。水去则荣散，谷消则卫亡，荣散卫亡，神无所依。

又云：水入于经，其血乃成，谷入于胃，脉道乃行。故血不可不养，卫不可不温，血温卫和，得尽天年。

# ❦❧ 卷 中 ❦❧

## 气运衰旺图说

天地互为体用四说，察病神机。

湿、胃，化；热、小肠，长；风、胆，生。

皆陷下不足，先补，则：

黄芪 人参 甘草 当归身 柴胡 升麻 乃辛甘发散，以助春夏生长之用也。

土、脾，形；火、心，神；木、肝，血。

皆大盛，上乘生长之气，后泻，则：

甘草梢子之甘寒，泻火形于肺，逆于胸中，伤气者也。

黄芩之苦寒，以泻胸中之热，喘气上奔者也。

红花以破恶血，已用黄芩大补肾水，益肺之气，泻血中火燥者也。

寒、膀胱，藏气；燥、大肠，收气。

皆大旺，后泻，则：

黄芪之甘温，止自汗，实表虚，使不受寒邪。

当归之辛温，能润燥，更加桃仁以通幽门闭塞，利其阴路，除大便之难燥者也。

水、肾、精；金、肺、气。

皆虚衰不足，先补，则：

黄柏之苦寒，降湿热为痿，乘于肾，救足膝无力，亦除阴汗、阴痿而益精。

甘草梢子、黄芩补肺气，泄阴火之下

行，肺苦气上逆，急食苦以泄之也。

此初受热中，常治之法也，非权也。权者，临病制宜之谓也。

常道，病则反常矣。

春、夏，乃天之用也，是地之体也。

秋、冬，乃天之体也，乃地之用也。

此天地之常道，既病，反常也。

春，夏天之用，人亦应之。

食罢，四肢矫健，精、气、神皆出，九窍通利是也。口、鼻气息自不闻其音，语声清响如钟。

春、夏地之体，人亦应之。

食罢，皮肉筋骨血脉皆滑利，屈伸柔和，而骨刚力盛，用力不乏。

## 饮食劳倦所伤始为热中论

古之至人，穷于阴阳之化，究乎生死之际，所著内、外经悉言人以胃气为本。盖人受水谷之气以生，所谓清气、荣气、运气、卫气、春升之气，皆胃气之别称也。夫胃为水谷之海，饮食入胃，游溢精气，上输于脾；脾气散精，上归于肺；通调水道，下输膀胱；水精四布，五经并行，合于四时、五脏、阴阳，揆度以为常也。

若饮食失节，寒温不适，则脾胃乃伤；喜、怒、忧、恐，损耗元气。既脾胃气衰，元气不足，而心火独盛，心火者，阴火也，起于下焦，其系系于心，心不主令，相火代之；相火，下焦包络之火，元气之贼也。火与元气不两立，一胜则一负。脾胃气虚，则下流于肾，阴火得以乘其土位。

故脾证始得，则气高而喘，身热而烦，其脉洪大而头痛，或渴不止，其皮肤不任风寒而生寒热，盖阴火上冲则气高，喘而烦热，为头痛，为渴而脉洪。脾胃之气下流，使谷气不得升浮，是春生之令不行，则无阳以护其荣卫，则不任风寒，乃生寒热，此皆脾胃之气不足所致也。

然而与外感风寒所得之证颇同而实异。内伤脾胃，乃伤其气；外感风寒，乃伤其形。伤其外为有余，有余者泻之；伤其内为不足，不足者补之。内伤不足之病，苟误认作外感有余之病而反泻之，则虚其虚也。实实虚虚，如此死者，医杀之耳。

然则奈何？惟当以辛甘温之剂，补其中而升其阳，甘寒以泻其火则愈矣。经曰：劳者温之，损者温之。又云：温能除大热，大忌苦寒之药损其脾胃。脾胃之证，始得则热中，今立治始得之证。

### 补中益气汤

黄芪病甚劳役，热甚者，一钱　甘草已上各五分，炙　人参去芦，三分，有嗽去之。已上三味，除湿热、烦热之圣药也　当归身二分，酒焙干，或日干，以和血脉　橘皮不去白，二分或三分，以导气，又能益元气，得诸甘药乃可，若独用泻脾胃　升麻二分或三分，引胃气上腾而复其本位，便是行春升之令　柴胡二分或三分，引清气行少阳之气上升　白术三分，降胃中热，利腰脐间血

上件药㕮咀，都作一服，水二盏，煎至一盏，量气弱、气盛临病斟酌水盏大小，去渣，食远稍热服。如伤之重者，不过二服而愈。若病日久者，以权立加减法治之。

如腹中痛者，加白芍药五分、炙甘草三分。

如恶寒冷痛者，加去皮中桂一分或三分，桂心是也。

如恶热喜寒而腹痛者，于已加白芍药二味中，更加生黄芩三分或二分。

如夏月腹痛而不恶热者亦然，治时热也。

如天凉时，恶热而痛，于已加白芍药、甘草、黄芩中，更少加桂。

如天寒时腹痛，去芍药，味酸而寒故也。加益智三分或二分，或加半夏五分、生姜三片。

如头痛，加蔓荆子二分或三分。

如痛甚者，加川芎二分。

如顶痛脑痛，加藁本三分或五分。

如苦痛者，加细辛二分，华阴者。

诸头痛者，并用此四味足矣。

如头上有热，则此不能治，别以清空膏主之。

如脐下痛者，加真熟地黄五分，其痛立止。如不已者，乃大寒也，更加肉桂去皮，二分或三分。《内经》所说少腹痛皆寒证，从复法相报中来也。经云：大胜必大复，从热病中变而作也。非伤寒厥阴之证也。仲景以抵当汤并丸主之，乃血结下焦膀胱也。

如胸中气壅滞，加青皮二分，如气促、少气者去之。

如身有疼痛者，湿；若身重者，亦湿。加去桂五苓散一钱。

如风湿相搏，一身尽痛，加羌活、防风、藁本根已上各五分，升麻、苍术已上各一钱，勿用五苓。所以然者，为风药已能胜湿，故别作一服与之。如病去勿再服，以诸风之药，损人元气而益其病故也。

如大便秘涩，加当归梢一钱，闭涩不行者，煎成正药，先用一口，调玄明粉五分或一钱，得行则止。此痛不宜下，下之恐变凶证也。

如久病痰嗽者去人参，初病者勿去之。冬月或春寒，或秋凉时，各宜加去根节麻黄五分。

如春令大温，只加佛耳草三分、款冬花一分。

如夏月病嗽，加五味子三十二枚、麦门冬去心，二分或三分。

如舌上白滑苔者，是胸中有寒，勿用之。

如夏月不嗽，亦加人参三分或二分，并五味子、麦门冬各等分，救肺受火邪也。

如病人能食而心下痞，加黄连一分或三分，如不能食，心下痞，勿加黄连。

如胁下痛，或胁下急缩，俱加柴胡三分甚则五分。

上一方加减，是饮食、劳倦、喜怒不节，始病热中，则可用之。若末传为寒中，则不可用也。盖甘酸适足益其病尔。如黄芪、人参、甘草、芍药、五味子之类也。今详《内经》《针经》热中寒中证，列于下：

《调经论》云：血并于阳，气并于阴，乃为炅中。血并于上，气并于下，心烦善怒。又云：其生于阴者，得之饮食居处，阴阳喜怒。又云：有所劳倦，形气衰少，谷气不盛，上焦不行，下脘不通，胃气热，热气熏胸中，故曰内热。阴盛生内寒，厥气上逆，寒气积于胸中而不泻，不泻则温气去，寒独留，寒独留则血凝泣，血凝泣则脉不通，其脉盛大以涩，故曰寒中。

先病热中证者，冲脉之火附二阴之里，传之督脉。督脉者，第二十一椎下长强穴是也，与足太阳膀胱寒气为附经。督脉其盛也，如巨川之水，疾如奔马，其势不可遏。太阳寒气细细如线，逆太阳，寒气上行，冲顶入额，下鼻尖，入手太阳于胸中。手太阳者，丙、热气也。足膀胱者，壬、寒气也。壬能克丙，寒热逆于胸中，故脉盛大。其手

太阳小肠热气不能交入膀胱经者，故十二经之盛气积于胸中，故其脉盛大。其膀胱逆行，盛之极，子能令母实。手阳明大肠经，金，即其母也，故燥旺。其燥气挟子之势，故脉涩而大便不通。以此言脉盛大以涩者，手阳明大肠脉也。

《黄帝针经》：胃病者，腹胀，胃脘当心而痛，上支两胁，膈咽不通，饮食不下，取三里以补之。

若见此病中一证，皆大寒，禁用诸甘、酸药，上已明之矣。

## 脾胃虚弱随时为病随病制方

夫脾胃虚弱，必上焦之气不足，遇夏天气热盛，损伤元气，怠惰嗜卧，四肢不收，精神不足，两脚痿软，遇早晚寒厥，日高之后，阳气将旺，复热如火。乃阴阳气血俱不足，故或热厥而阴虚，或寒厥而气虚，口不知味，目中溜火，而视物𥉙𥉙无所见，小便频数，大便难而结秘，胃脘当心而痛，两胁痛或急缩，脐下周围如绳束之急，甚则如刀刺，腹难舒伸，胸中闭塞，时显呕哕，或有痰嗽，口沃白沫，舌强，腰、背、胛、眼皆痛，头痛时作，食不下，或食入即饱，全不思食，自汗尤甚。若阴气覆在皮毛之上，皆天气之热助本病也，乃庚大肠、辛肺金为热所乘而作。当先助元气，理治庚辛之不足，黄芪人参汤主之。

### 黄芪人参汤

黄芪一钱，如自汗过多，更加一钱　升麻六分　人参去芦　橘皮不去白　麦门冬去心　苍术无汗更加五分　白术已上各五分　黄柏酒洗，以救水之源　炒曲已上各三分　当归身酒洗　炙甘草已上各二分　五味子九个

上件同㕮咀，都作一服，水二盏，煎至一盏，去渣，稍热服，食远或空心服之。忌酒、湿面、大料物之类及过食冷物。

如心下痞闷，加黄连二分或三分。

如胃脘当心痛，减大寒药，加草豆蔻仁五分。

如胁下痛或缩急，加柴胡二分或三分。

如头痛，目中溜火，加黄连二分或三分，川芎三分。

如头痛、目不清利，上壅上热，加蔓荆子、川芎已上各三分，藁本、生地黄已上各二分，细辛一分。

如气短，精神如梦寐之间，困乏无力，加五味子九个。

如大便涩滞，隔一二日不见一者，致食少、食不下，血少，血中伏火而不得润也。加当归身、生地黄、麻子仁泥已上各五分，桃仁三枚，汤泡去皮尖，另研。

如大便通行，所加之药勿再服。

如大便又不快利，勿用别药，少加大黄煨，五分。

如不利者，非血结、血秘而不通也。是热则生风，其病人必显风证，单血药不可复加之，止常服黄芪人参汤，药只用羌活、防风已上各五钱，二味㕮咀，以水四盏，煎至一盏，去渣，空心服之，其大便必大走也，一服便止。

如胸中气滞加青皮皮用清香可爱者，一分或二分，并去白橘皮倍之，去其邪气。此病本元气不足，惟当补元气，不当泻之。

如气滞大甚，或补药太过，病人心下有忧滞郁结之事，更加木香、缩砂仁已上各二分或三分，白豆蔻仁二分，与正药同煎。

如腹痛不恶寒者，加白芍药五分，黄芩二分，却减五味子。

夫脾胃虚弱，遇六七月间河涨霖雨，诸物皆润，人汗沾衣，身重短气，甚则四肢痿软，行步不正，脚欹、眼黑欲倒，此肾水与膀胱俱竭之状也，当急救之。滋肺气，以补水之上源；又使庚大肠不受邪热，不令汗大泄也。汗泄甚则亡津液，亡津液则七神无所依。经云：津液相成，神乃自生。津者，庚大肠所主，三伏之义，为庚金受囚也。若亡津液，汗大泄，湿令亢甚，则清肃之气甚，燥金受囚，风木无可以制。故风湿相搏，骨节烦疼，一身尽痛，亢则害，承乃制是也。

孙思邈云：五月常服五味子，是泻内火，补庚大肠，益五脏之元气。壬膀胱之寒已绝于巳，癸肾水已绝于午，今更逢湿旺助热为邪，西方、北方之寒清绝矣。圣人立法，夏月宜补者，补天元之真气，非补热火也，令人夏食寒是也。为热伤元气，以人参、麦门冬、五味子生脉。脉者，元气也；人参之甘，补元气、泻热火也；麦门冬之苦寒，补水之源而清肃燥金也；五味子之酸以泻火，补庚大肠与肺金也。

当此之时，无病之人，亦或有二证。

或避暑热，纳凉于深堂大厦得之者，名曰中暑。其病必头痛恶寒，身形拘急，肢节疼痛而烦心，肌肤大热无汗，为房屋之阴寒所遏，使周身阳气不得伸越，世多以大顺散主之是也。

若行人或农夫，于日中劳役得之者，名曰中热。其病必苦头痛、发燥热、恶热、扪之肌肤大热，必大渴引饮，汗大泄，无气以动，乃为天热外伤肺气，苍术白虎汤主之。

洁古云：动而得之为中热，静而得之为中暑。中暑者阴证，当发散也；中热者阳证，为热伤元气，非形体受病也。

若虚损脾胃，有宿疾之人，遇此天暑，将理失所，违时伐化，必困乏无力，懒语气短，气弱气促，似喘非喘，骨乏无力，其形如梦寐，朦朦如烟雾中，不知身所有也，必大汗泄。

若风犯汗眼，皮肤必搐，项筋、皮枯、毛焦，身体皆重，肢节时有烦疼，或一身尽痛，或渴，或不渴，或小便黄涩，此风湿相搏也。

头痛或头重，上热壅盛，口鼻气短、气促，身心烦乱，有不乐生之意，情思惨凄，此阴胜阳之极也。

病甚则传肾肝为痿厥。厥者，四肢如在火中为热厥，四肢寒冷者为寒厥。寒厥则腹中有寒，热厥则腹中有热，为脾主四肢故也。

若肌肉濡渍，痹而不仁，传为肉痿证，证中皆有肺疾，用药之人当以此调之。

气上冲胸，皆厥证也。痿者，四肢痿软而无力也，其心烦冤不止。厥者，气逆也，甚则大逆，故曰厥逆。其厥、痿多相须也。

于前已立黄芪人参五味子麦门冬汤中，每服加白茯苓二分，泽泻四分，猪苓、白术已上各一分。

如小便快利不黄涩者，只加泽泻二分，与二术上下分消其湿。

如行步不正，脚膝痿弱，两足欹侧者，已中痿邪，加酒洗黄柏、知母三分或五分，令二足涌出气力矣。

如汗大泄者，津脱也，急止之，加五味子六枚，炒黄柏五分，炒知母三分，不令妨其食，当以意斟酌。若妨食则止，候食进，则再服。三里、气街，以三棱针出血。若汗不减不止者，于三里穴下三寸上廉穴出血。禁酒、湿面。

夫痿者，湿热乘肾肝也，当急去之。不然，则下焦元气竭尽而成软瘫，必腰下不能动，心烦冤而不止也。若身重减，气不短，小便如常，及湿热之令退时，或所增之病气退者，不用五味子、泽泻、茯苓、猪苓、黄柏、知母、苍术、白术之药，只依本病中证候加减；常服药亦须用酒黄柏二分或三分。如更时令，清燥之气大行，却加辛温泻之。若湿气胜，风证不退，眩运、麻木不已，除风湿羌活汤主之。

### 除风湿羌活汤

羌活一两　防风去芦　苍术酒浸，去皮　黄芪已上各一钱　升麻七分　炙甘草　独活　柴胡已上各五分　川芎去头痛　黄柏　橘皮　藁本已上各三分　泽泻去须，一分　猪苓去黑皮　茯苓已上各二分　黄连去须，一分

上㕮咀，每服秤三钱或五钱，水二盏，煎至一盏，去渣，稍热服，量虚实施用。如有不尽证候，依加减法用之。

夫脉弦、洪、缓，而沉按之中、之下得时一涩，其证四肢满闷，肢节烦疼，难以屈伸，身体沉重，烦心不安，忽肥忽瘦，四肢懒倦，口失滋味，腹难舒伸，大小便清利而数，或上饮下便，或大便涩滞不行，一二日一见，夏月飧泄，米谷不化，或便后见血、见白脓，胸满短气，膈咽不通，或痰嗽稠粘，口中沃沫，食入反出，耳鸣、耳聋，目中流火，视物昏花，䐏肉红丝，热壅头目，不得安卧，嗜卧无力，不思饮食，调中益气汤主之。

### 调中益气汤

黄芪一钱　人参去芦头，有嗽者去之　甘草　苍术已上各五分　柴胡一味为上气不足、胃气与脾气下溜，乃补上气，从阴引阳也　橘皮如腹中气不得运转，更加一分　升麻已上各二分　木香一分或二分

上件锉麻豆大，都作一服，水二大盏，煎至一盏，去渣，带热，宿食消尽服之。宁心绝思，药必神效。盖病在四肢、血脉，空腹在旦是也。

如时显热燥，是下元阴火蒸蒸发也，加真生地黄二分，黄柏三分，无此证则去之。

如大便虚坐不得，或大便了而不了，腹中常逼迫，血虚血涩也，加当归身三分。

如身体沉重，虽小便数多，亦加茯苓二分，苍术一钱，泽泻五分，黄柏三分，暂时从权而祛湿也，不可常用，兼足太阴已病，其脉亦络于

心中，故显湿热相合而烦乱。

如胃气不和，加汤洗半夏五分，生姜三片，有嗽加生姜、生地黄二分，以制半夏之毒。

如痰厥头痛，非半夏不能除，此足太阴脾所作也。

如兼躁热，加黄柏、生地黄已上各二分。

如无以上证，只服前药。

上件锉如麻豆，都作一服，水一大盏，去渣，带热食远服之。

如夏月，须加白芍药三分。

如春月，腹中痛，尤宜加。

如恶热而渴，或腹痛者，更加芍药五分，生黄芩二分。

如恶寒，腹中痛，加中桂三分，去黄芩，谓之桂枝芍药汤，亦于前药中加之同煎。

如冬月腹痛，不可用芍药，盖大寒之药也，只加干姜二分，或加半夏五七分，以生姜少许制之。

如秋冬之月，胃脉四道为冲脉所逆，并胁下少阳脉二道而反上行，病名曰厥逆。《内经》曰：逆气上行，满脉去形。明七神昏绝，离去其形而死矣。其证气上冲咽不得息，而喘急有音不得卧，加吴茱萸五分或一钱五分，汤洗去苦，观厥气多少而用之。

如夏月有此证，为大热也。盖此病随四时为寒、热、温、凉也，宜以酒黄连、酒黄柏、酒知母各等分，为细末，熟汤为丸，梧桐子大，每服二百丸，白汤送下，空心服。仍多饮热汤，服毕少时，便以美饮食压之，使不令胃中留停，直至下元，以泻冲脉之邪也。大抵治饮食、劳倦所得之病，乃虚劳七损证也，当用温平、甘多辛少之药治之，是其本法也。

如时上见寒热，病四时也，又或将理不如法，或酒食过多，或辛热之食作病，或寒冷之食作病，或居大寒大热之处，盖有病，当临时制宜，暂用大寒大热治法而取效，此

从权也。不可以得效之故而久用之，必致难治矣。

《黄帝针经》云：从下上者，引而去之。上气不足，推而扬之。盖上气者，心肺上焦之气。阳病在阴，从阴引阳，宜以入肾肝下焦之药，引甘多辛少之药，使升发脾胃之气，又从而去其邪气于腠理皮毛也。又云：视前痛者，常先取之。是先以缪刺泻其经络之壅者，为血凝而不流，故先去之，而后治他病。

## 长夏湿热胃困尤甚
## 用清暑益气汤论

《刺志论》云：气虚身热，得之伤暑，热伤气故也。《痿论》云：有所远行劳倦，逢大热而渴，渴则阳气内伐，内伐则热舍于肾。肾者水脏也，今水不能胜火，则骨枯而髓虚，足不任身，发为骨痿。故《下经》曰：骨痿者，生于大热也。此湿热成痿，令人骨乏无力，故治痿独取于阳明。

时当长夏，湿热大胜，蒸蒸而炽，人感之多四肢困倦，精神短少，懒于动作，胸满气促，肢节沉疼，或气高而喘，身热而烦，心下膨痞，小便黄而数，大便溏而频，或痢出黄如糜，或如泔色，或渴或不渴，不思饮食，自汗体重，或汗少者，血先病而气不病也，其脉中得洪缓。若血气相搏，必加之以迟。迟，病虽互换少差，其天暑湿令则一也。宜以清燥之剂治之。

《内经》曰：阳气者，卫外而为固也。炅则气泄。今暑邪干卫，故身热自汗，以黄芪甘温补之为君；人参、橘皮、当归、甘草甘微温，补中益气为臣；苍术、白术、泽泻渗利而除湿；升麻、葛根甘、苦、平，善解肌热，又以风胜湿也。湿胜则食不消而作痞满，故炒曲甘辛、青皮辛温，消食快气。肾恶燥，急食辛以润之，故以黄柏苦、辛、

寒，借甘味泻热补水。虚者滋其化源，以人参、五味子、麦门冬酸甘微寒，救天暑之伤于庚金为佐，名曰清暑益气汤。

**清暑益气汤**

黄芪汗少减五分　苍术泔浸，去皮　升麻已上各一钱　人参去芦　泽泻　神曲炒黄　橘皮　白术已上各五分　麦门冬去心　当归身　炙甘草已上各三分　青皮去白，二分半　黄柏酒洗，去皮，二分或三分　葛根二分　五味子九枚

上件同㕮咀，都作一服，水二大盏，煎至一盏，去渣大温服，食远。剂之多少，临病斟酌。

此病皆由饮食劳倦，损其脾胃，乘天暑而病作也。但药中犯泽泻、猪苓、茯苓、灯心、通草、木通淡渗利小便之类，皆从时令之旺气，以泻脾胃之客邪，而补金水之不及也。此正方已是从权而立。若于无时病湿热脾旺之证，或小便已数，肾肝不受邪者误用之，必大泻真阴，竭绝肾水，先损其两目也。复立变证加减法于后。

心火乘脾，乃血受火邪，而不能升发，阳气伏于地中，地者人之脾也，必用当归和血，少用黄柏以益真阴。

脾胃不足之证，须少用升麻，乃足阳明太阴引经之药也。使行阳道，自脾胃中右迁，少阳行春令，生万化之根蒂也。更少加柴胡，使诸经右迁，生发阴阳之气，以滋春之和气也。

脾虚，缘心火亢甚而乘其土也。其次，肺气受邪，为热所伤，必须用黄芪最多，甘草次之，人参又次之，三者皆甘温之阳药也。脾始虚，肺气先绝，故用黄芪之甘温，以益皮毛之气而闭腠理，不令自汗而损其元气也；上喘、气短、懒语，须用人参以补之；心火乘脾，须用炙甘草以泻火热，而补脾胃中元气，甘草最少，恐资满也。若脾胃之急痛，并脾胃太虚，腹中急缩，腹皮急缩者，却宜多用之。经云：急者缓之。若从权，必加升麻以引之，恐左迁之邪坚盛，卒不肯退，反致项上及臀尻肉消而反行阴道，故使引之以行阳道，使清气之出地，右迁而上行，以和阴阳之气也。若中满者，去甘草；咳甚者，去人参；如口干、嗌干者，加干葛。

脾胃既虚，不能升浮，为阴火伤其生发之气，荣血大亏，荣气伏于地中，阴火炽盛，日渐煎熬，血气亏少，且心包与心主血，血减则心无所养，致使心乱而烦，病名曰悗；悗者，心惑而烦闷不安也。是清气不升，浊气不降，清浊相干，乱于胸中，使周身气血逆行而乱。《内经》云：从下上者，引而去之。故当加辛温、甘温之剂生阳，阳生则阴长，已有甘温三味之论。或曰：甘温何能生血，又非血药。曰：仲景之法，血虚以人参补之，阳旺则能生阴血也，更加当归和血，又宜少加黄柏以救肾水。盖甘寒泻热火，火减则心气得平而安也。如烦乱犹不能止，少加生地黄补肾水，盖将补肾水，使肾水旺而心火自降，扶持地中阳气矣。

如气浮心乱，则以朱砂安神丸镇固之。得烦减勿再服，以防泻阳气之反陷也。如心下痞，亦少加黄连。气乱于胸，为清浊相干，故以橘皮理之，又能助阳气之升而散滞气，又助诸甘辛为用也。

长夏湿土客邪大旺，可从权加苍术、白术、泽泻，上下分消其湿热之气也。湿气大胜，主食不消化，故食减，不知谷味，加炒曲以消之。复加五味子、麦门冬、人参泻火，益肺气，助秋损也。此三伏中长夏正旺之时药也。

## 随时加减用药法

浊气在阳，乱于胸中，则䐜满闭塞，大便不通。夏月宜少加酒洗黄柏大苦寒之味，

冬月宜加吴茱萸大辛苦热之药以从权，乃随时用药，以泄浊气之下降也。借用大寒之气于甘味中，故曰甘寒泻热火也，亦须用发散寒气辛温之剂多，黄柏少也。

清气在阴者，乃人之脾胃气衰，不能升发阳气，故用升麻、柴胡助辛甘之味，以引元气上升，不令飧泄也。

堵塞咽喉，阳气不得出者曰塞；阴气不得下降者曰噎。夫噎塞，迎逆于咽喉胸膈之间，令诸经不行，则口开、目瞪、气欲绝，当先用辛甘气味俱阳之药，引胃气以治其本，加堵塞之药以泻其标也。寒月阴气大助阴邪于外，于正药内加吴茱萸大热大辛苦之味，以泻阴寒之气。暑月阳盛，则于正药中加青皮、陈皮、益智、黄柏，散寒气、泻阴火之上逆；或以消痞丸合滋肾丸，滋肾丸者，黄柏、知母，微加肉桂，三味是也；或更以黄连别作丸。二药七八十丸，空心约宿食消尽服之。待少时，以美食压之，不令胃中停留也。

如食少不饥，加炒曲。

如食已心下痞，别服橘皮枳术丸。

如脉弦，四肢满闭，便难而心下痞，加甘草、黄连、柴胡。如腹中气上逆者，是冲脉逆也，加黄柏三分、黄连一分半以泄之。

如大便秘燥，心下痞，加黄连、桃仁，少加大黄、当归身。

如心下痞夯闷者，加白芍药、黄连。

如心下痞腹胀，加五味子、白芍药、缩砂仁。

如天寒，少加干姜或中桂。

如心下痞中寒者，加附子、黄连。

如心下痞呕逆者，加黄连、生姜、橘皮。

如冬月不加黄连，少入丁香、藿香叶。

如口干、嗌干，加五味子、葛根。

如胁下急或痛甚，俱加柴胡、甘草。

如胸中满闷郁郁然，加橘红、青皮、木香少许。

如头痛有痰，沉重懒倦者，乃太阴痰厥头痛，加半夏五分，生姜二分或三分。

如腹中或周身间有刺痛，皆血涩不足，加当归身。

如哕，加五味子多，益智少。

如食不下，乃胸中胃上有寒，或气涩滞，加青皮、陈皮、木香，此三味为定法。

如冬天，加益智仁、草豆蔻仁。

如夏月少用，更加黄连。

如秋月气涩滞，食不下，更加槟榔、草豆蔻仁、缩砂仁，或少加白豆蔻仁。

如三春之月食不下，亦用青皮少，陈皮多，更加风药以退其寒覆其上。

如初春犹寒，更少加辛热，以补春气之不足，以为风药之佐，益智、草豆蔻皆可也。

如脉弦者，见风动之证，以风药通之。

如脉涩觉气涩滞者，加当归身、天门冬、木香、青皮、陈皮；有寒者，加桂枝、黄芪。

如胸中窒塞，或气闭闷乱者，肺气涩滞而不行，宜破滞气，青皮、陈皮，少加木香、槟榔。

如冬月，加吴茱萸、人参，或胸中窒塞、闭闷不通者，为外寒所遏，使呼出之气不得伸故也。必寸口脉弦，或微紧，乃胸中大寒也。若加之以舌上有白苔滑者，乃丹田有热，胸中有寒明矣。丹田有热者，必尻臀冷，前阴间冷汗，两丸冷，是邪气乘其本而正气走于经脉中也，遇寒则必作阴阴而痛，以此辨丹田中伏火也，加黄柏、生地黄，勿误作寒证治之。

如秋冬天气寒凉而腹痛者，加半夏，或益智，或草豆蔻之类。

如发热，或扪之而肌表热者，此表证

也，只服补中益气汤一二服，亦能得微汗，则凉矣。

如脚膝痿软，行步乏力，或疼痛，乃肾肝中伏湿热，少加黄柏，空心服之；不愈，更增黄柏，加汉防己五分，则脚膝中气力如故也。

如多唾，或唾白沫者，胃口上停寒也，加益智仁。

如少气不足以息者，服正药二三服，气犹短促者，为膈上及表间有寒所遏，当引阳气上伸，加羌活、独活、藁本最少，升麻多，柴胡次之，黄芪加倍。

## 肠澼下血论

《太阴阳明论》云：食饮不节，起居不时者阴受之。阴受之则入五脏，入五脏则䐜满闭塞，下为飧泄，久为肠澼。夫肠澼者，为水谷与血另作一派，如泂桶涌出也。今时值长夏，湿热大盛，正当客气胜而主气弱也，故肠澼之病甚，以凉血地黄汤主之。

### 凉血地黄汤

黄柏去皮，锉，炒　知母锉，炒，已上各一钱　青皮不去皮穰　槐子炒　熟地黄　当归已上各五分

上件㕮咀，都作一服，用水一盏，煎至七分，去渣，温服。

如小便涩，脐下闷，或大便则后重，调木香、槟榔细末各五分，稍热服，空心或食前。

如里急后重，又不去者，当下之。

如有传变，随证加减。

如腹中动摇有水声，而小便不调者，停饮也，诊显何脏之脉，以去水饮药泻之。假令脉洪大，用泻火利小便药之类是也。

如胃虚不能食，而大渴不止者，不可用淡渗之药止之，乃胃中元气少故也，与七味白术散补之。

如发热、恶热、烦躁、大渴不止，肌热不欲近衣，其脉洪大，按之无力者，或兼目痛、鼻干者，非白虎汤证也。此血虚发躁，当以黄芪一两、当归身二钱，㕮咀，水煎服。

如大便闭塞，或里急后重，数至圊而不能便，或少有白脓，或少有血，慎勿利之，利之则必致病重，反郁结而不通也。以升阳除湿防风汤，举其阳则阴气自降矣。

### 升阳除湿防风汤

苍术泔浸，去皮净，四两　防风二钱　白术　白茯苓　白芍药已上各一钱

上件㕮咀，除苍术另作片子，水一碗半，煮至二大盏，内诸药，同煎至一大盏，去渣，稍热服，空心食前。

如此证飧泄不禁，以此药导其湿。如飧泄及泄不止，以风药升阳。苍术益胃去湿，脉实、䐜胀、闭塞不通，从权以苦多甘少药泄之；如得通，复以升阳汤助其阳，或便以升阳汤中加下泄药。

## 脾胃虚不可妄用吐药论

《六元正纪论》云，木郁则达之者，盖木性当动荡轩举，是其本体。今乃郁于地中无所施为，即是风失其性。人身有木郁之证者，当开通之，乃可用吐法以助风木，是木郁则达之之义也。

又说，木郁达之者，盖谓木初失其性，郁于地中，今既开发行于天上，是发而不郁也，是木复其性也，有余也，有余则兼其所胜，脾土受邪，见之于木郁达之条下，不止此一验也。又厥阴司天，亦风木旺也。厥阴之胜，亦风木旺也。俱是脾胃受邪，见于上条，其说一同。

或者不悟"木郁达之"四字之义，反作"木郁治之"，重实其实，脾胃又受木制，又复其木，正谓补有余而损不足也。既脾胃之

气先已不足，岂不因此而重绝乎！

再明胸中窒塞当吐，气口三倍大于人迎，是食伤太阴。上部有脉，下部无脉，其人当吐，不吐则死。以其下部无脉，知其木郁在下也。塞道不行，而肝气下绝矣。兼肺金主塞而不降，为物所隔，金能克木，肝木受邪，食塞胸咽，故曰：在上者因而越之。

仲景云：实烦以瓜蒂散吐之。如经汗下，谓之虚烦，又名懊憹，烦躁不得眠，知其木郁也，以栀子豉汤吐之。昧者，将膈咽不通，上支两胁，腹胀胃虚不足，乃浊气在上，则生䐜胀之病吐之。况胃虚必怒，风木已来乘陵胃中，《内经》以铁落镇坠之，岂可反吐，助其风木之邪？不主吐而吐，其差舛如天地之悬隔。大抵胸中窒息烦闷不止者，宜吐之耳。

## 安养心神调治脾胃论

《灵兰秘典论》云：心者君主之宫，神明出焉，凡怒、忿、悲、思、恐惧，皆损元气。夫阴火之炽盛，由心生凝滞，七情不安故也。心脉者神之舍，心君不宁，化而为火，火者七神之贼也。故曰阴火太盛，经营之气不能颐养于神，乃脉病也。神无所养，津液不行，不能生血脉也。心之神，真气之别名也。得血则生，血生则脉旺。脉者神之舍，若心生凝滞，七神离形，而脉中唯有火矣。

善治斯疾者，惟在调和脾胃，使心无凝滞，或生欢欣，或逢喜事，或天气暄和，居温和之处，或食滋味，或眼前见欲爱事，则慧然如无病矣。盖胃中元气得舒伸故也。

## 凡治病当问其所便

《黄帝针经》云：中热消瘅则便寒，寒中之属则便热。胃中热则消谷，令人悬心善饥，脐以上皮热。肠中热则出黄如糜，脐以下皮寒。胃中寒则腹胀，肠中寒则肠鸣飧泄。

一说，肠中寒则食已窘迫，肠鸣切痛，大便色白。肠中寒，胃中热，则疾饥，小腹痛胀。肠中热，胃中寒，则胀而且泄。非独肠中热则泄，胃中寒传化亦泄。

胃欲热饮，肠欲寒饮，虽好恶不同，春夏先治标，秋冬先治本。衣服寒无凄怆，暑无出汗；热无灼灼，寒无凄凄，寒温中适，故气将持，乃不致邪僻也。

此规矩法度，乃常道也，正理也，揆度也，当临事制宜，以反常合变也。

## 胃气下溜五脏气皆乱
## 其为病互相出见论

黄帝曰：何谓逆而乱？岐伯曰：清气在阴，浊气在阳，荣气顺脉，卫气逆行，清浊相干，乱于胸中，是为大悗。故气乱于心，则烦心密嘿，俯首静伏；乱于肺，则俯仰喘喝，按手以呼；乱于肠胃，则为霍乱；乱于臂胫，则为四厥；乱于头，则为厥逆，头重眩仆。

大法云：从下上者引而去之。又法云：在经者宜发之。

黄帝曰：五乱者，刺之有道乎？岐伯曰：有道以来，有道以去，审知其道，是为身宝。黄帝曰：愿闻其道。岐伯曰：气在于心者，取之手少阴心主之输神门、大陵。

滋以化源，补以甘温，泻以甘寒，以酸收之，以小苦通之，以微苦辛甘轻剂，同精导气，使复其本位。

气在于肺者，取之手太阴荣，足少阴输鱼际并太渊输。

太阴以苦甘寒，乃乱于胸中之气，以分化之味去之。若成痿者，以导湿热。若善多涕，从权治之辛热，仍引胃气前出阳道，不令湿土克肾，其穴在太溪。

气在于肠胃者，取之足太阴、阳明，不下者，取之三里章门、中脘、三里。

因足太阴虚者，于募穴中导引之于血中。有一说，腑输，去腑病也。胃虚而致太阴无所禀者，于足阳明胃之募穴中引导之。如气逆上而霍乱者，取三里，气下乃止，不下复始。

气在于头，取之天柱、大杼，不知，取足太阳荥、输通谷深、束谷深。

先取天柱、大杼，不补不泻，以导气而已。取足太阳膀胱经中，不补不泻，深取通谷、束骨。丁心火，己脾土穴中以引导去之。如用药于太阳引经药中，少加苦寒甘寒以导去之，清凉为之辅佐及使。

气在于臂足，取之先去血脉，后取其阳明、少阳之荥、输二间、三间深取之，内庭、陷谷深取之。

视其足、臂之血络尽取之，后治其痿厥，皆不补不泻，从阴深取，引而上之。上之者，出也、去也。皆阴火有余，阳气不足，伏匿于地中者。血，荥也，当从阴引阳，先于地中升举阳气，次泻阴火，乃导气同精之法。

黄帝曰：补泻奈何？岐伯曰：徐入徐出谓之导气，补泻无形谓之同精，是非有余不足也，乱气之相逆也。帝曰：允乎哉道，明乎哉论，请著之玉版，命曰治乱也。

### 阴病治阳阳病治阴

《阴阳应象论》云：审其阴阳，以别柔刚，阳病治阴，阴病治阳，定其血气，各守其乡。血实宜决之，气虚宜掣引之。

夫阴病在阳者，是天外风寒之邪乘中而外入，在人之背上腑腧、脏腧，是人受天外客邪，亦有二说：

中于阳则流于经，此病始于外寒，终归外热。故以治风寒之邪，治其各脏之腧，非止风寒而已。六淫湿、暑、燥、火，皆五脏所受，乃筋、骨、血、脉受邪，各有背上五脏腧以除之。伤寒一说从仲景。

中八风者，有风论，中暑者，治在背上小肠腧；中湿者，治在胃腧；中燥者，治在大肠腧；此皆六淫客邪有余之病，皆泻在背之腑腧。若病久传变，有虚有实，各随病之传变，补泻不定，只治在背腑腧。

另有上热下寒，经曰：阴病在阳，当从阳引阴，必须先去络脉经隧之血。若阴中火旺，上腾于天，致六阳反不衰而上充者，先去五脏之血络，引而下行。天气降下，则下寒之病自去矣，慎勿独泻其六阳。此病阳亢，乃阴火之邪滋之，只去阴火，只损血络经隧之邪，勿误也。

阳病在阴者，病从阴引阳，是水谷之寒热，感则害人六腑。又曰：饮食失节，及劳役形质，阴火乘于坤土之中，致谷气、荣气、清气、胃气、元气不得上升滋于六腑之阳气，是五阳之气先绝于外，外者天也，下流伏于坤土阴火之中。皆先由喜、怒、悲、忧、恐为五贼所伤，而后胃气不行，劳役、饮食不节继之，则元气乃伤。当从胃合三里穴中推而扬之，以伸元气。故曰从阴引阳。

若元气愈不足，治在腹上诸腑之募穴。若传在五脏，为九窍不通，随各窍之病治其各脏之募穴于腹。故曰五脏不平，乃六腑元气闭塞之所生也。又曰：五脏不和，九窍不通，皆阳气不足，阴气有余，故曰阳不胜其阴。凡治腹之募，皆为元气不足，从阴引阳勿误也。

若错补四末之腧，错泻四末之余，错泻者，差尤甚矣。按岐伯所说，况取穴于天上，天上者，人之背上五脏六腑之腧，岂有生者乎？兴言及此，寒心彻骨。若六淫客邪及上热下寒，筋、骨、皮、肉、血、脉之病，错取穴于胃之合及诸腹之募者必危。亦岐伯之言，下工岂可不慎哉。

## 三焦元气衰旺

《黄帝针经》云：上气不足，脑为之不满，耳为之苦鸣，头为之倾，目为之瞑。中气不足，溲便为之变，肠为之苦鸣。下气不足，则为痿厥心悗，补足外踝下留之。

此三元真气衰惫，皆由脾胃先虚，而气不上行之所致也。加之喜、怒、悲、忧、恐，危亡速矣。

# ❦❦ 卷 下 ❦❦

## 大肠小肠五脏皆属于胃
## 胃虚则俱病论

《黄帝针经》云：手阳明大肠、手太阳小肠，皆属足阳明胃。小肠之穴在巨虚下廉，大肠之穴在巨虚上廉，此二穴皆在足阳明胃三里穴下也。大肠主津，小肠主液，大肠、小肠受胃之荣气，乃能行津液于上焦，灌溉皮毛，充实腠理。若饮食不节，胃气不及，大肠、小肠无所禀受，故津液涸竭焉。《内经》云：耳鸣、耳聋、九窍不利，肠胃之所生也。此胃弱不能滋养手太阳小肠、手阳明大肠，故有此证。然亦止从胃弱而得之，故圣人混言肠胃之所生也。

或曰：子谓混言肠胃所生亦有据乎？予应之曰：《玉机真脏论》云：脾不及，令人九窍不通，谓脾为死阴，受胃之阳气，能上升水谷之气于肺，上充皮毛，散入四脏。今脾无所禀，不能行气于脏腑，故有此证。此则脾虚九窍不通之谓也。虽言脾虚，亦胃之不足所致耳。此不言脾，不言肠胃，而言五脏者又何也？予谓：此说与上二说无以异也。盖谓脾不受胃之禀命，致五脏所主九窍，不能上通天气，皆闭塞不利也，故以五脏言之。此三者，止是胃虚所致耳。然亦何止于此，胃虚则五脏、六腑、十二经、十五络、四肢皆不得营运之气，而百病生焉，岂一端能尽之乎。

## 脾胃虚则九窍不通论

真气又名元气，乃先身生之精气也，非胃气不能滋之。胃气者，谷气也，荣气也，运气也，生气也，清气也，卫气也，阳气也；又天气、人气、地气，乃三焦之气，分而言之则异，其实一也，不当作异名异论而观之。

饮食劳役所伤，自汗小便数，阴火乘土位，清气不生，阳道不行，乃阴血伏火，况阳明胃土右燥左热，故化燥火而津液不能停，且小便与汗皆亡津液，津液至中宫变化为血也。脉者血之腑也，血亡则七神何依？百脉皆从此中变来也。人之百病莫大于中风，有汗则风邪客之，无汗则阳气固密，腠理闭拒，诸邪不能伤也。

或曰：经言阳不胜其阴，则五脏气争，九窍不通。又脾不及，则令人九窍不通，名曰重强。又五脏不和，则九窍不通。又头痛、耳鸣，九窍不通利，肠胃之所生也。请析而解之。答曰：夫脾者阴土也，至阴之气主静而不动；胃者阳土也，主动而不息。阳气在于地下，乃能生化万物。故五运在上，六气在下，其脾长一尺掩太仓，太仓者胃之上口也。脾受胃禀，乃能熏蒸腐熟五谷者也。胃者十二经之源，水谷之海也，平则万化安，病则万化危。五脏之气上通九窍，五脏禀受气于六腑，六腑受气于胃。六腑者，在天为风、寒、暑、湿、燥、火，此无形之气也。胃气和平，荣气上升，始生温热。温热者，春夏也，行阳二十五度。六阳升散之极，下而生阴，阴降则下行为秋冬，行阴道为寒凉也。胃既受病不能滋养，故六腑之气已绝，致肠道不行，阴火上行，五脏之气各受一腑之化，乃能滋养皮肤、血脉、筋骨。故言五脏之气已绝于外，是六腑生气先绝，五脏无所禀受，而气后绝矣。

肺本收下，又主五气，气绝则下流，与脾土叠于下焦，故曰重强。胃气既病则下溜，经云：湿从下受之，脾为至阴，本乎地也。有形之土，下填九窍之源，使不能上通于天，故曰五脏不和，则九窍不通。胃者行清气而上，即地之阳气也。积阳成天，曰清阳出上窍；曰清阳实四肢；曰清阳发腠理者也。脾胃既为阴火所乘，谷气闭塞而下流，即清气不升，九窍为之不利，胃之一腑病，则十二经元气皆不足也。气少则津液不行，津液不行则血亏，故筋、骨、皮、肉、血、脉皆弱，是气血俱羸弱矣。劳役动作，饮食饥饱，可不慎乎？凡有此病者，虽不变易他疾，已损其天年，更加之针灸用药差误，欲不夭枉得乎？

## 胃虚脏腑经络皆无所受气而俱病论

夫脾胃虚，则湿土之气溜于脐下，肾与膀胱受邪，膀胱主寒，肾为阴火，二者俱弱，润泽之气不行。大肠者庚也，燥气也，主津；小肠者丙也，热气也，主液。此皆属胃，胃虚则无所受气而亦虚，津液不濡，睡觉口燥、咽干而皮毛不泽也。甲胆风也，温也，主生化周身之血气；丙小肠热也，主长养周身之阳气，亦皆禀气于胃，则能浮散也，升发也。胃虚则胆及小肠温热生长之气俱不足，伏留于有形血脉之中，为热病，为

中风，其为病不可胜纪。青、赤、黄、白、黑五腑皆滞。三焦者乃下焦元气生发之根蒂，为火乘之，是六腑之气俱衰也。

腑者府库之府，包含五脏，及形质之物而藏焉。且六腑之气外无所主，内有所受，感天之风气而生甲胆，感暑气而生丙小肠，感湿化而生戊胃，感燥气而生庚大肠，感寒气而生壬膀胱，感天一之气而生三焦，此实父气无形也。风、寒、暑、湿、燥、火，乃温、热、寒、凉之别称也，行阳二十五度，右迁而升浮降沉之化也，其虚也，皆由脾胃之弱。

以五脏论之，心火亢甚，乘其脾土曰热中，脉洪大而烦闷。《难经》云：脾病当脐有动气，按之牢若痛，动气筑筑然坚牢，如有积而硬，若似痛也，甚则亦大痛，有是则脾虚病也，无则非也。更有一辨，食入则困倦，精神昏冒而欲睡者，脾亏弱也。且心火大盛，左迁入于肝木之分，风湿相搏，一身尽痛，其脉洪大而弦，时缓，或为眩运战摇，或为麻木不仁，此皆风也。脾病体重节痛，为痛痹，为寒痹，为诸湿痹，为痿软失力，为大疽大痈，若以辛热助邪，则为热病，为中风，其变不可胜纪。

木旺运行北越，左迁入地，助其肾水，水得子助，入脾为痰涎，自入为唾，入肝为泪，入肺为涕，乘肝木而反克脾土明矣。当先于阴分补其阳气升腾，行其阳道而走空窍，次加寒水之药降其阴火，黄柏、黄连之类是也。先补其阳，后泻其阴，脾胃俱旺而复于中焦之本位，则阴阳气平矣。

火曰炎上，水曰润下，今言肾主五液，上至头出于空窍，俱作泣、涕、汗、涎、唾者何也？曰病痫者涎沫出于口，冷汗出于身，清涕出于鼻，皆阳跷、阴跷、督、冲四脉之邪上行，肾水不任煎熬，沸腾上行为之也。此奇邪为病，不系五行阴阳十二经所

拘，当从督、冲、二跷、四穴中奇邪之法治之。

无禀受则四脏及经络皆病焉。盖脾无土阳乃死，于经脉皮毛为使，建中之名于此见焉。病有缓急、收散、升降、浮沉、涩滑之类非一，从权立法于后。如皮毛肌肉之不伸，无大热，不能食而渴者，加葛根五钱；燥热及胃气上冲，为冲脉所逆，或作逆气而里急者，加炒黄柏、知母；如觉胸中热而不渴，加炒黄芩；如胸中结滞气涩或有热者，亦各加之；如食少而小便少者，津液不足也，勿利之，益气补胃自行矣。气弱气短者，加人参，只升阳之剂助阳，尤胜加人参；如恶热发热而躁渴，脉洪大，白虎汤主之，或喘者加人参；如渴不止，寒水石、石膏各等分，少少与之，即钱氏方中甘露饮，主身大热而小便数，或上饮下溲，此燥热也，气燥加白葵花，血燥加赤葵花；如脉弦只加风药，不可用五苓散；如小便行病增者，此内燥津液不能停，当致津液，加炒黄柏、赤葵花；如心下痞闷者，加黄连一、黄芩三，减诸甘药；如不能食心下软而痞者，甘草泻心汤则愈。

五脏外有所主，内无所受，谓外主皮毛、血脉、肌肉、筋骨及各空窍是也。若胃气一虚无所禀受，则四脏经络皆病。况脾全借胃土平和，则有所受而生荣，周身四脏皆旺，十二神守职，皮毛固密，筋骨柔和，九窍通利，外邪不能侮也。

### 胃虚元气不足诸病所生论

夫饮食劳役皆自汗，乃足阳明化燥火，津液不能停，故汗出小便数也。邪之大者莫若中风，风者百病之长，善行而数变，虽然无虚邪，则风雨寒不能独伤人，必先中虚邪，然后贼邪得入矣。至于痿、厥逆，皆由汗出而得之也。且冬阳气伏藏于水土之下，如非常泄精，阳气已竭，则春令从何而得，万化俱失所矣。在人则饮食劳役，汗下时出，诸病遂生，予所以谆谆如此者，盖亦欲人知所慎也。

### 忽肥忽瘦论

《黄帝针经》云：寒热少气，血上下行。夫气虚不能寒，血虚不能热，血气俱虚不能寒热。而胃虚不能上行，则肺气无所养，故少气，卫气既虚不能寒也；下行乘肾肝助火为毒，则阴分气衰血亏，故寒热少气。血上下行者，足阳明胃之脉衰，则冲脉并阳明之脉上行于阳分，逆行七十二度，脉之火大旺，逆阳明脉中，血上行，其血冲满于上，若火时退伏于下则血下行，故言血上下行，俗谓之忽肥忽瘦者是也。

经曰：热伤气，又曰壮火食气，故脾胃虚而火胜，则必少气，不能卫护皮毛，通贯上焦之气而短少也。阴分血亏，阳分气削，阴阳之分，周身血气俱少，不能寒热，故言寒热也。《灵枢经》云：上焦开发，宣五谷味，熏肤充身泽毛，若雾露之溉。此则胃气平而上行也。

### 天地阴阳生杀之理
### 在升降浮沉之间论

《阴阳应象论》云：天以阳生阴长，地以阳杀阴藏。然岁以春为首，正，正也；寅，引也。少阳之气始于泉下，引阴升而在天地人之上。即天之分，百谷草木皆甲坼于此时也。至立夏少阴之火炽于太虚，则草木盛茂，垂枝布叶，乃阳之用，阴之体，此所谓天以阳生阴长。经言：岁半以前天气主之，在乎升浮也。至秋而太阴之运，初自天而下逐，阴降而彻地，则金振燥令，风厉霜飞，品物咸殒，其枝独在，若乎毫毛。至冬则少阴之气复伏于泉下，水冰地坼，万类周密，阴之用，阳之体也，此所谓地以阳杀阴藏。经言岁半以后地气主之，在乎降沉也。

至于春气温和，夏气暑热，秋气清凉，冬气冷冽，此则正气之序也。故曰履端于始，序则不愆，升已而降，降已而升，如环无端，运化万物，其实一气也。设或阴阳错综、胜复之变，自此而起，万物之中，人一也。呼吸升降，效象天地，准绳阴阳。盖胃为水谷之海，饮食入胃，而精气先输脾归肺，上行春夏之令，以滋养周身，乃清气为天者也。升已而下输膀胱，行秋冬之令，为传化糟粕转味而出，乃浊阴为地者也。

若夫顺四时之气，起居有时，以避寒暑，饮食有节，及不暴喜怒以颐神志，常欲四时均平而无偏胜则安。不然损伤脾，真气下溜，或下泄而久不能升，是有秋冬而无春夏，乃生长之用，陷于殒杀之气，而百病皆起，或久升而不降亦病焉。于此求之，则知履端之义矣。

## 阴阳寿夭论

《五常政大论》云：阴精所奉其人寿，阳精所降其人夭。夫阴精所奉者，上奉于阳，谓春夏生长之气也；阳精所降者，下降于阴，谓秋冬收藏之气也。且如地之伏阴，其精遇春而变动，升腾于上，即曰生发之气；升极而浮，即曰蕃莠之气。此六气右迁于天，乃天之清阳也，阳主生，故寿。天之元阳，其精遇秋而退，降坠于下，乃为收敛殒杀之气；降极而沉，是为闭藏之气，此五运左迁入地，乃地之浊阴也。阴主杀，故夭。

根于外者，名曰气立，气止则化绝。根于内者，名曰神机，神去则机息，皆不升而降也。地气者，人之脾胃也，脾主五脏之气，肾主五脏之精，皆上奉于天。二者俱主生化，以奉升浮，是知春生夏长，皆从胃中

出也。故动止饮食，各得其所，必清必净，不令损胃之元气，下乘肾肝，及行秋冬殒杀之令，则亦合于天数耳。

## 五脏之气交变论

《五脏别论》云：五气入鼻，藏于心肺。《难经》云：肺主鼻，鼻和则知香臭。洁古云：视听明而清凉，香臭辨而温暖。此内受天之气而外利于九窍也。夫三焦之窍开于喉，出于鼻，鼻乃肺之窍，此体也，其闻香臭者用也。心主五臭舍于鼻。盖九窍之用皆禀长生为近心，长生于酉，酉者肺，故知鼻为心之所用，而闻香臭也。耳者上通天气，肾之窍也，乃肾之体而为肺之用，盖肺长生于子，子乃肾之舍而肺居其中，而能听音声也。

一说声者天之阳，音者天之阴，在地为五律，在人为喉之窍，在口乃三焦之用。肺与心合而为言，出于口也，此口心之窍开于舌为体，三焦于肺为用，又不可不知也。

肝之窍通于目，离为火，能耀光而见物，故分别五色也，肝为之舍；肾主五精，鼻藏气于心肺，故曰主百脉而行阳道。经云：脱气者目盲，脱精者耳聋。心肺有病而鼻为之不利，此明耳、目、口、鼻为清气所奉于天，而心劳胃损则受邪也。

## 阴阳升降论

《易》曰：两仪生四象，乃天地气交，八卦是也。在人则清浊之气皆从脾胃出，荣气荣养周身，乃水谷之气味化之也。清阳为天清阳成天，地气上为云，天气下为雨，水谷之精气也，气海也，七神也，元气也，父也。清中清者，清肺以助天真。清阳出上窍耳目鼻口之七窍是也。清中浊者，荣华腠理。清阳为腠理毛窍也，清阳实四肢真气充实四肢。浊阴为地至阴成地，云出天气，雨

出地气，五谷五味之精是五味之化也，血荣也，维持神明也，血之将会也，母也。浊中清者，荣养于神降至中脘而为血，故曰心主血，心藏神。浊阴出下窍前阴膀胱之窍也。浊中浊者，坚强骨髓。浊阴走五脏散于五脏之血也，养血脉，润皮肤、肌肥肉筋者是也，血生肉者此也。浊阴归六腑谓毛脉合精，经气归于腑者是也。

天气清静光明者也，藏德不止，故不下也。天明则日月不明，邪害空窍，阳气者闭塞，地气者冒明，云雾不精，则上应白露不下。交通不清，万物命故不施，不施则名木多死，恶气不发，风雨不节，白露不下，则菀藁不荣。贼风数至，暴雨数起，天地四时不相保，与道相失，则未央绝灭。唯圣人从之，故身无苛病，万物不失，生气不竭。

此说人之不避大寒伤形，大热伤气，四时节候变更之异气，及饮食失节，妄作劳役，心生好恶，皆令元气不行，气化为火，乃失生夭折之由耳。

### 调理脾胃治验治法
### 用药若不明升降浮沉差互反损论

予病脾胃久衰，视听半失，此阴盛乘阳，加之气短精神不足，此由弦脉令虚，多言之过，皆阳气衰弱，不得舒伸，伏匿于阴中耳。

癸卯岁六七月间，淫雨阴寒逾月不止，时人多病泄利，湿多成五泄故也。一日予体重肢节疼痛，大便泄并下者三，两小便闭塞。思其治法，按《内经·标本论》：大小便不利，无问标本，先利大小便。又云：在下者引而竭之。亦是先利小便也。又云：诸泄利，小便不利先分别之。又云：治湿不利小便，非其治也。皆当利其小便，必用淡味渗泻之剂以利之，是其法也。噫！圣人之法，虽布在方册，其不尽者，可以求责耳。

今客邪寒湿之淫，从外而入里，以暴加之，若从已上法度，用淡渗之剂以除之，病虽即已，是降之又降，是复益其阴而重竭其阳气矣，是阳气愈削而精神愈短矣，是阴重强而阳重衰矣，反助其邪之谓也，故必用升阳风药即差。以羌活、独活、柴胡、升麻各一钱，防风根截半钱，炙甘草根截半钱，同㕮咀，水四中盏，煎至一盏，去渣，稍热服。大法云：湿寒之胜，助风以平之。又曰：下者举之。得阳气升腾而去矣。又法云：客者除之，是因曲而为之直也。夫圣人之法，可以类推，举一而知百病者也。若不达升降浮沉之理，而一概施治，其愈者幸也。

戊申六月初，枢判白文举年六十二，素有脾胃虚损病，目疾时作，身面目睛俱黄，小便或黄或白，大便不调，饮食减少，气短上气，怠惰嗜卧，四肢不收。至六月中，目疾复作，医以泻肝散下数行，而前疾增剧。予谓大黄、牵牛虽除湿热，而不能走经络，下咽不入肝经，先入胃中，大黄苦寒重虚其胃，牵牛其味至辛能泻气，重虚肺本，嗽大作，盖标实不去，本虚愈甚，加之适当暑雨之际，素有黄证之人，所以增剧也。此当于脾胃肺之本脏，泻外经中之湿热，制清神益气汤主之而愈。

**清神益气汤**

茯苓 升麻已上各二分 泽泻 苍术 防风已上各三分 生姜五分

此药能走经，除湿热而不守，故不泻本脏，补肺与脾胃本中气之虚弱。

青皮一分 橘皮 生甘草 白芍药 白术已上各二分 人参五分

此药皆能守本而不走经，不走经者不滋经络中邪，守者能补脏之元气。

黄柏一分 麦门冬 人参已上各二分 五味子三分

此药去时令浮热湿蒸。

上件锉如麻豆大，都作一服，水二盏，煎至一盏，去渣，稍热空心服。

火炽之极，金伏之际，而寒水绝体，于此时也，故急救之以生脉散，除其湿热，以恶其太甚。肺欲收，心苦缓，皆酸以收之，心火盛则甘以泻之，故人参之甘，佐以五味子之酸。孙思邈云：夏月常服五味子，以补五脏气是也。麦门冬之微苦寒，能滋水之源于金之位，而清肃肺气，又能除火刑金之嗽，而敛其痰邪，复微加黄柏之苦寒，以为守位滋水之流，以镇坠其浮气，而除两足之痿弱也。

范天骕之内，素有脾胃之证，时显烦躁，胸中不利，大便不通。初冬出外而晚归，为寒气怫郁，闷乱大作，火不得伸故也。医疑有热，治以疏风丸，大便行而病不减。又疑药力小，复加七八十丸，下两行，前证仍不减，复添吐逆。食不能停，痰唾稠粘，涌出不止，眼黑头旋，恶心烦闷，气短促上喘，无力，不欲言，心神颠倒，兀兀不止，目不敢开，如在风云中，头苦痛如裂，身重如山，四肢厥冷，不得安卧，余谓前证乃胃气已损，复下两次，则重虚其胃，而痰厥头痛作矣。制半夏白术天麻汤主之而愈。

### 半夏白术天麻汤

黄柏二分　干姜三分　天麻　苍术　白茯苓　黄芪　泽泻　人参已上各五分　白术　炒曲已上各一钱　半夏汤洗七次　大麦蘗面　橘皮已上各一钱五分

上件吹咀，每服半两，水二盏，煎至一盏，去渣，带热服，食前。此头痛苦甚，谓之足太阴痰厥头痛，非半夏不能疗，眼黑头旋，风虚内作，非天麻不能除。其苗为定风草，独不为风所动也。黄芪甘温泻火补元气，人参甘温泻火补中益气，二术俱甘苦温，除湿补中益气，泽、苓利小便导湿，橘

皮苦温益气调中升阳，曲消实，荡胃中滞气，大麦蘗面宽中助胃气，干姜辛热以涤中寒，黄柏苦大寒，酒洗以主冬天少火在泉发躁也。

戊申有一贫士，七月中脾胃虚弱，气促憔悴，因与人参芍药汤。

### 人参芍药汤

麦门冬二分　当归身　人参已上各三分　炙甘草　白芍药　黄芪已上各一钱　五味子五个

上件吹咀，分作二服，每服用水二盏，煎至一盏，去渣，稍热服。既愈，继而冬居旷室，卧热炕而吐血数次。予谓此人久虚弱，附脐有形，而有大热在内，上气不足，阳气外虚，当补表之阳气，泻里之虚热。冬居旷室，衣服复单薄，是重虚其阳，表有大寒，壅遏里热，火邪不得舒伸，故血出于口。因思仲景太阳伤寒，当以麻黄汤发汗，而不与之，遂成衄血，却与之立愈，与此甚同。因与麻黄人参芍药汤。

### 麻黄人参芍药汤

人参益三焦元气不足而实其表也　麦门冬已上各三分　桂枝以补表虚　当归身和血养血，各五分　麻黄去其外寒　炙甘草补其脾　白芍药　黄芪已上各一钱　五味子二个，安其肺气

上件吹咀，都作一服，水三盏，煮麻黄一味，令沸去沫，至二盏，入余药同煎至一盏，去渣，热服，临卧。

### 升阳散火汤

治男子妇人四肢发热，肌热，筋痹热，骨髓中热，发困，热如燎，扪之烙手，此病多因血虚而得之，或胃虚过食冷物，抑遏阳气于脾土，火郁则发之。

生甘草二钱　防风二钱五分　炙甘草三钱　升麻　葛根　独活　白芍药　羌活　人参已上各五钱　柴胡八钱

上件吹咀，每服称半两，水三大盏，煎至一盏，去渣，稍热服，忌寒凉之物及冷水

月余。

**安胃汤** 治因饮食汗出，日久心中虚，风虚邪，令人半身不遂，见偏风痿痹之证，当先除其汗，慓悍之气按而收之。

黄连拣净去须　五味子去子　乌梅去核　生甘草已上各五分　熟甘草三分　升麻梢二分

上㕮咀，分作二服，每服水二盏，煎至一盏，去渣，温服，食远，忌湿面、酒、五辛、大料物之类。

**清胃散** 治因服补胃热药而致上下牙痛不可忍，牵引头脑满热，发大痛，此足阳明别络入脑也。喜寒恶热，此阳明经中热盛而作也。

真生地黄　当归身已上各三分　牡丹皮半钱　黄连拣净，六分，如黄连不好更加二分，如夏月倍之，大抵黄连临时增减无定　升麻一钱

上为细末，都作一服，水一盏半，煎至七分，去渣，放冷服之。

**清阳汤** 治口㖞颊腮急紧，胃中火盛，必汗不止而小便数也。

红花　酒黄柏　桂枝已上各一分　生甘草　苏木已上各五分　炙甘草一钱　葛根一钱五分　当归身　升麻　黄芪已上各二钱

上件㕮咀，都作一服，酒三大盏，煎至一盏二分，去渣，稍热服，食前。服讫以火熨摩紧结处而愈。夫口㖞筋急者，是筋脉血络中大寒，此药以代燔针劫刺。破血以去其凝结，内则泄冲脉之火炽。

**胃风汤** 治虚风证，能食，麻木，牙关急搐，目内蠕瞤，胃中有风，独面肿。

蔓荆子一分　干生姜二分　草豆蔻　黄柏　羌活　柴胡　藁本已上各三分　麻黄五分，不去节　当归身　苍术　葛根已上各一钱　香白芷一钱二分　炙甘草一钱五分　升麻二钱　枣四枚

上件锉如麻豆大，分二服，每服水二盏，煎至一盏，去渣，热服，食后。

## 阳明病湿胜自汗论

或曰：湿之与汗，阴乎阳乎？曰：西南坤土也，脾胃也。人之汗犹天地之雨也，阴滋其湿，则为雾露为雨也，阴湿寒下行之地气也，汗多则亡阳，阳去则阴胜也，甚为寒中。湿胜则音声如从瓮中出，湿若中水也。相家有说土音如居深瓮中，言其壅也，远也，不出也，其为湿审矣。又知此二者，一为阴寒也。《内经》曰：气虚则外寒，虽见热中蒸蒸为汗，终传大寒，知始为热中，表虚亡阳，不任外寒，终传寒中，多成痹寒矣。色以候天，脉以候地，形者乃候地之阴阳也。故以脉气候之，皆有形无形可见者也。

**调卫汤** 治湿胜自汗，补卫气虚弱，表虚不任外寒。

苏木　红花已上各一分　猪苓二分　麦门冬三分　生地黄三分　半夏汤洗七次　生黄芩　生甘草　当归梢已上各五分　羌活七分　麻黄根　黄芪已上各一钱　五味子七枚

上㕮咀，如麻豆大，作一服，水二盏，煎至一盏，去渣，稍热服。中风证必自汗，汗多不得重发汗，故禁麻黄而用根节也。

## 湿热成痿肺金受邪论

六七月之间，湿令大行，子能令母实而热旺，湿热相合而刑庚大肠，故寒凉以救之，燥金受湿热之邪，绝寒水生化之源，源绝则肾亏，痿厥之病大作，腰以下痿软瘫痪不能动，行走不正，两足欹侧，以清燥汤主之。

**清燥汤**

黄连去须　酒黄柏　柴胡已上各一分　麦门冬　当归身　生地黄　炙甘草　猪苓　曲已上各二分　人参　白茯苓　升麻已上各三分　橘皮　白术　泽泻已上各五分　苍术一钱

黄芪一钱五分　五味子九枚

上㕮咀，如麻豆大，每服半两，水二盏半，煎至一盏，去渣，稍热空心服。

**助阳和血补气汤**　治眼发后，上热壅，白睛红，多眵泪，无疼痛而瘾涩难开，此服苦寒药太过，而真气不能通九窍也。故眼昏花不明，宜助阳和血补气。

香白芷二分　蔓荆子三分　炙甘草　当归身酒洗　柴胡已上各五分　升麻　防风已上各七分　黄芪一钱

上㕮咀，都作一服，水一盏半，煎至一盏，去渣，热服，临卧，避风处睡，忌风寒及食冷物。

**升阳汤**　治大便一日三四次，溏而不多，有时泄泻，腹中鸣，小便黄。

柴胡　益智仁　当归身　橘皮已上各三分　升麻六分　甘草二钱　黄芪三钱　红花少许

上㕮咀，分作二服，每服水二大盏，煎至一盏，去渣，稍热服。

**升阳除湿汤**　治脾胃虚弱，不思饮食，肠鸣腹痛，泄泻无度，小便黄，四肢困弱。

甘草　大麦蘗面如胃寒腹鸣者加　陈皮　猪苓已上各三分　泽泻　益智仁　半夏　防风　神曲　升麻　柴胡　羌活已上各五分　苍术一钱

上㕮咀，作一服，水三大盏，生姜三片，枣二枚，同煎至一盏，去渣，空心服。

**益胃汤**　治头闷，劳动则微痛，不喜饮食，四肢急惰，躁热短气，口不知味，肠鸣，大便微溏、黄色，身体昏闷，口干不喜食冷。

黄芪　甘草　半夏已上各二分　黄芩　柴胡　人参　益智仁　白术已上各三分　当归梢　陈皮　升麻已上各五分　苍术一钱五分

上㕮咀，作一服，水二大盏，煎至一盏，去渣，稍热服，食前，忌饮食失节，生冷硬物、酒、湿面。

**生姜和中汤**　治食不下，口干虚渴，四肢困倦。

生甘草　炙甘草已上各一分　酒黄芩　柴胡　橘皮已上各二分　升麻三分　人参　葛根　藁本　白术已上各五分　羌活七分　苍术一钱　生黄芩二钱

上㕮咀，作一服，水二盏，生姜五片，枣二枚，擘开，同煎至一盏，去渣，稍热服之，食前。

**强胃汤**　治因饮食劳役所伤，腹胁满闷，短气，遇春口淡无味，遇夏虽热而恶寒，常如饱，不喜食冷物。

黄柏　甘草已上各五分　升麻　柴胡　当归身　陈皮已上各一钱　生姜　曲已上各一钱五分　草豆蔻二钱　半夏　人参已上各三钱　黄芪一两

上㕮咀，每服三钱，水二大盏，煎至一盏，去渣，温服，食前。

**温胃汤**　专治服寒药多，致脾胃虚弱，胃脘痛。

人参　甘草　益智仁　缩砂仁　厚朴已上各二分　白豆蔻　干生姜　泽泻　姜黄已上各三分　黄芪　陈皮已上各七分

上件为极细末，每服三钱，水一盏，煎至半盏，温服，食前。

**和中丸**　补胃进食。

人参　干生姜　橘红已上各一钱　干木瓜二钱　炙甘草三钱

上为细末，蒸饼为丸，如梧桐子大，每服三五十丸，温水送下，食前服。

**藿香安胃散**　治脾胃虚弱，不进饮食，呕吐不待腐熟。

藿香　丁香　人参已上各二钱五分　橘红五钱

上件四味为细末，每服二钱，水一大盏，生姜一片，同煎至七分，和渣冷服，食前。

**异功散** 治脾胃虚冷，腹鸣，腹痛，自利，不思饮食。

人参　茯苓　白术　甘草　橘皮已上各五分

上为粗散，每服五钱，水二大盏，生姜三片，枣二枚，同煎至一盏，去渣温服，食前。先用数服，以正其气。

## 饮食伤脾论

《四十九难》曰：饮食劳倦则伤脾。又云：饮食自倍，肠胃乃伤。肠澼为痔。夫脾者行胃津液，磨胃中之谷，主五味也。胃既伤则饮食不化，口不知味，四肢倦困，心腹痞满，兀兀欲吐而恶食，或为飧泄，或为肠澼，此胃伤脾亦伤明矣。大抵伤饮、伤食，其治不同，伤饮者无形之气也，宜发汗、利小便以导其湿；伤食者有形之物也，轻则消化，或损其谷，此最为妙也，重则方可吐下。今立数方，区分类析，以列于后。

**五苓散** 治烦渴饮水过多，或水入即吐，心中淡淡，停湿在内，小便不利。

桂一两　茯苓　猪苓　白术已上各一两五钱　泽泻二两五钱

上为细末，每服二钱，热汤调服，不拘时候，服讫多饮热汤，有汗出即愈。

如瘀热在里，身发黄疸，浓煎茵陈汤调下，食前服之。

如疸发渴，及中暑引饮，亦可用水调服。

## 论饮酒过伤

夫酒者大热有毒，气味俱阳，乃无形之物也。若伤之，止当发散，汗出则愈矣。其次莫如利小便。二者乃上下分消其湿。今之酒病者，往往服酒癥丸大热之药下之，又有用牵牛、大黄下之者，是无形元气受病，反下有形阴血，乖误甚矣。酒性大热以伤元气，而复重泻之，况亦损肾水。真阴及有形阴血俱为不足，如此则阴血愈虚，真水愈弱，阳毒之热大旺，反增其阴火，是以元气消耗，折人长命，不然则虚损之病成矣。酒疸下之，久久为黑疸，慎不可犯，以葛花解醒汤主之。

**葛花解醒汤** 治饮酒太过，呕吐痰逆，心神烦乱，胸膈痞塞，手足战摇，饮食减少，小便不利。

莲花青皮去穰，三分　木香五分　橘皮去白　人参去芦　猪苓去黑皮　白茯苓已上各一钱五分　神曲炒黄　泽泻　干生姜　白术已上各二钱　白豆蔻仁　葛花　砂仁已上各五钱

上为极细末，称和匀，每服三钱匕，白汤调下，但得微汗，酒病去矣，此盖不得已而用之，岂可恃赖日日饮酒？此方气味辛辣，偶因酒病服之，则不损元气，何者，敌酒病也。

**枳术丸** 治痞消食，强胃。

枳实麸炒黄色，去穰，一两　白术二两

上同为极细末，荷叶裹烧饭为丸，如梧桐子大，每服五十丸，多用白汤下，无时。白术者，本意不取其食速化，又令人胃气强，不复伤也。

**橘皮枳术丸** 治老幼元气虚弱，饮食不消，脏腑不调，心下痞闷。

枳实麸炒去穰　橘皮已上各一两　白术二两

上件为细末，荷叶烧饭为丸，如梧桐子大，每服五十丸，温水送下，食远。夫内伤用药之大法，所贵服之强人胃气，令胃气益厚，虽猛食、多食、重食而不伤，此能用食药者也。此药久久益胃气，令不复致伤也。

**半夏枳术丸** 治因冷食内伤。

半夏汤洗七次，焙干　枳实麸炒黄色　白术已上各二两

上同为极细末，荷叶裹烧饭为丸，如梧

桐子大，每服五十丸，添服不妨，无定法。如热汤浸蒸饼为丸亦可。

如食伤，寒热不调，每服加上二黄丸十丸，白汤下。更作一方加泽泻一两为丸，有小便淋者用。

**木香干姜枳术丸** 破除寒滞气，消寒饮食。

木香三钱 干姜五钱，炮 枳实一两，炒 白术一两五钱

上为极细末，荷叶烧饭为丸，如梧桐子大，每服三五十丸，温水送下，食前。

**木香人参生姜枳术丸** 开胃进食。

干生姜二钱五分 木香三钱 人参三钱五分 陈皮四钱 枳实一两，炒黄 白术一两五钱

上为极细末，荷叶烧饭为丸，如梧桐子大。每服三五十丸，温水送下，食前，忌饱食。

**和中丸** 治病久虚弱，厌厌不能食，而脏腑或秘或溏，此胃气虚弱也。常服则和中理气，消痰去湿，厚肠胃，进饮食。

木香二钱五分 枳实麸炒 炙甘草已上各三钱五分 槟榔四钱五分 陈皮去白，八钱 半夏汤洗七次 厚朴姜制，已上各一两 白术一两二钱

上为细末，生姜自然汁浸蒸饼为丸，如梧桐子大，每服三五十丸，温水送下，食前或食远。

**交泰丸** 升阳气，泻阴火，调荣气，进饮食，助精神，宽腹中，除急惰嗜卧，四肢不收，沉困懒倦。

干姜炮制，三分 巴豆霜五分 人参去芦 肉桂去皮，已上各一钱 柴胡去苗 小椒炒去汗，并闭目，去子 白术已上各一钱五分 厚朴去皮锉炒，秋冬加七钱 酒煮苦楝 白茯苓 砂仁已上各三钱 川乌头炮去皮脐，四钱五分 知母四钱，一半炒，一半酒洗，此一味春夏所宜，秋冬去之 吴茱萸汤洗七次，五钱 黄连去须，

秋冬减一钱五分 皂角水洗，煨去皮弦 紫菀去苗，已上各六钱

上除巴豆霜另入外，同为极细末，炼蜜为丸，如梧桐子大，每服十丸，温水送下，虚实加减。

**三棱消积丸** 治伤生冷硬物，不能消化，心腹满闷。

丁皮 益智已上各三钱 巴豆炒，和粳米炒焦，去米 茴香炒 陈皮 青橘皮已上各五钱 京三棱炮 广茂炮 炒曲已上各七钱

上件为细末，醋打面糊为丸，如梧桐子大，每服十丸至二十丸，温生姜汤送下，食前。量虚实加减，得更衣止后服。

**备急丸** 治心腹百病卒痛如锥刺，及胀满不快，气急，并治之。

锦纹川大黄为末 干姜炮为末 巴豆先去皮膜心，研如泥霜，出油，用霜

上件三味等分，同一处研匀，炼蜜成剂。臼内杵千百下，丸如大豌豆大，夜卧温水下一丸，如气实者加一丸。如卒病不计时候服，妇人有孕不可服，如所伤饮食在胸膈间，兀兀欲吐，反覆闷乱，以物探吐去之。

**神保丸** 治心膈痛，腹痛，血痛，肾气痛，胁下痛，大便不通，气噎，宿食不消。

木香 胡椒已上各二钱五分 巴豆十枚，去皮、油、心、膜，研 干蝎七枚

上件四味为末，汤浸蒸饼为丸，麻子大，朱砂三钱为衣，每服五丸。

如心膈痛，柿蒂、灯心汤下。

如腹痛，柿蒂、煨姜煎汤下。

如血痛，炒姜醋汤下。

如肾气痛、胁下痛，茴香酒下。

如大便不通，蜜调槟榔末一钱下。

如气噎，木香汤下。

如宿食不消，茶、酒、浆、饮任下。

**雄黄圣饼子** 治一切酒食所伤，心腹满不快。

雄黄五钱　巴豆一百个，去油心膜　白面十两，重罗过

上件三味内除白面八九两，余药同为细末，共面和匀，用新水和作饼子如手大，以浆水煮，煮至浮于水上，漉出，控，旋看硬软捣作剂，丸如梧桐子大，捻作饼子，每服五七饼子。加至十饼、十五饼，嚼破一饼利一行，二饼利二行，茶、酒任下，食前。

**蠲饮枳实丸**　逐饮消痰，导滞清膈。

枳实麸炒，去穰　半夏汤洗　陈皮去白，已上各二两　黑牵牛八两，内取头末三两

上为细末，水煮面糊为丸，如梧桐子大，每服五十丸，食后，生姜汤下。

**感应丸**　治虚中积冷，气弱有伤，停积胃脘，不能传化；或因气伤冷，因饥饱食，饮酒过多，心下坚满，两胁胀痛，心腹大疼，霍乱吐泻，大便频，后重迟涩，久痢赤白，脓血相杂，米谷不消，愈而复发。又治中酒呕吐痰逆，恶心喜唾，头旋，胸膈痞闷，四肢倦怠，不欲饮食。又治妊娠伤冷，新产有伤，若久有积寒，吃热药不效者，并悉治之。又治久病形羸，荏苒岁月，渐致虚弱，面黄肌瘦，饮食或进或退，大便或秘或泄，不拘久新积冷，并皆治之。

干姜炮制，一两　南木香去芦　丁香已上各一两五钱　百草霜二两　肉豆蔻去皮，三十个　巴豆去皮、心、膜、油，研，七十个　杏仁一百四十个，汤浸去皮尖，研膏

上七味，除巴豆粉、百草霜、杏仁三味外，余四味捣为细末，却与三味同拌，研令细，用好蜡匮和，先将蜡六两溶化作汁，以重绵滤去渣，更以好酒一升于银、石器内煮蜡溶，滚数沸倾出，候酒冷，其蜡自浮于上，取蜡秤用丸。春夏修合用清油一两于铫内熬令沫散香熟，次下酒煮蜡四两同化作汁，就锅内乘热拌和前项药末。秋冬修合用清油一两五钱，同煎煮熟作汁和匮药末成

剂，分作小铤子，以油单纸裹之，旋丸服耳。

**神应丸**　治因一切冷物冷水及潼乳、酪水所伤，腹痛肠鸣，米谷不化。

丁香　木香已上各二钱　巴豆　杏仁　百草霜　干姜已上各五钱　黄蜡二两

上先将黄蜡，用好醋煮去渣秽，将巴豆、杏仁同炒黑烟尽，研如泥，将黄蜡再上火，春夏入小油五钱，秋冬入小油八钱，溶开入在杏仁、巴豆泥子内同搅，旋下丁香、木香等药末，研匀搓作铤子，油纸裹了，旋丸用，如芥子大，每服三五十丸，温米饮送下，食前，日三服，大有神效。

**白术安胃散**　治一切泻痢，无问脓血相杂，里急窘痛，日夜无度。又治男子小肠气痛，及妇人脐下虚冷，并产后儿枕块痛，亦治产后虚弱，寒热不止者。

五味子　乌梅取肉炒干，已上各五钱　车前子　茯苓　白术已上各一两　米壳三两，去顶蒂穰，醋煮一宿，炒干

上为末，每服五钱，水一盏半，煎至一盏，去渣，空心温服。

**圣饼子**　治泻痢赤白，脐腹撮痛，久不愈者。

黄丹二钱　定粉　舶上硫黄　陀僧已上各三钱　轻粉少许

上细锉为末，入白面四钱匕，滴水和如指尖大，捻作饼子，阴干，食前温浆水磨服之，大便黑色为效。

**当归和血散**　治肠澼下血，湿毒下血。

川芎四分　青皮　槐花　荆芥穗　熟地黄芪　白术已上各六分　当归身　升麻已上各一钱

上件为细末，每服二三钱，清米饮汤调下，食前。

**诃梨勒丸**　治休息痢，昼夜无度，腥臭不可近，脐腹撮痛，诸药不效。

111

诃子五钱，去核称　椿根白皮一两　母丁香三十个

上为细末，醋面糊丸，如梧桐子大，每服五十丸，陈米饭汤，入醋少许送下，五更，三日三服效。

## 脾胃损在调饮食适寒温

《十四难》曰：损其脾者，调其饮食，适其寒温。夫脾、胃、大肠、小肠、三焦、膀胱，仓廪之本，营之所居，名曰器，能化糟粕转味而出入者也。若饮食热无灼灼，寒无凄凄，寒温中适，故气将持，乃不致邪僻。或饮食失节，寒温不适，所生之病，或溏泄无度，或心下痞闷，腹胁𪔁胀，口失滋味，四肢困倦，皆伤于脾胃所致而然也。肠胃为市，无物不受，无物不入。若风、寒、暑、湿、燥，一气偏胜，亦能伤脾损胃，观证用药者，宜详审焉。

脾胃右关所主其脉缓如得：

弦脉　风邪所伤，甘草芍药汤、黄芪建中汤之类，或甘酸之剂皆可用之。

洪脉　热邪所伤，三黄丸、泻黄散、调胃承气汤，或甘寒之剂皆可用之。

缓脉　本经太过，湿邪所伤，平胃散加白术、茯苓，五苓散，或除湿淡渗之剂皆可用之。

涩脉　燥热所伤，异功散加当归，四君子汤加熟地黄，或甘温甘润之剂皆可用之。

沉细脉　寒邪所伤，益黄散、养胃丸、理中丸、理中汤，如寒甚加附子，甘热之剂皆可用之。

前项所定方药，乃常道也，如变则更之。

**胃风汤**　治大人小儿风冷乘虚入客肠胃，水谷不化，泄泻注下，腹胁虚满，肠鸣疔痛，乃肠胃湿毒，下如豆汁，或下瘀血，日夜无度，并宜服之。

人参去芦　白茯苓去皮　芎藭　桂去粗皮　当归去苗　白芍药　白术已上各等分

上为粗散，每服二钱，以水一大盏，入粟米数百余粒，同煎至七分，去渣，稍热服，空心食前，小儿量力减之。

**三黄丸**　治丈夫妇人三焦积热，上焦有热，攻冲眼目赤肿，头项肿痛，口舌生疮；中焦有热，心膈烦躁，不美饮食；下焦有热，小便赤涩，大便秘结。五脏俱热，即生痈疖疮痍。及治五般痔疾，粪门肿痛，或下鲜血。

黄连去芦　黄芩去芦　大黄已上各一两

上为细末，炼蜜为丸，如梧桐子大。每服三十丸，用熟水吞下，如脏腑壅实，加服丸数，小儿积热亦宜服之。

**白术散**　治虚热而渴。

人参去芦　白术　木香　白茯苓去皮　藿香叶去土　甘草已上各一两　干葛二两

上件为粗末，每服三钱至五钱，水一盏，煎至五分，温服，如饮水者多煎与之，无时服；如不能食而渴，洁古先师倍加葛根；如能食而渴，白虎汤加人参服之。

**加减平胃散**　治脾胃不和，不思饮食，心腹、胁肋胀满刺痛，口苦无味，胸满气短，呕哕恶心，噫气吞酸，面色萎黄，肌体瘦弱，怠惰嗜卧，体重节痛，常多自利，或发霍乱，及五噎八痞，膈气反胃。

甘草锉炒，二两　厚朴去粗皮，姜制炒香　陈皮去白，已上各三两二钱　苍术去粗皮，米泔浸，五两

上为细末，每服二钱，水一盏，入生姜三片，干枣二枚，同煎至七分，去渣温服；或去姜、枣，带热服，空心食前，入盐一捻，沸汤点服亦得，常服调气暖胃，化宿食，消痰饮。辟风、寒、冷、湿四时非节之气。

如小便赤涩，加白茯苓、泽泻。

如米谷不化，食饮多伤，加枳实。

如胸中气不快，心下痞气，加枳壳、木香。

如脾胃困弱，不思饮食，加黄芪、人参。

如心下痞闷腹胀者，加厚朴，甘草减半。

如遇夏，则加炒黄芩。

如遇雨水湿润时，加茯苓、泽泻。

如遇有痰涎，加半夏、陈皮。

凡加时，除苍术、厚朴外，依例加之，如一服五钱，有痰用半夏五分。

如嗽，饮食减少，脉弦细，加当归、黄芪。

如脉洪大缓，加黄芩、黄连。

如大便硬，加大黄三钱，芒硝二钱，先嚼麸炒桃仁烂，以药送下。

**散滞气汤** 治因郁气结中脘，腹皮底微痛，心下痞满，不思饮食，虽食不散，常常有痞气。

当归身二分　陈皮三分　柴胡四分　炙甘草一钱　半夏一钱五分　生姜五片　红花少许

上件锉如麻豆大，都作一服，水二盏，煎至一盏，去渣，稍热服，食前，忌湿面、酒。

**通幽汤** 治幽门不通上冲，吸门不开噎塞，气不得上下，治在幽门闭，大便难，此脾胃初受热中，多有此证，名之曰下脘不通。

桃仁泥　红花已上各一分　生地黄　熟地黄已上各五分　当归身　炙甘草　升麻已上各一钱

上咬咀，都作一服，水二大盏，煎至一盏，去渣，稍热服之。食前。

**润肠丸** 治饮食劳倦，大便秘涩，或干燥闭塞不通，全不思食，乃风结、血结，皆能闭塞也，润燥、和血、疏风，自然通利也。

大黄去皮　当归梢　羌活已上各五钱　桃仁汤浸，去皮尖，一两　麻子仁去皮取仁，一两二钱五分

上除麻仁另研如泥外，捣罗为细末，炼蜜为丸，如梧桐子大，每服五十丸，空心用白汤送下。

**导气除燥汤** 治饮食劳倦，而小便闭塞不通，乃血涩致气不通而窍涩也。

滑石炒黄　茯苓去皮，已上各二钱　知母细锉，酒洗　泽泻已上各三钱　黄柏去皮，四钱酒洗

上咬咀，每服半两，水二盏，煎至一盏，去渣，稍热服，空心。如急，不拘时候。

**丁香茱萸汤** 治胃虚呕哕吐逆，膈咽不通。

干生姜　黄柏已上各二分　丁香　炙甘草　柴胡　橘皮　半夏已上各五分　升麻七分　吴茱萸　草豆蔻　黄芪　人参已上各一钱　当归身一钱五分　苍术二钱

上件锉如麻豆大，每服半两，水二盏，煎至一盏，去渣，稍热服，食前，忌冷物。

**草豆蔻丸** 治脾胃虚而心火乘之，不能滋荣上焦元气，遇冬肾与膀胱之寒水旺时，子能令母实，致肺金大肠相辅而来克心乘脾胃，此大复其仇也。经云：大胜必大复，故皮毛、血脉、分肉之间，元气已绝于外，又大寒、大燥二气并乘之，则苦恶风寒，耳鸣，及腰背相引胸中而痛，鼻息不通，不闻香臭，额寒脑痛，目时眩，目不欲开，腹中为寒水反乘，痰唾沃沫，食入反出，常痛，及心胃痛，胁下急缩，有时而痛，腹不能努，大便多泻而少秘，下气不绝或肠鸣，此脾胃虚之极也。胸中气乱，心烦不安，而为霍乱之渐，膈咽不通，噎塞，极则有声，喘喝闭塞，或日阳中，或暖房内稍缓，口吸风

寒则复作，四肢厥逆，身体沉重，不能转侧，头不可以回顾，小便溲而时躁，此药主秋冬寒凉，大复气之药也。

泽泻一分，小便数减半　柴胡二分或四分，须详胁痛多少用　神曲　姜黄已上各四分　当归身　生甘草　熟甘草　青皮已上各六分　桃仁汤洗，去皮尖，七分　白僵蚕　吴茱萸汤洗，去苦烈味，焙干　益智仁　黄芪　陈皮　人参已上各八分　半夏一钱，汤洗七次　草豆蔻仁一钱四分，面裹烧，面熟为度，去皮用仁　麦蘗面炒黄，一钱五分

上件一十八味，同为细末，桃仁另研如泥，再同细末一处研匀，汤浸蒸饼为丸，如梧桐子大。每服三五十丸，熟白汤送下，旋斟酌多少。

**神圣复气汤**　治复气，乘冬足太阳寒气，足少阴肾水之旺，子能令母实，手太阴肺实，反来侮土，火木受邪，腰背胸膈闭塞，疼痛善嚏，口中涎，目中泣，鼻中流浊涕不止，或如息肉，不闻香臭，咳嗽痰沫，上热如火，下寒如冰。头作阵痛，目中流火，视物晾晾，耳鸣耳聋，头并口鼻或恶风寒，喜日阳，夜卧不安，常觉痰塞，膈咽不通，口失味，两胁缩急而痛，牙齿动摇不能嚼物，阴汗，前阴冷，行步敧侧，起居艰难，掌中寒，风痹麻木，小便数而昼多，夜频而欠，气短喘喝，少气不足以息，卒遗失无度，妇人白带，阴户中大痛，牵心而痛，鬓黑失色，男子控睾牵心腹阴阴而痛，面如赭色，食少，大小便不调，烦心霍乱，逆气里急而腹皮色白，后出余气，腹不能努，或肠鸣，膝下筋急，肩胛大痛，此皆寒水来复火土之仇也。

黑附子炮，去皮脐　干姜炮，为末，已上各三分　防风锉如豆大　郁李仁汤浸去皮尖，另研如泥　人参已上各五分　当归身酒洗，锉，六分　半夏汤泡七次　升麻锉，已上各七分　甘草锉

藁本已上各八分　柴胡锉如豆大　羌活锉如豆大，已上各一钱　白葵花五朵，去心，细剪入

上件药都一服，水五盏，煎至二盏，入：

橘皮五分　草豆蔻仁面裹烧熟，去皮　黄芪已上各一钱

上件入在内，再煎至一盏，再入下项药：

生地黄二分酒洗　黄柏酒浸　黄连酒浸　枳壳已上各三分

以上四味，预一日，另用新水浸，又以：

细辛二分　川芎细末　蔓荆子已上各三分

预一日用新水半大盏，分作二处浸此三味，并黄柏等煎正药作一大盏，不去渣入此浸者药，再上火煎至一大盏，去渣稍热服，空心，又能治嗌颊、嗌唇、嗌舌、舌根强硬等证如神。忌肉汤，宜食肉，不助经络中火邪也。大抵肾并膀胱经中有寒，元气不足者皆宜服之。

## 脾胃将理法

白粥、粳米、绿豆、小豆、盐豉之类，皆淡渗利小便，且小便数不可更利，况大泻阳气，反得行阴道。切禁湿面，如食之觉快，勿禁。

药中不可服泽泻、猪苓、茯苓、灯心、琥珀、通草、木通、滑石之类，皆行阴道，而泻阳道也，如渴，如小便不利，或闭塞不通则服，得利勿再服。

忌大咸，助火邪而泻肾水真阴，及大辛味，蒜、韭、五辣、醋、大料物、官桂、干姜之类，皆伤元气。

若服升沉之药，先一日将理，次日腹空服，服毕更宜将理十日，先三日尤甚，不然则反害也。

夫诸病四时用药之法，不问所病，或温

或凉，或热或寒，如春时有疾，于所用药内加清凉风药，夏月有疾加大寒之药，秋月有疾加温气药，冬月有疾加大热药，是不绝生化之源也。钱仲阳医小儿深得此理。《内经》：必先岁气，毋伐天和，是为至治。又曰：无违时，无伐化。又曰：无伐生生之气，皆此常道也。用药之法，若反其常道，而变生异证，则当从权施治。假令病人饮酒或过食寒，或过食热，皆可以增病。如此则以权衡应变治之，权变之药，岂可常用之。

## 摄　养

忌浴当风，汗当风。须以手摩汗孔合，方许见风，必无中风、中寒之疾。

遇卒风暴寒，衣服不能御者，则宜争努周身之气以当之，气弱不能御者病。

如衣薄而气短，则添衣，于无风处居止，气尚短，则以沸汤一碗熏其口鼻，即不短也。

如衣厚于不通风处居止，而气短，则宜减衣，摩汗孔合，于漫风处居止。

如久居高屋，或天寒阴湿所遏，令气短者，亦如前法熏之。

如居周密小室，或大热而处寒凉，气短，则出就风日，凡气短皆宜食滋味汤饮，令胃调和。

或大热能食而渴，喜寒饮，当从权以饮之，然不可耽嗜。如冬寒喜热物，亦依时暂食。

夜不安寝，衾厚热壅故也，当急去之，仍拭汗，或薄而不安，即加之，睡自稳也。饥而睡不安，则宜少食，饱而睡不安，则少行坐。

遇天气变更，风寒阴晦，宜预避之，大抵宜温暖、避风寒、省语，少劳役为上。

## 远　欲

名与身孰亲，身与货孰多？以隋侯之珠，弹千仞之雀，世必笑之，何取之轻而弃之重耶！残躯六十有五，耳目半失于视听，百脉沸腾而烦心，身如众派漂流，瞑目则魂如浪去，神气衰于前日，饮食减于曩时，但应人事，病皆弥甚，以己之所有，岂止隋侯之珠哉！安于淡薄，少思寡欲，省语以养气，不妄作劳以养形，虚心以维神，寿夭得失安之于数，得丧既轻，血气自然谐和，邪无所容，病安增剧，苟能持此，亦庶几于道，可谓得其真趣矣。

## 省言箴

气乃神之祖，精乃气之子，气者精神之根蒂也，大矣哉，积气以成精，积精以全神，必清必静，御之以道，可以为天人矣。有道者能之，予何人哉，切宜省言而已。

# 兰室秘藏

〔金〕 李东垣

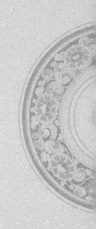

# 提　要

　　《兰室秘藏》与《内外伤辨惑论》《脾胃论》并列为李东垣的三大代表著作。

　　本书主要记录了李东垣对临床各科疾病的证治方药，是"东垣学说"的一本临床治疗学专著。

　　但，本书并不是李东垣临床治疗的全纪录。书中对各科疾病的论治及方证，仍然基于"内伤"。也就是说，本书仍然是为完善"内伤学说"而作，是一本"专书"而非全书。

　　本书分三卷。以病症分类，每一病症门下先列总说，再列具体方证。

　　需要注意的是，书中很多方证都是例举，有如病案，需要我们在阅读中明理，明理中阅读。

# 序

　　《兰室秘藏》六卷，吾师李东垣先生所辑也。不肖读之而曰：至矣哉！吾师之学术贯天人，洞微奥也。其论饮食劳卷，人所日用而不知者，故首及之。次中满腹胀，胃脘酒渴，至于眼、耳、鼻、舌、齿、喉，血分腰痛，大小便，痔瘘泻痢，疮疡，妇儿科，皆穷其旨要。而论脉法尤详悉而切当，言病证变换万状皆形见于脉，按其弦长、滞缩、清浊、伸引无尽。吾师尝云：至微者，理也；至著者，象也。体用一源，显微无间，得其理则象可得而推矣。是吾师有不言，言辄应，与是编相符合，非口所辩说，纸上陈言，不能施用者欤！然则人之欲自颐真精，顺时却病，与医家溯流穷源，不拘执古方而收功者，舍是奚观焉。夫吾师合生气之和，道五常之性，使疾疢不作而无妖祲短折，起死扶伤，令六合咸宁，万世收赖，非古圣王亨嘉之致治乎。圣王之世，即喙息蠕动之细，莫不禀仰太和，沐浴玄泽。若吾师殚厥心思以较雠是编，濯痹煦寒，如《洪范》所谓：身其康强，子孙逢吉，曰寿、曰康宁、曰考终者，是编之效也。吾师弗自私藏，以公诸人。不止一身行之，欲人人行之，又欲天下万世行之；不止一方蒙泽，欲举世蒙泽，又欲千世亿世蒙泽也。吾师嘉鱼无穷者，吾师心思之所流而精神之所聚也。不肖何敢序，但忝衣钵之传，若大史公云：岩穴之人，欲砥行立名，非附青云之士，恶能声施后世，则序之之鄙意云尔。

**至元丙子三月上巳门人罗天益百拜书**

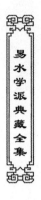

# 卷 上

## 饮食劳倦门

### 饮食所伤论

《阴阳应象论》云：水谷之寒热，感则害人六腑。《痹论》云：阴气者，静则神藏，躁则消亡，饮食自倍，肠胃乃伤。此乃混言之也。分之为二；饮也、食也。饮者，水也，无形之气也。因而大饮则气逆，形寒饮冷则伤肺，病则为喘咳，为肿满，为水泻。轻则当发汗，利小便，使上下分消其湿。解醒汤、五苓散、生姜、半夏、枳实、白术之类是也。如重而蓄积为满者，芫花、大戟、甘遂、牵牛之属利下之，此其治也。食者，物也，有形之血也。如《生气通天论》云：因而饱食，筋脉横解，肠澼为痔。又云：食伤太阴、厥阴，寸口大于人迎两倍三倍者，或呕吐、或痞满、或下痢肠澼，当分寒热轻重而治之。轻则内消，重则除下。如伤寒物者，半夏、神曲、干姜、三棱、广术、巴豆之类主之；如伤热物者，枳实、白术、青皮、陈皮、麦蘗、黄连、大黄之类主之。亦有宜吐者，《阴阳应象论》云：在上者，因而越之，瓜蒂散之属主之。然而不可过剂，过剂则反伤肠胃。盖先因饮食自伤，又加之以药过，故肠胃复伤而气不能化，食愈难消矣，渐至羸困。故《五常政大论》云：大毒治病，十去其六，小毒治病，十去其七。凡毒治病，不可过之。此圣人之深戒也。

### 劳倦所伤论

《调经篇》云：阴虚生内热奈何？岐伯曰：有所劳倦，形气衰少，谷气不盛，上焦不行，下脘不通，而胃气热，热气熏胸中，故内热。《举痛论》云：劳则气耗。劳则喘且汗出，内外皆越，故气耗矣。夫喜怒不节，起居不时，有所劳伤，皆损其气。气衰则火旺，火旺则乘其脾土，脾主四肢，故困热无气以动，懒于语言，动作喘乏，表热自汗，心烦不安。当病之时，宜安心静坐，以养其气，以甘寒泻其热火，以酸味收其散气，以甘温补其中气。《经》言劳者温之，损者温之者是也。《金匮要略》云：平人脉大为劳，脉极虚亦为劳矣。夫劳之为病，其脉浮大，手足烦热，春夏剧，秋冬差。脉大者，热邪也。极虚者，气损也。春夏剧者，时助邪也。秋冬差者，时胜邪也。以黄芪建中汤治之，此亦温之之意也。夫上古圣人，饮食有节，起居有常，不妄作劳，形与神俱，百岁乃去，此谓治未病也。今时之人，去圣人久远则不然，饮食失节，起居失宜，妄作劳役，形气俱伤，故病而后药之，是治

120

其已病也。推其百病之源，皆因饮食劳倦而胃气、元气散解，不能滋荣百脉，灌溉脏腑，卫护周身之所致也。故苍天之气贵清静，阳气恶烦劳。噫！饮食喜怒之间，寒暑起居之际，可不慎欤！

**调中益气汤**　治因饥饱劳役，损伤脾胃，元气不足。其脉弦洪缓而沉，按之中之下得，时一涩。其证四肢满闷，肢节疼痛，难以屈伸。身体沉重，烦心不安，忽肥忽瘦，四肢懒倦，口失滋味，腹难舒伸，大小便清利而数，或上饮下便，或大便涩滞，或夏月飧泄，米谷不化，或便后见血，或便见白脓，胸满短气，咽膈不通，痰唾稠粘，口中沃沫，食入反出，耳鸣耳聋，目中流火，视物昏花，眵肉红丝，热壅头目，不得安卧，不思饮食，并皆治之。

橘皮如腹中气不转运，加木香一分，如无此证不加　黄柏酒洗，已上各二分　升麻此一味为上气不足，胃气与脾气下流，乃补之气，从阴引阳

柴胡已上各三分　人参有嗽者去渣　炙甘草苍术已上各五分　黄芪一钱

如时显热躁，是下元阴火蒸蒸然发也，加生地黄二分，黄柏三分。

如大便虚坐不得，或大便了而不了，腹中常常逼迫，皆是血虚血涩，加当归身三分，无此证则去之。

如身体沉重，虽小便数多，亦加茯苓二分，黄柏三分，泽泻五分，苍术一钱，时暂从权而去湿也，不可常用。兼足太阴已病，其脉亦络于心中，故显湿热相合而生烦乱。

如胃气不和，加汤洗半夏五分，生姜三片。有嗽者加生姜、生地黄二分，以制半夏之毒。

如痰厥头痛，非半夏不能除，此足大阴脾邪所作也。

如兼躁热，加黄柏、生地黄各二分。

如无以上证，只服前药。

上件锉如麻豆大，都作一服，水二大盏，煎去渣，稍热，食远服之。宁心绝虑，静坐少语，药必为效耳。

如夏月须加白芍药三分。

如春月腹中痛尤宜加。

如恶热而渴，或腹痛者，更加芍药五分，生黄芩二分。

如恶寒腹痛，加中桂三分，去黄芩，谓之桂枝芍药汤。亦于前药中加之。

如冬月胃痛，不可用芍药，盖大寒之药也。只加干姜二分，或加半夏五七分，以生姜少许制之。

如秋冬之月，胃脉四道为冲脉所逆，胁下少阳脉二道而反上行，名曰厥逆。其证气上冲咽不得息，而喘息有音不得卧，加吴茱萸五分至一钱，汤洗去苦，观厥气多少而用之，亦于前药中作一服服之。

如夏月有此证，为大热也。此病随四时为寒热温凉也，宜以黄连酒洗，黄柏酒浸，知母酒浸，以上各等分。

上为细末，熟汤为丸，如梧桐子大，每服一百丸或二百丸，白汤送下，空心服。仍多饮热汤，服毕少时，便以美食压之，使不令胃中停留，直至下元以泻冲脉之邪也。大抵治饮食劳倦所得之病，乃虚劳七损证也，常宜以甘温平之，甘多辛少，是其治也。

**宽中喜食无厌丸**　一名宽中进食丸　资形气，喜饮食。

木香五分　青皮　人参　干生姜已上各一钱　炙甘草一钱五分　白茯苓　泽泻　槟榔橘皮　白术已上各二钱　缩砂仁　猪苓已上各二钱半　枳实四钱　草豆蔻仁五钱　神曲五钱五分，炒　半夏七钱　大麦蘖面一两，炒

上为细末，汤浸蒸饼为丸，如梧桐子大，每服三五十丸，米汤下，食远服。

**交泰丸**　升阳气，泻阴火，调荣气，进饮食，助精神，宽腹胁，除急惰嗜卧，四肢

沉困不收。

干姜炮制，三分　巴豆霜五分　人参去芦
肉桂去皮，已上各一钱　柴胡去苗　小椒炒去
汗，并闭目及子　白术已上各一钱五分　厚朴去
皮炒，三钱，秋冬加七钱　白茯苓　苦楝酒煮
缩砂仁已上各三钱　知母四钱，一半酒炒，一半
酒洗，春夏用，秋冬去　川乌炮制，去皮脐，四钱
五分　吴茱萸汤洗七次，五钱　皂角水洗，煨去
皮，弦　紫菀去苗，已上各六钱　黄连去须，七
钱，秋冬减一钱五分

上除巴豆霜别研外，同为极细末，炼蜜
为丸，如梧桐子大，每服十丸，温水送下，
食远，虚实加减。

### 木香人参生姜枳术丸　开胃进饮食。

干生姜二钱五分　木香三钱　人参三钱五
分　陈皮四钱　枳实一两，炒　白术一两五钱

上为细末，荷叶裹，烧饭为丸，如梧桐
子大，每服三五十丸，温水下，食前。

### 木香干姜枳术丸　破除寒滞气，消寒
饮食。

木香三钱　干姜五钱，炮　枳实一两，炒
白术一两五钱

上为细末，荷叶裹，烧饭为丸，如梧桐
子大，每服三五十丸，温水送下，食前。

### 扶脾丸　治脾胃虚寒，腹中痛，溏泻无
度，饮食不化。

干生姜　肉桂已上各五分　干姜　藿香
红豆已上各一钱　白术　茯苓　橘皮　半夏
诃子皮　炙甘草　乌梅肉已上各二钱　大麦蘖
炒　神曲炒，已上各四钱

上为细末，荷叶裹，烧饭为丸，如梧桐
子大，每服五十丸，白汤送下，食前。

### 和中丸　补胃进食。

人参　干生姜　陈皮已上各一钱　干木瓜
二钱　炙甘草三钱

上为细末，汤浸蒸饼为丸，如梧桐子
大，每服五十丸，白汤送下，食前。

### 槟榔丸　破滞气，消饮食。

炙甘草一钱　木香　人参　槟榔已上各二
钱　陈皮五钱

上为细末，汤浸蒸饼为丸，如梧桐子
大，每服五十丸，白汤下，食前。

### 消积滞集香丸　治伤生冷硬物不消。

京三棱　广茂　青皮　陈皮　丁香皮
益智　川楝子　茴香已上各一两　巴豆和粳米
炒焦，五钱

上为细末，醋糊为丸，如绿豆大，每服
五七丸，温水、生姜汤任下，食前服。

### 黄芪汤　补胃除湿，和血益血，滋养
元气。

木香气通去之　藿香叶已上各一钱　当归
酒洗　陈皮已上各二钱　人参　泽泻已上各五钱
黄芪一两

上㕮咀，每服五钱，水二大盏，煎至一
盏，如欲汗，加生姜煎，食远，热服之。

### 黄芪当归汤　治热上攻头目，沿身胸背
发热。

当归身一钱，酒洗　黄芪五钱

上㕮咀，作一服，水二大盏，煎至一
盏，食前热服。

### 参术汤　治脾胃虚弱，元气不足，四肢
沉重，食后昏闷。

黄柏酒浸　当归已上各二分　柴胡　升麻
已上各三分　人参　陈皮　青皮已上各五分
神曲末七分　炙甘草　苍术已上各一钱　黄芪
二钱

上㕮咀，都作一服，水二大盏，煎至一
盏，食远服。

### 益智和中丸　季秋合

木香　黄连　生地黄已上各二分　黄芪
人参　麦门冬　神曲末　当归身　干生姜
陈皮　姜黄已上各五分　缩砂仁七分　桂花一
钱　桂枝一钱五分　益智仁二钱二分　炙甘草
二钱五分　麦蘖面三钱　草豆蔻仁四钱

上为细末，汤浸蒸饼为丸，如梧桐子大，每服五十丸，白汤下，细嚼亦当。

**益胃散** 治因服寒药过多，以致脾胃虚损，胃脘疼痛。

人参 甘草 缩砂仁 厚朴已上各二钱 白豆蔻 姜黄 干生姜 泽泻已上各三钱 益智仁六钱 黄芪 陈皮已上各七钱

上为粗末，每服三钱，水二盏，生姜五片，煎至一盏，去渣，食前温服。

## 脾胃虚损论

易水张先生常戒不可峻利，食药下咽，未至药丸施化，其标皮之力始开，便言快也，所伤之物已去。若更待一两时辰许，药尽化开，其药峻利，必有情性，病去之后，脾胃既损，是真气、元气败坏，促人之寿。当时设下一药，枳实一两，麸炒黄色为度，白术二两，只此二味，荷叶裹，烧饭为丸。以白术甘温，甘温补脾胃之元气，其苦味除胃中之湿热，利腰脐间血，故先补脾胃之弱，过于枳实克化之药一倍。枳实味苦寒，泄心下之痞闷，消化胃中所伤，此一药下胃，其所伤不能即去，须待一两时辰许，食则消化，是先补其虚而后化其所伤，则不峻利矣。当是之时，未悟用荷叶烧饭为丸之理，老年味之始得，可谓奇矣。荷叶之物，中央空，象震卦之体。震者，动也，人感之生。足少阳甲胆者，风也，生化万物之根蒂也。《内经》云：履端于始，序则不愆。人之饮食入胃，营气上行，即少阳甲胆之气也。其手少阳三焦经，人之元气也。手足经同法，便是少阳元气生发也。胃气、谷气、元气、甲胆上升之气一也，异名虽多，止是胃气上升者也。荷叶之体，生于水土之下，出于污秽之中，非污所染，挺然独立，其色青，形乃空，青而象风木者也。食药感此气之化，胃气何由不上升乎？其主意用此一味

为引用，可谓远识深虑，合于道者也。更以烧饭和药，与白术协力，滋养谷而补令胃厚，再不至内伤，其利广矣、大矣。若内伤脾胃辛热之物、酒肉之类，自觉不快，觅药于医，医者亦不问所伤，付之集香丸、小丁香丸、巴豆大热药之类下之，大便下则物去，遗留食之热性、药之热性，重伤元气，则七神不炽。《经》云：热伤气，正谓此也。其人必无气以动而热困，四肢不举，传变诸疾不可胜数，使人真气自此衰矣。若伤生冷硬物，世医或用大黄、牵牛二味大寒药投之，随药下所伤去矣，遗留食之寒性、药之寒性重泻其阳，阳去则皮肤筋肉血脉无所依倚，便为虚损之证，论言及此，令人寒心。夫辛辣薄味之药，无故不可乱服，非止牵牛而已。《至真要大论》云：五味入口，各先逐其所喜攻。攻者，克伐泻也。辛味下咽，先攻泻肺之五气。气者，真气、元气也。其牵牛之辛辣猛烈，伤人尤甚。饮食所伤肠胃，当以苦泄其肠胃可也，肺与元气何罪之有？用牵牛大罪有五，此其一也；况胃主血所生病，为所伤物者，有形之物也，皆是血病泻其气，其罪二也；且饮食伤之于中焦，止合克化消导其食，重泻上焦肺中已虚之气，其罪三也；食伤肠胃，当塞因塞用，又曰寒因寒用，枳实、大黄苦寒之物以泄有形是也，反以辛辣牵牛散泻真气，大禁四也；殊不知《针经》有云：外来客邪风寒伤人五脏，若误泻胃气必死，误补亦死。其死也，无气以动，故静。若内伤肠胃，而反泻五脏，必死，误补亦死。其死也，阴气有余，故躁。今内伤肠胃，是谓六腑不足之病，反泻上焦虚无肺气。肺者，五脏之一数也。虽不即死，若更旬日之间，必暗损人寿数。谓如人寿应百岁，为牵牛之类朝损暮损，其元气消耗，不得终其天年，但人不觉耳，将为天年已尽，此乃暗里折人寿数。故特著此论

123

并方，庶今四海闻而行之，不至夭横耳，此老夫之用心也。

胃气不可不养，复明养胃之理。《内经》云：安谷者昌，绝谷者亡。水去则荣散，谷消则卫亡，荣散卫亡，神无所倚。仲景云：水入于经，其血乃成，谷入于胃，脉道乃行。故血不可不养，胃不可不温，血养胃温，荣卫将行，常有天命。谷者，身之大柄也。《书》与《周礼》皆云：金、木、水、火、土，谷惟修以奉养五脏者也。内伤饮食，固非细事，苟妄服食药，而轻生殒命，其可乎哉！《黄帝针经》有说：胃恶热而喜清冷，大肠恶清冷而喜热，两者不和，何以调之？岐伯曰：调此者，食饮衣服亦欲适寒温，寒无凄泄，暑无出汗。饮食者，热无灼灼，寒无凄凄，寒温中适，故气将持，乃不致邪僻也。是必有因用，岂可用俱寒俱热之药仓卒致损，与以刃杀人者何异？《内经》说：内伤者，其气口脉反大于人迎一倍、二倍、三倍，分经用药。又曰：上部有脉，下部无脉，其人当吐不吐者死。如但食不纳，恶心欲吐者，不问一倍、二倍，不当正与瓜蒂散吐之，但以指或以物探去之。若所伤之物去不尽者，更诊其脉，问其所伤，以食药去之，以应塞因塞用，又谓之寒因寒用。泄而下降，乃应太阴之用。其中更加升发之药，令其元气上升，塞因通用，因曲而为直。何为曲？内伤胃气是也。何为直？因而升发胃气是也。因其饮食之内伤，而使生气增益，胃气完复，此乃因曲而为之直也。若分经用药，其所伤之物，寒热温凉，生硬柔软，所伤不一，难立定一法，只随所伤之物不同，各立治法，临时加减用之。其用药，又当问病人从来禀气盛衰，所伤寒物热物，是喜食之邪，不可服破气药。若乘饥困而伤之邪，当益胃气。或为人所勉劝强食之，宜损血而益气也。诊其脉候伤在何脏，可与对

病之药，岂可妄泻天真元气，以轻丧身宝乎！且如先食热物而不伤，继之以寒物，因后食致前食亦不消化而伤者，当问热食、寒食孰多孰少，斟酌与药，无不当矣。喻如伤热物二分，寒物一分，则当用寒药二分，热药一分，相合而与之，则荣卫之气必得周流。更有或先饮酒而后伤寒冷之食，及伤热食、冷水与冰，如此不等，皆当验其节次所伤之物，酌量寒热之剂分数，各各对证与之，无不取效。自忖所定药方，未敢便谓能尽药性之理，姑用指迷辨惑耳。

**三黄枳术丸** 治伤肉湿面、辛辣味厚之物，填塞闷乱不快。

枳实麸炒，五钱　黄连去须，酒洗　大黄湿纸裹煨　神曲炒　橘皮　白术已上各一两　黄芩二两

上为极细末，汤浸蒸饼为丸，如绿豆一倍大，每服五十丸，白汤下，临时量所伤多少，加减服之。

**巴豆三棱丸** 一名木香见睍丸　治伤生冷硬物，心腹满闷疼痛。

巴豆霜五分　木香二钱　升麻　柴胡已上各三钱　草豆蔻面裹煨熟，用仁　香附子炒，已上各五钱　神曲炒黄色　石三棱去皮煨　京三棱煨，已上各一两

上为细末，汤浸蒸饼为丸，如绿豆一倍大，每服一二十丸，温白汤下，量所伤多少，加减服之。

**白术丸** 治伤豆粉、湿面、油腻之物。

白矾枯，三钱　黄芩五钱　橘皮七钱　神曲炒黄色　半夏汤洗七次　白术已上各一两　枳实麸炒黄色，一两一钱

上为极细末，汤浸蒸饼为丸，如绿豆大，每服三五十丸，白汤下。素食多用干姜，故加黄芩以泻之。

**草豆蔻丸** 治秋冬伤寒冷物，胃脘当心而痛，上支两胁，咽膈不通。

炒盐五分　干生姜　青皮　橘皮已上各二钱　麦蘖面炒黄色　生黄芩冬月不用　半夏汤洗七次　神曲炒，已上各五钱　草豆蔻面裹煨，去皮取仁　白术已上各一两　枳实麸炒，二两

上为极细末，汤浸蒸饼为丸，如绿豆大，每服五十丸，白汤下。

# 中满腹胀门

## 中满腹胀论

《六元政纪论》云：太阴所至为中满，太阴所至为蓄满。诸湿肿满，皆属脾土。《论》云：脾乃阴中之太阴，同湿土之化。脾湿有余，腹满食不化。天为阳、为热，主运化也；地为阴、为湿，主长养也。无阳则阴不能生化，故云脏寒生满病。《调经篇》云：因饮食劳倦，损伤脾胃，始受热中，末传寒中，皆由脾胃之气虚弱，不能运化精微而制水谷，聚而不散，而成胀满。经云：腹满䐜胀，支膈胠胁，下厥上冒，过在太阴阳明，乃寒湿郁遏也。《脉经》所谓胃中寒则胀满者是也。《针经》三卷杂病第八：腹满大便不利，上走胸嗌，喘息喝喝然，取足少阴。又云：胀取三阳。三阳者，足太阳寒水为胀，与《通评虚实论》说：腹暴满，按之不下，取太阳经络，胃之募也正同。取者，泻也，《经》云：中满者，泻之于内者是也。宜以辛热散之，以苦泻之，淡渗利之，使上下分消其湿。正如开鬼门，洁净府，温衣缪刺其处，是先泻其血络，后调其真经，气血平，阳布神清，此治之正也。或曰：诸腹胀大皆属于热者何也？此乃病机总辞。假令外伤风寒有余之邪，自表传里，寒变为热，而作胃实腹满，仲景以大承气汤治之。亦有膏粱之人，湿热郁于内，而成胀满者，此热胀之谓也。大抵寒胀多而热胀少，治之者宜详辨之。

## 诸腹胀大皆属于热论

诸腹胀大，皆属于热。此乃八益之邪，有余之证，自天外而入，是感风寒之邪传里，寒变为热，作胃实，日晡潮热，大渴引饮，谵语，是太阳阳明并大实大满者，大承气下之。少阳阳明微满实者，小承气下之。泄之则胀已，此之谓也。假令痎疟为胀满，亦有寒胀、热胀，是天之邪气，伤暑而得之，不即时发，至秋暑气衰绝，而疟病作矣，知其寒也，《局方》用交解饮子者是也。

内虚不足，寒湿令人中满，及五脏六腑俱有胀满，更以脉家寒热多少较之。胃中寒则胀满，浊气在上则生䐜胀，取三阳。三阳者，足太阳膀胱寒水为胀，腹暴满，按之不下，取太阳经络者，胃之募也正同。腹满䐜胀，支膈胠胁，下厥上冒，过在太阴阳明，胃中寒湿郁遏也。太阴䐜胀，复不利，不欲食，食则呕，不得卧，按所说寒胀之多如此。

中满治法，当开鬼门，洁净府。开鬼门者，谓发汗也；洁净府者，利小便也。中满者，泻之于内。谓脾胃有病，当令上下分消其温，下焦如渎，气血自然分化，不待泄渫秽。如或大实大满，大小便不利，从权以寒热药下之。或伤酒湿面及味厚之物，膏粱之人，或食已便卧，使湿热之气不得施化，致令腹胀满，此胀亦是热胀。治热胀，分消丸主之。

如或多食寒凉，及脾胃久虚之人，胃中寒则胀满，或脏寒生满病，以治寒胀，中满

分消汤主之。

**中满分消丸** 治中满热胀、鼓胀、气胀、水胀，此非寒胀类。

白术　人参　炙甘草　猪苓去黑皮　姜黄已上各一钱　白茯苓去皮　干生姜　砂仁已上各二钱　泽泻　橘皮已上各三钱　知母炒，四钱　黄芩去腐炒，夏用一两二钱　黄连净炒　半夏汤洗七次　枳实炒，已上各五钱　厚朴姜制，一两

上除茯苓、泽泻、生姜外，共为极细末，入上三味和匀，汤浸蒸饼为丸，如梧桐子大，每服一百丸，焙热，白汤下，食远服，量病人大小加减。

**中满分消汤** 治中满寒胀，寒疝，大小便不通，阴躁，足不收，四肢厥逆，食入反出，下虚中满，腹中寒，心下痞，下焦躁寒沉厥，奔豚不收。

川乌　泽泻　黄连　人参　青皮　当归　生姜　麻黄　柴胡　干姜　荜澄茄已上各二分　益智仁　半夏　茯苓　木香　升麻已上各三分　黄芪　吴茱萸　厚朴　草豆蔻仁　黄柏已上各五分

上锉如麻豆大，都作一服，水二大盏，煎至一盏，食前热服。忌房室、酒、湿面、生冷及油腻等物。

**广茂溃坚汤** 治中满腹胀，内有积聚，坚硬如石，其形如盘，令人不能坐卧，大小便涩滞，上喘气促，面色痿黄，通身虚肿。

广茂　红花　升麻　吴茱萸已上各二分　生甘草　柴胡　泽泻　神曲　青皮　陈皮已上各三分　厚朴生用　黄芩　黄连　益智仁　草豆蔻仁　当归梢已上各五分　半夏七分　如

渴加葛根四分

上锉如麻豆大，水二大盏，煎至一盏，稍热服，食远。忌酒醋湿面。服二服之后，中满减半，止有积不消，再服后药。

**半夏厚朴汤**

红花　苏木已上各半分　吴茱萸　干生姜　黄连已上各一分　木香　青皮已上各二分　肉桂　苍术　白茯苓　泽泻　柴胡　陈皮　生黄芩　草豆蔻仁　生甘草已上各三分　京三棱　当归梢　猪苓　升麻已上各四分　神曲六分　厚朴八分　半夏一钱　桃仁七个　昆布少许　如渴加葛根三分

上㕮咀，作一服，水三盏，煎至一盏，去渣，稍热服。此药二服之后，前证又减一半，却于前药中加减服之。

**破滞气汤** 一名木香化滞散　破滞气，治心腹满闷。

炙甘草四分　白檀　藿香　陈皮　大腹子　白豆蔻仁　白茯苓　桔梗已上各五分　砂仁　人参　青皮　槟榔　木香　姜黄　白术已上各二钱

上㕮咀，每服三钱，水二盏，煎至一盏，去渣，温服，不拘时。

**草豆蔻汤** 治腹中虚胀。

泽泻一分　木香三分　神曲四分　半夏制　枳实　草豆蔻仁　黄芪春夏去之　益智　甘草已上各五分　青皮　陈皮已上各六分　茯苓　当归已上各七分

上为粗末，都作一服，水二大盏，生姜三片，煎至一盏，去渣，温服。冬月加黄芪五七分，春夏止服正药，食远。

## 🌸 心腹痞门

**消痞丸** 治心下痞闷，一切所伤，及积年不愈者。

干生姜　神曲炒　炙甘草已上各二分　猪苓二钱五分　泽泻　厚朴　砂仁已上各三钱　半夏汤洗七次　陈皮　人参已上各四钱　枳实五钱，炒　黄连净炒　黄芩已上各六钱　姜黄　白术已上各一两

上为细末，汤浸蒸饼为丸，如梧桐子大，每服五七十丸至百丸，白汤送下，食远服。

**失笑丸**　一名枳实消痞丸　治右关脉弦，心下虚痞，恶食懒倦，开胃进饮食。

干生姜一钱　炙甘草　麦蘖面　白茯苓　白术已上各二钱　半夏曲　人参已上各三钱　厚朴四钱，炙　枳实　黄连已上各五钱

上为细末，汤浸蒸饼为丸，梧桐子大，每服五七十丸，白汤下，食远服。

**黄连消痞丸**　治心下痞满，壅滞不散，烦热喘促不安。

泽泻　姜黄已上各一钱　干生姜二钱　茯苓　炙甘草　白术已上各三钱　陈皮五钱　猪苓五钱　枳实七钱，炒　半夏九钱　黄连一两

黄芩二两，炒

上为细末，汤浸蒸饼为丸，如梧桐子大，每服五十丸，温汤下，食远。

**消痞汤**　一名木香化滞汤　治因忧气郁结中脘，腹皮里微痛，心下痞满，不思饮食。

枳实炒　当归梢已上各二分　陈皮　生姜　木香已上各三分　柴胡四分　草豆蔻　炙甘草已上各五分　半夏一钱　红花少许

上为粗末，作一服，水二盏，生姜三片，煎至一盏，食远服，忌酒湿面。

**葶苈丸**　一名人参顺气饮子　治心下痞，胸中不利。

半夏洗　厚朴炙　石膏　青皮已上各五分　当归身七分　白豆蔻仁　缩砂　茵陈酒制　干葛已上各一钱　炙甘草　羌活　黄芩一半酒洗，一半炒　苦葶苈酒洗，炒　人参　柴胡　独活已上各三钱

上为细末，汤浸蒸饼和匀，筛子内擦如米大，每服二钱，临卧用一口汤下。

## 🌸 胃脘痛门

**草豆蔻丸**　治脾胃虚弱，而心火乘之，不能滋荣上焦元气，遇冬肾与膀胱寒水旺时，子能令母实，以致肺金大肠相辅而来克心乘脾胃，此大复仇也。《经》云：大胜必大复，理之常也。故皮毛血脉分肉之间，元气已绝于外，又大寒大燥二气并乘之，则苦恶风寒，耳鸣及腰背相引而痛，鼻息不通，不闻香臭，额寒脑痛，大恶风寒，目时眩，不欲开。腹中为寒水反乘，痰唾沃沫，食则反出，腹中常痛，心胃作痛，胁下缩急，有时而痛，腹不能努，大便多泻而少秘，下气不绝，或腹中鸣，此脾胃虚之至极也。胸中气乱，心烦不安，而为霍乱之渐，咽膈不通，极则噎塞有声，喘喝闭塞，或于日阳处，或于暖室中少缓，口吸风寒之气则复作。四肢厥逆，身体沉重，不能转侧，头不可以回顾。小便溲而时燥，此药主之。秋冬寒凉大复气之药也。

神曲末　柴胡详胁下痛多少用之　姜黄已上各四分　当归身　青皮已上各六分　黄芪　人参　益智仁　吴茱萸汤洗，焙干　陈皮　白僵蚕已上各八分　泽泻小便数减半　半夏已上各一钱，洗　甘草生六分，熟六分　麦蘖面一钱五分，炒　草豆蔻仁面裹烧熟为度，一钱四分　桃仁七个，汤浸去皮尖

上除桃仁别研如泥，余为细末，同研匀，汤浸蒸饼为丸，如梧桐子大，每服五七十丸，白汤下，食远服。

**神圣复气汤**　治复气乘冬足太阳寒水、足少阴肾水之旺，子能令母实，手太阴肺实，反来克土，火木受邪。腰背胸膈闭塞疼痛，善嚏，口中涎，目中泣，鼻中流浊涕不止，或如息肉，不闻香臭，咳嗽痰沫。上热如火，下寒如冰。头作阵痛，目中溜火，视物晄晄，耳聋耳鸣。头并口鼻大恶风寒，喜日晴暖，夜卧不安，常觉痰塞咽膈不通，口不知味，两胁缩急而痛，牙齿动摇不能嚼物，脐腹之间及尻臀足膝不时寒冷，前阴冷而多汗，行步欹侧，起居艰难，麻木风痹，小便数，气短喘喝，少气不足以息，遗失无度，及妇发白带，阴户中大痛牵心，面色黧黑，男子控睾，痛牵心腹，或面色如赭，食少，大小便不调，烦心霍乱，逆气里急，腹不能努，或肠鸣，膝下筋急，肩胛大痛，此皆寒水来复火土之仇也。

干姜炮　黑附子炮，已上各三分　防风　人参　郁李仁另研，已上各五分　当归身六分，酒洗　半夏汤洗　升麻已上各七分　藁本　甘草已上各八分　柴胡　羌活已上各一钱　白葵花五朵，去心剪碎

上件都作一服，水五大盏，煎至二盏，入黄芪一钱，橘红五分，草豆蔻仁面裹煨熟去皮一钱，同煎至一盏，再入下项药：黄柏三分，酒浸；黄连三分，酒浸；枳壳三分；生地黄三分，酒洗。此四味，预一日另用新水浸，又以华细辛二分，川芎细末三分，蔓荆子三分，作一处浸。此三味并黄柏等，煎正药作一大盏，不去渣，入此所浸之药，再上火同煎至一大盏，去渣，热服，空心。又能治啮颊、啮唇舌、舌根强硬等证如神。忌肉汤，宜食肉，不助经络中火邪也。大抵肾元与膀胱经中有寒，气不足者，并宜服之。于月生月满时食，隔三五日一服，如病急不拘时候。

**麻黄豆蔻丸**　治客寒犯胃，心胃大痛不可忍

木香　青皮　红花　厚朴已上各二分　苏木三分　荜澄茄四分　升麻　半夏汤洗　麦蘖面　缩砂仁　黄芪　白术　陈皮去白　柴胡　炙甘草　吴茱萸　当归身已上各五分　益智仁八分　神曲末二钱，炒　麻黄不去节，三钱　草豆蔻仁五钱

上为细末，汤浸蒸饼为丸，如梧桐子大，每服五十丸，白汤下，或细嚼汤下亦可。

## 酒客病论

论酒大热有毒，气味俱阳，乃无形之物也。若伤之则止当发散，汗出则愈矣，此最妙法也。其次莫如利小便，二者乃上下分消其湿，何酒病之有？今之酒病者，往往服酒癥丸，大热之药下之，又有牵牛、大黄下之，是无形元气受病，反下有形阴血，乖误甚矣。酒性大热，已伤元气，而复重泻之，况亦损肾水真阴，及有形阴血俱为不足，如此则阴血愈虚，真水愈弱，阳毒之热大旺，反增其阴火，是谓元气消亡，七神何依？折人长命，虽不即死，而虚损之病成矣。《金匮要略》云：酒疸下之，久久为黑疸，慎不可犯此戒。不若令上下分消其湿，当以葛花解醒汤主之。

**葛花解醒汤**

木香五分　人参去芦　猪苓去黑皮　白茯苓　橘皮已上各一钱五分　白术　干生姜　神曲炒　泽泻已上各二钱　莲花青皮三钱　缩砂仁　白豆蔻仁　葛花已上各五钱

上为极细末，和匀，每服三钱匕，白汤调下，但得微汗，酒病去矣。

此盖不得已而用，岂可恃赖日日饮酒？此药气味辛辣，偶因酒病服之，则不损元气，何者？敌酒病故也，若频服之，损人天命。

**枳术丸** 治痞，消食强胃。

枳实麸炒黄色，一两　白术二两

上为极细末，荷叶裹，烧饭为丸，如绿豆一倍大，每服五十丸，白汤下，不拘时候，量所伤多少，加减服之。

**半夏枳术丸** 治因冷物内伤。

半夏汤洗七次，一两　枳实麸炒黄色　白术已上各二两

上三味为极细末，荷叶裹，烧炊饭为丸，如绿豆一倍大，每服五十丸，白汤下，量所伤加减服之。

**橘皮枳术丸** 治元气虚弱，饮食不消，或脏腑不调，心下痞闷。

橘皮　枳实麸炒黄色，各一两　白术二两

上为极细末，荷叶裹，烧饭为丸，如绿豆一倍大，每服五十丸，白汤下，量所伤加减服之。

**除湿益气丸** 治伤湿面，心腹满闷，肢体沉重。

红花三分　萝卜子炒熟，五钱　枳实麸炒黄色　黄芩生用　神曲炒黄色　白术已上各一两

上同为细末，荷叶裹，烧饭为丸，如绿豆一倍大，每服五十丸，白汤下，量所伤加减服之。

**除湿散** 治伤马奶子并牛羊酪水，一切冷物。

甘草炙　红花已上各二钱　半夏汤洗七次　干姜已上各三钱　车前子　泽泻已上各五钱　茯苓七钱　神曲炒黄色，一两

上为极细末，每服三钱匕，白汤调下，食前。

**升麻黄连丸** 治多食肉，口臭，不欲闻其秽恶气，使左右不得近。

白檀二钱　生甘草三钱　生姜取自然汁　莲花青皮　升麻已上各五钱　黄连去须，一两　黄芩去腐，酒洗，二两

上为极细末，汤浸蒸饼为丸，如弹子大，每服一丸，细嚼，白汤下，食后。

**上二黄丸** 治伤热食，痞闷，兀兀欲吐，烦乱不安。

甘草二钱　升麻　柴胡已上各三钱　黄连酒洗，一两　黄芩二两　一方加枳实五钱

上为细末，汤浸蒸饼为丸，如绿豆大，每服五十丸，白汤下，食远。

治伤冷饮者，以五苓散，每服二钱，三钱匕，加生姜煎服之。

治伤食兼伤冷饮者，煎五苓散送半夏枳术丸。

治伤冷饮不恶寒者，腹中亦不觉寒，惟觉闷，身重食不化者，或小便不利，煎去桂五苓散，依前斟酌服之。

**瓜蒂散** 上部有脉，下部无脉，其人当吐不吐者死。何谓下部无脉？此谓木郁也。饮食过饱，填塞胸中。胸中者，太阴之分野。《经》曰：气口反大于人迎三倍，食伤太阴。故曰木郁则达之，吐者是也。

瓜蒂　赤小豆已上各等分

上二味为极细末，每服二钱匕，温浆水调下，取吐为度。

若不至两手尺脉绝无，不宜便用此药，恐损元气，令人胃气不复。若止是胸中窒塞，闷乱不通，以指探去之。如不得吐者，以物探去之，得吐则已，如食不去，用此药吐之。

解云：盛食填塞于胸中，为之窒塞，两寸脉当主事，两尺脉不见，其理安在？胸中有食，故以吐出之。食者，物也，物者，坤土也，是足太阴之号也。胸中者，肺也，为物所填。肺者，手太阴金也。金主杀伐也，与坤土俱在于上而旺于天，金能克木，故肝木生发之气伏于地下，非木郁而何？吐去上焦阴土之物，木得舒畅，则郁结去矣。

食塞于上，脉绝于下，若不明天地之道，无由达此至理。水火者，阴阳之征兆，

天地之别名也。故曰：独阳不生，独阴不长。天之用在于地下，则万物生长矣；地之用在于天上，则万物收藏矣。此乃天地交而万物通也，此天地相根之道也。故阳火之根本于地下，阴水之源本于天上，故曰：水出高源。故人五脏主有形之物，物者，阴也。阴者，水也。右三部脉主之，偏见于寸口。食塞其上，是绝五脏之源，源绝则水不下流，两尺竭绝，此其理也，何疑之有？

假令所伤前后不同，以分为率，伤热物二分，伤生冷硬物一分，用寒药三黄丸二停，热药巴豆三棱丸一停，合而服之。如热物伤少而寒物伤多，则寒药少而热药多也。假令夏月大热之时，伤生冷硬物，当用热药巴豆三棱丸治之，须加三黄丸，谓天时不可伐，故加寒药以顺时令。若伤热物只用三黄丸何谓？此三黄丸，时药也。假令冬天大寒之时，伤羊肉湿面等热物，当用三黄丸治之，须加热药少许，草豆蔻丸之类是也，为引用，又为时药。经云：必先岁气，无伐天和，此之谓也。余皆仿此。

# 消渴门

## 消渴论

《阴阳别论》云：二阳结谓之消。《脉要精微论》云：瘅成为消中。夫二阳者，阳明也。手阳明大肠主津，病消则目黄口干，是津不足也；足阳明胃主血，热则消谷善饥，血中伏火，乃血不足也。结者，津液不足，结而不润，皆燥热为病也。此因数食甘美而多肥，故其气上溢，转为消渴。治之以兰，除陈气也，不可服膏粱芳草石药，其气慓悍，能助燥热也。越人云：邪在六腑，则阳脉不和，阳脉不和，则气留之，气留之则阳脉盛矣。阳脉大盛，则阴气不得营，故皮肤肌肉消削是也。经云：凡治消瘅、仆击、偏枯、痿厥、气满发逆，肥贵人则膏粱之疾也。岐伯曰：脉实病久可治，脉弦小病久不可治。后分为三消；高消者，舌上赤裂，大渴引饮，《逆调论》云心移热于肺，传于膈消者是也，以白虎加人参汤治之；中消者，善食而瘦，自汗，大便硬，小便数，叔和云口干饶饮水，多食亦饥，虚瘅成消中者是也，以调胃承气、三黄丸治之；下消者，烦躁引饮，耳轮焦干，小便如膏，叔和云焦烦水易亏，此肾消也，以六味地黄丸治之。《总录》所谓末传能食者，必发脑疽背疮，不能食者，必传中满鼓胀，皆谓不治之证。洁古老人分而治之，能食而渴者，白虎加人参汤；不能食而渴者，钱氏方白术散倍加葛根治之。上中既平，不复传下消矣。前人用药厥有旨哉！或曰：末传疮疽者何也？此火邪胜也，其疮痛甚而不溃，或赤水者是也。《经》云：有形而不痛，阳之类也，急攻其阳，无攻其阴，治在下焦，元气得强者生，失强者死。末传中满者何也？以寒治热，虽方士不能废其绳墨而更其道也。然脏腑有远近，心肺位近，宜制小其服；肾肝位远，宜制大其服，皆适其至所为故。知过与不及，皆诛罚无过之地也。如高消、中消，制之太急，速过病所，久而成中满之病，正谓上热未除，中寒复生者也。非药之罪，失其缓急之制也，处方之制，宜加意焉。

**和血益气汤** 治口干、舌干，小便数，舌上赤脉，此药生津液，除干燥，生肌肉。

柴胡 炙甘草 生甘草此味治口干、舌干也 麻黄根已上各三分 酒当归梢四分 酒知母 酒汉防己 羌活已上各五分 石膏六分，

治小便赤色　酒生地黄七分　酒黄连八分，治舌上赤脉也　酒黄柏　升麻已上各一钱　杏仁　桃仁已上各六个　红花少许

上㕮咀，都作一服，水二大盏，煎至一盏，去渣，温服，忌热湿面酒醋等物。

**当归润燥汤**　治消渴大便闭涩，干燥结硬，兼喜温饮，阴头退缩，舌燥口干，眼涩难开，及于黑处见浮云。

细辛一分　生甘草　炙甘草　熟地黄已上各三分　柴胡七分　黄柏　知母　石膏　桃仁泥子　当归身　麻子仁　防风　荆芥穗已上各一钱　升麻一钱五分　红花少许　杏仁六个　小椒三个

上㕮咀，都作一服，水二大盏，煎至一盏，去渣，热服，食远，忌辛热物。

**生津甘露汤**　一名清凉饮子　治消中能食而瘦，口舌干，自汗，大便结燥，小便频数。

升麻四分　防风　生甘草　汉防己　生地黄已上各五分　当归身六分　柴胡　羌活　炙甘草　黄芪　酒知母　酒黄芩已上各一钱　酒龙胆草　石膏　黄柏已上各一钱五分　红花少许　桃仁五个　杏仁十个

上㕮咀，都作一服，水二盏，酒一匙，煎至一盏，稍热服，食远。

**辛润缓肌汤**　一名清神补气汤　前消渴证才愈，止有口干，腹不能努，此药主之。

生地黄　细辛已上各一分　熟地黄三分　石膏四分　黄柏酒制　黄连酒制　生甘草　知母已上各五分　柴胡七分　当归身　荆芥穗　桃仁　防风已上各一钱　升麻一钱五分　红花少许　杏仁六个　小椒二个

上㕮咀，都作一服，水二大盏，煎至一盏，食远，稍热服之。

**甘草石膏汤**　渴病久愈，又添舌白滑微

肿，咽喉咽津觉痛，嗌肿，时时有渴，喜冷饮，口中白沫如胶。

生地黄　细辛已上各一分　熟地黄　黄连已上各三分　甘草五分　石膏六分　柴胡七分　黄柏　知母　当归身　桃仁炒，去皮尖　荆芥穗　防风已上各一钱　升麻一钱五分　红花少许　杏仁六个　小椒二个

上为麻豆大，都作一服，水二盏，煎至一盏，食后温服。

**甘露膏**　一名兰香饮子　治消渴饮水极甚，善食而瘦，自汗，大便结燥，小便频数。

半夏二分，汤洗　熟甘草　白豆蔻仁　人参　兰香　升麻　连翘　桔梗已上各五分　生甘草　防风已上各一钱　酒知母一钱五分　石膏三钱

上为极细末，汤浸蒸饼，和匀成剂，捻作薄片子，日中晒半干，擦碎如米大，每服二钱，淡生姜汤送下，食后。

**生津甘露饮子**　治消渴上下齿皆麻，舌根强硬肿痛，食不能下，时有腹胀，或泻黄如糜，名曰飧泄。浑身色黄，目睛黄甚，四肢痿弱，前阴如冰，尻臀腰背寒，面生黧色，胁下急痛，善嚏，喜怒健忘。

藿香二分　柴胡　黄连　木香已上各三分　白葵花　麦门冬　当归身　兰香已上各五分　荜澄茄　生甘草　山栀子　白豆蔻仁　白芷　连翘　姜黄已上各一钱　石膏一钱二分　杏仁去皮　酒黄柏已上各一钱五分　炙甘草　酒知母　升麻　人参已上各二钱　桔梗三钱　全蝎二个，去毒

上为细末，汤浸蒸饼和匀成剂，捻作片子，日中晒半天，擦碎如黄米大，每服二钱，津唾下，或白汤送下，食远服。

131

# 🌸 眼耳鼻门

## 诸脉者皆属于目论

《阴阳应象论》云：诸脉者皆属于目，目得血而能视，五脏六腑精气，皆上注于目而为之精。精之窠为眼，骨之精为瞳子，筋之精为黑眼，血之精为络，其窠气之精为白眼，肌肉之精则为约束，裹撷筋骨血气之精，而与脉并为系，上属于脑，后出于项中。故邪中于项，因逢其身之虚，其入深则即随眼系入于脑，则脑转，脑转则引目系急，目系急则目眩以转矣。邪中其精，其精所中，不相比也则精散，精散则视岐，故见两物。目者，五脏六腑之精，荣卫魂魄之所常营也，神气之所主也。故神劳则魂魄散，志意乱，是故瞳子黑眼发于阴，白眼赤脉发于阳，故阴阳合传而为精明也。目者，心之使也，心者，神之舍也，故神精乱而不转，卒然见非常之处，精神魂魄散不相得，故曰惑也。夫十二经脉、三百六十五络，其血气皆上走于面而走空窍，其清阳气上散于目而为精，其气走于耳而为听。因心事烦冗，饮食失节，劳役过度，致脾胃虚弱，心火大盛，则百脉沸腾，血脉逆行，邪害空窍，天明则日月不明矣。夫五脏六腑之精气，皆禀受于脾，上贯于目。脾者，诸阴之首也；目者，血脉之宗也。故脾虚则五脏之精气皆失所司，不能归明于目矣。心者，君火也，主人之神，宜静而安，相火化行其令。相火者，包络也，主百脉皆荣于目，既劳役运动，势乃妄行，又因邪气所并而损血脉，故诸病生焉。凡医者不理脾胃及养血安神，治标不治本，是不明正理也。

## 内障眼论

凡心包络之脉出于心中，以代心君之行事也，与少阳为表里。瞳子散大者，少阴心之脉挟目系，厥阴肝之脉连目系，心主火，肝主木，此木火之势盛也。其味则宜苦、宜酸、宜凉，大忌辛辣热物，以助木火之邪也，饮食中常知此理可也。夫辛主散，热则助火，故不可食。诸酸主收心气，泻木火也；诸苦泻火热，则益水也。尤忌食冷水大寒之物，此则能损胃气不行，则元气不生，元气不行，胃气下流，胸中三焦之火及心火乘于肺，上入脑灼髓。火主散溢，瞳子开大，大热之物又助火邪，此盖不可食验也。药中云：芜蔚子一味辛及主益睛，辛者，是助火也，故去之。乃加黄芩、黄连，泻中焦之火，芩能泻上焦肺中之火，以酒洗之，乃寒因热用也。又去青葙子，为助阳火也，加五味子以收瞳人开大。且火之与气势不两立，故《内经》曰：壮火食气，气食少火，少火生气，壮火散气。诸酸之物能助元气，孙真人云：五月常服五味，助五脏气，以补西方肺金。法云以酸补之，以辛泻之，辛泻气则明矣。或曰药中有当归，其味亦辛而甘，其不去者何？此辛甘一味，以其和血之圣药，况有甘味，又欲以为向导，为诸药之使耳。

**芎辛汤** 治两眼昼夜隐涩难开，羞明恶日，视物昏暗，赤肿而痛。

细辛二分　芎䓖　蔓荆子已上各五分　甘草　白芷已上各一钱　防风一钱五分

上㕮咀，都作一服，水二盏，煎至一盏，临卧温服。

**碧天丸**一名井珠丸　治目疾累服寒凉药

不愈，两眼蒸热，如火之熏，赤而不痛，满目红丝，血脉贯睛，瞀闷昏暗，羞明畏日，或上下睑赤烂，或冒风沙而内外眦皆破，洗之神效。

枯白矾二分　铜绿七分，研　瓦粉炒黑，一两

上先研白矾，铜绿令细，旋旋入粉同研匀，熟水和之，共为一百丸。每用一丸，热汤半盏，浸一二个时辰，洗至觉微涩为度，合半时辰许，临卧洗之，瞑目便睡。一丸可洗十遍，再用，汤内坐令热，此药治其标，若里实者不宜用。

**广大重明汤**　治两目睑赤烂，热肿疼痛并稍赤，及眼睑痒痛，抓之至破，眼弦生疮，目多眵泪，隐涩难开。

龙胆草　防风　生甘草　细辛已上各一钱

上锉如咀，内甘草不锉，只作一锭，先以水一大碗半，煎龙胆一味，至一半再入余三味，煎至少半碗，滤去渣，用清带热洗，以重汤坐令热，日用五七次，但洗毕合眼一时，去胬肉泛长及痒亦验。

**百点膏**　张济氏眼病翳六年，以至遮瞳人，视物不明，有云气之状，因用此药而效。

蕤仁去皮尖，三分　当归身　甘草已上各六分　防风八分　黄连拣净，二钱，锉如麻豆大，水一大碗，煎至少半，入药

上件锉如麻豆大，蕤仁别研如泥，同熬，滴在水中不散，入去沫蜜少许，再熬少时为度。令病人心静点之，至目中微痛，日用五七次，临卧点尤疾效，名之曰百点膏。但欲多点，使药力相继也。

**选奇汤**　治眉骨痛不可忍。

炙甘草夏月生用　羌活　防风已上各三钱　酒黄芩一钱，冬月不用此一味，如能食，热痛倍加之。

上咬咀，每服五钱，水二盏，煎至一盏，去渣，食后服之。

**神效明目汤**　治眼楞紧急，致倒睫拳毛，及上下睑昏赤烂，睛疼昏暗，昼则冷泪常流，夜则眼涩难开。

细辛二分　蔓荆子五分　防风一钱　葛根一钱五分　甘草二钱　一方加黄芪一钱

上咬咀，作一服，水二盏，煎至一盏，去渣，稍热，临卧服。

**羌活退翳膏**　一名复明膏　治足太阳寒水，膜子遮睛，白翳在上，视物不明。

椒树东南根二分，西北根二分　藁本　汉防己已上各二分　黄连　防风　麻黄去根节　柴胡　升麻　生地黄已上各三分　生甘草四分　羌活七分　当归身六分　蕤仁六个

上用净水一大碗，先煎汉防己、黄连、生甘草、当归、生地黄，煎至一半下余药，再煎至一盏，去渣，入银石器中再熬之，有力为度。

**明目细辛汤**　治两目发赤微痛，羞明畏日，怯风寒，怕火，眼睫成纽，眵糊多，隐涩难开，眉攒肿闷，鼻塞，涕唾稠粘，大便微硬。

川芎五分　生地黄酒制　蔓荆子已上各六分　当归梢　白茯苓　藁本已上各一钱　荆芥一钱二分　防风二钱　麻黄根　羌活已上各三钱　细辛少许　红花少许　椒八个　桃仁二十个

上咬咀，分作四服，每服水二盏，煎至一盏，去渣，稍热，临卧服之。忌酒醋湿面。

**复明散**　治内障

青皮三分　橘皮　川芎　苍术已上各五分　炙甘草　生地黄　连翘　柴胡已上各一钱　黄芪一钱五分　当归身二钱

上锉如麻豆大，都作一服，水二大盏，煎至一盏，去渣，稍热服之，食后。忌酒、醋、湿面、辛热大料物之类。

**助阳和血汤** 治眼发之后，微有上热，白睛红，隐涩难开，睡多眵泪。

蔓荆子二分 香白芷三分 柴胡 黄芪 炙甘草 当归身酒洗 防风已上各五分 升麻七分

上㕮咀，都作一服，水一盏半，煎至八分，去渣，稍热服，临卧，避风寒处睡。

**吹云膏** 治目中泪及迎风寒泣，羞明畏日，常欲闭目，喜在暗室，塞其户牖，翳膜岁久遮睛，此药多点神验。

细辛一分 升麻 蕤仁已上各三分 青皮 连翘 防风已上各四分 柴胡五分 生甘草 当归身已上各六分 荆芥穗一钱，微取浓汁 生地黄一钱五分 拣黄连三钱

上㕮咀，除连翘外，用澄清净水二碗，先熬余药至半碗，入连翘同熬，至一大盏许，去渣，入银石器内，文武火熬，滴入水成珠，不散为度，入炼去沫熟蜜少许，熬匀用之。

**防风饮子** 治倒睫拳毛。

细辛 蔓荆子已上各三分 葛根 防风已上各五分 当归身七分半 炙甘草 黄连 人参已上各一钱

上锉如麻豆大，都作一服，水二盏，煎至一盏，食远服，避风寒。

**拨云汤** 戊申六月，徐总管患眼疾，于上眼皮下出黑白翳两个，隐涩难开，两目紧缩而无疼痛，两手寸脉细紧，按之洪大无力。知足太阳膀胱为命门相火煎熬，逆行作寒水翳及寒膜遮睛证，呵欠，善悲健忘，嚏喷眵泪，时自泪下，面赤而白，能食不大便，小便数而欠，气上而喘。

黄芪一分 细辛 生姜 葛根 川芎已上各五分 柴胡七分 荆芥穗 藁本 生甘草 升麻 当归身 知母已上各五钱 羌活 防风 黄柏已上各一钱五分

上㕮咀，如麻豆大，都作一服，水二盏，煎至一盏，去渣，热服，食后。

**神效黄芪汤** 治浑身麻木不仁，或头面、手足、肘背，或腿脚麻木不仁，并皆治之。如两目紧急缩小，及羞明畏日，隐涩难开，或视物无力，睛痛昏花，手不得近，或目少精光，或目中热如火，服五六次可效。

蔓荆子一钱 陈皮去白，五钱 人参八钱 炙甘草 白芍药已上各一两 黄芪二两

上㕮咀，每服五钱，水二盏，煎至一盏，去渣，临卧稍热服。

如小便淋涩，加泽泻五分，一服去则止。

如有大热证，每服加酒洗黄柏三分。

如麻木不仁，虽有热不用黄柏，止加黄芪一两，通三两也。

如眼缩急，去芍药。忌酒、醋、面、大料物、葱韭蒜辛物。

如麻木甚者，加芍药一两，通用二两。

**圆明内障升麻汤** 一名冲和养胃汤 治内障眼，得之脾胃元气衰弱，心火与三焦俱盛，饮食不节，体形劳役，心不得休息，故上为此疾。

干姜一钱 五味子二钱 白茯苓三钱 防风五钱 白芍药六钱 柴胡七钱 人参 炙甘草 当归身酒洗 白术 升麻 葛根已上各一两 黄芪 羌活已上各一两五钱

上㕮咀，每服五七钱，水三大盏，煎至二大盏，入黄芩、黄连二钱，同煎数沸，去渣，煎至一盏，热服，食远。

**黄芩黄连汤**

黄芩酒洗，炒 黄连酒洗，炒 草龙胆酒洗四次，炒四次 生地黄酒洗，已上各一两

上㕮咀，每服二钱，水二盏，煎至一盏，去渣，热服。

**蔓荆子汤** 治劳役饮食不节，内障眼病，此方如神效。

蔓荆子二钱五分 黄柏酒拌炒四遍 白芍

药已上各三钱　炙甘草八钱　黄芪　人参已上各一两

上咬咀，每服三钱或五钱，水二盏，煎至一盏，去渣，临卧温服。

**归葵汤**　一名连翘饮子　治目中溜火，恶日与火，隐涩难开，小角紧，视物昏花，迎风有泪。

柴胡二分　生甘草　蔓荆子　连翘　生地黄　当归身　红葵花　人参已上各三分　黄芪　酒黄芩　防风　羌活已上各五分　升麻一钱

上咬咀，每服五钱，水二盏，煎至一盏，去渣，食后温服。

**救苦汤**　治眼暴发赤肿，睑高苦疼不任者。

桔梗　连翘　红花　细辛已上各一分　当归身夏月减半　炙甘草已上各五分　苍术　草龙胆已上各七分　羌活太阳　升麻阳明　柴胡少阳　防风　藁本　黄连已上各一钱　生地黄　黄柏　黄芩　知母已上各一钱五分　川芎三钱

上咬咀，每服一两。水二盏，煎至一盏，去渣，食后温服。

若苦疼则多用苦寒者兼治本经之药，再行加减，如睛昏，加知母、黄柏一倍。

**熟干地黄丸**　治血弱阴虚不能著心，致心火旺，阳火甚，瞳子散大，少阴为火，君主无为，不行其令，相火代之，兼心包络之脉出心系，分为三道，少阳相火之体无形，其用在其中矣。火盛则令母实，乙木肝旺是也。心之脉挟于目系，肝连目系，况手足少阳之脉同出耳中，至耳上角，斜起于目外眦。风热之盛，亦从此道而来，上攻头目，致偏头肿闷，瞳子散大，视物则花，此目血虚阴弱故也。法当养血、凉血、益血，收火之散大，除风之热则愈矣。

人参二钱　炙甘草　天门冬汤洗，去心

地骨皮　五味子　枳壳炒　黄连已上各三钱　当归身酒洗，焙干　黄芩已上各五钱　生地黄酒洗，七钱五分　柴胡八钱　熟干地黄一两

上件同为细末，炼蜜为丸，如梧桐子大，每服一百丸，茶汤送下，食后，日进二服。

**益阴肾气丸**　此壮水之主，以镇阳光。

泽泻　茯苓已上各二钱五分　生地黄酒洗干　牡丹皮　山茱萸　当归梢酒洗　五味子　干山药　柴胡已上各五钱　熟地黄二两

上为细末，炼蜜为丸，如梧桐子大，朱砂为衣，每服五十丸，淡盐汤下，空心。

**羌活退翳丸**　治内障，右眼小眦青白翳，大眦微显白翳，脑痛，瞳子散大，上热恶热，大便秘涩，小便如常，遇天气暄热，头痛睛胀，可服此药。翳在大眦，加葛根、升麻；翳在小眦，加柴胡、羌活是也。

黑附子炮　寒水石已上各一钱　酒防己二钱　知母酒炒　牡丹皮　羌活　川芎已上各三钱　酒黄柏　生地黄酒洗，炒　丹参　茺蔚子　酒当归身　柴胡已上各五钱　熟地黄八钱　芍药一两三钱

上为细末，炼蜜为丸，如梧桐子大，每服五七十丸，白汤下，空心，宿食未消，待饥则服之，药后省语言，以食压之。

**当归龙胆汤**　治眼中白翳。

防风　石膏已上各一钱五分　柴胡　羌活　五味子　升麻已上各二钱　甘草　酒黄连　黄芪已上各三钱　酒黄芩炒　酒黄柏炒　当归身酒洗　草龙胆酒洗　芍药已上各五钱

上咬咀，每服五钱，水二盏，煎至一盏，去渣，入酒少许，临卧热服，忌言语。

**补阳汤**　治阳不胜其阴，乃阴盛阳虚，则窍不通，令青白翳见于大眦，及足太阳、少阴经中郁遏，足厥阴肝经气不得上通于目，故青白翳内阻也。当于太阳、少阴经中，九原之下，以益肝中阳气，冲天上行，

135

此乃先补其阳，后于足太阳、太阴标中标者，头也。泻足厥阴肝经火，下伏于阳中，乃次治也。《内经》云：阴盛阳虚，则当先补其阳，后泻其阴，此治法是也。每日清晨以腹中无宿食，服补阳汤，临卧服泻阴丸。若天色变经大寒大风，并劳役，预日饮食不调，精神不足，或气弱俱不可服。待体气和平，天气如常服之。先补其阳，使阳气上升，通于肝经之末，利空窍于目矣。

肉桂一钱，去皮　知母炒　当归身酒洗　生地黄酒炒　白茯苓　泽泻　陈皮已上各三钱

白芍药　防风已上各五钱　黄芪　人参　白术　羌活　独活　熟地黄　甘草已上各一两　柴胡二两

上㕮咀，每服五钱，水二盏，煎至一大盏，去渣，空心服之。

### 泻阴火丸　一名连柏益阴丸

石决明三钱，炒存性　羌活　独活　甘草　当归梢　五味子　防风已上各五钱　草决明　细黄芩　黄连酒炒　黄柏　知母已上各一两

上为细末，炼蜜为丸，如绿豆大，每服五十丸至一百丸，茶清下。常多服补阳汤，少服此药，多则妨饮食。

### 升阳柴胡汤

肉桂五分　柴胡去苗，一钱五分　知母酒炒，如大暑加作五钱　防风　白茯苓　泽泻　陈皮已上各一钱　生地黄酒炒　楮实酒炒，微润　黄芪　人参　白术已上各五钱　甘草梢　当归身　羌活　熟地黄　独活　白芍药已上各一两

上锉，每服五钱，水二盏，煎至一盏，去渣，稍热，食远服。

别合一料，炼蜜为丸，如梧桐子大，每服五十丸，茶清下，每日与前药各一服，食远，不可饱服。

如天气热，加五味子三钱，天门冬去心，芍药、楮实已上各五钱。

### 温卫汤　治鼻不闻香臭，目中流火，气寒血热，冷泪多，脐下冷，阴汗，足痿弱。

陈皮　青皮　黄连　木香已上各三分　人参　甘草炙　白芷　防风　黄柏　泽泻已上各五分　黄芪　苍术　升麻　知母　柴胡　羌活已上各一钱　当归身一钱五分

上都作一服，水二盏，煎至一盏，去渣，食远服之。

### 圆明膏　治劳心过度，饮食失节，乃生内障，及瞳子散大，此方收睛圆明。

诃子皮湿纸裹煨　甘草已上各二钱　当归身三钱　柴胡　生地黄　麻黄去节，捣开　黄连已上各五钱

上七味，先以水二碗，煎麻黄至一碗，掠去沫，外六味各㕮咀如豆大，筛去末，入在内同熬，滴水中不散为度，入熟蜜少许再熬，勤点眼。

### 嗜药麻黄散　治内外障眼。

麻黄一两　当归身一钱

上二味同为粗末，炒黑色，入麝香、乳香少许，共为细末，含水鼻内嗜之。

### 疗本滋肾丸

黄柏酒炒　知母酒炒，已上各等分

上为细末，滴水为丸，如梧桐子大，每服一百丸至一百五十丸，空心，盐白汤下。

### 加味滋肾丸

肉桂三分　黄连一钱　姜黄一钱五分　苦参三钱　苦葶苈酒洗，炒　石膏觉肚冷勿用　黄柏酒炒　知母酒炒，已上各五钱

上为极细末，打薄面糊为丸，如梧桐子大，每服一百丸，空心服，白汤下，食压之。

### 退翳膏　治黑白翳。

蕤仁　升麻已上各三分　连翘　防风　青皮已上各四分　甘草　柴胡已上各五分　当归身六分　荆芥穗一钱，水半盏，别浸　生地黄一钱五分　黄连三钱

上用水一碗，入前药煎至半碗，去渣，更上火煎至半盏，入荆芥水两匙，入蜜少许，再上火熬匀点之。

**龙胆饮子**　治疳眼流脓主疳翳，湿热为病。

谷精草　川郁金　蛇蜕皮　炙甘草已上各五分　麻黄一钱五分　升麻二钱　青蛤粉　草龙胆　黄芩炒　羌活已上各三钱

上为细末，每服二钱，食后，温茶清调服之。

**柴胡聪耳汤**　治耳中干结，耳鸣耳聋。

连翘四钱　柴胡三钱　炙甘草　当归身　人参已上各一钱　水蛭五分，炒，别研　麝香少许，另研　虻虫三个，去翅足，炒，另研

上除三味别研外，生姜三片，水二大盏，煎至一盏，去渣，再下三味，上火煎一二沸，稍热服，食远。

**羌活退翳汤**　治太阳寒水翳膜遮睛，不能视物。

羌活一两五钱　防风一两　荆芥穗煎成药加之　薄荷叶　藁本已上各七钱　酒知母五钱　黄柏四钱　川芎　当归身已上各三钱　小椒五分　细辛少许　麻黄二钱，用根　酒生地黄一钱

上㕮咀，每服三钱，水二大盏，煎至一盏半，入荆芥穗再煎至一盏，去渣，稍热服，食远，忌酒湿面等物。

**还睛紫金丹**　治目眶风久赤烂，俗呼为赤瞎是也。当以三棱针刺目眶外以泻湿热。如眼生倒睫拳毛，两目紧，盖内服火热而攻气，法当去其热内火邪，眼皮缓则毛立出，翳膜亦退，用手法攀出内睑向外，以针刺之出血。

白沙蜜二十两　甘石十两，烧七遍，碎，连水浸拌　黄丹六两，水飞　拣连三两，小便浸，碎为末　南乳香　当归已上各三钱　乌鱼骨二钱　硇砂小盏内放于瓶口上熏干　麝香已上各一钱　白丁香直者五分　轻粉一字

上将白沙蜜于沙石器内，慢火去沫，下甘石，次下丹，以柳枝搅，次下余药，以粘手为度。作丸如鸡头大，每用一丸，温水化开洗。

**丽泽通气汤**　治鼻不闻香臭。

黄芪四钱　苍术　羌活　独活　防风　升麻　葛根已上各三钱　炙甘草二钱　麻黄不去节，冬月加　川椒　白芷已上各一钱

上㕮咀，每服五钱，生姜三片，枣二枚，葱白三寸，同煎至一盏，去渣，温服，食远，忌一切冷物，及风寒冷处坐卧行立。

**温肺汤**　治鼻不闻香臭，眼多眵泪。

丁香二分　防风　炙甘草　葛根　羌活已上各一钱　升麻　黄芪已上各二钱　麻黄不去节，四钱

上为粗末，水二盏，葱白三根，煎至一盏，去渣，食后服。

**御寒汤**　治寒气风邪伤于毛皮，令鼻壅塞，咳嗽上喘之证。

黄连　黄柏　羌活已上各二分　炙甘草　佛耳草　款冬花　白芷　防风已上各三分　升麻　人参　陈皮已上各五分　苍术七分　黄芪一钱

上㕮咀，都作一服，水二盏，煎至一盏，去渣，食后热服。

# 卷 中

## 🌸 头痛门

### 头痛论

《金匮真言论》云：东风生于春，病在肝，俞在颈项，故春气者，病在头。又诸阳会于头面，如足太阳膀胱之脉起于目内眦，上额交巅，上入络脑，还出别下项，病冲头痛；又足少阳胆之脉起于目锐眦，上抵头角，病则头角额痛。夫风从上受之，风寒伤上，邪从外入，客于经络，令人振寒头痛，身重恶寒，治在风池、风府，调其阴阳，不足则补，有余则泻，汗之则愈，此伤寒头痛也。头痛耳鸣，九窍不利者，肠胃之所生，乃气虚头痛也。心烦头痛者，病在耳中，过在手巨阳少阴，乃湿热头痛也。如气上不下，头痛癫疾者，下虚上实也，过在足少阴巨阳，甚则入肾，寒湿头痛也。如头半边痛者，先取手少阳阳明，后取足少阳阳明，此偏头痛也。有真头痛者，所犯大寒，内至骨髓，髓者以脑为主，脑逆故令头痛，齿亦痛。凡头痛皆以风药治之者，总其大体而言之也。高巅之上，惟风可到，故味之薄者，阴中之阳，乃自地升天者也，然亦有三阴三阳之异。故太阳头痛，恶风脉浮紧，川芎、羌活、独活、麻黄之类为主；少阳经头痛，脉弦细，往来寒热，柴胡为主；阳明头痛，

自汗，发热，恶寒，脉浮缓长实者，升麻、葛根、石膏、白芷为主；太阴头痛，必有痰，体重，或腹痛，为痰癖，其脉沉缓，苍术、半夏、南星为主；少阴经头痛，三阴三阳经不流行，而足寒气逆，为寒厥，其脉沉细，麻黄、附子、细辛为主；厥阴头项痛，或吐痰沫厥冷，其脉浮缓，吴茱萸汤主之。血虚头痛，当归、川芎为主；气虚头痛，人参、黄芪为主；气血俱虚头痛，调中益气汤少加川芎、蔓荆子、细辛，其效如神。白术半夏天麻汤，治痰厥头痛药也；青空膏，乃风湿热头痛药也；羌活附子汤，治厥阴头痛药也。如湿气在头者，以苦吐之，不可执方而治。先师尝病头痛，发时两颊青黄，晕眩，目不欲开，懒言，身体沉重，兀兀欲吐。洁古曰此厥阴、太阴合病，名曰风痰，以《局方》玉壶丸治之，更灸侠溪穴即愈。是知方者体也，法者用也，徒执体而不知用者弊，体用不失，可谓上工矣。

**清空膏** 治偏正头痛年深不愈者，善疗风湿热上壅损目，及脑痛不止。

川芎五钱　柴胡七钱　黄连炒　防风去芦
羌活已上各一两　炙甘草一两五钱　细挺子
黄芩三两，去皮，锉，一半酒制，一半炒

上为细末，每服二钱匕，于盏内入茶少

许，汤调如膏，抹在口内，少用白汤送下，临卧。

如苦头痛，每服加细辛二分。

如太阴脉缓有痰，名曰痰厥头痛，减羌活、防风、川芎、甘草，加半夏一两五钱。

如偏正头痛，服之不愈，减羌活、防风、川芎一半，加柴胡一倍。

如发热恶热而渴，此阳明头痛，只与白虎汤加好吴白芷。

**彻清膏**

蔓荆子　细辛已上各一分　薄荷叶　川芎已上各三分　生甘草　熟甘草已上各五分　藁本一钱

上为细末，每服二钱，食后茶清调下。

**川芎散**　治头目不清利。

川芎三分　柴胡七分　羌活　防风　藁本　生甘草　升麻已上各一钱　熟甘草　酒生地黄各二钱　酒黄连炒　酒黄芩已上各四钱五分

上为细末，每服一钱或二三钱，食后茶清调下，忌酒湿面。

**白芷散**　一名郁金散　治头痛。

郁金一钱　香白芷　石膏已上各二钱　薄荷叶　芒硝已上各三钱

上为极细末，口含水，鼻内嗞之。

**碧云散**　治头痛。

细辛　郁金　芒硝已上各一钱　蔓荆子　川芎已上各一钱二分　石膏一钱三分　青黛一钱五分　薄荷叶二钱　红豆一个

上为极细末，口嚼水，鼻内嗞之。

**羌活清空膏**

蔓荆子一钱　黄连三钱　羌活　防风　甘草已上各四钱　黄芩一两

上为细末，每服一钱，茶清调下，食后临卧。

**清上泻火汤**　昔有人年少时气弱，常于气海、三里灸之，节次约五七十壮。至年老

添热厥头痛，虽冬天大寒，犹喜寒风，其头痛则愈，微来暖处，或见烟火，其痛复作，五七年不愈，皆灸之过也。

荆芥穗　川芎已上各二分　蔓荆子　当归身　苍术已上各三分　酒黄连　生地黄　藁本　甘草已上各五分　升麻　防风已上各七分　酒黄柏　炙甘草　黄芪已上各一钱　酒黄芩　酒知母已上各一钱五分　羌活三钱　柴胡五钱　细辛少许　红花少许

上锉如麻豆大，分作二服，每服水二盏，煎至一盏，去渣，稍热服，食后。

**补气汤**　服前药之后服此药。

柴胡二分　升麻三分　黄芪八分　当归身二钱　炙甘草四钱　红花少许

上㕮咀，作二服，水二盏，煎至一盏，去渣，稍热服，食后。

**细辛散**　治偏正头痛。

细辛　瓦粉已上各二分　生黄芩　芍药已上各五分　酒黄连　川芎已上各七分　炒黄芩　酒黄芩已上各一钱　炙甘草一钱五分　柴胡二钱

上为粗末，每服三钱，水一大盏半，煎至一盏，取清，食后服之。

**羌活汤**　治风热壅盛上攻，头目昏眩。

炙甘草七分　泽泻三钱　酒洗瓜蒌根　白茯苓　酒黄柏已上各五钱　柴胡七钱　防风　细黄芩酒洗　酒黄连　羌活已上各一两

上为粗末，每服五钱重，水二盏，煎至一盏，取清，食后临卧，通口热服之。

**养神汤**　治精神短，不得睡，项筋肿急难伸。禁甘温，宜苦味。

木香　橘皮　柴胡已上各一分　酒黄芩二分　人参　黄柏　白术　川芎已上各三分　升麻四分　苍术　麦蘖面　当归身　黄连已上各五分　甘草　半夏已上各七分　黄芪一钱

上㕮咀，每服五钱，水二大盏，煎至一盏，去渣，稍热服，不拘时候。

139

**安神汤**　治头痛，头旋眼黑。

生甘草　炙甘草已上各二钱　防风二钱五分　柴胡　升麻　酒生地黄　酒知母已上各五钱　酒黄柏　羌活已上各一两　黄芪二两

上为粗末，每服五钱，水二大盏半，煎至一盏半，加蔓荆子五分，川芎三分，再煎至一盏，去渣，临卧热服。

**半夏白术天麻汤**　范天骐之内有脾胃证，时显烦躁，胸中不利，大便不通，而又为寒气怫郁，闷乱大作，火不伸故也。疑其有热，服疏风丸，大便行，其病不减。恐其药少，再服七八十丸，大便复见两行，元证不瘳，增以吐逆，食不能停，痰唾稠粘，涌出不止，眼黑头旋，恶心烦闷，气短促上喘，无力以言，心神颠倒，目不敢开，如在风云中，头苦痛如裂，身重如山，四肢厥冷，不得安卧。余料前证是胃气已损，复下两次，则重虚其胃，而痰厥头痛作矣，与此药而治之。

黄柏二分，酒洗　干姜三分　泽泻　白茯苓　天麻　黄芪　人参　苍术已上各五分　炒神曲　白术已上各一钱　麦蘖面　半夏汤洗　橘皮已上各一钱五分

上咬咀，每服五钱，水二大盏，煎至一盏，去渣，热服，食前一服而愈。此头痛苦甚，谓之足太阴痰厥头痛，非半夏不能疗。眼黑头旋，风虚内作，非天麻不能除。黄芪甘温泻火，补元气，实表虚，止自汗；人参甘温泻火，补中益气；二术俱苦甘温除湿，补中益气；泽泻、茯苓利小便导湿；橘皮苦温，益气调中升阳；神曲消食，荡胃中滞气；大麦面宽中助胃气；干姜辛热以涤中寒；黄柏大苦寒，酒洗，以疗冬天少火在泉发躁也。

## 🌸 口齿咽喉门

### 口齿论

论曰：夫齿者，肾之标，口者，脾之窍。诸经多有会于口者，其牙齿是手足阳明之所过。上龈隶于坤土，乃足阳明胃之脉贯络也，止而不动；下龈嚼物，动而不休，手阳明大肠之脉所贯络也。手阳明恶寒饮而喜热，足阳明喜寒饮而恶热，其病不一。牙者，肾之标，亦喜寒，寒者坚牢，为病不同，热甚则齿动龈断袒脱，作痛不已，故所治疗不同也。有恶热而作痛者；有恶寒而作痛者；有恶寒恶热而作痛者；有恶寒饮少、热饮多而作痛者；有恶热饮少、寒饮多而作痛者；有牙齿动摇而作痛者；有齿龈肿起为痛者；有脾胃中有风邪，但觉风而作痛者；又有牙上多为虫所蚀，其齿缺少而色变，为虫牙痛者；有胃中气少，不能于寒，袒露其齿作痛者；有牙齿疼痛而秽臭之气不可近者。痛既不一，岂可一药而尽之哉！

**羌活散**　治客寒犯脑，风寒湿脑痛，项筋急，牙齿动摇，肉龈袒脱疼痛。

藁本　香白芷　桂枝已上各三分　苍术　升麻已上各五分　当归身六分　草豆蔻仁一钱　羌活一钱五分　羊胫骨灰二钱　麻黄去根节　防风已上各三钱　柴胡五钱　细辛少许

上为细末，先用温水漱口，净，擦之，其痛立止也。

**草豆蔻散**　治寒多热少，牙齿疼痛。

细辛叶　防风已上各二分　羊胫骨灰　熟地黄已上各五分　当归六分　草豆蔻仁　黄连已上各一钱三分　升麻二钱五分

上为细末，同前牙痛处擦之。

**麻黄散**　治冬寒时分，寒温脑痛，项筋急，牙齿动摇疼痛。

防风　藁本已上各三分　羊胫骨灰　当归身　熟地黄已上各六分　草豆蔻仁　升麻　黄连已上各一钱　羌活一钱五分　麻黄不去节　草龙胆酒洗　生地黄已上各二钱　细辛少许。

上为细末，依前药法擦之。

**热牙散**　一名麝香散　治大热，牙齿瘴露根肉，龈脱血出，齿动欲落，疼痛妨食物肴，反忾热多。

熟地黄二分　益智仁二分半　当归身　生地黄　麻黄根　酒汉防己　人参已上各三分　升麻一钱　草豆蔻　黄连已上各一钱五分　羊胫骨灰二钱　麝香少许

上为细末，如前药擦之。

**治虫散**　一名白芷散　治大寒犯脑，牙齿疼痛及虫痛，胃经湿热肿痛。

桂枝一分　熟地黄二分　藁本　白芷已上各三分　当归身　益智仁　黄连已上各四分　羌活五分　吴茱萸八分　草豆蔻　黄芪　升麻已上各一钱　羊胫骨灰二钱　麻黄不去节，二钱五分

上为细末，同前擦之。

**益智木律散**　治寒热牙痛。

木律二分　当归　黄连已上各四分　羊胫骨灰　益智皮　熟地黄已上各五分　草豆蔻皮一钱二分　升麻一钱五分

上为细末，用度如前擦之。如寒牙痛不用木律。

**蝎梢散**　治大寒风犯脑牙痛。

白芷　当归身　柴胡已上各二分　桂枝　升麻　防风　藁本　黄芪已上各三分　羌活五分　草豆蔻皮一钱　麻黄去节，一钱五分　羊胫骨灰二钱五分　蝎梢少许

上为细末，如前法用之。

**白牙散**

白芷七分　麻黄一钱　石膏一钱五分　羊胫骨灰二钱　麝香少许

上为细末，先用温水嗽口，擦之妙。

**刷牙药**

麝香一分　生地黄　酒防己　熟地黄已上各二分　当归身　人参已上各三分　草豆蔻皮五分　升麻一钱　羊胫骨灰　黄连已上各二钱　白豆蔻　草豆蔻已上各三钱　没石子三个　五倍子一个

上为极细末，如前法擦之妙。

**独圣散**　治一切牙痛风疳。

北地蒺藜不拘多少，阴干

上为细末，每用刷牙，以热浆水漱牙，外粗末熬浆水刷牙，大有神效，不可具述。

**当归龙胆散**　治寒热停牙痛。

香白芷　当归梢　羊胫骨灰　生地黄已上各五分　麻黄　草豆蔻皮　草龙胆　升麻　黄连已上各一钱

上为细末，如前法擦之神效。

**牢牙地黄散**　治脑寒痛及牙痛。

藁本二分　生地黄　熟地黄　羌活　防己　人参已上各三分　当归身　益智仁已上各四分　香白芷　黄芪已上各五分　羊胫骨灰　吴茱萸　黄连　麻黄已上各一钱　草豆蔻皮一钱二分　升麻一钱五分

上为细末，如前法擦之。

**细辛散**　治寒邪、风邪犯脑，牙齿痛。

柴胡　防风　升麻　白芷已上各二分　桂枝二分半　麻黄去节　藁本　苍术已上各三分　当归身四分　草豆蔻五分　羊胫骨灰　羌活已上各一钱五分　细辛少许

上为细末，先漱后擦之佳。

**立效散**　治牙齿痛不可忍，及头脑项背，微恶寒饮，大恶热饮，其脉上、中、下三部阳虚阴盛，是五脏内盛，六腑阳道脉微小，小便滑数。

细辛二分　炙甘草三分　升麻七分　防风一钱　草龙胆酒洗，四钱

上㕮咀，都作一服，水一盏，煎至七分，去渣，以匙抄在口中，煤痛处，待少时

则止。

如多恶热饮，更加草龙胆一钱，此法不定，随寒热多少临时加减。

若更恶风作痛，加草豆蔻、黄连已上各五分，勿加草龙胆。

**牢牙散** 治牙龈肉绽有根，牙疳肿痛，牙动摇欲落，牙齿不长，牙黄口臭。

羌活一两 草龙胆酒洗，一两五钱 羊胫骨灰二两 升麻四两

上为细末，以纱罗子罗骨灰，作微尘末和匀，卧时贴在牙龈上。

**清胃散** 治因服补胃热药，致使上下牙痛疼不可忍，牵引头脑，满面发热大痛。足阳明之别络入脑，喜寒恶热，乃是手阳明经中热盛而作也，其齿喜冷恶热。

当归身 择细黄连如连不好，更加二分，夏月倍之 生地黄酒制，已上各三分 牡丹皮五分 升麻一钱

上为细末，都作一服，水一盏半，煎至一盏，去渣，带冷服之。

**神功丸** 治多食肉人口臭不可近，牙齿疳蚀，牙龈肉将脱，牙齿落，血不止。

兰香叶如无，藿香代之 当归身 藿香用叶 木香已上各一钱 升麻二钱 生地黄酒洗生甘草已上各三钱 黄连去须择净，酒洗，秤

缩砂仁已上各五钱

上同为细末，汤浸蒸饼为丸，如绿豆大，每服一百丸，或加至二百丸止，白汤下，食远服。兼治血痢及血崩，及血下不止，血下褐色或紫色、黑色，及肠澼下血。空心服，米汤下。其脉洪大而缓者，及治麻木，厥气上冲，逆气上行，妄闻妄见者。

**桔梗汤** 治咽肿，微觉痛，声破。

当归身 马勃已上各一分 白僵蚕 黄芩已上各三分 麻黄五分，不去节 桔梗 甘草已上各一钱 桂枝少许

上为粗末，作一服，水二大盏，煎至一盏，去渣，稍热服之，食后。

**又方** 治口疮久不愈者。

黄柏不计多少，真者蜜涂其上，炙黄色

上为细末，干糁疮上，临卧，忌醋酱盐。

**神验法** 治口疮无问久新。

夜间将二丸以勒紧，左右交手揉三五十次，但遇睡觉行之，如此三五度。因湿而生者，一夜愈，久病诸般口疮，三二夜愈，如鼻流清涕者，勒之二丸，揉之数夜可愈。

《内经》云，膀胱移热于小肠，膈肠不便，上为口糜，易老五苓散与导赤散合而饮之。

# 呕吐门

**丁香茱萸汤** 治呕吐哕，胃虚寒所致。

黄柏三分 炙甘草 丁香 柴胡 橘皮已上各五分 升麻七分 吴茱萸 苍术 人参已上各一钱 当归身一钱五分 草豆蔻仁 黄芪已上各二钱

上为粗末，每服五钱，水二大盏，煎至一盏，去渣，稍热服，食前。

**白术汤** 一名茯苓半夏汤 治胃气虚弱，身重有痰，恶心欲吐，是风邪羁绊于脾胃之间，当先实其脾胃。

炒神曲二钱 陈皮 天麻已上各三钱 白术 白茯苓 麦蘖面炒黄色 半夏已上各五钱

上咬咀，每服五钱，水二盏，入生姜五片，同煎至一盏，去渣，稍热服之。

**补肝汤** 一名柴胡半夏汤 治素有风证，不敢见风，眼涩，头痛，眼黑，胸中有痰，恶心，兀兀欲吐，遇风但觉皮肉紧，手足难举重物。如居暖室，少出微汗，其证乃

减，再或遇风，病即复。

柴胡　升麻　藁本已上各五分　白茯苓七分　炒神曲　苍术已上各一钱　半夏二钱　生姜十片

上为粗末，都作一服，水二大盏，煎至一大盏，去渣，稍热服。

**吴茱萸丸**　一名木香利膈丸　治寒在膈上，噎塞咽膈不通。

木香　青皮已上各二分　白僵蚕　姜黄　泽泻　柴胡已上各四分　当归身　炙甘草已上各六分　益智仁　人参　橘皮　升麻　黄芪已上各八分　半夏一钱　草豆蔻仁　吴茱萸已上各一钱二分　麦蘗面一钱五分

上为细末，汤浸蒸饼为丸，如绿豆大，每服二三十丸，温水送下，勿多饮汤，恐速下，细嚼亦得。

# 衄血吐血门

**麦门冬饮子**　治吐血久不愈，以三棱针于气街出血立愈。

黄芪一钱　麦门冬　当归身　生地黄　人参已上各五分　五味子十个

上为粗末，都作一服，水二盏，煎至一盏，去渣，热服，不拘时。

**人参饮子**　治脾胃虚弱，气促气弱，精神短少，衄血吐血。

麦门冬二分　人参去芦　当归身已上各三分　黄芪　白芍药　甘草已上各一钱　五味子五个

上为粗末，都作一服，用水二盏，煎至一盏，去渣，稍热服。

一贫者有前证，以前药投之愈。继而至冬天，居旷室中，卧大热炕，而吐血数次，再来求治。料此病久虚弱，附脐有形，而有火热在内，上气不足，阳气外虚，当补表之阳气，泻其里之虚热，是其法也。冬天居旷室，衣盖单薄，是重虚其阳，表有大寒，壅遏里热，火邪不得舒伸，故血出于口。忆仲景《伤寒论》中一证，太阳伤寒，当以麻黄汤发汗，而不与之，遂成衄，却与麻黄汤立愈。此法相同，予遂用之。

**三黄补血汤**　治六脉俱大，按之空虚，面赤，善惊，上热，乃手少阴心脉也，此气盛多而亡血。以甘寒镇坠之剂大泻其气，以坠气浮，以甘辛微苦峻补其血。

牡丹皮　黄芪　升麻已上各一钱　当归　柴胡已上各一钱五分　熟地黄　川芎已上各二钱　生地黄三钱　白芍药五钱

上㕮咀，如麻豆大，每服五钱，水二大盏，煎至一大盏，去渣，稍热服，食前。

如在两寸脉芤，血在上焦，或衄血，或呕血，与犀角地黄汤则愈。

**救脉汤**　一名人参救肺散　治吐血。

甘草　苏木　陈皮已上各五分　升麻　柴胡　苍术已上各一钱　当归梢　熟地黄　白芍药　黄芪　人参已上各二钱

上为粗末，都作一服，水二大盏，煎至一盏，去渣，稍温，食前服。

**麻黄桂枝汤**

人参益上焦元气不足而实其表也　麦门冬保肺气，已上各三分　桂枝以补表虚　当归身和血养血，各五分　麻黄去根节　甘草补其脾胃之虚　黄芪实表益卫　白芍药已上各一钱　五味子五个，安其脉气

上以水三盏，先煮麻黄一味令沸，去沫，至二盏，入余药同煎至一盏，去渣，热服，临卧。只一服而愈，更不再作。

**黄芪芍药汤**　治鼻衄血多，面黄，眼涩多眵，手麻木。

葛根　羌活已上各五钱　白芍药　升麻已

143

上各一两　炙甘草二两　黄芪三两

上㕮咀，每服五钱，水二盏，煎至一盏，食后。

六脉弦细而涩，按之空虚，其色必白而夭不泽者，脱血也。此大寒证，以辛温补血益血，以甘温、甘热、滑润之剂以佐之则愈。此亡血亦伤精气。

**止衄血法**　治鼻血久不止，素有热而暴作者，诸药无验。神法以大纸一张，作八折或十折，于水内湿，置顶中，以热熨斗熨至一重或二重纸干，立止。

# 🌸 腰痛门

**川芎肉桂汤**　丁未冬曹通甫自河南来，有役人小翟，露宿寒湿之地，腰痛不能转侧，两胁搐急作痛，已经月余不愈矣。《腰痛论》中说：皆为足太阳、足少阴血络中有凝血作痛，间有一二证属少阳胆经外络脉病，皆去血络之凝乃愈。其《内经》有云：冬三月，禁不得用针，只宜服药，通其经络，破其血络中败血，以此药主之。

酒汉防己　防风已上各三分　炒神曲　独活已上各五分　川芎　柴胡　肉桂　当归梢　炙甘草　苍术已上各一钱　羌活一钱五分　桃仁五个，去皮尖，研如泥

上㕮咀，都作一服，好酒三大盏，煎至一大盏，去渣，稍热，食远服。

**独活汤**　治因劳役，腰痛如折，沉重如山。

炙甘草三钱　羌活　防风　独活　大黄煨　泽泻　肉桂已上各三钱　当归梢　连翘已上各五钱　酒汉防己　酒黄柏已上各一两　桃仁三十个

上㕮咀，每服五钱，酒半盏，水一大盏半，煎至一盏，去渣，热服。

**破血散疼汤**　治乘马损伤，跌其脊骨，恶血流于胁下，其痛苦楚，不能转侧，妨于饮食。

羌活　防风　中桂已上各一钱　苏木一钱五分　连翘　当归梢　柴胡已上各二钱　水蛭三钱，炒去烟尽，别研　麝香少许，别研

上件分作二服，每服酒二大盏，水一大盏，除水蛭、麝香另研如泥，煎余药作一大盏，去渣，上火令稍热，调二味，空心服之，两服立愈。

**地龙散**　治腰脊痛，或打扑损伤，从高坠下，恶血在太阳经中，令人腰脊痛，或胫腨臂股中痛不可忍，鼻塞不通。

当归梢一分　中桂　地龙已上各四分　麻黄五分　苏木六分　独活　黄柏　甘草已上各一钱　羌活二钱　桃仁六个

上㕮咀，每服五钱，水二盏，煎至一盏，去渣，温服，食远。

**苍术汤**　治湿热腰腿疼痛。

防风风能胜湿　黄柏已上各一钱，始得之时，寒也，久不愈，寒化为热，除湿止痛　柴胡二钱，行经　苍术三钱，去湿止痛

上都作一服，水二大盏，煎至一盏，去渣，空心服。

**麻黄复煎散**　治阴室中汗出，懒语，四肢困倦无力，走注疼痛。乃下焦伏火而不得伸，浮而躁热汗出，一身尽痛，盖风湿相搏也。以升阳发汗渐渐发之，火郁及湿在经者，亦宜发汗，况正值季春之月，脉缓而迟，尤宜发汗，令风湿去而阳升，以此困倦乃退，气血俱得生旺也。

白术　人参　生地黄　柴胡　防风已上各五分　羌活　黄柏已上各一钱　麻黄去节微揭，不令作末，水五大盏，煎令沸，去沫，煎至二

盏，入下项药再煎　黄芪已上各二钱　甘草三钱　杏仁三个，去皮

上㕮咀，都作一服，入麻黄汤煎至一盏，临卧服之，勿令食饮，取渐次有汗则效。

**缓筋汤**　一名羌活汤　治两目如火肿痛，两足及伏兔筋骨痛，膝少力，身重腰痛，夜恶寒，痰嗽，颈项皆急痛，目外眦，目丝急，食不下。

熟地黄一分　生甘草　柴胡　红花　炙甘草　苏木　独活已上各二分　藁本　升麻　黄芩　草豆蔻仁　酒黄柏　生地黄　当归身　麻黄已上各三分　羌活三钱　苍术五分

上为粗末，都作一服，水二大盏，煎至一盏，去渣，食远服之。

**拈痛汤**　治湿热为病，肩背沉重，肢节疼痛，胸膈不利。

白术一钱五分　人参去芦　苦参酒炒　升麻去芦　葛根　苍术已上各二钱　防风去芦　知母酒洗　泽泻　黄芩炒　猪苓　当归身已上

各三钱　炙甘草　黄芩酒洗　茵陈酒炒　羌活已上各五钱

上㕮咀，每服一两，水二大盏，煎至一盏，去渣，食远服。

**苍术复煎散**　治寒湿相合，脑痛恶寒，项筋脊骨强，肩背胛眼痛，膝膑痛无力，行步沉重。

红花一分　黄柏三分　柴胡　藁本　泽泻　白术　升麻已上各五分　羌活一钱　苍术四两，水二碗，煎二盏，去渣入药

上㕮咀，先煎苍术汤二大盏，复煎前项药至一大盏，稍热，空心服，取微汗为效，忌酒湿面。

**羌活苍术汤**　治脚膝无力沉重。

炙甘草　黄柏　草豆蔻　生甘草　葛根已上各五分　橘皮六分　柴胡七分半　升麻　独活　缩砂仁　苍术已上各一钱　防风一钱五分　黄芪二钱　知母二钱五分　羌活三钱

上㕮咀，分作二服，水二大盏，煎至一盏，去渣，空心服。

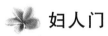 # 妇人门

## 经闭不行有三论

《阴阳别论》云：二阳之病发心脾，有不得隐曲，女子不月，其传为风消，为息贲者，死不治。妇人脾胃久虚，或形羸，气血俱衰，而致经水断绝不行；或病中消胃热，善食渐瘦，津液不生。夫经者，血脉津液所化，津液既绝，为热所烁，肌肉消瘦，时见渴燥，血海枯竭，病名曰血枯经绝。宜泻胃之燥热，补益气血，经自行矣。此证或经适行而有子，子不安为胎病者有矣。或心包脉洪数躁作，时见大便秘涩，小便虽清不利，而经水闭绝不行，此乃血海干枯。宜调血脉，除包络中火邪，而经自行矣。《内经》

所谓小肠移热于大肠，为癥瘕，为沉。脉涩不利，则月事沉滞而不利，故云为癥瘕，为沉也。或因劳心，心火上行，月事不来，安心和血泻火，经自行矣。故《内经》云：月事不来者，胞脉闭也。胞脉者，属心而络于胞中，令气上迫肺心，气不得下，故月事不来也。

## 经漏不止有三论

《阴阳别论》云：阴虚阳搏谓之崩。妇人脾胃虚损，致命门脉沉细而数疾，或沉弦而洪大有力，寸关脉亦然。皆由脾胃有亏，下陷于肾，与相火相合，湿热下迫，经漏不止。其色紫黑，如夏月腐肉之臭。中有白带

145

者，脉必弦细，寒作于中。中有赤带者，其脉洪数疾，热明矣。必腰痛或脐下痛，临经欲行，先见寒热往来，两胁急缩，兼脾胃证出见，或四肢困热，心烦不得眠卧，心下急，宜大补脾胃而升举血气，可一服而愈。或人故贵脱势，人事疏少，或先富后贫，心气不足，其火大炽，旺于血脉之中，又致脾胃饮食失节，火乘其中，形质肌肉容颜似不病者，此心病者，不形于诊，故脾胃饮食不调，其证显矣。而经水不时而下，或适来适断，暴下不止，治当先说恶死之言劝谕，令拒死而心不动，以大补气血之药举养脾胃，微加镇坠心火之药治其心，补阴泻阳，经自止矣。《痿论》云：悲哀太甚，则胞络绝也。阳气内动，发则心下崩，数溲血也。故本病曰大经空虚，发则肌痹，传为脉痿，此之谓也。

**升阳除湿汤** 一名调经升麻除湿汤 治女子漏下恶血，月事不调，或暴崩不止，多下水浆之物。皆由饮食不节，或劳伤形体，或素有心气不足，因饮食劳倦，致令心火乘脾。其人必怠惰嗜卧，四肢不收，困倦乏力，无气以动，气短上气，逆急上冲，其脉缓而弦急，按之洪大，皆中上下，得之脾土受邪也。脾主滋荣周身者也，心主血，血主脉，二者受邪，病皆在脉。脉者，血之府也；脉者，人之神也。心不主令，包络代之，故曰心之脉主属心系，心系者，包络命门之脉也，主月事。因脾胃虚而心包乘之，故漏下，月事不调。况脾胃为血气阴阳之根蒂也，当除湿去热，益风气上伸，以胜其湿，又云火郁则发之。

当归酒洗 独活已上各五分 蔓荆子七分 防风 炙甘草 升麻 藁本已上各一钱 柴胡 羌活 苍术 黄芪已上各一钱五分

上锉如麻豆大，勿令作末，都作一服，以洁净新汲水三大盏，煎至一大盏。去渣，空心热服。待少时以早饭压之，可一服而已。如灸足太阴脾经中血海穴二七壮亦已。

此药乃从权之法，用风胜湿，为胃下陷而气迫于下，以救其血之暴崩也。并血恶之物住后，必须黄芪、人参、炙甘草、当归之类数服以补之，于补气升阳汤中加以和血药便是也。若经血恶物下之不绝，尤宜究其根源，治其本经，只益脾胃，退心火之亢，乃治其根蒂也。若遇夏月白带下，脱漏不止，宜用此汤，一服立止。

**凉血地黄汤** 治妇人血崩，是肾水阴虚，不能镇守包络相火，故血走而崩也。

黄芩 荆芥穗 蔓荆子已上各一分 黄柏 知母 藁本 细辛 川芎已上各二分 黄连 羌活 柴胡 升麻 防风已上各三分 生地黄 当归已上各五分 甘草一钱 红花少许

上㕮咀，都作一服，水三大盏，煎至一盏，去渣，稍热，空心服之。

足太阴脾之经中血海二穴，在膝膑上内廉白肉际二寸中，治女子漏下恶血，月事不调，逆气腹胀，其脉缓者是也，灸三壮。

足少阴肾之经中阴谷二穴，在膝内辅骨后大筋下、小筋上，按之应手，屈膝取之。治膝如锥，不得屈伸，舌纵涎下，烦逆溺难，少腹急，引阴痛，股内廉痛，妇人漏血不止，腹胀满不得息，小便黄如蛊，女子如妊身，可灸二壮。

**酒煮当归丸** 治癞疝，白带下痓，脚气，腰以下如在冰雪中，以火焙炕，重重厚绵衣盖其上，犹寒冷，不任寒之极也。面白如枯鱼之象，肌肉如刀割削瘦峻之速也。小便不止，与白带长流而不禁固，自不知觉。面白，目青蓝如菜色，目晄晄无所见，身重如山，行步欹侧，不能安地，腿膝枯细，大便难秘，口不能言，无力之极，食不下，心下痞烦，心懊恼不任其苦。面停垢，背恶寒，小便遗而不知。此上、中、下三阳真气俱虚欲竭，哕呕不止，胃虚之极也。脉沉厥紧而涩，按之空虚。若脉洪大而涩，按之无力，犹为中寒之证，况按之空虚者乎？按之不鼓，是为阴寒，乃气血俱虚之极也。

茴香五钱　黑附子炮制，去皮脐　良姜已上各七钱　当归一两

上四味锉如麻豆大，以上等好酒一升半，同煮至酒尽，焙干。

炙甘草　苦楝生用　丁香已上各五钱　木香　升麻已上各一钱　柴胡二钱　炒黄盐　全蝎已上各三钱　延胡索四钱

上与前四味药同为细末，酒煮面糊为丸，如梧桐子大，每服五七十丸，空心淡醋汤下，忌油腻冷物，酒湿面。

**固真丸**　治白带久下不止，脐腹冷痛，阴中亦然。目中溜火，视物目䀮䀮然无所见。齿皆恶热饮痛，须得黄连细末擦之乃止。惟喜干食，大恶汤饮，此病皆寒湿乘其胞内，故喜干而恶湿。肝经阴火上溢走于标，故上壅而目中溜火。肾水侵肝而上滋，致目䀮䀮而无所见。齿恶热饮者，是阳明经中伏火也。治法当大泻寒湿，以丸药治之。故曰寒在下焦治宜缓，大忌汤散，以酒制白石脂、白龙骨以枯其湿，炮干姜大热辛泻寒水，以黄柏之大寒为因用，又为向导。故云古者虽有重罪，不绝人之后，又为之伏其所主，先其所因之意，又泻齿中恶热饮也。以柴胡为本经之使，以芍药五分导之。恐辛热之药大甚，损其肝经，故微泻之以当归身之辛温，大和其血脉，此用药之法备矣。

黄柏酒洗　白芍药已上各五分　柴胡　白石脂已上各一钱，火烧赤，水飞，细研，日干　白龙骨酒煮，日干，水飞为末　当归酒洗，已上各二钱　干姜四钱，炮

上件除龙骨、白石脂水飞研外，同为细末，水煮面糊为丸，如鸡头仁大，日干，空心，多用白沸汤下。无令胃中停滞，待少时以早饭压之，是不令热药犯胃。忌生冷硬物、酒湿面。

**乌药汤**　治妇人血海疼痛。

当归　甘草　木香已上各五钱　乌药一两　香附子二两，炒

上㕮咀，每服五钱，水二大盏，去渣，温服，食前。

**助阳汤**　一名升阳燥湿汤　治白带下，阴户中痛，空心而急痛，身黄皮缓，身重如山，阴中如冰。

生黄芩　橘皮已上各五分　防风　高良姜　干姜　郁李仁　甘草已上各一钱　柴胡一钱三分　白葵花七朵

上锉如麻豆大，分作二服，每服水二大盏，煎至一盏，去渣，食前稍热服。

**水府丹**　治妇人久虚积冷，经候不行，癥瘕癖块，腹中暴痛，面有黔黯，黎黑羸瘠。

硇砂纸隔沸汤淋熬取　红豆已上各五钱　桂心另为末　木香　干姜已上各一两　砂仁二两　经煅花蕊石研，一两五钱　斑蝥一百个，去头翅　生地黄汁　童子小便各一升　腊月狗胆七枚　芫菁三百个，去头足，糯米一升，炒米黄，去米不用

上九味为细末，同三汁熬为膏，和丸如鸡头大，朱砂为衣。每服一丸，温酒细嚼，食前服，米饮亦可，孕妇不可服。

**丁香胶艾汤**　治崩漏不止，盖心气不足，劳役及饮食不节所得。经隔少时，其脉二尺俱弦紧洪，按之无力，其证自觉脐下如冰，求厚衣被以御其寒，白带白滑之物多，间有如屋漏水下，时有鲜血，石尺脉时微洪也。

熟地黄　白芍药已上各三分　川芎　丁香已上各四分　阿胶六分　生艾叶一钱　当归一钱二分

上川芎为细末，当归酒洗锉，熟地黄、

丁香为细末，艾亦锉，都作一服，水五大盏，先煎五味作一盏零二分，去渣，入胶再上火煎至一大盏，带热空心服之。

**黄芪当归人参汤** 丁未仲冬，郭大方来说，其妻经水暴崩不止，先曾损身失血，自后一次缩一十日而来，今次不止。其人心窄性急多惊，以予料之，必因心气不足，饮食不节得之，大方曰无。到彼诊得掌中寒，脉沉细而缓，间而沉数，九窍微有不利，四肢无力，上喘气短促，口鼻气皆不调，果有心气不足，脾胃虚弱之证。胃脘当心而痛，左胁下缩急有积，当脐有动气，腹中鸣，下气，大便难，虚证极多，不能尽录。拟先治其本，余证可以皆去。安心定志，镇坠其经，调和脾胃，大益元气，补其血脉，令养其神，以大热之剂去其冬寒凝在皮肤，少加生地黄去命门相火，不令四肢痿弱。

黄连一分　生地黄三分　炒神曲　橘皮桂枝已上各五分　草豆蔻仁六分　黄芪　人参　麻黄不去节，已上各一钱　当归身一钱五分　杏仁五个，另研如泥

上㕮咀，作二服，水二大盏半，煎麻黄令沸，去沫，煎至二盏，入诸药同煎至一大盏，于巳午之间，食消尽服之，一服立止。其胃脘痛，乃胃上有客寒，与大热药草豆蔻丸一十五丸，白汤送下，其痛立止。再与肝之积药，除其积之根源而愈。

**当归芍药汤** 治妇人经脉漏下不止，其色鲜红，时值七月处暑之间，先因劳役脾胃虚弱，气短气逆，自汗不止，身热闷乱，恶见饮食，非惟不入，亦不思食，沉懒困倦，四肢无力，大便时泄。后再因心气不足，经脉再下不止，惟觉气下脱，其元气逆上全无，惟觉心腹中气下行，气短少，不能言，是无力以言，非懒语也，此药主之。

柴胡二分　炙甘草　生地黄已上各三分橘皮不去白　熟地黄已上各五分　黄芪一钱五分

苍术泔浸去皮　当归身　白芍药　白术已上各二钱

上十味㕮咀，如麻豆大，分作二服，水二盏半，煎至一盏，去渣，稍热。空心服之。

**柴胡调经汤** 治经水不止，鲜红，项筋急，脑痛，脊骨强痛。

炙甘草　当归身　葛根已上各三分　独活藁本　升麻已上各五分　柴胡七分　羌活苍术已上各一钱　红花少许

上锉如麻豆大，都作一服，水四大盏，煎至一盏，去渣，空心，稍热服，取微汗立止。

一妇人经候凝结，黑血成块，左厢有血瘕，水泄不止，谷有时不化，后血块暴下，并水俱作，是前后二阴有形血脱竭于下。既久经候犹不调，水泄日见三两行，食罢烦心，饮食减少，甚至瘦弱。东垣老人曰：夫圣人治病，必本四时升降浮沉之理，权变之宜，必先岁气，无伐天和，无胜无虚，遗人夭殃。无致邪，无失正，绝人长命。故仲景云：阳盛阴虚，下之则愈，汗之则死；阴盛阳虚，汗之即愈，下之即死。大抵圣人立法，且如升阳或发散之剂，是助春夏之阳气，令其上升，乃泻秋冬收藏殒杀寒凉之气，此病是也。当用此法治之，升降浮沉之至理也。天地之气以升降浮沉，乃从四时，如治病，不可逆之。故《经》云：顺天则昌，逆天则亡。可不畏哉！夫人之身亦有四时，天地之气不可止认在外，人亦体同天地也。今经漏不止，是前阴之气血已脱下矣。水泄又数年，是后阴之气血下陷以脱矣。后阴者，主有形之物也；前阴者，精气之户。下竭，是病人周身之血气常行秋冬之令，阴主杀，此等收藏之病是也。阳生阴长，春夏是也。在人之身，令气升浮者，谷气上行是也。既病人周身血气，皆不生长谷气，又不

胜其肌肉消少，是两仪之气俱将绝矣。既下元二阴俱脱，血气将竭，假令当是热证，令下焦久脱，化为寒矣。此病久沉久降，寒湿大胜，当急救之，泻寒以热，除湿以燥，大升大举，以助生长，补养气血，不致偏竭。圣人立治之法，既湿气大胜，以所胜治之，助甲风木上升是也。故《经》云：风胜湿，是以所胜平之也。当先调和胃气，次用白术之类，以燥其湿而滋元气。如其不止，后用风药以胜湿，此便是大举大升，以助春夏二湿之久陷下之至治也。

**益胃升阳汤** 血脱益气，古圣人之法也。先补胃气，以助生发之气，故曰阳生阴长。诸甘药为之先务，举世皆以为补，殊不知甘能生血，此阳生阴长之理也。故先理胃气，人之身内胃气为宝。

柴胡　升麻已上各五分　炙甘草　当归身酒洗　陈皮已上各一钱　人参去芦，有嗽去之炒神曲已上各一钱五分　黄芪二钱　白术三钱　生黄芩少许

上㕮咀，每服二钱，水二大盏，煎至一盏，去渣，稍热服。

如腹中痛，每服加白芍药三分，中桂少许，如渴或口干，加葛根二分，不拘时候。

**升阳举经汤** 治经水不止，如右尺脉按之空虚，是气血俱脱，大寒之证。轻手其脉数疾，举指弦紧或涩，皆阳脱之证，阴火亦亡。见热证于口鼻眼或渴，此皆阴躁阳欲先去也。当温之、举之、升之、浮之、燥之，此法当大升浮血气，切补命门之下脱也。

肉桂去皮，盛夏勿用，秋冬用　白芍药红花已上各五分　细辛六分　人参去芦　熟地黄　川芎已上各一钱　独活根　黑附子炮制，去皮脐　炙甘草已上各一钱五分　羌活　藁本去土　防风已上各二钱　白术　当归　黄芪柴胡已上各三钱　桃仁十个，汤浸，去皮尖，细研

上㕮咀，每服三钱，若病势顺，当渐加至五钱，每服水三盏，煎至一盏，空心热服。

### 半产误用寒凉之药论

妇人分娩，及半产漏下，昏冒不省，瞑目无所知觉，盖因血暴亡，有形血去，则心神无所养。心与包络者，君火、相火也，得血则安，亡血则危。火上炽，故令人昏冒。火胜其肺，瞑目不省人事，是阴血暴去，不能镇抚也。血已亏损，往往用滑石、甘草、石膏之类，乃辛甘大寒之药，能泻气中之热，是血亏泻气，乃阴亏泻阳，使二者俱伤，反为不足虚劳之病。昏迷不省者，上焦心肺之热也。此无形之热，用寒凉之药驱令下行，岂不知上焦之病，悉属于表，乃阴证也，汗之则愈，今反下之，幸而不死，暴亏气血，生命岂能久活？又不知《内经》有说：病气不足，宜补不宜泻。但瞑目之病，悉属于阴，宜汗不宜下。又不知伤寒郁冒，得汗则愈，是禁用寒凉药也。分娩半产，本气不病，是暴去其血，亡血补血，又何疑焉？补其血则神昌，常时血下降亡，今当补而升举之。心得血而养，神不昏矣。血若暴下，是秋冬之令大旺，今举而升之，以助其阳，则目张神不昏迷矣。今立一方，补血养血，生血益阳，以补手足厥阴之不足也。

**全生活血汤** 红花三分　蔓荆子　细辛已上各五分　生地黄夏月多加之　熟地黄已上各一钱　藁本　川芎已上各一钱五分　防风诸阳既陷，何以知之？血下脱故也　羌活　独活　炙甘草　柴胡去苗　当归身酒洗　葛根已上各二钱白芍药　升麻已上各三钱

上㕮咀，每服五钱，水二盏，煎至一盏，去渣，食前稍热服。

**当归附子汤** 治脐下冷痛，赤白带下。

当归二分　炒盐三分　蝎梢　升麻已上各

五分　甘草六分　柴胡七分　黄柏少许，为引用
附子一钱　干姜　良姜各一钱

上为粗末，每服五钱，水五盏，煎至一盏，去渣，稍热服。或为细末，酒面糊为丸亦可。

**调经补真汤**　冬后一月，微有地泥冰泮，其白带再来，阴户中寒，一服立止。

独活　干姜炮　藁本　防风　苍术已上各二分　麻黄不去节　炙甘草　人参去芦　当归身　白术　生黄芩　升麻已上各五分　黄芪七分　良姜　泽泻　羌活已上各一钱　柴胡四钱　杏仁二个　桂枝少许　白葵花七朵，去蕚

上㕮咀，除黄芩、麻黄各另外，都作一服，先以水三大盏半，煎麻黄一味令沸，掠去沫，入余药，同煎至一盏零七分，再入生黄芩，煎至一盏，空心服之，候一时许，可食早饭。

**坐药龙盐膏**

茴香三分　枯矾五分　良姜　当归梢酒防己　木通已上各一钱　丁香　木香　川乌炮，已上各一钱五分　龙骨　炒盐　红豆　肉桂已上各二钱　厚朴三钱　延胡索五钱　全蝎五个

上为细末，炼蜜为丸，如弹子大，绵裹留系在外，内丸药阴户内，日易之。

**胜阴丹**　为上药力小，再取三钱，内加行性热药项下。

柴胡　羌活　枯白矾　甘松　升麻已上各二分　川乌头　大椒　三柰子已上各五分蒜七分　破故纸八分，与蒜同煮，焙干，秤　全蝎三个　麝香少许

上为细末，依前法用。

**回阳丹**

羌活　全蝎　升麻根　甘松已上各二分草乌头　水蛭炒，已上各三分　大椒　三柰子荜茇　枯矾已上各五分　柴胡　川乌已上各七分　炒黄盐为必用之药，去之则不效　破故纸

蒜已上各一钱　虻虫三个，去翅足炒

上为极细末，依前制用，脐下觉暖为效。

**柴胡丁香汤**　治妇人年三十岁，临经先腰脐痛甚，则腹中亦痛，经缩三两日。

生地黄二分　丁香四分　当归身　防风羌活已上各一钱　柴胡一钱五分　全蝎一个

上件都作一服，水二盏，煎至一盏，去渣，食前稍热服。

**延胡苦楝汤**　治脐下冷撮痛，阴冷大寒，白带下。

黄柏一分，为引用　延胡索　苦楝子已上各二分　附子炮　肉桂已上各三分　炙甘草五分　熟地黄一钱

上都作一服，水二大盏，煎至一盏，食前服。

**桂附汤**　治白带腥臭，多悲不乐，大寒。

黄柏为引用　知母已上各五分　肉桂一钱附子三钱

上㕮咀，都作一服，水二盏，煎至一盏，去渣，食远热服。

如少食常饱，有时似腹胀夯闷，加白芍药五分。

如不思饮食，加五味子二十个。

如烦恼，面上如虫行，乃胃中元气极虚，加黄芪一钱五分，人参七分，炙甘草、升麻已上各五分。

**人参补气汤**　治四肢懒倦，自汗无力。

丁香末二分　生甘草梢　炙甘草已上各三分　生地黄　白芍药已上各五分　熟地黄六分人参　防风　羌活　黄柏　知母　当归身升麻已上各七分　柴胡一钱　黄芪一钱五分全蝎一个　五味子二十个

上锉如麻豆大，都作一服，水二盏，煎至一盏，去渣，空心稍热服。

**黄芪白术汤**　治妇人四肢沉重，自汗，

上至头际颈而还，恶风，头痛，燥热。

细辛三分 吴茱萸 川芎已上各五分 柴胡 升麻已上各一钱 当归身一钱五分 黄柏酒洗 炙甘草 羌活已上各二钱 五味子三钱 白术 人参已上各五钱 黄芪一两

上㕮咀，每服五钱，水二大盏，生姜五片，煎至一盏，去渣，食前热服。

如腹中痛不快，加炙甘草一钱。汗出不止，加黄柏一钱。

**白术茯苓汤** 治胃气弱，身重有痰，恶心欲吐。是风邪羁绊于脾胃之间，当先实其脾胃。

白术 白茯苓 半夏已上各一两 炒曲二钱 麦蘖面五分，炒

上㕮咀，每服五钱，水二大盏，入生姜五片，煎至一盏，去渣，不拘时服。

**增味四物汤** 治妇人血积。

当归 川芎 芍药 熟地黄 京三棱 干漆炒燥烟尽 肉桂去皮 广茂已上各等分

上为粗末，每服五钱，水二大盏，煎至一盏，去渣，食前稍热服。

**补经固真汤** 白文举正室，白带常漏久矣，诸药不效。诊得心包尺脉微，其白带下流不止。叔和云：崩中日久，为白带漏下，时多白滑，血枯。崩中者，始病血崩，久则血少，复亡其阳。故白滑之物下流不止，是本经血海将枯，津液复亡，枯干不能滋养筋骨。以本经行经药为引用、为使；以大辛甘油腻之药润其枯燥，而滋益津液；以大辛热之气味药补其阳道，生其血脉；以苦寒之药泄其肺而救上；热伤气，以人参补之，以微苦温之药为佐而益元气。

白葵花去萼，研烂，四分 甘草炙 郁李仁去皮尖，研泥 柴胡已上各一钱 干姜细末 人参已上各二钱 生黄芩细研，一钱 陈皮留皮，五分

上件除黄芩外，以水三盏，煎至一盏七分，再入黄芩同煎至一盏，去渣，空心热服，少时以早饭压之。

**温卫补血汤** 治耳鸣，鼻不闻香臭，口不知谷味，气不快，四肢困倦，行步欹侧，发脱落，食不下，膝冷，阴汗，带下，喉中吤吤，不得卧，口舌嗌干，太息，头不可以回顾，项筋紧，脊强痛，头旋眼黑，头痛欠嚏。

生地黄 白术 藿香 黄柏已上各一分 牡丹皮 苍术 王瓜根 橘皮 吴茱萸已上各二分 当归身二分半 柴胡 人参 熟甘草 地骨皮已上各三分 升麻四分 生甘草五分 黄芪一钱二分 丁香一个 桃仁三个 葵花七朵

上㕮咀，作一服，用水二大盏，煎至一盏，去渣，食前热服。

**立效散** 治妇人血崩不止。

当归 莲花心 白绵子 红花 茅花已上各一两

上锉如豆大，白纸裹定，泥固，炭火烧灰存性，为细末。

如干血气，研血竭为引，好温酒调服，加轻粉一钱。

如血崩不止，加麝香为引，好温酒调服。

**四圣散** 治妇人赤白带下。

川乌炮制 生白矾已上各一钱 红娘子三个 斑蝥十个

炼蜜为丸，如皂子大，绵裹坐之。

**温经除湿汤** 十月霜冷后，四肢无力，乃痿厥，湿热在下焦也。醋心者，是浊气不下降，欲为满地。合眼麻木作者，阳道不行也。恶风寒者，上焦之分，皮肤中气不行也。开目不麻者，目开助阳道，故阴寒之气少退也。头目眩运者，风气下陷于血分，不得伸越而作也，近火则有之。

黄连一分 柴胡 草豆蔻 神曲炒 木

151

香已上各二分　麻黄不去节　独活　当归身　黄柏已上各一分　升麻五分　羌活七分　炙甘草　人参　白术　猪苓　泽泻已上各一钱　黄芪　橘皮　苍术已上各二钱　白芍药三钱

上锉如麻豆大，分作二服，水二盏，煎至一盏，食远服。治支节沉重、疼痛、无力之胜药也。

**补气升阳和中汤**　李正臣夫人病，诊得六脉俱中得，弦洪缓相合，按之无力。弦在上，是风热下陷入阴中，阳道不行，其证闭目则浑身麻木，昼减而夜甚，觉而开目，则麻木渐退，久则绝止，常开其目，此证不作，惧其麻木，不敢合眼，致不得眠。身体皆重，时有痰嗽，觉胸中常似有痰而不利。时烦躁，气短促而喘，肌肤充盛，饮食不减，大小便如常，惟畏其麻木，不敢合眼为最苦。观其色脉形病相应而不逆，《内经》曰：阳盛瞋目而动，轻；阴病闭目而静，重。又云：诸脉皆属于目。《灵枢经》云：开目则阳道行，阳气遍布周身；闭目则阳道闭而不得，如昼夜之分。知其阳衰而阴旺也。且麻木为风，三尺之童，皆以为然，细校之则有区别耳。久坐而起，亦有麻木，为如绳缚之久，释之觉麻作而不敢动，良久则自已。以此验之，非有风邪，乃气不行。主治之，当补其肺中之气，则麻木自去矣。如

经脉中阴火乘其阳分，火动于中为麻木也，当兼去其阴火则愈矣。时痰嗽者，秋凉在外、在上而作也，当以温剂实其皮毛。身重脉缓者，湿气伏匿而作也，时见躁作，当升阳助气益血，微泻阴火与湿，通行经脉，调其阴阳则已矣。非五脏六腑之本有邪也，此药主之。

生甘草去肾热　酒黄柏泻火除湿　白茯苓除湿导火　泽泻除湿导火　升麻行阳助经　柴胡已上各一钱　苍术除湿补中　草豆蔻仁益阳退外寒，已上各一钱五分　橘皮　当归身　白术已上各二钱　白芍药　人参已上各三钱　佛耳草　炙甘草已上各四钱　黄芪五钱

上㕮咀，每服五钱，水二盏，煎至一盏，去渣，食远服之。

**麻黄桂枝升麻汤**　治妇人先患浑身麻木，睡觉则少减，开目则已而全愈。又证已痊，又因心中烦恼，遍身骨节疼，身体沉重，饮食减少，腹中气不运转。

木香　生姜已上各一分　桂枝　半夏　陈皮　草豆蔻仁　厚朴　黑附子　黄柏已上各二分　炙甘草　升麻　白术　茯苓　泽泻已上各三分　黄芪　麻黄不去节　人参已上各五分

上都作一服，水二盏，煎至一盏，去渣，食远服之。

# 卷 下

## 大便结燥门

### 大便结燥论

《金匮真言论》云：北方黑色，入通肾，开窍于二阴，藏精于肾。又云：肾主大便。大便难者，取足少阴。夫肾主五液，津液润则大便如常。若饥饱失节，劳役过度，损伤胃气，及食辛热味厚之物，而助火邪，伏于血中，耗散真阴，津液亏少，故大便结燥。然结燥之病不一，有热燥，有风燥，有阳结，有阴结，又有年老气虚津液不足而结燥者。治法云：肾恶燥，急食辛以润之。结者散之。如少阴不得大便，以辛润之；太阴不得大便，以苦泄之。阳结者，散之；阴结者，温之。仲景云：小便利而大便硬，不可攻下，以脾约丸润之。食伤太阴，腹满而食不化，腹响然不能大便者，以苦药泄之。如血燥而不能大便者，以桃仁、酒制大黄通之。风结燥而大便不行者，以麻子仁加大黄利之。如气涩而大便不通者，以郁李仁、枳实、皂角仁润之。大抵治病必究其源，不可一概用巴豆、牵牛之类下之，损其津液，燥结愈甚，复下复结，极则以至导引于下而不通，遂成不救。噫！可不慎哉！

**通幽汤** 治大便难，幽门不通，上冲吸门不开，噎塞不例，燥秘，气不得下。治在幽门，以辛润之。

炙甘草 红花已上各一分 生地黄 熟地黄已上各五分 升麻 桃仁泥 当归身已上各一钱

上都作一服，水二大盏，煎至一盏，去渣，调槟榔细末五分，稍热，食前服之。

**润燥汤**

升麻 生地黄已上各二钱 熟地黄 当归梢 生甘草 大黄煨 桃仁泥 麻仁已上各一钱 红花五分

上除桃仁、麻仁另研如泥外，锉如麻豆大，都作一服，水二盏，入桃仁、麻仁泥，煎至一盏，去渣，空心，稍热服。

**润肠丸** 治脾胃中伏火，大便秘涩，或干燥闭塞不通，全不思食，乃风结血秘，皆令闭塞也。以润燥和血疏风，自然通利矣。

桃仁汤浸，去皮尖 麻仁已上各一两 当归梢 大黄煨 羌活已上各一钱

上除桃仁、麻仁另研如泥外，捣为极细末，炼蜜为丸，如梧桐子大，每服三五十丸，空心，白汤下。

如病人不大便，为大便不通而涩，其邪盛者，急加酒洗大黄以利之。

如血燥而大便燥干者，加桃仁、酒洗大黄。

153

如血燥而大便不行者，加麻仁、大黄。

如风湿而大便不行，加煨皂角仁、大黄、秦艽以利之。

如脉涩，觉身有气涩而大便不通者，加郁李仁、大黄以除气燥。

如寒阴之病，为寒结闭而大便不通者，以《局方》中半硫丸，或加煎附子、干姜汤冰冷与之。其病虽阴寒之证，当服阳药补之。若大便不通者，亦当十服中，与一服药微通其大便，不令结闭，乃治之大法。

若病人虽是阴证，或者阴寒之证，其病显燥，脉实坚，亦宜于阳药中少加苦寒之药，以去热燥，燥止勿加。

如阴燥欲坐井中者，其二肾脉按之必虚，或沉细而迟，此易为辨耳，知有客邪之病，亦当从权加药以去之。

**麻黄白术汤**　治大便不通，五日一遍，小便黄赤，浑身肿，面上及腹尤甚，色黄，麻木，身重如山，沉困无力，四肢痿软，不能举动，喘促，唾清水，吐哕，痰唾白沫如胶。时躁热发，欲去衣，须臾而过振寒，项额有时如冰，额寒尤甚。头旋眼黑，目中溜火。冷泪，鼻不闻香臭，少腹急痛，当脐有动气，按之坚硬而痛。

青皮去腐　酒黄连已上各一分　酒黄柏　橘红　甘草炙一半　升麻已上各二分　黄芪　人参　桂枝　白术　厚朴　柴胡　苍术　猪苓已上各三分　吴茱萸　白茯苓　泽泻已上各四分　白豆蔻　炒曲已上各五分　麻黄不去节，五钱　杏仁四个

上㕮咀，分作二服，水二大盏半，先煎麻黄令沸，去沫，再入诸药，同煎至一盏，去渣，稍热，食远服。

此证宿有风湿热伏于荣血之中，其木火乘于阳道为上盛，元气短少，上喘，为阴火伤其气，四肢痿，在肾水之间，乃所胜之病。今正遇冬寒，得时乘其肝木，又实其母，肺金克火凌木，是大胜必有大复。其证善恐，欠，多嚏，鼻中如有物，不闻香臭，目视䀮䀮，多悲，健忘，少腹急痛，通身黄，腹大胀，面目肿尤甚，食不下，痰唾涕有血，目眦疡，大便不通，并宜此药治之。

**升阳汤**　一名升阳泻湿汤　治膈咽不通，逆气里急，大便不行。

青皮　槐子已上各二分　生地黄　熟地黄　黄柏已上各三分　当归身　甘草梢已上各四分　苍术五分　升麻七分　黄芪一钱　桃仁十个，另研

上㕮咀，如麻豆大，都作一服，入桃仁泥，水二大盏，煎至一盏，去渣，稍热，食前服。

**活血润燥丸**　治大便风秘、血秘，常常燥结。

当归梢一钱　防风三钱　大黄湿纸裹煨　羌活已上各一两　皂角仁烧存性，去皮，一两五钱，其性得湿而滑，湿滑则燥结自除　桃仁二两，研如泥　麻仁二两五钱，研如泥

上除麻仁、桃仁另研如泥外，为极细末，炼蜜为丸，如梧桐子大，每服五十丸，白汤下。三两服后，须以苏麻子粥，每日早晚食之，大便日久不能结燥也。以瓷器盛之，纸封无令见风。

**润肠汤**　治大肠结燥不通。

生地黄　生甘草已上各一钱　大黄煨　熟地黄　当归梢　升麻　桃仁　麻仁已上各一钱　红花三分

上㕮咀，水二盏，煎至一盏，去渣，食远温服。

# 小便淋闭门

## 小便淋闭论

《难经》云：病有关有格，关则不得小便。又云：关无出之谓，皆邪热为病也。分在气在血而治之，以渴与不渴而辨之。如渴而小便不利者，是热在上焦肺之分，故渴而小便不利也。夫小便者，是足太阳膀胱经所主也，长生于申，申者，西方金也，肺合生水，若肺中有热，不能生水，是绝其水之源。经云：虚则补其母。宜清肺而滋其化源也，故当从肺之分，助其秋令，水自生焉。又如雨、如露、如霜，皆从天而降下也，乃阳中之阴，明秋气自天而降下也。且药有气之薄者，乃阳中之阴，是感秋清肃杀之气而生，可以补肺之不足，淡味渗泄之药是也，茯苓、泽泻、琥珀、灯心、通草、车前子、木通、瞿麦、萹蓄之类，以清肺之气，泄其火，资水之上源也。如不渴而小便不通者，热在下焦血分，故不渴而大燥，小便不通也。热闭于下焦者，肾也，膀胱也，乃阴中之阴，阴受热邪，闭塞其流。易上老云：寒在胸中，遏绝不入，热在下焦，填塞不便，须用感北方寒水之化，气味俱阴之药，以除其热，泄其闭塞。《内经》云：无阳则阴无以生，无阴则阳无以化。若服淡渗之药，其性乃阳中之阴，非纯阳之剂，阳无以化，何能补重阴不足也？须用感地之水运而生，太苦之味，感天之寒药而生大寒之气，此气味俱阴，乃阴中之阴也。大寒之气，人禀之生膀胱，寒水之运，人感之生肾。此药能补肾与膀胱，受阳中之阳，热火之邪，而闭其下焦，使小便不通也。夫用大苦寒之药，治法当寒因热用。又云：必伏其所主，而先其所因。其始则气同，其终则气异也。

**通关丸** 一名滋肾丸 治不渴而小便闭，热在下焦血分也。

黄柏去皮，锉，酒洗，焙 知母锉，酒洗，焙干，已上各一两 肉桂五分

上为细末，熟水为丸，如梧桐子大，每服一百丸，空心，白汤下，顿两足，令药易下行故也。如小便利，前阴中如刀刺痛，当有恶物下为验。

**清肺饮子** 治渴而小便闭涩不利，邪热在上焦气分。

灯心一分 通草二分 泽泻 瞿麦 琥珀已上各五分 萹蓄 木通已上各七分 车前子炒，一钱 茯苓去皮，二钱 猪苓去皮，三钱

上为粗末，每服五钱，水一盏半，煎至一盏，稍热，食远服。或《局方》八正散、五苓散，亦宜服之。

**导气除燥汤** 治小便闭塞不通，乃血涩至气不通而窍涩也。

茯苓去皮 滑石炒黄，已上各二钱 知母细锉，酒洗 泽泻已上各三钱 黄柏去皮，酒洗，四钱

上㕮咀，每服五钱，水三盏，煎至一盏，去渣，稍热，空心服。如急闭，不拘时服。

**肾疸汤** 治肾疸，目黄，甚至浑身黄，小便赤涩。

羌活 防风 藁本 独活 柴胡已上各五分 升麻五钱

以上治肾疸，目黄，浑身黄。

白茯苓二分 泽泻三分 猪苓四分 白术五分 苍术三钱

以上治小便赤涩。

黄柏二分 人参三分 葛根五分 神曲六分 甘草三钱

155

上锉如大豆大，分作二服，水三盏，煎 至一盏，去渣，稍热，食前服。

# ❀ 痔漏门

## 痔漏论

《内经》曰：因而饱食，筋脉横解，肠澼为痔。夫大肠，庚也，主津，本性燥，清肃杀之气，本位主收，其所司行津，以从足阳明，旺则生化万物者也。足阳明为中州之土，若阳衰亦殒杀万物。故曰万物生于土而归于土者是也。以手阳明大肠司其化焉，既在西方本位，为之害蜇，司杀之府。因饱食行房忍泄，前阴之气归于大肠，木乘火势而侮燥金，故火就燥也，大便必闭。其疾甚者，当以苦寒泻火，以辛温和血润燥，疏风止痛，是其治也。以秦艽、当归梢和血润燥；以桃仁润血；以皂角仁除风燥；以地榆破血；以枳实之苦寒补肾，以下泄胃实；以泽泻之淡渗，使气归于前阴，以补清燥受胃之湿邪也；白术之苦甘，以苦补燥气之不足，其甘味以泻火而益元气也。故曰：甘寒泻火，乃假枳实之寒也。古人用药，为下焦如渎。又曰：在下者引而竭之，多为大便秘涩，以大黄推去之，其津血益不足，以当归和血，及油润之剂，大便自然软利矣。宜作锉汤以与之，是下焦有热，以急治之之法也。以地榆酸苦而坏胃，故宿食消尽，空心作丸服之。

**秦艽白术丸** 治痔疾，并痔漏有脓血，大便燥硬而作疼，痛不可忍。

秦艽去芦 桃仁汤浸，去皮尖 皂角仁烧存性，已上各一两 当归梢酒浸 泽泻 枳实麸炒黄 白术已上各五钱 地榆三钱

上为细末，和桃仁泥研匀，煎熟汤打面糊为丸，如鸡头仁大，令药光滑，焙干。每服五七十丸，白汤下，空心服，待少时以美膳压之。忌生冷硬物、冷水冷菜之类，并湿面酒及辣辛热大料物之类，犯之则药无验也。

**秦艽苍术汤** 治痔疾若破，谓之痔漏，大便秘涩，必作大痛。此由风热乘食饱不通，气逼大肠而作也。受病者，燥气也，为病者，胃湿也。胃刑大肠，则化燥火，以乘燥热之实，胜风附热而来，是湿热风燥四气而合，故大肠头成块者，湿也，作大痛者，风也。若大便燥结者，主病兼受火邪，热结不通也。去此四者，其西方肺主诸气，其体收下，亦助病为邪，须当破气药兼之，治法全矣。以锉汤与之，其效如神。

秦艽去芦 桃仁汤浸，去皮，另研 皂角仁烧存性，另研，各一钱 苍术制 防风已上各七分 黄柏去皮，酒洗，五分 当归梢酒洗 泽泻已上各三分 梭身槟榔一分，另研 大黄少许，虽大便过涩亦不可多用

上除槟榔、桃仁、皂角仁三味外，余药㕮咀如麻豆大，都作一服，水三盏，煎至一盏二分，去渣，入槟榔等三味末，再上火煎至一盏，空心热服。待少时以美膳压之，不犯胃气也。服药日忌生冷硬物及酒湿面、大料物、干姜之类，犯之则其药无效。

如有白脓，加白葵花头五朵，去萼心，青皮半钱，不去白，入正药中同煎。木香三分，为细末，同槟榔等三味依前煎服饵。古人治此疾多以岁月除之，此药一服则愈。

**七圣丸** 治大肠疼痛不可忍。叔和云：积气生于脾脏傍，大肠疼痛阵难当，渐交稍泻三焦火，莫谩多方立纪纲。

羌活一两 郁李仁汤浸，去皮另研，一两五钱 大黄八钱，煨 槟榔 桂去皮 木香 川

芎已上各五钱

上除郁李仁另研入外，共为细末，炼蜜为丸，如梧桐子大。每服三五十丸，白汤下，食前，取大便微利，一服而愈。切禁不得多利大便，其痛滋甚。

**秦艽防风汤**　治痔漏，每日大便时发疼痛。如无疼痛者，非痔漏也。此药主之。

秦艽　防风　当归身　白术已上各一钱五分　炙甘草　泽泻已上各六分　黄柏五分　大黄煨　橘皮已上各三分　柴胡　升麻已上各二分　桃仁三十个　红花少许

上锉如麻豆大，都作一服，水三盏，煎至一盏，去渣，稍热，空心服之。避风寒，忌房事、酒湿面、大辛热物。

**秦艽羌活汤**　治痔漏成块下垂，不任其痒。

羌活一钱二分　秦艽　黄芪已上各一钱　防风七分　升麻　炙甘草　麻黄　柴胡已上各五分　藁本三分　细辛少许　红花少许

上锉如麻豆大，都作一服，水二盏，煎至一盏，去渣，空心服之。忌风寒处大小便。

**当归郁李仁汤**　治痔漏大便硬，努出大肠头，下血，苦痛不能忍。

郁李仁　皂角仁已上各一钱　枳实七分　秦艽　麻仁　当归梢　生地黄　苍术已上各五分　大黄煨　泽泻已上各三分

上锉如麻豆大，除皂角仁别为末，水三盏，煎至一盏，去渣，入皂角仁末调，空心食前服之，忌如前。

**红花桃仁汤**　治痔漏经年，因而饱食，筋脉横解，肠澼为痔，治法当补北方，泻中央。

黄柏一钱五分　地黄一钱　泽泻八分　苍术六分　当归梢　汉防己　防风梢　猪苓已上各五分　麻黄二分　红花半分　桃仁十个

上锉如麻豆大，水三盏，煎至一盏，去渣，稍热，食前服之，忌如前。

**秦艽当归汤**　治痔漏，大便结燥疼痛。

大黄煨，四钱　秦艽　枳实已上各一钱　泽泻　当归梢　皂角仁　白术已上各五分　红花少许　桃仁二十个

上都作一服，水三盏，煎至一盏，去渣，食前热服，忌如前。

 阴痿阴汗门

### 阴痿阴汗及臊臭论

一富者前阴臊臭，又因连日饮酒，腹中不和，求先师治之。曰：夫前阴者，厥阴肝之脉络循阴器，出其挺末。凡臭者，心之所主，散入五方为五臭，入肝为臊，此其一也。当于肝经中泻行间，是治其本，后于心经中泻少冲，乃治其标。如恶针，当用药除之。酒者，气味俱阳，能生里之湿热，是风湿热合于下焦为邪。故《经》云：下焦如渎。又云：在下者，引而竭之。酒是湿热之水，亦宜决前阴以去之。

**龙胆泻肝汤**　治阴部时复热痒及臊臭。

柴胡梢　泽泻已上各一钱　车前子　木通已上各五分　生地黄　当归梢　草龙胆已上各三分

上锉如麻豆大，都作一服，水三盏，煎至一盏，去渣，空心稍热服，便以美膳压之。此药柴胡入肝为引用。泽泻、车前子、木通淡渗之味利小便，亦除臊气，是名在下者，引而竭之。生地黄、草龙胆之苦寒泻酒湿热。更兼车前子之类以撤肝中邪气。肝主血，用当归以滋肝中血不足也。

**清震汤**　治小便溺黄，臊臭淋沥，两丸

157

如冰，阴汗浸多。

羌活　酒黄柏已上各一钱　升麻　柴胡
苍术　黄芩已上各五分　泽泻四分　麻黄根
猪苓　防风已上各三分　炙甘草　当归身　藁
本已上各二分　红花一分

上锉如麻豆大，都作一服，水二盏，煎
至一盏，去渣，临卧服，大忌酒湿面。

**固真汤**　一名正元汤　治两丸冷，前阴
痿弱，阴汗如水，小便后有余滴，尻臀并前
阴冷，恶寒而喜热，膝下亦冷。

升麻　羌活　柴胡已上各一钱　炙甘草
草龙胆　泽泻已上各一钱五分　黄柏　知母已
上各二钱

上锉如麻豆大，分作二服，水二盏，煎
至一盏，去渣，空心，稍热服，以早饭
压之。

**清魂汤**　一名柴胡胜湿汤　治两外肾
冷，两髀阴汗，前阴痿，阴囊湿痒臊气。

柴胡　生甘草　酒黄柏已上各二钱　升麻
　泽泻已上各一钱五分　当归梢　羌活　麻黄
根　汉防己　草龙胆　茯苓已上各一钱　红花
少许　五味子二十个

上锉如麻豆大，分作二服，水二盏，煎
至一盏，去渣，食前，稍热服，忌酒湿面、
房事。

**椒粉散**　治前阴两丸湿痒痛，秋冬甚，
夏月减。

肉桂二分　小椒　当归梢　猪苓已上各三

分　蛇床子　黑狗脊已上各五分　麻黄根一钱
轻粉少许　红花少许　斑蝥两枚

上为末，干糁上，避风寒冷湿处坐卧。

**补肝汤**　治前阴冰冷并阴汗，两脚痿弱
无力。

黄芪七分　炙甘草五分　升麻　猪苓已上
各四分　白茯苓　葛根　人参已上各三分　柴
胡　羌活　陈皮　连翘　当归身　黄柏炒
泽泻　苍术　曲末　知母　防风已上各二分

上锉如麻豆大，都作一服，水二盏，煎
至一盏，去渣，空心，稍热服，忌酒湿面。

**温肾汤**　治面色痿黄，身黄，脚痿弱无
力，阴汗。

柴胡　麻黄根已上各六分　白茯苓　白术
酒黄柏　猪苓　升麻已上各一钱　苍术　防
风已上各一分五钱　泽泻二钱

上分作二服，每服水二大盏，煎至一
盏，去渣，食前，稍热服，一时辰许方食。

**延胡丁香丸**　一名丁香疝气丸　治脐下
撮急疼痛，并周身皆急痛，小便频数，及五
脉急，独肾脉按之不急，皆虚无力，名曰
肾疝。

羌活三钱　当归　茴香已上各二钱　延胡
索　麻黄根节　肉桂已上各一钱　丁香　木香
　甘草　川乌头已上各五分　防己三分　蝎十
三个

上为细末，酒煮面糊为丸，如鸡头大，
每服五十丸，空心，盐白汤服。

# 泻痢门

**诃子皮散**　癸卯冬，白枢判家一老仆，
面尘脱色，神气特弱，病脱肛日久，服药未
验，复下赤白脓痢，作里急后重，白多赤
少，不任其苦，以求其治。曰：此非肉食膏
粱，必多蔬食或饮食不节，天气虽寒，衣盖
犹薄，不禁而肠头脱下者，寒也。真气不

禁，形质不收，乃血滑脱也，此乃寒滑气泄
不固，故形质下脱也。当以涩去其脱而除其
滑，微酸之味，固气上收，以大热之剂而除
寒补阳，以补气之药升阳益气。

御米壳去蒂萼，蜜炒　橘皮已上各五分
干姜炮，六分　诃子煨，去核，七分

上为细末，都作一服，水二盏，煎至一盏，和渣，空心热服。

**升麻补胃汤** 治宿有阳明血证，因五月间大热吃杏，肠澼下血，唧远散漫如筛，腰沉沉然，腹中不痛，血色紫黑，病名湿毒肠澼，属阳明少阳经血证也。

白芍药一钱五分　升麻　羌活　黄芪已上各一钱　生地黄　熟地黄　独活　牡丹皮　炙甘草　柴胡　防风已上各五分　当归身　葛根已上各三分　肉桂少许

上锉如麻豆大，分作二服，每服水二盏，煎至一盏，去渣，食前，稍热服。

**升阳去热和血汤** 治肠澼下血，另作一派，其血唧出有力而远射，四散如筛，肠中血下行，腹中大作痛，乃阳明气冲，热毒所作也。当升阳去湿热，和血脉，是其治也。

橘皮二分　熟地黄　当归身　苍术　秦艽　肉桂已上各三分　生地黄　牡丹皮　生甘草已上各五分　升麻七分　熟甘草　黄芪已上各一钱　白芍药一钱五分

上哎咀，都作一服，水四盏，煎至一盏，去渣，空心，稍热服，立效。

**益智和中汤** 治肠澼下血，或血色紫黑，腹中痛，腹皮恶寒，右手关脉弦，按之无力，而喜热物熨之，内寒明矣。

肉桂一分　桂枝四分　牡丹皮　柴胡　葛根　益智仁　半夏已上各五分　当归身　炙甘草　黄芪　升麻已上各一钱　白芍药一钱五分　干姜少许

上为粗末，都作一服，水三盏，煎至一盏，去渣，食后，温服。

**芍药柏皮丸** 治湿热恶痢、血痢频并窘痛，无问脓血，并皆治之。

芍药　黄柏已上各一两　当归　黄连已上各五钱

上为末，饭为丸，如鸡头大，每服五七十丸，食前，米饮汤下，忌油腻酒湿面等物。

**和中益胃汤** 治太阴阳明腹痛，大便常泄，若不泄即秘而难见，在后传作湿热毒，下鲜红血，腹中微痛，胁下急缩，脉缓而洪弦，中之下得之，按之空虚。

苏木一分　藁本　益智仁已上各二分　熟地黄　炙甘草已上各三分　当归身四分　柴胡　升麻已上各五分

上哎咀，都作一服，水二盏，煎至一盏，去渣，空心温服。

**槐花散** 治肠澼下血，湿毒下血。

川芎四分　槐花　青皮　荆芥穗　熟地黄　白术已上各六分　当归身　升麻已上各一钱

上为细末，每服三钱，米饮汤调下，食前，忌酒湿面生冷硬物。

**茯苓汤** 治因伤冷饭水泄，一夜走十行，变作白痢，次日其痢赤白，腹中疠痛，减食，热躁，四肢沉困无力。

生黄芩三分　当归身四分　肉桂　炙甘草已上各五分　猪苓　茯苓已上各六分　泽泻一钱　芍药一钱五分　苍术　生姜　升麻　柴胡各二钱

上哎咀，如麻豆大，分作二服，每服水二盏，煎至一盏，去渣，稍热，食前服之。

**黄芪补胃汤** 治一日大便三四次，溏而不多，有时作泄，腹中鸣，小便黄。

黄芪　柴胡　当归身　益智　橘皮已上各三分　升麻六分　炙甘草二钱　红花少许

上哎咀，都作一服，水二盏，煎至一盏，去渣，稍热，食前服之。

**升阳除湿汤** 自下而上者，引而去之。

苍术一钱　柴胡　羌活　防风　升麻　神曲　泽泻　猪苓已上各五分　炙甘草　陈皮　麦蘖面已上各三分

上都作一服，水二盏，煎至一盏，去渣，空心服之。

如胃寒肠鸣，加益智仁、半夏各五分，生姜三片，枣一枚，同煎，至非肠鸣不得用。

**人参益胃汤** 治头闷，劳动则微痛，不喜饮食，四肢怠惰，躁热短气，口不知味，腹鸣，大便微溏，身体昏闷，觉渴，不喜冷物。

黄芪 甘草 当归身 益智已上各二分 人参 黄芩 陈皮 升麻已上各五分 苍术一钱五分 红花少许

上都作一服，水二盏，煎至一盏，去渣，稍热，食前服之。

**升麻补胃汤** 治因内伤服牵牛、大黄食药，泄泻过多，腹中大痛。

甘草七分 升麻 柴胡 草豆蔻 黄芪已上各五分 半夏三分 当归身 干姜已上各二分 红花少许

上都作一服，水二盏，煎至一盏，去渣，稍热，食远服之。

## 🌸 疮疡门

**散肿溃坚汤** 治马刀疮，结硬如石，或在耳下至缺盆中，或肩上，或于胁下，皆手足少阳经中。及瘰疬遍于颏，或至颊车，坚而不溃，在足阳明经中所出。或二证疮已破，流脓水，并皆治之。

黄芩八钱，酒洗，炒一半，生用一半 草龙胆酒洗，各炒四遍 瓜蒌根锉碎，酒洗 黄柏酒制 酒知母 桔梗 昆布已上各五钱 柴胡四钱 炙甘草 京三棱酒洗 广茂酒洗，炒 连翘已上各三钱 葛根 白芍药 当归梢 黄连已上各二钱 升麻六分

上咬咀，每服六钱，水二盏零八分，先浸多半日，煎至一盏，去渣，食后热服。于卧处伸足在高处，头低垂，每含一口作十次咽，服毕依常安卧，取药在膈上停蓄故也。另攒半料作细末，炼蜜为丸，如绿豆大，每服百余丸，用此药汤留一口送下，或加海藻五钱炒亦妙。

**升阳调经汤** 治瘰疬绕颈，或至颊车，此皆由足阳明胃经中来。若疮深远，隐曲肉底，是足少阴肾经中来，乃戊脾传于癸肾，是夫传于妻，俱作块子坚硬，大小不等，并皆治之。或作丸亦可。

升麻八钱 葛根 草龙胆酒制 黄芩酒制

广茂酒洗，炒 京三棱酒洗，炒 炙甘草 黄连酒洗 连翘 桔梗已上各五钱 生黄芩四钱 当归身 芍药已上各三钱 黄柏酒洗，二钱 知母酒洗，炒，一两

上另秤一半作末，炼蜜为丸，如绿豆大，每服百余丸。一半作咬咀，每服五钱，若能食大便硬，可旋加至七八钱，水二盏，先浸半日，煎至一盏，去渣，临卧热服。足高去枕仰卧，嚼一口作十次咽之，留一口在后送下丸药，服毕其卧如常。

**连翘散坚汤** 治耳下或至缺盆或肩上生疮，坚硬如石，动之无根，名曰马刀，从手足少阳经中来也。或生两胁，或已流脓，作疮未破，并皆治之。

柴胡一两二钱 草龙胆酒洗，四次 土瓜根酒制，已上各一两 黄芩酒炒二次，七钱 当归梢 生黄芩 广茂 京三棱同广茂酒炒 连翘 芍药已上各五钱 炙甘草三钱 黄连酒炒二次 苍术已上各二钱

上另秤一半为细末，炼蜜为丸，如绿豆大，每服百余丸。一半咬咀，每服五钱，水二盏，先浸多半日，煎至一盏，去渣，临卧热服。去枕仰卧，每口作十次咽之，留一口送下丸药，服毕卧如常，更以后药涂之。

### 龙泉散

龙泉粉炒　瓦粉　广茂　京三棱酒洗,炒
昆布已上各五钱

上同为细末,煎熟水调涂之,用此药去
疾尤速。

**救苦化坚汤**　治瘰疬、马刀挟瘿,从耳
下或耳后下颈至肩上,或入缺盆中,乃手足
少阳之经分。其瘰疬在颔下,或至颊车,乃
足阳明之经分,受心脾之邪而作也。今将二
证合而治之。

黄芪一钱　护皮毛间腠理虚,及活血脉
生血,亦疮家圣药也。又能补表,实元气之
弱也。

人参三分　补肺气之药也,如气短不调
及喘者加之。

炙甘草五分　能调中和诸药,泻火益胃
气,亦能去疮邪。

真漏芦　升麻已上各一钱　葛根五分　此
三味俱足阳明本经药也。

连翘一钱　此一味,十二经疮中之药,
不可无者。能散诸血结气聚,此疮家之神
药也。

牡丹皮三分　去肠胃中留滞宿血。

当归身　生地黄　熟地黄已上各三分　此
三味,诸经中和血、生血、凉血药也。

白芍药三分　如夏月倍之,其味酸,其
气寒,能补中益肺之虚弱,治腹中痛必用
之,冬寒则不可用。

肉桂二分　大辛热,能散结积,阴证疮
疡须当少用之,此寒因热用之意。又为寒阴
覆盖其疮,用大辛热以消浮冻之气,如有烦
躁者去之。

柴胡八分　功同连翘,如疮不在少阳经
则去之。

黍粘子三分　无肿不用。

羌活一钱　独活　防风已上各五分　此三
味必关手足太阳证,脊痛项强,不可回视,

腰似折,项似拔者是也。其防风一味辛温,
若疮在膈以上,虽无手足太阳经证,亦当用
之,为能散结,去上部风邪,病人身拘急
者,风也。

昆布二分　其味大咸,若疮坚硬结硬者
宜用,咸能软坚。

京三棱煨,二分　广茂煨,三分　此二味
若疮坚硬甚者用之,如不坚硬勿用。

益智仁二分　如唾多者,胃不和也。或
病人吐沫、吐食、胃上寒者加之,无则
去之。

大麦蘖面一钱　治腹中缩急,兼能消食
补胃。

神曲末炒黄色,二分　为食不消化故也。

黄连去须,三分　以治烦闷。

黄柏炒,三分　如有热,或腿脚无力加。
如有躁烦欲去衣者,肾中伏火也,更宜加
之。无则勿用。

厚朴三钱二分,姜制　如有腹胀者加之,
无则勿用。

上为细末,汤浸蒸饼和丸,捻作饼子,
日干,捣如米粒大,每服三钱,白汤下。

如气不顺加橘皮,甚者加木香少许。量
病人虚实,临时斟酌与之,无令药多,妨其
饮食,此治之大法也。

如止在阳明分为瘰疬者,去柴胡、黍粘
子二味,余皆用之。

如在少阳分为马刀挟瘿者,去独活、漏
芦、升麻、葛根,更加瞿麦穗三分。

如本人素气弱,其病势来时气盛而不短
促者,不可考其平素,宜作气盛而从病变之
权也,宜加黄芩、黄连、黄柏、知母、防己
之类,视邪气在上、中、下三处。

假令在上焦,加黄芩一半酒洗,一半生
用;在中焦,加黄连一半酒洗,一半生用;
在下焦,则加酒制黄柏、知母、防己之类,
选而用之。

如本人大便不通而滋其邪盛者，加酒制大黄以利。

如血燥而大便燥干者，加桃仁、酒制大黄二味。

如风燥不行者，加麻仁、大黄。

如风涩而大便不行，加煨皂角仁、大黄、秦艽以利之。

如脉涩，觉身有气涩而大便不通者，加郁李仁、大黄以除气燥也。

如阴寒之病，为寒结闭而大便不通，以《局方》中半硫丸，或加煎附子、干姜冰冷与之。大抵用药之法，不惟疮疡一说，诸疾病量人素气弱者，当去苦寒之药，多加人参、黄芪、甘草之类，泻火而先补其元气，余皆仿此。

**柴胡连翘汤**　治男子妇人马刀疮。

中桂三分　当归梢一钱五分　黍粘子二钱　炙甘草　酒黄柏　生地黄已上各三钱　柴胡　黄芩炒　酒知母　连翘已上各五钱　瞿麦穗六钱

上锉如麻豆大，每服五钱，水二大盏，煎至一盏，去渣，稍热，食后服之。

**黍粘子汤**　治耳痛生疮。

昆布　苏木　生甘草　蒲黄　草龙胆已上各一分　黍粘子　连翘　生地黄　当归梢　黄芩　炙甘草　黄连已上各二分　柴胡　黄芪已上各三分　桔梗三钱　桃仁三个　红花少许

上锉如麻豆大，都作一服，水二盏，煎至一盏，去渣，稍热，食后服，忌寒药利大便。

**净液汤**　一名连翘防风汤　治皮肤痒，腋下疮，背上疮，耳聋耳鸣。

桂枝二分　连翘　生地黄　桔梗　升麻　甘草已上各五分　当归梢七分　麻黄　草豆蔻仁　羌活　防风　柴胡　苍术已上各一钱　酒黄芩一钱　红花少许

上锉如麻豆大，都作一服，水二盏，煎至一盏，去渣，食后热服。

**消肿汤**　治马刀疮。

黍粘子炒　黄连已上各五分　当归梢　甘草已上各一钱　瓜蒌根　黄芪已上各一钱五分　生黄芩　柴胡已上各二钱　连翘三钱　红花少许

上㕮咀，每服五钱，水二盏，煎至一盏，去渣，稍热，食后服，忌酒湿面。

**内托羌活汤**　治足太阳经中左右尺脉俱紧，按之无力，尻臀生痛，坚硬，肿痛大作。

肉桂三分　连翘　炙甘草　苍术　橘皮已上各五分　当归梢　防风　藁本已上各一钱　黄芪一钱五分　黄柏酒制　羌活已上各二钱

上㕮咀，都作一服，水二盏，酒一盏，煎至一盏，去渣，稍热，空心服。以夹衣盖痛上，使药力行罢，去盖之衣。

**升麻托里汤**　治妇人两乳间出黑头疮，疮顶陷下，作黑眼子，其脉弦洪，按之细小。

黄柏二分　肉桂三分　黍粘子五分　黄芪　炙甘草　当归身上各一钱　连翘　升麻　葛根已上各一钱五分

上㕮咀，都作一服，水一大盏，酒半盏，同煎至一盏，去渣，稍热，食后服。

**内托黄芪汤**　贾德茂小男，于左大腿近膝股内出附骨痈，不辨肉色，漫肿，皮泽木硬，疮势甚大。左脚乃肝之髀上也，更在足厥阴肝经之分，少侵足太阴脾经之分。其脉左三部细而弦，按之洪缓微有力，此药主之。

生地黄一分　黄柏二分　肉桂三分　羌活五分　当归梢七分半　土瓜根酒制　柴胡梢已上各一钱　连翘一钱三分　黄芪二钱

上㕮咀，都作一服，酒一盏，水二盏，煎至一盏，去渣，空心热服。

**柴胡通经汤** 治小儿项侧有疮，坚而不溃，名曰马刀疮。

柴胡　连翘　当归梢　生甘草　黄芩　黍粘子　京三棱　桔梗已上各二分　黄连五分　红花少许

上锉如麻豆大，都作一服，水二大盏，煎至一盏，去渣，稍热，食后服，忌苦药泄大便。

**白芷升麻汤** 尹老家素贫寒，形志皆苦，于手阳明大肠经分出痈，幼小有癫疝，其臂外皆肿痛，在阳明左右，寸脉皆短，中得之俱弦，按之洪缓有力。此痈得自八风之变，以脉断之，邪气在表。其证大小便如故，饮食如常，腹中和，口知味，知不在里也。不恶风寒，只热躁，脉不浮，知不在表也。表里既和，邪气在经脉之中。《内经》云：凝于经络为疮痈。其痛出身半已上，故风从上受之。故知是八风之变为疮者也，故治其寒邪，调其经脉中血气，使无凝滞而已。

炙甘草一分　升麻　桔梗已上各五分　白芷七分　当归梢　生地黄已上各一钱　生黄芩一钱五分　酒黄芩　连翘　黄芪已上各二钱　中桂少许　红花少许

上㕮咀，分作二服，酒水各一大盏半，同煎至一盏，去渣，稍热，临卧服，一服而愈

**保生救苦散** 治火烧或热油烙，及脱肌肉者。

生寒水石　大黄火煨　黄柏油炒，已上各等分

上为细末，用油调涂之，或干用此药涂之，其痛立止，日近完复，永无破伤风之患。

**一上散** 治诸般疥癣必效。

雄黄通明，手可破者　黑狗脊　蛇床子炒　熟硫黄已上各五钱　寒水石六钱　斑蝥十三，去翅、足毛，研碎

上另研雄黄、硫黄、寒水石如粉，次入斑蝥、蛇床子和黑狗脊为细末，同研匀。先洗疥癣，令汤透去痂，油调手中擦热，以鼻中嗅三两次，擦上，可一上即愈。

如痛甚及肿满高起者，加寒水石一倍。

如不苦痒，只加黑狗脊。

如微痒，只加蛇床子。

如疮中有虫，加雄黄。

如喜火炙汤浴者，加硫黄。

**圣愈汤** 治诸恶疮血出多而心烦不安，不得睡眠，亡血故也，以此药主之。

生地黄　熟地黄　川芎　人参已上各三分　当归身　黄芪已上各五分

上㕮咀，如麻豆大，都作一服，水二大盏，煎至一盏，去渣，稍热，无时服。

**独圣散** 治汤泡破，火烧破，疮毒疼痛。

生白矾

上为细末，芝麻油调，扫疮破处，不拘时候。

**黄芪肉桂柴胡酒煎汤** 治附骨痈，坚硬漫肿，不辨肉色，行步作痛，按之大痛。

黄芪　当归梢已上各二钱　柴胡一钱五分　黍粘子炒　连翘　肉桂已上各一钱　升麻七分　炙甘草　黄柏已上各五分

上㕮咀，好糯酒一大盏半，水一大盏半，同煎至一大盏，去渣，空心温服。少时便以早饭压之，不致大热上攻中上二焦也。

163

## 杂病门

**安神丸** 治心神烦乱，怔忡，兀兀欲吐，胸中气乱而热，有似懊恼之状，皆膈上血中伏火，蒸蒸然不安。宜用权衡法以镇阴火之浮越，以养上焦之元气。经云：热淫所胜，治以甘寒，以苦泻之。以黄连之苦寒去心烦、除湿热为君；以甘草、生地黄之甘寒泻火补气、滋生阴血为臣；以当归补血不足，以朱砂纳浮留之火而安神明也。

黄连一钱五分，酒洗　朱砂一钱，水飞　酒生地黄　酒当归身　炙甘草已上各五分

上件除朱砂水飞外，捣四味为细末，同和匀，汤浸蒸饼为丸，如黍米大，每服十五丸，津唾咽下，食后。

**朱砂安神丸** 治心烦懊恼，心乱怔忡，上热，胸中气乱，心下痞闷，食入反出。

朱砂四钱　黄连五钱　生甘草二钱五分

上为末，汤浸蒸饼为丸，如黍米大，每服十丸，食后，津唾咽下。

**补气汤** 治皮肤间有麻木，乃肺气不行故也。

白芍药　橘皮不去白，各一两五钱　炙甘草　黄芪已上各一两　泽泻五钱

上咬咀，每服一两，水两盏，煎至一盏，去渣，温服。

**当归补血汤** 治妇人肌热，躁热，目赤面红，烦渴引饮，昼夜不息，其脉洪大而虚，重按全无。《内经》曰：脉虚血虚，脉实血实。又云：血虚发热，证象白虎，惟脉不长实为辨也，若误服白虎汤必死。此病得之于肌肉劳役。

黄芪一两　当归身二钱，酒制

上咬咀，都作一服，水两盏，煎至一盏，去渣，稍热，空心服。

**柴胡升麻汤** 治男子妇人四肢发热，肌热，筋骨热，热如火燎，以手扪之烙人手。夫四肢者，属脾土也。热伏地中，此病多因血虚而得之，又有胃虚过食冷物，郁遏阳气于脾土之中，此药主之。

升麻　葛根　独活　羌活　白芍药　人参已上各五钱　炙甘草　柴胡已上各三钱　防风二钱五分　生甘草二钱

上咬咀，每服五钱，水二大盏，煎至一盏，去渣，热服，忌食寒冷之物。

**火郁汤** 治五心烦热，是火郁于地中，四肢者，脾土也，心火下陷于脾土之中，郁而不得伸，故《经》云：火郁则发之。

升麻　葛根　柴胡　白芍药已上各一两防风　甘草已上各五钱

上咬咀，每服五钱，水二大盏，入连须葱白二寸，煎至一盏，去渣，稍热，不拘时候服。

**小黄丸** 化痰涎，和胃气，除湿，治胸中不利。

黄芩一两　半夏汤浸，姜制　白术已上各五钱　陈皮　青皮去白　黄芪已上各三钱　泽泻二钱　干姜一钱五分

上为末，汤浸蒸饼为丸，如绿豆大，每服五十丸，食远，温水下。

**黄芩利膈丸** 除胸中热，利膈上痰。

生黄芩　炒黄芩已上各一两　半夏　黄连泽泻已上各五钱　南星　枳壳　陈皮已上各三钱　白术二钱　白矾五分

上为末，汤浸蒸饼为丸，如梧桐子大，每服三五十丸，食远，温水下，忌酒湿面。

**补益肾肝丸** 治目中流火，视物昏花，耳聋耳鸣，困倦乏力，寝汗恶风，行步不正，两足欹侧，卧而多惊，脚膝无力，腰以下消瘦。

柴胡　羌活　生地黄　苦参炒　防己炒，已上各五分　附子　肉桂已上各一钱　当归身二钱

上为细末，熟水为丸，如鸡头仁大，每服五十丸，食前，温水下。

**太阳经嚏药**　防风二分　羌活三分　红豆二个

上为细末，鼻内嗜之。

**麻黄茱萸汤**　治胸中痛，头痛，食减少，咽嗌不利，右寸脉弦急。

麻黄　羌活已上各五分　吴茱萸　黄芪　升麻已上各三分　黄芩　当归　黄柏　藁本已上各二分　川芎　蔓荆子　柴胡　苍术　黄连　半夏已上各一分　细辛少许　红花少许

上锉如麻豆大，都作一服，水二盏，煎至一盏，去渣，稍热服，食后。

**黄芪汤**　治表虚恶风寒。

黄芪五钱　甘草三钱　香白芷二钱五分　藁本　升麻已上各二钱　草豆蔻　橘皮已上各一钱五分　麻黄　当归身已上各一钱　莲花青皮七分　柴胡六分　黄柏少许

上㕮咀，每服五钱，水二盏，煎至一盏，去渣，不拘时服。

**除湿补气汤**　一名清神补气汤　治两腿麻木，沉重无力，多汗喜笑，口中涎下，体重如山，语声不出，右寸脉洪大。

升麻六钱　苍术四钱　酒黄柏　柴胡　黄芪已上各三钱　酒知母　藁本　生甘草　当归已上各二钱　五味子　陈皮已上各一钱五分

上锉如麻豆大，每服五钱，水二盏，煎至一盏，去渣，空心服之，待少时，以早饭下之。

**参归汤**　补气血俱不足。

黄芪七分　甘草　生地黄已上各五分　柴胡　草豆蔻仁　升麻已上各四分　当归身三分　熟地黄　人参已上各二分　益智仁少许　红花少许

上锉如麻豆大，都作一服，水二盏，煎至一盏，去渣，食远服。

**升阳汤**　治阳跷痫疾，足太阳经寒，恐则气下行，宜升阳气。

炙甘草五钱　麻黄不去节　防风已上各八钱　羌活一两五钱

上㕮咀，每服五钱，水二盏，煎至一盏，去渣，稍热，空心服之。

## 自汗门

### 自汗论

或问湿之与汗为阴乎？为阳乎？曰：西南坤土也，在人则为脾胃也。人之汗，犹天地之雨也，阴滋其湿则为雾露、为雨也。阴湿下行，地之气也，汗多则亡阳，阳去则阴胜也，甚为寒中。湿胜则音声如从瓮中出，湿若中水也，相法家有说：土音如居深瓮里，言其壅也，远也，不出也，以明其湿，审矣。又知此二者亦为阴寒也，《内经》云：气虚则外寒。虽见热中，蒸蒸为汗，终传大寒。知始为热中，表虚亡阳，不任外寒，终传寒中，多成痹寒矣。色以候天，脉以候地，形者，乃候地之阴阳也。故以脉气候之，皆有形无形之可见者也。

**调卫汤**　治湿胜自汗，补卫气虚弱，表虚不任风寒。

黄芪　麻黄根已上各一钱　羌活七分　生甘草　当归梢　生黄芩　半夏姜制，已上各五分　麦门冬　生地黄已上各三分　猪苓二分　苏木　红花已上各一分　五味子七个

上锉如麻豆大，都作一服，水二盏，煎

165

至一盏，去渣，稍热服。

中风证必自汗，不得重发其汗。

**清燥汤** 治六月、七月间湿令大行，子能令母实而热旺，湿热相合，必刑庚大肠，寒冷以救之。燥金受湿热之邪，绝寒水生化之源，源绝则肾亏，痿厥之病大作，腰以下痿软瘫痪，不能动，行步不正，两足歆侧，此药主之。

黄芪一钱五分 橘皮 白术 泽泻已上各五分 人参 白茯苓 升麻已上各三分 炙甘草 麦门冬 当归身 生地黄 神曲末 猪苓已上各二分 柴胡 酒黄柏 黄连 苍术已上各一分 五味子九个

上锉如麻豆大，每服五钱，水二盏，煎至一盏，去渣，空心热服。

**当归六黄汤** 治盗汗之圣药也。

当归 生地黄 熟地黄 黄柏 黄芩 黄连已上各等分 黄芪加一倍

上为粗末，每服五钱，水二盏，煎至一盏，食前服，小儿减半服之。

**红豆散** 治头重如山，此湿气在头也。

麻黄根炒，五钱 苦丁香五分 羌活炒 连翘炒，已上各三分 红豆十个

上为细末，鼻内嗞之。

**活血通经汤** 灵寿县董监军，癸卯冬大雪时，因事到真定，忽觉有风气暴至，诊候得六脉俱弦甚，按之洪实有力，其证手挛急，大便秘涩，面赤热，此风寒始至加于身也。四肢者，脾也，以风寒之邪伤之，则搐急而挛痹，乃风淫末疾而寒在外也。《内经》曰：寒则筋挛，正谓此也。本人素饮酒，内有实热乘于肠胃之间，故大便秘涩，而面赤热，内则手足阳明受邪，外则足太阴脾经受风寒之邪。用桂枝、甘草以却其寒邪，而缓其急搐；又以黄柏之苦寒以泻实而润燥，急救肾水；用升麻、葛根以升阳气，行手足阳明之经，不令遏绝；更以桂枝辛热入手阳明之经为引用，润燥；复以芍药、甘草专补脾气，使不受风寒之邪而退木邪，专益肺金也；加人参以补元气，为之辅佐；加当归身去里急而和血润燥。此药主之。

芍药五分 升麻 葛根 人参 当归身 炙甘草已上各一钱 酒黄柏 桂枝已上各二钱

上锉如麻豆大，都作一服，水二大盏，煎至一盏，热服，不拘时。令暖房中近火，摩搓其手。

**泻荣汤** 治疠风，满面连头极痒不任，眉毛脱落，先砭其处，令恶气消尽，后服此药。

连翘 升麻已上各六分 桔梗五分 生黄芩 生地黄已上各四分 黄芪 苏木 黄连 地龙 全蝎 当归已上各三分 白豆蔻 人参已上各二分 甘草一分半 梧桐泪一分 麝香少许 桃仁三个 虻虫去翅足，炒，三个 水蛭三个，炒令烟尽

上锉如麻豆大，除连翘、梧桐泪、白豆蔻另为细末，麝香、虻虫、水蛭三味同为细末，都作一服，水二盏，酒一盏，入连翘煎至一盏，去渣，再入白豆蔻二味并麝香等，再煎至七分。稍热，早饭后午前服之。忌酒湿面、生冷硬物。

**人参益气汤** 治两手指麻木，四肢困倦，怠惰嗜卧，乃热伤元气也。

黄芪八钱 生甘草 人参已上各五钱 白芍药三钱 柴胡二钱五分 炙甘草 升麻已上各二钱 五味子一百四十个

上㕮咀，分作四服，每服水二盏，煎至一盏，去渣，稍热，食远服。

**导气汤** 治两腿麻木沉重。

黄芪八钱 甘草六钱 青皮四钱 升麻 柴胡 当归梢 泽泻已上各二钱 橘皮一钱 红花少许 五味子一百二十个

上㕮咀，分作四服，每服水二大盏，煎

至一盏，去渣，食前热服。

**补中汤** 治面黄，汗多，目赤，四肢沉重，减食，腹中时时痛，咳嗽，两手寸脉短，右手脉弦细兼涩，关脉虚。

升麻 柴胡 当归已上各二分 神曲三分，炒 泽泻四分 大麦蘖曲 苍术已上各五分 黄芪二钱五分 炙甘草八分 红花少许 五味子二十个

上吹咀，分作二服，水二盏，煎至一盏，去渣，食远服。

**麻黄苍术汤** 治秋冬每夜五更嗽，连声不绝，乃至天晓日高方缓。口苦，两胁下痛，心下痞闷，卧而多惊，筋挛，肢节疼痛，痰唾涎沫，日晚神昏呵欠，不进饮食。

麻黄八钱 苍术五钱 黄芪一钱五分 草豆蔻六分 柴胡 羌活已上各五分 生甘草 当归梢 防风已上各四分 炙甘草 黄芩已上各三分 五味子九个

上吹咀，分作二服，水二盏，煎至一盏，稍热，临卧服。

**上清汤** 清利头目，宽快胸膈。

人参 蔓荆子已上各五分 防风一钱 葛根一钱五分 黄芪三钱 甘草四钱

上吹咀，分作二服，水二盏，煎至一盏，去渣，临卧热服。以夹衣盖覆，不语，须臾汗出为效。

**术桂汤** 一名麻黄苍术汤 治寒湿所客，身体沉重，胃脘痛，面色痿黄。

苍术二钱 麻黄 炒神曲 橘皮 白茯苓 泽泻已上各一钱 桂枝 半夏 草豆蔻仁 猪苓已上各五分 黄芪三分 炙甘草二分 杏仁十个

上都作一服，水二盏，生姜五片，煎至一盏，去渣，食前热服。

**正气汤** 治盗汗。

炒黄柏 炒知母已上各一钱五分 炙甘草五分

上为粗末，作一服，水二盏，煎至一盏，食前温服。

**趁痛丸** 治打扑闪损，腰痛不可忍。

乳香 没药各三钱 白莴苣子一两，炒黄 乌梅一个 白粟米一钱，炒黄

上为细末，炼蜜为丸，如弹子大，每服一丸，细嚼，温酒空心下。

**退热汤** 治表中虚热，或遇夜则甚。

黄芪一钱 柴胡七分 生甘草 黄连酒制 黄芩 芍药 地骨皮 生地黄去血热 苍术已上各五分 当归身 升麻已上各三分

上吹咀，作一服，水二盏，煎至一盏，去渣，食远温服。

如身体力困者，加麦门冬、五味子已上各五分、人参、甘草已上各一钱

**解表升麻汤** 治遍身壮热，骨节疼痛。

升麻 羌活 苍术已上各一钱 防风八分 柴胡 甘草已上各七分 当归 藁本已上各五分 橘皮三分 冬加麻黄不去节 春加麻黄去节

上吹咀，作一服，水二盏，煎至一盏，去渣，温服。后以葱醋汤发之，得微汗为效。

**天麻黄芪汤** 治表有风证，因连日醋饮，其证复来，右口角并眼颇有侧视，及左手、左脚腿麻木疼痛。

天麻 芍药 神曲炒 羌活肢节不痛去之 茯苓已上各三分 人参 黄连已上各四分 当归五分 黄芪 甘草 升麻 葛根 黄柏 苍术已上各六分 泽泻七分 柴胡九分

上吹咀，作一服，水三盏，煎至一盏，去渣，食远温服。或加猪苓六分。

**健步丸** 治膝中无力，伸而不得屈，屈而不能伸，腰背腿膝沉重，行步艰难。

防己酒洗，一两 羌活 柴胡 滑石炒 炙甘草 瓜蒌根酒洗，已上各五钱 泽泻 防风已上各三钱 苦参酒洗 川乌已上各一钱 肉

桂五分

上为细末，酒糊为丸，如梧桐子大，每服七十丸，煎愈风汤下，空心服。

**白术除湿汤**　治午后发热，背恶风，四肢沉重，小便或多或少，黄色。此药又治汗后发热。

白术一两　生地黄炒　地骨皮　泽泻知母已上各七钱　赤茯苓　人参　炙甘草　柴胡已上各五钱

上为粗末，每服五钱，水二盏，煎至一盏，去渣，食远温服。

如小便快利，减茯苓、泽泻一半。

如有刺痛，一料药中加当归身酒洗，七钱。

**加味四君子汤**　治久疟，热多寒少，不止。

白术　白茯苓　人参　甘草　柴胡　薄荷叶　黄芩已上各等分

上㕮咀，每服五钱，水二盏，生姜三片，枣一枚，煎至一盏，去渣，不拘时候服。

**泻血汤**　治发热昼少而夜多，太阳经中尤甚，昼病则在气，夜病则在血，是足太阳膀胱血中浮热，微有气也。既病人大小便如常，知邪气不在脏腑，是无里证也。外无恶寒，知邪气不在表也。有时而发，有时而止，知邪气不在表、不在里，知在经络也。夜发多而昼发少，是邪气下陷之深也。此杂证当从热入血室而论之。

生地黄酒洗，炒　熟地黄　蒲黄　丹参酒炒　当归酒炒，去土　汉防己酒洗，炒　柴胡去芦　甘草梢炙　羌活已上各一两　桃仁去皮，三钱，汤浸

上为粗末，每服五钱，水一盏半，煎至一盏，去渣，空心温服。

**洗面药**　治面有黵黯，或生疮，或生痤痱及粉刺之类。并去皮肤燥痒，去垢腻，润泽肌肤。

皂角三斤，去皮弦、子，另捣　好升麻八两　楮实子五两　白及一两，细锉　甘松七钱　缩砂连皮　白丁香腊月收　三奈子已上各五分　绿豆八合，拣净另捣　糯米一升二合

上为细末，用之如常。

**莹肌如玉散**

白丁香　白及　白牵牛　白蔹已上各一两　白芷七钱　当归梢　白蒺藜　升麻已上各五钱　白茯苓　楮实子已上各三钱　麻黄去节，二钱　白附子　连翘已上各一钱五分　小椒一钱

上为细末，用之如常。

**面油摩风膏**

麻黄　升麻去黑皮　防风已上各二钱　羌活去皮　当归身　白及　白檀已上各一钱

上用小油半斤，以银器中熬，绵包定前药，于油中熬之得所，澄净，去渣，入黄蜡一两，再熬之为度。

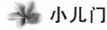 # 小儿门

### 治惊论

外物惊宜镇心，以黄连安神丸；若气动所惊，宜寒水石安神丸。大忌防风丸，治风辛温之药必杀人，何也？辛散浮温热者，火也，能令母实，助风之气，盛皆杀人也。因惊而泄青色，先镇肝，以朱砂之类，勿用寒凉之气，大禁凉惊丸。风木旺必克脾胃，当先实其土，后泻其木。阎孝忠编集钱氏方，以益黄补土，误矣。其药有丁香辛热助火，火旺土愈虚矣。青橘皮泻肺金，丁香辛热大泻肺与大肠。脾实当泻子，今脾胃虚反更泻

子而助火，重虚其土，杀人无疑矣。其风木旺证，右关脉洪大，掌中热，腹皮热，岂可以助火泻金！如寒水来乘脾土，其病呕吐腹痛，泻痢青白，益黄散圣药也。今立一方，先泻火补金，大补其土，是为神治之法。

### 黄芪汤

黄芪二钱　人参一钱　炙甘草五分

上㕮咀，作一服，水一大盏，煎至半盏，去渣，食远服。加白芍药尤妙。

此三味皆甘温能补元气，甘能泻火。《内经》云：热淫于内，以甘泻之，以酸收之。白芍药酸寒，寒能泻火，酸味能泻肝而大补肺金，所补得金土之位，金旺火虚，风木何由而来克土？然后泻风之邪。

夫益黄散、理中丸、养神丸之类，皆治脾胃寒湿大盛，神品之药也。若得脾胃中伏热火，劳役不足之证，及服热药巴豆之类，胃虚而成慢惊之证，用之必伤人命。夫慢惊风者，皆由久泻脾胃虚而生也，钱氏以羌活膏疗慢惊风，误矣。脾虚者，由火邪乘其土位，故曰：从后来者为虚邪，火旺能实其木，木旺故来克土。当于心经中以甘温补土之源，更于脾土中泻火以甘寒，更于脾土中补金以酸凉，致脾土中金旺火衰，风木自虚矣。损食多进药愈，前药是也。

### 益黄散　治胃中风热。

黄芪二钱　陈皮去白　人参已上各一钱　芍药七分　生甘草　熟甘草已上各五分　黄连少许

上为细末，每服二钱，水一盏，煎至五分，食前服。

### 升阳益血汤　二月间，有一小儿未满一百日，病腹胀，二日大便一度，瘦弱，身黄色，宜升阳气，滋血，益血，补血，利大便。

蝎梢二分　神曲末　升麻已上各三分　当归　厚朴已上各一钱　桃仁十个

上都作一服，水一大盏，煎至半盏，去渣，食远热服。

### 厚肠丸　治小儿失乳，以食饲之，未有食肠，不能克化。或生腹胀，四肢瘦弱，或痢色无常。

厚朴　青皮已上各二分　橘红　半夏　苍术　人参已上各三分　枳实　麦蘖面　神曲末已上各五分

上为极细末，水煮面糊为丸，如麻子大，每服二十丸，温水送下，食前，忌饱食。

### 补阳汤　时初冬，一小儿二岁，大寒证，明堂青脉，额上青黑，脑后青络高起，舌上白滑，喉鸣而喘，大便微青，耳尖冷，目中常常泪下，仍多眵，胸中不利，卧而多惊，无搐则寒。

黄柏　橘皮　葛根　连翘　蝎梢　炙甘草已上各一分　升麻　黄芪　柴胡已上各二分　当归身　麻黄已上各三分　吴茱萸　生地黄　地龙已上各五分

上㕮咀，都作一服，水一大盏半，煎至六分，去渣，乳食后热服。服药之后，添喜笑，精神出，气和顺，乳食旺。

### 大芜荑汤　一名栀子茶苓汤　治黄疸土色，为热，为湿，当小便不利，今反利，知黄色为燥，胃经中大热。发黄脱落，知膀胱与肾俱受土邪，乃大湿热之证。鼻下齗作疮者，上逆行荣气伏火也。能乳者，胃中有热也，寒则食不入。喜食土者，胃不足也。面黑色者，为寒，为痹，大便青寒褐色，血黑色，热蓄血中。间黄色，肠中有热。治法当滋荣润燥，除寒热，致津液。

防风　黄连已上各一分　黄柏　炙甘草　麻黄不去根节　羌活已上各二分　山栀子仁　柴胡　茯苓已上各三分　当归四分　大芜荑　白术已上各五分

上锉如麻豆大，都作一服，用水一大盏

半，煎至六分，去渣，食前，稍热服。

**塌气退黄汤** 一名茯苓渗湿汤 治小儿面色痿黄，腹膜胀，食不能下。

白术 柴胡已上各半分 升麻一分 桂枝 麻黄 吴茱萸 厚朴 羌活 草豆蔻 神曲末 苍术 泽泻 白茯苓 猪苓 黄柏 橘红已上各二分 青皮 黄连已上各五分 杏仁二个

上都作一服，水二大盏，煎至一盏，去渣，食前温服。

**中满分消丸**

枳实 黄连去须 厚朴已上各五分 生姜 姜黄 猪苓已上各一钱 橘皮 甘草 白术已上各一钱五分 砂仁 泽泻 茯苓已上各三钱 半夏四钱 黄芩一两二钱

上为细末，汤浸蒸饼为丸，如黍米大，每服三五十丸，温水下。

**消痞丸**

黄连五钱 黄芩二钱 厚朴七分 姜黄五分 干生姜 人参已上各四分 甘草三分 枳实二分 橘皮一分

上为细末，汤浸蒸饼为丸，如黍米大，每服三十丸，随乳下。

### 斑疹论

夫斑疹始出之证，必先见面燥腮赤，目胞亦赤，呵欠烦闷，乍凉乍热，咳嗽嚏喷，足稍冷，多睡惊，并疮疹之证。或生脓胞，或生小红斑，或生瘾疹，此三等不同，何故俱显上证而后乃出？盖以上诸证，皆太阳寒水起于右肾之下，煎熬左肾，足太阳膀胱寒水夹脊逆流，上头下额，逆手太阳丙火不得传导，逆于面上，故显是证。盖壬癸寒水克丙丁热火故也。诸斑证皆从寒水逆流而作也，医者当知此理，乃敢用药。夫胞者，一名赤宫，一名丹田，一名命门，主男子藏精施化，妇人系胞有孕，俱为生化之源，非五

行也，非水亦非火，此天地之异名也，象坤土之生万物也。夫人之始生也，血海始净，一日、二日精胜其血，则为男子，三日、四日、五日血脉已旺，精不胜血，则为女子。二物相搏，长生先身，谓之神，又谓之精。道释二门言之，本来面目是也。其子在腹中十月之间，随母呼吸，呼吸者，阳气也，而生动作，滋益精气神，饥则食母血，渴则饮母血，儿随日长，皮肉、筋骨、血脉、形气俱足。十月降生，口中尚有恶血，啼声一发，随吸而下，此恶血复归命门胞中，僻于一隅，伏而不发，直至因内伤乳食，湿热之气下流，合于肾中，二火交攻，致营气不从，逆于肉理，恶血乃发。诸斑疹皆出于膀胱壬水，其疮后聚肉理，归于阳明，故三番斑始显之证，皆足太阳壬膀胱克丙小肠。其始出皆见于面，终归于阳明肉理，热化为脓者也。二火炽甚，反胜寒水，遍身俱出，此皆出从足太阳传变中来也。当外发寒邪，使令消散，内泻二火，不令交攻，其中令湿气上归，复其本位，可一二服立已，仍令小儿以后再无二番斑出之患，此《内经》之法，览者详之。

**消毒救苦散** 治斑证悉具，消化，便令不出，如已出稀者，再不生斑。

防风 羌活 麻黄根 升麻 生地黄 连翘初出者减，出大者加 酒黄柏已上各五分 当归身 黄连已上各三分 川芎 藁本 柴胡 葛根 酒黄芩 生黄芩 苍术已上各二分 细辛 生甘草 白术 陈皮 苏木 红花已上各一分 吴茱萸半分

上锉如麻豆大，每服五钱，水二大盏，煎至一盏，去渣，稍热，空心服。

夫斑疹出者，皆因内伤，必出斑，营气逆故也。大禁牵牛、巴豆食药，宜以半夏、枳、术、大黄、益智仁之类去其泄泻，止其吐。若耳尖冷，呵欠，睡中惊、嚏喷，眼

涩，知必出斑也。诸大脓泡、小水泡、斑疹癗三色，皆营气逆而寒复其表，宜以四味升麻汤中加当归身、连翘，此定法也。

如肺成脓斑，先嗽喘，或气高而喘促，加人参，少加黄芩以泻伏火而补元气。

如心出小红斑，必先见嗌干、惊悸，身热，肌肉肿，脉弦洪，少加黄连。

如命门出癗疹，必先骨疼身热，其疼痛不敢动摇，少加生地黄，又加黄柏。诸斑疹皆为阴证疮，须皆因内伤饮食，脾胃不足，营气逆行，虽大热内炽，阴覆其外，治法如前。

辨小儿斑证：呵欠、嚏喷、睡中发惊，或耳尖冷、眼涩。

辨复食：口热，或口醋气，奶瓣不消，或腹中痛。

如斑证少具，其斑未发，乃与升麻汤三五钱，带热服之。待身表温和，斑疹已显，服药乃止。

如其身凉，其斑未出，辨得是斑证，无问服数，直候身表温和，及斑疮已显，然后乃止。只时时与桔梗汤，宽胸膈，利咽喉。

**桔梗汤** 如斑已出，只时时与之，快咽喉，宽利胸膈。

桔梗二钱　甘草一钱

上为粗末，每服三钱，水一大盏，煎至六分，去渣，大温，时时服之，不可计服数。

如见伤食证，又见斑证，先与不犯大黄、巴豆药克化过，再与升麻汤。

如食重伤，前药不能过，再与犯大黄、巴豆药过。

如大便行，当即便，与升麻汤服之，恐斑子内陷，以后临时作，罪过。

如斑子已出稠密，身表热，急与下项。

**黍粘子汤** 如斑子已出稠密，身表热，急与此药服之，防后青干黑陷。

黍粘子炒香　当归身酒洗　炙甘草已上各一钱　柴胡　连翘　黄芪　黄芩已上各一钱五分　地骨皮二钱

上同为粗末，每服二钱，水一大盏，煎至六分，去渣，温服，空腹。服药毕，日休与乳食。

**麻黄柴胡升麻汤** 治小儿寒郁而喘，喉鸣，腹中鸣，腹满，鼻流清涕，脉沉急而数。

麻黄　草豆蔻仁　益智仁已上各一钱五分　吴茱萸　厚朴已上各二分　当归梢　甘草　柴胡　生黄芩已上各一分　升麻　神曲　苏木已上各半分　全蝎二个　红花少许

上锉如麻豆大，分作二服，水一大盏，煎至七分，食远服，忌风寒，微有汗则效。

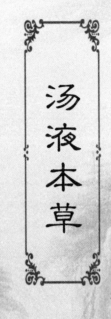

# 汤液本草

〔元〕 王好古

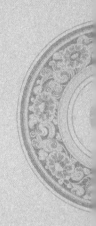

# 提　要

《汤液本草》是学习"易水学派"必读的一本药物学专著。

王好古在总结张元素、李东垣两位老师对药物论述的基础上，结合自己的认识，写成了本书。可以说，本书是"易水学派"师徒三代对药物论述的总汇。

本书分为三卷：卷上为医论部分，主要选录了李东垣《药类法象》《用药心法》两书中的部分内容，以及作者本人对方药的一些医论。卷中、卷下是对药物的具体论述。

本书写作特点之一是"务实"，对每一味药的论述本着"有话则长，无话则短"原则，不求大而全，是一本非常实用的药物学专著。

# 汤液本草序一

世皆知《素问》为医之祖，而不知轩岐之书，实出于神农本草也。殷·伊尹用本草为汤液，汉·仲景广汤液为大法，此医家之正学，虽后世之明哲有作，皆不越此。予集是书，复以本草正条，各从三阴三阳十二经为例，仍以主病者为元首，臣、佐、使应次之。不必如编类者，先玉石，次草木，次虫鱼，以上、中、下三品为门也。如太阳经当用桂枝汤、麻黄汤，必以麻黄、桂枝为主，本方中余药后附之；如阳明经当用白虎汤，必以石膏为主，本方中余药后附之；如少阳经当用三禁汤，必以柴胡为主，本方中余药后附之；如太阴、少阴、厥阴之经所用热药，皆仿诸此。至于《金匮》祖方，汤液外定为常制，凡可用者，皆杂附之。或以伤寒之剂改治杂病，或以权宜之料更疗常疾。以汤为散，以散为丸，变易百端。增一二味，别作他名；减一二味，另为殊法。《医垒元戎》《阴证略例》《癍论萃英》《钱氏补遗》等书，安乐之法，《汤液本草》统之，其源出于洁古老人《珍珠囊》也。其间议论，出新意于法度之中，注奇辞于理趣之外，见闻一得，久弊全更，不特药品之咸精，抑亦疾病之不误，夭横不至，寿域可期，其《汤液本草》欤。

时戊戌夏六月海藏王好古书

# 汤液本草序二

　　神农尝百草，立九候，以正阴阳之变化，以救性命之昏札，以为万世法，既简且要。殷之伊尹宗之倍于神农，得立法之要，则不害为汤液；汉张仲景广之又倍于伊尹，得立法之要，则不害为确论；金域洁古老人派之又倍于仲景，而亦得尽法之要，则不害为奇注。洁古倍于仲景，无以异仲景之倍于伊尹；仲景之倍于伊尹，无以异伊尹之倍于神农也。噫！宗之、广之、派之，虽多寡之不同，其所以得立法之要，则一也。观洁古之说，则知仲景之言；观仲景之言，则知伊尹之意。皆不出于神农矣！所以先本草，次汤液，次《伤寒论》，次《保命书》，阙一不可矣。成无己《明理》方例云：自古诸方，历岁浸远，难可考凭。仲景方最为众方之祖，是仲景本伊尹之法，伊尹本神农之方。医帙之中，特为缜细，参合古法，不越毫末，实大圣之所作也。文潞公《药准》云：惟仲景为群方之祖也。昔唐、宋以来，得医之名者，如王叔和、葛洪、孙思邈、范汪、胡洽、朱奉议、王朝奉、钱仲阳、成无己、陈无择辈，其议论方定增减变易，千状万态，无一有毫不出于仲景者。金域百有余载，有洁古老人张元素，遇至人传祖方不传之妙法，嗣是其子云岐子张璧。东垣先生李杲明之，皆祖长沙张仲景汤液，惜乎世莫能有知者。予受业于东垣老人，故敢以题。

丙午夏六月王好古书

# 汤液本草序三

　　刘禹锡云：《神农本经》以朱书，《名医别录》以墨书，传写既久，朱墨错乱，遂令后人以为非神农书，以此故也。至于《素问》本经，议者以为战国时书，加以"补亡"数篇，则显然非《太素》中语，宜其以为非轩岐书也。陈无择云：王叔和《脉诀》，即高阳生剽窃，是亦后人增益者杂之也。何以知其然？予观刘元宾注本，"杂病生死歌"后，比之他本即少八句，观此八句不甚滑溜，与上文书意重叠，后人安得不疑？与本草朱书杂乱，《素问》之补亡混淆，何以异哉！宜乎识者非之，继而纷纭不已也，吾不知他时谁为是正。如元宾与洁古详究而明称，其中凡有所疑而不古者削去之，或不复注而直书本文，吾不知为意易晓不必云耶？为非圣贤之语辩之耶？二者必居一于此。又启玄子注《素问》恐有未尽，以朱书待明者改删增益，传录者皆以墨书，其中不无差误。如"刺热论"注五十九刺，首云王注，岂启玄子之自谓乎？此一篇又可疑也。兼与《灵枢》不同，以此经比之《素问》八十九刺，何者为的？以此观之，若是差别，劳而无益，学者安所适从哉！莫若以《金匮》考之，仲景所不言者，皆所不取，则正知真见定矣。卢若论血枯，举《太素》云：此得之年少时大脱血而成。又举子死腹中，秽物不消。又举犯月水入房，精与积血相射，入于任脉，留于胞中，古人谓之精积。元丰中雄州陈邦济收一方，治积精及恶血淹留，胞冷绝娠，验者甚多，其意与《内经》相近。乌贼鱼骨本治漏下与经汁不断，茹去淹留恶血，古人用此，皆《本草》法。予观方注条云，古人用此皆本草法一句，何其知本哉！以是知轩岐之学，实出于神农也，又知伊尹汤液不出于轩岐，亦出于神农也。"皆"之一字，至甚深广也，岂独乌贼断汁之一法哉！故知张伯祖之学，皆出于汤液，仲景师而广之，迄今汤液不绝矣。晋唐宋以来，号明医者，皆出于此。至今大定间，洁古老人张元素及子云岐子张璧、东垣李杲，明之三老者出，想千百载之下，无复有之也。何以知其然？盖当时学者虽多，莫若三老之实绝也。

　　　　　　　　　　　　　　时戊申仲夏晦日王好古书于家之草堂

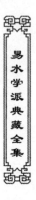

# ᕷ卷 上ᕷ

海藏　王好古　类集
新安　吴勉学　校正

 ## 五脏苦欲补泻药味

　　肝苦急，急食甘以缓之，甘草；欲散，急食辛以散之，川芎。以辛补之，细辛；以酸泻之，芍药；虚以生姜、陈皮之类补之。经曰：虚则补其母。水能生木，肾乃肝之母。肾，水也，苦以补肾，熟地黄、黄柏是也，如无他证，钱氏地黄丸主之。实则白芍药泻之，如无他证，钱氏泻青丸主之。实则泻其子，心乃肝之子，以甘草泻心。

　　心苦缓，急食酸以收之，五味子；欲软，急食咸以软之，芒硝。以咸补之，泽泻；以甘泻之，人参、黄芪、甘草；虚，以炒盐补之。虚则补其母。木能生火，肝乃心之母。肝，木也，以生姜补肝，如无他证，钱氏安神丸主之。实则甘草泻之，如无他证，钱氏方中，重则泻心汤，轻则导赤散。

　　脾苦湿，急食苦以燥之，白术；欲缓，急食甘以缓之，甘草。以甘补之，人参；以苦泻之，黄连。虚则以甘草、大枣之类补之，如无他证，钱氏益黄散主之。心乃脾之母，以炒盐补心。实则以枳实泻之，如无他证，以泻黄散泻之。肺乃脾之子，以桑白皮泻肺。

　　肺苦气上逆，急食苦以泻之，诃子皮，一作黄芩；欲收，急食酸以收之，白芍药。以辛泻之，桑白皮；以酸补之，五味子。虚则五味子补之，如无他证，钱氏阿胶散补之。脾乃肺之母，以甘草补脾。实则桑白皮泻之，如无他证，以泻白散泻之。肾乃肺之子，以泽泻泻之。

　　肾苦燥，急食辛以润之，知母、黄柏；欲坚，急食苦以坚之，知母。以苦补之，黄柏；以咸泻之，泽泻；虚则熟地、黄柏补之。肾本无实不可泻，钱氏止有补肾地黄丸，无泻肾之药。肺乃肾之母，以五味子补肺。

　　以上五脏补泻，《内经·脏气法时论》中备言之，欲究其精，详看本论。

## 🌸 脏腑泻火药

黄连泻心火，木通泻小肠火；

黄芩泻肺火栀子佐之，黄芩泻大肠火；

柴胡泻肝火黄连佐之，柴胡泻胆火亦以黄连佐之。

白芍药泻脾火，石膏泻胃火；

知母泻肾火，黄柏泻膀胱火；

柴胡泻三焦火黄芩佐之。

以上诸药各泻其火，不惟止能如此，更有治病合为君、合为臣处，详其所宜而用，勿执一也。

## 🌸 东垣先生《药类法象》

### 用药法象

#### 天有阴阳

风、寒、暑、湿、燥、火，三阴三阳上奉之。

温、凉、寒、热，四气是也。温、热者，天之阳也；凉、寒者，天之阴也。此乃天之阴阳也。

#### 地有阴阳

金、木、水、火、土，生长化收藏下应之。

辛、甘、淡、酸、苦、咸，五味是也，皆象于地。辛、甘、淡者，地之阳也；酸、苦、咸者，地之阴也。此乃地之阴阳也。

味之薄者为阴中之阳，味薄则通，酸、苦、咸、平是也；味之厚者为阴中之阴，味厚则泄，酸、苦、咸、寒是也。

气之厚者为阳中之阳，气厚则发热，辛甘温热是也；气之薄者为阳中之阴，气薄则发泄，辛、甘、淡、平、凉、寒是也。

轻清成象味薄，茶之类，本乎天者亲上；

重浊成形味厚，大黄之类，本乎地者亲下。

气味辛甘发散为阳，酸苦涌泄为阴。

清阳发腠理，清之清者也；

清阳实四肢，清之浊者也。

浊阴归六腑，浊之浊者也；

浊阴走五脏，浊之清者也。

### 药性要旨

苦药平升，微寒平亦升。

甘辛药平降，甘寒泻火。

苦寒泻湿热，苦甘寒泻血热。

### 气味厚薄寒热阴阳升降图

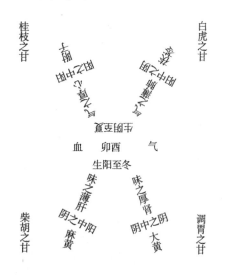

### 升降者天地之气交

**茯苓** 淡，为在天之阳也，阳当上行，何谓利水而泄下？《经》云：气之薄者，乃阳中之阴，所以茯苓利水而泄下。然而泄下

179

亦不利乎阳之体，故入手太阳。

**麻黄** 苦，为在地之阴也，阴当下行，何谓发汗而升上？《经》云：味之薄者，乃阴中之阳，所以麻黄发汗而升上，然而升上亦不利乎阴之体，故入手太阴。

**附子** 气之厚者，乃阳中之阳，故经云发热。

**大黄** 味之厚者，乃阴中之阴，故经云泄下。

**粥** 淡，为阳中之阴，所以利小便。

**茶** 苦，为阴中之阳，所以清头目。

### 用药升降浮沉补泻法

**肝胆** 味：辛补酸泻。气：温补凉泻肝胆之经前后寒热不同，逆顺互换，入求责法。

**心小肠** 味：咸补甘泻。气：热补寒泻三焦命门补泻同。

**脾胃** 味：甘补苦泻。气：温凉寒热补泻，各从其宜逆顺互换，入求责法。

**肺大肠** 味：酸补辛泻。气：凉补温泻。

**肾膀胱** 味：苦补咸泻。气：寒补热泻。

五脏更相平也，一脏不平，所胜平之，此之谓也。故云：安谷则昌，绝谷则亡。水去则荣散，谷消则卫亡。荣散卫亡，神无所居。又仲景云：水入于经，其血乃成；谷入于胃，脉道乃行：故血不可不养，卫不可不温，血温卫和，荣卫将行，常有天命矣。

### 五味所用

苦泄，甘缓，酸收，咸软，淡渗泄，辛散。

### 药类法象

**风升生** 味之薄者，阴中之阳，味薄则通，酸、苦、咸、平是也。

**防风**纯阳，性温，味甘辛 **升麻**气平，味微苦 **柴胡**气平，味苦辛 **羌活**气微温，味苦甘平 **威灵仙**气温，味苦 **葛根**气平，味甘 **独活**气微温，味苦甘平 **细辛**气温，味大辛 **桔梗**气微温，味甘辛 **白芷**气温，味大辛 **藁本**气温，味大辛 **鼠粘子**气平，味辛 **蔓荆子**气清，味辛 **川芎**气温，味辛 **天麻**气平，味苦 **秦艽**气微温，味苦辛平 **麻黄**气温，味甘苦 **荆芥**气温，味苦辛 **前胡**气微寒，味苦 **薄荷**气温，味苦辛

**热浮长** 气之厚者，阳中之阳。气厚则发热，辛甘温热是也。

**黑附子**气热，味大辛 **乌头**气热，味大辛 **干姜**气热，味大辛 **干生姜**气温，味辛 **良姜**气热，味辛。本味甘辛 **肉桂**气热，味大辛 **桂枝**气热，味甘辛 **草豆蔻**气热，味大辛 **丁香**气温，味辛 **厚朴**气温，味苦辛 **木香**气热，味苦辛 **益智**气热，味大辛 **白豆蔻**气热，味大辛 **川椒**气热、温，味大辛 **吴茱萸**气热，味苦辛 **茴香**气平，味辛 **延胡索**气温，味辛 **缩砂**气温，味辛 **红蓝花**气温，味辛 **神曲**气大暖，味甘

**湿化成** 戊湿，其本气平，其兼气温、凉、寒、热，在人以胃应之；己土，其本味咸，其兼味辛、甘、咸、苦，在人以脾应之。

**黄芪**气温平，味甘 **人参**气温，味甘 **甘草**气平，味甘 **当归**气温，味辛，一作味甘 **熟地黄**气寒，味苦 **半夏**气微寒，味辛平 **白术**气温，味甘 **苍术**气温，味甘 **陈皮**气温，味微苦 **青皮**气温，味辛 **藿香**气微温，味甘辛 **槟榔**气温，味辛 **莪术**气平，味苦辛 **京三棱**气平，味苦 **阿胶**气微温，味甘辛 **诃子**气温，味苦 **杏仁**气温，味甘苦 **大麦蘖**气温，味咸 **桃仁**气温，味甘苦 **紫草**气寒，味苦 **苏木**气平，味甘

咸，一作味酸

**燥降收** 气之薄者，阳中之阴。气薄则发泄，辛、甘、淡、平、寒、凉是也。

茯苓气平，味甘　泽泻气平，味甘　猪苓气寒，味甘　滑石气寒，味甘　瞿麦气平，味甘　车前子气寒，味甘　灯心草气平，味甘　五味子气温，味酸　桑白皮气寒，味苦酸　天门冬气寒，味微苦　白芍药气微寒，味酸　麦门冬气寒，味微苦　犀角气寒，味苦酸　乌梅气平，味酸　牡丹皮气寒，味苦　地骨皮气寒，味苦　枳壳气寒，味苦　琥珀气平，味甘　连翘气平，味苦　枳实气寒，味苦酸　木通气平，味甘

**寒沉藏** 味之厚者，阴中之阴。味厚则泄，酸、苦、咸寒是也。

大黄气寒，味苦　黄柏气寒，味苦　黄芩气寒，味苦　黄连气寒，味苦　石膏气寒，味辛　草龙胆气寒，味大苦　生地黄气寒，味苦　知母气寒，味大辛　防己气寒，味大苦　茵陈气微寒，味苦平　朴硝气寒，味苦辛　瓜蒌根气寒，味苦　牡蛎气微寒，味咸平　玄参气寒，味微苦　山栀子气寒，味微苦　川楝子气寒，味苦平　香豉气寒，味苦　地榆气微寒，味甘咸

## 标本阴阳论

天阳无圆，气上外升，生浮昼动，轻燥六腑。

地阴有方，血下内降，杀沉夜静，重湿五脏。

夫治病者当知标本。以身论之，则外为标、内为本，阳为标、阴为本，故六腑属阳为标，五脏属阴为本，此脏腑之标本也。又脏腑在内为本，各脏腑之经络在外为标，此脏腑经络之标本也。更人身之脏腑、阴阳、气血、经络，各有标本也。以病论之，先受病为本，后传流病为标。凡治病者必先治其本，后治其标。若先治其标，后治其本，邪气滋甚，其病益畜；若先治其本，后治其标，虽病有十数证皆去矣。谓如先生轻病，后滋生重病，亦先治轻病，后治重病，如是则邪气乃伏，盖先治本故也。若有中满，无问标本，先治中满，谓其急也。若中满后有大小便不利，亦无问标本，先利大小便，次治中满，谓尤急也。除大小便不利及中满三者之外，皆治其本，不可不慎也。

从前来者为实邪，从后来者为虚邪，此子能令母实，母能令子虚是也。《治法》云：虚则补其母，实则泻其子。假令肝受心火之邪，是从前来者，为实邪，当泻其子，火也。然非直泻其火，十二经中各有金、木、水、火、土，当木之分，泻其火也。故《标本论》云：本而标之，先治其本，后治其标。既肝受火邪，先于肝经五穴中泻荥心，行间穴是也，后治其标者，于心经五穴内泻荥火，少府穴是也。以药论之，入肝经药为之引用，泻心火药为君，是治实邪之病也。假令肝受肾邪，是从后来者，为虚邪，虚则当补其母。故《标本论》云：标而本之，先治其标，后治其本。既受水邪，当先于肾经涌泉穴中补水，是先治其标，后于肝经曲泉穴中泻水，是后治其本。此先治其标者，推其至理，亦是先治其本也。以药论之，入肾经药为引用，补肝经药为君是也。

## 五方之正气味制方用药附

东方：甲风、乙木，其气温，其味甘，在人以肝、胆应之。

南方：丙热、丁火，其气热，其味辛，在人以心、小肠、三焦、包络应之。

中央：戊湿，其本气平，其兼气温凉寒热，在人以胃应之。

中央：己土，其本味咸，其兼味辛甘酸苦，在人以脾应之。

西方：庚燥，辛金，其气凉，其味酸，在人以肺、大肠应之。

北方：壬寒，癸水，其气寒，其味苦，在人以肾、膀胱应之。

人乃万物中之一也，独阳不生，独阴不长，须禀两仪之气而生化也。圣人垂世立教，不能浑说，必当分析。以至理而言，则阴阳相附不相离，其实一也。呼则因阳出，吸则随阴入。天以阳生阴长，地以阳杀阴藏，此上说止明补泻用药君之一也，故曰主病者为君。用药之机会，要明轻清成象，重浊成形。本乎天者亲上，本乎地者亲下，则各从其类也。清中清者，清肺以助其天真；清中浊者，荣华腠理；浊中清者，荣养于神；浊中浊者，坚强骨髓。故《至真要大论》云：五味阴阳之用，辛甘发散为阳，酸苦涌泄为阴，淡味渗泄为阳，咸味涌泄为阴。六者或收或散、或缓或急、或燥或润、或软或坚，各以所利而行之，调其气使之平也。详见本论。

## 东垣先生《用药心法》

### 随证治病药品

如头痛，须用川芎，如不愈，各加引经药太阳川芎，阳明白芷，少阳柴胡，太阴苍术，少阴细辛，厥阴吴茱萸。

如顶巅痛，须用藁本，去川芎。

如肢节痛，须用羌活，去风湿亦宜用之。

如腹痛，须用芍药，恶寒而痛加桂，恶热而痛加黄柏。

如心下痞，须用枳实、黄连。

如肌热及去痰者，须用黄芩，肌热亦用黄芪。

如腹胀，用姜制厚朴一本有芍药。

如虚热，须用黄芪，止虚汗亦用。

如胁下痛，往来潮热，日晡潮热，须用柴胡。

如脾胃受湿，沉困无力，怠惰好卧，去痰用白术。

如破滞气用枳壳，高者用之。夫枳壳者，损胸中至高之气，二三服而已。

如破滞血，用桃仁、苏木。

如补血不足，须用甘草。

如去痰，须用半夏，热痰加黄芩，风痰加南星，胸中寒痰痞塞用陈皮、白术，多用则泻脾胃。

如腹中窄狭，须用苍术。

如调气，须用木香。

如补气，须用人参。

如和血，须用当归。凡血受病者，皆宜用当归也。

如去下焦湿肿及痛，并膀胱有火邪者，必须酒洗防己、草龙胆、黄柏、知母。

如去上焦湿及热，须用黄芩，泻肺火故也。

如去中焦湿与痛热，用黄连，能泻心火故也。

如去滞气，用青皮，勿多服，多则泻人真气。

如渴者，用干葛、茯苓，禁半夏。

如嗽者，用五味子。

如喘者，用阿胶。

如宿食不消，须用黄连、枳实。

如胸中烦热，须用栀子仁。

如水泻，须用白术、茯苓、芍药。

如气刺痛，用枳壳。看何部分，以引经药导使之行则可。

如血刺痛，用当归，详上下用根梢。

如疮痛不可忍者，用寒苦药，如黄柏、黄芩，详上下用根梢，及引经药则可。

如眼痛不可忍者，用黄连、当归身，以酒浸煎。

如小便黄者，用黄柏，数者、涩者，或加泽泻。

如腹中实热，用大黄、芒硝。

如小腹痛，用青皮。

如茎中痛，用生甘草梢。

如惊悸恍惚，用茯神。

如饮水多，致伤脾，用白术、茯苓、猪苓。

如胃脘痛，用草豆蔻。

凡用纯寒纯热药，必用甘草以缓其力也。寒热相杂亦用甘草，调和其性也。中满者禁用，《经》云：中满者勿食甘。

## 用药凡例

凡解利伤风，以防风为君，甘草、白术为佐。《经》云：辛甘发散为阳。风宜辛散，防风味辛及治风通用，故防风为君，甘草、白术为佐。

凡解利伤寒，以甘草为君，防风、白术为佐，是寒宜甘发也。或有别证，于前随证治病药内选用，分两以君臣论。

凡眼暴发赤肿，以防风、黄芩为君以泻火，以黄连、当归身和血为佐，兼以各经药用之。

凡眼久病昏暗，以熟地黄、当归身为君，以羌活、防风为臣，甘草、甘菊之类为佐。

凡痢疾腹痛，以白芍药、甘草为君，当归、白术为佐。下血先后，以三焦热论。

凡水泻，以茯苓、白术为君，芍药、甘草为佐。

凡诸风，以防风为君，随治病为佐。

凡嗽，以五味子为君，有痰者以半夏为佐，喘者以阿胶为佐，有热无热以黄芩为佐，但分两多寡不同耳。

凡小便不利，黄柏、知母为君，茯苓、泽泻为佐。

凡下焦有湿，草龙胆、防己为君，甘草、黄柏为佐。

凡痔漏，以苍术、防风为君，甘草、芍药为佐，详别证加减。

凡诸疮，以黄连、当归为君，甘草、黄芩为佐。

凡疟，以柴胡为君，随所发时所属经，分用引经药佐之。

已上皆用药之大要，更详别证于前，随证治病药内，逐旋加减用之。

## 东垣报使

太阳：羌活，下黄柏。

阳明：白芷、升麻，下石膏。

少阳：柴胡，下青皮。

太阴：白芍药。

少阴：知母。

厥阴：青皮、柴胡。

小腹膀胱属太阳，藁本羌活是本方。

三焦胆与肝包络，少阳厥阴柴胡强。

阳明大肠兼足胃，葛根白芷升麻当。

太阴肺脉中焦起，白芷升麻葱白乡。

脾经少与肺经异，升麻芍药白者详。

少阴心经独活主，肾经独活加桂良。

通经用此药为使，更有何病到膏肓。

易水学派典藏全集

# 诸经向导

| 寅手肺太阴经 | 向导图脾足巳 |
|---|---|
| 南星 款冬花 升麻 桔梗 檀香 山药 粳米 白茯苓 五味子 天门冬 阿胶 麦门冬 桑白皮 杏仁 葱白 麻黄 丁香 益智 白豆蔻 知母 缩砂檀香、豆蔻为使 栀子 黄芩 石膏 | 防风 当归 草豆蔻 茱萸 缩砂人参、益智为使 益智 黄芪 苍术 白术 胶饴 代赭石 赤茯苓 麻仁 甘草 半夏 |
| 藿香 木瓜 芍药 升麻 | 缩砂 延胡索 酒浸 白芍药 |

| 卯手大肠阳明经 | 向导图胃足辰 |
|---|---|
| 升麻 白芷 麻仁 秦艽 薤白 白石脂 缩砂白石脂为使 肉豆蔻 石膏 | 丁香 草豆蔻 缩砂 防风 石膏 知母 白术 神曲 葛根 乌药 半夏 苍术 升麻 白芷 葱白 |
| 葛根 白芷 升麻 连翘 大黄 麻黄 石膏 | 升麻 白芷 以他药佐 檀香 白术 石膏 |

| 亥三焦手少阳经 | 向导图足胆子 |
|---|---|
| 川芎 柴胡 青皮 白术 熟地黄 黄芪 地骨皮 石膏 细辛 附子 | 半夏 草龙胆 柴胡 |
| 柴胡 川芎 青皮 | 下青皮 柴胡 连翘 |

| 戌心胞手厥阴经 | 向导图足肝丑 |
|---|---|
| 沙参 白术 柴胡 熟地黄 牡丹皮 败酱 | 草龙胆 蔓荆子 阿胶 瞿麦 桃仁 山茱萸 代赭石 紫石英 当归 甘草 青皮 羌活 吴茱萸 白术 |
| 熟地黄 上柴胡 青皮 | 茗苦茶 桃仁 皂角 川芎 柴胡 |

| 未小肠手太阳经 | 向导图足膀胱申 |
|---|---|
| 白术 生地黄 赤茯苓 羌活 赤石脂 缩砂赤石脂为使 | 蔓荆子 滑石 茵陈 白茯苓 猪苓 泽泻 桂枝 黄柏 羌活 麻黄 |
| 茴香 藁本 防风 黄柏 蔓荆子 羌活 | 羌活 酒浸 防己 白术 黄柏 藁本 大黄 泽泻 |

| 午心手少阴经 | 向导图足肾酉右肾同 |
|---|---|
| 麻黄 桂心 当归 生地黄 黄连 代赭石 紫石英 栀子 独活 赤茯苓 | 知母 黄柏 地骨皮 阿胶 猪肤 牡丹皮 玄参 败酱 牡蛎 乌药 山茱萸 天门冬 猪苓 泽泻 白茯苓 檀香 甘草 五味子 茱萸 益智 丁香 独活或用梢 桔梗或用梢 豉 缩砂黄柏、茯苓为使 附子 沉香 益智 黄芪 |
| 泽泻 五味子 熟地黄 细辛 | 白术 知母 附子 地榆 |

## 制方之法

夫药有寒、热、温、凉之性，酸、苦、辛、咸、甘、淡之味，各有所能，不可不通也。药之气味不比同时之物，味皆咸、其气皆寒之类是也。凡同气之物必有诸味，同味之物必有诸气，互相气味，各有厚薄，性用不等。制其方者，必且明其为用。经曰：味为阴，味厚为纯阴，味薄为阴中之阳；气为阳，气厚为纯阳，气薄为阳中之阴。然味厚则泄，薄则通；气薄则发泄，厚则发热。又曰：辛甘发散为阳，酸苦涌泄为阴，咸味涌泄为阴，淡味渗泄为阳。凡此之味，各有所能。然辛能散结润燥，苦能燥湿软坚，咸能软坚，酸能收缓收散，甘能缓急，淡能利窍。故经曰：肝苦急，急食甘以缓之；心苦缓，急食酸以收之；脾苦湿，急食苦以燥之；肺苦气上逆，急食苦以泄之；肾苦燥，急食辛以润之，开腠理、致津液、通其气也。肝欲散，急食辛以散之；心欲软，急食咸以软之；脾欲缓，急食甘以缓之；肺欲收，急食酸以收之；肾欲坚，急食苦以坚之。凡此者，是明其气味之用也。用其味，必明其气之可否；用其气，必明其味之所宜。识其病之标本、脏腑、寒热、虚实、微甚、缓急而用其药之气味，随其证而制其方也。是故方有君臣佐使轻重缓急，大小，反正，逆从之制也。

主治病者为君，佐君者为臣，应臣者为使，用此随病之所宜，而又赞成方而用之。君一臣二，奇之制也；君二臣四，偶之制也；君二臣三，奇之制也。君二臣六，偶之制也。去咽嗌近者奇之，远者偶之；汗者不奇，下者不偶。补上治上制之以缓，补下治下制之以急。急者，气味厚也；缓者，气味薄也。薄者少服而频食，厚者多服而顿食。

又当明五气之郁。木郁达之，谓吐，令条达也；火郁发之，谓汗，令疏散也；土郁夺之，谓下，无壅滞也；金郁泄之，谓解表，泄小便也；水郁折之，谓制其冲逆也。通此五法，乃治病之大要也。

## 用药各定分两

为君者最多，为臣者次之，佐者又次之。药之于证，所主同者则等分。

## 用药酒洗曝干

黄芩、黄连、黄柏、知母，病在头面及手梢、皮肤者，须用酒炒之，借酒力以上腾也。咽之下、脐之上，须酒洗之，在下生用。大凡生升熟降。大黄须煨，恐寒则损胃气。至于川乌、附子，须炮以制毒也。黄柏、知母，下部药也。久弱之人须合用之者，酒浸，曝干，恐寒伤胃气也。熟地黄酒洗，亦然。当归酒浸，助发之意也。

## 用药根梢身例

凡根之在上者，中半已上，气脉之上行也，以生苗者为根；中半已下，气脉之下行也，入土以为梢。病在中焦与上焦者用根，在下焦者用梢，根升而梢降。大凡药根有上、中、下，人身半以上，天之阳也，用头；在中焦用身；在身半以下，地之阴也，用梢。述类象形者也。

## 用丸散药例

仲景言：剉如麻豆大与㕮咀同意。夫㕮咀，古之制也。古者无铁刃，以口咬细，令如麻豆，为粗药。煎之使药水清，饮于腹中则易升易降也，此所谓㕮咀也。今人以刀器剉如麻豆大，此㕮咀之易成也。若一概为细末，不分清浊矣。《经》云：清阳发腠理，浊阴走五脏，果何谓也？又曰：清阳实四肢，浊阴归六腑。㕮咀之药，取汁易行经络也。若治至高之病，加酒煎。去湿以生姜，补元气以大枣，发散风寒以葱白，去膈上痰以蜜。细末者不循经络，止去胃中及脏腑之积。气味厚者白汤调，气味薄者煎之，和粗服。去下部之疾，其丸极大而光且圆，治中焦者次之，治上焦者极小。稠面糊取其迟化，直至下焦；或酒或醋，取其收散之意也。犯半夏、南星，欲去湿者，以生姜汁稀糊为丸，取其易化也。水浸宿炊饼又易化，滴水丸又易化。炼蜜丸者，取其迟化而气循经络也；蜡丸者，取其难化而旋旋取效也。大抵汤者荡也，去大病用之；散者散也，去急病用之；丸者缓也，不能速去之，其用药之舒缓而治之意也。

### 升合分两

古之方剂，锱铢分两与今不同。谓如㕮咀者，即今到如麻豆大是也；云一升者，即今之大白盏也；云铢者，六铢为一分，即二钱半也。二十四铢为一两也，云三两者，即今之一两；云二两，即今之六钱半也。料例大者，只合三分之一足矣。

### 君臣佐使法

帝曰：方制君臣何谓也？岐伯曰：主病之谓君，佐君之谓臣，应臣之谓使，非上、中、下三品之谓也。帝曰：三品何谓？曰：所以明善恶之殊贯也。

凡药之所用者，皆以气味为主。补泻在味，随时换气。主病者为君，假令治风者，防风为君；治上焦热，黄芩为君；治中焦热，黄连为君；治湿，防己为君；治寒，附子之类为君。兼见何证，以佐使药分治之，此制方之要也。《本草》说上品药为君，各从其宜也。

### 治法纲要

《气交变论》云：夫五运之政，犹权衡也。高者抑之，下者举之，化者应之，变者复之。此生长化成收藏之理，气之常也，失常则天地四塞矣。失常之理，则天地四时之气无所运行。故动必有静，胜必有复，乃天地阴阳之道也。假令高者抑之，非高者固当抑也，以其本下而失之太高，故抑之而使下。若本高，何抑之有？假令下者举之，非下者固当举之也，以其本高而失之太下，故举而使之高。若本下，何举之有？如仲景治表虚制桂枝汤方，桂枝味辛热，发散助阳，体轻本乎天者亲上，故桂枝为君，芍药、甘草为佐。阳脉涩，阴脉弦，法当腹中急痛，制小建中汤方，芍药味酸寒，主收补中，本乎地者亲下，故芍药为君，桂、甘草佐之，一则治表虚，一则治里虚，各言其主用也。后之用古方者，触类而长之，不致差误矣。

### 药味专精

至元庚辰六月，许伯威年五十四，中气本弱，病伤寒八九日，医者见其热甚，以凉药下之，又食梨三四枚，痛伤脾胃，四肢冷时发昏愦。予诊其脉，动而中止，有时自还，乃结脉也。心亦悸动，吃噫不绝，色变青黄，精神减少，目不欲开，倦卧，恶人语笑。以炙甘草汤治之。成无己云：补可去弱。人参、大枣之甘，以补不足之气；桂枝、生姜之辛，以益正气。五脏痿弱，荣卫涸流，湿剂所以润之，麻仁、阿胶、麦门冬、地黄之甘，润经益血，复脉通心是也。加以人参、桂枝急扶正气，生地黄减半，恐伤阳气。到一两剂，服之不效，予再候之。脉证相对，莫非药有陈腐者，致不效乎？再市药之气味厚者煎服，其证减半，再服而安。

凡药之昆虫草木，产之有地；根叶花实，采之有时。失其地则性味少异矣，失其时则气味不全矣。又况新陈之不同，精粗之不等，倘不择而用之，其不效者，医之过也。《内经》曰：司岁备物，气味之精专也。

修合之际，宜加谨焉。

## 汤药煎造

病人服药必择人煎药，能识煎熬制度，须令亲信恭诚至意者煎药。铫器除油垢腥秽，必用新净甜水为上，量水大小，斟酌以慢火煎熬分数，用纱滤去柤，取清汁服之，无不效也。

## 古人服药活法

在上不厌频而少，在下不厌顿而多，少服则滋荣于上，多服则峻补于下。

## 古人服药有法

病在心上者，先食而后药；病在心下者，先药而后食。病在四肢者，宜饥食而在旦；病在骨髓者，宜饱食而在夜。

## 察病轻重

凡欲疗病，先察其源，先候其机。五脏未虚，六腑未竭，血脉未乱，精神未散，服药必效。若病已成，可得半愈。病势已过，命将难存。自非明医，听声察色，至于诊脉，孰能知未病之病乎？

# 海藏老人《汤液本草》

## 五　宜

肝色青，宜食甘，粳米、牛肉、枣、葵皆甘。

心色赤，宜食酸，犬肉、麻、李、韭皆酸。

肺色白，宜食苦，小麦、羊肉、杏、薤皆苦。

脾色黄，宜食咸，大豆、豕肉、栗、藿皆咸。

肾色黑，宜食辛，黄黍、鸡肉、桃、葱皆辛。

毒药攻邪，五谷为养，五果为助，五畜为益，五菜为充。

气味合而服之，以补精益气。此五者有辛、酸、甘、苦、咸，各有所利，或散或收，或缓或急，或坚或软，四时五脏，病随五味所宜也。

大毒治病，十去其六；常毒治病，十去其七；小毒治病，十去其八；无毒治病，十去其九。谷肉果菜，食养尽之，无使过之，伤其正也。盖阴之所生，本在五味；阴之五宫，伤在五味。是故味过于酸，肝气以津，脾气乃绝；味过于咸，大骨气劳，短肌，心气抑；味过于甘，心气喘满，色黑，肾气不衡；味过于苦，脾气不濡，胃气乃厚；味过于辛，筋脉沮弛，精神乃央。是故谨和五味，骨正筋柔，气血以流，腠理以密，如是则气骨以精，谨道如法，长有天命。

## 五　伤

多食咸，则脉凝涩而变色；多食苦，则皮槁而毛拔；多食辛，则筋急而爪枯；多食酸，则肉胝胸而唇揭；多食甘，则骨痛而发落。

## 五　走

咸走血，血病毋多食咸；苦走骨，骨病毋多食苦；辛走气，气病毋多食辛；酸走筋，筋病毋多食酸；甘走肉，肉病毋多食甘。

夫五味入胃，各归所喜。故酸先入肝，苦先入心，甘先入脾，辛先入肺，咸先入肾，久而增气，物化之常也，气增而久，夭之由也。

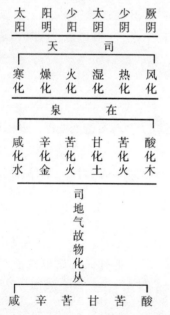
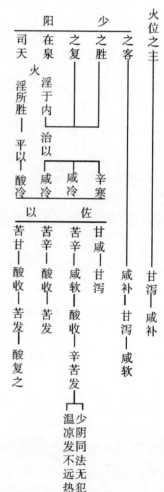

## 服药可慎

热中、消中不可服膏粱、芳草、石药。夫芳草之气美，石药之气悍，二者其气急疾坚劲，故非缓心和人不可以服此。夫热气慓悍，药气亦然，二者相遇，恐内伤脾。脾者土也，而恶木，服此药者，至甲乙日更论。

## 论药所生

海藏云：汤液要药，最为的当，其余方论，所著杂例，比之汤液稍异，何哉？盖伊尹、仲景取其治之长也。其所长者，神农之所著也。何以知之？《本草》云：一物主十病。取其偏长为本，又当取洁古《珍珠囊》断例为准，则其中药之所主不必多言，只一两句，多则不过三四句，非务简也，亦取所主之偏长，故不为多也。

### 天地生物有厚薄堪用不堪用

故治病者，必明六化分治，五味五色所生，五脏所宜，乃可以言盈虚病生之绪也。谨候气宜，无失病机，其主病何如？言采药之岁也，司岁备物则无遗生矣。先岁物何也？天地之专精也，专精之气，药物肥浓，又于使用，当其正气味也。五运主岁，不足则物薄，有余则物精，非专精则散气，散气则物不纯，是以质同而异等，形质虽同，力用则异也。气味有厚薄，性用有躁静，治化有多少，力化有浅深，此之谓也。

## 气味生成流布

阳为气，阴为味，味归形，形归气，气归精，精归化。精食气，形食味。化生精，气生形；味伤形，气伤精。精化为气，气伤于味。阴味出下窍，阳气出上窍。味厚者为阴，薄为阴中之阳，厚则泄，薄则通；气厚者为阳，薄为阳中之阴，薄则发泄，厚则发热。壮火之气衰，少火之气壮。壮火食气，气食少火；壮火散气，少火生气。天食人以五气，地食人以五味。五气入鼻藏于心肺，上使五色修明，音声能彰；五味入口藏于肠胃，味有所藏以养五气，气和而生，津液相成，神乃自生。

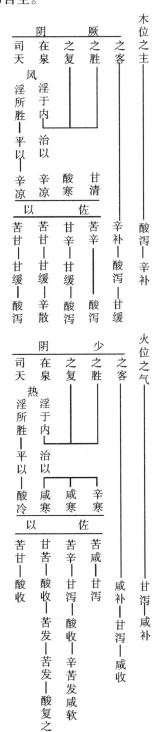

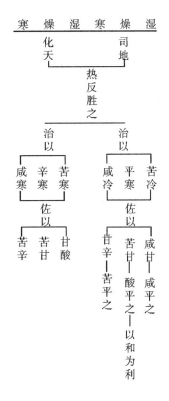

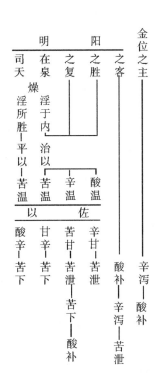

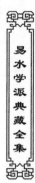

易水学派典藏全集

水位之主

阳　太
司天　在泉　之胜　之客
　　　　寒　　之复
　淫所胜　淫于内
平以　　治以
辛热　甘热　咸热　甘热
　　　佐　　以
苦甘　苦辛　苦辛　辛酸
咸泻　咸泻　咸泻　咸泻
　　　辛润　苦坚
　　　苦坚

咸泻—苦补
咸补—咸泻—苦坚—辛润

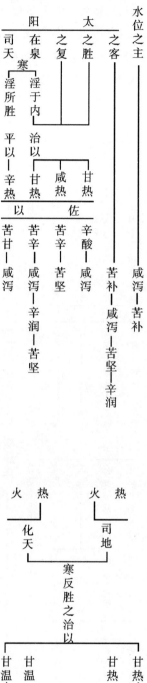

風
化天
司地
清反胜之治以
酸温　酸温
　　佐
苦甘　苦甘
　辛平

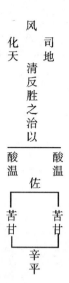

土位之主

阴　太
司天　在泉　之胜　之客
　　　　湿　　之复
　淫所胜　淫于内
　上甚而热　
治以　平以　治以
苦温　苦热　咸热　苦热
　　　佐　　以
甘辛　酸辛　酸淡　酸辛　辛甘
　　苦燥　苦燥　苦燥　苦补
　　淡泄　淡泄　泄之　补一作泻
以汗为故而止

苦泻—甘补
甘补—苦泻—甘缓

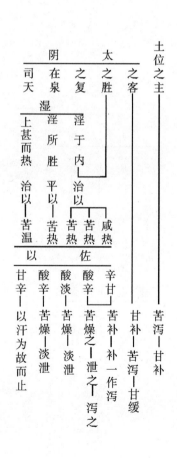

火　热　　　火　热
化天　　　　司地
寒反胜之治以
甘温　甘温　甘热　甘热
　　　佐以
苦辛　苦辛　苦辛　苦辛
　　　　　　咸平之　咸平之

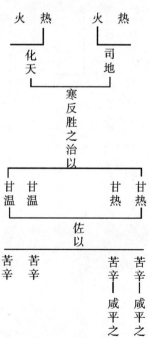

190

## 七 方

**大** 君一臣三佐九，制之大也。远而奇偶，制大其服也。大则数少，少则二之。肾肝位远，服汤散，不厌顿而多。

**小** 君一臣二，制之小也。近而奇偶，制小其服也。小则数多，多则九之。心肺位近，服汤散，不厌频而少。

**缓** 补上治上制以缓，缓则气味薄。治主以缓，缓则治其本。

**急** 补下治下制以急，急则气味厚。治客以急，急则治其标。

**奇** 君一臣二，奇之制也；君二臣三，奇之制也。阳数奇。

**偶** 君二臣四，偶之制也；君二臣六，偶之制也。阴数偶。

**复** 奇之不去则偶之，是为重方也。

## 十 剂

**宣** 可以去壅，姜、橘之属是也。

**通** 可以去滞，木通、防己之属是也。

**补** 可以去弱，人参、羊肉之属是也。

**泻** 可以去闭，葶苈、大黄之属是也。

**轻** 可以去实，麻黄、葛根之属是也。

**重** 可以去怯，磁石、铁浆之属是也。

**滑** 可以去著，冬葵子、榆白皮之属是也。

**涩** 可以去脱，牡蛎、龙骨之属是也。

**燥** 可以去湿，桑白皮、赤小豆之属是也。

**湿** 可以去枯，白石英、紫石英之属是也。

只如此体，皆有所属。凡用药者，审而详之，则靡所失矣。陶隐居云：药有宣、通、补、泻、轻、重、滑、涩、燥、湿。此十剂，今详之，惟寒热二种，何独见遗？今补二种，以尽厥旨。

**寒** 可以去热，大黄、朴硝之属是也。

**热** 可以去寒，附子、官桂之属是也。

# ❖❖❖ 卷 中 ❖❖❖

海藏　王好古　类集
新安　吴勉学　校正

## ❀ 草　部

### 防风

纯阳。性温，味甘辛，无毒。

足阳明胃经，

足太阴脾经，乃二经之行经药。

太阳经本经药。

《象》云：治风通用，泻肺实，散头目中滞气，除上焦风邪之仙药也。误服泻人上焦元气。去芦并钗股用。

《珍》云：身，去身半已上风邪；梢，去身半已下风邪。

《心》云：又去湿之仙药也，风能胜湿尔。

《本草》云：主大风，头眩痛，恶风，风邪，目盲无所见，风行周身。骨节疼痹，烦满，胁痛脐风，头面去来，四肢挛急，字乳，金疮内痉。

东垣：防风能制黄芪，黄芪得防风其功愈大。又云：防风乃卒伍卑贱之职，随所引而至，乃风药中润剂也，虽与黄芪相制，乃相畏而相使者也。

《本草》又云：得泽泻、藁本疗风，得当归、芍药、阳起石、禹余粮疗妇人子脏风。杀附子毒。恶干姜、藜芦、白蔹、芫花。

### 升麻

气平，味苦甘，微苦微寒。味薄气厚，阳中之阴也。无毒。

阳明经本经药。

亦走手阳明经、太阴经。

《象》云：能解肌肉间热，此手足阳明经伤风之药也。去黑皮并腐烂者用。若补脾胃，非此为引用不能补。若得葱白、白芷之类，亦能走手足阳明、太阴。

《心》云：发散本经风邪，元气不足者，用此于阴中升阳气上行。

《珍》云：脾痹非此不能除。

《本草》云：主解百毒，杀百精老物殃鬼，辟瘟疫瘴气，邪气蛊毒入口皆吐出，中恶腹痛，时气毒疠，头痛寒热，风肿诸毒，喉痛口疮。

东垣云：升麻入足阳明，若初病太阳证，便服升麻、葛根，发出阳明经汗，或失之过，阳明经燥，太阳经不可解，必传阳明矣。投汤不当，非徒无益，而又害之也。

朱氏云：瘀血入里，若衄血吐血者，犀角地黄汤，乃阳明经圣药也。如无犀角，以升麻代之。升麻、犀角性味相远不同，何以代之？盖以升麻止是引地黄及余药，同入阳明耳。

仲景云：太阳病若发汗，若利小便，重亡津液，胃中干燥，因转属阳明，其害不可胜言。又云：太阳兀兀无汗者，葛根汤发之。若兀兀自汗者，表虚也，不宜用此。朱氏用升麻者，以表实无汗也。

《诀》云：主肺痿咳唾脓血，能发浮汗。

**羌活**

气微温。味苦甘平，苦辛，气味俱轻，阳也，无毒。

足太阳经、厥阴经药。

太阳经本经药也。

《象》云：治肢节痛，利诸节，手足太阳经风药也。加川芎治足太阳、少阴头痛。透关节，去黑皮并腐烂者用。

《心》云：去温湿风。

《珍》云：骨节痛，非此不能除。

《液》云：君药也，非无为之主，乃却乱反正之主。太阳经头痛，肢节痛，一身尽痛，非此不治。又云：是治足太阳、厥阴、少阴药也。与独活不分二种，后人用羌活多用鞭节者，用独活多用鬼眼者。羌活则气雄，独活则气细，故雄者入足太阳，细者入足少阴也。又钱氏泻青丸用此，壬乙同归一治也。或问治头痛者何？答曰：巨阳从头走足，惟厥阴与督脉会于巅，逆而上行，诸阳不得下，故令头痛也。

**独活**

气味与羌活同，无毒。气厚味薄，升也，苦辛。

足少阴肾经行经之药。

《本草》云：主风寒所击，金疮止痛，贲豚痫痉，女子疝瘕，疗诸贼风，百节痛风，无久新者。

《液》云：独活细而低，治足少阴伏风，而不治太阳，故两足寒湿，浑不能动止，非此不能治。

《象》云：若与细辛同用，治少阴经头痛。一名独摇草，得风不摇，无风自摇。去皮净用。

《心》云：治风须用，又能燥湿。《经》云：风能胜湿。

《珍》云：头眩目晕，非此不能除。

**柴胡**

气平。味微苦，微寒，气味俱轻，阳也，升也。纯阳无毒。

少阳经、厥阴经行经之药。

《象》云：除虚劳，定寒热，解肌热，去早晨潮热，妇人产前后必用之药，善除本经头痛，非他药能止。治心下痞，胸膈痛。去芦用。

《心》云：少阳经分之药，引胃气上升，苦寒以发表热。

《珍》云：去往来寒热。胆痹，非此不能除。

《本草》云：主心腹，去肠胃中结气，饮食积聚，寒热邪气，推陈致新；除伤寒心下烦热，诸痰热结实，胸中邪逆，五脏间游气，大肠停积水胀，及湿痹拘挛。亦可作浴汤。久服轻身，明目益精。半夏为之使，恶皂荚，畏女菀、藜芦。入足少阳，主东方分也。在经主气，在脏主血。证前行则恶热，却退则恶寒。虽气之微寒，味之薄者，故能行经。若佐以三棱、广茂、巴豆之类，故能消坚积，是主血也。妇人经水适来适断，伤寒杂病，易老俱用小柴胡汤主之，加以四物之类，并秦艽、牡丹皮辈，同为调经之剂。

《衍义》云：柴胡《本经》并无一字治劳，今人治劳方中鲜有不用者，凡此误世甚多。尝原病劳有一种真脏虚损，复受邪热，因虚而致劳，故曰劳者，牢也。须当斟酌用之。如《经验方》治劳热，青蒿煎丸用柴胡，正合宜耳，服之无不效。

日华子云：味甘，补五劳七伤，除烦止惊，益气力。《药性论》亦谓治劳力羸瘦。若此等病，苟无实热，医者取而用之，不亡何待？注释本草，一字亦不可忽，盖后世所误无穷也。苟有明哲之士自可处制，中下之士不肯考究，枉致沦没，可不谨哉！可不戒哉！如张仲景治寒热往来如疟，用柴胡正合其宜。

《图经》云：治伤寒有大小柴胡汤、柴胡加龙骨牡蛎、柴胡加芒硝等汤，故后人治伤寒热，此为最要之药。

东垣云：能引清气而行阳道，伤寒外诸药所加，有热则加之，无热则不加。又能引胃气上行升腾，而行春令是也。欲其如此，又何加之？

海藏云：能去脏腑内外俱乏，既能引清气上行而顺阳道，盖以少阳之气，初出地之皮为嫩阳，故以少阳当之。

**葛根**

气平，味甘，无毒。

阳明经引经药。

足阳明经行经之药。

《象》云：治脾虚而渴，除胃热，解酒毒，通行足阳明经之药。去皮用。

《心》云：止渴升阳。

《珍》云：益阳生津，勿多用，恐伤胃气。虚渴者，非此不能除。

《本草》云：主消渴身大热，呕吐，诸痹，起阴气，解诸毒，疗伤寒中风头痛，解肌发表出汗，开腠理，疗金疮，止痛，胁风痛。生根，汁寒，治消渴，伤寒壮热；花，主消酒；粉，味甘，大寒，主压丹石，去烦热，利大小便，止渴。小儿热痰，以葛根浸捣汁饮之，良。

东垣云：葛根甘平温，世人初病太阳证，便服葛根升麻汤，非也。

朱奉议云：头痛如欲破者，连须葱白汤饮之，又不已者，葛根葱白汤。

易老云：用此以断太阳入阳明之络，即非太阳药也。故仲景治太阳阳明合病，桂枝汤内加麻黄、葛根也。又有葛根黄芩黄连解肌汤，是知葛根非太阳药，即阳明药。

《食疗》云：葛根蒸食之，消毒，其粉亦甚妙。其粉以水调三合，能解酖毒。

《衍义》云：治中热酒渴病，多食，行小便，亦能使人利。病酒及渴者，得之甚良。

易老又云：太阳初病，未入阳明头痛者，不可便服葛根发之。若服之，是引贼破家也。若头颅痛者可服之。葛根汤，阳明自中风之仙药也。

《本草》又云：杀野葛、巴豆、百药毒。

**威灵仙**

气温，味苦甘，纯阳。

《象》云：主诸风湿冷，通五脏，去腹内癥滞，腰膝冷痛，及治伤损。铁脚者佳，去芦用。

《心》云：去大肠之风。

《本草》云：忌茗。

**细辛**

气温，味大辛，纯阳，性温。气厚于味，阳也，无毒。

少阴经药。

手少阴引经之药。

《象》云：治少阴头痛如神，当少用之。独活为使，为主用去芦头并叶，华州者佳。

《珍》云：主少阴经头痛。

《心》云：止诸项头痛，诸风通用之味。辛热温阴经，散水寒以去内寒。

《本草》云：主咳逆，头痛脑动，百节拘挛，风湿痹痛死肌，温中下气，破痰，利水道，开胸中，除喉痹，齆鼻，风痛癫疾，下乳结，汗不出，血不行，安五脏，益肝胆，通精气。久服明目，利九窍。

东垣云：治邪在里之表，故仲景少阴证，用麻黄附子细辛汤也。

易老云：治少阴头痛，太阳则羌活，少阴则细辛，阳明则白芷，厥阴则川芎、吴茱萸，少阳则柴胡，用者随经不可差。细辛香味俱细而缓，故入少阴，与独活颇相类。

《本草》又云：曾青、枣根为之使，得当归、芍药、白芷、川芎、牡丹、藁本、甘草共疗妇人，得决明、鲤鱼胆汁、青羊肝共疗目痛。恶狼毒、山茱萸、黄芪，畏硝石、滑石，反藜芦。

《衍义》云：治头面风痛，不可缺也。

## 白芷

气温，味大辛，纯阳，无毒。气味俱轻，阳也。

阳明经引经药。

手阳明经本经药，行足阳明经，于升麻汤四味内加之。

《象》云：治手阳明头痛，中风寒热解利药也，以四味升麻汤加之。

《珍》云：长肌肉，散阳明之风。

《心》云：治风通用，去肺经风热。

《本草》云：主女子漏下赤白，血闭阴肿，寒热风，头侵目泪出，长肌肤润泽，可作面脂，疗风邪，久渴吐呕，两胁满，风痛头眩目痒。

日华子云：补胎漏滑落，破宿血，补新血，乳痈发背，一切疮疥，排脓止痛生肌，去面皯疵瘢，明目。其气芳香，治正阳阳明头痛。与辛夷、细辛同用，治鼻病。内托用此，长肌肉，则阳明可知矣。又云：当归为之使，恶旋覆花。

## 川芎

气温，味辛，纯阳，无毒。

入手足厥阴经。

少阳经本经药。

《象》云：补血，治血虚头痛之圣药，妊妇胎不动数月，加当归，二味各二钱，水二盏，煎至一半服，神效。

《珍》云：散肝经之风，贯芎治少阳经苦头痛。

《心》云：治少阳头痛，及治风通用。

《本草》云：主中风入脑头痛，寒痹筋挛缓急，金疮，妇人血闭无子，除脑中冷动，面上游风去来，目泪出，多涕唾，忽忽如醉，诸寒冷气，心腹坚痛，中恶卒急肿痛，胁风痛，温中除内寒。

日华子云：能除鼻洪吐血，及溺血，破癥结宿血，养新血。

易老云：上行头目，下行血海，故清神、四物汤所皆用也，入手足厥阴经。

《衍义》云：头面风不可缺也，然须以他药佐之，若单服久服，则走散真气，既使他药佐之，亦不可久服，中病即便已。

东垣云：头痛甚者加蔓荆子，顶与脑痛加川芎，若头痛者加藁本，诸经若头痛加细辛。若有热者不能治，别有青空之剂，为缘诸经头痛须用四味。

《本草》又云：白芷为之使，畏黄连。

## 麻黄

气温，味苦甘而苦。气味俱薄，阳也，升也。甘热，纯阳无毒。

手太阴之剂。

入足太阳经。

走手少阴经、阳明经药。

《象》云：发太阳、少阴经汗。去节，煮三二沸，去上沫，否则令人心烦闷。

《心》云：阳明经药，去表上之寒邪，甘热，去节，解少阴寒，散表寒，发浮热也。

《珍》云：去荣中寒。

《本草》云：主中风、伤寒头痛，温疟，发表出汗，去邪热气，止咳逆上气，除寒热，破癥坚积聚。

《液》云：入足太阳、手少阴，能泄卫实，发汗，及伤寒无汗，咳嗽。根节能止汗。夫麻黄治卫实之药，桂枝治卫虚之药，桂枝、麻黄虽为太阳经药，其实荣卫药也，以其在太阳地分，故曰太阳也。本病者，即荣卫，肺主卫，心主荣为血，乃肺心所主，故麻黄为手太阴之剂，桂枝为手少阴之剂，故伤寒、伤风而嗽者用麻黄、桂枝，即汤液之源也。

《药性论》云：君，味甘平，治温疫。

《本草》又云：厚朴为之使，恶辛夷、石韦。

**藁本**

气温，味大辛，苦微温，气厚味薄，阳也，升也，纯阳无毒。

太阳经本经药。

《象》云：太阳经风药，治寒邪结郁于本经，治头痛脑痛。大寒犯脑，令人脑痛，齿亦痛。

《心》云：专治太阳头痛，其气雄壮。

《珍》云，治巅顶痛。

《本草》云：主妇人疝瘕，阴中寒肿痛，腹中急，除风头痛，长肌肤，悦颜色，辟雾露，润泽，疗风邪軃曳，金疮。可作沐药、面脂。实主流风四肢。恶茴茹。此与木香同治雾露之气，与白芷同作面脂药治疗。

仲景云：清明已前，立秋已后，凡中雾露之气皆为伤寒。又云：清邪中于上焦，皆雾露之气，神术白术汤内加木香、藁本，择其可而用之，此既治风，又治湿，亦各从其类也。

**桔梗**

气微温，味辛苦，阳中之阳。味厚气轻，阳中之阴也。有小毒。

入足少阴经。

入手太阴脉经药。

《象》云：治咽喉痛，利肺气。去芦，米泔浸一宿，焙干用。

《珍》云：阳中之阴，谓之舟楫，诸药有此一味，不能下沉。治鼻塞。

《心》云：利嗌咽胸膈之气，以其色白故属肺。辛甘微温，治寒呕。若咽中痛，桔梗能散之也。

《本草》云：主胸胁痛如刀刺，腹满，肠鸣幽幽，惊恐悸气，利五脏肠胃，补血气，除寒热风痹，温中消谷，疗咽喉痛，下蛊毒。

易老云：与国老并行，同为舟楫之剂。如将军，苦泄峻下之药，欲引至胸中至高之分成功，非此辛甘不居，譬如铁石入江，非舟楫不载，故用辛甘之剂以升之也。

《衍义》云：治肺热气奔促，咳逆，肺痈排脓。

《本草》又云：节皮为之使，得牡蛎、远志疗恚怒，得硝石、石膏疗伤寒。畏白及、龙眼、龙胆。

**鼠粘子**

气平，味辛，辛温。

《象》云：主风毒肿，利咽膈，吞一枚可出痈疽疮头。

《珍》云：润肺散气。

**秦艽**

气微温，味苦辛，阴中微阳。

手阳明经药。

《象》云：主寒热邪气，风湿痹，下水，利小便，治黄病骨蒸，治口噤，及肠风泻血。去芦用。

《珍》云：去手阳明经下牙痛，口疮毒，去本经风湿。

《本草》云：菖蒲为之使。

## 天麻

气平，味苦，无毒。

《象》云：治头风。

《本草》云：主诸风湿痹，四肢拘挛，小儿风痫惊气，利腰膝，强筋力。其苗名定风草。

## 黑附子

气热，味大辛，纯阳。辛甘温，大热，有大毒。

通行诸经引用药。

入手少阳经三焦命门之剂。

《象》云：性走而不守，亦能除肾中寒甚。白术为佐，名术附汤，除寒湿之圣药也。湿药中少加之，通行诸经引用药也。治经闭，慢火炮。

《珍》云：治脾湿肾寒。

《本草》云：主风寒咳逆邪气，温中，金疮，破癥坚积聚血瘕，寒湿踒躄拘挛，膝痛脚疼，冷弱不能行步，腰脊风寒，心腹冷痛，霍乱转筋，下利赤白，坚肌骨，强阴堕胎，为百药之长。

《液》云：入手少阳三焦命门之剂，浮中沉，无所不至。附子味辛大热，为阳中之阳，故行而不止，非若干姜止而不行也。非身表凉而四肢厥者，不可僭用，如用之者，以其治四逆也。

《本草》又云：地胆为之使，恶蜈蚣，畏防风、黑豆、甘草、黄芪、人参。冬月采为附子，春月采为乌头。

## 乌头

气热，味大辛，辛甘大热。有大毒，行诸经。

《象》云：治风痹血痹，半身不遂，行经药也。慢火炮坼，去皮用。

《本草》云：主中风恶风，洗洗出汗，除寒湿痹，咳逆上气，破积聚寒热，消胸上痰，冷食不下，心腹冷疾，脐间痛，肩髀痛，不可俯仰，目中痛，不可久视，堕胎。其汁煎之名射罔，杀禽兽。

《液》云：乌、附，天雄侧子之属，皆水浸炮裂，去皮脐用之。多有外黄里白，劣性尚在，莫若乘热切作片子，再炒，令表里皆黄，内外一色，劣性皆去，却为良也，世人罕如此制之。

## 缩砂

气温，味辛，无毒。

入手足太阴经、阳明经、太阳经。

足少阴经。

《象》云：治脾胃气结滞不散，主劳虚冷泻，心腹痛，下气消食。

《本草》云：治虚劳冷泻，宿食不消，赤白泄利，腹中虚痛，下气。

《液》云：与白檀、豆蔻为使则入肺，与人参、益智为使则入脾，与黄柏、茯苓为使则入肾，与赤白石脂为使则入大小肠。

## 荜澄茄

气温，味辛，无毒。

《本草》云：主下气消食，皮肤风，心腹间气胀，令人能食。

## 荜拨

气温，味辛，无毒。

《本草》云：主温中下气，补腰脚，杀腥气，消食，除胃冷，阴疝痃癖。

《衍义》云：走肠胃中冷气，呕吐，心腹满痛。多服走泄真气，令人肠虚下重。

## 香附子

气微寒，味甘，阳中之阴。无毒。

《本草》云：除胸中热，充皮毛，久服利人益气，长须眉。后世人用治崩漏，本草不言治崩漏。

《图经》云：膀胱两胁气妨，常日忧愁不乐，饮食不多，皮肤瘙痒瘾疹，日渐瘦损，心忪少气，以是知益血中之气药也。方中用治崩漏，是益气而止血也；又能化去凝

197

血，是推陈也。与巴豆同治泄泻不止，又能治大便不通同意。

《珍》云：快气。

**草豆蔻**

气热，味大辛，阳也，辛温无毒。

入足太阴经、阳明经。

《象》云：治风寒客邪在胃口之上，善去脾胃客寒。心与胃痛，面包煨熟，去面用。

《珍》云：益脾胃，去寒。

《本草》云：主温中心腹痛，呕吐，去口臭气，下气，胀满短气，消酒进食，止霍乱，治一切冷气，调中，补胃健脾，亦能消食。

《衍义》云：性温而调散冷气力甚速，虚弱不能饮食宜此。与木瓜、乌梅、缩砂、益智、曲蘖、盐炒姜也。

**白豆蔻**

气热，味大辛，味薄气厚，阳也。辛大温，无毒。

入手太阴经。

《珍》云：主积冷气，散肺中滞气，宽膈，止吐逆，治反胃，消谷下气，进食。去皮用。

《心》云：专入肺经，去白睛翳膜。红者不宜多用。

《本草》云：主积聚冷气，止吐逆反胃，消谷下气。

《液》云：入手太阴，别有清高之气，上焦元气不足，以此补之。

**延胡索**

气温，味辛，苦辛温，无毒。

入手足太阴经。

《象》云：破血治气，月水不调，小腹痛，暖腰膝，破癥瘕。碎用。

《液》云：治心气痛，小腹痛有神，主破血，产后诸疾因血为病者，妇人月水不

调，腹中结块，崩漏淋露，暴血上行，因损下血。

**茴香**

气平，味辛，无毒。

入手足少阴经、太阳经药。

《象》云：破一切臭气，调中止呕，下食。炒黄色，碎用。

《本草》云：主诸瘘霍乱及蛇伤，又能治肾劳癥疝气，开胃下食。又治膀胱阴痛，脚气，少腹痛不可忍。

《液》云：茴香本治膀胱药，以其先丙，故云小肠也。能润丙燥，以其先戊，故从丙至壬。又手足少阴二药，以开上下经之通道，所以壬与丙交也。

**红蓝花**

气温，味辛，辛而甘温苦。阴中之阳，无毒。

《象》云：治产后口噤血晕，腹内恶血不尽，绞痛，破留血神效。搓碎用。

《心》云：和血，与当归同用。

《珍》云：入心养血，谓苦为阴中之阳，故入心。

《本草》云：主产后血晕，胎死腹中，并酒煮服，亦主蛊毒下血。其苗生捣，傅游肿。其子吞数粒，主天行疮子不出。其胭脂，主小儿聤耳，滴耳中。仲景治六十二种风，兼腹中血气刺痛，用红花一大两，分为四分，酒一大升，煎强半，顿服之。

**良姜**

气热，味辛，纯阳。

《本草》云：治胃中冷逆，霍乱腹痛，反胃呕食，转筋泻痢，下气，消宿食。

《心》云：健脾食。

**黄芪**

气温，味甘，纯阳，甘微温，性平，无毒。

入手少阳经。

足太阴经。

足少阴命门之剂。

《象》云：治虚劳自汗，补肺气，入皮毛，泻肺中火。如脉弦自汗，脾胃虚弱，疮痒，血脉不行，内托阴证疮疡必用之。去芦用。

《珍》云：益胃气，去肌热，诸痛必用之。

《心》云：补五脏诸虚不足而泻阴火，去虚热，无汗则发之，有汗则止之。

《本草》云：主痈疽久败疮，排脓止痛，大风癞疾，五痔鼠瘘，补虚，小儿百病，妇人子脏风邪气，逐五脏间恶血，补丈夫虚损，五劳羸瘦，腹痛泄痢，益气，利阴气。有白水芪、赤水芪、木芪，功用皆同，惟木芪茎短而理横，折之如绵皮，黄褐色，肉中白色，谓之绵黄芪。其坚脆而味苦者，乃苜蓿根也。又云：破癥癖，肠风血崩，带下，赤白痢，及产前后一切病，月候不调，消渴痰嗽。又治头风热毒，目赤骨蒸。生蜀郡山谷，白水汉中，今河东陕西州郡多有之。芪与桂同功，特味稍异，比桂但甘平，不辛热耳。世人以苜蓿根代之，呼为土黄芪，但味苦能令人瘦，特味甘者能令人肥也，颇能乱真，用者宜审。治气虚盗汗并自汗，即皮表之药，又治肤痛，则表药可知。又治咯血，柔脾胃，是为中州药也。又治伤寒尺脉不至，又补肾脏元气，为里药，是上中下内外三焦之药。今《本草图经》只言河东者，沁州绵上是也，故谓之绵芪，味其如蜜，兼体骨柔软如绵，世以为如绵，非也。《别说》云：黄芪本出绵上为良，故《图经》所绘者，宪水者也，与绵上相邻，盖以地产为绵，若以柔韧为绵，则伪者亦柔，但以干脆甘苦为别耳。

东垣云：黄芪、人参、甘草三味，退热之圣药也。《灵枢》曰：卫气者，所以温分肉而充皮肤，肥腠理而司开阖。黄芪既补三焦，实卫气，与桂同，特益气异耳。亦在佐使桂，则通血也，能破血而实卫气，通内而实外者欤。桂以血言，一作色求，则芪为实气也。恶鳖甲。

**苍术**

气温，味甘。

入足阳明、太阴经。

《象》云：主治同白术。若除上湿，发汗功最大；若补中焦，除湿力小，如白术也。

《衍义》云：其长如大拇指，肥实，皮色褐，气味辛烈，须米泔浸洗，再换泔浸二日，去上粗皮。

东垣云：入足阳明、太阴，能健胃安脾。

《本草》但言术，不分苍、白。其苍术别有雄壮之气，以其经泔浸火炒，故能出汗，与白术止汗特异，用者不可以此代彼。

海藏云：苍、白有止发之异，其余主治并见《图经》。

**白术**

气温，味甘，苦而甘温。味厚气薄，阴中阳也。无毒。

入手太阳、少阴经。

足阳明、太阴、少阴、厥阴四经。

《象》云：除湿益燥，和中益气，利腰脐间血，除胃中热，去诸经之湿，理胃。

洁古云：温中去湿，除热，降胃气，苍术亦同，但味颇厚耳，下行则用之。甘温补阳，健脾逐水，寒淫所胜，缓脾生津去湿，渴者用之。

《本草》在本条下无苍、白之名，近多用白术治皮间风，止汗消痞，补胃和中，利腰脐间血，通水道，上而皮毛，中而心胃，下而腰脐，在气主气，在血主血。

洁古又云：非白术不能去湿，非枳实不

能消痞。除湿利水道，如何是益津液？

## 当归

气温，味辛甘而大温，气味俱轻，阳也。

甘辛，阳中微阴。无毒。

入手少阴经。

足太阴经、厥阴经。

《象》云：和血补血。尾：破血；身：和血。先水洗去土，酒制过，或火干、日干入药。血病须用，去芦用。

《心》云：治血通用，能除血刺痛，以甘故能和血，辛温以润内寒。当归之苦，以助心散寒。

《珍》云：头：止血；身：和血；梢：破血。治上酒浸，治外酒洗。糖色嚼之大辛，可能溃坚，与菖蒲、海藻相反。

《本草》云：主咳逆上气，温疟寒热，湿在皮肤中。妇人漏下，绝子，诸恶疮疡、金疮，煮汁饮之。温中止痛，及腰痛，除客血内塞，中风痓，汗不出，湿痹，中恶客气虚冷，补五脏，生肌肉。气血昏乱，服之即定，有各归气血之功，故名当归。

雷公云：得酒浸过，良。若要破血，即使头节硬实处；若要止痛止血，即用尾。若一概用，不如不使。

易老云：用头则破血，用尾则止血，若全用则一破一止，则和血也。入手少阴，以其心主血也；入足太阴，以其脾裹血也；入足厥阴，以其肝藏血也。头能破血，身能养血，尾能行血，用者不分，不如不使。若全用，在参、芪皆能补血，在牵牛、大黄皆能破血，佐使定分，用者当知。从桂、附、茱萸则热，从大黄、芒硝则寒。诸经头痛，俱在细辛条下。惟酒蒸当归又治头痛，以其诸头痛皆属木，故以血药主之。

《药性论》云：臣，畏生姜，恶湿面。

《经》云：当归主咳逆上气。当归血药，

如何治胸中气？《药性论》云：补女子诸不足。此说尽当归之用矣。

## 芍药

气微寒，味酸而苦，气薄味厚，阴也，降也。

阴中之阳，有小毒。

入手足太阴经。

《象》云：补中焦之药，得炙甘草为佐，治腹中痛。夏月腹痛，少加黄芩；如恶寒腹痛，加肉桂一钱，白芍药三钱，炙甘草一钱半，此仲景神方也。如冬月大寒腹痛，加桂二钱半，水二盏，煎一半，去皮用。

《心》云：脾经之药，收阴气，能除腹痛，酸以收之，扶阳而收阴气，泄邪气。扶阴与生姜同用。温经散湿通塞，利腹中痛，胃气不通，肺燥气热，酸收甘缓，下利必用之药。

《珍》云：白补赤散，泻肝补脾胃，酒浸行经，止中部腹痛。

《本草》云：主邪气腹痛，除血痹，破坚积，寒热疝瘕，止痛，利小便，益气，通顺血脉，缓中，散恶血，逐贼血，去水气，利膀胱。

《衍义》云：芍药全用根。其品亦多，须用花红而单叶者，山中者佳。花叶多则根虚，然其根多赤色，其味涩，有色白粗肥者亦好，余如经。然血虚寒人，禁此一物，古人有言减芍药以避中寒，诚不可忽。今见花赤者为赤芍药，花白者为白芍药，俗云白补而赤泻。

东垣云：但涩者为上。或问古今方论中多以涩为收，今《本经》有利小便一句者何也？东垣云：芍药能停诸湿而益津液，使小便自行，本非通行之药，所当知之。又问：有缓中一句，何谓缓中？东垣云：损其肝者缓其中。又问：当用何药以治之？东垣云：当用四物汤，以其内有芍药故也。赤者利小便下气，白者止痛散气血，入手足太阴经。大抵酸涩者为上，为收敛停湿之剂，故主手足太阴经；收降之体，故又能至血海而入于九地之下，后至厥阴经也。后人用赤泻白补者，以其色在西方故补，色在南方故泄也。

《本草》云：能利小便，非能利之也，以其肾主大小二便，既用此以益阴滋湿，故小便得通也。

《难经》云：损其肝者缓其中，即调血也。没药、乌药、雷丸为之使。

《本草》又云：恶石斛、芒硝，畏硝石、鳖甲、小蓟，反藜芦。

《液》云：腹中虚痛，脾经也，非芍药不除，补津液停湿之剂。

### 熟地黄

气寒，味苦，阴中之阳。甘微苦。

味厚气薄，阴中阳也，无毒。

入手足少阴经、厥阴经。

《象》云：酒洒蒸如乌金，假酒力则微温，大补，血衰者须用之。善黑须发，忌萝卜。

《珍》云：若治外治上，酒制。

《心》云：生则性大寒而凉血，熟则性寒而补肾。

《本草》云：主折跌绝筋伤中，逐血痹，填骨髓，长肌肉。作汤除寒热积聚，除痹，主男子五劳七伤，女子伤中胞漏，下血，破恶血溺血，利大小肠，去胃中宿食，筋力断绝，补五脏内伤不足，通血脉，益气力，利耳目。生者尤良，得清酒、麦门冬尤良。恶贝母，畏芜荑。

东垣云：生地黄治手足心热及心热，入手足少阴、手足厥阴，能益肾水而治血。脉洪实者宜此，若脉虚则宜熟地黄。地黄假火力蒸九数，故能补肾中元气。仲景制八味丸，以熟地黄为诸药之首，天一所生之源也。汤液四物以治藏血之脏，亦以干熟地黄

为君者，癸乙同归一治也。蒸捣不可犯铁，若犯铁令人肾消。

陈藏器云：蒸干即温补，生干则平宣。

《机要》云：熟地黄，脐下发痛者，肾经也，非地黄不能除，补肾益阴之剂，二宜丸加当归为补髓。

### 生地黄

气寒，味苦，阴中之阳。甘苦大寒，无毒。

入手太阳经、少阴经之剂。

《象》云：凉血补血，补肾水真阴不足。此药大寒，宜斟酌用之，恐损胃气。

《珍》云：生血凉血。

《本草》云：主妇人崩中血不止，及产后血上薄心，闷绝伤身，胎动下血，胎不落，堕坠腕折，瘀血留血，衄鼻吐血，皆捣饮之。

《液》云：手少阴，又为手太阳之剂，故钱氏泻丙与木通同用，以导赤也。诸经之血热，与他药相随，亦能治之。溺血便血亦治之，入四散例。

《心》云：苦甘，阴中微阳，酒浸上行、外行，生血凉血去热，恶贝母，畏芜荑。

### 山药

气温，味甘平，无毒。

手太阴经药。

《本草》云：主补中益气，除热强阴，主头面游风，风头晕眩，下气，充五脏，长肌肉，久服耳目聪明，轻身耐老，延年不饥。手太阴药，润皮毛燥，凉而能补，与二门冬、紫芝为之使，恶甘遂。

东垣云：仲景八味丸用干山药，以其凉而能补也，亦治皮肤干燥，以此物润之。

### 麻仁

味甘平，无毒。

入足太阴经，手阳明经。

《本草》云：主补中益气，中风汗出，

逐水，利小便，破积血，复血脉，乳妇产后余疾。长发，可为沐药。久服肥健不老。

《液》云：入足太阴、手阳明。汗多、胃热、便难三者，皆燥湿而亡津液，故曰脾约。约者，约束之义，《内经》谓：燥者润之，故仲景以麻仁润足太阴之燥及通肠也。

### 薏苡仁

气微寒，味甘，无毒。

《本草》云：主筋急拘挛，不可屈伸，风湿痹，下气，除筋骨邪气不仁，利肠胃，消水肿，令人能食，久服轻身益气。其根能下三虫。仲景治风湿燥痛，日晡所剧者，与麻黄杏子薏苡仁汤。

### 甘草

气平，味甘，阳也，无毒。

入足厥阴经、太阴经、少阴经。

《象》云：生用大泻热火，炙之则温，能补上焦、中焦、下焦元气。和诸药相协而不争，性缓善解诸急，故名国老。去皮用。甘草梢子生用为君，去茎中痛，或加苦楝酒煮，玄胡索为主，尤妙。

《心》云：热药用之缓其热，寒药用之缓其寒。经曰：甘以缓之，阳不足补之以甘。中满禁用，寒热皆用，调和药性，使不相悖。炙之散表寒，除邪热，去咽痛，除热，缓正气，缓阴血，润肺。

《珍》云：养血补胃，梢子去肾中之痛。胸中积热，非梢子不能除。

《本草》云：主五脏六腑寒热邪气，坚筋骨，长肌肉倍力，金疮尰解毒，温中下气，烦满短气，伤脏咳嗽，止渴，通经脉，利血气，解百药毒，为九土之精，安和七十二种石、一千二百种草，故名国老。

《药性论》云：君，忌猪肉。

《内经》曰：脾欲缓，急食甘以缓之。甘以补脾，能缓之也，故汤液用此以建中。又曰：甘者令人中满。又曰：中满者勿食

甘。即知非中满药也。甘入脾，归其所喜攻也。或问：附子理中、调胃承气皆用甘草者，如何是调和之意？答曰：附子理中用甘草，恐其僭上也；调胃承气用甘草，恐其速下也，二药用之非和也，皆缓也。小柴胡有柴胡、黄芩之寒，人参、半夏之温，其中用甘草者，则有调和之意。中不满而用甘为之补，中满者用甘为之泄，此升降浮沉也。凤髓丹之甘，缓肾湿而生元气，亦甘补之意也。《经》云：以甘补之，以甘泻之，以甘缓之。本草谓安和七十二种石、一千二百种草，名为国老，虽非君而为君所宗，所以能安和草石而解诸毒也，于此可见调和之意。夫五味之用，苦直行而泄，辛横行而散，酸束而收敛，咸止而软坚，甘上行而发。如何《本草》言下气？盖甘之味有升降浮沉，可上可下，可内可外，有和有缓，有补有泄，居中之道尽矣。入足厥阴、太阴、少阴，能治肺痿之脓血，而作吐剂能消五发之疮疽，每用水三碗，慢火熬至半碗，去粗服之。消疮与黄芪同功，黄芪亦能消肿毒痈疽，修治之法与甘草同。

《本草》又云：术、干漆、苦参为之使，恶远志，反大戟、芫花、甘遂、海藻四物。

### 白前

气微温，味甘，微寒，无毒。

《本草》云：主胸胁逆气，咳嗽上气，状似白薇、牛膝辈。

《衍义》云：白前保定肺气，治嗽多用。白而长于细辛，但粗而脆，不似细辛之柔。若以温药相佐使则尤佳，仲景用。

### 白薇

气大寒，味苦咸平，无毒。

《本草》云：主暴中风，身热肢满，忽忽不知人，狂惑邪气，寒热酸疼，温疟洗洗发作有时，疗伤中淋露，下水气，利阴气，益精。近道处处有之，状似牛膝、白前而短

小，疗惊邪、风狂、痓病。

《液》云：《局方》中多有用之治妇人，以《本经》疗伤中、下淋露故也。

《本草》又云：恶黄芪、大黄、大戟、干姜、干漆、山茱萸、大枣。

### 前胡

气微寒，味苦，无毒。

《本草》云：主痰满，胸胁中痞，心腹结气，风头痛，去痰实下气，治伤寒寒热，推陈致新，明目益精。半夏为使，恶皂荚，畏藜芦。

### 木香

气热，味辛苦，纯阳，味厚于气。

阴中阳也，无毒。

《象》云：除肺中滞气。若治中下焦气结滞，须用槟榔为使。

《珍》云：治腹中气不转运，和胃气。

《心》云：散滞气，调诸气。

《本草》云：治邪气，辟毒疫瘟鬼，强志，主淋露，疗气劣，肌中偏寒，主气不足，消毒瘟疟蛊毒，行药之精。

《本经》云：主气劣、气不足，补也；通壅气，导一切气，破也；安胎，健脾胃，补也；除痃癖块，破也。与本条补破不同，何也？易老以为破气之剂，不言补也。

### 知母

气寒，味大辛，苦寒味厚，阴也，降也。苦，阴中微阳。无毒。

入足阳明经。

手太阴肾经本药。

《象》云：泻足阳明经火热，补益肾水膀胱之寒。去皮用。

《心》云：泻肾中火，苦寒，凉心去热。

《珍》云：凉肾，肾经本药。上颈行经，皆须用酒炒。

《本草》云：主消渴热中，除邪气，肢体浮肿，下水，补不足，益气，疗伤寒久疟

烦热，胁下邪气，膈中恶及风汗内疸，多服令人泄。

东垣云：入足阳明、手太阴，味苦寒润。治有汗骨蒸，肾经气劳泻心。仲景用此为白虎汤，治不得眠者，烦躁也。烦者肺也，躁者肾也，以石膏为君主，佐以知母之苦寒，以清肾之源，缓以甘草、粳米之甘，而使不速下也。《经》云：胸中有寒者，瓜蒂散吐之。又云：表热里寒者，白虎汤主之。瓜蒂、知母味皆苦寒，而治胸中寒及里寒，何也？答曰：成无己注云，即伤寒寒邪之毒为热病也，读者要逆识之。如《论语》言乱臣十人，《书》言唯以乱民，其能而乱四方？乱皆治也，乃治乱者也，故云乱民乱四方也。仲景所言寒之一字，举其初而言之，热病在其中矣。若以寒为寒冷之寒，无复用苦寒之剂，兼言白虎证脉尺寸俱长，则热可知矣。

### 贝母

气平微寒，味辛苦，无毒。

《本草》云：主伤寒烦热，淋沥，邪气，疝瘕，喉痹，乳难，金疮，风痉，疗腹中结实，心下满，洗洗恶风寒，目眩项直，咳嗽上气，止烦渴，出汗，安五脏，利骨髓。

仲景：寒实结胸，外无热证者，三物小陷胸汤主之，白散亦可，以其内有贝母也。《别说》：贝母能散胸中郁结之气，殊有功。

《本草》又云：厚朴、白薇为之使，恶桃花，畏秦艽、矾石、莽草，反乌头。

海藏祖方，下乳三母散：牡蛎、知母、贝母三物为细末，用猪蹄汤调下。

### 黄芩

气寒，味微苦，苦而甘。微寒，味薄气厚，阳中阴也，阴中微阳，大寒无毒。

入手太阴经之剂。

《象》云：治肺中湿热，疗上热，目中赤肿瘀肉盛必用之药。泻肺受火邪，上逆于

膈。下补膀胱之寒不足，乃滋其化源也。

《心》云：泻肺中之火。

洁古云：利胸中气，消膈上痰，性苦寒，下痢脓血稠粘，腹疼后重，身热久不可者，与芍药、甘草同用。

《珍》云：除阳有余，凉心去热，通寒格。阴中微阳，酒炒上行，主上部积血，非此不能除。肺苦气上逆，急食苦以泄之。

《本草》云：主诸热黄疸，肠澼泻痢，逐水，下血闭，恶疮疽蚀火伤，疗痰热，胃中热，小腹绞痛，消谷，利小肠，女子血闭，淋露下血，小儿腹痛。

东垣云：味苦而薄，中枯而飘，故能泄肺火而解肌热，手太阴剂也。细实而中不空者，治下部妙。

陶隐居云：色深坚实者好。又治奔豚，脐下热痛。飘与实高下之分，与枳实、枳壳同例。黄芩其子主肠澼脓血。

《本草》又云：得厚朴、黄连治腹痛，得五味子、牡蒙、牡蛎令人有子，得黄芪、白薇、赤小豆疗鼠瘘。山茱萸、龙骨为之使，恶葱实，畏丹砂、牡丹、藜芦。

张仲景治伤寒心下痞满，泻心汤四方皆用黄芩，以其去诸热，利小肠故也。又太阳病下之利不止，有葛根黄芩黄连汤。亦主妊娠，安胎散内多用黄芩，今医家常用有效者，因著之千金方。巴郡太守奏加减三黄丸，疗男子五劳七伤，消渴不生肌肉，妇人带下，手足寒热者，久服之，得行及奔马，甚验。

陶隐居云：黄芩圆者名子芩，仲景治杂病方多用之。

## 黄连

气寒，味苦，味厚气薄，阴中阳也，升也。无毒。

入手少阴经。

《象》云：泻心火，除脾胃中湿热，治烦恶心郁，热在中焦，兀兀欲吐，心下痞满，必用药也。仲景治九种心下痞，五等泻心汤皆用之。去须用。

《心》云：泻心经之火，眼暴赤肿，及诸疮须用之，苦寒者主阳有余，苦以除之，安蛔，通寒格，疗下焦虚，坚肾。

《珍》云：酒炒上行，酒浸行上头。

《本草》云：主热气目痛，眦伤泣出，明目，肠澼，腹痛下痢，妇人阴中肿痛，五脏冷热，久下泄澼脓血，止消渴大惊，除水利骨，调胃厚肠益胆，疗口疮，久服令人不忘。

《液》云：入手少阴，苦燥，故入心，火就燥也。然泻心其实泻脾也，为子能令母实，实则泻其子。治血防风为上使，黄连为中使，地榆为下使。

海藏祖方，令终身不发癍疮：煎黄连一口，儿生未出声时，灌之大应，已出声灌之癍虽发亦轻。古方以黄连为治痢之最。

《衍义》云：治痢有微血，不可执，以黄连为苦燥剂，虚者多致危困，实者宜用之。

《本草》又云：龙骨、理石、黄芩为之使，恶菊花、芫花、玄参、白鲜皮，畏款冬花，胜乌头，解巴豆毒。

## 大黄

气寒，味苦大寒，味极厚，阴也，降也，无毒。

入手足阳明经。

酒浸入太阳经。

酒洗入阳明经。

余经不用酒。

《象》云：性走而不守，泻诸实热不通，下大便，涤荡肠胃间热，专治不大便。

《心》云：涤荡实热。

《珍》云：热淫于内，以苦泄之。酒浸入太阳经，酒洗入阳明经，余经不用酒。

《本草》云：主下瘀血，血闭寒热，破癥瘕积聚，留饮宿食，荡涤肠胃，推陈致新，通利水谷，调中化食，安和五脏，平胃下气，除痰实、肠间结热，心腹胀满，女子寒血闭胀，小腹痛，诸老血留结。

《液》云：味苦寒，阴中之阴药，泄满，推陈致新，去陈垢而安五脏，谓如戡定祸乱以致太平无异，所以有将军之名。入手足阳明以酒引之，上至高巅，以舟楫载之，胸中可浮。以苦泄之性，峻至于下。以酒将之可行至高之分，若物在巅，人迹不及，必射以取之也。故太阳阳明、正阳阳明承气汤中，俱用酒浸，惟少阳阳明为下经，故小承气汤中不用酒浸也。杂方有生用者，有面裹蒸熟者，其制不等。

《衍义》云：损益前书已具。仲景治心气不足，吐血衄血，泻心汤用大黄、黄芩、黄连，或曰心气既不足矣，而不用补心汤，更用泻心汤何也？答曰：若心气独不足，则须当不吐衄也，此乃邪热因心气不足而客之，故令吐衄。以苦泄其热，就以苦补其心，盖一举而两得之，有是证者用之，无不效，惟在量其虚实而已。

《本草》又云：恶干漆。

### 连翘

气平，味苦，苦微寒，气味俱轻，阴中阳也，无毒。

手足少阳经、阳明经药。

《象》云：治寒热瘰疬，诸恶疮肿，除心中客热，去胃虫，通五淋。

《心》云：泻心经客热，诸家须用，疮家圣药也。

《珍》云：诸经客热，非此不能除。

《本草》云：主寒热鼠瘘，瘰疬，痈肿恶疮，结热蛊毒，去寸白虫。

《液》云：入手足少阳。治疮疡，瘤气瘿起，结核有神，与柴胡同功，但分气血之

异耳。与鼠粘子同用，治疮疡别有神效。

### 连轺

气寒，味苦。

本经不见所注，但仲景古方所注云，即连翘之根也。方言熬者，即今之炒也。

### 人参

气温，味甘，甘而微苦微寒，气味俱轻，阳也。阳中微阴，无毒。

《象》云：治脾肺阳气不足，及能补肺，气促，短气少气，补而缓中，泻脾、肺、胃中火邪，善治短气。非升麻为引用不能补上升之气，升麻一分，人参三分，为相得也。若补下焦元气，泻肾中火邪，茯苓为之使。

《心》云：补气不足而泻肺火，甘温而补阳利气。脉不足者是亡血也，人参补之益脾。与干姜同用补气。里虚则腹痛，此药补之，是补不足也。

《珍》云：补胃，喘嗽勿用，短气用之。

《本草》云：主补五脏，安精神，定魂魄，止惊悸，除邪气，明目，开心益智，疗肠胃中冷，心腹鼓痛，胸胁逆满，霍乱吐逆，调中，止消渴，通血脉，破坚积，令人不忘。

《液》云：味既甘温，调中益气，即补肺之阳，泄肺之阴也。若便言补肺，而不论阴阳寒热，何气不足则误矣。若肺受寒邪，宜此补之；肺受火邪，不宜用也。肺为天之地，即手太阴也，为清肃之脏，贵凉而不贵热，其象可知。若伤热则宜沙参，沙参味苦甘，微寒，无毒，主血积惊气，除寒热，补中益肺气，疗胃痹，心腹痛，结热邪气头痛，皮间邪热，安五脏，补中。人参补五脏之阳也，沙参苦微寒，补五脏之阴也，安得不异。

易老云：用沙参代人参，取其味甘可也。

葛洪云：沙参主卒得诸疝，小腹及阴中

相引痛如绞，自汗出欲死，细末，酒调服方寸匕，立瘥。

日华子云：治恶疮疥癣及身痒，排脓，消肿毒。

海藏云：今易老取沙参代人参，取其甘也。若微苦则补阴，甘者补阳经，虽云补五脏，亦须各用本脏药相佐使，随所引而相辅一脏也，不可不知。

### 沙参

味苦甘，微寒，无毒。

治证附前人参条下。

### 半夏

气微寒，味辛平，苦而辛。辛厚苦轻，阳中阴也。生微寒，熟温，有毒。

入足阳明经、太阴经、少阳经。

《象》云：治寒痰，及形寒饮冷伤肺而咳，大和胃气，除胃寒，进食。治太阴痰厥头痛，非此不能除。

《心》云：能胜脾胃之湿，所以化痰，渴者禁用。

《珍》云：消胸中痞，去膈上痰。

《本草》云：主伤寒寒热，心下坚，下气，咽喉肿痛，头眩，胸胀咳逆，肠鸣，止汗，消心腹胸膈痰热满结，咳嗽上气，心下急痛坚痞，时气呕逆，消痈肿，堕胎，疗痿黄，悦泽面目。生令人吐，热令人下。用之汤洗去滑令尽，用生姜等分制用，能消痰涎，开胃健脾。射干为之使，恶皂荚，畏雄黄、生姜、干姜、秦皮、龟甲，反乌头。

《药性论》云：半夏使，忌羊血、海藻、饴糖。柴胡为之使，俗用为肺药，非也。止吐为足阳明，除痰为足太阴。小柴胡中虽为止呕，亦助柴胡能主恶寒，是又为足少阳也。又助黄芩能去热，是又为足阳明也。往来寒热在表里之中，故用此有各半之意。本以治伤寒之寒热，所以名半夏。经云肾主五液，化为五湿，自入为唾，入肝为泣，入心为汗，入脾为痰，入肺为涕。有涎曰嗽，无涎曰咳，痰者因咳而动脾之湿也。半夏能泄痰之标，不能泄痰之本，泄本者，泄肾也。咳无形，痰有形，无形则润，有形则燥，所以为流湿润燥也。

### 五味子

气温，味酸，阴中阳，微苦。味厚气轻，阴中微阳，无毒。

入手太阴经。

入足少阴经。

《象》云：大益五脏。

孙真人云：五月常服五味子以补五脏气，遇夏月季夏之间困乏无力，无气以动，与黄芪、人参、麦门冬，少加黄柏煎汤服，使人精神顿加，两足筋力涌出，生用。

《珍》云：治咳嗽。

《心》云：收肺气，补气不足，升也，酸以收逆气。肺寒气逆，则以此药与干姜同用治之。

《本草》云：主咳逆上气，劳伤羸瘦，补不足，益气强阴，益精，养五脏，除热。

日华子云：明目，暖水脏，治风下气，消食，霍乱转筋，痃癖，奔豚冷气，消水肿，反胃，心腹气胀，止渴，除烦热，解酒毒，壮筋骨。五味皮甘肉酸，核中辛苦，都有咸味，故名五味子。仲景八味丸用此为肾气丸，述类象形也。

孙真人云：六月常服五味子，以益肺金之气，在上则滋源，在下则补肾，故入手太阴、足少阴也。

### 甘遂

气大寒，味苦甘，甘纯阳，有毒。

《本草》云：主大腹疝瘕，腹满，面目浮肿，留饮宿食，破坚消积，利水谷道，下五水，散膀胱留热，皮中痞热，气肿满。瓜蒂为使，恶远志，反甘草。

《液》云：可以通水，而其气直透达所结处。

《衍义》云：此药专于行水攻决为用，入药须斟酌用之。

《珍》云：若水结胸中，非此不能除。

## 大戟

气大寒，味苦甘，阴中微阳，有小毒。

《本草》云：治蛊毒十二水，腹满急痛，积聚中风，皮肤疼痛，吐逆，颈腋痈肿，头疼发汗，利大小肠，此泽漆根也。

《液》云：与甘遂同为泄水之药，湿胜者苦燥除之，反甘草。与芫花、黄药子等分，水糊为丸，桐子大，每服十丸，伤风寒葱白汤下，伤食陈皮汤下，或十五丸微加至止亦可。芫花别有条，海藏十枣汤同用。

《珍》云：泻肺，损真气。

## 芫花

气微寒，味苦辛，有毒。

《本草》云：主伤寒温疟，下十二水，破积聚大坚癥瘕，荡涤肠胃中留癖，饮食寒热邪气，利水道，疗痰饮咳嗽。

《衍义》云：仲景以芫花治利者，以其行水也，水去则利止，其意如此，用时斟酌，不可太过与不及也，仍察其须有是证方可用之。仲景小青龙汤，若微利，去麻黄，加芫花，如鸡子熬令赤色用之，盖利水也。

## 海藻

气寒，味咸。

《本草》云：主瘿瘤气，颈下核，破散结气，痈肿癥瘕坚气，腹中上下鸣，下十一水肿，疗皮间积聚，暴癀，留气热结，利小便。

《珍》云：洗去咸，泄水气。

## 商陆根

气平，味辛酸，有毒。

《本草》云：主水胀满，疝痹，熨除痈肿，杀鬼精物，治胸中邪气水肿，痿痹，腹满洪，直疏五脏，散水气。如人形者有神效。

《珍》云：辛酸同用，导肿气。

## 旋覆花

气温，味咸甘，冷利，有小毒。

《本草》云：主补中下气，消坚软痞，消胸中痰结，唾如胶漆，脐下膀胱留饮，利大肠，通血脉。发汗、吐、下后，心下痞，噫气不除者，宜此。

仲景治伤寒汗下后，心下痞坚，噫气不除，旋覆代赭汤。

胡洽治痰饮，两胁胀满，旋覆花丸用之尤佳。

## 泽泻

气平，味甘，甘咸寒。味厚阴也，降也，阴中微阳。

入手太阳经、少阴经。

《象》云：除湿之圣药，治小便淋沥，去阴间汗。无此疾服之，令人目盲。

《心》云：去旧水，养新水，寒水气须用。

《珍》云：渗泻止渴。

《本草》云：治风、寒、湿痹，乳难消水，养五脏，益气力，肥健，补虚损五劳，除五脏痞满，起阴气，止泄精、消渴、淋沥，逐膀胱三焦停水。

扁鹊云：多服，病人眼。

《衍义》云：其功尤长于行水。

仲景云：水畜烦渴，小便不利，或吐或泻，五苓散主之。方用泽泻，故知其用长于行水，《本经》又引扁鹊云，多服病人眼，诚为行去其水故也。仲景八味丸用之者，亦不过接引桂、附等归就肾经，别无他意。凡服泽泻散人，未有不小便多者，小便既多，肾气焉得复实？今人止泄精，多不敢用。

《本经》云：久服明目，扁鹊谓多服昏

目，何也？易老云：去胞中留垢，以其味咸能泄伏水，故去留垢，即胞中久陈积物也。入足太阳、少阴，仲景治太阳中风入里渴者，五苓散主之。

### 红豆

气温，味辛，无毒。

《本草》云：主阳虚水泻，心腹绞痛，霍乱，呕吐酸水，解酒毒。不宜多服，令人舌粗，不能饮食。

《液》云：是高良姜子。用红豆复用良姜，如用官桂复用桂花同意。

### 肉豆蔻

气温，味辛，无毒。

入手阳明经。

《本草》云：主鬼气，温中，治积冷，心腹胀痛，霍乱中恶，冷疰呕沫，冷气，消食止泄，小儿伤乳霍乱。

### 甘松

气平，味甘温，无毒。

《本草》云：主恶气，卒心腹痛满，治黑皮䵟𪒠，风疳齿䘌。

### 蜀漆

气微温，味辛，纯阳，辛平，有毒。

《珍》云：破血。

《心》云：洗去腥，与苦酸同用，导胆。

《本草》云：主疟及咳逆寒热，腹中癥坚痞结，积聚邪气，蛊毒鬼疰，疗胸中邪结气，能吐出之。

成无己注云：火邪错逆，加蜀漆之辛以散之。

### 蒲黄

气平，味甘，无毒。

《本草》云：主心腹膀胱寒热，利小便，止血，消瘀血。又云：治一切吐衄唾溺崩泻扑藏带下等血，并皆治之，并疮疖，通月候，堕胎，儿枕急痛，风肿鼻洪，下乳，止泄精血利。如破血消肿则生用，补血止血则

炒用。

### 天门冬

气寒，味微苦，苦而辛。气薄味厚，阴也，甘平大寒，无毒，阳中之阴。

入手太阳经。

足少阴经。

《象》云：保肺气。治血热侵肺，上喘气促，加人参、黄芪为主用之，神效。

《心》云：苦以泄滞血，甘以助元气，及治血妄行，此天门冬之功也。

《本草》云：主诸暴风湿偏痹，强骨髓，杀三虫，去伏尸，保定肺气，去寒热，养肌肤，益气力，利小便，冷而能补。久服延年多子孙，能行步益气，入手太阴、足少阴经，荣卫枯涸，湿剂所以润之，二门冬、人参、北五味子、枸杞子同为生脉之剂，此上焦独取寸口之意。

日华子云：贝母为使，镇心，润五脏，益皮肤，悦颜色，补五劳七伤，治肺气并嗽，消痰及风痹热毒，游风烦闷，吐血。去心用。

### 麦门冬

气寒，味微苦甘，微寒，阳中微阴也，无毒。

入手太阴经。

《象》云：治肺中伏火，脉气欲绝，加五味子、人参，三味为生脉之剂，补肺中元气不足。

《珍》云：行经酒浸、汤浸，去心治经枯。

《心》云：补心气不足，及治血妄行，补心不足。

《本草》云：主心腹结气，伤中伤饱，胃络脉绝，羸瘦短气，身重目黄，心下支满，虚劳客热，口干燥渴，止呕吐，愈痿蹶，强阴益精，消谷调中，保神，定肺气，安五脏，令人肥健，美颜色，有子。地黄、

车前子为之使，恶款冬花、苦瓠，畏苦参、青蘘，入手太阴。

《衍义》云：治肺热之功为多，其味苦，但专泄而不专收，寒多人禁服。治心肺虚热及虚劳。麦门冬、地黄、麻仁、阿胶润经益血，复脉通心，二门冬、五味子、枸杞子同为生脉之剂。

### 萎蕤

气平，味甘，无毒。

《本草》云：主中风暴热，不能动摇，跌筋结肉诸不足，心腹结气，虚热湿毒，腰痛，茎中寒，及目痛眦烂泪出，久服去面黑䵟。

《心》云：润肺除热。

### 茵陈蒿

气微寒，味苦平，阴中微阳，无毒。

入足太阳经。

《象》云：除烦热，主风湿热邪结于内。去枝梗，用叶。

《本草》云：治风湿寒热，邪气热结，黄疸遍身发黄，小便不利，除头热，去伏瘕，入足太阳。

仲景茵陈栀子大黄汤治湿热也，栀子柏皮汤治燥热也。如苗涝则湿黄，苗旱则燥黄。湿则泻之，燥则润之可也。此二药治阳黄也。韩祗和、李思训治阴黄，茵陈附子汤，大抵以茵陈为君主，佐以大黄、附子，各随其寒热也。

《珍》云：治伤寒发黄。

### 艾叶

气温，味苦，阴中之阳，无毒。

《本草》云：止下痢吐血，下部䘌疮，辟风寒，令人有子，灸百病。重午日日未出时，不语采。

《心》云：温胃。

### 白头翁

气寒，味辛苦，有毒。

《本草》云：主温疟狂易音羊，寒热癥瘕，积聚瘿气，逐血止痛，疗金疮鼻衄。

《心》云：下焦肾虚，纯苦以坚之。

一名野丈人，一名胡王使者。

### 百合

气平，味甘，无毒。

《本草》云：主邪气腹胀心痛，利大小便，补中益气，除浮肿胪胀，痞满寒热，遍身疼痛，及乳难喉痹，止涕。

仲景治百合病，百合知母汤、百合滑石代赭石汤，有百合鸡子汤、百合地黄汤，或百合病已经汗者，或未经汗下吐者，或病形如初，或病变寒热，并见《活人书》。治伤寒腹中疼，百合一两，炒黄为末，米饮调服。

孙真人云：治百合阴毒，煮百合浓汁，服一升。

### 苁蓉

气温，味甘咸酸，无毒。

《本草》云：主五劳七伤补中，除茎中寒热痛，养五脏，强阴，益精气，多子，妇人癥瘕，除膀胱邪气，腰痛，止痢，久服轻身。

《液》云：命门相火不足，以此补之。

### 玄参

气寒，味苦咸，无毒。

《象》云：足少阴肾之君药也；治本经须用。

《本草》云：主腹中寒热积聚，女子产乳余疾，补肾气，令人目明，主暴中风伤寒身热，肢满狂邪，忽不知人，温疟洒洒，血瘕，下寒血，除胸中气，下水，止烦渴。

易老云：玄参乃枢机之剂，管领诸气上下，肃清而不浊，风药中多用之，故《活人书》治伤寒阳毒，玄参升麻汤治汗下吐后毒不散，则知为肃清枢机之剂。以此论之，治空中氤氲之气，无根之火，以玄参为圣药。

### 款冬花

气温，味甘辛，纯阳，无毒。

《珍》云：温肺止嗽。

《本草》云：主咳逆上气，善喘喉痹，诸惊痫，寒热邪气，消渴，喘息呼吸。杏仁为之使，得紫菀良，恶皂荚、硝石、玄参，畏贝母、辛夷、麻黄、黄芪、黄芩、黄连、青葙。

《药性论》云：君，主疗肺气心促，急热乏劳，咳连连不绝，涕唾稠粘，肺痿肺痈吐脓。

日华子云：润心肺，益五脏，除烦，补劳劣，消痰止嗽，肺痿吐血，心虚惊悸。

《衍义》云：有人病嗽多日，或教以燃款冬花三两枚于无风处，以笔管吸其烟，满口则咽之，数日效。

《时习》云：仲景射干汤用之。

### 紫参

气微寒，味苦辛，无毒。

《本草》云：主心腹积聚，寒热邪气，通九窍，利大小便，疗肠胃大热，唾血衄血，肠中聚血，痈肿诸疮，止渴益精。

仲景治痢，紫参汤主之。紫参半斤，甘草二两，水五升，煎紫参，取二升，却内甘草，煎取半升，分温三服。

### 苦参

气寒，味苦，气沉，纯阴。

《心》云：除湿。

《本草》云：主心腹结气，癥瘕积聚，黄疸，溺有余沥，逐水，除痈肿，补中，明目止泪，养肝胆气，安五脏，定志益精，利九窍，除伏热肠澼，止渴醒酒，小便黄赤，疗恶疮下部䘌，平胃气，令人嗜食轻身。

《衍义》云：有人病遍身风热细疹，痒痛不可任，连胸胫脐腹近阴处皆然，涎痰亦多，夜不得睡，以苦参末一两，皂角二两，水一升，揉滤取汁，银石器熬成膏，和苦参

末为丸，如梧桐子大，食后，温水下二十丸至三十丸，次日便愈。

《时习》云：苦参揩齿，久能病腰。

### 芦根

气寒，味甘。

《本草》云：主消渴客热，止小便，《金匮玉函》治五噎膈气烦闷，吐逆不下食，芦根五两剉，水三盏，煮二盏，去粗服，无时。

### 射干 又名乌扇

气平，味苦微温，有毒。

《本草》云：主咳逆上气，喉闭咽痛，不得消息，散结气，腹中邪逆，食饮大热，疗老血在心脾间，咳唾，言语气臭，散胸中热气。

《衍义》云：治肺气喉痹为佳。

仲景治咽中动气或闭塞，乌扇汤中用。

《时习》云：仲景射干汤用之。

《心》云：去胃痈。

### 败酱

气微寒平，味苦咸，无毒。

入足少阴经。

手厥阴经。

《本草》云：主暴热火疮，赤风疥瘙，疽痔，马鞍热气，除痈肿，浮肿结热，风痹不足，产后疾痛。

仲景治腹痈有脓者，薏苡仁附子败酱汤。薏苡仁十分，附子二分，败酱五分，三物为末，取方寸匕，以水二升，煎取一升，顿服之，小便当下，愈。

### 败蒲

气平。

《本草》云：主筋溢恶疮。

《药性论》云：亦可单用，主破血。取蒲黄、赤芍药、当归、大黄、朴硝同服，治跌仆瘀血。

陈藏器云：《圣惠方》治霍乱。

**苇叶**

《液》云：同芦差大耳。

**防己**

气寒，味大苦辛，苦，阴也。平，无毒。

通行十一经。

《象》云：治腰以下至足湿热肿盛，脚气，补膀胱，去留热，通行十二经。去皮用。

《本草》云：主风寒温疟热气诸痫，除邪，利大小便，疗水肿风肿，去膀胱热，伤寒寒热邪气，中风手脚挛急，止泄，散痈肿恶结，诸蜗疥癣虫疮，通腠理，利九窍。

《药性论》云：汉防己，君。又云：木防己，使。畏女菀、卤咸。去血中湿热。

**牵牛**

气寒，味苦，有小毒，黑白二种。

《本草》云：主下气，疗脚满水肿，除风毒，利小便。

海藏云：以气药引之则入气，以大黄引之则入血。

张文懿云：不可耽嗜，脱人元气。余初亦疑此药不可耽嗜，后见人有酒食病痞，多服食药以导其气，及服藏用神芎丸，及犯牵牛等丸，如初服即快，药过再食，其病痞依然。依前又服，其痞随药而效，药过后病复至，以至久服，则脱人元气而犹不知悔，戒之！惟当益脾健胃，使元气生而自能消磨水谷，其法无以加矣。

《心》云：泻元气，去气中湿热。凡饮食劳倦皆血受病，若以此药泻之，是血病泻气，使气血俱虚损，所伤虽去，泻元气损人不知也。经所谓毋盛盛，毋虚虚，毋绝人长命，此之谓也。用者戒之！白者亦同。

罗谦甫云：牵牛乃泻气之药，试取尝之，便得辛辣之味，久而嚼之，猛烈雄壮，

渐渐不绝，非辛而何？续注味苦寒，果安在哉？又曰：牵牛感南方热火之化，所生者也，血热泻气，差误已甚。若病湿胜，湿气不得施化，致大小便不通，则宜用之耳。湿去其气周流，所谓五脏有邪，更相平也。经所谓一脏未平，以所胜平之，火能平金，而泻肺气者即此也。然仲景治七种湿证，小便不利，无一药犯牵牛者，仲景岂不知牵牛能泻湿利小便？为湿病之根在下焦，是血分中气病，不可用辛辣气药，泻上焦太阴之气故也。仲景尚不敢轻用如此，世医一概而用之可乎？又曰：牵牛辛烈，泻人元气，比诸辛药尤甚，以辛之雄烈故也。

**三棱**

气平，味苦，阴中之阳，无毒。

《象》云：治老癖癥瘕结块，妇人血脉不调，心腹刺痛。须炮用。

《珍》云：破积气，损真气。虚者勿用。

《液》云：又治气胀，血脉不调，补五劳，通月经，消瘀血。色白，破血中之气。

**蓬莪茂**

气温，味苦辛，无毒。

《象》云：治心膈痛，饮食不消，破痃癖气最良。炮用。

《本草》云：治妇人血气，丈夫奔豚，治心腹痛，中恶疰忤鬼气，霍乱冷气，吐酸水，解毒，饮食不消。酒研服。

《液》云：色黑破气中之血。入气药发诸香，虽为泄剂，亦能益气，故孙用和治气短不能接续，所以大小七香丸、集香丸散及汤内多用此也。

**草龙胆**

气寒，味大苦，气味厚，阴也。无毒。

《珍》云：纯阴，酒浸上行。

《心》云：除下焦之湿，及翳膜之湿。

《象》云：治两目赤肿睛胀，瘀肉高起，疼痛不可忍，以柴胡为主，治眼中疾必用之

药也。去芦。

## 瓜蒌根

气寒，味苦，味厚，阴也。

《本草》云：主消渴，身热烦满，大热，补虚安中，通月水，消肿毒瘀血及热狂。

《心》云：止渴，行津液。苦寒与辛酸同用，导肿气。

《珍》云：苦，纯阴。若心中枯渴者，非此不能除。

## 地榆

气微寒，味甘酸，苦而酸。气味俱厚，阴也。

《本草》云：主妇人乳产七伤，带下，月水不止，血崩之疾，除恶血，止疼痛，肠风泄血。

《象》云：治小儿疳痢，性沉寒，入下焦，治热血痢。去芦。

《心》云：去下焦之血，肠风下血，及泻痢下血，须用之。

《珍》云：阳中微阴，治下部血。

## 紫草

气寒，味苦，无毒。

《本草》云：主心腹邪气，五疸，补中益气，利九窍，通水道，治腹肿胀满。去土用茸。

## 茜根

味苦，阴中微阳。

《珍》云：去诸死血。

《药性论》云：主治六极伤心肺，吐血泻血。

日华子云：止鼻洪，月经不止。

## 菊花

苦而甘寒，无毒。

《心》云：去翳膜，明目。

《珍》云：养目血。

《药性论》云：使，治身上诸风。

日华子云：治四肢游风，利血脉，心烦，胸膈壅闷。

## 葶苈

气大寒，味苦辛，无毒。

《本草》云：主癥瘕积聚结气，饮食寒热，破坚逐邪，通利水道，下膀胱水，伏留热气，及皮间邪水上出，面目浮肿，身暴中风热痱痒，利小便，久服令人虚。又云：疗肺壅上气咳嗽，定喘促，除胸中痰饮。

《液》云：苦、甜二味主治同，仲景用苦，余方或有用甜者，或有不言甜苦者，大抵苦则下泄，甜则少缓，量病虚实用之，不可不审。本草虽云治同，甜苦之味，安得不异？榆白皮为之使，恶僵蚕、石龙芮。仲景葶苈大枣泻肺汤用之。

## 王不留行

味苦，阳中之阴，甘平，无毒。

《珍》云：下乳引导用之。

《药性论》云：治风毒，通血脉。

日华子云：治游风风疹，妇人月经不匀。

## 通草

气平，味甘辛，阳也，无毒。灯草同。

《象》云：治阴窍不利，行小水，除水肿闭，治五淋。生用。

《珍》云：泻肺，利小便。甘平以缓阴血。

日华子云：明目退热，催生下胞、下乳。

## 木通

气平，味甘，甘而淡，性平，味薄，阳也。无毒。

《象》云：主小便不利，导小肠热。去皮用。

《心》云：通经利窍。

《本草》云：除脾胃寒热，通利九窍、血脉、关节，令人不忘，散痈肿诸结不消，堕胎去虫。

## 瞿麦

气寒，味苦辛，阳中微阴也。

《象》云：主关格诸癃结，小便不通，治痈肿排脓，明目去翳，破胎下闭血，逐膀胱邪热。用穗。

《珍》云：利小便，为君主之用。

《本草》云：出刺，决痈肿，明目去翳，破胎堕子，下闭血，养肾气，逐膀胱邪逆，止霍乱，长毛发。

## 车前子

气寒，味甘咸，无毒。

《象》云：主气癃闭，利水道，通小便，除湿痹，肝中风热，冲目赤痛。

《本草》云：主气癃止痛，利水道，通小便，除湿痹，男子伤中，女子淋沥，不欲食，养肺强阴益精，令人有子，明目，治目热赤痛，轻身耐老。

东垣云：能利小便而不走气，与茯苓同功。

## 石韦

此一条与《本经》无一字同，恐别是一物，有误，姑存之。名远墨子、血见愁、鹿衔草也。

《时习》云：今一种作青苔帚，名蚁子槐，作血见愁。又隰州鼓角楼上一种名血见愁，俱能破瘀血。《时习》补：或人言紫花似旋风草，但花不白。又有一种花黄叶似槐，结角如绿豆，俗呼夹竹梅。

《局方本草》：石韦味苦甘平，无毒，主劳热邪气，五癃闭不通，利小便水道，止烦下气，通膀胱满，补五劳，安五脏，去恶风，益精气。

《药性论》云：使，治劳及五淋，胞囊结热不通，膀胱热满。

日华子云：治淋遗溺，杏仁为之使，得菖蒲良。生华阴，又有生古瓦屋上者名瓦韦，用治淋亦佳。

## 白附子

阳，微温。

《珍》云：主血痹，行药势。

《本草》云：主心痛血痹，面上百病，行药势。

## 胡芦巴

苦，纯阴。

《珍》云：治元气虚冷，及肾虚冷。

《本草》云：得槐香子、桃仁治膀胱甚效，腹胁胀满，面色青黑，此肾虚证也。

## 马兜铃

苦，阴中微阳。味苦寒，无毒。

《珍》云：去肺热，安肺气，补肺。

《本草》云：主咳嗽痰结。

《药性论》云：平。能主肺气上急，坐息不得，主咳逆连连不止。

日华子云：治痔瘘疮，以药瓶中烧熏病处。入药炙用，是土青木香独行根子也。

《圣惠方》：治五肿蛊毒。

《图经》云：赤，名土青木香。实，主肺病；根，治气下膈，止刺痛。

## 白及

苦甘，阳中之阴，味辛苦平，微寒，无毒。

《珍》云：止肺涩，白蔹治证同。

《本草》云：主痈肿恶疮败伤阴死肌，胃中邪气，贼风鬼击，痱缓不收，白癣疥虫。

《药性论》云：使，治热结不消，主阴下痿，治面上皯疱。

## 天南星

味苦辛，有毒。

《珍》云：治同半夏。

陈藏器云：主金疮伤折瘀血，取根捣敷伤处。

日华子云：味辛烈，治扑损瘀血，主蛇虫咬，敷疥癣毒疮。

## 郁金

味辛苦，纯阴。

《珍》云：凉心。

《局方本草》：郁金味辛，苦寒，无毒。主血损下气，生肌止血，破恶血、血淋、尿血、金疮。

《药性论》云：单用亦可，治妇人宿血结聚，温醋磨服。

《经验方》云：尿血不定，葱白相和煎服，效。

《本草》云：生蜀者佳，胡人谓之马莶，亦啖马药用。治胀痛，破血而补。

## 佛耳草

气热，味酸。

《象》云：治寒嗽及痰，除肺中寒，大升肺气，少用。款冬花为使，过食损目。

## 蛇床

味苦辛，甘平，无毒。

《本草》云：主妇人阴中肿痛，男子阴痿湿痒，除痹气，利关节，癫痫恶疮，温中下气，令妇人子脏热，男子阴强，久服轻身好颜色，令人有子。一名蛇粟、蛇米，五月采阴干，恶牡丹、巴豆、贝母。

# 卷 下

海藏　王好古　类集
新安　吴勉学　校正

## 木 部

桂　桂心、肉桂、桂枝附
气热，味甘辛，有小毒。
入手少阴经。
桂枝入足太阳经。

《本草》云：主温中，利肝肺气，心腹寒热冷疾，霍乱转筋，头痛腰痛，出汗，止烦止唾，咳嗽鼻齆，能堕胎，坚骨节，通血脉理疏不足，宣导百药，无所畏，久服神仙不老。生桂阳，二月、八月、十月采皮，阴干。有菌桂、牡桂、木桂、筒桂、肉桂、板桂、桂心、官桂之类，用者罕有分别。《衍义》所言，不知何缘而得官之名，予考本草有出观、宾、宜、韶、钦诸州者佳，世人以笔书多而懒书之，故只作官也，如写黄蘗作黄柏，薑作姜同意。菌桂生交趾山谷，牡桂生南海山谷，木桂生桂阳。从岭至海尽有桂树，惟柳州、象州最多。《本草》所说菌桂、牡桂、板桂，厚薄不同。大抵细薄者为枝为嫩，厚脂者为肉为老，处其身者为中也，不必色黄为桂心，但不用皮与里，止用其身中者为桂心，不经水而味薄者亦名柳桂，易老用此以治虚人，使不生热也。《衍义》谓桂

大热，《素问》谓辛甘发散为阳，故张仲景桂枝汤治伤寒表虚，皆须此药，是专用辛甘之意也。又云：疗寒以热，故知三种之桂，不取菌桂、牡桂者，盖此二种性止温而已，不可以治风寒之病。独有一字桂，《本经》谓：甘辛大热，正合《素问》辛甘发散为阳之说，尤知菌桂、牡桂不及也。然《本经》止言桂，而仲景又言桂枝者，盖亦取枝上皮也。其本身粗厚处亦不中用，诸家之说，但各执一己见，终无证据。今又谓之官桂，不知何缘而立名？虑后世以为别物，故于此书之。又有桂心，此则诸桂之心，不若一字桂也。《别说》交广商人所贩者，及医家见用，惟陈藏器之说最是。然菌桂厚实，气味厚重者，宜入治脏及下焦药，轻薄者宜入治眼目发散药。《本经》以菌桂养精神，以牡桂利关节，仲景伤寒发汗用桂枝。桂枝者，桂条也，非身干也，取其轻薄而能发散。一种柳桂，乃小嫩枝条也，尤宜入上焦药。仲景汤液用桂枝发表，用肉桂补肾，本乎天者亲上，本乎地者亲下，理之自然，性分之所不可移也。一有差易，为效弥远。岁月既久，

习以成弊，宜后世之不及古也。桂心通神不可言之，至于诸桂数等，皆大小老壮之不同。观作官也。《本草》所言有小毒，或云久服神仙不老，虽云小毒，亦从类化，与黄芩、黄连为使，小毒何施；与乌、附为使，止是全得热性；若与有毒者同用，则小毒既去，大毒转甚；与人参、麦门冬、甘草同用，能调中益气，则可久服。可知此药能护荣气而实卫气，则在足太阳经也。桂心入心，则在手少阴也。若指荣字立说止是血药，故经言通血脉也。若与巴豆、硇砂、干漆、川甲、水蛭、虻虫如此有毒之类同用，则小毒化为大毒，其类化可知矣。汤液发汗用桂枝，补肾用肉桂，小柴胡止云加桂何也？《药象》谓：肉桂大辛，补下焦热火不足，治沉寒痼冷，及治表虚自汗，春夏二时为禁药。

《珍》云：秋冬治下部腹痛，非桂不能止也。

《心》云：桂枝气味俱轻，故能上行发散于表。内寒则肉桂，补阳则柳桂；桂辛热散经寒，引导阳气。若正气虚者以辛润之，散寒邪，治奔豚。

### 柏子仁

气平，味甘辛，无毒。

《本草》云：主安五脏，除风湿痹，益气血，能长生，令人润泽，美颜色，耳目聪明，用之则润肾之药也。

《药性论》云：柏子仁君，恶菊花，畏羊蹄草。能治腰肾中冷，膀胱冷脓宿水，兴阳道，益寿，去头风，治百邪鬼魅，主小儿惊痫。柏子仁，古方十精丸用之。

### 侧柏叶

气微温，味苦，无毒。

《本草》云：吐血衄血，及痢血，崩中赤白，轻身益气，令人耐寒暑。

《药性论》云：侧柏叶苦辛性涩，治冷风历节疼痛，止尿血。与酒相宜。

### 柏皮

《本草》黑字柏白皮，主火灼烂疮，长毛发。

### 槐实

味苦酸咸，寒，无毒。

《珍》云：与桃仁治证同。

《药性论》云：臣，治大热难产。皮煮汁，治淋，阴囊坠肿，气瘤。又：槐白皮治口齿风疳。

日华子云：槐子治丈夫、女人阴疮湿痒，催生吞七粒。皮治中风，皮肤不仁，喉痹，洗五痔，产门痒痛，及汤火疮，煎膏止痛，长肉，消痈肿。

《别录》云：八月断槐大枝，使生嫩蘖，煮汁酿酒，疗大风痿痹甚效。槐耳主五痔心痛，女人阴中疮痛，景天为之使。槐花味苦，无毒，治五痔心痛眼赤，杀腹脏虫及热，治皮肤风，肠风泻血，赤白痢。槐胶主一切风，化痰，治肝脏风，筋脉抽掣，急风口噤，四肢不收，顽痹或毒风，周身如虫行，或破伤风，口眼偏斜，腰膝强硬。槐叶平，无毒，煎汤洗小儿惊痫壮热，疥癣丁疮。皮茎同用良。

### 槐花

苦，薄阴也。

《珍》云：凉大肠热。

### 蔓荆子

气清，味辛温苦甘，阳中之阴。太阳经药。

《象》云：治太阳经头痛，头昏闷，除目暗，散风邪药。胃虚人勿服，恐生痰疾。拣净，杵碎用。

《珍》云：凉诸经血，止头痛，主目睛内痛。

《本草》云：恶乌头、石膏。

216

## 大腹子

气微温，味辛，无毒。

《本草》云：主冷热气攻心腹，大肠壅毒，痰膈醋心，并以姜、盐同煎。《时习》谓：是气药也。

孙真人云：先酒洗，后大豆汁洗。仲景用。

日华子云：下一切气，止霍乱。通大小肠，健脾开胃，调中。

## 酸枣

气平，味酸，无毒。

《本草》云：主心腹寒热，邪结气聚，四肢酸疼，湿痹，烦心不得眠，脐上下痛，血转久泄，虚汗烦渴，补中，益肝气，坚筋骨，助阴气，令人肥健。久服安五脏，轻身延年。

胡洽治振悸不得眠：人参、白术、白茯苓、甘草、生姜、酸枣仁六物煮服。

《圣惠方》：胆虚不眠，寒也。酸枣仁炒香，竹叶汤调服。

《济众方》：胆实多睡，热也。酸枣仁生用末，茶姜汁调服。

## 胡椒

气温，味辛，无毒。

《本草》云：主下气温中，去痰，除脏腑中风冷。向阳者为胡椒，向阴者为荜澄茄。胡椒多服损肺，味辛辣，力大于汉椒。

《衍义》云：去胃中寒痰吐水，食已即吐，甚验。过剂则走气，大肠寒滑亦用，须各以他药佐之。

## 川椒

气热温，味大辛，辛温大热，有毒。

《象》云：主邪气温中，除寒痹，坚齿发，明目，利五脏。须炒去汗。

《心》云：去汗。辛热，以润心寒。

《本草》云：主邪气咳逆，温中，逐骨节皮肤死肌，寒湿痹痛，下气，除六腑寒冷，伤寒温疟，大风汗不出，心腹留饮宿食，肠澼下痢，泄精，妇子字乳余疾，散风邪瘕结，水肿黄疸，鬼疰蛊毒，耐寒暑，开腠理。闭口者杀人，恶栝蒌、防葵，畏雌黄。

## 吴茱萸

气热，味辛苦，气味俱厚，阳中阴也。

辛温大热，有小毒。

入足太阴经、少阴经、厥阴经。

《象》云：食则令人口开目瞪，寒邪所隔，气不得上下，此病不已，令人寒中，腹满膨胀，下利寒气，诸药不可代也。洗去苦味，日干，杵碎用。

《心》云：去胸中逆气，不宜多用，辛热恐损元气。

《珍》云：温中下气，温胃。

《本草》云：主温中下气止痛，咳逆寒热，除湿血痹，逐风邪，开腠理，去痰冷，腹内绞痛，诸冷实不消，中恶心腹痛逆气，利五脏。入足太阴、少阴、厥阴，震坤合见，其色绿。

仲景云：吴茱萸汤、当归四逆汤、大温脾汤及脾胃药，皆用此也。

《衍义》云：此物下气最速，肠虚人服之愈甚。蓼实为之使，恶丹参、硝石、白垩，畏紫石英。

## 山茱萸

气平微温，味酸，无毒。

入足厥阴经、少阴经。

《本草》云：主温中，逐寒湿痹，强阴益精，通九窍，止小便，入足少阴、厥阴。

《圣济经》云：滑则气脱，涩剂所以收之。山茱萸之涩以收其滑，仲景八味丸用为君主，知是涩剂以通九窍。

雷公云：用之去核。一斤取肉四两，缓火熬用，能壮元气秘精。核能滑精，故去之。

《珍》云：温肝。

《本经》云：止小便利。以其味酸，可观八味丸用为君主，其性味可知矣。

《药性论》亦云：补肾添精。

日华子亦云：暖腰膝，助水脏也。

**益智**

气热，味大辛，辛温，无毒。

主君相二火，手足太阴经。

足少阴经。

本是脾经药。

《象》云：治脾胃中受寒邪，和中益气，治多唾，当于补中药内兼用之，勿多服。去皮用。

《本草》云：主遗精虚漏，小便遗沥，益气安神，补不足，安三焦，调诸气。夜多小便者，取二十四枚，碎之，入盐同煎服，有神效。

《液》云：主君相二火，手足太阴、足少阴，本是脾药。在集香丸则入肺，在四君子汤则入脾，在大凤髓丹则入肾。脾肺肾，互有子母相关。

**厚朴**

气温，味辛，阳中之阴。苦而辛，无毒。

《象》云：能治腹胀，若虚弱，虽腹胀皆斟酌用之。寒胀是大热药中兼用。结者散之神药，误用脱人元气，切禁之。紫色者佳，去皮，姜汁制，微炒。

《珍》云：去腹胀，厚肠胃。

《心》云：味厚阴也，专去腹胀满，去邪气。

《本草》云：主中风伤寒头痛，寒热惊悸，气血痹死肌，去三虫，温中益气，消痰下气，疗霍乱及腹痛胀满，胃中冷逆，胸中呕不止，泄痢淋露，除惊，去留热心烦满，厚肠胃。

《本经》云：治中风伤寒头痛，温中益

气，消痰下气，厚肠胃，去腹胀满，果泄气乎？果益气乎？若与枳实、大黄同用，则能泄实满，《本经》谓：消痰下气者是也；若与橘皮、苍术同用，则能除湿满，《本经》谓：温中益气者是也。与解利药同用，则治伤寒头痛；与痢药同用，则厚肠胃。大抵苦温，用苦则泄，用温则补。

《衍义》云：平胃散中用之最调中，至今盛行，既能温脾胃，又能走冷气。

海藏云：加减随证，如五积散治疗同。

《本草》又云：干姜为使，恶泽泻、寒水石、硝石。

**丁香**

气温，味辛，纯阳，无毒。

入手太阴经。

足阳明经、少阴经。

《象》云：温脾胃，止霍乱，消疼癖，气胀反胃，腹内冷痛，壮阳暖腰膝，杀酒毒。

《珍》云：去胃中之寒。

《本草》云：主温脾胃，止霍乱，壅胀，风毒诸肿，牙齿疳䘌，能发诸香，能疗反胃，肾气奔豚气阴痛，壮阳暖腰膝，消疼癖，除冷劳。

《液》云：与五味子、广茂同用，亦治奔豚之气，能泄肺，能补胃，大能疗肾。

**沉香**

气微温，阳也。

《本草》云：治风水毒肿，去恶气，能调中壮阳，暖腰膝，破癥癖冷风麻痹，骨节不任湿风，皮肤痒，心腹痛，气痢，止转筋吐泻。

东垣云：能养诸气上而至天，下而至泉。用为使，最相宜。

《珍》云：补右命门。

**乳香**

苦，阳。

《珍》云：定诸经之痛。

### 藿香

气微温。味甘辛，阳也，甘苦纯阳。无毒。

入手足太阴经。

《象》云：治风水，去恶气，治脾胃吐逆，霍乱心痛。去枝梗，用叶。

《心》云：芳馨之气，助脾开胃，止呕。

《珍》云：补卫气，益胃进食。

《本草》云：主脾胃呕逆，疗风水毒肿，去恶气，疗霍乱心痛，温中快气。治口臭，上焦壅，煎汤漱口。入手足太阴，入顺气乌药则补肺，入黄芪四君子汤则补脾。

### 檀香

气温，味辛热，无毒。

入手太阴经。

足少阴经。

通行阳明经药。

《本草》云：主心腹痛，霍乱，中恶鬼气，杀虫。又云：治肾气诸痛，腹痛，消热肿。

东垣云：能调气而清香，引芳香之物上行至极高之分，最宜橙橘之属，佐以姜、枣，将以葛根、豆蔻、缩砂、益智通行阳明之经，在胸膈之上，处咽嗌之中，同为理气之药。

《珍》云：主心腹霍乱中恶，引胃气上升进食。

### 苏合香

味甘温，无毒。

《本草》云：主辟恶，杀鬼精物，温疟蛊毒，痫痓，去三虫，除邪，令人无梦魇，久服通神明，轻身长年。生中台川谷。

禹锡云：按《梁书》云，中天竺国出苏合香，是诸香汁煎之，非自然一物也。

### 槟榔

气温，味辛苦，味厚气轻，阴中阳也。纯阳，无毒。

《象》云：治后重如神，性如铁石之沉重，能坠诸药至于下极。杵细用。

《心》云：苦以破滞，辛以散邪，专破滞气下行。

《珍》云：破滞气，泄胸中至高之气。

《本草》云：主消谷逐水，除痰癖，下三虫，去伏尸，疗寸白虫。

### 栀子

气寒，味微苦。味苦，性大寒。味薄，阴中阳也。无毒。

入手太阴经。

《象》云：治心烦懊侬而不得眠，心神颠倒欲绝，血滞小便不利。杵细用。

《心》云：去心中客热，除烦躁，与豉同用。

《珍》云：止渴，去心懊侬烦躁。

《本草》云：主五内邪气，胃中热气，面赤酒疱齄鼻，白癞赤癞疮疡，疗目热赤痛，胸心大小肠大热，心中烦闷，胃中热气。

仲景用栀子治烦，胸为至高之分也，故易老云：轻浮而象肺也，色赤而象火，故能泻肺中之火。《本草》不言吐，仲景用此为吐药，栀子本非吐药，为邪气在上拒而不下，故令上吐，邪因得以出。经曰：其高者因而越之，此之谓也。或用栀子利小便，实非利小便，清肺也，肺气清而化，膀胱为津液之府，小便得此气化而出也。《本经》谓：治大小肠热，辛与庚合，又与丙合，又能泄戊，其先入中州故也。入手太阴，栀子豉汤治烦躁，烦者气也，躁者血也，气主肺，血主肾，故用栀子以治肺烦，用香豉以治肾躁。躁者，懊侬不得眠也。少气虚满者，加甘草；若呕哕者，加生姜、橘皮；下后腹满而烦，栀子厚朴枳实汤；下后身热微烦，栀子甘草干姜汤。栀子大而长者，染色，不堪入药。皮薄而圆，七棱至九棱者，名山栀子，所谓越桃者是也。

《衍义》云：仲景治伤寒发汗、吐、下后，虚烦不得眠，若剧者必反覆颠倒，心中懊恼，以栀子豉汤治虚烦。不用大黄，以有寒毒故也。栀子虽寒无毒，治胃中热气，既亡血、亡津液，脏腑无润养，内生虚热，非此不可除。又治心经留热，小便赤涩，去皮，山栀子火煨，大黄、连翘、甘草炙等分，末之，水煎三钱匕，服之无不效。

仲景《伤寒论》及古今诸名医，治发黄皆用栀子、茵陈、香豉、甘草四物等分，作汤饮之。又治大病起劳复，皆用栀子鼠矢等汤，并利小便而愈。其方极多，不可悉载。用仁，去心胸中热；用皮，去肌表热。

### 黄柏

气寒，味苦，苦厚微辛。阴中之阳，降也。无毒。

足太阳经引药。

足少阴经之剂。

《象》云：治肾水膀胱不足，诸痿厥脚膝无力。于黄芪汤中少加用之，使两膝中气力涌出，痿即去矣。蜜炒此一味，为细末，治口疮如神。瘫痪必用之药。

《珍》云：泻膀胱之热，利下窍。

《心》云：太阳经引经药，泻膀胱经火，补本经及肾不足，苦寒安蛔，疗下焦虚，坚肾。经曰：苦以坚之。

《本草》云：主五脏肠胃中结热，黄疸，肠痔，止泄痢，女子漏下赤白，阴伤蚀疮，疗惊气在皮间肌肤热赤起，目热赤痛，口疮，久服通神。

《液》云：足少阴剂。肾苦燥，故肾停湿也。栀子、黄芩入肺，黄连入心，黄柏入肾，燥湿所归，各从其类也。《活人书》解毒汤，上下内外通治之。恶干漆。

### 枳实

气寒，味苦酸咸，纯阴。无毒。

《象》云：除寒热，破结实，消痰癖，治心下痞，逆气胁痛。麸炒用。

《心》云：洁古用去脾经积血，故能去心下痞。脾无积血，则心下不痞。治心下痞，散气，消宿食。苦寒炙用，破水积，以泄里除气。

《珍》云：去胃中湿。

《本草》云：主大风在皮肤中如麻豆苦痒，除寒热结，止痢，长肌肉，利五脏，益气轻身，除胸胁痰癖，逐停水，破结实，消胀满，心下急痞痛，逆气胁风痛，安胃气，止溏泄，明目。生河内川泽，商州者佳。益气则佐之以人参、干姜、白术，破气则佐之以大黄、牵牛、芒硝，此《本经》所以言益气而复言消痞也。非白术不能去湿，非枳实不能除痞，壳主高而实主下，高者主气，下者主血，主气者在胸膈，主血者在心腹。仲景治心下坚大如盘，水饮所作，枳实白术汤主之。枳实七枚，术三两，水一斗，煎取三升，分三服，腹中软即消。

《衍义》云：枳壳、枳实，一物也，小则性酷而速，大则性详而缓，故仲景治伤寒仓卒之病，承气汤中用枳实，此其意也。皆取其疏通决泄、破结实之义，他方但导败风壅之气，可常服者故用枳壳。故胸中痞有桔梗枳壳汤，心下痞有枳实白术汤，高低之分，易老详定为的也。

### 枳壳

气寒，味苦，苦而酸，微寒。味薄气厚，阳也。阴中微阳，无毒。

《象》云：治脾胃痞塞，泄肺气。麸炒用。

《心》云：利胸中气，胜湿化痰，勿多用，损胸中至高之气。

《珍》云：破气。

《本草》云：主风痒麻痹，通利关节，劳气咳嗽，背膊闷倦，散留结胸膈痰滞，逐水，消胀满，大肠风，安胃，止风痛。

《药性论》云：枳壳使，味苦辛，治遍身风疹，肌中如麻豆恶痒。壳，高，主皮毛胸膈之病；实，低，主心胃之病，其主治大同小异。

### 牡丹皮

气寒，味苦辛。阴中微阳，辛苦微寒，无毒。

手厥阴经。

足少阴经。

《象》云：治肠胃积血，及衄血吐血，必用之药。

《珍》云：凉骨蒸。

《本草》云：主寒热中风，瘈疭，痓，惊痫邪气，除癥坚，瘀血留舍肠胃，安五脏，疗痈疮，除时气头痛，客热五劳之气，腰痛，风噤癫疾。

易老云：治神志不足，神不足者手少阴，志不足者足少阴，故仲景八味丸用之。牡丹乃天地之精，群花之首。叶为阳发生，花为阴成实，丹为赤即火，故能泻阴中之火。牡丹皮，手少阴、足少阴，治无汗骨蒸；地骨皮，足少阴、手少阳，治有汗骨蒸也。

### 地骨皮

气寒，味苦，阴也。大寒。无毒，

足少阴经。

手少阳经。

《象》云：解骨蒸肌热，主风湿痹，消渴，坚筋骨。去骨，用根皮。

《心》云：去肌热及骨中之热。

《珍》云：凉血凉骨。

《本草》云：主五内邪气，热中消渴，周痹风湿，下胸胁气，客热头痛，补内伤大劳嘘吸，坚筋骨，强阴，利大小肠。

《药性论》云：根皮细剉，面拌，熟煮吞之。主肾消风，益精气。

《衍义》云：枸杞当用梗皮，地骨当用根皮，枸杞子当用其红实。实微寒，皮寒，根大寒。

### 猪苓

气平，味甘苦、甘寒。甘苦而淡，甘重于苦，阳也。无毒。

入足太阳经、少阴经。

《象》云：除湿，比诸淡渗药大燥，亡津液，无湿证勿服。去皮用。

《心》云：苦以泄滞，甘以助阳，淡以利窍，故能除湿利小便。

《珍》云：利小便。

《本草》云：主痎疟，解毒蛊疰不祥，利水道，能疗妊娠淋。又治从脚上至腹肿，小便不利。仲景少阴渴者，猪苓汤。入足太阳、少阴。

《衍义》云：行水之功多，久服必损肾气，昏人目，果欲久服者，更宜详审。

### 茯苓

气平，味淡。味甘而淡，阳也。无毒。

白者入手太阴经、足太阳经、少阳经。

赤者入足太阴经、手太阳经、少阴经。

《象》云：止渴，利小便，除湿益燥，和中益气，利腰脐间血为主，治小便不通，溺黄或赤而不利。如小便利或数服之，则大损人目；如汗多人服之，损真气，夭人寿。医云赤泻白补，上古无此说。去皮用。

《心》云：淡能利窍，甘以助阳，除湿之圣药也。味甘平补阳，益脾逐水。湿淫所胜，小便不利，淡味渗泄，阳也。治水缓脾，生津导气。

《珍》云：甘，纯阳，渗泄止渴。

《本草》云：主胸胁逆气，忧恚惊邪恐悸，心下结痛，寒热烦满，咳逆，口焦舌干，利小便，止消渴，好唾，大腹淋沥，消膈中痰水、水肿、淋结，开胸腑，调脏气，伐肾邪，长阴，益气力，保神守中。

《液》云：入足少阴、手足太阳。色白者入辛壬癸，赤者入丙丁。伐肾邪，小便多能止之，小便涩能利之，与车前子相似，虽利小便而不走气。酒浸，与光明朱砂同用，能秘真。味甘平，如何是利小便？

**茯神**

阳也，味甘，无毒。

《珍》云：治风眩心虚，非此不能安。

《药性论》云：君，主惊痫，安神定志，补虚乏。主心下急痛坚满，人虚而小便不利者。

**乌药**

气温，味辛，无毒。

入足阳明经、少阴经。

《本草》云：主中恶心腹痛，蛊毒疰忤鬼气，宿食不消，天行疫瘴，膀胱肾间冷气攻冲背膂，妇人血气，小儿腹中诸虫。又云：去猫涎极妙。乌药叶及根，嫩时采，作茶片炙碾煎服，能补中益气，偏止小便滑数。

**干漆**

气温平，味辛，无毒，有毒。

《本草》云：主绝伤补中，续筋骨，填髓脑，安五脏，治五缓六急，风、寒、湿痹，疗咳嗽，消瘀血痞结，腰痛，女子疝瘕，利小肠，去蛔虫。生漆去长虫。半夏为之使，畏鸡子，忌油脂。

**皂荚**

气温，味辛咸，有小毒。

引入厥阴经药。

《本草》云：主风痹死肌邪气，风头泪出，利九窍，疗腹胀满，消谷，除咳嗽，治囊缩，妇人胞不落，明目益精，可为沐药，不入汤。

日华子云：通关节，除头风，消痰，杀劳虫，治骨蒸，开胃，破坚瘕，腹中痛，能堕胎。柏实为之使，恶麦门冬，畏空青、人参、苦参。

仲景治咳嗽逆上气，唾浊，但坐不得卧，皂荚丸主之。杵末一物，蜜丸桐子大，用枣汤服一丸，日三夜一。

《活人书》：治阴毒。正阳散内用皂荚，引入厥阴也。用之有蜜炙、酥炙、烧灰之异，等分依方。

**竹叶**

气平，味辛又苦，大寒。辛平，无毒。

《本草》云：主咳逆上气，溢筋急，恶疡，杀小虫，除烦热风痉，喉痹呕吐。仲景竹叶汤用淡竹叶。

《心》云：除烦热，缓皮而益气。

《珍》云：阴中微阳，凉心经。

**竹茹**

气微寒，味苦。

《本草》云：主呕哕，温气寒热，吐血崩中，溢筋。

**淡竹叶**

气寒，味辛平。

《本草》云：主胸中痰热，咳逆上气。

《药性论》云：淡竹叶主吐血，热毒风，压丹石药毒，止渴。

日华子云：淡竹及根消痰，治热狂烦闷，中风失音不语，壮热头痛头风，并怀孕妇人头旋倒地，止惊悸，温疫速闷，小儿惊痫天吊。茎叶同用。见《局方本草》，今录附于此。

**茗苦茶**

气微寒，味苦甘，无毒。

入手足厥阴经。

《液》云：腊茶是也。清头目，利小便，消热渴，下气消食，令人少睡，中风昏愦多睡不醒宜用此。入手足厥阴。茗苦茶，苦甘微寒，无毒，主瘘疮，利小便，去痰热渴，治阴证汤药内用此。去格拒之寒，及治伏阳，大意相似。茶苦，《经》云：苦以泄之，其体下行，知是清头目。

### 秦皮

气寒，味苦，无毒。

《液》云：主热利下重，下焦虚。《经》云：以苦坚之。故用白头翁、黄柏、秦皮苦之剂也。治风寒湿痹，目中青翳白膜，男子少精，妇人带下，小儿惊痫，宜作汤洗目。俗呼为白桴木，取皮渍水，浸出青蓝色，与紫草同用，以增光晕尤佳。大戟为之使，恶吴茱萸。

### 桑白皮

气寒，味苦酸，甘而辛。甘厚辛薄，无毒。

入手太阴经。

《象》云：主伤中五劳羸瘦，补虚益气，除肺气，止唾血热渴，消水肿，利水道。

《心》云：甘以固元气，辛以泻肺气之有余。

《本草》云：治伤中五劳六极羸瘦，崩中脉绝，补虚益气，去肺中水气，唾血热渴，水肿，腹满胪胀，利水道，去寸白，可缝金疮。出土者杀人。续断、麻子、桂心为之使，忌铁铅。

### 梓白皮

气寒，味苦，无毒。

《本草》云：主热，去三虫，治目中疾。生河内山谷，今近道皆有之，木似梧桐。

### 紫葳　即凌霄花

气微寒，味酸，无毒。

《本草》云：主妇人产乳余疾，崩中，癥瘕血闭，寒热羸瘦，养胎。茎叶味苦，无毒，主痿蹶，益气。

日华子云：根治热风身痒，游风风疹，治瘀血带下。花、叶功用同。又云：凌霄花治酒齇，热毒风刺，妇人血膈游风，崩中带下。

《衍义》云：木也，紫葳花是也。畏卤咸。

### 诃黎勒

气温，味苦，苦而酸，性平。味厚，阴也，降也。苦重酸轻。无毒。

《象》云：主腹胀满，不下饮食，消痰下气，通利津液，破胸膈结气，治久痢赤白肠风。去核，捣细用。

《心》云：经曰：肺苦气上逆，急食苦以泄之，以酸补之。苦重泻气，酸轻不能补肺，故嗽药中不用。俗名诃子、随风子。

《本草》云：主冷气，心腹满，下食。仲景治气痢，以诃黎勒十枚，面裹塘灰火中煨之，令面黄熟，去核，细研为末，和粥饮顿服。

《衍义》云：气虚人亦宜缓缓煨熟少服。此物能涩肠而又泄气，盖其味苦涩故尔。其子未熟时，风飘堕者，谓之随风子。

### 杜仲

味辛甘平温，无毒，阳也，降也。

《本草》云：主腰脊痛，补中益精气，坚筋骨，强志，除阴下湿痒，小便余沥，脚中酸疼，不欲践地，久服轻身耐老。恶蛇脱皮、玄参。

日华子云：暖治肾劳腰脊挛，入药炙用。

### 琥珀

气平，味甘，阳也。

《珍》云：利小便，清肺。

《本草》云：安五脏，定魂魄，消瘀血，通五淋。杵细用。

《药性论》云：君，治产后血疹痛。

日华子云：疗蛊毒，壮心，明目磨翳，止心痛，癫邪，破癥结。

223

### 郁李仁

味苦辛，阴中之阳，辛苦阴也。

《珍》云：破血润燥。

《本草》云：郁李根主齿龈肿，龋齿坚齿，去白虫。

《药性论》云：根治齿痛，宣结气，破积聚。

日华子云：根凉，无毒。治小儿发热，作汤浴。风蛀牙，浓煎含之。

### 巴豆

气温，味辛，生温熟寒，有大毒。

《本草》云：主伤寒温疟寒热，破癥瘕结聚，坚积留饮，痰癖，大腹水胀，荡涤五脏六腑，开通闭塞，利水谷道，去恶肉，除鬼毒蛊疰邪物，杀虫鱼，疗女子月闭烂胎，金疮脓血不利，丈夫阴癞，杀斑猫毒，健脾开胃。

易老云：斩关夺门之将，大宜详悉，不可轻用。

雷公云：得火则良。若急治为水谷道路之剂，去皮、心、膜、油，生用；若缓治为消坚磨积之剂，炒烟去令紫黑，研用。可以通肠，可以止泄，世所不知也。仲景治百病客忤，备急丸主之，巴豆、杏仁例及加减寒热佐使五色并余例，并见《元戎》。

《珍》云：去胃中寒湿。

### 芫花

气温，味辛苦，有小毒。

《本草》云：主咳逆上气，喉鸣喘急，咽肿短气，蛊毒鬼疟，痈肿疝瘕，杀虫鱼，消胸中痰水，喜去声睡水肿。五水在五脏皮肤，及腰痛下寒，毒肉毒，久服令人虚。仲景治太阳中风，胁下痛，呕逆者可攻，十枣汤主之。

《液》云：胡洽治痰癖、饮癖，加以大黄、甘草，五物同煎，以相反主之，欲其大吐也。治之大略：水者，肺、肾、胃三经所主，有五脏六腑十二经之部分，上而头，中而四肢，下而腰脐，外而皮毛，中而肌肉，内而筋骨。脉有尺寸之殊，浮沉之异，不可轻泻，当知病在何经何脏，误用则害深。然大意泄湿，内云五物者，即甘遂、大戟、芫花、大黄、甘草也。

### 苏木

气平，味甘咸，甘而酸辛，性平。

甘胜于酸辛，阳中之阴也，无毒。

《本草》云：主破血，产后血胀闷欲死者，排脓止痛，消痈肿瘀血，妇人月水不调，及血晕口噤。

《心》云：性平，甘胜于酸辛，去风与防风同用。

《珍》云：破死血。

### 川楝子

气寒，味苦平，有小毒。

《本草》云：治伤寒大热烦躁，杀三虫疥疡，利小便，杵细用。

《珍》云：入心，主上下部腹痛。

### 金铃子

酸苦，阴中之阳。

《珍》云：心暴痛非此不能除，即川楝子也。

### 没药

味苦平，无毒。

《本草》云：主破血止痛，疗金疮、杖疮、诸恶疮，痔漏卒下血，目中翳晕痛，肤赤。生波斯国，似安息香，其块大小不定，黑色。

### 梧桐泪

味咸。

《珍》云：瘰疬非此不能除。

《本草》云：味咸苦，大寒无毒。主大毒热，心腹烦满，水和服之，取吐。又主牛马急黄黑汗，水研三二两，灌之立瘥。

日华子云：治风蛀牙齿痛，杀火毒并

面毒。

《海药》云：主风疳䘌齿牙疼痛，骨槽风劳，能软一切物。多服令人吐也，又为金银焊药。

桑东南根

《时习》云：根暖，无毒。研汁，治小儿天吊惊痫客忤，及敷鹅口疮，大效。

# 🌼 果　部

## 大枣

气温，味甘，气厚，阳也，无毒。

《珍》云：味甘，补经不足，以缓阴血。

《液》云：主养脾气，补津液强志。三年陈者核中仁，主腹痛，恶气，卒疰忤，治心悬。《经》云：助十二经脉，治心腹邪气，和百药，通九窍，补不足气。生者多食，令人腹胀，注泄；蒸热食，补肠胃，肥中益气。中满者勿食甘，甘者令人中满，故大建中汤心下痞者，减饴枣，与甘草同例。

## 生枣

味甘辛。

多食令人多寒热，羸瘦者不可食。叶覆麻黄能令出汗，生河东平泽，杀乌头毒。

## 陈皮

气温，味微苦，辛而苦，味厚，阴也，无毒。

《象》云：能益气。加青皮，减半，去滞气，推陈致新。若补脾胃，不去白；若理胸中肺气，须去自。

《心》云：导胸中滞气，除客气。有白术则补脾胃，无白术则泻脾胃，然勿多用也。

《珍》云：益气利肺，有甘草则补肺，无甘草则泻肺。

《本草》云：主胸中痰热逆气，利水谷下气，止呕咳，除膀胱留热停水五淋，利小便，主脾不能消谷，气冲胸中，吐逆霍乱，止泻，去寸白虫，能除痰，解酒毒。海藏治酒毒，葛根陈皮茯苓甘草生姜汤，手太阴气

逆上而不下，宜以此顺之。陈皮、白檀为之使，其芳香之气，清奇之味，可以夺橙也。

## 青皮

气温，味辛，苦而辛，性寒。气厚，阴也。

足厥阴经引经药。

又入手少阳经。

《象》云：主气滞消食，破积结膈气，去穰。

《心》云：厥阴经引经药也，有滞气则破滞气，无滞气则损真气。

《液》云：主气滞下食，破积结及膈气。或云与陈皮一种，青皮小而未成熟，成熟而大者橘也，色红故名红皮，日久者佳，故名陈皮。如枳实、枳壳一种，实小而青未穰，壳大而黄紫色已穰。故壳高而治胸膈，实低而治心下，与陈皮治高、青皮治低同意。又云陈皮、青皮二种，枳实、枳壳亦有二种。

## 桃仁

气温，味苦甘，性平。苦重于甘，阴中阳也，无毒。

入手足厥阴经。

《象》云：治大便血结、血秘、血燥，通润大便。七宣丸中，专治血结破血。以汤浸去皮尖，研如泥用。

《心》云：苦以泄滞血，甘以生新血，故凝血须用，又去血中之热。

《本草》云：主瘀血血闭，瘕瘕邪气，杀小虫，止咳逆上气，消心下坚，除卒暴击血，通月水，止痛破血，入手足厥阴。

225

汤液本草

《衍义》云：老人虚秘，与柏子仁、大麻仁、松子仁等分，同研溶，白蜡和丸如桐子大，以少黄丹汤下，仲景治中焦畜血用之。

### 杏仁

气温，味甘苦，冷利，有小毒。

入手太阴经。

《象》云：除肺燥，治风燥在胸膈间，麸炒，去皮尖用。

《心》云：散结润燥，散肺之风及热，是以风热嗽者用之。

《本草》云：主咳逆上气，雷鸣喉痹，下气，产乳金疮，寒心，贲豚惊痫，心下烦热，风气往来，时行头痛，解肌，消心下急，杀狗毒，破气，入手太阴。王朝奉治伤寒气上喘冲逆者，麻黄汤内加杏仁、陈皮；若气不喘冲逆者，减杏仁、陈皮，知其能泻肺也。

东垣云：杏仁下喘，用治气也；桃仁疗狂，用治血也。桃杏仁俱治大便秘，当以气血分之。昼则难便行阳气也，夜则难便行阴血也。大肠虽属庚为白肠，若以昼夜言之，气血不可不分也。年虚人大便燥秘不可过泄者，脉浮在气，杏仁、陈皮，脉沉在血，桃仁、陈皮。所以俱用陈皮者，以其手阳明病，与手太阴俱为表里也。贲门上主往来，魄门下主收闭，故王氏言肺与大肠为通道也。

### 乌梅

气平，味酸，酸温，阳也，无毒。

《象》云：主下气，除热烦满，安心调中，治痢止渴。以盐为白梅，亦入除痰药。去核用。

《心》云：收肺气。

《本草》云：主肢体痛，偏枯不仁，死肌，去青黑痣，恶疾，止下痢，好唾口干，去骨间热。又方：治一切恶疮肉出，以乌梅烧为灰，杵末敷上，恶肉立尽。仲景治吐蛔下利，乌梅丸。

### 木瓜

气温，味酸。

入手足太阴经。

《本草》云：治脚气湿痹，邪气霍乱，大吐下，转筋不止。益肺而去湿，和胃而滋脾。

《衍义》云：木瓜得木之正，故入筋，以铅白霜涂之则失酸味，受金制也。此物入肝，故益筋与血，病腰肾脚膝无力，此物不可缺也。

东垣云：气脱则能收，气滞则能和。

雷公云：调荣卫，助谷气是也。

### 甘李根白皮

《时习》云：根皮大寒，主消渴，止心烦，气逆奔豚。仲景奔豚汤中用之。

## 🌼 菜　部

### 荆芥穗

气温，味辛苦。

《本草》云：辟邪毒，利血脉，通宣五脏不足气，能发汗，除劳渴。杵，和醋封毒肿。去枝梗，手搓碎用，治产后血晕如神。动渴疾，多食薰五脏神，破结气。

### 生姜

气温，味辛，辛而甘，微温。气味俱轻，阳也。无毒。

《象》云：主伤寒头痛鼻塞，咳逆上气，止呕吐，治痰嗽。生与干同治。与半夏等分，治心下急痛，剪细用。

《心》云：能制半夏、厚朴之毒，发散

风寒，益元气，大枣同用。辛温，与芍药同用，温经散寒，呕家之圣药也。辛以散之，呕为气不散也，此药能行阳而散气。

《珍》云：益脾胃，散风寒，久服去臭气，通神明。

孙真人云：为呕家之圣药。

或问：东垣曰生姜辛温入肺，如何是入胃口？曰：俗皆以心下为胃口者，非也。咽门之下受有形之物，系胃之系，便为胃口，与肺同处，故入肺而开胃口也。又问曰：人云夜间勿食生姜，食则令人闭气，何也？曰：生姜辛温主开发，夜则气本收敛，反食之，开发其气，则违天道，是以不宜食。此以平人论之可也，若有病则不然。姜屑比之干姜不热，比之生姜不润，以干生姜代干姜者，以其不僭故也。

《本草》云：秦椒为之使，杀半夏、莨菪毒，恶黄芩、黄连、天鼠粪。

### 干姜

气热，味大辛，辛大热。味薄气厚，阳中之阳也。辛温，无毒。

《象》云：治沉寒痼冷，肾中无阳，脉气欲绝，黑附子为引用，水煎二物名姜附汤，亦治中焦有寒，水洗，慢火炮。

《心》云：发散寒邪，如多用则耗散元气。辛以散之，是壮火食气故也，须以生甘草缓之。辛热散里寒，散阴寒。肺寒与五味同用治嗽，以胜寒蛔。正气虚者，散寒与人参同补药温胃腹中寒，其平以辛热。

《珍》云：寒淫所胜，以辛散之，经炮则味苦。

《本草》云：主胸满，咳逆上气，温中，止血出汗，逐风湿痹，肠澼下利，寒冷腹痛，中恶霍乱胀满，风邪诸毒，皮肤间结气，止唾血。生者尤良，主胸满，温脾燥胃，所以理中，其实主气而泄脾。

易老云：干姜能补下焦去寒，故四逆汤用之。干姜本味辛，及见火候稍苦，故止而不移，所以能治里寒，非若附子行而不止也。理中汤用此者，以其四顺也。

或云：干姜味辛热，人言补脾，今言泄而不言补者，何也？东垣谓：泄之一字，非泄脾之正气也，是泄脾中寒湿之邪，故以姜辛热之剂燥之，故曰泄脾也。

### 薄荷

气温，味辛苦，辛凉，无毒。

手太阴经、厥阴经药。

《象》云：能发汗，通骨节，解劳乏，与薤相宜。新病瘥人勿多食，令虚汗出不止。去枝梗，搓碎用。

《心》云：上行之药。

陈士良云：能引诸药入荣卫，又主风气壅并。

### 葱白

气温，味辛，无毒。

入手太阴经。

足阳明经。

《液》云：以通上下之阳也。　《活人书》：伤寒头痛如破，连鬓葱白汤主之。

《心》云：通阳气，辛而甘，气厚味薄，阳也，发散风邪。

《本草》云：葱实主明目，补中不足。其茎白平，可作汤，主伤寒寒热出汗，中风面目肿，伤寒骨肉痛，喉痹不通，安胎，归心，除肝邪气，安中，利五藏，益目精，杀百药毒。葱根主伤寒头痛。葱汁平温，主溺血，解藜芦毒。

### 韭白

气温，味辛微酸，无毒。

《本草》云：归心，安五脏，除胃中热，利病人，可久食。子主梦泄精，溺白。根养发，阴物变为阳。

### 薤白

气温，味苦辛，无毒。

227

入手阳明经。

《本草》云：主金疮疮败，轻身不饥，耐老，除寒热，去水气，温中散结，利病人。诸疮中风寒水肿，以此涂之。下重者，气滞也，四逆散加此，以泄气滞。

《心》云：治泄痢下重，下焦气滞，泄滞气。

### 瓜蒂

气寒，味苦，有毒。

《本草》云：治大水，身面四肢浮肿，下水，杀蛊毒，咳逆上气，及食诸果病在胸腹中者皆吐下之，去鼻中息肉，疗黄疸鼻中出黄水，除偏头疼有神，头目有湿宜此。瓜蒂苦以治胸中寒，与白虎同例，俱见知母条下。与麝香、细辛同为使。治久不闻香臭，仲景钤方：瓜蒂一十四个，丁香一个，黍米四十九粒，为末，含水嗜一字，取下。

### 冬葵子

气寒，味甘，无毒。

《本草》云：主五脏六腑寒热羸瘦，五癃，利小便，疗妇人乳难内闭，久服坚筋骨，长肌肉，轻身。

《衍义》云：性滑利不益人。患痈疖毒热内攻未出脓者，水吞三五粒，遂作窍，脓出。

### 蜀葵花

冷，阴中之阳。

《珍》云：赤者治赤带，白者治白带。赤治血燥，白治气燥。

### 香薷

味辛，微温。

《本草》云：主霍乱腹痛，吐下，散水肿。

### 炊单布

《液》云：仲景治坠马，及一切筋骨损方中用，《时习》补入。

## 米谷部

### 粳米

气微寒，味甘苦，甘平，无毒。

入手太阴经、少阴经。

《液》云：主益气，止烦、止渴、止泄。与熟鸡头相合作粥，食之可以益精强志，耳目聪明。本草诸家共言益脾胃，如何白虎汤用之入肺？以其阳明为胃之经，色为西方之白，故入肺也。然治阳明之经，即在胃也，色白，味甘寒，入手太阴。又少阴证桃花汤用此，甘以补正气；竹叶石膏汤用此，甘以益不足。

《衍义》云：平和五脏，补益胃气，其功莫逮。然稍生则复不益脾，过熟则佳。

### 赤小豆

气温，味辛甘酸，阴中之阳，无毒。

《本草》云：主下水排脓，寒热，热中消渴，止泄，利小便，吐逆，卒澼下胀满。又治水肿，通健脾胃，赤小豆食之，行小便。久食则虚人，令人黑瘦枯燥。赤小豆花治宿酒渴病，即腐婢也，花有腐气，故以名之。与葛花末服方寸匕，饮酒不知醉。气味平辛，大豆黄卷是以生豆为蘖，待其芽出便曝干用，方书名黄芩皮，产妇药中用之，性平。

### 黑大豆

气平，味甘。

《本草》云：涂痈肿。煮汁饮，杀鬼毒，止痛，解乌头毒，除胃中热痹，伤中淋露，逐水胀，下瘀血，久服令人身重。炒令黑，烟未断，热投酒中，治风痹瘫痪，口噤，产后诸风。食罢生服半掬，去心胸烦热，明目，镇心不忘。恶五参、龙胆，得前胡、乌喙、杏仁、牡蛎良。

## 大麦蘖

气温，味甘咸，无毒。

《象》云：补脾胃虚，宽肠胃。先杵细，炒黄，取面用。

《本草》云：能消化宿食，破癥结冷气，去心腹胀满，开胃止霍乱，除烦去痰，治产后秘结，鼓胀不通。大麦蘖并神曲二药，气虚人宜服，以代戊己腐熟水谷。与豆蔻、缩砂、木瓜、芍药、五味子、乌梅为之使。

## 小麦

气微寒，味甘，无毒。

《本草》云：除热，止燥渴咽干，利小便，养肝气，止漏血、唾血。青蒿散有小麦百粒，治大人、小儿骨蒸肌热，妇人劳热。

## 神曲

气暖，味甘。

入足阳明经。

《象》云：消食，治脾胃食不化。须于脾胃药中少加之，微炒黄用。

《珍》云：益胃气。

《本草》云：疗脏腑中风气，调中下气，开胃消宿食，主霍乱心隔气，痰逆，除烦，破癥结及补虚，去冷气，除肠胃中塞不下食，令人好颜色，落胎，下鬼胎，又能治小儿腹坚大如盘，胸中满，胎动不安，或腰痛抢心，下血不止。火炒以助天五之气，入足阳明。

## 酒

气大热，味苦甘辛，有毒。

《本草》云：主行药势，杀百邪恶毒气，能行诸经不止，与附子相同。味辛者能散，味苦者能下，味甘者居中而缓也，为导引，可以通行一身之气至极高之分。若味淡者，则利小便而速下。大海或凝，惟酒不冰。三人晨行遇大寒，一人食粥者病，一人腹空者死，一人食酒者安，则知其大热也。

## 苦酒　一名醋，一名醯

气温，味酸，无毒。

《液》云：敛咽疮，主消痈肿，散水气，杀邪毒。余初录本草苦酒条，《本经》一名醯，又一名苦酒，如为一物也。及读《金匮》治黄疸有麻黄醇酒汤，以美清酒五升煮二升，苦酒也。前治黄汗，有黄芪芍药桂枝苦酒汤。

## 饧　即胶饴

气温，味甘，无毒。

入足太阴经药。

《液》云：补虚乏，止渴，去血。以其色紫凝如深琥珀色，谓之胶饴，色白而枯者，非胶饴，即饧也，不入药用。中满不宜用，呕家切忌，为足太阴经药，仲景谓呕家不可用建中汤，以甘故也。

## 香豉

气寒，味苦，阴也，无毒。

《象》云：治伤寒头痛，烦躁，满闷。生用。

《珍》云：去心中懊恼。

《本草》云：主伤寒头痛，寒热。伤寒初觉头痛，内热脉洪，起一二日，便作此加减。葱豉汤，葱白一虎口，豉一升绵裹，以水三升，煎取一升，顿服取汁。若不汗，加葛根三两，水五升，煮二升，分二服；又不汗，加麻黄三两，去节。

# 玉石部

## 石膏

气寒，味甘辛，微寒，大寒，无毒。

入手太阴经、少阳经。

足阳明经。

《象》云：治足阳明经中热，发热，恶热，燥热，日晡潮热，自汗，小便滑赤，大渴引饮，肌肉壮热，苦头痛之药，白虎汤是也。善治本经头痛，若无余证勿用。

《心》云：细理白泽者，良。甘寒，胃经大寒药，润肺除热，发散阴邪，缓脾益气。

《珍》云：辛甘，阴中之阳，止阳明经头痛，胃弱不可服，下牙痛，须用香白芷。

《本草》云：主中风寒热，心下逆气，惊喘口干，舌焦不能息，腹中坚痛，除邪鬼，产乳金疮，除时气头痛，身热，三焦大热，皮肤热，肠胃中膈气，解肌发汗，止消渴烦逆，腹胀暴气喘息，咽热。亦可作浴汤。

太上云：石膏发汗，辛寒，入手太阴也。

东垣云：微寒，足阳明也。又治三焦皮肤大热，手少阳也。仲景治伤寒阳明证，身热，目痛鼻干，不得卧。身已前，胃之经也；胸，胃肺之室。邪在阳明，肺受火制，故用辛寒以清肺，所以号为白虎汤也。鸡子为之使，恶莽草、马目毒公。

《药性论》云：石膏使，恶巴豆。唐本注：疗风，去热解肌。

## 滑石

气寒，味甘大寒，无毒。

入足太阳经。

《象》云：治前阴不利，性沉重，能泄上气，令下行，故曰滑则利窍，不可与淡渗

同用。白者佳，杵细，水飞用。

《本草》云：主身热泄澼，女子乳难，癃闭，利小便，荡肠胃，积聚寒热，益精气，通九窍六腑津液，去留结，止渴，令人利中，入足太阳。滑能利窍，以通水道，为至燥之剂。猪苓汤用滑石，与阿胶同为滑利，以利水道。葱豉、生姜同煎，去粗澄清以解利。淡味渗泄为阳，解表利小便也，若小便自利，不宜以此解之。

《衍义》云：暴吐逆，不下食，以生细末二钱匕，温水调服，后以热面压之。

## 朴硝

气寒，味苦辛。

《象》云：除寒热邪气，逐六腑积聚，结痼血癖，胃中食饮热结，去血闭，停痰痞满，消毒。揉细，生用。

## 盆硝　即芒硝

气寒，味咸。

《心》云：去实热。《经》云：热淫于内，治以咸寒，此之谓也。

《珍》云：纯阴，热淫于内，治以咸寒。

《本草》云：主五脏积聚，久热胃闭，除邪气，破留血，腹中痰实结，转通经脉及月水，破五淋，消肿毒，疗天行热病。

《药性论》云：使，味咸，有小毒。通月闭癥瘕，下瘰病黄疸，主漆疮，散恶血。

《圣惠方》：治代指，用芒硝煎汤，淋渍之愈。

## 硝石

气寒，味甘辛，一作苦辛。大寒，无毒。又云咸，又云甜，甜微缓于咸。

《液》云：硝石者，硝之总名也。但不经火者谓之生硝、朴硝，经火者谓之盆硝、芒硝。古人用辛，今人用咸，辛能润燥，咸

能软坚，其意皆是。老弱虚人可下者，宜用。若用此者，以玄明粉代之，尤佳。《本经》谓利小便而堕胎，伤寒妊娠可下者用此，兼以大黄引之，直入大肠，润燥软坚，泻热，子母俱安。经云有故无殒，亦无殒也，此之谓欤。以在下言之，则便溺俱阴；以前后言之，则前气后血；以肾言之，总主大小便难，溺涩秘结俱为水少。《经》云：热淫于内，治以咸寒，佐以苦，故用芒硝、大黄，相须为使也。

### 玄明粉

气冷，味辛甘，无毒。

《液》云：治心热烦躁，五脏宿滞，癥瘕，明目，逐膈上虚热，消肿毒。注中有治阴毒一句，非伏阳不可用。若止用此除阴毒，杀人甚速。牙硝条下太清炼灵砂补注，谓阴极之精，能化火石之毒。

《仙经》云：阴中有阳之物。

### 硫黄

气温大热，味酸，有毒。

《本草》云：主妇人阴蚀，疽痔恶血，坚筋骨，除头秃，疗心腹积聚邪气，冷癖在胁，咳逆上气，脚冷疼弱无力，及鼻衄，恶疮，下部䘌疮，止血，杀疥虫。

《液》云：如太白丹佐以硝石，来复丹用硝石之类，至阳佐以至阴，与仲景白通汤佐以人溺、猪胆汁大意相同，所以去格拒之寒，兼有伏阳不得不尔。如无伏阳，只是阴证，更不必以阴药佐之也。硫黄亦号将军，功能破邪归正，返滞还清，挺出阳精消阴，化魄生魂。

### 雄黄

气温寒，味苦甘，有毒。

《本草》云：主寒热，鼠瘘，恶疮，疽痔，死肌，疗疥虫䘌疮，目痛，鼻中息肉，及绝筋破骨，百节中大风积聚，癖气中恶，腹痛鬼疰。

### 赤石脂

气大温，味甘酸辛，无毒。

《本草》云：主养心气，明目益精，疗腹痛，泄癖下利赤白，小便利，及痈疽疮痔，女子崩中漏下，产难，胞衣不出。久服补髓，好颜色，益志不饥，轻身延年。五色石脂，各入五脏补益。

东垣云：赤石脂、白石脂并温无毒，畏黄芩、芫花，恶大黄。

《本经》云：涩可去脱，为收敛之剂，胞衣不出，涩剂可以下之。赤入丙，白入庚。

《珍》云：赤白石脂俱甘酸，阳中之阴，固脱。

《心》云：甘温，筛末用，去脱涩以固肠胃。

《局方本草》云：青石脂养肝胆气，明目；黑石脂养肾气，强阴，主阴蚀疮；黄石脂养脾气，除黄疸，余与赤白同功。

### 禹余粮

气寒，味甘，无毒。

《本草》云：主咳逆寒热，烦满，下痢赤白，血闭癥瘕，大热。

本《经》云：重可去怯，禹余粮之重为镇固之剂。

《本草注》云：仲景治伤寒下痢不止，心下痞硬，利在下焦者，赤石脂禹余粮汤主之。赤石脂、禹余粮各一斤，并碎之，以水六升，煎取二升，去粗，分二服。

雷公云：看如石，轻敲便碎，可如粉也，兼重重如叶子雌黄，此能益脾，安五脏。

### 代赭石

气寒，味甘苦，无毒。一名须丸，出姑幕者名须丸，出代都者名代赭。

入手少阴经，足厥阴经。

《本草》云：主鬼疰，贼风蛊毒，杀精

物恶鬼，腹中毒邪气，女子赤沃，漏下，带下百病，产难胞衣不出，堕胎，养血，除五脏血脉中热，血痹血瘀，大人小儿惊气入腹，及阴痿不起。

《圣济经》云：怯则气浮，重则所以镇之。怯者，亦惊也。

### 铅丹

气微寒，味辛，黄丹也。

《本草》云：主吐逆反胃，惊痫癫疾，除热下气，止小便利，除毒热筋挛，金疮溢血。又云：镇心安神，止吐血。

本《经》云：涩可去脱而固气。

成无己云：铅丹收敛神气，以镇惊也。

《药性论》云：君，治消渴，煎膏，止痛生肌。

### 白粉

《本草》云：一名胡粉，一名定粉，一名瓦粉。仲景猪肤汤用白粉，非此白粉，即白米粉也。黄延非治胸中寒，是治胸中塞，误写作寒字。

《药性论》云：胡粉，使，又名定粉。味甘辛，无毒，能治积聚不消。焦炒，止小儿疳痢。

陈藏器云：主久痢成疳。粉和水及鸡子白，服以粪黑为度，为其杀虫而止痢也。

### 紫石英

气温，味甘辛，无毒。

入手少阴经，足厥阴经。

《本草》云：主心腹咳逆邪气，补不足，女子风寒在子宫，绝孕十年无子，疗上气心腹痛，寒热邪气结气，补心气不足，定惊悸，安魂魄，填下焦，止消渴，除胃中久寒，散痈肿，令人悦泽。久服温中，轻身延年。得茯苓、人参、芍药，共疗心中结气；得天雄、菖蒲，共疗霍乱。长石为之使，畏扁豆、附子，不欲鮀甲、黄连、麦句姜。

《衍义》云：仲景治风热瘛疭风引汤，

紫石英、白石英、寒水石、石膏、干姜、大黄、龙齿、牡蛎、甘草、滑石等分，上㕮咀，以水一升，煎去三分，食后量多少温呷之，不用渣，立效。

### 伏龙肝

气温，味辛。

《时习》云：主妇人崩中吐血，止咳逆，止血，消痈肿。

《衍义》云：妇人恶露不止，蚕沙一两炒，伏龙肝半两，阿胶一两，同为末，温酒调，空心服三二钱，以止为度。

《药性论》云：单用亦可。咸，无毒。

日华子云：热，微毒。治鼻洪肠风，带下血崩，泄精尿血，催生下胞，及小儿夜啼。一云治心痛，及中风心烦。

陶隐居云：此灶中封釜月下黄土也。

### 白矾

气寒，味酸，无毒。

《本草》云：主寒热泄泻，下痢白沃，阴蚀恶疮，消痰止渴，除痼热，治咽喉闭，目痛，坚骨齿。

《药性论》云：使，有小毒。生含咽津，治急喉痹。

### 朱砂

味甘。

《珍》云：心热者，非此不能除。

《局方本草》云：丹朱味甘，微寒，无毒。养精神，安魂魄，益气明目，通血脉，止烦渴。

《药性论》云：君，有大毒。镇心抽风。

日华子云：凉，微毒。润心肺，恶磁石，畏咸水。

### 硇砂

味咸。

《本草》云：破坚癖，独不用，入群队用之。味咸苦，辛温，有毒，不宜多服。主积聚，破结血，烂胎止痛，下气，疗咳嗽宿冷，去恶肉，生好肌，柔金银，可为焊药。

《药性论》云：有大毒，畏浆水，忌羊血。味酸咸，能腐坏人肠胃。生食之，化人心为血。能除冷病，大益阳事。

日华子云：北庭砂，味辛酸，暖，无毒，畏一切酸。补水脏，暖子宫，消冷癖瘀血，宿食气块，痃癖，及妇人血气心痛，血崩带下。凡修制用黄丹石灰作匮，煅赤，使用无毒。柔金银，驴马药亦用。

## 东流水

味平，无毒。

《时习》云：千里水及东流水主病后虚弱，扬之万过煮药，收禁神效。二者皆堪荡涤邪秽。此水洁净，诚与诸水不同，为云母所畏，炼云母粉用之。

## 甘澜水

《时习》云：扬之水上成珠者是也。治霍乱及入膀胱，治奔豚药用之，殊胜。

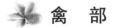 禽　部

### 鸡子黄

气温，味甘。

《本草》云：阴不足补之以血。若咽有疮，鸡子一枚去黄，苦酒倾壳中，以半夏入苦酒中，取壳置刀环上熬，微沸去渣，旋旋呷之。又主除热，火疮痫痉，可作琥珀神物。黄和常山末为丸，竹叶汤服，治久疟不差；黄合须发煎消为水，疗小儿惊热下痢。

兽　部

### 龙骨

气平，微寒。味甘，阳也。无毒。

《本草》云：主心腹鬼疰，精物老魅，咳逆，泄痢脓血，女子漏下，癥瘕坚结，小儿热气惊痫，疗心腹烦满，四肢痿枯，汗出，夜卧自惊，恚怒伏气在心下，不得喘息，肠痈内疽，阴蚀，止汗，缩小便，溺血，养精神，定魂魄，安五脏。

本《经》云：涩可去脱而固气。

成无己云：龙骨、牡蛎、铅丹皆收敛神气以镇惊，凡用烧通赤为粉。畏石膏。

《珍》云：固大肠脱。

### 麝香

气温，味辛，无毒。

《本草》云：主辟恶气，杀鬼精物，疗温疟蛊毒痫痉，去三尸虫，疗诸凶邪鬼气，中恶心腹暴痛，胀急痞满，风毒，妇人产难堕胎。

### 牛黄

气平，味苦，有小毒。

《本草》云：主惊痫寒热，热盛狂痉，逐鬼除邪，疗小儿百病，诸痫热，口噤不开，大人癫狂，又堕胎，久服令人不忘。又云：磨指甲上黄者为真。又云：定魂魄，人参为使，得牡丹、菖蒲利耳目，恶龙骨、龙胆、地黄，畏牛膝。

### 犀角

气寒，味苦酸咸，微寒，无毒。

《象》云：治伤寒温疫头痛，安心神，止烦乱，明目镇惊，治中风失音，小儿麸豆，风热惊痫。镑用。

《本草》云：主百毒蛊疰，邪鬼瘴气，杀钩吻、鸩羽、蛇毒，除邪不迷惑，魇寐，疗伤寒温疫，头痛寒热，诸毒气，能治一切疮肿，破血。

《液》云：升麻代犀角，说并见升麻条下。易老疗畜血分三部，上焦畜血，犀角地黄汤；中焦畜血，桃仁承气汤；下焦畜血，抵当汤丸，丸但缓于汤耳。三法的当，后之用者，无以复加。

**阿胶**

气微温，味甘辛，无毒，甘辛平。

味薄气厚，升也，阳也。

入手太阴经。

足少阴经、厥阴经。

《象》云：主心腹痛内崩，补虚安胎，坚筋骨，和血脉，益气止痢。炮用。

《心》云：补肺金气不足，除不足，甘温补血。出东阿，得火良。

《本草》云：主心腹内崩，劳极洒洒如疟状，腰腹痛，四肢酸痛，女子下血，安胎，丈夫小腹痛，虚劳羸瘦，阴气不足，脚酸不能久立，养肝气，益肺气。肺虚极损，咳嗽，唾脓血，非阿胶不补。仲景猪苓汤用阿胶，滑以利水道。《活人书》四物汤加减例：妊娠下血者，加阿胶。

**猪肤**

气寒，味甘。

入足少阴经。

《液》云：猪皮味甘寒。猪，水畜也，其气先入肾，解少阴客热，是以猪肤解之。加白蜜以润燥除烦，白粉以益气断痢。

**猪胆汁**

气寒，味苦咸，苦寒。

《液》云：仲景白通汤加此汁，与人尿咸寒，同与热剂合，去格拒之寒；又与醋相合，内谷道中，酸苦益阴，以润燥泻便。

《本经》云：治伤寒热渴。又白猪蹄可用，杂青色者不可食，疗疾亦不可。

《心》云：与人尿同体，补肝而和阴，引置阳不被格拒，能入心而通脉。

**獭肝**

味甘，有毒。

《本草》云：主鬼疰蛊毒，却鱼鲠，止久嗽，烧灰服之。

**猳鼠粪**

治伤寒劳复。经言：牡鼠粪，两头尖者是，或在人家诸物中遗者。

**人尿**

《时习》云：疗寒热头疼，温气。童男子者尤良。

《衍义》云：人尿须用童男者。产后温一杯，压下败血恶物。久服令人及虚，气血无热尤不可多服，此亦性寒，故治热劳方中亦用也。

日华子云：小便凉，止劳渴嗽，润心肺，疗血闷热狂，扑损瘀血晕绝，及蛇犬等咬，以热尿淋患处。难产胞衣不下，即取一升，用姜、葱煎，乘热饮即下。

## 虫　部

**牡蛎**

气微寒，味咸平，无毒。

入足少阴经。

《象》云：治伤寒寒热温疟，女子带下赤白，止汗，止心痛气结，涩大小肠，治心胁痞。烧白，杵细用。

《珍》云：能软积气之痞。经曰：咸能软坚。

《心》云：咸平。熬，泄水气。

《本草》云：主伤寒寒热，温疟洒洒，惊恚怒气，除拘缓鼠瘘，女子带下赤白，除留热在关节，荣卫虚热往来不定，烦满，止汗，心痛气结，止渴，除老血，涩大小肠，止大小便，疗泄精，喉痹咳嗽，心胁下痞热，能去瘰疬一切疮肿。入足少阴，咸为软坚之剂，以柴胡引之，故能去胁下之硬；以茶引之，能消结核；以大黄引之，能除股间肿。地黄为之使，能益精收涩，止小便，本肾经之药也。久服强骨节，杀邪鬼，延年。贝母为之使，得甘草、牛膝、远志、蛇床子良，恶麻黄、吴茱萸、辛夷。

《药性论》云：君主之剂，治女子崩中，止血及盗汗，除风热，定痛，治温疟。又和杜仲服，止盗汗。为末，蜜丸，服三十丸，令人面光白，永不值时气。又治鬼交精出，病人虚而多热加用之，并地黄、小草。

陈士良云：牡蛎捣粉粉身，治大人、小儿盗汗。和麻黄根、蛇床子、干姜为粉粉身，去阴汗。《衍义》意同。

**文蛤**

气平，味咸，无毒。

《本草》云：主恶疮，蚀五痔，咳逆胸痹，腰痛胁急，鼠瘘，大孔出血，崩中漏下，能利水。治急疳蚀口鼻，数日尽欲死，烧灰，腊猪脂和涂之。坠痰软坚，止渴，收涩固济。蛤粉也，咸能走肾，可以胜水。文蛤尖而有紫斑。

**虻虫**

气微寒，味苦平，有毒。

《本草》云：主目中赤痛，眦伤泪出，瘀血血闭，寒热酸惭，无子，炒去翅、足。

**水蛭**　一名马蟥

气微寒，味咸苦平，有毒。

《本草》云：主逐恶血，瘀血月闭，破血瘕积聚，无子，利水道，堕胎。炒用，畏盐。苦走血，咸胜血，仲景抵当汤用虻虫、水蛭，咸苦以泄畜血，故《经》云：有故无殒也。虽可用之，亦不甚安，莫若四物汤加酒浸大黄各半，下之极妙。

**䗪虫**

味咸寒，有毒。

《本草》云：主心腹寒热洒洒，血积癥瘕，破坚，下血闭，生子大良。仲景主治久瘕积结，有大黄䗪虫丸。

《衍义》云：乳汁不行，研一枚，水半合，滤清汁服，勿令服药人知之。

**鼠妇**

气温，微寒，味酸，无毒。

《本草》云：主气癃不得小便，妇人月水闭，血瘕，痫痓寒热，利水道。仲景治久疟，大鳖甲丸中使之，以其主寒热也。

《衍义》云：鼠妇，湿生虫也。

**蜘蛛**

微寒。

《本草》云：主大人小儿癞疝。七月七日取其网，疗喜忘。仲景治杂病，狐疝，偏有大小，时时上下者，蜘蛛一十四个，熬焦，桂半两。研细为散，八分匕，酒调服，日再，蜜丸亦通。

**蛴螬**

微寒、微温，味咸，有毒。

《本草》云：主恶血血瘀，痹气破折，血在胁下坚满痛，月闭，目中淫肤，青翳白膜，吐血在胸中不去，及破骨踒折血结，金疮血塞，产后中寒，下乳汁。仲景治杂病方，大黄䗪虫丸中用之，以其主胁下坚满也。《续传信方》治喉痹，取虫汁点在喉中，下即喉开也。《时习》补入。

**蜜**

气平微温，味甘，无毒。

《本草》云：主心腹邪气，诸惊痫痓，安五脏诸不足，益气补中，止痛解毒，除众病，和百药，养脾气，除心烦，饮食不下，止肠澼，饥中疼痛，口疮，明耳目。

《液》云：凡炼蜜必须用火熬开，以纸覆经宿，纸上去蜡尽，再熬色变，不可过度，令熟入药。

**蜚蠊**

气寒，味酸，有毒。

《本草》云：治小儿惊风癥疾，腹胀寒热，大人癫疾狂易，手足端寒，支满奔豚。

日华子云：堕胎，治症忤。和干姜，敷恶疮，出箭头。

《图经》云：心主丁疮。

《衍义》云：大小二种，一种大者为胡蜚蠊，身黑光，腹翼下有小黄子，附母飞行，昼不出，夜方飞，至人家户庭中见灯光则来；一种小者，身黑暗，昼方飞出，夜不出。今当用胡蜚蠊，以其小者研三十枚，以水灌牛马肠结，佳。

**鳖甲**

气平，味咸，无毒。

《本草》云：主心腹癥痕坚积，寒热，去鼻中息肉，阴蚀，痔恶肉，疗温疟，血瘕腰痛，小儿胁下坚。

《衍义》云：治劳嗽，除骨热极佳。

**蛇蜕**

《心》云：去翳膜用之，取其意也。

日华子云：止呕逆，小儿惊悸客忤，催生，疬疡，白癜风。煎汁敷，入药炙用。

**蝉蜕**

《心》云：治同蛇蜕。

《药性论》云：使，治小儿浑身壮热惊痫，兼能止渴。又云：其蜕壳头上有一角如冠状，谓之蝉花，最佳，味甘寒，无毒，主小儿天吊惊痫癥疾，夜啼心悸。

**白僵蚕**

味咸辛平，无毒。

《本草》云：主小儿惊痫夜啼，去三虫，灭黑黯，令人面色好，男子阴疡病，女子崩中赤白，产后余痛，灭诸疮瘢痕。生颖川平泽，四月取自死者，勿令中湿，湿中有毒，不可用。

**斑猫**

味辛酸，有毒。

《本草》云：主寒热鬼疰蛊毒，鼠瘘疥癣，恶疮疽，蚀死肌，破石癃血积，伤人肌，堕胎。畏巴豆。

**乌蛇**

无毒。

《本草》云：主诸风瘙瘾疹，疥癣，皮肤不仁，顽痹诸风。用之炙，入丸散，浸酒合膏。背有三棱，色黑如漆，性善不噬物，江东有黑稍蛇，能缠物至死，亦是其类，生商洛山。

**五灵脂**

味甘温，无毒。

《本草》云：主疗心腹冷气，小儿五疳，辟疫，治肠风，通利气脉，女子月闭，出北地，此是寒号虫粪也。

**绯帛**

《液》云：主恶疮，丁肿毒肿，诸疮有根者。作膏用帛如手大，取露蜂房弯头棘刺烂草节二寸许，乱发烧末作膏，主丁疮肿。又主小儿初生脐未落时，肿痛水出，烧为末，细研敷之。又五色帛，主盗汗，拭干讫。弃五道头，仲景治坠马，及一切筋骨损方中用。

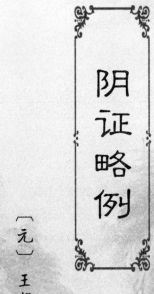

# 阴证略例

〔元〕 王好古

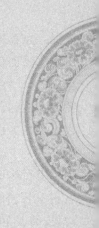

# 提　要

《阴证略例》是王好古研究"阴证学说"的专著。

张元素研究脏腑学说。

李东垣在脏腑学说的基础上，立足于脾胃，研究内伤学说。

王好古在脏腑学说、内伤学说的基础上，结合伤寒学说进一步研究阴证学说。

王好古研究伤寒学说立足于脏腑学说。

王好古研究伤寒学说专注于三阴证。

王好古研究三阴证，从外感走向内伤。

本书总一卷，在总结前人论治阴证的基础上，提出自己的学说主张，形成伤寒学中的"阴证学说"。

书末载八则医案，对学习王好古的"阴证学说"弥足珍贵。

需要注意的是：三阴证有外感，有内伤；三阴证有实证，有虚证。

# 阴证略例序

　　人生天地间而阴阳命之气，其受病亦不外乎此，医家言视证察脉则必本诸阴与阳，自轩岐以来诸书可考也。至汉长沙张仲景著《伤寒》一书，其言备矣，其法皆出伊尹汤液，如《易》之于数，《春秋》之于法，盖万世不可易者。其论气脉形声，以测人之脏腑经络之微，亦不过曰如是为阳，如是为阴，如是为寒，如是为热，如是为有余，如是为不足，以决人之死生之变于征兆之前，使夫学者可以按而知之，苟能详辨而勿失，则思过半矣。然混茫乎疑似之中，鏐轕乎毫厘之间，自非精思入神，冥合造化，则不能也。是以古者之言医也，皆聪明有道之士，如孙思邈、陶隐居、葛稚川之徒，何如人也。迨夫叔世末流，多出于粗工庸人间，褒衣峨冠，挟方寸之囊，自命为医工，然试读其书，音读音豆且不知，况能索理于精微之地哉！如赵括之用兵，徒能诵其父之书，旋取覆败之祸，如又不能诵其书，则其为败宜如何哉？夫阴阳二证也，寒与温之味，从而用之亦二也。其主治嗜好又有大不同者，甚者各主一偏，互相诋訾。殊不知桂枝、承气之一倒置，则毙之患立见。异时承平，贵人挟朔方鞍马劲悍之气，加以膏粱肥浓之养，故糁以刚剂，往往而中。或者遂狃于此，以为人之为病皆然，热黜阴候不论，岂理也哉！且四方风土既殊，而人之禀受亦异，而一律按之，其可乎？盖亦求其至当而已矣。呜呼！中古以降，老寿少而夭阏多，岂真不幸与？盖医者心术之偏，其蔽必至于杀人；儒者心术之偏，其蔽必至于误天下，如宋之王安石是也。偏之为害之烈如此。夫窃尝谓：受天地中和之性，得圣人公恕之学，不以利欲一毫入于其心，而后可以为儒为医矣。天地万物一理也。圣人之道一中而已。《中庸》曰：致中和天地位焉，万物育焉，而况医乎？海藏先生王君进之家世赵人，早以通经举进士，晚独喜言医。始从东垣、李明之，尽传其所学；后乃精研极思轩岐以来诸家书，驰骋上下数千载间，如指诸掌。予在大梁时，闻其名诸公间籍甚，独以未识为恨。今年秋来晋州，始得候先生于馆舍，观其气和而凝，志一而定，有道者也，与之游甚闲，暇日出一编书授予，且谓予曰：伤寒，人之大疾也，其候最急，而阴证毒为尤惨。阳则易辨而易治，阴则难辨而难治。若夫阳证热深而厥，不为难辨，阴候寒盛，外热反多，非若四逆脉沉细欲绝易辨也。至于脉鼓击有力，加阳脉数倍，内伏太阴，发烦躁，欲坐井中，此世之所未喻也。予恐其误，积思十余年，盖考自岐伯，迄今洁古老人，掇其精要，附以己说，厘为三十余条，有证有药，有论有辨，名之曰《阴证略例》。将镂以传，以诏后学，且与天下卫生之君子共之。子盍为我题其端？予退而伏读之，善之曰：异乎哉，未有是书也！其于救物利生之念深矣。至其论阳证见阴脉者死，谓有外阳内阴，若与阳药犹可生，若及阴阳易分寒热，阴阳易随仲景三经用药，皆出古人言意之表，学者又不深思而熟味之。噫！世之著书立言者多矣，其甚高难行、泛言无实者亦有之。然则是书之出，其知者必以为精思妙用所传，证以古今，不可诬也。其不知者则茫然无考，诋以为悠悠谈甚高难行也。予以为获一人贤者之知，不犹愈千百愚人之不知者，则是书可以传信行世无疑矣。

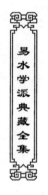

故内翰王君从之，尝题曰：世所未闻，真知言哉！比先生过上党，主吾故人文之，疗数阴疾尤奇中，皆书中所可概见者。文之始亦骇，不敢用，及已试，叹曰：误人多矣。昔太仓公所上治验，太史氏列之传末，近代钱仲阳尝所治病，阎孝忠记于论证后；今从先生得所书，主治次第，谨编如左方，亦足以证愚者之不知者。文之姓宋氏，讳廷圭，长平人，世亦号善医云。岁癸卯冬十一月中浣日王官麻革信之谨题

门人皇甫赦　张沌　宋廷圭　张可

弋毂英同校正　燕山吴玉君美　助缘

240

# 祭神应王文

　　窃以济世须医，去疾先药，论江方海，眩目骇心，人皆于此，泥小技作当涂，视大经为何物。及其临胗，莫知所措。况夫病者虚实互见，寒热交分，气运加临，脉候不应，苟或圭黍之差，已有云渊之失。故有者甚而无者生，轻者危而重者毙，夭横盈郊，冤枉举世。每怜孑孓之幽魂，谁听嗷嗷之夜泣，痛矣如斯，心乎不已，耽嗜数年，衰成此集。总前圣之嘉言，为后学之法则，虽治伤寒，独专阴例，列古于前，评今于后，区别余三十条，收拾过二万字，不必泛天风，彻海波，尽在乎耳目矣！优而柔之，使自得之，厌而饫之，使自趋之。深有望于好生之君子，于戏欲广当世，敬以先神，伏冀鉴辉，庶几绵历。王好古惶恐顿首谨言。

　　圣贤所言阴证，如岐伯、阿衡、仲景、叔和，故已备矣；活人、许学士、韩祗和、成无己，又甚详矣。后人尚有采择未精，览读有阙，予所以从而次第之。然今之病者，得之有内外之异，或不与经符，合之有色脉之殊，或不与方契，形候相若，似是而非，众所共疑，莫之能辨，取其如此者，又从而比类之。非帘视壁听，仿佛未真也，阴阳寒热，如辨黑白矣。使医者不动声色，蠲去疾疴，免横夭以无辜，皆康宁而得寿，予所愿也。每虑浅识，或有所遗，敬俟来贤，幸为改正。

**壬辰岁夏四月初十日海藏老人古赵王好古序**

# 岐伯阴阳脉例

《内经》云：人迎一盛病在少阳，二盛病在太阳，三盛病在阳明，四盛已上为格阳。

启玄子云：阳脉法也，少阳胆脉也，太阳膀胱脉也，阳明胃脉也。《灵枢经》曰：一盛而躁，在手少阳；二盛而躁，在手太阳；三盛而躁，在手阳明。手少阳，三焦脉；手太阳，小肠脉；手阳明，大肠脉。一盛者，谓人迎之脉，大于寸口一倍也。余盛同法。四倍已上，阳盛之极，故格拒而食不得入也。正理论曰：格则吐逆。

寸口一盛病在厥阴，二盛病在少阴，三盛病在太阴，四盛已上为关阴。

启玄子云：阴脉法也，厥阴肝脉也，少阴肾脉也，太阴脾脉也。《灵枢经》曰：一盛而躁，在手厥阴；二盛而躁，在手少阴；三盛而躁，在手太阴。手厥阴，心包脉也；手少阴，心脉也；手太阴，肺脉也。盛法同阳。四倍已上，阴盛之极，故关闭而溲不得通也。正理论曰：关则不得溺。

人迎与寸口俱盛四倍已上，为关格之脉，嬴不能极于天地之精气，则死矣。

《枢》曰：阴阳俱盛，不得相营，故曰关格，非止吐逆、不得溺而已也。

## 问难**附** 又举言外意

海藏云：岐伯阴阳二脉，王注为足经，却举《灵枢》手经，何也？

答曰：正经既言五脏之本，又言脾胃、大小二肠、膀胱、三焦为仓廪之本，营之所居。《经》云：三焦者，水谷之道路，故云仓廪。乃知手足经俱有，故言足经，而次举《灵枢》手经也。若躁为手经，不躁为足经。此王注虽举格阳为吐逆，关阴为不得溺，皆引正理为证以比之。大抵格阳关阴，亦岂止吐逆不得溺而已哉！至于上而不欲食，下而不得便，亦关格之病也，故易老有内伤之阴证，大意亦出于此。云岐子别有关格一转。

上此一条，举古人言外之意。

# 洁古老人内伤三阴例消导吐下

论曰：人之生也，由五谷之精气所化，五味之备，故能生形。经曰：味归形。若伤于味，亦能损形。今饮食反过其节，肠胃不能胜，气不及化，故伤为脾。论曰：饮食自倍，肠胃乃伤。或失四时之调养，故能为人之病也。经曰：气口曰坤，口乃脾之候，故脾胃伤。气口紧盛而伤者，有多少有轻重焉。如气口一盛，脉得六至，则伤于厥阴，乃伤之轻也，槟榔丸主之；气口二盛，脉得七至，则伤于少阴，乃伤之重也，煮黄丸主之；气口三盛，脉得八九至，则伤于太阴，

乃伤之尤重也，故填塞闷乱，心胸大痛，兀兀欲吐，得吐则已，俗呼为食迷风是也。经曰：上部有脉，下部无脉，其人当吐，不吐则死。宜吐之，以瓜蒂散。如不能，则无治也。经曰：其高者因而越之，其下者引而竭之。如伤之太甚，仲景三物备急丸下之。

海藏云：洁古所论内伤三经，盖出于《内经灵枢》岐伯阴脉法。

**槟榔丸** 治饮食过多，心腹膨闷。

槟榔一分　木香一分　枳实半两，炒　牵牛头末，半两　陈皮去白，秤半两

上为极细末，醋糊丸，桐子大，米饮生姜汤下二十丸。

**煮黄丸** 治前症，甚则两胁虚胀。

雄黄一两，研　巴豆半两，去皮心膜，研如泥，入雄黄再研匀

上二味，入白面二两，同和研匀，滴水丸桐子大，滚浆内十二丸煮熟，漉入冷浆令沉，每一时辰，浸药冷浆下一丸，凡尽十二时也。不必尽剂，以利为度，否则再服。又治胁下疼癖痛如神。

**瓜蒂散** 治大实大满，气上冲，上部有脉，下部无脉，填塞闷乱者，当吐之。

瓜蒂一分　赤小豆一分

上为极细末，温水少许，调一钱匕，以吐为度。如伤之太重，备急丸下之，此急剂也。《经》云：其下者引而竭之。此之谓也。

**备急丸**

干姜一两，生　大黄一两，生　巴豆半两，去心膜，研泥，摊新瓦去油，取霜

上细末，炼蜜丸桐子大，温水下三二丸，无时，以利为度，以意消息渐加。

**金露丸** 治时疾内伤，心下痞气不降，米不化。

大黄一两　枳实半两，炒　桔梗二两　牵牛头末，一分

上细末，姜糊丸，蒸饼亦得，桐子大，温水下二三十丸，常服减半。内伤戊火已衰，不能制物，寒药太多，固非所宜，故以温剂主之。

**枳术丸** 本仲景汤也，易老改丸。治老幼虚弱，食不消，脏腑臭。

枳实三分，麸炒黄色　白术一两

上为细末，荷叶裹烧，饭为丸，或姜浸征饼丸亦得，桐子大，米饮下三二十丸，食后。小儿丸小。

海藏云：洁古既有三阴可下之法也，必有三阴可补之法，予欲举此内伤三阴可补之剂。未见仲景药时，人皆不言三阴，既举仲景药分而三之，人皆得知有三阴也。古人曷尝不尽，今人但未之读而未之知，而不能言耳！

## ✿ 海藏老人内伤三阴例

### 可温色脉分三经并药附

若饮冷内伤，虽先损胃，未知色脉各在何经。若面青黑，脉浮沉不一，弦而弱者，伤在厥阴也；若面红赤，脉浮沉不一，细而微者，伤在少阴也；若面黄洁，脉浮沉不一，缓而迟者，伤在太阴也。

### 伤在厥阴

若面青或黑，或青黑，俱见脉浮沉不一，弦而弱，伤在厥阴肝之经也。

**当归四逆汤**

当归　桂　芍药　细辛各一两　通草

甘草各六钱三字

上剉麻豆大，每秤三钱，水一盏半，枣一二枚，煎至七分，去滓，温服。

若其人病内有久寒者，宜当归四逆汤内加吴茱萸生姜汤主之。

**当归四逆汤加吴茱萸生姜汤**

当归一两　桂一两　芍药一两　细辛一两　大枣八个　甘草　通草各六钱三字　吴茱萸七合，汤漫洗　生姜二两半

上剉如麻豆大，每服秤三钱，水一盏半，煮至八分，去滓，温服，日三。仲景法：一剂分五服，清酒煎。

### 吴茱萸汤

吴茱萸一两半，汤洗三次　人参三分　生姜一两半　大枣三个

上判如麻豆大，以水二大盏半，煮取七分，去滓，分二服。若急者，阴毒甘草汤、白术散、附子散、正阳散、肉桂散、回阳丹、返阴丹。至于阴盛格阳，霹雳散、火焰散。随经部分选用之。

### 伤在少阴

若面红或赤，或红赤俱见，脉浮沉不一，细而微者，伤在少阴，肾之经也。

**通脉四逆汤**　又方甘草炙六钱二字半。

甘草二两，炙　附子一两，生用，去皮，破八片　干姜一两，炮

面赤者，加连须葱白九寸；腹中痛者，去葱白，加白芍药二两；呕者，加生姜二两；咽痛者，去芍药，加桔梗一两；利止脉不出者，去桔梗，加人参二两。

上判如麻豆大，每服秤三钱，水一盏半，煮至七分，去滓，温服。未差，若急，

更作一剂。其脉续续有力者愈，无力者不愈。

**四逆汤**　上三味是也。

### 伤在太阴

若面黄或洁，或黄洁俱见，脉浮沉不一，缓而迟者，伤在太阴，脾之经也。

**理中丸**　品药各从类生，昼三夜一。

人参一两，腹痛者倍之　甘草炙　白术　姜各一两

上细末，炼蜜和丸鸡子黄大。以汤数合，和丸，研碎，温服之，日三夜二。腹中未热，盖至三四丸，煎热粥饮投之，微温覆，勿揭衣。丸不及汤。

海藏云：大便结者宜丸，大便溏者宜汤。仲景云：无阳阴强大便硬者，不可下，下之则清谷腹满。以上三经脉皆云浮沉不一者，以其皆似孤亡之体也。又云：日三夜二，读之极无味，然仔细思之，利害非轻。恐人不识，故有阴阳寒热各从类生一条。

## 🌸 阴阳寒热各从类生服药同象

假令附子与大黄合而服之，昼服则阳药成功多于阴药，夜服则阴药成功多于阳药，是从其类也。况人之疾，独不然乎？若病阳症，昼则增剧，夜则少宁；若病阴症，昼则少宁，夜则增剧。是人之阴阳寒热，从天地

之行阴行阳也，寒热之化，以此随之。故前人治阴证用阳药续于夜半之后者，所以却类化之阴而接身与子所生之阳也。《通玄类证》云：小建中汤后亦举日三夜二，及尺脉不至者加黄芪。

## 🌸 问湿胜用丸问难附

予尝云：大便溏者宜汤，大便结者宜丸，以丸蜜润也。仲景治霍乱吐下，脾湿大胜而用丸，何也？

答曰：以湿言之，岂有润之之理！此正湿已太过，津液极亡，所以转筋也。筋得血

而养，故能屈伸。下利既多亡阴，失血反成枯燥，燥则所以不能屈伸也，故湿剂以润之，只用丸也，与妇人血崩过极不止而用四物汤润剂同意。十剂之法，要当谨察。

### 理中汤

人参一两　干姜炮　甘草炙　白术各二两

腹痛者，加人参一两；寒者，加干姜一两半；渴欲得水者，加白术一两半；脐上筑者，肾气动也，去术，加桂四两；吐多者，去术，加生姜三两；下多者，还用术；悸者，加茯苓二两；或四肢拘急腹痛者，或腹满下利转筋者，去术，加附子一枚生用。

上锉如麻豆大，每秤三钱，水一盏半，煮至七分，去滓，温服，日三。

## ❀ 仲景活人许学士改名三药

海藏云：理中汤加减八法，并无寒药。吐利后有表者表之；汗出厥者温之；既吐且利，小便复利，大汗出，内寒外热者亦温之。至于吐下后汗出不解，厥逆脉欲绝者，四逆主之。以是知此候无阳证，皆阴证也。

仲景人参桂枝汤，理中汤加桂枝，太阳未除，下之成协热利，心下痞，表里不解者；《活人》此理中汤内加青陈皮，名治中汤，治胸膈病；许学士改《活人》方，作补脾丸，治劳则补子，如子富而父不贫，不特虚则补其母也。

以上三证，若有外感与内证饮冷极者，宜五积散。

## ❀ 伊尹汤液论例

海藏曰：皇甫先生云仲景广汤液为十卷。文潞公云仲景为群方之祖。朱奉议云：仲景泻心汤比古汤液则少黄芩，后人脱落之。许学士亦云伊尹汤液论大柴胡汤八味，今监本无大黄，只是七味，亦为脱落之也。

以是知仲景方皆汤液也。

四顺散、理中汤、四逆汤、通脉四逆汤、术附汤、姜附汤、真武汤、白通汤，俱见仲景条下。

其余杂见诸方，凡称仲景者皆是。

## ❀ 扁鹊仲景例

生气通天雾露说，在神术六气加减后。

扁鹊云：一呼四至，一吸四至，病欲甚，洪大者烦满，沉细者腹中痛，滑者伤热，涩者中雾露。

仲景云：从霜降以后，至春分已前，凡有触冒霜露，体中寒邪而病者，皆谓之伤寒也。

#### 雾露雨湿山岚同为清邪

海藏云：霜露雾露，久雨清湿之气，山岚障气等，皆谓之清邪也。有单衣而感于外者，有空腹而感于内者，有单衣、空腹而内外俱感者，所禀轻重不一，在人本气虚实之所得耳！岂特内寒饮冷，误服凉药，而独得阴证哉？重而不可治者，以其虚人内已伏阴，外又感寒，内外俱病，所以不可治也。

## 仲景阴证例

仲景紧脉，俱见许学士条下。

又云：寸口脉阴阳俱紧者，法当清邪中于上焦，浊邪中于下焦。清邪中于上，名曰洁也；浊邪中于下，名曰浑也。阴中于邪，必内栗也，表气微虚，里气不守，故使邪中于阴也；阳中于邪，必发热头痛，项强颈挛，腰痛胫酸，所谓中雾露之气。故曰清邪中上，浊邪中下。阴气为栗，足膝逆冷，便溺妄出，表气微虚，里气微急，三焦相混，内外不通，上焦怫郁，脏气相熏，口烂食龈也。中焦不治，胃气上冲，脾气不转，胃中为浊，荣卫不通，血凝不流。若冲气前通者，小便赤，大便赤黄，与热相搏，因热作使，游于经络，出入脏腑，热气所遏，则为痈脓。若阴气前通者，阳气厥微，阴无所使，客气内入，嚏而出之，声嗢咽塞，寒厥相逐，为热所拥，血自下，状如豚肝，阴阳俱厥，脾气孤弱，五液注下，下焦不阖，清便下重，令便数难，脐腹湫痛，命将难痊。

### 吴茱萸汤

食谷欲呕，属阳明也，吴茱萸汤主之。得汤反剧者，属上焦也，治上焦。少阴吐利，手足逆冷，烦躁欲死者，吴茱萸汤主之。厥阴干呕，吐涎沫者，头痛极甚，吴茱萸汤主之。

### 四逆汤

自利不渴者，属太阴，以其脏寒故也，宜服四逆辈。太阴手足自温，脉浮者，桂枝汤。脉浮而迟，表热里寒，下利清谷者，四逆汤主之。少阴病饮食入口则吐，心中温温欲吐，复不能吐，始得之，手足寒，脉弦迟者，此胸中实，不可下也，当吐之。若膈上有寒饮，干呕者，不可吐也，当温之，宜四逆汤主之。少阴病，脉沉者，急温之，宜四逆汤。大汗若下利而厥冷者，四逆汤主之。大汗出，热不去，内拘急，四肢疼，又下利厥逆而恶寒者，四逆汤主之。下利腹胀满，身疼痛者，先温里，乃攻表。温里宜四逆汤，攻表宜桂枝汤。呕而脉弱，小便复利，身有微热见厥者难治，宜四逆汤主之。属厥阴。吐利汗出，发热恶寒，四肢拘急，手足厥冷，四逆汤主之。吐利小便复利而大汗出，下利清谷，内寒外热，脉微欲绝者，四逆汤主之。病发热头痛，身体疼痛，当救里，宜四逆汤主之。

### 通脉四逆汤

少阴病，下利清谷，里寒外热，手足厥逆，脉微欲绝，身反不恶寒，其人面色赤，或腹痛，或干呕，或咽痛，或利止脉不出，通脉四逆汤主之。下利清谷，里寒外热，汗出而厥者，通脉四逆汤主之。此属厥阴。

### 当归四逆汤

手足厥寒，脉细欲绝者，当归四逆汤主之。

### 白通汤

少阴病，下利脉微者，白通汤主之。

### 白通加猪胆汁汤

少阴病，下利脉微，与白通汤：利不止，厥逆无脉，干呕烦者，白通加猪胆汁汤主之。服汤，脉暴出者死，微续者生。

### 真武汤

太阳病发汗，汗出不解，其人仍发热，心下悸，头眩，身瞤动，振振欲擗地者，真武汤主之。少阴病，二三日不已，至四五日，腹痛，小便不利，四肢沉重疼痛，自下利者，为有水气，其人或咳，或小便利，或下利，或呕者，真武汤主之。

### 小建中汤

伤寒，阳脉涩，阴脉弦，法当腹中急痛，先与小建中汤服之。伤寒二三日，心中悸而烦者，小建中汤主之。

### 理中汤

胸痹，心下痞鬲，气结胸满，胁下逆气抢心，理中汤主之。治脾胃不和，中寒上冲，胸胁逆满，心腹疙痛，痰逆恶心，或时呕吐，心下虚痞，隔塞不通，饮食减少，短气羸瘦，温中逐水，止汗去湿。又治肠胃冷湿，泄泻注下，水谷不分，腹中雷鸣，及伤寒时气，及里寒外热，霍乱吐利，手足厥冷，胸痹心痛逆气，并皆治之。有寒者，加附子。胸痹胁下妨闷者，加枳实半两，茯苓半两。此方自晋宋已后至唐名医治心腹病者，无有不用此汤，或作丸随证加减，各有其法。

### 理中丸

霍乱，头痛发热，热多欲饮水，五苓散主之；寒多不用水者，理中丸主之。大病差后，喜唾，久不了了，胸中有寒，当以丸药温之，宜理中丸。

### 桂枝附子汤

伤寒八九日，风湿相搏，身体疼痛，不能自转侧，不呕不渴，脉浮虚而涩者，桂枝附子汤主之。

### 附子汤

少阴病，得之一二日，口中和，其背恶寒者，当灸之，附子汤主之。少阴病，身体痛，手足寒，骨节痛，脉沉者，附子汤主之。

### 术附汤

伤寒八九日，风湿相搏，身体疼烦，不能自转侧，不呕不渴，脉浮虚而涩，桂枝附子汤。若其人大便坚，小便自利，术附汤主之。

### 姜附汤

若下之后，复发汗，昼日烦躁不得眠，夜而安静，不呕不渴，无表证，脉沉微，身无大热者，姜附汤主之。

海藏云：若自汗者，术附汤；若无汗，姜附汤。

### 茯苓四逆汤

发汗若下之，病仍不解，烦躁者，茯苓四逆汤主之。

## 🌸 易老法霍乱吐泻足阳明总摄六经

大抵仲景药为主，理中汤、理中丸、五苓散、建中汤、平胃散、四君子汤之类。

假令胃与太阳经并，脉浮者，于前所用药内加：自汗者加桂枝；无汗者加麻黄，以其有头项肢节痛故也。

假令胃与少阳经并，脉弦者，于前所用药内加柴胡、干木瓜，以其胁下痛故也。

假令胃与阳明本并，脉实者，于前所用药内加大黄，以其吐泻后大小便不通故也。

假令胃与太阴经并，脉沉细者，于前所用药内加芍药、干姜，以其腹痛体重故也。

假令胃与少阴本并，脉沉迟者，于前所用药内加姜、附，以其四肢拘挛身寒故也。

假令胃与厥阴本并，脉微缓者，于前所用药内加姜、附、当归、吴茱萸，以其四肢厥逆冷故也。厥阴本药，吴茱萸汤、当归四逆汤皆是。

## 🌸 霍乱与少阴证寒热同候

海藏云：霍乱头痛发热，其邪自风寒而来。中焦为寒热相半之分，邪稍高者居阳分，则为热，热多饮水者，五苓散以散之；邪稍下者居阴分，则为寒，寒多不饮水者，理中丸以温之。所以同少阴入里，与手经接为热，大承气汤下之；与足经接为寒，四逆汤温之。

## 🌸 叔和阴脉例 注仲景阴证具载

海藏云：仲景阴脉，皆叔和次之，药具见仲景本经条下。

### 沉涩弱弦微

按之似有举还无，气满三焦脏腑虚。冷气不调三部壅，通肠建胃始能除。右沉脉。

涩脉关前胃气并，当关血散不能停。尺部如斯逢逆冷，体寒脐下作雷鸣。右涩脉。

关前弱脉阳道虚，关中有此气多疏。若在尺中阴气绝，酸疼引变上皮肤。右弱脉。

寸口脉紧一条弦，胸中急痛状绳牵。关中有弦寒在胃，下焦停水满丹田。右弦脉。

微脉关前气上侵，当关郁结气排心。尺部见之脐下积，身寒饮水即呻吟。右微脉。

### 阴　毒六歌

阴毒伤寒身体重，背强眼痛不堪任。小腹痛急口青黑，毒气冲心转不禁。四肢逆冷唯思吐，咽喉不利脉细沉。若能速灸脐轮下，六日看过见喜深。脐下五穴，并见宜灸条下。

## 🌸 活人阴证例

### 三阴论

太阴、少阴、厥阴，皆属阴证也。太阴者，脾也；少阴者，肾也；厥阴者，肝也。

何谓太阴证？太阴脾之经，主胸膈膜胀。《甲乙经》云：邪生于阳者，得之风雨寒暑；邪中于阴者，得之饮食居处，阴阳喜怒。又曰：贼风虚邪者阳受之；饮食不节、起居不时者阴受之。阳受之则入腑，阴受之则入脏。入六腑则身热不得卧，为喘呼；入五脏则䐜满闭塞，下为飧泄，久为肠澼。

何谓少阴证？少阴肾之经，主脉微细，心烦，但欲寐，或自利而渴。《经》云：一二日少阴病者，何也？谓初中病时，腠理寒，使入阴经，不经三阳也。

伤寒虽是三阴三阳，大抵发于阳则太阳也，发于阴则少阴也，此二经为表里，其受病最为多。阳明、太阴受病颇稀。至于少阳、厥阴，肝胆之经，又加少焉。凡病一日至十二三日，太阳证不罢者，但治太阳。有初得病便见去声少阴证者，直攻少阴，亦不必先自巨阳，次传而至。

盖寒气入太阳，即发热而恶寒；入阴经，只恶寒而不发热也。三阴中寒，微则理中汤，稍厥或中寒下利，即干姜甘草汤。

手足指头微冷寒谓之清音去声，此未消

吃四逆，盖疾轻故也，只可服理中干姜之类。大段重者用四逆汤，无脉者用通脉四逆汤也。

何谓厥阴？厥阴肝之经，主消渴，气上冲，心中疼热，饥不欲食，食则吐蛔，下之则利不止也。若阴气独盛，阳气暴绝，则为阴毒，其证四肢逆冷，脐腹筑痛，身如被杖，脉沉疾，或吐利，当急救，可灸脐下，服以辛热之药，令阳气复而大汗解矣！古人云：辛甘发散为阳，谓桂枝、甘草、干姜、附子之类，能复其阳气也。微则用辛甘，甚则用辛苦热。阴极发躁，阴证似阳也，学者当以脉别之。

### 阴毒三阴混说

问：手足逆冷，脐腹筑痛，咽喉疼，呕吐下利，身体如被杖，或冷汗烦渴，脉细欲绝者，何也？

此名阴毒也。阴毒之为病，初得病手足冷，背强咽痛，糜粥不下，毒气攻心，心腹痛，短气，四肢厥逆，呕吐下利，体如被杖，宜服阴毒甘草汤、白术散、附子散、正阳散、肉桂散、回阳丹、返阴丹、天雄散、正元散、退阴散之类，可选用之。大抵阴毒本因肾气虚寒，或因冷物伤脾，外伤风寒，内既伏阴，外又感寒，或先外寒而内伏阴，内外皆阴，则阳气不守，遂发头痛腰重，腹痛，眼睛疼，身体倦怠，四肢逆冷，额上手背冷，汗不止，或多烦渴，精神恍惚如有所失，三二日间或可起行，不甚觉重。诊之则六脉俱沉细而疾，尺部短小，寸口或大。

阳证六脉俱浮大，或沉取之大而不甚疾者，非阴证也。大抵阳毒伤寒，其脉多弦而洪数；阴毒伤寒，其脉沉细而弦疾，不可不知也。

若误服凉药，则渴转甚，躁转急，有此病证者，更须急服辛热之药，一日或二日便安。若阴毒渐深，其候沉重，四肢逆冷，腹痛转甚，或咽喉不利，心下胀满结硬，躁渴虚汗不止。

上此一条服凉药躁渴转甚，当服热药可也。

阳盛则身热而无汗，阴盛则身冷而有汗。岐伯云：阳胜则身热，腠理闭，喘粗，为之俯仰，汗不出而热；阴胜则身寒，汗出，身常清，数躁而寒，寒则厥。清即冷也。

上此岐伯说阴躁之原。

或时郑声，指甲面色青黑，六脉沉细而疾，一息七至已来。有此证者，速于气海或关元二穴，灸三二百壮，以手足温和为效，仍兼服正阳散、回阳丹、天雄散、白术散，内外通，遂令阳气复而大汗解矣。

阴独盛而阳气暴绝，则为阴毒；若阳独盛而阴气暴绝，则为阳毒。大凡阴阳离绝，非大汗不能复正气也。

阴阳则夫妇也，各得中则和，若偏胜则各专以权，至于极，继之以离矣！药石以攻邪，邪去正复，是犹鞭挞以教而欲并生也。

若阴毒已深，疾势困重，六脉附骨，取之方有，按之即无，一息八至以上，或不可数，至此则药饵难为攻矣！但于脐中用葱熨法，或灼艾三五百壮已来，手足不温者，不可治也。如手足得温，更服热药以助之。若阴气阳气来，即渐减热药而调治之。

若阳气乍复，往往却烦躁，慎不可投凉药，烦躁甚者，再与返阴丹即定。常须识此，勿令误也。

问：胸膈不快，膜满闭塞，唇青手足冷，脉沉细，少情绪，或腹痛者，何也？

此名太阴也。近人多不识阴证，才见胸膈不快，便投食药，非其治也。大抵阴证者，由冷物伤脾胃，阴经受之也，主胸膈膜满，面色及唇皆无色泽，手足逆冷，脉沉细，少情绪，亦不因嗜欲，但内伤冷物，或损动胃气，遂成阴证。复投巴豆之类，胸膈愈不快，或吐而利，经一二日，遂致不救，盖不知寒中太阴脾之经也。

上膈不快，不可用食药，下之则成痞。

海藏云：阴证胸膈不快，此无病形也，若投巴豆之药，即取有形病也，故轻则转痞，重则成痨，尤重则一二日遂成不救也。故《活人》《本经》云：丸子巴豆，乃攻食积耳！

问：万一饮食不节，胸膈不快，寒中阴经，何法以治？

答曰：急则理中汤加青陈皮，剉如麻豆大，服一二剂，胸膈即快。枳实理中丸、五积散尤良。

五积散一句，是兼表也，或原有表证，或自内而之外，传至极高之分，则宜是药。若无表则不宜用此也，用理中法足矣。

问：脉微细，欲吐不吐，心烦，但欲寐，六七日自利而渴者，何也？

此名少阴也。少阴之为病，欲吐不吐，心烦，但欲寐，六七日自利而渴者，虚也，故引水自救。若小便色白者，少阴病形悉具矣。小便色白者，以下焦虚有寒，不能制水，故令色白也，四逆汤主之。

**举阳证** 少阴证，口燥舌干而渴者，须急下之，不可缓也，宜大承气汤主之。若脉沉而迟者，须温之，四逆汤主之。盖以口燥舌干而渴者知其热，脉沉而迟者别其寒也。

少阴病属肾，古人谓之肾伤寒也。肾伤寒口燥舌干而渴，固当急下，大抵肾伤寒亦多表里无热，但若烦愦默而极，不欲见光明，有时腹痛，其脉沉细，旧用四逆汤，古人恐其热，不敢遽用，云肾病而体犹有热者，可服黄连龙骨汤。若已十余日，下利水止，手足彻冷，乃无热候，可服增损四顺散。

上此一条，虽有肾病，而体犹有热一句，亦当以久暂察之，不可乍见便以为身热也。

不用四逆用黄连，及手足冷却用四顺，亦不甚的当。

**举阳证** 少阴病，若恶寒而倦，时时自烦，不欲厚衣者，大柴胡汤下之。少阴病，始得之，反发热，脉沉者，麻黄附子细辛汤微汗之。少阴病，得之二三日，常见少阴无阳证者，亦须微发汗，宜麻黄附子甘草汤。此学者不可不知也。

## 阴证似阳

问：身微热，烦躁，面赤，脉沉而微者，何也？

此名阴证似阳也。阴发躁，热发厥，物极则反也。大率以脉别之为准，诸数为热，诸迟为寒，无如此最为验也。

上此一句，可以为世法。

假令身体微热，烦躁面赤，其脉沉而微者，皆阴证也。身微热者，里寒故也；烦躁者，阴盛故也；面戴阳者，下虚故也。治者不看脉，以虚阳烦躁，误以为实热，反与凉药，则气消成大病矣！《外台秘要》云：阴盛发躁，欲坐井中，宜以热药治之。仲景少阴证，面赤者，四逆加葱白主之。

上外热内寒，烦躁，不可用凉药。

## 阴盛格阳

问：身冷，脉细沉疾，烦躁而不饮水者，何也？

此名阴盛格阳也。伤寒阴盛格阳者，病人身冷，脉细沉疾，烦躁而不饮者是也。若欲引饮者，非也。不欲饮水者，宜服霹雳散，须臾躁止得睡，汗出即差。此药通散寒气，然后热气上行，汗出乃愈。火焰散、丹砂丸并主之。

## 阴阳易 分阴阳 二

问：身体重少气，阴肿入里，腹内绞痛，热上冲胸，头重不欲举，眼中生花，妇人则里急，腰胯连腹内痛者，何也？

此名阴阳易也。伤寒病新差，阴阳气未和，因合房室，则令人阴肿，入腹绞痛，妇人则里急，腰胯连腹痛，名为阴阳易也。其男子病新差，未平复，而妇人与之交接得病，名曰阳易；其妇人病新差，未平复，男子与之交接得病，名曰阴易。若二男二女，并不相易。所以呼为易者，阴阳相感动甚，毒疫着人，如换易然。其病状身体热冲胸，头重不能举，眼中生花，四肢拘急，小腹绞痛，手足拳则皆死。其亦有不即死者。病若小腹里急，热上冲胸，头重不欲举，百节解离，经脉缓弱，血气虚，骨髓竭，便翕翕气力转小，著床而不能摇动，起止仰人，或引岁月不死。烧裈散、鼠粪汤、竹皮汤、干姜汤、青竹茹汤、当归白术汤，可选用之。

### 孙兆药

孙兆口诀，治阴盛格阳伤寒，其人必躁热，不欲饮水者，宜服霹雳散。

附子一枚，烧灰存性，为末，蜜水调下，为一服而愈。此逼散寒气，然后热气上行而汗出乃愈。

#### 阴毒甘草汤

治伤寒时气，初得病一二日，便结成阴毒，或服药后六七日以上至十日，变成阴毒，身重背强，腹中绞痛，咽喉不利，毒气攻心，心下坚强，气短不得息，呕逆，唇青面黑，四肢厥冷，其脉沉细而疾。仲景云：阴毒三候，身如被杖，咽喉痛，五六日可治，至七日不可治也。

甘草炙 升麻 当归各二分 雄黄一分 蜀椒一分，去目 鳖甲一两半，醋炙 桂枝二分

上㕮咀，每服五钱，水一盏半，煎至八分，去滓服。如人行地五里，须臾进一服，温覆取汗，毒当从汗出，汗出即愈。若未愈，作再服。

上此一条，举仲景言，至七日不可治，有别说。

### 举仲景六七日不可治何也

问：活人阴毒甘草汤举仲景云：阴毒三候，五六日可治，至七日不可治者，何也？

答曰：假令内伤冷物，中焦不和，或显少阴，或显厥阴，二脉无定，内阴之极，阳气逆而上行，至阳明则多错语，至太阳头复微痛，至少阳寒热间作，即非少阳外感正病也。然此经虽有寒热，其实脾先受之，卯酉之间，土居其中，是通胆肺，故如是也。内阳之外，至此欲竭，所以至七日不可治也。阴证舌缩者，知心火绝也，则神去矣。又云：失神者亡。若阳证舌缩者，知少阴无水也。外感传六经，当先表而后下；内感传三阴，则止治三阴药内增损加减，不复再用凉药也。内阳之外，不必次第传遍三阳，但至一经，却便至极高之分，所以七日不可治也。总六经俱尽之意，所以不必次第传遍三阳也。

海藏云：惟附子散明注阴毒唇青面黑，正阳散明注阴毒面青舌黑，二证别无伏阳，故药味皆温热辛甘而无苦寒也。

#### 附子散

治阴毒伤寒，唇青面黑，身背强，四肢冷。

附子三分，炮裂，去皮脐 桂心半两 当归半两，剉，炒 半夏一分，姜制 干姜一分，炮 白术半两

上件为细末，每服二三钱，水一中盏，生姜半钱，煎至六分，去滓，不计时候热服，衣覆取汗，如人行地十里。未汗，

再服。

### 正阳散

治阴毒伤寒，面青，张口气出，心下硬，身不热，只额上有汗，烦渴不止，舌黑多睡，四肢俱冷。

附子一枚，炮裂，去皮脐　皂荚一挺，醋炙，去皮弦子　干姜一分　甘草一分，炙　麝香一钱，另研

上细末，每服一钱，水一中盏，煎至五分，不计时候，和滓热服。

### 霹雳散

治阴盛格阳，烦躁不饮水。

附子一枚，半两者，炮热取出，用冷灰焙之，细研，入真腊茶一大钱和匀

分作二服，水一盏，煎至六分，临熟入蜜半匙，放温，或冷服之。须臾，躁止得睡，汗出即差。

### 火焰散

治伤寒恶候。

舶上硫黄　附子去皮，生用　新腊茶各一两

上为细末，先将好酒一升调药，分大新

碗口中，于火上摊荡令干，合于瓦上，每一碗下烧艾熟一拳大，以瓦揭起，无令火著，直至烟尽，冷即刮取，却细研入瓷合盛。每服二钱，酒一盏，共煎七分，有火焰起，勿讶。伤寒阴毒者，四肢冷，脉沉细，或吐或泻，五心躁烦，胸中结硬，或转作伏阳在内，汤水不下，或无脉，先吃一服，如吐，却更进一服。服后心中热，其病已差，下至脏腑中。表未解者，浑身壮热，脉气洪大，宜用发表药。或表解者，更不发热，便得眠睡，浑身有汗，方可用下胸膈行脏腑药，渐用调和脾胃、补治元气汤散。如服此药，三二服不应者，不可治也。

### 论下膈行脏腑不可轻

海藏云：表后既解，不发热，得睡，身有汗，方可用下脏腑药，此一句利害非轻。若稍少有痞结，亦当求脉之虚实，而下膈行脏腑，脉实则可，脉虚只宜和脾胃补元气。下文云：二药不应，犹不可治，可以妄下行脏腑乎？用者宜详。

## 举仲景先温后下不可轻

仲景伤寒脉浮，自汗出，小便数，心烦微寒，脚挛急。与桂枝汤，欲攻表，误也。得之便厥，咽中干，躁烦吐逆，作甘草干姜汤与之，以复其阳。若厥愈足温者，更作芍药甘草汤与之，其脚即伸。若胃气不和谵语者，少与调胃承气汤。

上此一条，先温后下，不可轻用，内别有消息。

### 丹砂丸

治伤寒阴阳二毒相伏，危恶形证。

舶上硫黄　水银　太阴石　太阳石　元精石各一两　硝石半两

上件药末，先用无油铫子，以文武火炒，下诸药末，令匀如灰色，研细如粉面，生姜自然汁浸，征饼丸绿豆大。每服五丸，龙脑、牛黄、生姜、蜜水下，压躁也。若阳毒，枣汤下，阴毒，桂汤下。慎不得于屋底炒。

### 系阴阳二毒相伏匿

海藏云：此丸为阴阳二毒相伏匿，故用脑子、牛黄、蜜水调下。若明见只是阴证，别无伏阳，不宜用此下之。若有伏阳，当以仲景翕奄沉脉法责之，在许学士破阴丹条

下。叔和云：短脉阴中有伏阳。

### 肉桂散

治伤寒服冷药过度，心腹胀满，四肢逆冷，昏沉不识人，变为阴毒恶证。

肉桂三分　赤芍药一两　陈皮一两　前胡一两　附子一两，炮　当归一两　白术三分　吴茱萸半两，洗，炒　木香三分　厚朴三分，制　良姜三分　人参一两

上粗末，每服五钱，水一中盏，枣三枚，煎至六分，去滓，不拘时候，稍热服。

上此一条，以其先是阳证，为服凉药过多，变为阴毒，故内有前胡一味，知少阳不止，乃用药之过也。与泻心汤加附子相似。

### 回阳丹

治阴毒伤寒，面青，手足逆冷，心腹气胀，脉沉细。

硫黄半两，研　木香半两　荜澄茄半两　附子半两，制　干姜一分　干蝎半两，炒　吴茱萸半两，汤洗，炒

上细末，酒煮糊为丸桐子大，每服三十丸，生姜汤下，频服，复以热酒一盏投之，以衣盖取汗。

### 返阴丹

治阴毒伤寒，心神烦躁，头痛，四肢逆冷。

硫黄三两　太阴玄精石　消石各二两　附子半两，炮　干姜半两　桂心半两

上件药，用生铁铫铺玄精石末一半，次铺消石一半，中间下硫黄末，著消石盖硫黄，都以玄精石盖上讫，用小盏合著，以三斤炭末，烧令得所，勿令烟出，直俟冷取出，细研如面，后三味捣罗为末，与前药同研令匀，软饭和丸桐子大。每服十五丸，艾汤下，频服，汗出为度。重则加三十丸。此方甚验，喘促吐逆者，入口便止。

上此一条，与丹砂丸中药味相似，当从阴阳二毒相伏匿法用之。

### 天雄散

治阴毒伤寒，身重背强，腹中疞痛，咽喉不利，毒气攻心，心下坚强，短气呕逆，唇青面黑，四肢厥逆，其脉沉细而疾。

天雄一两，炮，去皮脐　麻黄半两，去根节　当归半两　白术半两　半夏半两，洗　肉桂一两　川椒一分，去目，炒　生姜二钱　厚朴一两，去皮，姜制　陈皮一钱，去白

上粗末，每服五钱，水一盏，人生姜半钱，枣三枚，煎至五分，去滓，无时，稍热服，如人行十里，未汗再服。

### 白术散

治阴毒伤寒，心间烦躁，四肢逆冷。

川乌头一两，炮，去皮脐　桔梗一两　附子一两，炮　白术一两　细辛一两，去苗　干姜半两，炮

上细末，每服一钱，水一中盏，煎至六分，稍热服，和滓，无时。

## 诸药寒佐品

海藏云：仲景白通汤、通脉四逆汤用猪胆汁苦寒，人溺咸寒。成无己云：所以去格拒之寒也。孙兆霹雳散用蜜水，活人霹雳散、火焰散用腊茶，返阴丹用消石，许学士正元散用大黄，此数法与白通汤、通脉四逆汤用猪胆汁、人溺同意，皆所以去格拒之寒气也。以上诸热药等，或用麻黄，或用升麻，或用前胡，皆所以随经而用之也。明汤液善加减者，要当识此。

# 许学士阴证例

## 阴毒三候

**始得阴毒候** 阴毒本因肾气虚寒，因欲事或食冷物，而后伤风，内既伏阴，外又伤寒，或先感外寒而后伏阴，内外皆阴，则阳气不守，遂发头痛腰重，眼睛疼，身体倦怠而甚热，四肢厥逆冷，额上及手背冷汗不止，或多烦渴，精神恍惚，如有所失，三二日间或可起行，不甚觉重。诊之则六脉沉细而疾，尺部短小，寸口或大六脉俱浮大，或沉取之大而不甚疾者，非阴证也。若服凉药，则渴转甚，躁转急。有此病证者，急服还阳退阴之药即安，惟补虚和气而已，宜服正元散、退阴散、五胜散。阴证不宜发汗，如气正脉大，身热而未差，用药发汗无妨。

**阴毒渐深候** 或寸口小而尺脉微大亦同。积阴感于下，则微阳消于上，故其候沉重，四肢逆冷，腹痛转甚，或咽喉不利，或心下胀满，结鞭躁渴，虚汗不止，或时狂言，爪甲面色青黑，六脉沉细而一息七至以来。有此证者，速宜于气海或关元二穴灸三二百壮，以手足和暖为效，仍服金液丹、来复丹、玉女散、还阳散、退阴散之类，随证选用之。

**阴毒沉困候** 沉困之候，与前渐深之候皆同，而更加困重。六脉附骨取之方有，按之即无，一息八至以上，或不可数，至此则药饵难为功矣。但于脐中灼艾半枣大，三二百壮以来，手足不和暖不可治也。偶复和暖，则以硫黄及热药助之。若阴气散，阳气来，渐减热药而和治之，以取差也。

## 正元散

治伤寒始觉吹冻著四肢头目，百节疼痛，急煎此服，如人行五里再服，或连三服，汗出立差。若患阴毒伤寒，入退阴散半钱同煎。或伤冷伤食，头昏气满，及心腹诸疾，服之无有不效。

麻黄　陈皮　大黄　甘草　干姜　肉桂白芍药　附子　半夏　吴茱萸

以上皆可制者制之，各等分

上麻黄加一半，茱萸减一半，同为末，每服一大钱，水一盏，生姜五片，枣一枚，煎至七分，热呷出汗，以衣被覆盖，汗出候干，解去衣。如是阴毒，不可用麻黄出汗。

## 元阳丹

乌头、干姜等分，并生用，酒面糊丸桐子大，每用十丸，生姜汤下，食前。治气痛，亦治阴毒。

## 退阴散

治阴毒伤寒，手足逆冷，脉沉细，头痛腰重，连三服。小腹伤冷，每服一字，入正元散同煎，入盐一捻。阴毒证咳逆，煎半盏，细细热呷之便止。

川乌头　干姜等分

上为粗末，炒令转色，放冷，为细末，每服一钱，水一盏，盐一捻，煎半盏，去滓，温服。

## 五胜散

治伤寒头痛壮热，骨节疼痛，昏沉困倦，咳嗽鼻塞，不思饮食。兼治伤寒夹冷气，慢阴毒。

甘草　五味子　石膏各一两　干姜三两半白术一两半

上为末，每服二钱，水一盏，入盐少许，煎七分，通口服。如冷气相夹，入姜枣煎。若治阴毒，入艾叶少许同煎。

## 玉女散　下血

治阴毒气攻上腹痛，四肢逆冷恶候。

川乌头去皮脐

冷水浸七日后，薄切曝干，纸袋盛。遇有患者，取为细末一大钱，盐一小钱，水一盏半，煎至七分，通口服。压下阴毒，所便后如猪血相似。未已，良久再服之。

**运阳散**

治阴毒面色青，四肢逆冷，心躁腹痛。

硫黄为末

上用新汲水调二钱，良久，或寒一起，或热一起，便看紧慢，汗出差。

##  辨少阴紧脉证 仲景悉附

有人患伤寒六七日，心烦昏睡，多吐，小便白色，自汗。予诊之，寸口尺中俱紧。予曰：寒中少阴之经，是以脉紧。仲景云：病人脉紧而汗出者，亡阳也，属少阴，法当咽痛而复下利。盖谓此也。或曰：脉紧属七表，仲景紧脉属少阴，紧脉属阳邪属阴邪？予曰：仲景脉寸口俱紧者，清邪中于上焦，浊邪中于下焦。又云：阴阳俱紧者，口中气出，唇口干燥，倦卧足冷，鼻中涕出，舌上滑苔，勿妄治也。又云：紧则为寒。又云：诸紧为寒。又云：或难曰紧脉从何而来？师曰：假令已汗若吐，以肺里寒，故令脉紧；假令咳，坐饮冷水，故令脉紧；假令下利胃虚，故令脉紧。又曰：寸口脉微，尺脉微，尺脉紧，其人虚损多汗。由是观之，则是寒邪之气入人经络所致，皆虚寒之脉也。其在阳经则浮而紧，在阴经则沉而紧。故仲景云：浮紧者名为伤寒。又曰：阳明脉浮而紧者，必潮热。此在阳则浮而紧也，在阴则沉而紧。故仲景云：寸口脉微，尺脉紧，至七八日自下利，脉暴微，手足反温，脉紧反出去者，此欲解也。此在阴则沉而紧也。仲景云：浮为在表，沉为在里；数为在腑，迟为在脏。欲知表里脏腑，先以浮沉迟数为定，然后兼于脉而别阴阳也。故论伤寒，当以仲景脉法为准。伤寒之必本仲景，犹兵家之必本孙吴也。舍是而之他者，是犹舍规矩而求方圆，舍律吕而正五音，可乎？

活人丹砂丸论阴阳二毒相伏，破阴只是伏阳一脉，阴中伏阳脉，即翕奄沉也。

**破阴丹**

硫黄 水银各一两 青皮 陈皮各半两，为末

上将硫黄铫子内熔，次下水银，用铁杖打匀，令无星，倾入黑茶盏内，研细，入末二味匀研，用厚麸糊丸桐子大。每服三十丸。如烦躁，冷盐汤下；阴证，冷艾汤下。此一条与杨氏五神丹相若。

### 伏阳一证

此证六脉沉不见，深按至骨则弱紧有力，头痛身温，烦躁，指不皆冷，中满恶心，医多不识。学士脉曰：此阴中伏阳也，脉之当矣。学士却云仲景无此证，非无此证也。用热药则阴邪隔绝，反生客热；用寒药则阳气销铄，愈益毒气。必须散阴导火之剂，使火出水平，上下升降，大汗而解，或躁扰不宁，勿惊可也。活人例后，举前贤诸去格拒之寒，大热药中，佐以人溺、胆汁、茶、蜜、盐之类，虽各随经，大抵与学士破阴导阳之意同。吾是以知仲景有此证也，但言简而意有余矣。明者当识！

有人初得病，四肢逆冷，脐下筑痛，身疼如被杖，盖阴证也。急服金液、破阴等丹。其脉遂沉而滑，沉者阴也，滑者阳也，病虽阴而见阳脉，有可生之理，仲景所谓阴病见阳脉者生也。仍灸气海、丹田百壮，手足温，阳回得汗而解。或问滑脉之状，如何

便有生理？予曰：仲景云翕奄沉。曰：何谓也？沉为纯阴，翕为正阳，阴阳和合，故名曰滑。古人论滑脉，虽云往来前却流利展转，替替然与数相似，仲景三语而尽也。此三字极难晓会。然翕合也，言张而复合也，

故曰翕为正阳；沉言忽降而下也，故曰沉为正阴；方翕而合，俄降而下，奄谓奄忽之间。仲景论滑脉，可谓谛当矣。其言皆有法，故读者极难晓会。

## 🌸 仲景评辨二章脉歌

浮大数动滑阳脉，阴病见阳生可得。
沉涩弦微弱属阴，阳病见阴终死厄。
阴阳交互最难明，轻重斟量当别白。
轻手脉微为在表，表实浮而兼有力。
但浮无力表中虚，自汗恶风常渐渐。
重手脉沉为在里，里实脉沉为亦实。
重手无力大而虚，此是里虚理审的。
风则虚浮寒牢坚，水停水蓄必沉潜。
动则为痛数为热，支饮应须脉急弦。
太过之脉为可见，不及之脉亦如然。
荣卫太甚名高章，高章相搏名曰纲。
荣卫微时名卑蝶，卑蝶相搏名损阳。
荣卫既和名缓迟，缓迟名沉此最良。
九种脉中辨疾证，长沙之脉妙难量。
阳结蔼蔼如车盖，阴结循竿亦象之。
阳盛则促来一止，阴盛则结缓而迟。
纵横逆顺宜审察，残贼灾怪要须知。

右手气口当主气，主血人迎在其位。
气口紧盛伤于食，人迎紧盛风邪炽。
数为在腑迟为脏，浮为在表沉为里。
脉浮而缓风伤荣，浮坚涩坚寒伤卫。
脉微大忌令人吐，欲下须防虚且细。
沉为气弱汗为难，三者须要当审记。
阳加于阴有汗证，左手沉微却应未。
跌阳胃脉定死生，太溪肾脉为根蒂。
脉来六至或七至，邪气渐深须用意。
浮大昼加病属阳，沉细夜加分阴位。
九至以上来短促，状若涌泉无入气。
更加悬绝渐无根，命绝天真当死矣。
病人三部脉调匀，大小浮沉迟速类。
此是阴阳气已和，勿药自然应有喜。

学士脉歌一篇，即仲景评辨二章也，要当识之。

## 🌸 韩祗和温中例

### 三阴总论

夫伤寒病之说，始自黄帝已开其端，至仲景方陈其条目，后世肤浅之学莫知其数。立言者只云病在表可发汗，病在里可下之，或云不可汗，或云不可下，即未尝有温中之说。仲景《伤寒例》云：尺寸俱沉细，太阴受病也；尺寸俱沉，少阴受病也；尺寸俱微缓，厥阴受病也。又辨太阴证云：太阴病，

脉浮，可发汗，宜桂枝汤。又手足温，自利不渴，宜四逆汤。又腹满时痛，桂枝加芍药汤。辨少阴证云：少阴证，始得之，发热脉沉，麻黄细辛附子汤。又少阴病二三日，麻黄附子甘草汤。又少阴病，身体疼痛，手足寒，骨节痛，脉沉，附子汤。又厥阴病，吐利，手足逆冷，烦躁欲死，吴茱萸汤。又少阴病，脉沉，急温之，宜四逆汤。今举仲景论中数条，最是治三阴病之良法。今世之

256

用，尚有未尽证者。愚尝校自至和初岁，迄于今三十余年，不以岁之太过不及为则，每至夏至以前，有病伤寒人十中七八，两手脉俱沉细数，多是胸膈满闷，或呕逆，或气塞，或腹鸣，或腹痛，与仲景三阴病说，脉理同而证不同，因兹不敢妄投仲景三阴药。才见脉沉及胸膈满，便投下药下之，往往不救。尝斟酌仲景理中丸与服之，其病势轻者，即胸中便快，其病势重者，半日许满闷依然。或有病人脉沉细迟，投仲景四逆汤温之，多药力太热，后必发烦躁。因较量此形证，今别立方以治之，得多对证之药，不可不传焉。

上此一条，非四逆热而不当也，仲景当汉之末，韩氏当宋之隆，时世异也。

病人但两手脉沉细数，或有力，或无力，或关脉短及力小，胸膈塞闷，气短不能相接者，便可随脉证投温中药以治之。此一法甚活。

病人两手脉沉迟，或缓或紧，皆是胃中寒也。若寸脉短及力小于关尺者，此阴盛阳虚也。或胸膈塞闷，腹中胀满，身体拘急者，手足逆冷，急宜温之。

若立春以后至清明以前，宜温中汤主之；清明以后至芒种以前，宜橘皮汤主之；芒种以后至立秋以前，宜七物理中丸主之。此皆随时也。

**温中汤**

丁皮一两　干姜二钱　白术二钱　陈皮二钱　丁香二钱　厚朴一两，姜制

上为末，每服二钱，水一盏，葱白三寸，荆芥五穗，煎至七分，去滓，热服。三服未快，手足尚逆，呕吐，更加舶上丁皮二钱，干姜二钱，炮用。

**橘皮汤**

陈皮一两　藿香三钱　白术二钱　葛根二钱　厚朴一两，姜制

上为末，每服二钱，水一盏，生姜一块枣大破，同煎至七分，去滓，热服。如三服未快，手足尚逆，呕吐不定，加半夏三钱，丁香桂枝半两，每服加葱白三寸煎服。

**七物理中丸**

白术二钱　干生姜一钱　人参三钱　桔梗三钱　葛根三钱　藿香叶二钱

上细末，炼蜜为丸弹子大，每服一丸，水一盏，煎至七分，和滓热服。如三服未快，手足尚逆，呕者，加半夏二钱，干姜二钱炮。

## 和解因时　寸口脉小

病人两手脉沉细无力，虽三部脉力停，亦是阴气盛也，更不须候寸脉短治之，或胸胁满闷，身体拘急疼痛，手足逆冷，速宜温中药和之。

上此一条，不须候寸脉短一句，然当不若曰三部既沉，便是无寸口也。

若立春以后至清明以前，宜厚朴丸主之；清明以后至芒种以前，宜白术汤主之；芒种以后至立秋以前，宜橘皮汤主之。

上此一条，李思训举和解因时一说，与韩氏相似。然汤液仲景四时之法，固以备矣，以其后人不识，故韩、李为是丁宁也，此亦大概耳！若应见违时，只可随应见而治之。

海藏云：仲景既言春为温病，夏为热病，长夏为大热病，随经之药，加减轻重，便为因时和解也。正治应见，便是活法，韩、李因时定药，是则然矣！证复违时，定药难用，若用定药，却是不因时也。假令立春、清明、芒种、立秋，即岁之主气也，定时也。若岁之客气，司天在泉，太过不及，胜复淫，至而不至，未至而至，岂可定时为则邪？主气为病，则只论主气；客气为病，则只论客气；主客相胜，上下相召，有万不

257

同之变。人之禀受虚实，亦犹是也。以此言之，则仲景大经之言尽矣，但患世之医者不知耳！此亚圣言简而意有余也。后之贤者，辞多而意少，务救一时之弊，云此韩、李为是因时一说也。是说也，又为庸医执方疗病者设，非敢为仲景别立一法也。噫！二公虽不足为汉之仲景，亦足以为今之仲景也。

### 厚朴丸

当归半两　丁香枝杖，半两　厚朴一两，姜制　细辛一钱　人参三钱　甘草半两，炙　干姜半两，炮

上为末，炼蜜为丸，弹子大，每服一丸，水一盏，煎至六分，和滓热服。三服后脉尚细，及寸脉尚细无力，每服加葱白三寸，同煎服。

此一条言寸脉小者，阳不及九天也，加葱以通经。

### 白术汤

白术　半夏　当归　厚朴制　干生姜以上各半两　丁香三钱

上为末，每服三钱，水一盏，生姜一枣大，打破，同煎至七分，去滓热服。三五服后脉未有力，寸脉尚小，加细辛半两，每服加葱白三寸，同煎服之。寸口小，加细辛散阴升阳。

### 橘皮汤

橘叶半两　藿香三钱　葛根三钱　半夏半两　厚朴姜制，半两

上为末，每服三钱，水一盏，生姜一如枣大，同煎至七分，去滓热服。三五服后脉尚小，手足逆冷，加细辛三钱。

病人胸膈满闷，时时呕逆，肢节疼，两胁下痛，腹中鸣，此是有停饮，宜二苓汤。

### 二苓汤

赤茯苓　木猪苓　白术各半两　滑石一两　通草一钱　白豆蔻一钱　丁皮三钱　陈皮二钱　桂枝半两

上为末，每服三钱，水一盏，煎至七分，去滓热服。小便未快，加瞿麦三钱。呕未止，加半夏半两。淅淅恶寒甚，每服加葱白三寸。

上此一条，与李思训调小便例同。

## 灰包熨法

病人服前药，胸膈不满闷者，此上焦有阳也，或药力太过，上焦有热，腹满虚鸣，时时疼痛。此是被阳药消逐，得上焦阴气并入下焦也。虽是下焦积寒冷，上焦阳盛，更难投温下焦药也。当用灰包法：炭灰或桑柴灰二三升许，入好醋拌和，干湿得所，铫内炒令灰热，以帛包裹，置脐下熨之，频换灰包令常热，以腹不满痛为度。或初熨时，病人不受者，勿听，但令极熨之，不住灰包可也。如灰包熨后，得下利一两行，或小便二三升，或微似有汗，此是阴气外出，或下泄也，勿疑之，病轻者乃得愈也。后出余气而解，举此为例。

## 霜露饮冷寸脉小同候

病人三部脉沉，寸脉力小于关、尺，此为阴盛，当投温中药以消阴气。温中药者厚朴汤，陈皮、人参、白术、藿香、当归、干姜、细辛之类是也。

海藏云：霜露山岚雨湿雾露之气与饮冷，寸口脉小，同诊一法，神术汤后举此。

韩氏三部脉沉，寸口小于关、尺，为证一体。

## 阳气下陷躁

病人若因服下药太过，两手脉沉细数，肢体逆冷，烦躁而渴者，此是阳气下陷入丹田，阴气厥逆满上二焦，故令人躁，此名下

阴躁也。医者见病人烦躁，又不询其端由，亦不详其脉理，便用凉药治之。凉药既下，病势愈甚，至于困极不救者多矣！

## 阳证下之成阴

病人因下之太过，两手脉沉迟细而无力，或遍身及四肢逆冷，烦躁而渴，或引饮不休，好泥水中卧者，须用性热药治之。凡投性热药，皆须冷服，何故如是？今谓病人腹中阴气太盛，若投汤剂，即阴阳相击，药下即吐，须候汤剂极冷即投之。投之不吐者，盖腹中阴气与冷饮相逢，即同气相从尔，故药下不吐也。药虽冷，久则必热，所

谓始同而终异也。故醇酒冷饮，久即发热。假令投仲景四逆汤之类，一依前说。若病人不烦躁，即热药可温服之，下后躁渴引饮不休，与伤冷只好饮冷同意。

上此一条，本是阳证下之成阴，非阳气上行而躁，乃阳气下陷而躁，即同伏阴脉也。叔和云：短脉阴中有伏阳。

## 热药冷服脉内有伏阳 品

海藏云：热药冷服，内有伏阳则可，若脉已虚，按之全无力，或病人素无所养，只

可温服，不然阴气必不能酝酿回阳，利害非轻。

## 海藏老人阴证例总论

**神术汤** 三阳证加减 吹奶。

治内伤饮冷，外感寒邪无汗者。

苍术制，二两 防风二两 甘草炒，一两

上吹咀，生姜水煎，加葱白三寸，治吹奶如神。调六一散三钱。

太阳证发热恶寒，脉浮而紧者，加羌活。

太阳证脉浮紧中带弦数者，是有少阳也，加柴胡。弦为弦而有力。

太阳证脉浮紧中带洪者，是有阳明也，

加黄芩。

以上三证，约量每服加二钱匕。不论三阳，妇人服者，加当归尤佳。

**神术汤六气加减例**

太阳寒水司天，加桂枝、羌活。

阳明燥金司天，加白芷、升麻。

少阳相火司天，加黄芩、地黄生。

太阴湿土司天，加白术、藁本。

少阴君火司天，加细辛、独活。

厥阴风木司天，加川芎、防风。

259

上神术汤六气加减法，非止为司天之气设也。至于岁之生气，与月建日时同，前应见者，皆当随所应见，依上例而加减之。

日华子云：滑石治乳痈，利津液。《生气通天》云：平旦人气生，日中而阳气隆，日西而阳气已虚，气门乃闭。是故暮而收拒，无扰筋骨，无见雾露，反此三时，形乃困薄。

王氏云：阳气出则出，阳气藏则藏。晚阳气衰，内行阴分，故宜收敛以拒虚邪。动筋骨则逆阳精耗，见雾露则寒湿交侵，顺此三时，乃天真久远。

扁鹊云：脉一呼一吸，皆四至而涩者，邪中雾露之气。

仲景云：清邪中于上焦。又云：霜降已后，春分已前，中雾露者，皆为伤寒。

**神术加藁本汤**　每服内加二钱匕，以意消息。

**神术加木香汤**　每服内加二钱匕，以意消息。

问：病人中霜雾山岚雨湿之气，头项身体不甚痛，但四肢沉困，饮食减少，或食已痞闷，寸脉隐小，与内伤饮冷相似，何也？

答曰：此膏粱少有，贫素气弱之人多有之，以其内阴已伏，或空腹晨行，或语言太过，口鼻气消，阴气复加，所以成病。《经》云：天之邪气，感则害人五脏。虽不饮冷，寸口亦小。又云：伤于湿者，下先受之。故从内感而求其类也。仲景云：浊气中于下焦，以此。

## 论雾露饮冷同为浊邪

《经》云：清邪中于上焦，浊邪中于下焦，均雾露也，故寸口小。内伤饮冷，寸口亦小。雾露入腹，虽不饮冷，与饮冷同。内伤饮冷虽非雾露，与雾露同，何哉？脉皆阴而寸口小耳，此云岐子复断浊邪中于下，为饮冷同伤也。韩氏言寸口脉微而小，即不可下，则阴盛阳气不能升于九天可知矣！

**白术汤**

治内伤冷物，外感风邪有汗者。

白术二两　防风二两　甘草一两，炙

上吹咀，每服秤三钱，水一盏，生姜三片，同煎至七分，去滓，温服无时，一日止一二服，待二三日渐渐汗少为解。活人防风白术牡蛎汤，当在此下。

### 风温证加减四

风温证，面赤自汗，嘿嘿不欲语，但欲寐，两手脉浮而缓，或微弱，此证不宜发汗。若汗之，似令人筋惕肉瞤，或谵言独语，或烦躁不卧。若下之，直视失溲便。若火之，发狂似惊痫，一逆尚引日，再逆促命期。《活人》本方葳蕤汤，以有麻黄，故不敢用，宜用上白术汤主之。

头眩汗出，筋惕肉瞤者，加牡蛎。

腰背强硬者，加羌活。

舌干发渴者，加人参。

身灼热甚者，加知母。若内伤冷者不加。

体重多汗者，加黄芪。

**黄芪汤**

治伤寒内感拘急，三焦气虚自汗，及手足自汗，或手背偏多，或肢体振摇，腰腿沉重，面赤目红，但欲眠睡，头面壮热，两胁热甚，手足自温，两手心热，自利不渴，大便或难，或如常度，或口干咽燥，或渴欲饮汤，不欲饮水，或少欲饮水，呕哕间作，或心下满闷，腹中疼痛，或时喜笑，或时悲哭，或时太息去声，或语言错乱失志。世疑作谵语狂言者，非也，神不守室耳！始得病，寤寐之间，或恐或悸，头项不甚痛，行步只如旧，阴气盛阳气走也。两手脉浮沉不一，或左右往来无定，便有沉、涩、弱、弦、微五种阴脉形状，举按全无力，浮之损小，沉之亦损小，皆阴脉也。宜先缓而后急，缓宜黄芪汤。

人参　黄芪味甘者　白茯苓　白术　白芍药以上各一两　甘草七钱半，炒

呕吐者，加藿香半两，生姜半两，如无，干者代之。

上㕮咀，生姜水煎，量证大小加减多少用之可也。如大便结者，宜调中丸主之。

#### 调中丸

白术　白茯苓去皮　干生姜　人参　甘草炙

上等分，为极细末，炼蜜丸，每两作十丸或五丸，每服一二丸，水少许，煎服之。

问：三四日后渐重，必躁乱不宁者，何也？

《经》云：阳盛则发厥，阴盛则发躁，物极则反也。《外台秘要》云：阴盛发躁，名曰阴躁，欲坐井中。然阴躁一证，汗下后多有之。仲景云：汗下后仍不解，烦躁者，茯苓四逆汤主之。内感阴证，饮冷胃寒而躁者，与汗下后烦躁同。厥阴热上冲胸而发躁者，火独炎上故也。

若病重急治者，宜黄芪汤内每服加干姜重一钱，与仲景理中汤同意。大便结者，理中丸主之。

#### 理中丸

人参　白术　甘草炙　干姜炮，恐热，以干生姜代之

上等分，炼蜜丸，每两作五丸，白汤化下，水煎服之亦得。缓后失治，急也。

尤急者，若无汗，宜附子干姜甘草汤；若自汗者，宜附子白术甘草汤。量脉证可宜四逆汤、真武汤、通脉四逆汤等，宜选用治之。至于用附子，不得已也。若身与四肢俱热，不至于凉，或厥逆，不宜用附子，故理中有四顺理中汤、丸之名。四顺者，手足自温不厥逆是也。

急则失治，尤急也。

##  论阴证躁不躁死生二脉

阴证阳从内消，服温热药烦躁极甚，发渴欲饮，是将汗也，人不识此，反以为热，误矣！热上冲胸，服温热药烦躁少宁，反不欲饮，中得和也。人若识此，续汤不已愈矣！一则始病不躁，药而躁，脉当浮之实大，阳气充也，手足温和则生；若浮之损小，阳气走也，手足厥逆则死。一则始病躁，药而不躁，脉沉之实大，阳气回也，手足温和则生；沉之损小，阳气消也，手足厥逆则死。二证服温热药，阳气不能充与不能回者，《经》云：责其无火也。

问：下之，而其脉反大者，何也？

答云：下之而脉小者，理所当然。小犹可生，生之则易。仲景云：下之而脉反大者，虚也，阳将走而变。医若不识而复下之，则气消而成大阴矣！亦有阴躁发热不止，大渴欲饮冷，热上冲胸，火独炎上，亦将尽也。以阴遍身皆寒，惟存胸中火，阴独持权，不相管辖，迫而至此，与下之而脉大同意。下之脉大，别不见热处，阴躁发热，但脉小耳！一则见脉不见证，一则见证不见脉。又《经》云：下利脉大者，虚也，以其强下之故也。设脉浮革，固卤肠鸣者，属当归四逆汤。革为寒，寒虚相搏则肠鸣。

261

发汗病不解，反恶寒者，虚故也，芍药甘草附子汤主之。发汗若下之，病仍不解，反烦躁，茯苓四逆汤主之。汗下后，白日烦躁不得眠，夜而安静，不呕不渴，无表证，脉沉微，身无大热者，干姜附子汤主之。

## 举古人论阴证例

若病在少阴，则有面赤，默默不欲语，但欲寐，或四肢厥逆，或身表如冰石，脉沉细。

若病在厥阴，则四肢厥逆，爪甲青，面鼙目黑色，或自汗不止，脉沉弦无力。

若病阴毒证，身表如冰石，四肢厥逆，体如被杖，脉沉细而微，或六至以至八至、九至、十至而不可数，此等阴证，易为明辨。

惟太阴一证，手足自温，自利不渴，尺寸脉俱沉而弱。仲景云：宜温之，重则四逆汤。若脉浮者桂枝汤。惟此一证，与内感外阳内阴相似。外阳内阴者，即前黄芪理中等汤，调中、理中等丸所治者是也。此等阴证，非古人不言，仲景评脉，首言大、浮、数、动、滑，此名阳也；沉、涩、弱、弦、微，此名阴也。非止为外感设，内感之理在其中矣。又云：阳涩而阴弦，腹中急痛者，小建中汤主之，则内外所感明矣！至如所言阴病见阳脉者生，阳病见阴脉者死，此一句即圣人大概之言也。以其阳病见阴脉，故有外阳内阴者，与阳药俱得其生矣。药当从温，不可遽热，黄芪汤之类是也。

上此一条，说古人不尽之意。

## 论元阳中脱有内外

或有人饮冷内伤，一身之阳便从内消，身表凉，四肢冷，脉沉细，是谓阴证，则易知之。若从外走，身表热，四肢温，头重不欲举，脉浮弦，按之全无力。医者不察，便与表药双解等，复使汗出，三焦之气绝，以此杀人者多矣！或自服蜜茶及沐浴盖覆，强令汗出，以致变证不救，如此自杀者亦多矣！身冷脉沉，服调中药，阳自内之外，身体温和而愈。脉浮弦细者，服调中药，阳从内生，唤入外热，复得脉平温和而愈。此证不可不察也。故仲景云：太阳病发热恶寒，热多寒少，脉微弱者，此无阳也，不可发汗。

上此一条，双解、蜜茶、沐浴，阴证皆不可用。

又《经》云：脉濡而紧，濡则胃气微，紧则荣中寒，阳微卫中风，发热而恶寒，荣紧胃气冷，微呕心内烦。医为有大热，解肌又发汗，亡阳虚烦躁，心下苦痞坚，表里俱虚竭，卒起而头眩，客热在皮肤，怅怏不得眠，不知胃气冷，紧寒在关元。

上此仲景濡、紧二脉，即外热内寒证也。

## 论宜灸不宜灸并汤沐四肢法

古人谓少阴、厥阴、阴毒三证则宜灸，或用葱熨等法，皆为身表凉故也。若阴气在内，阳气在外，身表壮热，手足大温或热不等，则不宜灸之。若遇前三证，用热醋炒麸注布袋中，脐下熏蒸熨极妙。又云：三阴证，陷骨歧骨间三三七壮灸，足温生。

《活人》阴证，诸药不效，并汤水不下，身冷脉绝，气息短，不知人，用葱熨法，本为上热下寒也。二法虽妙，莫若用上醋拌麸炒热，注布袋中，脐下熏蒸，比上二法尤速。若更以葱白煎浆作汤，以沐四肢亦可。若病人服药后，欲作汗时，用汤沐以接四肢阳气尤佳。

### 外接法

干姜二，炮，为细末，石决明一，另研细，秤，拌匀，每用二三钱匕，手心中以津唾调如泥，以手奄其阴，至暖汗出为度。以牡蛎代决明亦可，牡蛎烧粉用。

一法丁香、荜拨、干姜、牡蛎。

一法治水癞偏大，上下不定，疼痛不止，牡蛎不以少多，盐泥固济，炭三斤，煅令火尽，冷取二两，干姜一两，炮，为细末，二味和匀，冷水调得所，涂病处，小便大利即愈。

### 脐下六穴

神阙一穴，脐中，禁针，刺之令人出恶汁不止。

阴交一穴，脐下一寸。

气海一穴，一名孛央，阴交下五分。

石门一穴，脐下二寸，三焦之募，女子禁灸，恐绝产也。

关元一穴，脐下三寸，小肠之募，为下纪三阴，任脉会。

中极一穴，脐下四寸，为气原。

## 论谵言妄语有阴阳

举阳证《活人》云：发躁，狂走妄言，面赤咽痛，身斑斑若锦文，或下利黄赤为阳毒者，以其脉洪大而实，或滑或促，故用酸苦之药治之。

成无己云：有汗出谵语，有下利谵语，有下血谵语，有热入血室谵语，有三阳合病而谵语，有过经不解而谵语，皆阳证也。惟有发汗过多，亡阳谵语者，不可下，柴胡桂枝汤主之。此外感汗多亡阳谵语也。

海藏云：有内感伤冷，语言错乱，世疑作谵语者，神不守舍也，止是阴证，此特脉虚而不实耳！

《内经》云：谵妄悲笑，皆属于热。《难经》谓：面赤，喜笑，烦心，亦属于热。大抵此等证脉皆洪实，按之有力。若此等证脉按之无力，即阴气内充，阳气外游于皮肤之间，是无根之火也。阳气及心火入于皮肤之间，肺主皮毛，故有谵妄悲笑及面赤喜笑烦心之证。岂特是哉！所有胸背两手癍出者，有唾血丝者，有鼻中微衄者，不当作阳证，当作阴证治之。故《活人》辨证，不取诸于他，而独取诸脉，无如此最为验也。其言可谓尽善矣，可谓尽美矣！

### 本草孙真人热药治血证三

《本草》云：干姜止唾血。硫黄治衄血。

263

孙真人用桂心治唾血。

## 论下血如豚肝

下血如豚肝者，饮冷太极，脾胃过寒，肺气又寒，心包凝泣，其毒浸渗，入于胃中，亦注肠下，所以便血如豚肝，非若热极妄行下血而为鲜色也。此中气分而下行，故令人便血。若中气逆而上行，故令人呕血吐血也。亦非若阳证上行而溢出鲜血也。大抵阴阳二证，上行者为呕为吐为溢，顺行者为下为便为泻，其名虽异，其实则同。

## 论阴阳二络

《甲乙经》云：经者所不可见者也，络者所可见者也，外之沟渠是已。然络亦有不可见者乎？曰：六腑连及五脏，是为所不可见之之络也。阳络泛溢，《难经》云：宜砭射之。阴络为病，何以知之？黄帝曰：邪热入于阳络，则为鼻血；邪热入于阴络，则为后血。以是知阴络病也。鼻血者在上，溺与后血者在下也，若吐呕者，是知在中也。至于伤寒上厥下竭之证，或从耳目，或从口鼻，血俱出于上窍，然各随其脏与经也。

### 谵语死脉

扁鹊云：病若谵言妄语，身常有热，脉当洪大而反手足厥逆，脉沉细而微者死也。

又云：假令心病，何以知伤寒得之？然当谵言妄语。何以言之？肺主声，故知肺邪入心，为谵言妄语也。其病身热，洒洒恶寒，甚则唾咳。其脉浮大而涩。

仲景云：谵言妄语，身微热，脉浮大，手足温者生，逆冷脉沉细者，不过一日死矣！

又云：谵言妄语，脉涩者死。

以上皆阳证得阴脉也。

又云：发汗多，重发汗者必亡其阳，谵语脉短者死。

上此重发汗亡阳者，变阴也，又得阴脉死也。

## 论自汗分阴阳

成无己云：伤风自汗，汗出恶风寒者，有表也。汗出不恶风寒者，表解里未和也。有阳明发热汗出，此为热越。有阳明发热汗多者，下之。

海藏云：内感伤冷，自汗，大恶风寒，汗出身凉不热者，阴证也；汗出身热得阴脉者，亦阴证也。

## 论手足自汗

手少阳之脉，三焦之经，起于小指、次指之端，上出两指之间，循手表腕，出臂外两骨之间，上贯肘云云。手背偏多者，三焦之气脱也。《经》云：手足漐然汗出，大便鞭而谵语，下之则愈。以其热聚胃，津液旁达，故手足漐漐汗出也。成无己云：寒聚于胃，有手足汗出者乎？《经》云：阳明中寒者不能食，小便不利，手足漐然汗出，欲作痼瘕，即是中寒也。

海藏云：故内感阴证，有手足逆冷而自汗者，手足自温而自汗者，厥阴、太阴之异也。

上此一条，虽是三焦四逆温和，关他二经，不可不知。

# 论四肢振摇

成氏责其为虚寒，欲汗之，其人必虚蒸而振，下后复汗而振者，表里俱虚也。亡血发汗则寒栗而振，气血俱虚也。有振振欲擗地者，有振振动摇，二者皆汗多亡阳，经虚不能自主持，故振也，非振栗之可比也。

经曰：若吐下后，心下逆满，气上冲胸，起则头眩，发汗则动经，身为振摇者，茯苓桂枝白术甘草汤主之。

太阳病发汗不解，其人仍发热，心下悸，头眩，身𫝛动，振振欲擗地者，真武汤主之。二药皆温经益血助气之剂。

海藏云：惟好饮房室之人，真元耗散，血气俱虚，或因劳而振，或不因劳而振，或因内感阴盛阳脱而振者，皆阴证也。

## 初病形状

若因房室而得，便有阴阳易条中形状，头重不欲举，目暗生花，热上冲胸，少气，声不出，少腹小腹痛引阴中，或阴入于里，胫寒而痛。此等阴证，四肢故多振摇。始得此病时，脉虽举按有力，不可作阳证治之，若与阴药，变寒必矣！亦不可用太热之药，作阴极治之，热过则转生他证。当以补气温血之药调之，元气渐生，可得而愈。若脉已微，面色眉间变黑，唇吻不收，爪甲微青，当用热药攻之。若经汗下，热药不可热服，当令似温，则阴气不拒。《经》云：热因寒用，此之谓也。

上此一论，自为颇有理，可以发明古人所不言处。

### 论阴证始终形状杂举例

若病人面赤者，下虚也。手足振摇者，为元气无主持也。腰腿沉重者，三阴经受寒湿也。或恐或悸者，知阴寒之邪在手足少阴也。喜笑则为痴，悲怡则为惨，手少阴、太阴也。头项不甚痛，行步只如旧，知寒邪之气不在经而在里也。若头项痛者，内之外逆上行而至于经矣。或已有冬伏寒邪，始得内感便发，头项痛亦无定也。或时太息者，《灵枢》云：心不足则心系急，心系急故太息以舒之。是知手少阴心火不足也。前人云去声是已。

以上初病时，多有形状如此等类。

身如被杖者，阳气尽而血脉凝涩，不能荣于身也。色青黑，肾肝子母二色，真脏见也。手足倦而卧者，四肢之阳气尽，而阴气贵收也。卧而面壁者，阴欲静也。恶闻人与语者，阴欲默也。昏昏欲寐者，元气杂绝，邪热攻肺也。或欲寐以自养，及目白睛面赤者，肺受火邪也。三四日之间，或可行步，不甚觉重者，阳犹在外也。五六日阴盛，热药不能回者，阴主杀而暴绝，非若阳气徘徊不已，而欲其生生也。初病面赤胀者，下虚故也。至于死，先青而后赤者，阳气不生，温令不行，而就北方寒也，其逆行如此。

《经》云：阳气前绝，阴气后竭者，其人死，身色必青；阴气前绝，阳气后竭者，其人死，身色必赤。若阴阳二毒相匿，或只伏阳，此等阴证，或身半以上经汗死，即不青黑者亦有之。

### 遍身青黑如花厥

厥阴有遍身青黑如花厥状，何也？

答曰：阳气不能营运于四肢，身表经络遏绝，气欲行而不得行，及其得行而遽止之，故行处微紫色，不得行而止处不青则黑也。所以身如被杖，有有处，有无处也。遍身俱黑，阳气全无也。故《经络论》云：寒多则凝泣，凝泣则青黑；热多则淖泽，淖泽则黄赤。此之谓也。

## 伤寒发厥有阴阳

夫厥者，有阴有阳。初得病身热，三四日后，热气渐深，大便秘结，小便黄赤，或语言谵妄而反发热者，阳厥也。初得病，身不热，三四日后，阳气渐消，大便夹利，小便清白，或语言低微而不发热者，阴厥也。二证人多疑之，以脉皆沉故也。然阳厥而沉者，脉当有力；阴厥而沉者，脉当无力也。若阳厥，爪指有时而温；若阴厥，爪指时时常冷也。仲景云：伤寒三二日、四五日厥者，必发热，前热者后必厥，厥深者热亦深，当下之，宜承气汤。又云：伤寒脉滑而厥者，里有热也，白虎汤主之。仲景云：伤寒下利清谷，里寒外热，手足厥而脉微，微者里有寒也。汗出而厥者同。又云：阴病下利而脉微者，里有寒也，白通汤主之。

一法无脉利不止，白通加猪胆汁，以其咽干而烦也。

以上病急，或尤急，多有此形状等类。

## 论阴证发渴

举阳证　夫足少阴肾经，其直行者，上贯肝膈入肺中，系舌本，肾恶燥，故渴而引饮。《经》云：口燥舌干而渴，尺寸脉俱沉，则知肾受热邪，为阳证也，当下之。

阴证口干舌燥，非热邪侵凌肾经也，乃嗜欲之人，耗散精气，真水涸竭，元气阳中脱坎内阳爻是也。饮食伤冷，变为枯阴，阳从内消者，或不渴，阳游于外者，必渴而欲饮也。然欲饮，则饮汤而不饮水，或有饮水者，纵与不任，若不忍戒，误多饮者，变由是而生矣。此等舌干欲饮冷水，抑而与之汤，及得饮汤，胸中快然，其渴即解。若以渴为热，汤能解之乎？不惟不能解其渴，其热从而愈甚矣。以是知为阴证也，夫何疑之有！

## 论阴证咳—作吃逆

许学士退阴与正元同煎，以治阴证咳逆

夫逆病咳逆，火炎上，使阴气不内也。

阴气者，即吸人之阴气也。阴证内寒，与吸

入之阴同类，当气顺下而无咳逆也。今阴证咳逆，吸入之阴不得内者，何气使然哉？举阳证且阳证咳逆者，胃热失下也。阴气先绝，阳气后亦将竭，火独炎上，逆出阴气而为咳逆也。阴证者，内已伏阴，阴气太甚，肾水擅权，肝气不生，胃火已病，丁火又消，所有游行相火，寒邪迫而萃集于胸中，亦欲尽也。故令人发躁，大渴引饮，并去盖覆，病人独觉热，他人按执之，身体肌肉骨髓血脉皆寒。此火即无根之火也，故用丁香、干姜之类热药温胃，其火自下，咳逆方止。非若凉膈、泻心，以治阳证，自上而下，泻退其火，阴气乃生。阴证咳逆，从呕哕而生，胃寒呕哕不已，咳逆继之，其声快怅，连续不已，声末而作咳逆，古人云烦冤是也。烦冤者，有情不能诉，有怀不能吐，故为快怅，唯阴证阳脱而咳逆者，其状似之。阳证咳逆，内热与上热相接，渴逆止在喉中；阴证咳逆，呕从内出，或先作去声，或与去声相并而至喉中，故用温胃益肺之药主之。中既温，天五之气与残火自下，又与胃中温药相接，变而阳气生也。殆无异丧家之人，遑遑无依，契昔挽留，故都是反与相并立，而干成其事，阴气始退，阳气渐生，脉亦从之而得以获生也。

《灵苑》治阴证咳逆匀气散。

川乌头尖者三个，炮制，去皮脐

上为细末，每服二钱，黑豆二十一粒，糖沙鸡头实大，水一盏，同煎至六分，乘热细细饮之。

《本事》治阴毒吃逆。

川乌头　干姜　附子俱炮　肉桂　芍药　甘草炙　半夏　吴茱萸　陈皮　大黄

上各等分，为末，每服一钱，水一盏，生姜三五片，煎至七分，去浊滓取清，热呷。

## 阴证发热

《活人》云：发热恶寒者，太阳也。身热汗出濈濈然者，阳明也。脉细头痛呕而发热者，少阳也。

问：阴证有发热者，何也？

答曰：太阴、厥阴皆不发热，只少阴有发热二条，仲景谓之反发热也。少阴始得之，发热脉沉者，麻黄附子细辛汤主之。少阴病下利清谷，里寒外热，手足厥逆，脉不出者，通脉四逆汤主之。断云：大抵阴证发热，终是不同，须脉沉细，或下利，手足厥。另有阴躁发热，欲坐井中一条。此例当在少阴条下。

仲景云：吐利汗出，发热恶寒，四肢拘急，手足厥逆，四逆汤主之。又云：吐利，小便复利而大汗出，下利清谷，内寒外热，脉微欲绝者，四逆汤主之。病发热头痛，身体不痛急，当救里，四逆汤主之。下利清谷，里寒外热，汗出而厥者，通脉四逆汤主之。大汗出，热不去，内拘急，四肢疼，又下利厥逆而恶寒者，四逆汤主之。

## 论阴证大便秘

阴阳二结，寒热不同，为躁一也。盛暑烁金，严冬凝海是也。

举阳证　《经》云：其脉浮而数，能食不大便者，此为实，名阳结；其脉沉而迟，不能食，身体重，大便反鞕者，名曰阴结。又云：无阳阴强，大便鞕者，不可下，下之则清谷腹满，宜理中丸主之。叔和云：弦冷肠中结。洁古云：脉沉弦，不能食而不大便，则为阴冷结也。

## 论阴证小便不通 举仲景、《活人》例卷末有外接法

举阳证　假令阳病者，太阳之标不解，复入于本，发热恶寒而渴，五苓散主之。是湿热在下，故令秘而不通。余证不通者，随经而治之。若阴证不通者，脉迟细，浮中沉不一，阴气已盛，阳气欲绝，小便当自利，而色白反不通者，阴无以化，凝泣枯涸，如水之结冰，津液不行，故闭而不通也，当用热药主之。阴得阳而化，津液乃行，所以便也。大不可用利小便之药利之，四逆汤加茯苓是也，与仲景硫黄丁香豆蔻散内有滑石同意。大抵非茯苓、滑石二药利小便也，盖二味引热药下行，不入他经，为效速也。

《经》云：阳明中寒者不能食，小便不利，手足濈然汗出，欲作痼瘕，即是中寒，与此同意。《内经》云：诸寒收引，皆属肾水。引而下之者，小便自利，收而闭之者，小便不通也。又经曰：肾主大小二便。虽阴阳二证，在其中矣。

成无己云：阴阳相杂为之和，阴阳相离为之结。火亦有下收字处，以其心虚也。

仲景真武汤加减例云：小便自利者，去茯苓一味。四逆散加减法：小便不利者，加茯苓。小柴胡加减法：小便不利者，加茯苓。《活人》云：阴证腹痛，小便不利者，真武汤也。

《活人》云：若阴证加以小便不通，及阴囊缩入小腹，绞痛欲死者，更以脐下二寸石门穴，大段急灸之，仍须与返阴丹、当归四逆加吴茱萸生姜汤，慎勿与寻常利小便药也。寻常利小便药，多用冷滑之剂。此是阴毒气在小腹所致也，当知。

仲景风湿相搏，骨节疼烦，不得屈伸，近则痛转剧，汗出短气，小便不便，恶风不欲去衣，或身肿者，甘草附子汤主之。海藏云：加茯苓尤佳。发汗病不解，反恶寒者，虚也，芍药甘草附子汤主之。

海藏云：加大黄芪尤佳。若腹痛者，尤宜此汤。仲景云：阳明中寒者不能食，小便不利，手足濈然汗出，欲作痼瘕，即是中寒也。

## 论阴证小便赤

举阳证　伤寒外感，四肢微厥，邪热入里，大便燥，小便赤而涩少，是谓热也。惟阴证内感，阳走于外，虚热在皮毛之间，肺气受邪，下输于膀胱，故令小便如灰汁，兼胃虚不能食。戊与癸合，虚邪所化，赤如灰汁，色虽如此，但溺时茎中不涩而快利也。

## 论后出余气而解

病人服温热之药，时有下气者，知阴气出也。韩氏治下焦寒，用灰包熨法，得下利

一两行，小便一两次，及少有汗，阴气出而下泄，知其为必解也。予以是知服调中、理中及诸附子等药后，时有下气者，阴化而出，即为解。若遇外阳内阴之证，身表四肢尽热，语言错乱，疑作谵语，阳证者当去盖覆，令胸臆两手微露见风，以手按执之，久之肌肉骨间不热者，即非阳证，真阴证也。

上此一条，后辨谵语形状。

## 论狂言若有所失

恍惚狂言，若有所遗，妄闻妄见，意有所期，及从而叩，或忘或知，神去而溃，命将何依！世人不识，反作热疾，以脉别之，自然不疑。故经曰：数问其情。以从其意，得神者生，失神者亡。正谓是也。

问：内感阴证，有汗而解，有无汗而解者，何也？

答曰：有汗而解者，或壮年津液尚全，或温之早而得治，或传不逆而顺经，或素得养而强本，所以俱汗而解也；无汗而解者，或老年血气俱衰，或温之迟而失治，或经过期而不传，或素无养而亏本，所以俱无汗而解也。有汗而解者，间有所遗；无汗而解者，邪岂能尽？故神痴而弱，不能复旧，须待饮食渐增，因食微润，然后定其中外，各守其乡。医者不可不知。

《衍义》曰：太阴元精石合他药，涂大

风疾，别有法。阴证伤寒，指甲面色青黑，六脉沉细而疾，心下胀满结鞕，躁渴，虚汗不止，或时狂言，四肢逆冷，咽喉不利，腹疼痛，亦须佐他药兼之。《图经本草》已有法，惟出解州者良。

### 附正阳丹

古方不用，今《活人》伤寒其著者，治伤寒三日，头痛壮热，四肢不利，正阳丹。太阴元精石、消石、硫黄各二两，硇砂一两，四物都细研，入瓦瓶子固济，以炭半斤，于瓶子周一寸燎之，约近半日，令药青紫色，住火待冷，取出，用腊月雪水拌匀，湿入瓷瓶子中，屋后北阴下阴干，又入地埋二七日，取出细研，以面糊为丸鸡头实大。先用热水浴，后以艾汤研下一丸，以衣盖取汗出为差。

## 论脉次第

外感者，先太阳，次阳明，次少阳，次太阴，次少阴，次厥阴；内感者，先三阴而无定，次少阳，次阳明，次太阳，为极高之分。

阳从内消，从右手脉先陷，左手浮，右手沉。

阳从外走，从左手脉先陷，右手浮，左手沉。

其脉或有不然者，阴阳之变易无定也。许学士云：阴阳交互最难明，正在此耳。

阳脉沉而滑，若浮者，欲升而汗也。

阴脉沉而细，本体也。

若浮而有力者，阳气生也。

若浮而无力者，阳气走也。

若浮若沉，或有力，或无力，阴阳交争而未定也，惟外热内寒者，多有此脉。

# 用附子法

古人用附子，不得已也，皆为身凉脉沉细而用之。若里寒身表大热者不宜用，以其附子味辛性热，能行诸经而不止，身尚热，但用干姜之类，以其味苦，能止而不行，只是温中一法。若身热消而变凉，内外俱寒，姜、附合而并进，温中行经，阳气俱生，内外而得，可保康宁，此之谓也。若身热便用附子，窃恐转生他证，昏冒不止。可慎！可慎！

# 论阴阳易分热寒

阴阳各相易证，仲景止用烧裈散，言至简而意至有余也。故朱奉议立阴阳易证为二条，后人始知有寒热之别也。故热者有上烧裈散，而又有竹皮汤、青竹茹汤，寒者有猥鼠粪汤，而又有当归白术汤。至于校正方妙香丸条下，治杂病阴阳易，药中有牛黄、脑、麝之类，是知治热证也，岂可一涂而取哉？学者详之。

圣人立阴阳易条，虽不尽言，特举其宏纲而已，是以后之述者，尽心焉尔矣可也。

# 论阴阳易分三经用药

海藏云：若阴阳易证，果得阴脉，当随证用之。

若脉在厥阴，当归四逆汤送下烧裈散。

若脉在少阴，通脉四逆汤送下烧裈散。

若脉在太阴，四顺理中汤送下烧裈散。

所用之药，各随其经而效为之速也，宜矣！

上此一条，随经药下烧裈散，所以补古人所不完处。

### 扁鹊治阴阳方　仲景治阴阳方

扁鹊云：治阴阳易伤寒，烧妇人月经衣，热水服方寸匕。仲景云：伤寒阴阳之为病，其人身体重，少气，少腹里急，或引阴中拘挛，热上冲胸，头重不欲举，眼中生花，膝胫拘急者，烧裈散主之。

#### 烧裈散

上取妇人中裈近隐处剪烧灰，以水和服方寸匕，日三服，小便即利，阴头微肿则愈。妇人病取男子裈裆，烧灰用之。

#### 《活人》猥鼠粪汤

疗伤寒病后男子阴易。

韭白根一把　猥鼠粪一十四枚

上二味，以水二升，煮取半升，去滓，再煎三沸，温温尽服。必有粘汗出为效，未汗再服，亦理诸般劳复。鼠屎，两头尖者是也。

海藏云：经不言猥鼠粪，只言牡鼠粪两头尖，治劳复。文具鼹鼠条下，又分鼠也，并不见猥鼠之名。晏鼠大兽如猪，分鼠之形，以其肥亦如猪形，猥之名想亦出此。牡即父也，雄也，在野难得，在人家诸物中遗下两头尖者，亦可用。猥，牡豕也，子路佩猥。

许慎云：菜一名久者，谓之韭，园人种之，岁三四割，其根不伤，冬培之，先春复生，信乎其久者也。

《易稽览图》云：政道得则阴物变阳。郑康成云：若葱变韭是也，然则葱冷而韭温可验。

《活人》治阴阳易证，獭粪汤用韭白根，非独取其性温也，盖亦取其阴物变阳之意，述类象形，古人以至于此。

### 竹皮汤

疗交接劳复，卵肿，腹中绞痛，便绝。

竹皮青刮一升

上一味，以水三升，煮一升半，绞去滓，分服立愈。

### 青竹茹汤

妇人病未平复，因有所动，致热气上冲胸，手足拘急搐搦，如中风状，宜青竹茹汤。

瓜蒌根无黄者一两　青竹茹刮半斤，淡竹是也

上以水二升半，煮取二合，去滓，分二三服。

### 当归白术汤

妇人未平复，因有所动，小腹急痛，腰胯疼，四肢不住举动，无热发者，宜当归白术汤。

白术一分　当归一分　桂枝一分　附子一分，生　生姜半两　甘草一分　芍药一分　人参一分　黄芪一分

上剉如麻豆大，以水三升，煮取一升半，去滓，通口服一盏，食顷，再服，温覆微汗差。

海藏云：四肢不住举动振摇，即反覆皆是。

 ## 发明仲景活人

烧裈散灰性虽无寒热，只是推出阴中外来著人邪气，述类象形之法，圣人以至于此。故成无己云：烧裈散导出阴气是也。若阳脉用竹皮、青竹茹汤，若阴脉用獭鼠粪、当归白术等汤。此朱公出人意表，而后之述者之不可及也。

### 妙香丸

辰砂飞研，九两　龙脑　腻粉研　麝香研，各三分　牛黄三钱　金箔九十个，研　巴豆三百一十五个，去皮心膜，炒热，研如面，去油

上合研匀，炼蜜出净黄蜡六两，入白沙蜜三分，同炼令匀，为丸，每两作三十丸。

若男子妇人因病伤寒时疾，阴阳气交，结伏毒气，胃中喘躁，眼赤，潮发不定，再经日数七八日已下，至半月日未安，医所不明证候，脉息交乱者，可服一丸，或分作三丸亦可，并用龙脑、腻粉、米饮调半盏已来，下此一服，每丸上用针投一眼子。如有

余说，尽依《局方》法。

仲景、《活人》举阴阳易证，若脉果阴，当用烧裈散下之，入三经药内调服，最为的当。其余杂阴证内，但有腰膝冷痛，宜各本经药内加丁香、沉香二味，不惟腰膝得暖，抑亦沉坠峻下入于阴部，为效速也。兼二药本经所言，治肾气壮阳，与诸姜、桂、乌、附、茱萸等药，佐使相助，为效大倍，不可不知。

医书辞藻，比之儒书，甚不美于观览，非若嘲风弄月之篇之畅怀也，非若礼义廉耻之典之壮志也，又非若忠节孝行之传之耸动人之奇称也，故士宦恶其技之末而不之学焉。是以世人所重者鲜，一旦抱疾，委命他人，岂其智邪？况伤寒古今为一大病，阴证一节，害人为尤速。予因暇日，集此《略例》，庶几有望于好生之君子者，或有人焉。读是书也，当反复披玩，前后贯通，但云此

非空谈，施于实用可也。若悟则康宁可期，昧则疾横继至，利害天壤，可不畏欤！知乎此则畅怀之乐，壮志之快，奇称之美，悉备于我，昧孰大焉！既足以却疾活命，又足以保命延年，其乐宁有涯涘哉！范文正公云：不为名相，当为名医。意亦不出此耳！

### 七月十三日再题

予作《阴证论》一书，其本有三，有多寡之异焉，非固如是之不同也。大抵圣贤之言，非一读而能尽，故每有所得，不敢以前说为已定、为已足，而不为之增益也。故初本在河南，傅梦臣辈所录，则简而少；次本在吾乡，寄北京时，颇增三二论；自壬辰至丙申几五载，而复增随条，并药后断例。前人所言本意，与其所从来，或为之是，或为之小异，或又有言外不尽之机，一一具陈之。欲质之明者，则求之诸郡而不可得。但读之既笑且嘻，长叹而已。不知何日复得吾东垣李先生一问之，吾之心始可以少安矣。吾之所以书此者，犹恐其未尽前人之意耳！

### 丙申秋二十有一日再题

# 海藏治验录

## 外阳内阴

牌印将军完颜公之子小将军，病伤寒六七日，寒热间作，腕后有瘢三五点，鼻中微血出。医以白虎汤、柴胡等药治之不愈。及余诊之，两手脉沉涩，胸膈间及四肢按执之殊无大热，此内寒也。问其故，因暑热卧殿角之侧，先伤寒，次大渴，饮冰酪水一大碗。外感者轻，内伤者重，外从内病，俱为阴也。故先瘢衄，后显内阴，寒热间作，脾亦有之，非往来少阳之寒热也。与调中汤，数服而愈。

## 阳 狂

彰德张相公子谊夫之妻许氏，乃状元许先之之女，绍明之妹也。病阳厥怒狂，发时饮食四五倍，骂詈不避亲疏，服饰临丧，或哭或歌，或以刃伤人，不言如哑，言即如狂，素不知书识字，便读文选。人皆以为鬼魔。待其静诊之，六脉举按皆无，身表如冰石，其发也叫呼，声声愈高。余昔闻洁古老人云：本经言夺食则已，非不与之食而为夺食也，当以药大下之而使不能食，为之夺食也。予用大承气汤下之，得藏府数升，狂稍宁。待一二日复发，又下之，得便数升，其疾又宁。待一二日又发，三下之，宁如旧，但不能食。疾稍轻而不已，下之又五七次，计大便数斗，疾缓身温，脉生，至十四日其

疾愈，脉如旧，困卧三四日后起苏，饮食微进，又至十日后得安。始得病时，语言声怒非常，一身诸阳尽伏于中，隐于胃，非大下之可乎？此易老夺食之意也。

上阳狂一条，本不当列阴证中，今暨阴狂证并列，其狂则一，其为寒热二也。差之毫厘，谬以千里，读者至此，其三复之。

## 阴 狂

宝丰阿磨堆候君辅之县丞，为亲军时，饮食积寒，所伤久矣。一日病，其脉极沉细易辨，即阴证无疑。内寒外热，故肩背胸胁瘢出十数点，语言狂乱。家人惊曰：发瘢，谵语，莫非热乎？余曰：非也。阳为阴逼，上入于肺，传之皮毛，故瘢微出；神不守舍，故错言如狂，非谵语也。肌表虽热，以手按执，须臾冷透如冰。余与姜、附等药，前后数日，约二十余两后，出大汗而愈。及见庭中物色、儿童、鸡犬，指之曰：此正我二三日间梦中境物也。然则神不守舍信矣！愈后起行，其狂又发，张目而言曰：今我受省札为御马群大使，如何不与我庆。及诊之，脉又沉迟，三四日不大便。余与理中丸，三日内约半斤，其疾全愈。候公之狂，非阳狂之狂，乃失神之狂，即阴也，但脉阴为验。学者当审，独取诸脉，不凭外证可也。

273

## 阴易

宝丰候八郎，外感风，内伤冷，自服通圣散，大汗出，内外阳气俱脱，不及治而死。其子国华，又病伤寒四五日，身微瘛，渴饮水。及诊之，沉弦欲绝，厥阴脉也。温药数日不已，又以姜、附等药，微见脉生。因渴私饮水一盂，脉复退，但见头不举，目不开。问之，则犯阴易。若只与烧裈散，则寒而不济矣：遂煎吴茱萸汤一大服，调烧裈散，连进二服，作大汗。两昼夜汗止。何以然？以其至阴，汗从骨髓中得温而出，所以两昼夜方止。

## 夜服

宝丰弋唐臣，时始冠，平日饮食嗜冷，久遂成阴证，脉迟七八至一止，二三日后脉仅三至。余亟进温热之剂数服，四五日不解，遂续夜半一服，昼三夜一，脉颇生。一夕误阙其药，明旦证遂增剧，复连进前药，七日兼夜，脉生，大汗而解。人问其故，余曰：人与天地同一气耳。阳病昼剧而夜宁，阴病夜剧而昼宁，各从其类而化也。今病阴极，至夜尤甚，故令夜半服药。何以然？所以却类化之阴，而接子后所生之阳，则阴易退而阳易生矣！此一条具见前章。

## 阴血

潞州义井街北浴堂秦二母，病太阴证，三日不解，后呕逆恶心，而脉不浮。文之与半硫丸二三服，不止，复与黄芪建中等药，脉中得之极紧，无表里，胸中大热，发渴引饮。众皆疑为阳证，欲饮之水，余与文之争不与。又一日与姜、附等药，紧脉反细沉，阳犹未生，以桂、附、姜、乌之类酒丸，每百丸接之，二日中凡十余服，渴止，脉尚沉细，以其病人身热，躁烦不宁，欲作汗，不

禁其热，去其衣被盖覆，体之真阳营运未全，而又见风寒，汗不能出，神愦不醒。家人衣之，装束甚厚，以待其毙。但能咽物，又以前丸接之，阳脉方出而作大汗。盖其人久好三生茶，积寒之所致也。愈后，原秘大小始得通利，翌日再下瘀血一盆如豚肝。然文之疑不能判，余教以用胃风汤加桂、附，三服血止。其寒甚如此，亦世之所未尝见也，治宜详之。大抵前后证变之不同，以脉别之，最为有准，不必求诸外证也。

## 鼓击脉

子秦二又病，太阳证悉具，其脉浮数，初为阳证，经所受邪也，神术汤解之，未三日变为阴证，何以然？旺火投盛水也。以其素服三生茶及好食诸冷物，数年来脏腑积而为痼疾，一身之经皆凝寒浸渍，酝酿而成太阴。脉亦从此而变其状，非浮非沉，上下内外举按极有力，坚而不柔，非若阳脉来之有源。尺以下至宛中全无，惟三部中独见鼓击，按之触指，突出肤表异常。紧为甚，所禀元阳无一身游行之火，独萃于胸中，寒气逼之，故搏而大，有加数倍，往来不可以至数名，纵横不可以巨细状。五日后文之与姜、附等剂而复振摇，又与真武、四逆等汤，烦躁大渴不止，若更接姜、附，其汗必作。其人自疑为热而益饮水，及得水稍苏斯须，脉陷沉而紧，厥逆神愦。至六日晡前后，大便秘结，小便赤色而少，强溲得涓滴，时手冷至肘，足冷至膝，脉将绝而不可救，欲复与四逆等汤，恐烦躁私饮而生变。文之请曰：何法以治？余教以乌、附、姜、桂、良姜等，佐以芍药、茴香之类，酒糊丸，引而下之，而使不僭。急服之百丸，昼夜相接八九，阳气从下复生，胸膈不烦躁，不思水，与温剂则微咽，大便软，屡下，气阴得以出，小便通快成剂如灰汁，脉微生，

服丸至千半，阳气遍体，作汗而愈。后神又不全，少气乏力，又与温中等药数服，然后良愈。非平昔饮冷，肠胃积寒之久者，脉不如此之鼓击也。鼓击者何？虽可谓大，非大也，忿怒也。宜详审辨认，世罕有之。大抵此脉属紧，比紧为尤甚，故名鼓击也。仲景云：诸紧为寒。又云：脉浮而紧，寒在表也；脉沉而紧，寒在里也。紧似弦而非，有如牵绳之状，即为紧也，非带洪而有源也。成无己云：累累如循长竿，连连而强直也。通真子歌云：紧若牵绳转索初。海藏云：牵绳之紧，循竿之直，二者皆近于鼓击。鼓击者，尤甚于二脉数倍。启玄子云：盛脉同阳，四倍已上，阴之极也。

## 腹　痛

潞州提领姬世英，平昔好冷物凉药，自谓膏粱充肥必多热，因眼疾，又并服寒剂，数日遂得阴病，脉紧而无力，自胸至脐腹下，大痛剧甚，凡痛则几至于毙。去岁已尝有此证，求治于宋文之得愈。今复病，尤甚于去年，又亟命文之。文之与姜、附等剂，虽稍苏，痛不已。遂以文之所用方内倍芍药令服之。予谓病者曰：良久痛当自胸中下，节次至腹，或大便得利，或后出余气，则寒毒得以出矣。后果如其言。翌日愈后，令常服神应丸，以断其积寒之根。

# 后　序

　　《阴证略例》一册，元·海藏老人王好古撰。以伤寒阴证较阳证尤难辨，故作专书以发明之。审证用药，具有条理，前有麻革信之序。考《四库》著录海藏医书有《医垒元戎》十二卷，《此事难知》二卷，《汤液本草》三卷，独无此书，盖当时尚未出也。而明人编《东垣十书》者，亦未见此书，知为罕觏之秘笈矣。此本前有虞山钱曾遵王藏书一印，又有惠定宇手定本一印，又有孙印从沾庆增氏二印，中有惠栋之印字曰定宇二印，后有孙庆增家藏一印，近为吾友震泽吴君晓钲所得，真旧钞也。好古，字进之，赵州人，以进士官本州教授，自金入元，少时与李杲东垣同游张元素洁古之门，而年辈较晚，其后复从学于东垣，故《医垒元戎》称先师洁古老人，又称东垣李明之先生。而此书麻序但云海藏先生王君进之，家世赵人，早以通经举进士，晚独喜言医，始从东垣李明之，尽传其所学。册末自题亦云不知何日复得吾东垣李先生一问之，并不及洁古，何欤？然书中首列岐伯阴阳脉例，即次以洁古老人内伤三阴例，乃次以海藏老人内伤三阴例，而伊尹、扁鹊、仲景诸例具编于后，虽不称先师，而尊师之意已隐然见于言外矣！或有訾其用药过于温热者，不知专论阴证，何可杂入阳证治法。海藏著述俱存，岂但能治阴证不能治阳证者。安得以后人不辨阴阳，偏执治误，追咎古人哉？自序题壬辰岁，为金哀宗天兴元年，即蒙古太宗四年，册末自题称丙申秋，乃蒙古太宗八年，金亡已三年矣。麻序题岁癸卯，则太宗后乃马真氏称制之二年也。《医垒元戎》成于丁酉岁，在此书后一年，唯《此事难知》自序题至大元年，则上距金亡已七十余年，岂海藏享上寿至武宗时犹存耶？抑至大当是至元刊本之讹耶？并书以俟考。

**同治三年岁在甲子秋七月乌程汪曰桢书于上海寓舍**

# 此事难知

〔元〕王好古

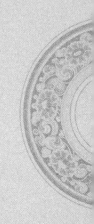

# 提　要

《此事难知》是一本医论集。

全书分上、下两卷，以论述伤寒内容为主，杂以他论。

全书缺乏主线，也无统一体例，类似"医话"集。

本书是王好古在李东垣论述伤寒的基础上参合自己的认识编写而成，是研究李东垣学说的一本重要参考书。

本书近末尾处有一段文字特别有分量，摘录如下：

"近世论医，有主河间刘氏者，有主易州张氏者。盖张氏用药，依准四时阴阳升降而增损之，正《内经》四气调神之意，医而不知此是妄行也；刘氏用药，务在推陈致新，不使少有怫郁，正造化新新不停之义，医而不知此，是无术也。然而主张氏者，或未尽张氏之妙，则瞑眩之药，终莫敢投，致失机后时而不救者多矣；主刘氏者，未悉刘氏之蕴，则劫效目前，阴损正气，遗祸于后日者多矣！能用二家之长，而无二家之弊，则治法其庶几乎！"

作为一名医者、一名学者，王好古的学术造诣、学术胸襟，影响了后世一代又一代的学者。

# 东垣先生《此事难知》序

予读医书几十载矣，所仰慕者，仲景一书为尤焉。然读之未易洞达其趣，欲得一师指之，遍国中无有能知者。寤而思，寐而思，天其勤恤，俾我李公明之，授予及所不传之妙。旬储月积，浸就编帙，一语一言，美无可状，始而终之，终而始之，即无端之圜璧也。或有人焉，厌闻而恶见者，岂公徒使之然哉？彼未尝闻，未尝见，耻夫后于人之过也。因目之曰《此事难知》，以其不因师指也。人徒见是书为伤寒之法，而不知上合轩岐之经，中契越人之典，下符叔和之文，兹又言外不传之秘，具载斯文矣。

**时至大改元秋七月二十有一日古赵王好古识**

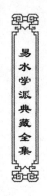

# 《此事难知》后序

　　东垣先生医书一帙，予府已锓梓传于世矣。今又得一书，亦东垣治疾之法，名曰《此事难知》。盖医之为道，所以续斯人之命，而与天地生生之德，不可一朝泯也。秦焚六经而废周公、孔子之道，幸而医书存世。考诸经者，则知黄帝与岐伯之论辩，反覆推明五运七气之秘，以立补泄之法，所以拯斯人之疾，而人之死生系焉。岐黄既远，求能推诸五运七气，而察阴阳升降之候，定脏腑虚实之所因，合经络上下之所属，而能起死回生者鲜矣。噫！克绍明之者，其惟东垣先生乎？先生是书，乃言外不传之秘，诚为人所难知。然方剂虽载其妙理，有不可得而明言者，在乎心领而神会耳。唐·许胤宗曰：医者，意也。思虑精则得之，此之谓欤！而孟轲氏曰：梓、匠、轮、舆，能与人规矩，不能与人之巧。亦此谓也。予用寿行而与四方之士共焉，则济人利物之一端，未必无小补云！

**成化甲辰岁仲夏既望荆南一人识**

# 卷 上

新安　吴勉学　校

### 医之可法

自伏羲、神农、黄帝而下，名医虽多，所可学者有几人哉？至于华氏之剖腹、王氏之灸针，术非不神也，后人安得而效之？非岐伯之圣经，雷公之《炮炙》，伊挚之汤液，箕子之《洪范》，越人之问难，仲景之《伤寒》，叔和之《脉诀》，士安之《甲乙》，启玄子之传注，钱仲阳之论议，皆其活法。所可学者，岂千方万论印定后人眼目者所能比哉？其间德高行远，奇才异士，与夫居缙绅、隐草莽者，然有一法一节之可观，非百代可行之活法，皆所不取也。岂予好辩哉？欲使学者观此数圣贤，而知所可慕而已。或有人焉，徒能广览泛涉，自以为多学，而用之无益者，岂其知本？

### 或问手足太阳手足阳明手足少阳俱会于首然六阳会于首者亦有阴乎

答曰：有。六腑者六阳也，五脏者五阴也。肺开窍于鼻，心开窍于舌，脾开窍于口，肝开窍于目，肾开窍于耳，是五阴也。又有厥阴与督脉会于巅，是六阴也。耳者，肾也，复能听声，声为金，是耳中有肺也。鼻者，肺也，复能闻臭，是鼻中有心也。舌者，心也，复能知味，是舌中有脾也。目有五轮，通贯五脏。口为脾，脾为坤土，主静而不动，故无所兼。言耳、鼻、舌各兼一，目兼四，此与督脉，共计十三阴也。脑为诸体之会，即海也，肾主之，是为十四阴矣！

### 经脉终始

寅，手太阴肺，始于中焦，终于次指内廉，出其端。

卯，手阳明大肠，始于大指次指之端，终于上，侠鼻孔。

辰，足阳明胃，始于鼻，交頞中，终于入大指间，出其端。

巳，足太阴脾，始于大指之端，终于注心中。

午，手少阴心，始于心中，终于循小指之内，出其端。

未，手太阳小肠，始于小指之端，终于抵鼻，至目内眦，斜络于颧。

申，足太阳膀胱，始于目内眦，终于小指外侧，出其端。

酉，足少阴肾，始于小指之下，终于注胸中。

戌，手厥阴心包，始于胸中，终于循小指次指，出其端。

亥，手少阳三焦，始于小指次指之端，

281

终于至目兑眦。

子，足少阳胆，始于目兑眦，终于小指次指，循大指内，出其端，贯爪甲，出三毛。

丑，足厥阴肝，始于大指聚毛之上，终于注肺中。

手之三阳，从手走头；足之三阳，从头走足，是高能接下也。

足之三阴，从足走腹；手之三阴，从腹走手，是下能趋上也。

故上下升降而为和。《易》曰：天道下济而光明，地道卑而上行。《易》曰：山泽通气，故气寄于辛，用于寅，平旦始从中焦注，循天之纪，左旋至丑而终。昼夜通行五十度，周流八百一十丈。夫倡则妇随，血随气而上行，殊不见润下之意。《经》云：气主煦之，升也；血主濡之，润也。《书》云：水曰润下。如何说得从气之血，有不行之体，如百川右行，东至于海。请示。

## 日　用

腹临泰壮夫乾姤，遁否观剥坤二六。
青白正分开与辟，赤黑往来通道路。
泰即居艮否居坤，乾作天门巽地户。
气终于丑始于寅，血谛辛阴从下去。
丙潜壬内却从高，顺至乙穴还上注。
妇随夫唱几曾停，万派千流无暂住。
血气包含六子中，昼夜行流五十度。
食时骸理敬修行，玄府身周匀闭拒。
排山倒海毒非常，撩鼻燃髭心不怖。
天长地久太虚持，不亏八一元来数。
休说乘虚谩履空，赢取康宁三六足。
知之非难行之难，造次颠沛宜常虑。

## 人肖天地

且天地之形如卵，横卧于东、南、西、北者，自然之势也。血气运行故始于手太阴，终于足厥阴。帝曰：地之为下否乎？岐伯曰：地为人之下，太虚之中也。曰：冯乎？曰：大气举之也。是地如卵黄在其中矣！又曰：地者，所以载生成之形类也。《易》曰：坤厚载物，德合无疆。信乎天之包地，形如卵焉。故人首之上，为天之天；足之下，为地之天。人之浮于地之上，如地之浮于太虚之中也。地之西始于寅，终于丑；血之东根于辛，纳于乙，相随往来不息，独缺于乾巽，为天地之门户也。启玄子云：戊土属乾，己土属巽。遁甲曰：六戊为天门，六己为地户。此之谓也。《经》云：天地者，万物之上下；左右者，阴阳之道路；气血者，父母也；父母者，天地也。血气周流于十二经，总包六子于其中，六气五行是也。无形者包有形，而天总包地也。天左行而西气随之，百川并进而东血随之。

## 问脾寄于坤如何是损至第三若从脾为第二从肾为第四请言脾数

答曰：脾虽寄于坤，实用于巳，从上肺、心，从下肾、肝、脾中得三数也。如气寄于辛而用于寅，包络、三焦寄于丑而用于申也，此人之所以肖天地而生。《易》曰：乾为首，坤为腹，震为足，巽为股，坎为耳，离为目，艮为手，兑为口。

## 明经络之数有几

答曰：十二大经之别，并任、督之别，脾之大络脉，别名曰大包，是为十五络，诸经皆言之。予谓胃之大络，名曰虚里，贯膈络肺，出于左乳下，其动应衣，脉宗气也，是知络有十六也。

## 问三焦有几

答曰：手少阳者，主三焦之气也。《灵

枢经》云：足三焦者，太阳之别也，并太阳之证，入络膀胱约下焦。是知三焦有二也。

## 问脏腑有几

答曰：肝、心、脾、肺、肾，兼包络，一名命门，为六脏；胆、小肠、胃、大肠、膀胱，兼三焦，为六腑。计之十二矣，故包则为一腑矣，是为十三矣。经曰：胞移热于膀胱，则癃、溺血。又云：胞痹者，少腹膀胱按之内痛者，若沃以汤。注云：膀胱，胞内居之。内外二境图云：膀胱者，胞之室也。以是知为十三脏腑矣。

## 伤寒之源

冬伤于寒，春必温病。盖因房室劳伤与辛苦之人，腠理开泄，少阴不藏，肾水涸竭而得之，无水则春木无以发生，故为温病。至长夏之时，时强木长，因绝水之源，无以滋化，故为大热病也。伤寒之源如此。《四气调神论》曰：运冬气则少阴不藏，肾气独沉。广成子云：无劳汝形，无摇汝精。《金匮真言》曰：夫精者，身之本也，故藏于精者，春不病温。注云：冬不按跷，精气伏藏，阳不妄升，故春不病温。又《经》云：不妄作劳。又云：不知持满。又云：水冰地坼，无扰乎阳。又云：无泄皮肤，使气亟夺。启玄子云：肾水王于冬，故行夏令则肾气伤。春木王而水废，故病于春也。逆冬则伤肾，故少气以奉春生之令也。是以春为温病，夏为热病，长夏为大热病，其变随乎时而已。邪之所感浅者，其病轻而易治；深者，其病重而难治；尤深者，其病死而不治。

## 冬伤于寒春必温病

冬伤于寒者，冬行秋令也，当寒而温，火胜而水亏矣。水既已亏，则所胜妄行，土有余也；所生受病，木不足也；所不胜者侮之，火太过也。火、土合德，湿、热相助，故为温病，使民腠理开泄，少阴不藏，惟房室劳伤，辛苦之人得之，若此者皆为温病。所以不病于冬而病于春者，以其寒水居卯之分，方得其权，大寒之令复行于春，腠理开泄，少阴不藏，房室劳伤，辛苦之人阳气泄于外，肾水亏于内，当春之月，时强木长，无以滋生化之源，故为温病耳。故君子周密于冬，少阴得藏于内，腠理以闭拒之，虽有大风苛毒，莫之能害矣！何温病之有哉！人肖天地而生也，冬时阳气俱伏于九泉之下，人之阳气俱藏于一肾之中，人能不扰乎肾，则六阳安静于内。内既得以安，外无自而入矣。此伤寒之源，非天之伤人，乃人自伤也。伤于寒者，皆为病热，为伤寒气乃热病之总称，故曰伤寒。知寒受热邪明矣。六阴用事于冬，阳气在内，周密闭藏可矣。反劳动之，而泄于外，时热已伤于水矣。至春之时，木当发生，阳已外泄，孰为鼓舞？肾水内竭，孰为滋养？此两者同为生化之源，源既已绝，木何赖以生乎？身之所存者，独有热也，时强木长，故为温病矣。

## 春伤于风夏生飧泄

木，在时为春，在人为肝，在天为风。风者无形之清气也。当春之对，发为温令，反为寒折，是三春之月，行三冬之令也，以是知水为太过矣。水既太过，金肃愈严，是所胜者乘之而妄行也。所胜者乘之，则木虚明矣。故经曰：从后来者为虚邪。木气既虚，火令不及，是所生者受病也，故所不胜者侮之。是以土乘木之分，变而为飧泄也。故经曰：清气在下，则生飧泄。以其湿令当权，故飧泄之候发之于夏也。若当春之时，木不发生，温令未显，止行冬令，是谓伤卫。以其阳气不出地之外也，当以麻黄汤发

283

之。麻黄味苦，味之薄者，乃阴中之阳也，故从水中补木而泻水，发出津液为汗也。若春木已生，温令已显，阳气出于地之上，寒再至而复折之，当以轻发之，谓已得少阳之气，不必用麻黄也。春伤于风，夏生飧泄。所以病发于夏者，以其木绝于夏，而土王于长夏，湿本有夏行之体，故飧泄于夏也。不病于春者，以其春时风虽有伤，木实当权，故飧泄不病于木之时，而发于湿之分也。经曰：至而不至，是为不及，所胜妄行，所不胜者薄之，所生者受病。此之谓也。

### 夏伤于暑秋必痎疟

暑者，季夏也。季夏者，湿土也。君火持权不与之子，暑湿之令不行也。湿令不行，则土亏矣。所胜妄行，木气太过，少阳王也。所生者受病，则肺金不足。所不胜者侮之，故水得以乘之土分。土者，坤也，坤土申之分，申为相火，水入于土，则水火相干，而阴阳交争，故为寒热。兼木气，终见三焦，是二少阳相合也，少阳在湿土之分，故为寒热。肺金不足，洒淅寒热。此皆往来未定之气也，故为痎疟，久而不愈。疟不发于夏，而发于秋者，以湿热在酉之分，方得其权，故发于大暑已后也。

### 秋伤于湿冬生咳嗽

秋者，清肃之气，收敛下行之体也，为湿所伤，是长夏之气不与秋令也。秋令不及，所胜妄行，故火得以炎上而克金，心火既形于肺，故肺气逆而为咳。所不胜者侮之，木气上行与火同，得动而不息也。所生者受病，故肾水亏也。长夏已亢，三焦之气盛也。命门者三焦之舍也，故迫肾水上行，与脾土湿热相合为痰，因痰而动于脾之湿也，是以咳嗽有声有痰。咳嗽不发于秋，而发于冬者，以其六阴之极，肃杀始得其气，故肺不咳嗽于秋，而咳嗽于冬也。咳嗽者，气逆行上也。气上行而逆，故面目发微肿，极则身体皆肿，变为水气。故曰：浊气在上，则生䐜胀。又曰：诸气膹郁，皆属肺金。此之谓也。春伤于风，夏伤于暑，冬伤于寒，辞理皆顺，时字伤令字也；独秋伤于湿，作令字伤时字，读者不疑也。此四者皆无所亢，而害其所乘之子也。邪从后至，言岁之主气，各差其分而为病，一定之法也。若说秋字伤湿字，其文与上三句相通，其理与法不相通。大抵理与法通，不必拘于文也。故说《诗》者，不以文害辞，不以辞害意，以意逆志为得之矣。故曰：春伤于风，说作人为风所伤，非也。若是则止当头痛，恶风，自汗，何以言夏为飧泄哉？今言春伤于风，即是时伤令也，明矣！《经》云：东方来者为婴儿风，其伤人也，外在于筋，内舍于肝。又曰：春甲乙所伤，谓之肝风。用此二句以较前文，则辞理自通矣。

### 问两感邪从何道而入

答曰：《经》云：两感者，死不治。自太阳与少阴俱病，头痛，发热，恶寒，口干，烦满而渴。太阳者，腑也，自背俞而入，人之所共知；少阴者，脏也，自鼻息而入，人所不知也。鼻气通于天，故寒邪无形之气从鼻而入。肾为水也，水流湿，故肾受之。经曰：伤于湿者，下先受之。同气相求耳。又云：天之邪气，感则害人五脏。以是知内外两感，脏腑俱病，欲表之，则有里；欲下之，则有表。表里既不能一治，故死矣。故云：两感者不治。然所禀有虚实，所感有浅深，虚而感之深者必死，实而感之浅者，犹或可治。治之而不救者有矣，夫未有不治而获生者也。予尝用此，间有生者，十得二三，故立此方，以待好生君子用之。解利两感神方。

## 大羌活汤

防风　羌活　独活　防己　黄芩　黄连
苍术　白术　甘草炙　细辛去土，各三钱
知母生　川芎　地黄各一两

上㕮咀，每服半两，水二盏，煎至一盏
半，去粗，得清药一大盏，热饮之。不解再
服，三四盏解之亦可，病愈则止。若有余
证，并依仲景随经法治之。

### 清气为荣

清者，体之上也，阳也，火也。离中之
阴降，午后一阴生，即心之生血，故曰：清
气为荣。

### 浊气为卫

浊者，体之下也，阴也，水也。坎中之
阳升，子后一阳生，即肾阳举而使之，故
曰：浊气为卫。地之浊不升，地之清能升，
六阳举而使之上也；天之清不降，天之浊能
降，为六阴驱而使之下也。经曰：地气上为
云，天气下为雨；雨出地气，云出天气。此
之谓欤！

### 其用在下胆胃膀胱大肠小肠

天、六腑、气、表，其体在上，其用
在下。

### 其用在上两目两耳鼻口舌

地、五脏、血、里，其体在下，其用
在上。

### 格则吐逆　九窍　五脏

阴极，自地而升，是行阳道，乃东方之
气，金石之变，上壅是也。极则阳道不行，
反闭于上，故令人吐逆。是地之气不能上行
也，逆而下降，反行阴道，故气填塞而不

入，则气口之脉大四倍于人迎。此清气反行
浊道也，故曰格。

### 关则不便　下窍　六腑

阳极，白天而降，是行阴道，乃西方之
气，膏粱之物，下泄是也。极则阴道不行，
反闭于下，故不得小便。是天之气不得下通
也，逆而上行，反行阳道，故血脉凝滞而不
通，则人迎之脉大四倍于气口。此浊气反行
清道也，故曰关。

### 三阳气血多少

寅为少阳，何以复为太阳？一阳初出地
之外，即嫩阳也，故谓之少阳；二阳过卯，
故谓之阳明；三阳至巳，故谓之太阳之气，
升至极之分，便是太阳也。三阳俱为太阳之
气，居其底却为少阳也。以此推之，三阳所
呼之名异，非有二体也，以其从多少而言
之耳！

阳气之极，举阴于九天之上，故水自天
而降，故太阳即为寒水也，所以血多而气
少。阳明居太阳、少阳之中，二阳合明，故
曰阳明，阴阳等也，所以气血俱多。少阳
者，初出之气，少而不能鼓舞阴气，阳伏地
中尚多，故为龙火，为震，为雷，为足，俱
属地之下也，所以气多血少。少阳极举阴于
九天之上，肺为卫天之极表也，所以上气，
故肺受之。至高者，肺也，故为手太阴，阴
于此为秋气而复降。重阳补下焦元气，重阴
补上焦元气。辛为天之味，能补地之分，自
上而降于下也；苦为地之味，能补天之分，
自下而升于上也。此二者，皆从其源也。六
阳俱极举阴于九天之上，故阴自天而降，是
阴降于九天之上，而姤卦之阴复何以从下
生？盖阴之首虽从天而降，其阴之尾已至地
矣！故阴从地而生，所以一阴从五阳之下
也。凡所生者，从下皆从乎地也，故地为万

物之母。又云：非母不生，从地而生者为春气，从天而降者为秋气，九天之上为夏，九天之下为冬。

## 气血之体

以上下言之，有若立轮，外焉天道左旋而西，中焉地道右旋而东，似不相侔。大抵血随气行，夫唱妇随是也。血虽从气，其体静而不动，故气血如磨之形，上转而之西，下安而不动，虽云不动，自有东行之意。以其上动而下静，不得不尔也。天地之道，如故汉守所言从乎天也，自艮而之巽；晋令所言从乎地也，自乾而之坤，是以乾坤之用备矣。言天道者，从外而之内也；言地道者，从内而之外也。从外之内者，伤寒也；从内之外者，杂病也。

## 辨表里中三证

假令少阳证，头痛，往来寒热，脉浮弦，此三证但有一者，是为表也。口失滋味，腹中不和，大小便或闭而不通，或泄而不调，但有一者，是为里也。如无上、下、表、里证，余者皆虚热也，是在其中矣。

## 辨阴阳二证

阴证：身静，重语无声，气难布息，目睛不了了，鼻中呼不出，吸不入，往来口与鼻中气冷，水浆不入，大小便不禁，面上恶寒，有如刀刮。

阳证：身动，轻语有声，目睛了了，鼻中呼吸出入，能往而能来，口与鼻中气皆然。

## 辨表伤阴阳二证

身表凉，知在阴经也，名曰阴证。
身表热，知在阳经也，名曰阳证。

## 辨内外伤

伤风，鼻中气出粗，合口不开，肺气通于天也。伤食，口无味，涎不纳，鼻息气匀，脾气通于地也。

外伤，一身尽热，先太阳也。从外而之内者，先无形也。

内伤，手足不和，两胁俱热，知先少阳也。从内之外者，先有形也。

内外俱伤，人迎气口俱盛，或举按皆实大，表发热而恶寒，腹不和而口液，此内外两伤也。

凡诊，则必扪手心、手背，手心热则内伤，手背热则外伤，次以脉别之。

## 辨伤寒言足经不言手经

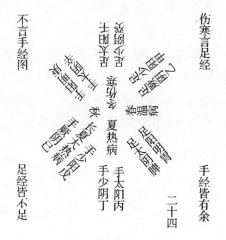

冬伤于寒者，春必温病，夏为热病，长夏为大热病。盖因房室劳伤与辛苦之人得之，水亏无以奉春生之令，故春阳气长而为温病也。夏为热病者，是火先动于火未动之时，水预亏于水已王之日，故邪但藏而不为病也。夏令炎蒸，其火既王与前所动者，客邪与主气二火相接，所以为热病也。长夏为大热病者，火之方与秋之分，皆手经居之；木之方与春之分，皆足经居之，所伤者皆足经不足，及夏火王，客气助于手经，则不足者愈不足矣。故所用之药，皆泄有余，而非足经药。何以然？泄有余则不足者补矣。此伤寒本足经，只言足经，而不言手经也，大意如此。至于传手经者，亦有之，当作别论，与夫奇经之病，亦在其中矣。

## 六经传足传手经则愈

阳中之阴水，太阳是也。为三阳之首，能巡经传，亦越经传。

阳中之阳土，阳明是也。夫阳明为中州之土，主纳而不出，如太阳传至此，名曰巡经传也。

阳中之阳木，少阳是也。上传阳明，下传太阴，如太阳传至此，为越经传也。

阴中之阴土，太阴是也。上传少阳为顺，下传少阴为逆，此为上下传也。如太阴传太阳，为误下传也。

阴中之阳水，少阴是也。上传太阴为顺，下传厥阴为生，如太阳传至此，乃表传里也。

阴中之阴木，厥阴也。上传少阴为实，再传太阳为自愈也。

## 太阳六传

太阳者，乃巨阳也。为诸阳之首。膀胱经病，若渴者，自入于本也，名曰传本。

太阳传阳明胃土者，名曰巡经传，为发汗不彻，利小便余邪不尽，透入于里也。

太阳传少阳胆木者，名曰越经传，为原受病，脉浮，无汗，当用麻黄而不用之故也。

太阳传少阴肾水者，名曰表传里，为得病急，当发汗而反下，汗不发，所以传也。

太阳传太阴脾土者，名曰误下传，为原受病，脉缓，有汗，当用桂枝而反下之所致也。当时腹痛，四肢沉重。

太阳传厥阴肝木者，为三阴不至于首，唯厥阴与督脉上行，与太阳相接，名曰巡经得度传。

# 🌸 太阳证

太阳证，头项痛，腰脊强，发热，恶寒，无汗，脉尺寸俱浮而紧，是发于阳。阳者，卫也。麻黄汤主之。

麻黄一两半，去节　桂枝一两，去皮　杏仁二十粒，浸汤，去皮尖　甘草半两，炙

上剉，每服五钱，水一盏煎，温服。

太阳证，头项痛，腰脊强，发热，恶寒，自汗，脉尺寸俱浮而缓者，荣也，桂枝汤主之。

桂枝去皮　芍药　甘草各等分

上剉，每服八钱，水一盏半，姜、枣同煎，温服。

## 桂枝麻黄各半汤

太阳证，头痛，发热，自汗，恶风，脉当缓而反紧，伤风得伤寒脉也。

太阳证，头痛，发热，无汗，恶寒，脉当急而反缓，伤寒得伤风脉也。

二证脉不同本经，大青龙汤主之。易老桂枝麻黄各半汤，此言外之意。杨氏云：非明脉者，不可用大青龙汤，以其有厥逆、筋惕、肉瞤及亡阳之失也。故易老改为九味羌活汤，而不用桂枝、麻黄也。羌活汤，不论有汗、无汗，悉宜服之，但有缓急不同矣。九味羌活汤药证加减、服饵缓急，具见于后。

## 桂枝二麻黄一汤

太阳证，发热，恶寒，自汗，脉缓。

太阳证，发热，恶风，无汗，脉缓。

此易老原将麻黄一桂枝二治上二证，后复改用羌活汤。

## 太阳头痛

太阳膀胱脉浮紧，直至寸口，所以头痛者，头与寸口俱高之分也。兼厥阴与督脉会于巅，逆太阳之经，上而不得下，故壅滞为头痛于上也。左手浮弦，胸中痛也；沉弦，背俞痛。右手浮弦者亦然。头痛者，木也，最高之分惟风可到，风则温也，治以辛凉，秋克春之意，故头痛皆以风药治之者，总其体之常也，然各有三阴、三阳之异焉。故太阳则宜川芎，阳明则宜白芷，少阳则宜柴胡，太阴则宜苍术，少阴则宜细辛，厥阴则宜吴茱萸也。

## 治三阳则不可越经

假令治太阳、阳明，不可遗太阳而只用阳明药，余仿此。用三阳经解药后，身番覆重者，若烦，则是有阳明也；若不烦而番覆轻者，知不传三阴也。不传三阴，则为解也。大抵三阴之体静重，与湿相同。伤寒五日后，无汗，谓谷消、水去、形亡，故下之；三日前，谓内有水谷，故汗之。

## 问桂枝汤发字

发汗，或云当得汗解，或云当发汗、更发汗、并发汗，宜桂枝汤者数方，是用桂枝发汗也。复云：无汗不得服桂枝。又曰：汗家不得重发汗。又曰：发汗过多者，却用桂枝甘草汤，是闭汗也。一药二用，如何说得？仲景发汗，与《本草》之义相通为一？答曰：《本草》云：桂味辛、甘、热，无毒，能为百药长，通血脉，止烦。出汗者，是调血而汗自出也。仲景云：脏无他病，发热，自汗者，此卫气不和也。又云：自汗者为荣气和，荣气和则外不谐，卫气不与荣气相和谐也，荣卫和则愈，故皆用桂枝汤调和荣卫。荣卫既和，则汗自出矣。风邪由此而解，非桂枝能开腠理，发出汗也。以其固闭荣血，卫气自和，邪无容地而出矣，其实则闭汗孔也。昧者不解闭汗之意，凡见病者，便用桂枝汤发汗，若与中风自汗者合，其效桴鼓。因见其取效而病愈，则曰：此桂枝发出汗也，遂不问伤寒无汗者，亦与桂枝汤，误之甚矣。故仲景言，无汗不得服桂枝，是闭汗孔也。又云：发汗多，叉手冒心，心悸欲得按者，用桂枝甘草汤，是亦闭汗孔也。又曰：汗家不得重发汗，若桂枝汤发汗，是重发汗也。凡桂枝条下言发字，当认作出字，是汗自然出也，非若麻黄能开腠理而发出汗也。《本草》出汗二字，上文有通血脉一句，是非三焦卫气皮毛中药，是为荣血中药也。如是则出汗二字，当认作荣卫和，自然汗出，非桂开腠理而发出汗也。故后人用桂治虚汗，读者当逆察其意则可矣。噫！神农之作于其前，仲景之述于其后，前圣后圣，其揆一也。

## 太阳禁忌不可犯

小便不利，不可更利之，利之是谓犯本，犯本则邪气入里不能解，此犯之轻也，以是五苓散不可妄用。大便不可易动，动之是谓动血，动血是谓犯禁，此犯之重也。表在不可下，下之是为犯禁，此犯之尤重也。下之，为恶风、恶寒、头痛，待表证悉罢，方可下之也。脉浮紧者，犯之必结胸；脉浮缓者，犯之必痞气。

## 太阳证当汗

不咽干，不衄，不淋，不渴，小便自

利，不经发汗，则当发之。

## 太阳证不当汗

咽干，淋，渴，鼻衄，小便不利，已经发汗，不得重发。如无以上忌证，虽发汗，邪气未尽，亦得重发之。

## 当汗而不汗生黄

其证为风寒所伤，阳气下陷入于内，而拥寒水上行于经络之间，本当发汗，因以彻其邪，医失汗之，故生黄也。脾主肌肉、四肢，寒湿与内热相合，而生黄也。

## 当汗而发汗过多成痓

其证因发汗太过，腠理开泄，汗漏不止，故四肢急，难以屈伸。

## 不当汗而汗成畜血

畜血，其证燥火也，当益津液为上，而反汗，以亡其津液，其毒扰阳之极，则侵阴也，故燥血而畜于胸中也。

## 血证见血自愈

太阳病入膀胱，小便利而赤，畜血证也。血自下者，愈也。

## 知可解

战而汗解者，太阳也；不战有汗而解者，阳明也；不战无汗而解者，少阳也。若先差经，必不尔矣。

太阳传阳明，其中或有下证，阳明证反退，而热兼不渴，却退显少阳证，是知可解也。

太阳证知可解者，为头不痛，项不强，肢节不痛，则知表易解也。

阳明知可解者，为无发热、恶寒，知里易解也。

少阳证知可解者，寒热日不移时而作，邪未退也。若用柴胡而移其时，早移之于晏，晏移之于早，气移之于血，血移之于气，是邪无可容之地，知可解也。

## 知不可解

服解药而去沉困，只头痛，目闷，是知湿去而风不去，则欲解也；若风去而湿不去，则不解，何以然？风则高，湿则下，而入里也。

## 脉知可解不可解

可解之脉浮而虚，不可解之脉浮而实。浮而虚者，只是在表；浮而实者，知已在里也。汗多不解者，转属阳明也。伤寒不头痛，知邪不在经；若头痛者，知邪在经也

## 易老解利法

《经》云：有汗不得服麻黄，无汗不得服桂枝。若差服，则其变不可胜数，故立此法，使不犯三阳禁忌。解利神方。

## 九味羌活汤

羌活治太阳肢节痛，君主之药也，然非无以为主也，乃拨乱反正之主。故大无不通，小无不入，关节痛非此不治也　防风治一身尽痛，乃军卒中卑下之职，一听军令，而行所使，引之而至　苍术别有雄壮上行之气，能除湿，下安太阴，使邪气不纳，传之于足太阴脾　细辛治足少阴肾苦头痛　川芎治厥阴头痛在脑　香白芷治阳明头痛在额　生地黄治少阴心热在内　黄芩治太阴肺热在胸　甘草能缓里急，调和诸药

以上九味，虽为一方，然亦不可执。执中无权，犹执一也。当视其经络前、后、左、右之不同，从其多、少、大、小、轻、重之不一，增损用之，其效如神。即此是口传心授。㕮咀，水煎服。若急汗，热服，以

羹粥投之；若缓汗，温服之，而不用汤投之也。

脉浮而不解者，先急而后缓。

脉沉而不解者，先缓而后急。

九味羌活汤不独解利伤寒，治杂病有神。

中风行经者，加附子；中风秘涩者，加大黄；中风并三气合而成痹等证，各随十二经上、下、内、外、寒、热、温、凉、四时、六气，加减补泻用之。炼蜜作丸尤妙。

### 当汗而下之成协热利

当各随三阳本证，表药发之，发之表解，下利自愈，若不愈者，方可以利药治之。

### 太阳一下有八变

太阳病下之，其脉促，不结胸者，此为欲解也。脉浮者，必结胸；脉紧者，必咽痛；脉弦者，必两胁拘急；脉细数者，头痛不止；脉沉紧者，必欲呕；脉沉滑者，协热利；脉浮滑者，必下血。

### 里传表

太阳病，反下之，因而腹满时痛者，属太阴也，桂枝加芍药汤主之。至于大实痛者，胃也，桂枝加大黄汤主之。已传戊，妇告夫也，所以为里传表，即名误下传也。

### 伤寒杂证误下变有轻重

或问曰：伤寒、杂证一体，若误下之，甚者变大？答曰：非一体也，伤寒误下，变无定体；杂病误下，变有定体。何以然？伤寒自外而入阳也，阳主动；杂病自内而出阴也，阴主静。动者犯之，其变无穷；静者犯之，其变止痞与腹胁痛而已。故变无穷者为重，痞与腹胁痛者为轻也。

### 五苓散为下药

五苓散为下药，乃太阳里之下药也。太阳高则汗而发之，下则引而竭之。渴者，邪入太阳本也，当下之，使从膀胱出也。

肾燥，膀胱热，小便不利，此药主之。小便利者，不宜用。然太阳病，热而渴，小便虽利，亦宜五苓散下之。

### 当服不服则生何证

答曰：当服不服，则谷消，水去，形亡，必就阳明燥火戊胃发黄，故有调胃汤证。此太阳入本失下也，由不曾服五苓散。

### 不当服服之则生何证

答曰：不当服而服之，是为犯本，小便强利，津液重亡。侵阳之极则侵阴，而成血证也。轻则桃仁承气汤，重则抵当汤。故五苓散调和阴阳者也，乃太阳、阳明之间，故为调和之剂。

### 酒毒小便赤涩宜五苓散

若热在中焦，未入太阳之本，小便自利而清，是津液已行，若与五苓散利之，是重涸肾水也。不惟重涸肾水，酒毒之热亦不能去，故上下不通而溺涩，则为发黄也。若入血室，则为畜血也。

### 五苓散以泻湿热
### 火　土　入水

假令太阳证，伤寒自外入，标本有二说：以主言之，膀胱为本，经络为标；以邪言之，先得者为本，后得者为标。此标先受之，即是本也；后入于膀胱，本却为标也，此乃客邪之标本也，治当从客之标本。

小肠，火为本。

膀胱，水为本。

寒毒之气，从标入本，邪与手经相合，而下至膀胱，五苓散主之。桂枝，阳中之阳；茯苓，阳中之阴，相引而下入于本，道出邪气。

手经　自上之下　足经
丙火　　　　　　　壬水
　小肠　自下之上　膀胱

火邪之气，从下之上，以内为本。水中有火，火为客气，当再责其本。两肾相通，又在下部，责在下焦。下焦如渎，相火明也，生地黄、黄柏主之。邪从本受，下焦火邪，遗于小肠，是热在下焦，填塞不便，自内而之外也。

## 表之里药

桂、术、泽泻、猪苓、茯苓，为阳中之阴。

## 里之表药

生地黄、黄柏、黄连，为阴中之阳。

治酒病，宜发汗。若利小便，炎焰不肯下行，故曰火郁则发之。辛温散之，是从其火体也。是知利小便，利湿去热，不去动大便，尤为疏远。大便者，有形质之物；酒者，无形水也，从发而汗之，最为之近，是湿热俱去。治以辛温，发其火也；佐以苦寒，除其湿也。

## 加减凉膈退六经热

易老法：凉膈散减大黄、芒硝，加桔梗，同为舟楫之剂，浮而上之，治胸膈中与六经热，以其手足少阳之气，俱下胸膈中，三焦之气同相火，游行于身之表，膈与六经，乃至高之分，此药浮载，亦至高之剂，故能于无形之中，随高而走，去胸膈中及六经热也。

 阳明证

阳明证，身热，目疼，鼻干，不得卧，不恶风寒而自汗，或恶热，脉尺寸俱长，白虎汤主之。

石膏辛寒入肝　知母苦寒入肾　甘草　粳米之甘居中，挽二药上下

## 阳明证禁忌不可犯

不当发汗，不当利小便。若发汗，利小便，竭其津液，则生畜血证也。唯当益津液为上，以其火就燥也。益津液者，连须葱白汤是也。汗多亡阳，下多亡阴，小便重利之走气，三者虽异，为言少津液则一也。

## 汗多亡阳

汗者，本所以助阳也。若阳受阴邪，寒结无形，须当发去阴邪，以复阳气，所谓益阳而除风寒客气也。阴邪已去，而复汗之，反伤阳也。经曰重阳必阴，故阳气自亡。汗多亡阳，此之谓也。

## 下多亡阴

下者，本所以助阴也。若阴受阳邪，热结有形，须当除去已败坏者，以致新阴，此所谓益阴而除火热邪气也。阳邪已去，而复下之，反亡阴也。经曰重阴必阳，故阴气自

亡。下多亡阴，此之谓也。

## 汗无太早

非预早之早，乃早晚之早也。谓当日午以前为阳之分，当发其汗；午后阴之分也，不当发汗。故曰：汗无太早，汗不厌早，是为善攻。

## 下无太晚

非待久之晚，乃当日巳后为阴之分也，下之；谓当巳前为阳之分也。故曰：下无太晚，下不厌晚，是为善守。汗本亡阴，以其汗多，阳亦随阴而走。下本泻阳，以其下多，阴亦随阳而走。故曰：汗多亡阳，下多亡阴也。

若犯发汗多，畜血上焦为衄。

若犯利小便多，畜血下焦为发狂。其人如狂也。

## 白虎加桂枝汤

伤寒，脉尺寸俱长，自汗大出，身表如冰石，至脉传入于里，细而小，其人动作如故，此阳明传入少阴，戊合癸耶，夫传妇也，白虎加桂枝汤主之。然脉虽细小，亦当以迟疾别之，此证脉疾而非迟，故用此法。

## 白虎加栀子汤

治老幼及虚人伤寒五六日，昏冒，谵语，或小便淋，或涩，起卧无度，或烦而不眠也，并宜此药。

## 伤暑有二

### 白虎加人参汤

动而伤暑，心火大盛，肺气全亏，故身热，脉洪大，动而火胜者，热伤气也，白虎加人参汤主之。辛苦人多得之，不可不知也。

### 白虎加苍术汤

静而伤暑，火乘金位，肺气出表，故恶寒，脉沉疾。静而湿胜者，身体重也，白虎加苍术汤主之。安乐之人多受之，不可不知也。

春不服白虎，为泻金也；秋不服柴胡，为泻木也。此言体之常。

## 栀子豉汤

烦者，气也；躁者，血也。气主肺，血主肾，故用栀子以治肺烦，用香豉以治肾躁。烦躁者，懊憹不得眠也。

少气，虚满者，加甘草；如若呕哕者，加生姜、橘皮。下后腹满而烦者，栀子厚朴枳实汤；下后身热，微烦者，栀子甘草干姜汤。

## 烦　躁

火入于肺，烦也；火入于肾，躁也。烦、躁俱在上者，肾子通于肺母也。发润如油，喘而不休，总言肺绝。鼻者，肺之外候，肺气通于鼻。鼻中气出粗大，是肺也。发者，血之余，肾气主之。发润如油，火迫肾水至高之分，是水将绝也。仲景以发润、喘大为肺绝，兼其肾而言。发在高巅之上，虽属肾，肺为五脏之至高，故言肺绝兼肾也。大抵肺肾相通，肺既已绝，则肾不言而知其绝矣。或曰：烦者，心为之烦；躁者，心为之躁，何烦为肺，躁为肾耶？夫心者，君火也，与邪热相接，上下通热，金以之而燥，水以之而亏，独存者，火尔，故肺、肾与心合而为烦躁焉。此烦虽肺，躁虽肾，其实心火为之也。

若有宿食而烦躁者，栀子大黄汤主之。

## 问邪入阳明为谵语妄
## 言错失此果阳明乎

答曰：足阳明者，胃也，岂有其言哉？

伤寒始自皮毛入，是从肺中来，肺主声，入于心则为言。胃即戊也，戊为火化，下从肾、肝。

### 伤寒杂证发热相似药不可差

伤寒表证，发热，恶寒而渴，与下证同，但头痛，身热，目疼，鼻干，不得卧，白虎汤主之，乃阳明经病也。正阳阳明气病，脉洪大，先无形也。杂病里证，发热，恶热而渴，但目赤者，病脏也，手太阴肺不足，不能管领阳气也，宜以枸杞、生地黄、熟地黄之类主之。脉洪大，甚则呕血，先有其形也。

### 二证相似药不可差

气病在表，误用血药，无伤也，为安血而益阴也。血病在里，误用气药白虎汤者，非也，为泻肺而损阴也。

### 狂言谵语郑声辨

狂言者，大开目，与人语，语所未尝见之事，即为狂言也。谵语者，合目自言，言所日用常见常行之事，即为谵语也。郑声者，声战无力，不相接续，造字出于喉中，即郑声也。

### 呕吐哕胃所主各有经乎

答曰：胃者，总司也，内有太阳、阳明、少阳三经之别，以其气血多少而与声、物有无之不同。即吐属太阳，有物无声，乃血病也。有食入即吐，食已则吐，食久则吐之别。

呕属阳明，有物有声，气血俱病也。仲景云：呕多，虽有阳明证，不可下。

哕属少阳，无物有声，乃气病也。以此推之，则大便亦各有经耳！但察其有物无声、有物有声、无物有声，则知何经也。至

于脾病，后出余气，以五臭分之，则知何脏入中州而病也。

### 阳证发癍

有下之早而发者，有失下而发者，有胃热胃烂而发者，然得之虽殊，大抵皆戊助手少阴心火，入于手太阴肺也，故红点如癍，生于皮毛之间耳。白虎汤、泻心汤、调胃承气汤，从所当而用之，及当以肺脉别也。

### 伤寒之经有几

答曰：有九。太阳、阳明、少阳、太阴、少阴、厥阴，是为六也；有太阳阳明，有少阳阳明，有正阳阳明，是为三也，非九而何？阳明者，太阳、少阳俱入于胃，故曰正阳阳明也。前三经者，阳明自病，不入于里者，谓之在经，不为正阳阳明矣！

### 三阳从中治

太阳阳明，大承气汤；少阳阳明，小承气汤；正阳阳明，调胃承气汤。以汗证言之，以少阳居其中，谓太阳证为表，当汗；阳明证为里，当下；少阳居其中，故不从汗下，和之，以小柴胡汤从少阳也。以下证言之，阳明居其中，谓太阳经血多气少，阳明经气血俱多，少阳经气多血少。若从太阳下，则犯少阳；从少阳下，则犯太阳，故止从阳明也。此三阳合病，谓之正阳阳明，不从标本，从乎中也。缘阳明经居太阳、少阳之中，此经气血俱多，故取居其中，是以不从太阳，少阳，而从阳明也。阳明自病，调胃承气汤主之；三阳并病，白虎汤主之，是从乎中也。

### 经言胃中有燥屎五六枚何如

答曰：夫胃为受纳之司，大肠为传导之腑，燥屎岂有在胃中哉？故经言谷消，水

去，形亡也。以是知在大肠，而不在胃中明矣。

胃实者，非有物也，地道塞而不通也，故使胃实，是以腹如仰瓦。注曰：《难经》云：胃上口为贲门，胃下口为幽门，幽门接小肠上口。小肠下口即大肠上口也。大、小二肠相会为阑门。水渗泄入于膀胱，粗滓入于大肠，结于广肠。广肠者，地道也。地道不通，土壅塞也，则火逆上行至胃，名曰胃实。所以言阳明当下者，言上下阳明经不退也。言胃中有燥屎五六枚者，非在胃中也，通言阳明也，言胃是连及大肠也。以其胃为足经，故从下而言之也。从下而言，是在大肠也。若胃中实有燥屎，则小肠乃传导之腑，非受盛之府也。启玄子云：小肠承奉，胃司受盛，糟粕受已复化，传入大肠，是知燥屎在大肠之下，即非胃中有也。

### 如何是入阴者可下

答曰：阳入于阴者可下，非入太阴、少阴、厥阴之三阴也，乃入三阳也。三阳者，非太阳、少阳、阳明之三阳也，乃胃与大、小二肠之三阳也。三阳皆为腑，以其受盛水谷，传导有形，故曰入于阴也。仲景云：已入于腑者可下。此之谓也。

### 评热论藏字

黄帝问：伤寒或愈，或死，其死皆以六七日，其愈十日已上者何？岐伯对：以热虽甚不死，两感者死。帝问其状，岐伯云：一日太阳，二日阳明，三日少阳，继之三阳经络皆受病，而未入于藏者，可汗而已。此藏物之藏，非五脏之脏也。若三阳经入于藏物之藏，是可泄也。可泄一句，于此不言，便言四日太阴，五日少阴，六日厥阴，于此却不言可泄，但言三阴、三阳、五脏、六腑皆受病，荣卫不行，五脏不通，则死。此一节

是言两感也。故下文却言两感于寒者，七日巨阳衰，至十二日六经尽衰，大气皆去，其病已矣，是通说上文六日所受之病也。以此知前文四日太阴，五日少阴，六日厥阴，皆在经络，故十二日愈也。岂可便以太阴、少阴、厥阴为可泄乎？帝问治，岐伯对以治之各通其脏脉，日衰已矣，是通说上文六日所受之病，并十二日衰已之意尽矣。终复言其未满三日可汗而已，又言其满三日可泄而已一句，只是重前文三阳受病，未入于藏者可汗，其满三日，已入于藏物之藏者可泄也。后三阴经，岐伯虽不言可汗、可泄，止是在经者便可汗，在藏物之藏者便可下也。何必穿凿无已，以前三日为三阳，后三日为三阴耶？若认藏字为五脏之脏，则前后颠倒不通；若认藏字作藏物之藏，则前后辞理皆顺矣！故仲景曰：已入于府者可下。《新校正》云：府字当作藏字，《太》云亦《素》云，作府何疑之有？

仲景太阳阳明，大承气；少阳阳明，小承气；正阳阳明，调胃承气，是三阳已入于藏者泄之也。太阴，桂枝汤；少阴，麻黄附子细辛汤；厥阴，当归四逆汤，是三阴未入于藏者汗之也。

### 大承气汤

大、小、调胃三承气汤，必须脉浮，头痛，恶风，恶寒，表证悉罢，而反发热，恶热，谵言妄语，不大便者，则当用之。凡用下药，不论大小，若不渴者，知不在有形也，则不当下。若渴者，则知缠有形也，缠有形是为在里，在里则当下，大承气汤主之。

大黄用酒浸，治不大便，地道不通行，上引大黄至巅而下。

厚朴姜汁制，治肠胁膜胀满。

芒硝治肠转矢气，内有燥屎。《本草》云：味

辛以润肾燥。今人不用辛字，只用咸字，咸能耎坚，与古人同意。

枳壳麸炒，治心下痞，按之良久，气散病缓。此并主心下满，乃肝之气盛也。

六腑受有形，主血，阴也。

  大黄    芒硝

    大实    燥屎

  浮  手足阳明大肠  胃

  沉  手足太阴肺    脾

    痞    大满

    枳实    厚朴

五脏主无形，是气，阳也。

## 小承气汤

小承气汤，治实而微满，状若饥人食饱饭，腹中无转失气。此大承气只减芒硝，心下痞，大便或通，热甚须可下者，宜用此。

大黄生用　厚朴姜制　枳壳麸炒

张仲景曰：杂证用此，名曰三物厚朴汤。

## 调胃承气汤

调胃承气汤，治实而不满。不满者，腹状如仰瓦。腹中转而失气，有燥屎，不大便而谵语者。

大黄酒浸，邪气居高，非酒不至，譬如物在高巅，人力之所不及，则射以取之，故以酒炒，用大黄生者，苦泄峻必下，则遗高之分邪热也，是以愈后或目赤，或喉痹，或头肿，或膈食上热疾生矣

**甘草**　炙，《经》云：以甘缓之　芒硝以辛润之，又曰以咸耎之

以上三法，不可差也。若有所差，则无形者有遗。假令调胃承气证，用大承气下之，则愈后元气不复，以其气药犯之也；大承气证，用调胃承气下之，则愈后神痴不清，以其气药无力也；小承气证，若用芒硝下之，则或下利不止，变而成虚矣。三承气岂可差乎？

## 大柴胡汤

大柴胡汤，治有表复有里。有表者，脉浮，或恶风，或恶寒，头痛，四症中或有一二尚在者乃是，十三日过经不解是也。有里者，谵言妄语，掷手扬视，此皆里之急者也。欲汗之则里已急，欲下之则表证仍在，故以小柴胡中药调和三阳，是不犯诸阳之禁；以芍药下安太阴，使邪气不纳；以大黄去地道不通；以枳实去心下痞闷，或湿热自利。若里证已急者，通宜大柴胡汤，小柴胡减人参、甘草，加芍药、枳实、大黄是也。欲缓下之，全用小柴胡加枳实、大黄亦可。

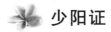

# 少阳证

## 小柴胡汤

少阳证，胸胁痛，往来寒热而呕，或咳而耳聋，脉尺寸俱弦，小柴胡汤主之。

柴胡少阳，半夏太阳，黄芩阳明，人参太阴，甘草太阴，姜、枣辛甘发散。

上各随仲景本条下加减用之，则可矣。药如本法。

## 少阳证禁忌不可犯

忌发汗，忌利小便，忌利大便，故名三禁汤，乃和解之剂。若犯之，则各随上、下、前、后本变，及中变与诸变，不可胜数，医者宜详之。

## 如何是半表半里

答曰：身后为太阳，太阳为阳中之阳，阳分也；身前为阳明，阳明为阳中之阴，阴分也。阳为在表，阴为在里，即阴阳二分，邪在其中矣。治当不从标本，从乎中治，此乃治少阳之法也。太阳膀胱，水寒也；阳明大肠，金燥也。邪在其中，近后膀胱水则恶寒，近前阳明燥则发热，故往来寒热也。此为三阳之表里，非内外之表里也。但不可认里作当下之里，故以此药作和解之剂，非汗非下也。

## 半表半里有几

邪在荣卫之间，谓之半表里也。太阳、阳明之间，少阳居身之半表里也。五苓散分阴阳，膀胱经之半表里也。理中汤治泻、吐，上下之半表里也。

## 问妇人经病大人小儿内热潮作并疟疾寒热其治同否

答曰：帝问：病之中外者何？岐伯对曰：从内之外者，调其内；若盛于外者，先治内而后治外。从外之内者，治其外；若盛于内者，先治外而后治内。此言表里所出之异也。又云：中外不相及，则治主病者。中外不相及者，半表半里也，自外入者有之，自内出者亦有之。外入、内出虽异，邪在半表半里则一也，此中外不相及为少阳也。治主病者，治少阳也。帝问：寒热之病，恶寒发热如疟，或发一日，或发间日。岐伯对：以胜复之气会遇之时有多有少，阴多阳少，其发日远；阳多阴少，其发日近，此胜复相薄，盛衰之节，疟亦同法。疟者，少阳也。少阳者，东方之气也，逆行则发寒，顺行则发热，故分之气异，往来之不定也。妇人经水适断，病作少阳治之，伤寒、杂病一体。

《经》云：身有病而有邪脉，经闭也。又云：月事不来者，胞脉闭也。经闭者，尺中不至；胞闭者，生化绝源，二者皆血病也，厥阴主之。厥阴病则少阳病矣，累及其夫也。小儿外感、内伤，若有潮作寒热等证，并同少阳治之，男女同候。已上男子、妇人、小儿、闺女，或实作大热，或变成劳，脉有浮、中、沉之不同，故药有表、里、和之不一，察其在气、在血，定其行阴、行阳，使大小不失其宜，轻重各得其所，逆从缓急，举无不当，则可以万全矣。此少阳一治，不可不知也。

## 热有虚实外何以别

答曰：五脏，阴也，所主皆有形，骨、肉、筋、血、皮毛是也。此五脏皆阴足，是为实热，阴足而热不能起理也。阴足而热反胜之，是为实热。若骨痿、肉烁、筋缓、血枯、皮聚毛落，五阴不足，而为热病，是虚热。

## 少阳杂病

妇人先病恶寒，手足冷，全不发热，脉八至，两胁微痛，治者便作少阳治之。或曰：是则然矣！论犹未也。至如无寒热，无胁痛，当作何经治？或者不敢对。恶寒为太阳，脉八至且作阳治，当不从标本，从乎中也。治此者，少阳也。若曰：脉八至作相火，亦少阳也，兼又从内而之外也，是又当先少阳也。此不必论两胁痛与不痛，脉弦与不弦，便当作少阳治之。

## 阳盛阴虚发寒者何

答曰：为阳在内，侵于骨髓；阴在外，致使发寒。治当不从内、外，从乎中治也，宜小柴胡汤调之，倍加姜、枣。

### 平日潮热

热在行阳之分，肺气主之。故用白虎汤，以泻气中之火。

### 日晡潮热

热在行阴之分，肾气主之。故用地骨皮饮，以泻血中之火。

白虎汤，其脉洪，故抑之，使秋气得以下降也。地骨皮饮，其脉弦，故举之，使春气得以上升也。

|  | 气 | 石膏辛 | 气 | 知母 |
|---|---|---|---|---|
| 肺 |  |  | 肾 |  |
|  | 血 | 黄芩苦 | 血 | 黄柏 |

地骨皮泻肾火，总治热在外。地为阴，骨为里，皮为表。

牡丹皮治胞中火，无汗而骨蒸。牝牡乃天地之称也，牡为群花之首。叶为阳，发生也；花为阴，成实也。丹者，赤也，火也，能泻阴中之火。四物汤加上二味，治妇人骨蒸。知母泻肾火，有汗而骨蒸。

 # 太阴证

腹满，咽干，手足自温，自利不渴，时腹痛，脉尺寸俱沉细。

### 太阴可汗

太阴病，脉浮者，可汗，宜桂枝汤。

### 太阴可温

自利不渴者，属太阴，以其藏有寒故也。当温之，宜四逆辈。此条虽不言脉，当知沉迟而弱。

仲景理中汤、丸，暨易老人参黄芪汤，量其轻重，或温或热，人之强弱虚实，所可宜者，选而用之。

### 太阴有可下者乎

答曰：有。《经》云：本太阳证，医反下之，因而腹满时痛者，太阴也，桂枝芍药汤主之；大实痛者，桂枝加大黄汤。易老云：此非本有是证，以其错下，脾传于胃，故误下传。

### 知可解

太阴中风，四肢烦疼，阳微阴涩而长者，欲愈。表少里和脉长者，为阳渐生也。此一证，太阴便从外感。太阴病欲解时，从亥至丑上也。

### 太阴证禁忌不可犯

太阴之为病，腹满而吐，食不下，自利益甚，时腹自痛。若下之，则胸下结硬。太阴为病，脉弱，其人续自便利，设当行大黄、芍药者，宜减之，以其人胃气弱，易动故也。伤寒而脉浮缓，手足自温者，系在太阴。小便自利者，则不发黄。日久利益甚，必自止者，便硬，乃入腑传阳明也。

### 腹痛部分

中脘痛，太阴也，理中、建中、黄芪汤类主之。

脐腹痛，少阴也，四逆、真武、附子汤类主之。

少腹痛、小腹痛，厥阴也，重则正阳、回阳丹之类，轻者当归四逆汤。

太阴传少阴，痛甚者，当变下利不止。

杂证而痛，四物苦楝汤、酒煮当归丸、增损当归丸之类。

夏，肌热，恶热，脉洪疾，手太阴、足阳明主之，黄芩芍药汤。

秋，肌热，恶寒，脉沉疾，足少阴、足太阴主之，桂枝芍药汤。

腹痛，腹痛者，芍药甘草汤主之。

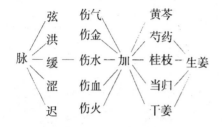

腹不满者加枣，若满者不加。

脾虚满者，黄芪汤，芍药停湿。

中满者，勿食甘二药，用甘引至满所脾实。

平胃散，苍术泄湿，小便不利者利之。

大便秘，实痞，厚朴、枳实。

大便利，虚痞，芍药、陈皮。

伤食满者，伤厥阴，是以腹胀满者，皆属木。

# 🌸 少阴证

少阴证，口燥舌干而渴，脉尺寸俱沉疾，则大承气汤；沉迟则四逆汤。

少阴邪入于里，上接于心，与火俱化而克金，恶候，或见气死入胃，脉沉细而疾，疾则大承气下之，下于本与水俱化，而为寒厥逆，或见身冷静重，脉沉细而迟，迟则四逆汤温之。疾虽可下，若疾而无力者，亦不可下，为阳将尽也。

少阴证，口燥舌干而渴，身表凉，脉沉细而虚，泻心汤主之，此有形无形之药也。

伤寒外证全在下证，大热而脉反细小，不可下，泻心汤主之。少阴受病，身凉，无汗，体沉，或体轻，脉沉，有头痛，不厥，麻黄附子泻心汤主之。

## 走无形证

其人病身热而烦躁不宁，大小便自利，其脉浮洪而无力，按之全无者，附子泻心汤主之。

## 走有形证

其人病上吐下泻不止，当渴而反不渴，其脉微细而弱，理中汤主之。渴而脉沉有力而疾者，五苓散主之。

少阴证，发热，脉沉者，必当汗。

缓汗之，麻黄附子细辛汤。

微汗之，麻黄附子甘草汤。

### 少阴证下利辨

色青者，当下；色不青者，当温。

### 少阴证口中辨

口中和者，当温；口干燥者，当下。

### 少阴证咽喉辨

热者，甘草汤；寒者，半夏汤；寒热者，桔梗汤。

通脉四逆汤，姜、附加甘草。为脉沉细而迟弦。姜、附以治寒，甘以缓之，为肝苦急也。其证小便自利，子能令母实，自东之北，为逆行也。

姜、附加葱白。为脉沉细而迟涩。姜、附以治寒，辛以润之，为肾恶燥也。其证大便自利，冷主气，自北而西，此亦以为逆行也。

## 少阴禁忌不可犯

脉细沉数，病为在里，不可发汗。

脉微者，不可发汗。

尺脉微弱涩者，便不可下。

麻黄附子细辛汤，体沉加防己、苍术，乃胜湿也；体轻加石膏、知母，乃胜热也。

# 卷 下

## 前后虚实图

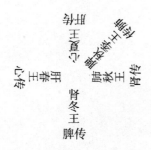

假令脾、肺虚则补其母，谓肺病而补其脾也，则肾自平矣。假令脾、肺实则泻其子，谓脾病而泻其肺也，则心自平矣。《难经》云：从前来者为实邪，从后来者为虚邪，从所不胜来者为贼邪，从所胜来者为微邪，自病者为正邪。

假令心病，中风得之为虚邪，伤暑得之为正邪，饮食、劳倦得之为实邪，伤寒得之为微邪，中湿得之为贼邪。

假令心病得脾脉，土在火之分也，克火之水退而不敢至，火独王于南方，是从前来者为实邪也。

假令心病得肝脉，木在火之分也，土退而不敢至。土退而不至，则克火之水随木而至，是从后来者为虚邪也。

假令脾、肺虚，脾母能令肺子虚也，用理中汤，非补脾也，脾中补肺也。故曰：虚则补其母。以其脾为生肺之本也，则用人参、白术之类。大经曰：滋苗者必固其根。

此之谓也。

假令脾、肺实，肺子能令脾母实也，用泻黄散，非泻脾也，脾中泻肺也。故曰：实则泻其子。以其脾为生肺之上源，则用栀子、石膏之类。大经曰：伐下者必枯其上。此之谓也。

天和六脉，六甲王脉，四时平脉，合而用之，则天、地、人三才之道备矣。

## 诸经皆言大则病进者何也

答曰：散而浮大者，心也。心主无为，相火用事，是为相应，以五服言之，王畿中也；以王畿言之，九重中也。君主无为，当静以养血。若浮大而出于外，非其所宜也。以王道言之，《书》云：外作禽荒，未或不忘。《经》云：主不明，则十二官危矣！此散而浮大者，君主兼臣下之权而不知反，故曰大则病进。

南政甲巳所临之岁，司天在泉，但见君火在上者，上不应；在下者，下不应。

北政但见君火在上，则下不应；在下，则上不应；在左，则右不应；在右，则左不应。当沉而浮，当浮而沉也。

南政以前为左，以后为右，君也。

北政以前为右，以后为左，臣也。

启玄子云：天地阴阳，视之可见，何必思诸冥昧，演法推求，智极心劳而无所得耶？

## 《难经》仲景合而为一

仲景先太阳，次阳明，后少阳，自无形传有形，从外而之内者也。仲景之所言，天令而暴至者也。《难经》先少阳，次阳明，后太阳，自有形传无形，从内而之外者也。故《难经》之言，言杂病而久疾者也。

## 仲景叔和合而为一

仲景言弦、涩为阴，叔和言弦、涩为阳，何意？大抵弦、涩，东、西也。以南北分之，故有阴阳之别。涩本燥火，弦本水少，虽有南、北之分，总而言之，则不离诸数为热，诸迟为寒。仲景、叔和，言本两途，非相违背，合而论之，皆是也。仲景所言，言伤寒自外而入者；叔和所言，言五脏自内而出者。

图涩弦论 王叔和 张仲景

王田涩 阳分阴
弦 涩
阳分阴 沉阴正

伤寒从气而入，故仲景以弦脉为阴，自艮而之内，从外入，先太阳也，位在东北。

北弦 胸中痛 寒在胃 停水满丹田 南

日赤叫呼烦躁　大肠　胃　三焦

右　寸肺　关脾　尺命门

左　寸心　关肝　尺肾　寒

引饮脉八九至　小肠　胆弦　膀胱

南弦　理中汤　子能令母实　北

杂病从血而出，故叔和以弦脉为阳，自

巽而之外，从内出，先少阳也，位在东南。

固卫之阳桂枝人参甘草汤

凡在右者，皆受左克。

里　自右之左　　主从客变

右　大肠庚肺辛涩　胃戊脾己　缓命门相火　洪

左　心丁小肠丙洪　肝乙胆甲　弦肾癸膀胱壬　沉

表　自左之右　　客从主变

凡在左者，皆克诸右。

浮克浮　沉克沉

## 表里所当汗下

手太阴复主表证，却当汗。

右行阴二十五度　肺大肠　脾胃　命门心包三焦八里主下

左行阳二十五度　心小肠　肝胆　肾膀胱七表主汗

足厥阴复主血证，却当下。

## 仲景浮汗而沉下

右手沉实，调胃、承气。

左手沉实，桃仁、抵当。

## 《难经》沉汗而浮下

右手浮实，枳实、牵牛。

左手浮实，桃仁、四顺。

右手，杂病是为之表，伤寒是为之里。

左手，杂病是为之里，伤寒是为之表。

## 伤寒入里见标脉则生

假令胃病下之，脉浮而汗出是也。

## 杂病出表见标脉则死

假令脾病补之，脉弦而面青是也。

## 察色脉以定吉凶

脉，地也；色，天也。地生天则顺，天

301

生地则逆。

假令得弦脉而面赤色，地生天也，地生天则顺也。儿扶母兮，瘥速也。

假令得弦脉而面黑色，天生地也，天生地则逆也。母抑子兮，退迟也。

色者，阴中之阳气也，本乎天。

脉者，阳中之阴气也，本乎地。

### 弦有浮沉

浮为甲化，《素》言天，化，泄土。

沉为乙不化，《难》言地，不化，泄木。

泄土者，栀子、黄柏。

泄木者，防风、羌活。

洪浮者为丙，便有水化，从其变也。

洪沉者为丁，只是火化，从其常也。

### 针　经

甲、丙、戊、庚、壬皆变，乙、丁、己、辛、癸不变。并只言木。杂病原无表证者，不可言左手，有下证，只当言右手，足阳明中求之。

伤寒原有表证者，可言左手，有下证，下证者，血证也，当于足厥阴中求之。

### 相合脉经

脉之相合，各有虚实，不可作一体观之。假令洪、弦相合，洪，客也；弦，主也，子能令母实也。弦、洪相合，弦，客也；洪，主也，母能令子虚也。余藏可以类推之。至于手、足之经亦相合，假令伤寒脉浮紧而带洪者，即手经丙也，余仿此。假令侮所不胜者，挟其势也。脉弦而入金之分，非挟火之势，则不敢侵金之分。

弦而带数，甲终于甲也；弦而带洪，壬终于丙也。

### 四正脉伤之图

### 脉当有神

脉之不病，其神不言，当自有也。脉既病，当求其中神之有与无焉。谓如六数、七极，热也，脉中有力，即有神也；三迟、二败，寒也，脉中有力，即有神也。热则有神当泄其热，则神在焉；寒则有神当去其寒，则神在焉。寒、热之脉无力，无神，将何药而泄热去寒乎？苟不知此，而遽泄去之，将何依以生？所以十亡八九。故经曰：脉者，血气之先。又云：血气者，人之神，可以不谨养乎？不可不察其有无乎！

### 治病必当求责

假令治病，无问伤寒、畜血、结胸、发黄等病诸证，并一切杂证，各当于六经中求责之。谓如发黄证，或头痛，腰脊强，恶寒，即太阳证也；或身热，目疼，鼻干，不得卧，即有阳明证也。余皆仿此。

### 更有手足经或一经
### 非本家病而自他经
### 流入者亦当求责

谓如手阳明流入足阳明，是上流下也，本非足经病，当于手经中求之。是知治足经者，非也。亦有下而流上者。其余诸经相贯通者，皆然。更有支别流入者，亦有同邻而病者。合为表里者，邻也。亦有夫妇各相传授者，甲传己之类，脾传胃之类亦是，皆当求责之。凡言虚实，皆当于子母中求责之。

## 治病必求其本

假令腹痛，桂枝加芍药、大黄。桂枝加大黄，何为不只用芍药，大黄之属却于桂枝汤内加之？大抵治病必求其责。知从太阳中来，故以太阳为本也。又如结胸证，自高而下，脉浮者不可下，故先用麻黄汤解表已。脉沉，然后以陷胸汤下之，是亦求其本也。至于畜血下焦，血结膀胱，是亦从太阳中来，侵尽无形之气，乃侵膀胱中有形血也。

## 形不足者温之以气精不足者补之以味

谓寒伤形，热伤气，形、气能自伤也，此云不足者，皆太过也，以其太过则自伤，自伤则不足矣。

火热有形　心荣心之主血血
无形　金之卫肺癫主气气
　　　水善身柔

《金匮真言》云：冬，按跷，四时各有病者何？盖五藏之阳气皆伏于肾中，动有深浅，随行动而病，故于四时而各异也。

## 痛随利减

诸痛为实，痛随利减。世皆以"利"为"下之"者，非也。假令痛在表者，实也；痛在里者，实也；痛在血气者，亦实也。在表者汗之则痛愈；在里者下之则痛愈；在血气者散之、行之则痛愈，岂可以"利"字只作"下之"乎？但将"利"字训作"通"字，或训作"导"字，则可矣。是以诸痛为实，痛随利减，汗而通导之利也，下而通导之亦利也，散气、行血皆通导而利之也。故经曰：诸痛为实，痛随利减。又曰：通则不痛，痛则不通。此之谓也。

## 抑本

假令高者抑之，非高者固当抑也，以其本下，而失之太高，故抑之而使下。若本高，何抑之有？

假令下者举之，非下者固当举也，以其本高，而失之太下，故举之而使高。若本下，何举之有？

## 虚实

假令水在木之分，是从后来，从后来者为虚邪。虽在水为虚邪，则木本虚矣。经曰：母能令子虚。

假令火在木之分，是从前来，从前来者为实邪。虽在火为实邪，则木本实矣。经曰：子能令母实。

假令两手脉中弦，无表证，乃东方实也，是西方肺气大不足也，缘母虚所致也。当大补其脾，微补其肺，大泄其火，微泄其水。杂证诸论云：先调其气，次论诸疾况，此乃本经不足之证也。《难经》云：东方实，是西方虚也。又云：欲泄其邪，先补其虚，此之谓也。如是之证，当以温药补脾，以气药燥剂为用。如正气已胜，当以泄火、泄风之药清高凉上，勿令入胃中，此为全治。益黄、白术、半夏、茯苓、甘草。酒病得之，加泽泻。手、足阳明二燥用益黄者，燥湿而补其气也，实泄黄也。泄火木、泄青之类，羌活、防风、生地黄、黄连等分，黄芩倍之。凡用药补，即用各方之生数，理中丸、建中汤是也；泻即用各方之成数，七宣丸、七圣丸是也。

## 问两手寸关弦疾脾弱火胜
## 木旺土亏金烁当作何治

答曰：不从标本，从乎中治也。木，标也；土，本也；火，中也。烁金亏土旺木者，皆火也，仲阳安神丸主之。山芋、门冬，益金之气，金气胜则木自平；凝水石、牙硝，火中添水，使变为湿热也。湿热者，季夏之令也，非土而何？故用朱砂以坠火下行，是已将退与子，权行湿令也，是以弦得除而土自王也。秋喘，加人参与丹砂等，夏则不加。养气者，加沉香。欲发汗者，临卧先服白粥一杯，后药之则汗也。寒热，神少，振摇，小便淋，或多或少，大便走，完谷不化，口干舌缩，唇吻有疮，心下痞，大渴引饮，恶干喜湿，目花，四肢无力，怠惰嗜卧，食不入，皮肤燥涩，面色鹦黑，肌肉销铄，胸腹中急，额上汗出，此法泄火益湿补气，脉弦、浮、沉同治。气不化，小便不利，湿润肌滑，热蒸阴少气不化。

气走，小便自利，燥肌，燥涩为迫，津液不能停，离碦丹主之。弦数者，阳陷于内，从外而之内也。弦则带数，甲终于甲也；紧则带洪，壬终于丙也。

若弦虚则无火，细则无水，此二脉从内之外也，不宜离碦丹。

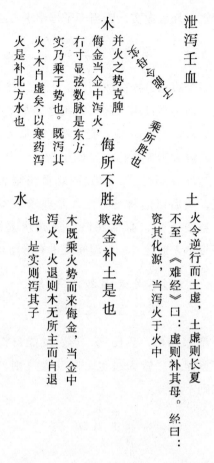

泄泻壬血

土火令逆行而土虚，土虚则长夏不至，《难经》曰：虚则补其母。经曰：资其化源，当泻火于火中

木侮金之势克脾，并火之势克脾，侮所不胜欺金补土是也，弦数补土是也

右寸显弦数脉是东方实乃显弦数脉是东方实，乃木乘子势也。既泻其火，木白虚矣，以寒药泻火是补北方水也

木既乘火势而来侮金，当金中泻火，火退则木无所主而自退也，是实则泻其子

木　乘所胜也

水

## 六月大热之气反得大寒
## 之病气难布息身凉脉
## 迟二三至何以治之

答曰：病有标本，病为本，令为标。用寒则顺时而失本，用热则从本而逆时，故不从标本，而从乎中治。中治者，用温也。然则温不能救大寒之病，用姜、附则不可。若用姜、附，似非温治之。不然，衰其大半乃止，脉反四至，余病便天令治之足矣。虽用姜、附，是亦中治也，非温而何？经曰：用热远热。虽用之不当，然胜主可化，亦其理也。

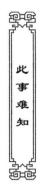
表 { 实实，麻黄汤。 / 虚虚，桂枝汤。 }

中 { 实，调胃承气汤。 / 虚，小建中汤。 }

沉 { 实，大承气汤。 / 虚，四逆汤。 }

桂枝

麻黄

不黄　萃置　黄麻　　温　春凉　冬热　秋温　干姜　附子

东南二方用麻黄，谓开腠理发汗也。

西北二方用桂枝，谓闭腠理止汗也。

## 《素问·咳论》一十一证各随脏腑汤液之图

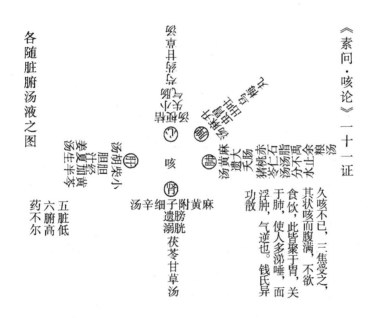

各随脏腑汤液之图

《素问·咳论》十一证

久咳不已，三焦受之，其状咳而腹满，不欲食饮，此皆聚于胃，关于肺，使人多涕唾，面浮肿，气逆也。钱氏异功散。

《素问》 五脏疟证候汤液之图

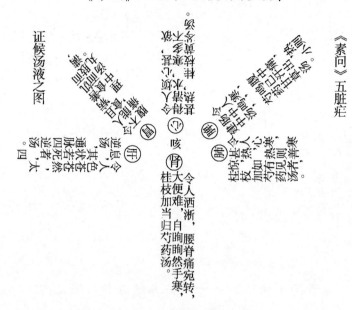

《素问》 六经疟候汤液之图

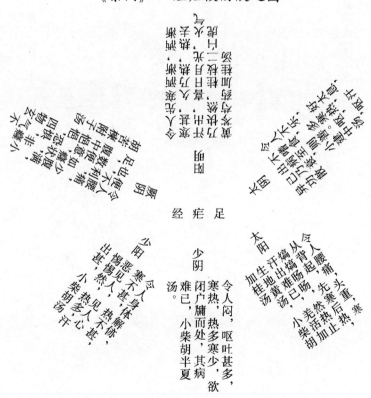

疟之为病，以暑舍于荣卫之间，得秋之风寒所伤而后发。亦有非暑，感冒风寒而得之者。邪并于阳则发热，冰水不能凉；邪并于阴则发寒，汤火不能温。并则病作，离则病止，作止故有时。在气则发早，在血则发晏。浅则日作，深则间日。或在头项，或在背中，或在腰脊，虽上下远近之不同，在太阳一也。或在四肢者，风淫之所及，随所伤而作，不必尽当风府也。先寒而后热者，谓之寒疟；先热而后寒者，谓之温疟，二者不当治水火，当从乎中治。中治者，少阳也。渴者，燥胜也；不渴者，湿胜也。疟虽伤暑，遇秋而发，其不应也。秋病寒甚，太阳多也；冬寒不甚，阳不争也；春病则恶风；夏病则多汗。汗者，皆少阳虚也，其病随四时而作异形如此。又有得之于冬而发之于暑，邪舍于肾，足少阴也；有藏之于心，内热蓄于肺，手太阴也。至于少气烦冤，手足热而呕，但热而不寒，谓之瘅疟，足阳明也。治之奈何？方其盛矣，勿敢必毁；因其衰也，事必大昌，治法易老疟论备矣！

## 治当顺时

夏，天气上行；秋，天气下行，治者当顺天道。谓如先寒后热，太阳阳明病，白虎加桂也，此天气上行宜用之。若天气下行，则不宜泻肺，宜泻相火命门则可矣。亦有内伤冷物而作者，当先调中，后定疟形，治随应见，乃得康宁。亦有久而不差者，当求虚实，以脉为期，虚补实泻，可使却疾，此之谓也。

## 问《素问》《难经》、《铜人》经络所病各异者如用针当从何法

答曰：《素问》者，从天之六气言也；《难经》者，从地之血脉言也；《铜人》者，从经言人也。从天而言，先气而后血；从地而言，亦先气而后血；从人而言，在天地之间。从地之病而言，即地中之气病，故血从而病也。从天而言，先是动，后所生；从地而言，亦先是动，而所生之病后也。

## 问寒病服热药而寒不退热病服寒药而热不退其故何也

启玄子云：热不得寒，是无水也；寒不得热，是无火也。寒之不寒，责其无水；热之不热，责其无火。《经》云：滋其化源。源既已绝，药之假不能滋其真水火也。

## 疾有自侯

或始不早治，日数久淹，或困乃求医，法不及用，病势已盈，岂为天命。

## 病有变怪仲景平脉法第二

及诊得脉，形证相应，因与服汤，食顷变大吐下、腹痛，是为变怪。或有旧时服药，今乃作发，是亦谓之灾怪耳。

## 喘论 此论当以经言 邪气盛则实断之

华佗云：盛而为喘，减而为枯。故《活人》亦云：发喘者，为有余也。凡看文字，须得会得本意。盛而为喘者，非肺气盛也；喘为肺气有余者，亦非气有余也。气盛当认作气衰，有余当认作不足。肺气果盛，又为有余，则当清肃下行而不喘。以其火入于肺，衰与不足而为喘焉。故言盛者，非言肺气盛也，言肺中之火盛也；言有余者，非言肺气有余也，言肺中之火有余也。故泻肺以苦寒之剂，非泻肺也，泻肺中之火，实补肺气也，用者不可不知。

## 桔梗枳壳汤

《活人书》言：治痞当知是痞，宜先用

307

桔梗枳壳汤。非用此以治心下痞也，审知错下必成痞证，是气将陷而过于胸中，故先用此，使不致于痞也。若已成痞而用此，则失之晚矣，不惟不能消痞，胸中之气反病矣。"先"之一字，预早之意也。先用枳壳汤，若不应，后以仲景痞药治之则可。若热枳壳汤以治痞，其害亦深矣！"先"之一字，不可不知也。

### 寻衣撮空何脏所主

寻衣撮空，许学士说作肝热风淫末疾，故手为之寻衣撮空。此论虽然，莫若断之为肺热，似为愈矣，其人必谵语妄言。经曰：肺入火为谵言，兼上焦有疾，肺必主之。手经者，上焦也。二者皆当其理，果何如哉？天地互为体用，此肺之体，肝之用。肝主诸血，血者，阴物也，此静体何以自动？盖肺主诸气，为气所鼓舞，故静得动。一者说肝之用，一者说肺之体，此天地互为体用，二者俱为当矣。是知肝藏血，自寅至申，行阳二十五度，诸阳用事，气为肝所使；肺主气，自申至寅，行阴二十五度，诸阴用事，血为肺所用。

### 三法五治论

若五治不分，邪僻内作，工不能禁。夫治病之道有三法焉，初、中、末也。

初治之道，法当猛峻者，谓所用药势疾利猛峻也。缘病得之新暴，感之轻，得之重，皆当以疾利猛峻之药急去之。

中治之道，法当宽猛相济，为病得之非新非久，当以缓疾得中之养正去邪，相兼济而治之。养正去邪者，假令如见邪气多，正气少，宜以去邪药多，正气药少。凡加减药法，如此之类，更以临时对证消息，增减用药，仍依时令行之无忌也。更加针灸，其效甚速。

末治之道，法当宽缓。宽者谓药性平善，广服无毒，惟能养血气安中。盖为病证已久，邪气潜伏至深而正气微少，故以善药广服，养正多而邪气自去。更加以针灸，其效必速：夫疗病之道，有五治法焉，和、取、从、折、属也。

### 一治各有五五五二十五治如火之属衰于戌金之属衰于辰是也

一治曰和，假令小热之病，当以凉药和之，和之不已，次用取。二治曰取，为热势稍大，当以寒药取之，取之不已，次用从。三治曰从，为势既甚，当以温药从之，为药气温也，味随所为，或以寒因热用，味通所用，或寒以温用，或以发汗之，不已又再折。四治曰折，为病势极甚，当以逆制之。逆制之不已，当以下夺之，下夺之不已，又用属。五治曰属，为求其属以衰。缘热深陷在骨髓间，无法可出，针药所不能及，故求其属以衰之。缘属之法，是同声相应，同气相求。经曰：陷下者灸之。夫衰热之法同前所云，火衰于戌、金衰于辰之类是也。如或又不已，当广其法而治之。譬如孙子之用兵，若在山谷，则塞渊泉；在水陆，则把渡口；在平川广野，当清野千里。塞渊泉者，刺俞穴；把渡口者，夺病发时前；清野千里者，如肌羸瘦弱，宜广服大药以养正。

夫病有中外，治有缓急。在内者，以内治法和之。

气微不和，以调气法调之。

在外者，以外治法和之。

其次大者，以平气法平之。

盛甚不已，则夺其气，令其衰也。故经曰：调气之方，必别阴阳，定其中外，各守其乡。

内者内治，外者外治，微者调治，其次

平治，盛者夺之，汗者下之。

## 面部形色之图

察色分位　坤胃遗散至肾死　兑肺　乾大肠遗散至肝死

额　离心　坎肾颐

精明五色　巽胆遗散至脾死　震肝　艮小肠遗散至肺死

## 天元图

《七十四难》曰：从其首，系其数。

间象　在表　五化叠元　以应望闻

肝　青大敦木井　臊曲泉水合　酸中封金经　呼太冲土俞　泣行间火荥

心　赤少府火荥　焦少冲木井　苦少海水合　言灵道金经　汗神门土俞

脾　黄太白上俞　香大都火荥　甘隐白木井　歌阴灵泉水合　涎商丘金经

肺　白经渠金经　腥太渊土俞　辛鱼际火荥　哭少商木井　涕尺泽水合

肾　黑阴谷水合　腐复溜金经　咸太溪土俞　呻然谷火荥　液涌泉木井

## 地元图

《六十八难》曰：元证脉合，复生五象。

井心下满　胆元证　身热　体重节痛喘嗽寒热　逆气洩

荥身热　心下满小肠　元证　体重寒热　逆气

俞体重节痛　心下满胃　身热　元证寒热　逆气

经喘咳寒热　心下满大肠　身热　体重元证　逆气

合逆气而泄　心下满膀胱　身热　体重寒热　元证

假令胆病善洁，面青，善怒元证，得弦脉脉合，又病心下满当刺胆井；如见善洁，面青，善怒，脉又弦，又病身热当利胆荥；又病体重节痛当刺胆俞；如见善洁，面青，善怒，脉又弦，又病喘咳寒热当刺胆合。余经例仿此。假令肝经淋溲，便难，转筋，春刺井，夏刺荥，秋刺经，冬刺合。

## 人元例

《六十五难》说合《七十三难》说荥

在经木、火、土、金、水

再分七象以应切脉　独包七法

有阴阳　配合　父子　兄妹

接经　平经说象　拔源

## 阴阳例

阴阳者，子午也。谓荥合、水火之称，名曰阴阳也，十二经皆有之，或感得父气，或感得母气而病焉。子午者，乾坤也。乾坤包六子，六子附乾坤也。故《七十难》云：春夏各致一阴，秋冬各致一阳。春夏刺井、荥，秋冬刺经、合，是各致一阴一阳之义。亦谓井、经近乎子、午，然当微泻其井，大泻其荥，微补其经，大补其合。或补泻反作，是寒则留之，热则疾之，故微大补泻，以应春食凉，夏食寒，秋食温，冬食热。假令胆病善洁，面青，善怒，脉得浮之实大，沉之损小，是感得父气为阳中之阳，当于本经中泻火补水；却得浮之损小，沉之实大，是感得母气为阴中之阳，当于本经中泻水补火。

## 配合例

《七十七难》曰：上工治未病者，见肝之病，则知肝当传于脾，故先实其脾气，无令受肝之邪气也。假令见肝病，欲实其脾者，先于足太阴经中补土字一针，又补火字一针，后于足厥阴肝经内泻木字一针，又泻火字一针。

309

### 子母例

假令见肝病满闷，淋溲，便难，转筋，又见心病烦心，心痛，掌中热而哕，当于足厥阴肝经内木火二字各一针。

### 兄妹例已上子母兄妹
名曰四针象

假令见足厥阴肝之经太过，又兼见胆之证太过，是为兄妹。当泻肝经内木、火二字各一针，又泻胆经内木、火二字各一针。此五法乃人元法也。

### 接经手、足经同

《内经》曰：留瘦不移，节而刺之，使十二经无过绝。假令十二经中是何经略不通行，当刺不通行凝滞经，俱令接过节。如刺之，无问其数，以平为期。如诸经俱虚，补十二经；如诸经俱实，泻十二经。补当随而济之，泻当迎而夺之。

### 平经说象《七十九难》

为见诸经中无过与不及之病而有病。

《八十难》曰：有见如入，谓左手见气来至乃内针，针入见气尽乃出针，非用迎随补泻之法。不虚不实，不虚谓真气未虚，不实谓邪气未实。以此故自取其经施其法也。

### 拔源例

假令针本经病了，又于本经原穴亦针一针。如补肝经，亦于肝原穴上补一针；如泻肝经来，亦于肝经原穴上泻一针。如余经有补、泻，针毕仿此例，亦补、泻各经原穴。

### 接经 补遗

又补其母，亦名随而济之；又泻其子，亦名迎而夺之；又随呼吸出内，亦名迎随也。

两胁痛，少阳丘墟。心痛，少阴太溪并涌泉，足厥阴原穴。腰痛，昆仑、委中出血。喘满，痰实如胶，太溪。呕哕无度，手厥阴大陵。头痛，手、足太阳原。热无度，不可止，陷谷出血。小肠疝气痛，足厥阴太冲。百节酸疼，实无所知，三棱刺绝骨出血。

妇人血不止，刺足太阴井。喉闭，手、足少阳井。并少商，手、足太阴井。大烦热不止，昼夜无力，刺十指间出血，谓八阳大节。眼发睛欲出，亦须大刺。目痛，大眦痛，刺太阳井。头中痛不可忍，卒疝痛。妇人阴中痛，皆刺足厥阴井。目痛，小眦痛，刺少阳井。心痛，脉沉，肾原穴。脉弦，肝原穴。涩脉，肺原穴。缓脉，脾原穴。身之前，足阳明原穴。身之后，足太阳原穴。身之侧，足少阳原穴。灸一身之内，分为八方。脐已上至鸠尾，以年为壮，大椎已下至腰中，以年为壮。手足四分，自井为一，荥为二，至合为五之类，自胆中分四向，如井、荥数倍之，百会为一分，亦如胆中法。凡欲灸者，先诊其脉，若浮者，不可灸，灸之必变。

月晦前、后各二日属坤，为癸乙，月缺，无泻。

月望前、后各二日属乾，为甲壬，月满，无补。

初三日至上弦，属震，仰盂，为庚；
上弦日至月望，属兑，上缺，为丁；
月望日至下弦，属巽，为风，为辛；
下弦日至月晦，属艮，纳雨，为丙。

### 天元图

《七十四难》曰：从其首，系其数。间象、在表、五化叠元，并见前图。拾遗。夫天元法者，谓之五化叠元，当从其首，系其数。首者，寅方春也，在人为肝。是从东方，顺天轮数至所主之处，计从几数，却于所受病一方倒叠回去，数至依前数尽处，便于元受病一方穴内，泻所止之方来路穴也。不得于所主之方内经中泻之，勿误。

假令病者闻香臭二者，心主五臭也，入脾为香臭。从东数致所主之处，所主五臭者，心也。东一、南二，计得二数，却当于受病之方倒叠回去。脾一、心二，元数二也，是数至心。心者，荥火也。当于受病之方内泻荥火，是脾经泻火都是也。或曰：何以倒叠数？对曰：此从地出，为天轮所载，右迁于天，不当于所显之虚治之，此舟行岸移之意也。

## 地元图

《六十八难》曰：元证脉合，复生五象。

在表，间象，以应望、闻及肝胆各五法。并见前图。

人元法例前图已载七象、七法，见前人元例后。并见前图。

## 大接经从阳引阴

足太阳膀胱经之脉，出于至阴，小指外侧，去爪甲角如韭叶，为井金，足小指之端也。十呼。

足少阴肾之脉，涌泉，足心也，起于小指之下斜趣。三呼。

手厥阴心包脉，其直者，循中指，出其端，去爪甲如韭叶陷中，为井，中冲穴也。其支者，别掌中，循小指次指，出其端。

手少阳三焦之脉，起于小指次指之端，去爪甲如韭叶，为井。三呼

足少阳胆之脉，起于窍阴，小指次指之端，去爪甲如韭叶，为井。其支者，上入大指歧骨内，出其端，还贯爪甲，出三毛。三

呼，二十呼。

足厥阴之脉，起于大指之端，入聚毛之际，去爪甲如韭叶，为井，大敦穴也，及三毛中。十呼，六呼。

手太阴肺之脉，起于大指之端，出于少商，大指内侧也，去爪甲如韭叶，为井。其支者，出次指内廉，出其端。

手阳明大肠之脉，起于大指次指之端，入次指之内侧，去爪甲角如韭叶，为井。一呼，中指内交。三呼。

足阳明胃之脉，起于大指次指之端，去爪甲如韭叶，为井。其支者，大指间出其端。一呼。

足太阴脾之脉，起于足大指端，循指内一侧，去爪甲角如韭叶，为井，隐白也。十呼。

手少阴心之脉，起于小指内，出其端，循指内廉之端，去爪甲角如韭叶，为井。三呼。

手太阳小肠之脉，起于小指之端，循指之端，去爪甲一分陷中，为井。五呼。

## 大接经从阴引阳

手太阴肺之脉，起于大指端，出于少商，大指内侧也，去爪甲角如韭叶，为井。其支者，出次指内廉，出其端。

手阳明大肠之脉，起于大指次指之端，入次指内侧，去爪甲如韭叶，为井。一呼。

足阳明胃之脉，起于大指次指之端，去爪甲如韭叶，为井。一呼。其支者，大指出其端。

足太阴脾之脉，起于足大指端，循指内侧，去爪甲角如韭叶，为井，隐白也。

手少阴心之脉，起于小指内，出其端，循指内廉之端，去爪甲角如韭叶，为井。

手太阳小肠之脉，起于小指之端，去爪甲下一分陷中，为井。

311

足太阳膀胱之脉，出于至阴，小指外侧，去爪甲角如韭叶，为井金，足小指之端也。

足少阴肾之脉，起于小指之下，为井，涌泉穴也。

手厥阴心包之脉，其直者，循中指，出其端，去爪甲角如韭叶陷中，为井，中冲穴也。其支者，别掌中，循小指次指，出其端。

手少阳三焦之脉，起于小指次指之端，去爪甲角如韭叶，为井。

足少阳胆之脉，出于窍阴，足小指次指之端，如韭叶，为井。其支者，上入大指歧骨内，出其端，还贯爪甲，出三毛。

足厥阴肝之脉，起于大指之端，入聚毛之际，去爪甲如韭叶，为井，大敦及三毛中。六呼。

凡此大接经，从阴引阳，从阳引阴。

东垣二十五论后录。

## 诸经头痛

阳明头痛，自汗，发热，白芷。少阳头痛，脉弦，往来寒热，柴胡。太阳头痛，恶风，恶寒，川芎。太阴头痛，痰实体重，腹痛，半夏。少阴头痛，手三阴、三阳经不流行，而足寒逆，为寒厥头痛，细辛。厥阴头痛，项痛，脉微浮缓，欲入太阳，其疾痊矣。然而亦当用川芎。气虚头痛，黄芪。血虚头痛，当归。诸气血俱虚头痛，黄芪、当归。伤寒头痛无汗麻黄汤，有汗桂枝汤。太阳经所发阳明头痛，白虎汤。少阳头痛，柴胡汤。太阴头痛脉浮桂枝汤，脉沉理中汤。少阴头痛脉沉，微热，麻黄附子细辛汤。厥阴头痛外伤本经，桂枝麻黄各半汤。

呕而微吐水吴茱萸汤，内亦病也。

易老曰：非白术不能去湿，非枳实不能消痞，非天雄不能补上焦之阳虚，非附子不能补下焦之阳虚。

## 治目 地芝丸定志地黄丸

治目不能远视，能近视，或亦妨近视，或脉风成疬，地芝丸主之。

生地黄爆干，四两　天门冬汤炮，去心　枳壳面炒，去穰，二两　甘菊花未开者，秤二两

上为细末，炼蜜为丸如梧桐子大。如能饮食，茶清汤下；不能饮食，温酒下；食后改熟地黄亦可。此说亦见《病机气宜》目门下亦有。

治目不能近视，反能远视，服局方定志丸。

目能远视，责其有火；不能近视，责其无水，法当补肾。目能近视，责其有水；不能远视，责其无火，法当补心。补肾，补足少阴。补心，补手少阴。补肾，六味地黄丸加牡蛎。补心，定志丸加茯苓。

不能近视，晨服地黄丸。}手、足少
不能远视，卧服定志丸。}阴经。

## 治精滑 固真丸

治精滑久不愈，固真丸。

单牡蛎不以多少，砂锅子内煅，醋淬七遍，为末，醋糊为丸如梧桐子大，每服五十丸，空心盐汤下。

## 脾胃虚渴不止

六脉俱弦，指下又虚，脾胃虚弱痛也，食少而渴不已，心下痞，腹中痛，或腹中狭窄如绳束之急，小便不利，大便不调，精神短少。此药专治大渴不止，腹中窄狭，所食减少，大有神效。

白茯苓去皮　陈皮去白　人参　生姜先用滚汤掠过，焙干，各秤一两

秋时减姜一半；如脉弦，或腹中急甚，加甘草三钱。

上同为末，炼蜜为丸，如弹子大，每服一丸，白汤化下。食前空心细嚼，白汤送下亦可。忌生冷硬物，及怒发思虑过节。

### 腹胀便血内寒 朱砂丹

六脉沉紧，按之不鼓，膀胱胜小肠也，或泻利不止而腹胀，或纯便血赤血，或杂脓血，便虽多而不渴，精神短少，或面白脱色，此失血之故。或面黄而气短，此元气损少之故。且小肠者，手太阳经丙火也；膀胱者，足太阳经壬水也。是壬水乘丙小肠之位，小肠为壬所克而外走也。诸手经短而足经长，兼以五行相克论之，俱是足经。此火投于水，大寒之证，宜温之则愈。其与《难经》一证，寒热相反，亦名曰小肠泻，亦作泄。海藏云：此杂病火投于水，变为寒证。又外伤足太阳膀胱经，左脉俱浮，为表阳之候也，忽变为内寒，亦旺火投盛水，而屈丙就壬化。脉反不浮而微沉，此内病与外病俱有。此火投水例，非精于脉诊者，孰能知之，姜附赤石脂朱砂丹。

生附子半两　生干姜半两，不泡　朱砂一两，另研　赤石脂一两半，水飞

上为细末，酒糊丸如黑豆大，每服十五丸至二三十丸，米饮汤下，茯苓煎汤下尤妙。

东垣云：因看卢氏《医镜》，见此一药味数，分两同，惟丹砂用伏火者，及治病有差。所治者，小便数而不禁，怔忡多忘，魇梦不已，不同耳。见其不同，审而详之，乃得此之治法不差，且泛举之。经言肾主大、小便，肝主小便淋溲。《难经》云：小肠为赤肠。是面赤色及便溺赤色者，皆出心与小肠，南方赤色，显于外也。经言：下焦如渎者，正谓大小便也。大便为阴，为有形，乃下焦之下者也。肾脏病为肾主大便，不言大肠者，明子行父之道。小便为气所化，乃下

之高者也，谓肝主小便淋溲，亦是子行父道，为腑病。诸气化者皆腑，诸有形血化者皆脏病所主。此腑言膀胱病，二证俱在，下焦则同染，有形、无形及在腑、在脏有殊，俱是丹田衰败。不言及心火者，以其相火代行君之令故也。细分之，则膀胱壬水胜丙小肠者，是不传入阴，故泄血。泄血利不禁，为有形质病，且不传阴，则阴不病。何为有形病？此为阴之体也，为腑之用也，天地阴阳互为体用。以斯可见，是明五脏者，为六腑所用，六腑为五脏所用明矣，是有形皆为传阴也。夫小便不禁，是膀胱不约为遗溺，此不传阴也，是丹田胞络受寒，为壬所克。大抵诸腑皆盛有形物，有形病者在腑，责其所来，皆在脏也。用伏火丹砂者，去其寒性耳。治法同者，以其俱在下焦，补诸形火；同在胞络耳，以其胞与肾相对，有渠相通故也。肾主大便，肝主小便，所治安得不殊？经曰：肾、肝同归一治。经又云：少阳主骨所生病。膀胱却主筋所生病，亦可知也。小便不禁，茯苓汤下；大便有病，米饮汤送下。

### 脏腑实秘 麻仁丸

凡脏腑之秘，不可一例治，有虚秘，有实秘。实秘者，能饮食，小便赤，麻仁丸、七宣丸之类主之。

### 胃虚而秘 厚朴汤

胃虚而秘者，不能饮食，小便清，厚朴汤主之。

厚朴生姜制，三两　白术五两　枳实麸皮炒，一两　陈皮三两　甘草炙，三两　半夏曲三两

上为粗末，每服五钱，水一盏半，生姜五片，枣三枚，煎至一盏，空心服。

实秘者，物也；虚秘者，气也。

脉中少有力，浮则似止，胸中元气不及也，加人参、五味子、麦门冬、益智仁、沉香、丁香、川芎、白豆蔻。

气血弱者，不可服枳壳，以损其气也。

气血盛者，不可服丁香，以盛其益气也。

脉弦而虚，不可损气；脉大而实，不可益气。

气虚则生脉散，气实则三才丸。

## 内外诸疮所主方

地之湿气，感则害人皮肉筋脉，内托散主之，以其外受也。膏粱之变，足生大疔，辛甘之过也，七圣散主之，以其内发也。去

| 上焦寒 | | 陈皮　厚朴 |
|---|---|---|
| 中焦寒 | 大便、小便通 | 藿香　白芷　　有一身尽热 |
| 下焦寒 | | 干姜　丁香肉　有一身尽寒 |
| | | 桂　附子　沉香 |

桂，加当归。疮肿消者，生姜自然汁调轻粉涂之。

诸疮有恶肉者，膏药内入巴豆、雄黄少许，不伤良肉，止去恶肉。不惟恶疮，若痈疽有死肉不能去者，巴豆霜上之，深则纴之，浅则干掺之，以膏药外护之，大效。

## 三焦寒热用药图

| 上焦热 | | 栀子　黄芩 |
|---|---|---|
| 中焦热 | 小便不利 | 黄连　芍药 |
| 下焦热 | | 黄柏　大黄 |

《经》云：无阳则阴无以生，无阴则阳无以化。又云：膀胱者，津液之府，气化则能出矣。

## 大头痛论

夫大头痛者，虽为在身在上，热邪伏于己，又感天地四时非节瘟疫之气所著，所以成此疾。至于溃裂脓出，而又染他人，所以谓之疫疠也。大抵足阳明邪热大甚资实，少阳相火为之炽多，在少阳，或在阳明，甚则逆传太阳。视其肿势在何部分，随其经而取之。湿热为肿，木盛为痛。此邪发于首，多在两耳前后，所先见出者为主为根，治之宜早，药不宜速，恐过其病，上热未除，中寒已作，有伤人命矣。此疾是自内而之外也，是为血病。况头部受邪，现见于无形之处，至高之分，当先缓而后急。先缓者，谓邪气在上，所著无形之分，既著无形，所传无定，若用重剂大泻之，则其邪不去，反过其病矣。虽用缓药，若急服之，或食前，或顿服，咸失缓之体，则药不能腾升，徐溃无形之邪。或药性味、形状拟象服饵，皆须不离缓体，及寒药或炒或酒浸之类皆是也。后急者，谓前缓剂已经高分，泻邪气入于中，是到阴部入于中，染于内之有形质之所。若药不速去，反损阴分，此中治却为客热所当急也。治客以急，此之谓也。治主以缓，先缓谓也。谓阳邪在上，阴邪在下，各为本家病，不从先后，错其缓急，不惟不能解其纷，而复致其乱矣。此所以治主当缓，治客当急，谓阳分受阳邪，阴分受阴邪者，主也；阳分受阴邪，阴分受阳邪者，客也。凡所谓急者，当急去之，此治客以急也。假令少阳、阳明之为病，少阳者，谓邪出于耳前后也；阳明者，首面大肿也，先以黄芩、黄连、甘草，通炒剉煎，少少不住服呷之。或一剂毕，再用大黄，或酒浸，或煨，又以鼠

粘子新瓦上炒，㕮咀，煎成去粗，纳芒硝各等分，亦时时呷之，当食后用。徐得微利，并邪气已，只服前药；如不已，再服后药，依前次第用之，取利已却止。如阳明渴者，加石膏；少阳渴者，加栝蒌根汤。阳明行经，加升麻、葛根、芍药之类，选而加之；太阳行经，加羌活、荆芥、防风之类，选而加之，并与上药相合用之，不可独用。散者，散也。此一节亦见《病机气宜》。治洪、长、伏三脉，风痫、惊痫、发狂，恶人与火者，灸第三椎、第九椎，服《局方》妙香丸，以针投眼子透，冷水内浸少时服之，如本方法。治弦、细、缓三脉，诸痫似狂，李和南五生丸。大凡治杂病，先调其气，次疗诸疾，无损胃气，是其要也。若血受病，亦先调气，谓气不调则血不行。又气为之纲，夫也，夫不唱，妇不随也。如妇人病经，先柴胡以行经之表，次四物以行经之里，亦先气而后血也。不能饮而渴，不能食而小便黄或涩，皆因胃气虚而生热，有形之物不入，火炎上而渴，戊就癸而化，所以小便黄赤如枣汁，法当补胃。以钱仲阳白术散，干葛、木香、藿香等药治之。

上焦渴，小便自利，白虎汤；

中焦渴，大小便不利，调胃承气汤；

下焦渴，小便赤涩，大便不利，大承气汤。

### 有六经发渴各随经药治之

表热，恶热而渴者，白虎汤。

皮肤如火燎，而以手重取之，不甚热者，肺热也，或目白睛赤，烦躁引饮，单黄芩一物。

两胁肌热，脉浮弦者，柴胡饮子。

一身热，或日晡潮热，皆血热也，四顺饮子。

夜则行阴，若发热者，血热也，四顺

饮、桃仁汤选而用之。当视其有表入里、腹痛、血刺腹痛、中无转失气之类。

昼则明了，夜则谵语，热入血室，无犯胃气及上二焦，不治自愈。若甚则四顺饮子、桃仁承气汤证相似，当下者用之。

寅申发热，两胁不盛，亦为柴胡证。

表里内外俱热者，大柴胡汤。

昼则行阳，气也，柴胡；夜则行阴，血也，四顺。治项后侧少阳经中疙瘩，不变肉色，不问大小及月日深远，或有赤硬肿痛。

生山药一挺，去皮　蓖麻子二个，去壳

上二味，研匀摊帛上，贴之如圣。

两手大热，为骨厥，如在火，可灸涌泉三壮或五壮，立愈。

### 治臁刃脚膝疮方

治臁刃及脚膝生疮，《局方》虚损门黄芪丸，服之则愈。

### 定痛疽地方

定痛疽死之地方：一伏兔，二腓腨，三背，四五脏俞，五项上，六脑，七髭，八鬓，九颐。

### 问三焦有几血海异同

手少阳三焦之经，起于小指次指之外侧，出其端，终于目锐眦。足少阳胆之经，起于目锐眦，终足大指三毛。头至心为上焦，心至脐为中焦，脐至足为下焦，此又足太阳之别也。又《灵枢》云：脐下膀胱至足，为足三焦。右手尺脉为命门，包络同诊，此包络亦有三焦之称，为命门之火，游行于五脏之间，主持于内也。手三焦主持上也，足三焦主持下也，上、中、下三焦通为一气，卫于身也，为外护。既已头至心，心至脐，脐至足为状也，呼为三焦有名也，以为无状可呼。《经》云：三焦者，水谷之道路也，却是有形状，何以然？上焦者，主内而不出；中焦者，主腐熟水谷；下焦者，主出而不纳。故经曰：上焦如雾，中焦如沤，下焦如渎也。手经者，主持上也；足经者，主持下也；命门者，主持中也；为卫者，护持外也。三焦元气为父之气散也，包络相从母也，并行而不相离，母之元气也，故俱会于胸中。《经》云：膻中之分，父母居之，气之海也，如天地之尊，不系五形。清邪中于上焦，名曰洁也，头痛，项强，腰脊痛；浊邪中于下焦，名曰浑也，阴气为慄，便溺妄出。表虚里急。上焦、下焦与中焦相混，上焦怫郁，脏气相熏，中焦不治，胃气上冲，荣卫不通，血凝不流。若卫气前通者，小便赤黄，与热相搏，因热作使，游于经络，出入脏腑。阴气相通，阳气后微，阴无所使，客气内入，嚏而出之，声嗢音兀咽塞，寒厥热壅，必然下血。阴阳俱厥，脾弱液下。下焦不阖，清便下重，便数而难，脐肠湫痛，命将难全，此命门之脉诊在右手尺也。经曰：五脏不和，五液注下，当阖不阖，便溺俱脱，生气绝矣，所以腹脐湫痛也，故曰命将难全。前三焦自外而入，后三焦自内而出，如雾不散而为喘满，此出而不内也；沤不利而为留饮，留饮不散，久为中满，上不能内，下不能出也；渎不利而为肿满，此因上内而下不出也。此三焦之所不归也。三焦有藏而无府，在内则游行，是在血也；在外则固护，是在气也。上焦如雾者，气也；下焦如渎者，血也；中焦者，气血分之也。下焦在脐下，膀胱上口，主分别清浊，出而不内，即传道也。治在脐下，名曰三焦，其府在气冲中。又云：有藏无府。成氏云：血室者，血之所居也，荣卫停止之所，经脉流会之处，冲脉是矣。冲者，奇经之一也，起于肾下，出于气冲，并足阳明经，夹脐上行，至胸中而散，为诸经之会。

启玄子云：冲为血海，诸经朝会，男子则运而行之，女子则停而止之，皆谓之血室。《内经》曰：任脉通，冲脉盛。男既运行，女既停止。故运行者，无积而不满也；停止者，有积而能静也。不满者，阳也，气也；能满者，阴也，血也。故满者以时而溢，为之信有期也。溢，动也。乾道成男，坤道成女，故运行者，阳之象也；停止者，阴之象也。气血荣卫，男女皆有，内外谐和，其脉同诊。脉者，血之府也，故为气血之先，室为藏物之舍，亦为府也。三焦之府在气冲中，为男女血海之府。经又曰：有藏而无府，从无形而言之；有藏有府，从有形而言之也。清邪、浊邪所伤，三焦齐病，亦同两感。《经》云：心包络主之，脉出胸中，下膈，历络三焦。此其所以相与相火并行，与命门之脉同诊于右尺中也。

陈氏五运六气后有君火二论。即陈蓬运气图也。

## 许先生论关中梁宽甫证

右胁，肺部也。咳而唾血，举动喘促者，肺胔也。发热，脉数，不能食者，火来刑金，肺与脾俱虚也。肺脾虚而火乘之，其病为逆。如此者，例不可补泻。盖补金则虑金与火持而喘咳益增；泻火则虑火不退位而疢癖反盛。正宜补中益气汤也，先扶元气，少少以治病药和之。闻已用药而不获效，意必病势苦逆，而药力未到也。当与宽甫熟论，远期秋凉，庶就使平复。盖肺病恶春夏火气，至秋冬则退也。正宜于益气汤中，随四时阴阳、升降浮沉、温凉寒热。升降浮沉则顺之，寒热温凉则反之，顺其理和其气，为治之大方也。及见有证，增损服之，或觉气壅，间服加减枳术丸，或有间服加减枳术汤，数月后，庶逆气稍回，逆气回则治法可施。但恐已至色青、色赤，脉弦、脉洪，则无及矣。

近世论医，有主河间刘氏者，有主易州张氏者。盖张氏用药，依准四时阴阳升降而增损之，正《内经》四气调神之义，医而不知此，是妄行也；刘氏用药，务在推陈致新，不使少有怫郁，正造化新新不停之义，医而不知此，是无术也。然而主张氏者，或未尽张氏之妙，则瞑眩之药，终莫敢投，至失机后时而不救者多矣；主刘氏者，未悉刘氏之蕴，则劫效目前，阴损正气，遗祸于后日者多矣！能用二家之长，而无二家之弊，则治法其庶几乎！

## 论史副使病证

史副使病，不见色脉，不能解料。然以既愈复发言之，则亦恐宜取张氏依准四时阴阳升降用药，以扶元气，庶他日既愈而遂愈也。宽甫病候，初感必深，所伤物恐当时消导不尽，停滞淹延，变生他证，以至于今，恐亦宜仿刘氏推陈致新之意，少加消导药于益气汤中，庶有渐缓之期也。

## 王太医圆明膏

圆明膏，太医王教授传。

槐英半斤，河水四斤，浸二宿，熬槐英，取汁二升　黄连四两　川芎　防风各一两　当归　秦皮各二两

已上五味，剉如绿豆大，用河水六升，浸一宿，熬取汁三升，将槐英粗并此五味粗，再用水四升，熬取二升，通前共五升，相合铜锅内，用木炭文武火熬，入去蜡净蜜四斤。净蜜法：取蜜四升，入锅内微熬，勿令滚，其蜡沫尽浮在面上，急取下，以纸覆蜜面，候冷取纸，蜡自随纸去。再温蜜热，以绵滤入药汁内，同煎一时许，入下项飞石一十三两：

金星石　银星石　代赭石　菩萨石　寒水石　紫石英　云母石并白矾少许，同捣细　滑石　井泉石　玄精石各一两，另研为细末　黄丹三两，研令极细

已上一十一味，相合再研，水飞，焙干，共得一十三两，研开入药汁内，又熬一时，入后淬炉甘石二两。淬法：炉甘石不以多少，用木炭火煅红，童子小便蘸，再煅红，再淬，凡七次，以碎为度，再研，水飞，焙干，净秤二两，入药汁内，又熬一时，入下项药：

铜绿半两，研　青盐半两，研　雄猪胆七枚，取汁　白丁香一合水浸，研取清汁　鹰条三钱，如取上汁用

已上药同熬，万转成膏。凡熬时用槐柳枝不住手搅，勿令尘入锅中，须于净室内熬膏，盛人磁器中，俟冷入下项细末。药不可热，热则药力去矣！

乳香　没药　轻粉　蕤仁去皮，各半两用　朱砂　牛黄　脑子　血竭各钱　杏仁去皮，半两　南鹏砂一钱

上件各别研，令极细。

珍珠　珊瑚　紫贝　硇砂　石斛　白矾　绿矾　朴硝各一钱　盆硝半钱

上用预留原熟清药汁，同研极细烂，搅入药中令匀，如常法点之，神效。

317

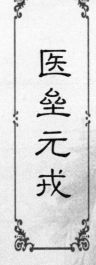

# 医垒元戎

〔元〕 王好古

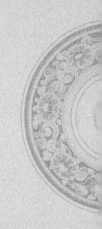

# 提　要

　　《医垒元戎》是以"六经"为提纲写成的一本专著。

　　张元素、李东垣在研究"伤寒学说"的基础上，看到了"伤寒学说"的不足，补出了"脏腑学说"、"内伤学说"。

　　王好古在研究"脏腑学说"、"内伤学说"的基础上，也看到了"脏腑学说"、"内伤学说"的不足，于是，想到了把这三家学说合三为一，这样就有了本书。

　　本书试图把杂病、内伤病的证治归于"六经"之中。后世以伤寒六经统治百病的学说主张大概源于此书。

　　本书分十二卷，以六经为纲，方论结合。既有传统用方，也有自订验方，尚提倡方药的变通化裁。

# 医垒元戎序

革车千乘，带甲十万，筹策沉机，神鬼猜泣，奇正万全，历古如是。况良医之用药，独不若临阵之用兵乎？奈何世人以平昔鲁莽之浮学，应仓卒无穷之疾变，其不眩骇颠仆者寡矣。况患固多藏于细微，而发于人之所忽，由轻蹈危，疗之求当，苟无妙算深谋成法以统之，则倒戈败绩之不暇，尚何胜之可图哉？则前日门类品目之定，尽计不及之也。予自河南与诸友将弟兵，日从事于患难之场，随病察胗，逐脉定方，开之、劫之、薄之、发之，以尽其宜，吐之、补之、汗之、下之，以极其当。攻守不常，出没无定，大纲小纪，经纬悉陈，本数末度，条理具设前乎？此古人之所隐秘深藏或不尽意者，不啻胸中自有十万精锐，如太阿之在匣中，其辉未尝耀于外，一旦撤而挥之，有以恐人之耳目，特入阵之奇锋，七擒之利刃，其敢可却，其胜可决，而其安可图，如此而后已，故曰医垒元戎云。

**丁酉九月二十有九日赵州教授兼提举管内医学王好古进之撰**

# 第 一

赵州教授兼提举管内医学王好古进之诠次

## 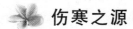 伤寒之源

帝曰：人伤于寒而传为热，何也？岐伯曰：夫寒盛则生热也。寒气外凝内郁之理，腠理坚致，玄府闭致，则气不宣通，湿气内结，中外相薄，寒盛热生，故人伤于寒转而为热。汗之而愈，则外凝内郁之理可知，斯乃新病数日者也。今风寒客于人，使人毫毛毕直，皮肤闭而为热，当是之时，可汗而发也。海藏云：伤寒，冬伤于寒也，邪气内藏，至春夏而变为热病，原受邪气伏藏，遇春夏风寒所伤，外邪唤出内邪也。有有汗者，有无汗者，所以有伤风伤寒之异。亦有先伤寒而后伤风者，亦有先伤风而后伤寒者，亦有先伤寒而重感寒者，亦有先伤风而重感风者。此四者，汗有多寡，亦有止作，亦有常汗而不止者，有全无汗者。先证重后伤轻，则显重者；先证轻后伤重，则亦显重者。当以脉谨察，不可忽也。利害天壤，死生系焉。有伤于阳者，风雨寒暑是也；有伤于阴者，饮食居处阴阳喜怒是也，其变又有不可深数者。原感风寒与新伤各合而变，有有形无形内外之异，所以治之，当从其变，而药不一也，轻重寒暑在其中矣。

岐伯曰：平旦人气生，日中而阳气隆，日西而阳气已虚，气门乃闭，是故暮而收拒，无扰筋骨，无见雾露，反此三时，形乃困薄。扁鹊：脉一呼一吸皆四至而涩者，邪中雾露之气也。仲景曰：清邪中于上焦。又曰：霜降已后，春分已前，中雾露者，皆为伤寒也。又曰：清邪中于上焦，浊邪中于下焦，与饮食同伤也。此一条议论在《阴证论》神术汤后雾露条下。

且伤风者恶风，伤雨者恶湿，伤寒者发热恶寒，伤暑者心热畏日，此皆伤于阳者也。饮食不节者，或饥或饱，或冷或硬。居处不时，或塞或通，或劳或逸。阴阳太过者，隐相易之，形状或一或二。喜怒不常者，须心腹之逆满，或隔或痞，此皆伤于阴者也。旧有冬伏之寒邪在经，春夏之复伤而作，伤于阳者则邪气外并，伤于阴者则邪气内并，新伤引出旧伤也。或四季之中有一日两伤，有一时并伤，则内外相合，其变至多矣。或阳证，或阴证，或阴毒，或杂证，俱在其中。先外伤后内伤，外就内而合病。若头痛身疼轻而内伤重者，当先治内之重者，后治外之轻者；先内伤后外伤，内就外而合病。若心腹痞闷轻而外伤重者，当先治外之

重者，后治内之轻者。然亦有内外俱轻，亦有内外俱重，当各从其所，可先者而先治，从其所并治者并治，次第不失，万举万全矣。治内兼外者，不可寒下，若下则陷经邪于内；治外兼内者，不可热发，若发则益中热于外。二者皆逆，岂不危乎？药之寒热可轻用哉？

# 内伤论

内伤，先伤胃，或上热下冷，伤食病也，手足四肢微冷者，或四顺两胁热甚，此少阳也。中州先伤，少阳反病者，何也？答曰：内伤者，先伤胃足阳明也。《经》云：脾胃相通，五谷消，是脾与胃阳戊阴己，共为腐熟，今既胃伤连脾也，且两胁虽为少阳之地，章门二穴所处，即脾之募也，胁安得不热？况从内而至外者，先少阳，内伤中州，而少阳亦病也。假令内伤，有巴豆及诸温热之属，又有备急丸寒热各半之例，又有枳实、大黄、牵牛之属，亦有神曲、麦蘖、缩砂仁及三棱、广茂之例，其药不一，又有玄明丸、煮黄丸种种不一，内伤之疾，岂一药所能毕哉？今人无论证之寒热，人之虚实，便一噎结。只一药而主之，寒热安得不差？所以人病者，虚劳残疾无所不有也。然内伤脾胃，与少阳俱病，此阳病也。若内伤阴病，当以理中，而复脉虚而细，少阴病也。脉虚而弦，厥阴病也。脉弱而虚，太阴本病也。三阴之药俱见《阴证论》。洁古老详说可下之药于前，今又详说可用之药于后，并见《阴证论》。有无病能食而伤者，有有病不能食而伤者，不可不知。内伤心腹痛而大小便不通，服食药心腹中微快，大小便通，余邪传入于标，头痛发热，后治其标，标药合随三阳经用，轻治即愈。此由内而外，先治其内，后调其外，此其法也。以其饮食过多，伤之太甚，故邪热之气，传入于标，内既以定，外又得安，为之全愈。若冬伏寒之气在经，内伤唤出冬伏之邪，先内伤，次标病，亦如前法，先治内，后治外，此内重而外轻，故如是也。若外重而内轻，先治其外，后治其内可也。以上止是内伤太过，非积寒伤冷也。若积寒伤冷，脉已从阴，虽有标病，不须治标，独治内也。内三阴之经，所用皆温剂，内既得温，标病不发而自愈，何以然？发表之药不远热也。三阴温药，非发表之药，亦不远热。内既以温药，标病从内而变，亦从此而解矣。若错汗之，三焦之气绝而成大阴也。此温中之剂，虽独治内，亦兼治外也，不可不知矣。阴证治本不治标，标本俱得；治标不治本，标本俱失。已有冬伏寒邪，若内伤唤出旧邪，使见太阳证也。若无冬伏寒邪者，止是内伤发出不和邪气，多显少阳证也。两胁热甚，头额痛，手足冷如厥逆状，热甚然后手足温或热，虽手指末亦有微冷者。王朝奉集仲景、《活人》例。

# 不可汗不可吐不可下

大法：春宜吐，夏宜发汗，秋宜下。凡用发汗及吐下汤药，皆中病便止，不必尽剂也。少阴病，脉微不可发汗，亡阳故也，宜附子汤。阳已虚，尺中脉弱涩，复不可下之，宜小柴胡汤。动气在左、在右、在上、在下，并不可发汗，宜柴胡桂枝汤。少阴病，脉细沉数，病在里，不可发汗，宜当归四逆汤。少阳不可发汗，宜小柴胡汤。咽中闭塞，咽喉干燥，亡血、衄家、淋家、疮家，不可发汗。已上六证并小柴胡汤。下利清谷不可发汗，宜理中汤、四逆之类。若四逆厥及虚家皆不可吐，厥宜当归四逆汤，虚宜附子汤。有热入黄芪人参建中汤。少阴病，膈上寒，干呕，不可吐，宜小半夏加橘皮汤、温中丸。咽中有动气不可下，咽中闭塞不可下，宜乌扇汤。诸外实者不可下，诸四逆厥者不可下，虚家亦然。厥宜当归四逆汤，虚宜附子汤。有热入黄芪人参建中汤。本虚攻其热必哕，小柴胡汤。脉浮而紧，法当身痛，宜以汗解，假令尺中脉迟，不可发汗，荣气不足，血少故也，宜小柴胡汤。脉濡而紧，濡则卫气微，紧则荣中寒，阳微卫中风，发热而恶寒，荣紧卫气冷，微呕心内烦，此不可汗，宜小柴胡汤。脉濡而弱，不可发汗，宜小柴胡汤。脉浮而大，浮为气实，大为血虚，小便当赤而难，胞中当虚，今反小便利而大汗出，法应卫家微，可与小建中汤。今反更实，津液四射，荣竭血尽，干烦而不得眠，此不可下，宜与小柴胡汤。脉浮大应发汗，宜柴胡桂枝汤，而反下之，为大逆。脉浮而紧者，不可下，宜桂枝麻黄各半汤。数不可下，宜柴胡桂枝汤。下之必烦利不止，宜葛根黄芩黄连汤。脉濡弱浮数不可下，宜小柴胡汤。脉濡弱微涩，微则阳气不足，中风汗出而反躁烦，涩则无血，厥而且寒，不可下，宜桂枝甘草龙骨牡蛎汤。结胸脉浮大不可下，下之即死，宜小陷胸汤。夫阳病多热者下之则鞭，宜小柴胡汤。太阳发汗不彻，转属阳明，微汗出不恶寒。若太阳证不罢，不可下，下之为逆，宜桂枝麻黄汤。太阳病，有外证未解，不可下，下

之为逆，宜桂枝麻黄汤。病发于阳而反下之，热入因作结胸；病发于阴而反下之，因作痞。病脉浮而紧而复下之，紧反入里则作痞。太阳与阳明合病，喘而胸满不可下，宜麻黄杏子甘草石膏汤。太阳与少阳合病，心下鞭，颈项强而眩者，不可下，宜小柴胡汤。四逆厥及虚家皆不可下，厥宜当归四逆汤，虚家宜附子汤。病欲吐者不可下，宜小半夏加橘皮汤。太阴腹痛吐食，自利腹痛，下之必胸下结鞭。厥阴病，渴，气上冲心，心中热，饥不欲食，食则吐蛔，下之利不止。少阴病，饮食入口则吐，心中温温欲吐，复不能吐，始得之，手足寒，脉弦迟者，此胸中寒实，不可下也，宜温中汤、生姜汁、半夏汤。无阳证强大便鞭者，下之必清谷腹满，宜用蜜煎导等法。伤寒五六日不结胸，脉濡而虚复厥者，不可下，此亡血也，宜当归四逆汤，误下即死，宜四逆加人参汤。藏结无阳证，不往来寒热，其人反静，舌上胎滑者，不可攻也，攻谓下也。宜用小柴胡汤，针关元穴。伤寒呕多，虽有阳明证，不可攻之，宜小柴胡汤。阳明病，身面色赤，攻之必发热，宜调胃承气汤。色黄者小便不利也，宜五苓散。阳明病，心下鞭满者，不可攻之，宜生姜泻心汤、半夏泻心汤。攻之利不止者死，宜四逆汤。不可汗吐一条三法，利害非轻，前人多列经后。大抵医之失，只在先药，药之错则变生。若汗下不差，则永无亡阳、生黄、畜血、结胸、痞气及下利洞泄、协热利、痉急、虚劳等证生矣，以其如此，故录大禁忌于前，使医者当疾之初不犯也。

又三忌：

时忌：春夏不宜桂枝，秋冬不宜麻黄。

药忌：已汗者不得再发，已利者不得再泄。

病忌：虚人不宜用凉，实人不宜用热，

其所犯之剂，当从缓而轻。

海藏云：前人说不可汗、下、吐三法，多在经后，读者往往遗之。此用药之大禁，必不可犯，今列之篇首，使人易见尔。

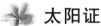 # 太阳证

先足经从汤液，后手经从杂例

**仲景桂枝汤**　治太阳证，伤风自汗脉浮而缓。

桂枝　芍药　生姜各一钱半　甘草　红枣去核，夏加黄芩、知母、石膏、升麻

上为粗末，水一盏，煎至八分，温服。自汗，小便不数者宜用；无汗，小便数，手足冷不恶寒，或膏粱好饮者，不宜用。

**小建中汤**　治阳脉涩，阴脉弦。

桂三字　芍药一钱半　甘草半钱　生姜三片　红枣擘去核后放此

上为粗末，每服五钱匕，生姜三大片，枣一枚，水一盏半，煎至八分，去滓，下胶饴两匙，再煎，温化服，日三服二。尺脉尚迟，再加黄芪末一钱。后人用治杂病，改桂枝为桂，取其厚则不言枝。

**金匮小建中汤**　治虚劳急悸衄，腹中痛，梦失精，四肢酸疼，手足烦热，咽干口燥，宜此方主之。

桂枝三两，去皮　芍药六两　甘草三两，炙　生姜三两，切　大枣十二枚　胶饴一升

上六味，㕮咀，以水七升，先煮五味，取三升，去滓，内胶饴令消，温服，日三服。呕家不可用此汤，以其有甘草故也。每服一升。

《千金》疗男女因积劳虚损，或大病后小腹作疼，四体沉滞，骨肉疼酸，吸吸少气，行动喘掇，或小腹拘急，腰背强痛，心中虚悸，咽干唇燥，面目少色，或饮食无味，阴阳废弱，悲忧惨戚，多卧少起，久者积年，轻者有百日，渐致瘦削，五藏气竭则难可复根。又治肺与大肠俱不足，虚寒之气，小腹拘急，腰痛赢瘦百病。《肘后》黄芪建中汤，有人参二两。

**金匮黄芪建中汤**　虚劳里急诸不足，宜此方主之。

黄芪　桂枝去皮　生姜各一两，切　芍药六两　甘草二两，炙　大枣十二枚，擘　胶饴一升

上七味，㕮咀，以水七升，先煮六味，取三升，去滓，内胶饴令消，温服一升，日进三服。《集验》云：呕者加生姜，腹满去枣，加茯苓四两。一方疗肺虚损不足，痞气加半夏五两。

**金匮黄芪桂枝五物汤**　血痹病从何得之？师曰：夫尊乐人，骨弱肌肤盛，重因疲劳血出，卧不得时动摇，加被微风遂得之，但以脉自涩在寸口，关上下紧，宜针阳气，令脉和紧去则愈。血痹，阴阳俱散，寸口关上微，尺中小紧，外证身体不仁如风状，宜此方主之。

黄芪　桂枝去皮　芍药各三两　生姜六两，切　大枣十二枚

上五味，㕮咀，以水六升，煮取二升，去滓，温服七合，日三服。一方有人参。

**金匮桂枝加龙骨牡蛎汤**　天雄散亦主之。

夫男子平人脉大为劳，极虚亦为劳。男子面色薄者主渴及亡血，卒喘悸，浮者里虚也。男子脉虚沉弦，无寒热，短气里急，小便不利，面色白，时目瞑兼衄，少腹满，此为劳使之然。劳之为病，其脉浮大，手足烦，春夏剧，秋冬差，阴寒精自出，酸削不

325

能行。男子脉微弱而涩，为无子，精清冷。且夫失精家，小腹弦急，阴头寒，目眩一作眼胀，胀痛也，发落，脉极虚芤迟，为清谷亡血失精。脉得之芤动微紧，男子失精，女子梦交，并以此方主之。

桂枝去皮　芍药　生姜切　甘草炙，各二两　大枣十二枚，擘　龙骨煅　牡蛎各三两，熬

上七味，㕮咀，以水七升，煮取三升，去滓，分温三服。《小品》云：虚羸浮热汗出者，除桂加白薇、附子各三分，故云加龙骨汤。

**天雄散**

天雄三两，去皮　白术八两　桂枝六两，去皮　龙骨三两，煅

上四味捣为末，酒服方寸匕，日三服，不知，稍增之。

**易简建中汤**　治腹中切痛，增损治疗，各各不同，并见于后。此药饮酒人不喜甘者，不宜服。此药与桂枝汤用药一同，但减芍药如官桂之数，专治伤风发热自汗，用此药表之，无汗者不宜服此。

官桂三分　白芍药一两半　甘草半两

上㕮咀，每服四钱，水一盏半，生姜五片，枣一枚，煎至六分，去滓服。

大治妇人血痛，男子心腹疼痛，并四肢拘急疼痛。心腹疼痛甚者，加远志半两。或吐或泻，状如霍乱，及冒湿寒，贼风入腹，拘急切痛，加附子三分。疝气发作，当于附子建中汤煎时加蜜一匙头许。一方治男子妇人，诸虚不足，小腹急痛，胁肋膨胀，脐下虚满，胸中烦悸，面色痿黄，唇口干燥，少力身重，胸满短气，腰背强痛，骨肉酸疼，行动喘乏，不能饮食，或因劳伤过度，或因病后不复，加黄芪一两半，名黄芪建中汤。一方治妇人一切气血虚损及产后劳伤，虚羸不足，腹中疼痛，呼吸少气，小腹拘急，痛引腰背，时自汗出，不思饮食，加当归一

两，名当归建中汤。若产后半月每日三服，令人丁壮。

**黄芪建中汤**

桂　芍药　甘草　加黄芪

**当归建中汤**

桂　芍药　甘草　加当归

局方药令黄芪汤、范汪当归汤皆出桂枝建中例。

**大建中汤**　主治并见《局方》。

桂心三钱　芍药二钱　甘草八钱　枣二枚，擘　生姜八钱　加黄芪二钱　当归一钱　人参一钱　附子半钱　半夏三钱

上㕮咀，水五盏，煎至三盏，去滓，分作三服。

桂枝加葛根汤
桂枝加厚朴杏仁汤
桂枝加附子汤
桂枝去桂加白术茯苓汤
桂枝加芍药汤
桂枝去芍药加附子汤
桂枝甘草汤
茯苓桂枝甘草大枣汤　四味漫水。
桂枝白术甘草汤　四味。
茯苓桂枝生姜甘草汤　四味。
桂枝加桂汤
桂枝去芍药加蜀漆牡蛎龙骨救逆汤
桂枝甘草龙骨牡蛎汤
柴胡桂枝甘草汤
柴胡桂枝汤
桂枝人参汤
桂枝附子去桂加白术汤
桂枝芍药汤　若误下传里传表也。
桂枝加大黄汤　桂枝加大黄，与大柴胡法有表有里同例。已上诸汤并见《活人》旧小本中。

## 王朝奉桂枝白虎问答

云春初秋末冬月，方用桂枝麻黄，五六

月壮热，不用白虎，若误用桂枝麻黄汤，则内热发黄生癍必死。二月三月四月温病，宜阳旦汤。七月八月犹热，病壮热尚宜白虎，自然汗解。或问孙曰：杜张皆言变，若果见桂枝麻黄证，亦岂得不用，只用白虎也？孙曰：此说甚妙，但临时看证用之。老弱之人，不宜白虎。白虎治伤寒，亦治渴证。

## 桂枝例

**活人阳旦汤** 治中风伤寒脉浮，发热往来，汗出恶风，项强鼻鸣干呕。

桂枝三　芍药三　甘草二　黄芩二

上剉如麻豆大，每服五钱，水一盏半，枣一个，生姜三片，煎至一盏，取八分，清汁温服。

自汗者加附子，渴者去桂加栝蒌三，利者去芍药桂加干姜三，心下悸者去芍药加茯苓三。虚劳里急者正阳旦汤主之，煎时入胶饴佳。若脉浮紧，无汗发热者，不可与服也。

**活人阴旦汤** 治伤寒肢节疼痛，内寒外热，虚烦。

桂心三　芍药二　甘草二　大枣十五枚　干姜二　黄芩二，此一味酌量加减

上剉如麻豆大，每服五钱，水一盏半，煎至八分，去滓，温服，日三夜二。

王朝奉阴旦阳旦汤与《活人》同。

**活人解肌汤** 治瘟病头疼壮热。

桂心一分　芍药半两　甘草一分　麻黄三分　葛根一两　黄芩半两

上剉如麻豆大，每服五钱，水一盏半，枣一枚，煎至八分，日三服，三日后不解者再服，脉浮者宜再服，脉沉实者下之。

**仲景麻黄汤** 治伤寒无汗，脉浮而紧者。

麻黄去节，一钱　官桂去浮皮，一钱　甘草炙，半钱　杏仁三个半

上为粗末，每服五钱匕，水一盏半，煎至八分，去滓，温服。夏加知母、黄芩、石膏，恐有癍黄之变，惟冬与春病人，素虚寒者，不宜加此。

**仲景桂枝麻黄各半汤**

桂枝一钱半　芍药　生姜　甘草　麻黄各一钱　杏仁二枚半　枣半枚

上为粗末，每服五钱，水一盏半，煎至八分，去滓，温服。

奉议先生云：治伤风得伤寒脉，伤寒得伤风脉，证脉不同，故宜服各半汤。

**桂枝二麻黄一汤**

**桂枝二越婢一汤**

**大青龙汤**

**麻黄杏仁甘草石膏汤** 大青龙汤去桂是也。

麻黄三钱　杏仁二枚　生姜五钱　枣一枚　桂　甘草各一钱　石膏一钱半

上为粗末，每服五钱匕，水一盏半，煎至八分，去滓，温服，汗周止后服。

**小青龙汤**

麻黄　细辛　干姜　甘草　桂枝　芍药各三字　五味子半钱　半夏一钱一字　生姜三片　枣一枚

上为粗末，水一盏半，煎至八分，去滓，温服，日三夜二。

后人增损为华盖散，大青龙去桂、石膏，倍杏仁，治嗽。

**仲景杂方** 治客忤。

麻黄四两　杏仁七十枚　甘草三两

上以水八升，煮取三升，服之。

**又方**

桂一两　生姜三两　栀子十四枚　豉五合

上以酒三升，搅煮之，去滓，顿服，取差。一法用桂枝，一法用麻黄，度之有汗无汗而用也。

**仲景麻黄升麻汤** 治坏证伤寒六七日，

327

大下后寸脉沉而迟，手足厥，下部脉不至，咽喉不利，唾脓血，利不止者为难治。

升麻一两一钱　麻黄去节，二两半　知母　黄芩　葳蕤各十八铢　石膏　白术　干姜　芍药　天门冬去心　桂枝　茯苓各六钱　当归一两一钱　甘草六钱

上十四味，以水一斗，先煮麻黄一两，沸去上沫，内诸药，煮取三升，去滓，温分三服，相去如炊三斗米，顷令尽汗出愈。若寸脉沉迟，下部脉又不至，泄利久不止，不可轻用此药。

海藏云：仲景麻黄升麻汤条下为下之，而寸脉沉迟，或厥，或咽喉不利，咳嗽，下脓血，或下利不止，断作难治，此药有桂枝，有麻黄汤，有干姜芍药甘草汤，有白虎汤，内更有少阳药黄芩是也，此是三阳合而标病，不应下而下之，坏而成肺痿也。若脉不迟者，去干姜、官桂，不下利者亦去之，寸口脉小者去黄芩，此随证而加减之也。前人全用药以某前证悉备，故用三阳标药以治之。经曰：治病必求其本是也。

## 肺痿之源

《衍义》云：有一温病已十二日，诊之，其脉六七至而涩，寸稍大，尺稍小，发寒热，颊赤口干，目不了了，耳聋。问之，病后数日经水乃行，此属少阳热入血室也。若治不对病，则必死，乃按其证与小柴胡汤，服二日，又与小柴胡汤加桂干姜也，一日寒热遂止。又云：我脐下急痛。又与抵当丸，微利，脐下痛痊，身渐凉，脉渐匀，尚不了了，乃复与小柴胡汤。次日云：我但胸中热燥，口鼻干。又少与调胃承气汤，不得利。次日又云心中痛，又与陷胸丸半服，利三行。次日，虚烦不宁，时妄有所见，时复狂言，虽知其中有燥屎，以其极虚，不敢攻之，遂与竹叶汤去其烦热。其夜大便自通，

至晓两次，有燥屎数枚，而狂言虚烦尽解，但咳嗽唾脓，此肺虚。若不治，恐乘虚而成肺痿，遂与小柴胡去人参、大枣、生姜，加干姜五味子汤，一日咳嗽减，二日而病悉愈。以上皆用张仲景方。

王朝奉阳毒条下，有《金匮》《千金》唾脓血二条内，有吐血肺痿失治久不愈变肺痈为难治，孙真人详说并药证具见甘桔汤例少阴条下，并出仲景《金匮》祖方。

**仲景麻黄杏仁甘草石膏汤**

**麻黄附子细辛汤**

**麻黄连翘赤小豆汤**

**麻黄附子甘草汤**　主治修制并见《活人》。

**易简杏子汤**　治一切咳嗽，不问外感风寒，内伤生冷，及虚劳咯血，痰饮停积，悉皆治疗。

人参　半夏　茯苓　干姜　甘草　官桂　芍药　五味子　细辛

上㕮咀，每四钱，水一盏半，杏仁去皮尖，剉，五枚，姜五片，煎至六分，去滓，食前服。

若感冒得之，加麻黄等分；如脾胃素实者，用罂粟壳，去筋膜，碎，剉，以醋淹炒，等分加之，每服添乌梅一枚煎服，其效尤验；若呕逆恶心者，不可用此法。又云去杏仁、人参，倍加麻黄，添芍药如麻黄之数，干姜、五味子各增一半，名小青龙汤，大治久年咳嗽，气虚喘急，皆得其宜。二方中有麻黄，有汗人不宜服此剂。

## 仲景麻黄汤例

**仲景麻黄杏仁薏苡仁汤**　治风湿身烦疼，日晡剧者。

麻黄三两　杏仁三枚　甘草　薏苡仁各一两

上四味，以水四升，煮取二升，温

分服。

**仲景薏苡仁附子汤** 治胸痹偏缓急者。

薏苡仁一十五两 附子十枚，炮

上二物，杵末，每服方寸匕，日三。

**活人麻黄葛根葱豉汤** 治伤寒三二日，头项腰脊痛，恶寒，脉浮而紧，四味随定夺分两。

上剉如麻豆大，水煮麻黄去沫，次下葛根二十沸，次下豉，次下葱白，煎成，去滓，温服，少时以葱醋粥投之，覆衣取汗。后有《活人》葱白例并王朝奉葱白等方。

**活人知母麻黄汤**

**易老解利法**

干山药一两 藜芦一钱

上为细末，纸拈蘸少许，鼻内嗜之。

**麻黄醇酒汤** 治黄疸病。

凡用麻黄去节，去沫，曝干，再用麻黄一把，去节，绵裹，美酒五升，煮取半升，去滓，顿服。

一法治风，此个风字非伤风自汗，即中风，痹而无汗，故用麻黄，后越婢中有风痹字。

麻黄一两 穿山甲 人参各二钱 甘草

水酒各一碗，同煎服。

**越婢汤** 治风湿痹脚气弱。

麻黄去节，去沫，焙，二两 石膏四两 白术一两 附子一两，炮 甘草炙，半两

上剉如麻豆大，每服四钱，水一盏半，生姜三片，枣一枚，煎至八分，去滓，温服。

**通顶散** 解利伤寒。

藜芦半两 踯躅花一钱 藿香叶二钱

上为细末，纸拈蘸少许，鼻内嗜之。

**活人独活散** 治伤寒温湿。

羌活 独活 防风 细辛 黄芩 川芎 甘草 人参 茯苓 枳壳 甘菊花 石膏 麻黄 蔓荆子 薄荷 生姜

上十三味，为粗末，生姜薄荷水煎，去滓，温服。年高者以川芎代黄芩，自汗者减麻黄，风湿证多自汗，故减麻黄。

**活人败毒散** 治伤风、温疫、风湿、风痰、痹湿。

羌活 独活 前胡 柴胡 枳壳 人参 茯苓 桔梗 甘草 川芎

上为细末，生姜水煎，或沸汤点亦可，大人小儿皆宜服。瘴烟之地温疫时行，或人多风痰，或处卑湿脚气，此药不可阙。

海藏云：伤寒得伤风脉，伤风得伤寒脉，故仲景有大青龙之剂，及汗出过多，戒不可服，有筋惕肉瞤之证，许公学士谆谆，以此则知麻黄桂枝不可轻用。及洪州韩氏又有桂枝之戒，以其乱治贵贱之不同，芳草蔗盐之不等故耳。至于杨氏明理特有互见脉体，非精于持诊者，则未易能也，后之学者，安所适从哉！

先师洁古老人博采众方，别立一法，作十味大羌活汤，无问有汗无汗，中风中寒，悉皆治之，使喜温者去五积之变热，好凉者除双解之变寒，虽市夫农子，用而无失，自非圣贤之前身，岂能笔下有此胸次耶？

**易老大羌活汤** 治伤寒脉浮而紧，伤风脉浮而缓，并解两感恶候。

羌活 防风 白芷 川芎 细辛 甘草 苍术制 生地黄 黄芩

上粗末，每服五钱匕，生姜五七片，水一盏半，煎至七分，去滓，无时稍热服。大羌活汤全在生地黄木杵臼中，别为粗末，各等分，称之，名曰羌活地黄各半汤，解利两感伤寒有神，详说见《难知》易老大羌活汤。剂料大小，服饵，温热加减，并从缓急法。

一法加大黄，治风热淫于内，同泻青丸，主治并见钱氏。一法治破伤风，用豆淋酒煎，素有寒者加草乌头白末一字服之。

## 芎辛例

**芎辛汤** 治头风鼻寒身重，肩背拘急。

川芎半两　细辛根二钱　甘草一钱半

上为粗末，量多少水煎，去滓，分二服，临卧。一法加吴白芷、辛夷、甘菊花，治鼻出黄水浊涕不绝，脑痛目昏。

**易简芎辛汤** 治一切头痛，发热者不当服，其余痰厥、饮厥、肾厥等证，偏正头痛不可忍者，只以此药并圣饼子，不拘病退，但多服此，自能作效。仍服养正丹、黑锡丹并用此调钟乳粉间服，诸证头痛，紧捷之法无以逾此。但头疼多用石膏，盖取能坠痰饮，然但恐性寒，故以钟乳代之，肾厥头疼尤得其宜，或以石膏煅过为末用，亦得。

生附子　川乌头生　南星炮　干姜　细辛　川芎以上各一两

上吹咀，每服四钱，水二盏，姜五片，茶芽少许，煎六分，去滓，食前服。若气壅塞盛，只用川芎一两，细辛半两，甘草三钱，煎如前服之。又一方治头疼，以细辛二钱，川芎、白芷减半，为细末，嗜入鼻中。一方治气虚人头疼，以附子一只，生，去皮，切作四片，用生姜自然汁一大盏浸一宿，慢火炙干，再蘸再炙，须以渗尽姜汁为度，高良姜等分为细末，腊茶调服之。又治着湿头重眩晕，用川芎、白术、生附子等分，官桂、甘草减半，每服四钱，姜十片，煎服。

**白龙丸** 治男子妇人一切风，偏身疮癣，手足顽麻，偏正头疼，鼻塞脑闷，大解伤寒头风，又治雾露之气或发热者宜服之。

川芎　细辛　甘草　藁本　白芷各等分

上为细末，药四两，入石膏半斤细末，系煅了者，水搜丸，每两分八丸，薄荷茶清嚼下一丸，食后服。风蛀牙疼用一丸，分作三，干擦后用汤漱之，便用葱茶嚼下一二丸，或作汤服之亦可。

**拨云散** 治眼。

羌活　防风　甘草　柴胡

上等分，水煎服之。

**海藏法白术汤**

白术三　防风二　甘草一

同仲景桂枝汤、黄芪汤，止汗者以生姜煎服。

**神术汤**

苍术三　防风二　甘草一

同仲景麻黄汤，发汗者以葱白生姜煎服。

若以此二药，若伤寒得伤风脉，伤风得伤寒脉，亦同各半例加减治法，并见《阴证论》六气加减。

**黄芪汤** 主治并见《阴证论》。

人参　黄芪　白术　白茯苓　芍药　甘草

一法加藿香　陈皮　生姜

**黄芪甘草汤** 治风寒入腠理令人肤痛，行走无定。肤痛者摩之即痛，按之至肉则不痛也。

黄氏三　甘草一　生姜　煎服

**活人防风牡蛎白术汤** 治发汗多，头眩汗出，筋惕肉瞤，此坏证也。

防风　牡蛎粉　白术各等分

上为细末，每服二钱，酒调下，米饮汤亦得，日二三服，汗止便服小建中汤。

## 风　论

上古圣人之教下也，谓虚邪贼风，避之有时。注云：乘虚而入非也。俗云贼风者，膃膃之风，亦非也；虚邪者，从前来者为虚邪，不胜己者亦为虚邪也。《经》云：从八风入腠理。注云：辟被虚邪，亦天之虚邪也。《移精变气》云：贼风数至，虚邪朝夕，内至五脏骨髓，外伤空窍肌肉，无问邪之虚实，皆乘虚而入，非乘虚而入，便为虚邪也。乃从前来与不胜己，皆为虚邪也。春甲乙则金风，秋庚辛则炎风，便是贼风也。故胜己者为实邪，从后来者是为实邪贼风也。故风为百病之始，善行数变，冲荡吹击而无穷，有太过不及胜复之各异，故挠万物者莫疾乎风也。四时八节之所伤，初焉外舍，久见内藏，始自皮毛，次入经络，再入大络，又入大经，深入骨髓而不可治。

**仲景小续命汤**　治脉紧缓或浮缓。主治证并见《局方》。

麻黄　桂心　芍药　甘草　生姜各五两
人参　川芎　黄芩　杏仁　防风各半两
防己　附子各一两

崔氏《外台》不用防己。

上十二味，㕮咀，水一斗二升，先煮麻黄三沸，去沫，内诸药，煎取二升，分为三服，不差，再三两剂，随经轻重发之。脚气服之亦差。天阴节变，服之以防痦痖。恍惚者，加茯神、远志。骨节烦疼有热者，去附，加白芍药。《千金翼》《深师》《古今录验》有白术，不用杏仁。《救急方》无芎、杏仁二味。《延寿方》无防风。易老法六经加减例，四时增损同。

**麻黄续命汤**

**桂枝续命汤**

**白虎续命汤**

**葛根续命汤**

**附子续命汤**

**羌活连翘续命汤**

**独活续命汤**　治卒暴中风不省人事，渐觉半身不遂。

麻黄　人参　黄芩　芍药　芎蒡　甘草
杏仁　桂各一两　防己　附子各半两　防风一两半　独活　白花蛇肉　干蝎各三钱，炒

上为粗末，每服三钱，水一盏半，生姜五片，煎取一盏，去滓，食前热服。

**白花续命汤**　治卒中急风，牙关紧急，精神昏愦。

白花蛇　全蝎炒　独活　天麻　附子
人参　白僵蚕　防风　肉桂　白术　藁本
赤箭　川芎　细辛　白附子　甘草　半夏姜制　麻黄　白茯苓以上各一两

上为粗末，每服五钱，水一盏，生姜五片，煎至七分，去滓，稍热服。

**大续命汤**　脉紧涩者主之。治肝疬二风，卒然瘖痖，若依古法，用大小二汤通治五藏偏枯贼风。

麻黄八两　石膏四两　桂心　川芎　干姜各二两　当归　黄芩各一两　杏仁二十枚
竹沥一升　甘草《千金翼》有

上九味，㕮咀，水一斗，先煮麻黄二沸，去沫，下诸药，煮四升，去滓，又下竹沥，煮数沸，分作四服。能言未差，后服小续命汤。旧无竹沥，今增如神。大八风散，复有竹沥、葛、姜三汁法。

**小续命汤**　脉微弱者主之。治大风经藏奄忽不能言，四肢不曳，皮肉痛痒不自觉也。

独活　麻黄各三两　川芎　防风　当归
葛根　生姜　桂心各二两　茯苓　附子
细辛　甘草各一两

上十二味，㕮咀，水一斗，煮取四升，分五服，老小各半之。初得病有汗去麻黄，无汗则用之。上气者加吴茱萸二两，厚朴一两；干呕者加附子一两，哕者加陈皮一两；胸中吸吸少气者加大红枣十二枚；心下惊悸加茯苓二两；热者去生姜，加葛根；初得风不须加减，且作三剂，四五日后视虚实论之行汤针灸法。

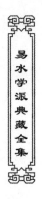

# 第 二

赵州教授兼提举管内医学王好古进之诠次

## 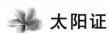 太阳证

太阳流入阳明，故葛根次服

**仲景葛根汤**　主治修制并见《活人》，二方同。

**葛根半夏汤**

**葛根黄芩黄连汤**

**葛根升麻汤**　钱氏用治小儿癍疹伤寒。

葛根　升麻　芍药　甘草

海藏云：《活人》言头疼如破者，连须葱白汤，次又不已者，葛根升麻汤，恐太阳流入阳明，断其路，故以此汤主之。地黄汤内加犀角，以升麻代之，是知阳明药，非太阳药也。人或初病太阳证，便与葛根升麻汤，是遗太阳。不惟遗太阳经，及引邪气入于阳明，故不能解也，其变可胜言哉！

　　　　**活人葱白例** 此例当在

　　　　前麻黄葛根葱豉

　　　　汤四味条下

**连鬚葱白汤**　治伤寒发汗已，而头疼欲破者。

葱白连须，半斤　生姜二两

上以水二升，煮取一升，去滓，分二三服。此药不差者，服葛根葱白汤。

**葛根葱白汤**

葛根　葱白　生姜　芍药　川芎　知母

上剉，水三升，煎一升，去滓，分二服。

**七味葱白汤**

许仁云：伤寒或因气劳，或因食劳，其病如强力持虚，行步而乏者，力劳。

葱白连须　葛根　盐豉　生姜　麦门冬

干地黄　澇水一勺，扬之无数

上七味，澇水煎至三分，去滓，分作二服服之，覆首出汗。

**王朝奉方**　《活人》、朝奉葱白例并出《金匮》祖方。

**葱白汤**　治妊娠伤寒。

葱白十茎　生姜三片

上二味，以水三升，煮取一升，分作三服，取汗为度。

**又葱豉汤**

葱白二两半　豉半斤

上水三升，煮取一升，分二服，服取汗为度。

又葱白一物汤

葱白二把

上以水一升，煮熟服，取汗，食尽。亦主安胎，若胎死须臾即出。

又葛根一物饮子

葛根汁，每服一小盏，如人行五里地道一服。若无生葛，干葛㕮咀，煮浓汁服。至于升麻、栀子、前胡、知母、黄芩、杏仁六味，共七物，内加葱白三两茎煎，去滓服。

普救散　治小儿伤寒。

干葛炒焙，半斤　甘草炒赤，四两　苍术一升，泔浸焙

上粗末，每服二大钱，水一钟，煎至七分，去滓，热服。

百解散

升麻洗，六两　苍术四两　菖蒲一两

上同为末，水煎服。

又百解散　治太阳阳明合病。

麻黄　荆芥　石膏　川芎　苍术　甘草

又百解散　治证同前。

麻黄　菖蒲　苍术　甘草

不卧散

苍术半两　甘草一两　菖蒲三钱

上以水、生姜、枣煎服。

荡邪散

藁本　苍术　甘草各等分

上以水一盏煎服。

和解散

苍术半斤，制　藁本　桔梗微炒　厚朴制，各二两　陈皮去白　甘草炙，各四两

上为粗末，每服三钱，水一大盏，生姜三片，枣一枚，去滓服。

易简王氏生料五积散　治感风寒，肩背拘急，发热头疼，或为寒所搏，一身凛然而寒，急用此药，如服养胃汤法，以被覆汗出即愈矣。

苍术　桔梗　枳壳　麻黄　陈皮各六钱

白芷　川芎　当归　甘草　官桂　半夏　白芍药　茯苓各三钱　干姜　厚朴各四钱

上㕮咀，每服四钱，水一盏半，生姜三片，葱白一根，煎至六分，去滓，食前热服。寻常被风寒湿气交互为病，颈项强直或半身偏疼，或麻痹，但服此药加麝香末少许，煎服，自能平。治妇人经候不调，心腹撮痛，或闭塞不通，加醋一合煎服，及产后催生及胎死腹中，亦如前法，能饮者更加酒半盏。产后发热及往来寒热，不问感冒风寒及恶露为患均可治疗，腹中血块，尤宜热醋调服。伤寒手足逆冷，面青呕吐，宜加附子。或痃癖癥瘕，膀胱小肠气痛，加炒茱萸半钱，盐少许。脚气加茱萸、木瓜，大便秘者加大黄。脚气下注，炽然赤肿者，以大便流利为度。若脚气初发，增寒壮热者，亦宜此药利之。又一方治浑身疮疥，脓血水淋沥，经时不愈，加升麻、大黄，名升麻和气散。盖疮癣为患，多因内有所蕴，发在皮肤。若只傅以药，何由得愈？不若以此药涤之。若寒温之气注下作疮，疮愈则毒气入腹，为害不浅，此药尤妙。若有热证，则以败毒饮，亦加大黄煎服。

海藏五积论

麻黄、桂、芍药、甘草，即麻黄桂枝各半汤也。苍术、甘草、陈皮、厚朴，即平胃散。枳壳、桔梗、陈皮、茯苓、半夏，即枳梗半夏等汤也。又川芎当归汤活血。又加干姜为厚朴散。上此数药相合，为解表温中泄热之剂，去疾消痞调经之方，虽为内寒外感表里之分所致，实非仲景表里麻黄桂枝姜附之的方也。至于冷积、呕吐、泄痢、癥瘕、时疾、疫气、项背拘急，加葱白、豆豉，厥逆加吴茱萸，寒热咳逆加枣，妇人难产加醋，始知用之非一途也，惟知活法者其择之。

**仲景五苓散** 治太阳病，发汗后，大汗出，胃中干，烦躁不得眠，欲得饮水者，少少与之，令胃气和则愈。若脉浮，小便不利，微热消渴者，与五苓散主之。

猪苓十八铢，去皮　泽泻一两一铢　茯苓十八铢　白术十八铢　桂半两，去浮皮

上五味为末，以白米饮调服方寸匕，日三服，多饮暖水，汗出即愈。胃弱小便少亦宜，少减二苓、泽泻，加白术、桂，佐以生姜之类。若水停心下，煎生姜三钱，或半两味浓，调服五苓散，秤三钱或半两亦可。太阳标病传入标之本，发渴，溺不利，以此散导之，邪自膀胱而出也。若未渴妄用五苓散，反引邪气入里而不能解也。故易老云：即太阳经之药也。若伤寒太阳，脉紧而渴者，不宜用此。阳明证后有仲景五苓散一条，甘露饮、枳术汤、梅师方，一以其消痞去水，故入阳明例。饮酒而泄泻者，脾胃受湿也，何以知之？仲景厥而心下悸者，宜先治水，当服茯苓甘草汤，后治其厥，不尔，水渍入胃，必作利也，故饮而泻者，五苓散、甘露饮子神效。饮酒若过度必作利者，里急后重者，温热之毒浸渍肠胃也，当作别治。甘露饮即五苓散去猪苓，加石膏、寒水石、滑石、甘草是也。并用浓煎生姜汤调食前服，所加三石，临时视病寒热轻重多少，随宜用之。

## 痉、湿、暍三证

伤寒颈强急，身体反张，属太阳，先因伤风，又感寒湿而致然也，古人谓之痉病，又作痓。痉者强直也，古人以强直为痉。外证发热恶寒与伤寒相似，其脉沉迟弦细而项背反张，强硬如发痫之状，此为异耳。新产去血多，汗出中风，亦有此证。当察有汗无汗以分刚柔二痉。无汗恶寒名为刚痉，有汗不恶寒名为柔痉，无汗者葛根汤主之，有汗者桂枝加葛根汤主之。风刚柔二证，加减小续命主之。审之刚痉胸满，口噤，卧不着席，脚挛急，咬齿，大承气汤下之，加羌活尤妙。《外台秘要》云：热而痉者死。热病痉者，反折瘛疭齿龂噤也。刚柔二痉与阴阳二痉何如？痉亦作痓，阳痉属刚痉，阴痉属柔痉，以附子散、桂心白术汤、附子防风散、八物白术散，可选数药用之。

**附子散** 治伤寒手足逆冷，筋脉拘急，汗出不止，颈强，摇头，口噤者宜服之。

桂心二钱　附子炮，一两　白术一两　川芎三钱　独活半两

上各㕮咀，每服三钱，水一钟，枣一枚，煎至五分，去滓，温服。

**桂心白术汤** 治伤寒阴痉，手足厥冷，筋脉拘急，汗出不止。

白术　防风　甘草　桂心　附子　川芎各等分

上剉如麻豆大，水五盏，姜五片，枣一枚，煎至七分，去滓，温服。

**附子防风汤** 治伤寒阴痉，闭目合口，手足厥逆，筋脉拘急，汗出不止者宜服之。

白术　防风　甘草　桂心　附子　干姜　柴胡　茯苓　五味子

上㕮咀，每服三钱，水一盏，生姜四片，煎至七分，去滓，无时温服。

**八物白术汤** 治伤寒阴痉，三日不差，手足厥冷，筋脉紧急，汗不出，阴气内伤。

白术　茯苓　五味子　桂心　麻黄　良姜　羌活　附子

上㕮咀，每服四钱，水一大钟，姜五片，煎至五分，去滓，温服无时。无论有汗无汗，药并下药中总加羌活。

## 王朝奉刚柔二痉三药

**金匮栝蒌桂枝汤** 有汗者弱也，属阴。太阳证，其证备，身体强兀兀然，脉沉迟

为痉。

栝蒌根三两　桔梗去浮皮　芍药各三两
甘草炙,二两

上剉,每服五钱,水二小盏,姜七片,枣二枚,煎至一盏,去滓服。汗不出,食顷啜热粥以发之。

**桂枝加葛根栝蒌汤**　治症如前。

桂枝　芍药各一两　甘草　葛根　栝蒌根各二钱半

上㕮咀,每服五钱,水二盏,姜五片,枣二枚,煎至一盏,去滓服。

**金匮葛根汤**　无汗者刚痉,属阳。太阳病无汗而小便少,反气上冲胸,口噤不得语,欲作刚痉。

葛根四两　桂枝去浮皮　甘草炙,各二两
麻黄去节　生姜切　芍药各三两　大枣二十枚

上㕮咀,水一斗,先煮麻黄、葛根一二沸,去上沫,内诸药,煮取三升,去滓,温服,取微汗。王朝奉云芍药二两。

**活人举败散**　治新产血虚痉者。

上以荆芥穗,不以多少,微炒,为细末,好酒调五钱匕服之。

或云仲景痉病无药,今王朝奉治痉,葛根汤即桂枝汤内加葛根、麻黄是也。治后有《金匮》芍药三两一句,即是仲景有本方也。叔和编次仲景,言证而无药,《金匮》以有也。《活人》百合证数药,以为《活人》药,而不知本草所载,皆《金匮》方,当知仲景有本方矣。《金匮玉函》即仲景之昔称也,《金匮要略》亦出《玉函》,故朝奉但言《金匮》处,便为仲景方也。故文潞公辈皆称仲景为群方之祖,盖本此也。

## 海藏痉湿暍别法

**神术汤**　治风湿恶寒脉紧。

苍术　防风　甘草

上㕮咀,葱白煎,去滓服。

解利无汗治刚痉加羌活、独活、麻黄。

**白术汤**　治风湿恶寒脉缓。

白术　防风　甘草

上㕮咀,生姜煎,去滓服。

解利有汗治柔痉加桂心、黄芪、白术。

太阳阳明加川芎、荆芥穗;正阳阳明加羌活、酒大黄;少阳阳明加防风、柴胡;热而在表者加黄芩;寒而在表者加桂枝、黄芪、附子;热而在里者加大黄;寒而在里者加干姜、良姜、附子。以上数经寒热当以脉别之。

汗少者加苍术。阳濡而弱湿温。先伤湿,后伤暑,脉虚名曰重暍。汗多者加白虎桂枝。阴小而急,先伤寒,后伤热,身热脉虚,自汗恶寒,中暑也。

**白虎加桂汤**

身热脉浮,自汗欲睡,风湿也。

**白术防己汤**

先伤风,后伤热。

先饮冷,后伤暑,五苓散主之。此必心下痞也,浓煎生姜汤调服,或四君子汤、调中汤亦可。若中和后,或小便不利,或茎中痛,以蒲黄三钱,滑石五钱,甘草一钱,为细末,热水调送金花丸三五十丸。太阳中热者,暍病也。中暑亦暍病也。太热中热,发热恶寒,身重反痛,脉弦细芤迟,小便洒洒然毛耸,少有劳忽然身热,口开齿燥。此有三忌:忌发汗一,忌温针二,忌大下三。若犯此三忌,则有三甚:发汗恶寒愈甚一,温针发热愈甚二,大下小便淋甚三。问:脉弦细芤迟,当用何药?答曰:海藏黄芪汤主之。

**海藏黄芪汤**

人参　黄芪　白术　茯苓　芍药　甘草各等分

上㕮咀,每服三钱,水一大盏,生姜三

片，煎至六分，去滓，温服。

东垣李明之先生云：如治风，先浸防风二两，次煎余药与同例。

苍术不以多少，泔浸透，刮去皮，切作片子，晒干，每服四两，水三大碗，煎至二大碗，去滓，煎用下项药：

白术　白茯苓　黄芪　白芍药

上四味，各等分，细剉，每服一两，以苍术水煎至一盏，去滓，温服，食远可用。若三焦气弱，中土不能营饮食，心下痞，内外三焦之气绝也，当先浸黄芪二两，水二碗，煎至一碗，再煎正药黄芪汤，一大服用，接内外三焦元气，同东垣先生法。

上浸苍术煎药，燥湿；下浸黄芪煎药，接气也。

**易简白术汤**　治小儿泄泻，胃热烦渴，不问阴阳，并宜服之。

人参　白术　木香　茯苓　甘草　黄芪各一两　干葛二两

上吹咀，每服二钱，水一盏，煎至半盏，量大小与服。仍用香连丸间之，渴饮饮水者，时时煎服，取意饮之，弥多弥佳。白术汤一方治呕吐，白术、人参各一两，半夏一两半，茯苓、甘草、干姜各半两，姜煎服。钱氏谓小儿吐泻，当温补之，每用理中丸以温其中，五苓散以导其逆，连进数服，兼用四君子汤加陈皮调之。若已虚损，用金液丹杂以青州白丸子为末，米饮调服，多服乃效。若吐泻之后，发热必作惊风，二药服之，累有神效。若胃气已生，则旋减金液丹，以异功散等药徐徐调之。若食不消，而脾胃虚寒，呕吐恶心者，当服益黄散，用陈皮、半夏、青皮、诃子肉、甘草各一分，丁香一钱，量大小煎服。小儿暑月吐泻，其证不一，宜详审用之，不可差谬。有伏暑者，小便必不利，宜五苓散、香薷散服。有伤食者，其吐并粪，必酸臭气，宜服感应丸。有

虚冷者，泄泻必多，宜以六神汤加附子服之，用人参、茯苓、山药、白术、扁豆、甘草等分，姜枣煎服。风证加天麻，痢加罂粟壳。吐泻初定，当以天南星为末，每服加冬瓜子仁七粒，煎服，以防变痫。若泻色青，当用惊药。小儿之病，与大人无异，用药亦同，量力用之。惟风气、脐风、夜啼、重舌、变蒸、客忤、惊痫、解颅、魃病、疳气，不行数证，钱氏方甚详。

**消暑丹**

半夏一斤，醋制　茯苓半斤　甘草生，半斤

上以醋五升，煮半夏，盖醋熬干，姜汁作糊，无见生水，为丸，每服五十丸，热水咽下，精意修治，用之极效。中暑为患，药下即苏。伤暑发热，头疼，服尤妙。夏月常服，止渴，利小便，虽饮水多，亦不为害，应是暑药，皆不及此。若痰饮停滞，并用生姜汤下，入夏之后，不可缺此。

霍乱证。夫呕吐而利者，霍乱也。三焦者，水谷之道路，邪在上焦者，则吐而不利；邪在下焦者，则利而不吐；邪在中焦，既吐则利。以饮食不节，冷热不调，清浊相干，阴阳乖隔，遂成霍乱。挥霍缭乱重也，吐利而已轻也。霍乱吐泻者，风湿暍外至，生冷硬内生，内外合而为病，谓如风寒湿暑热暍，所伤各有先后，饮食菜果各有多少，内外传变各有轻重，以六经脉并何经何藏，以随所应见治之。或表或下，或和或收，燥润分利温之属，浮弦实细迟缓宜求，此之谓也。外邪入里，伤于脾胃，上吐下利，名为霍乱。吐利止后，见外证者，只作外伤治之；外证不已，复传于里，呕利再作，上下邪甚，先吐利，里气已虚，伤寒再传而又吐利，是谓重虚，故不可治而死也。先伤寒而为吐利，既吐利而再传伤寒，今伤寒却传吐利，虽曰重虚，前后乱经，浑浊不已，外则

难解，内则难温，药饵难为功矣。若饮冷过多，或有所伤，心下痞，腹痛不能食，或泄泻不止，若不呕者化水丹。呕吐者半硫丸，上二药效后，服五苓梅瓜等药，不复再饮也。

### 化水丹

川芎　蛤粉　牡蛎粉

上为细末，醋糊为丸。

### 半硫丸

硫黄　半夏　并依《局方》修制服饵。

### 三宝丹

治积冷暴泻不止，不嗜饮食。

硫黄　半夏　牡蛎各等分

上为细末，姜糊丸，桐子大，朱砂为衣，生姜汤下二十丸，空心服。

此上三药并有消暑之意。

## 活人发瘾诸药

### 葛根橘皮汤

瘾在肌。治冬温未即病，至春被积寒所折不得发，至夏得热其寒解，冬温始发，肌中瘾烂瘾疹如锦纹而咳，心闷，但呕吐清汁，服此药即静。

葛根　橘皮　杏仁　知母　黄芩　麻黄　甘草各等分

上剉如麻豆大，每服五钱匕，水一盏半，煎至一盏，去滓，温服。

### 阳毒升麻汤

瘾在面。治伤寒一二日，变成阳毒，或服药吐下之后，变成阳毒，腰背痛，烦闷不安，面赤狂言，或见鬼，或下利，脉浮大数，面赤斑，斑如锦纹，咽喉痛，下脓血，五日可治，七日不可治。

升麻二分　犀角镑　射干　黄芩　人参　甘草各一两

上剉如麻豆大，水三升，煎取一升半，去滓，饮一盏，顷刻再服，以衾覆手足，出汗则愈，不愈再服。

### 阳毒玄参升麻汤

瘾在身。治发汗吐下后，毒不散，表虚里实，热发于外，故身瘾。瘾如锦纹，甚则烦躁谵语，兼治咽闭肿痛。

玄参　升麻　甘草各等分

上剉，每服五钱匕，以水煎，去滓，温服。

### 阳毒栀子仁汤

治少阳阳明合病，阳毒，伤寒壮热，百节疼痛，并宜服之。

升麻　栀子仁　黄芩　芍药　石膏　知母　甘草　杏仁　柴胡各等分

上为粗末，每服五钱匕，水一盏，生姜五片，豉百粒，煎至六分，去滓，无时温服。

### 四物解肌汤

芍药　黄芩　升麻　葛根各等分

上㕮咀，每服三钱，水一盏，煎至七分，去滓服。内伤腹中有宿食，不得大便而发热，当以食药去其物则可便，后仍发暑者，在表也，亦宜解表，此皆钱氏、朱氏升麻汤，去甘草加黄芩尤妙。

洁古老人凉膈散去大黄、硝，解六经中热，亦治小儿瘾欲发之，则加防风、荆芥二物尤妙。守真说凉膈散亦妙，大便结小便赤者宜用，大小便已通者不宜也。朱氏、钱氏、王氏所论皆平，易老亦平，守真微凉，南北之地，法方宜不同也。折中汤液，万世不易之法，当以仲景为祖。

《金匮要略》方：阳毒之为病，面赤斑，斑如锦纹，咽喉痛，唾脓血，五日可治，七日不可治。阴毒之为病也，面目青，身痛如被杖，咽喉痛，死生与阳毒同，升麻鳖甲汤并主之。此王朝奉治阴阳毒升麻鳖甲汤，俱出仲景祖方。

### 瘾疮豌豆疮

《千金方》热病后豌豆疮，黄连一物煮浓汁服。又好青黛大如枣大，水服之，差。又法木香一物，煮浓汁服。

### 五物木香汤

治疮烦疼。

青木香二两　丁香一两　薰陆香　白矾各一两　麝香

上剉，每服四钱，水一盏半，煎至一盏，温服。热盛者加犀角一两，无则以升麻代之；轻者去矾，大效。

### 犀角大青汤

大青三两　栀子四十枚　犀角一两

上㕮咀，每服五钱，入豉半合，水一小盏半，煎至一盏，去滓服。初虞世云：小儿疮疹之候，与伤寒、温疫相似，疑似之间，可先与解肌汤。大人伤寒、中风、温疫，疮子已发，热未退，并可用解肌汤。小儿疮疹出不快，浓煎紫草汁服。又牛蒡子炒熟为末，同荆芥煎服。

### 消毒犀角饮子　治癍。

牛蒡子　荆芥　甘草

上粗末，水煎服。

### 钱氏消毒散

牛蒡子　荆芥　甘草

上粗末，水煎服。

## 王朝奉癍论

发癍者，下之太早，热气乘虚入胃故也。下之太迟，热留胃中亦发癍，或服热药过多亦发癍。微者赤癍出，五死一生，剧者黑癍出，十死一生也。皆当用白虎人参汤，一名化癍汤，及阿胶大青汤。孙兆云兼与紫雪，大妙。可下者，用调胃承气汤。暑月病阳重，常宜体后见微癍，当急治之。

### 阿胶大青汤

大青四两　甘草二两

上为粗末，每服四钱，水一盏半，入豉半合，煎至一盏，去滓，入炙过阿胶二片，再煎胶消服。华佗云：此方主热病不解，下利笃困。又主伤寒热病十余日以上，发汗吐下后，热不除，利不止，癍出，黄疸，皆可疗之，神效。

## 王朝奉议论并方

阴阳毒不可以常法治之，《金匮》云：阳毒之为病，面赤斑，斑如锦纹，咽喉痛，唾脓血，五日可治，七日不可治。阴毒之为病，面目青，身疼如被杖，咽喉痛，死生与阳毒同，升麻鳖甲汤并主之。《千金》阳毒汤治伤寒一二日，变成阳毒，或服药吐下后，变成阳毒，身重，腰脊背痛，烦闷不安，狂言或走，或见鬼，或吐血下利，其脉浮大，面赤斑，斑如锦纹，咽喉痛，吐脓血者，五日可治，七日不可治，宜升麻汤。阴毒汤治伤寒初病一二日，变成阴毒，或服药六七日已上，至十日变成阴毒，身重背强，腹中绞痛，咽喉不利，毒气攻心，心下坚强，短气不得息，呕逆，唇青面黑，四肢厥冷，其脉沉细紧数。仲景云：此阴毒之候，身如被杖，五六日可治，七日不可治也。方一百七甘草汤。

### 又阴旦汤　治伤寒肢节疼痛，内寒外热，虚烦者。

### 阴阳毒升麻鳖甲汤

升麻　当归　甘草各三两　蜀椒去汗，一两　鳖甲炙　雄黄半两，研

上㕮咀，每服五钱，水一盏半，煎一盏，去滓，温服。

《肘后》《千金》阳旦汤用升麻，无鳖甲，有桂；阴毒用甘草，无雄黄。

### 阳毒升麻汤　此二药与《活人》特异，当有别议。

升麻半两　当归　蜀椒　雄黄　桂各一两

上每服五钱，水一盏半，煎至一盏，去滓，温服，厚覆手足取汗，得吐亦佳。

### 阴毒甘草汤

甘草　升麻各半两　当归　蜀椒　鳖甲一两

上每服五钱，水一盏半，煎至一盏，去

滓，热服，不汗再服。王朝奉阴阳二毒升麻等汤，俱出《金匮》，议论与《活人》同，治阳毒升麻等汤特异，用者当择。

### 阳旦汤　二旦方皆出《活人》，大同小异。

桂枝汤加黄芩二两，余同本方加减法。自汗去桂加附子一枚用。渴者去桂，加栝蒌根三两；利者去芍药，加干姜三两，附子一枚炮；心下悸者，去芍药，加茯苓四两；虚劳里急，正阳旦汤主之，若脉浮紧者不可与服之。

### 阴旦汤

芍药　甘草各二两　干姜　黄芩各三两　桂四两

上每服五钱，水二盏半，煎至一盏，去滓服。

治伤寒肢节疼，内寒外热，虚烦者，宜服之。

### 甘草汤　治咽喉痛，阴阳毒未较。

甘草一味五钱

上水一盏煎，去滓服。

### 沉香连翘散　治一切肿毒，疼痛欲死者，立止。

青木香　沉香　升麻　麝香　乳香　丁香　独活　桑寄生　连翘　木通已上各一两　川大黄煅，五两

上为粗末，每服三钱，水二盏，煎至一盏，空心热服。半日以上未利，再服。本方有竹沥、芒硝，斟酌虚实用之。

### 内化丹　治脑背疮疽，初觉肿硬，未有头脑，并诸肿不消，始觉便服此药，微利数行，其肿免致出脓。

南乳香半两　没药半两，另研　川乌大者，水浸一夕，炮，去皮脐，半两　海浮石醋淬七次，半两　巴豆四十九粒，去皮，不出油

上为细末，将川乌末余药和研匀，以浮石醋打，面糊丸如桐子大，量虚实加减，空心五七丸，温酒下，忌热物。

### 夺命丹　治恶疮脑疽发背。

大黄切作块，大磁器内盛之，搅九九八十一遍，如此飞过，一两　牡蛎一两　生姜一两　没药　乳香各一钱

上为粗末，转作丸子，用好酒一升，木炭火熬一沸，耗二分，用碗盛之，夜露一宿，早晨去滓，空心服之，不可乱传。

### 治发背疮方

苍耳子炒黄，擦去其刺，再炒深黄，不见风，碾细末，每服五钱匕，好热酒调服，食前临卧。一则用大黄、牡蛎；二则用苍耳，则知有内外之不同也。前有夺命丹，二药表里不同，何以然？乃膏粱之变，脉沉而滑，地之湿气害人皮肉、筋脉，脉浮而滑，所以有泄之、发之之异也。灸法一与前内托散，论议相通。

### 大补十全散

参芪术茯草，芍地桂归川。三五钱秤用，生姜枣水煎。妇人虚弱用，名美号十全。

治男子妇人诸虚不足，五劳七伤，不进饮食，久病虚损，时发潮热，气攻骨脊，拘急疼痛，夜梦遗精，面色痿黄，脚膝无力，一切病后气不和，失精，忧愁思虑，伤动血气，喘嗽中满，脾胃气弱，五心烦闷，并皆治之。此药性温不热，平补有效，养气育神，醒志止渴，顺正辟邪，温暖。

川芎　桂　芍药　甘草　黄芪　当归　人参　白术　茯苓　熟地黄各等分

上粗末，每服五钱匕，水一盏半，生姜三片，枣二枚，煎至七分，无时温服。且参、术、茯苓、甘草，四君子汤也；川芎、芍药、当归、地黄，四物汤也，以其血气俱衰，阴阳并弱，天得地之成数，故名曰十全散。保命救生丹出十全例。

**内托散** 此方在补虚门。

当官人芷桔，芎芪草厚风。可治膏粱变，补托有神功。

本方注云：未发者消散，已发者早脓，兼治时气，服者当求脉之原，若其人本虚脉虚宜用此，若脉不虚不宜用此，反此则害人多矣。《经》云：地之湿气，感则害人皮肉筋脉，而生疽者，宜此药托之。上膏粱之变，饶生大疔者不宜用之，宜以羌活、连翘、大黄、生地黄汤下之。荣气不从，逆于腠理，乃生痈肿。荣逆血郁，郁则热聚为肿。正理论曰：热之为过，则为痈肿，荣气不从，亦有不热者乎？答曰：膏粱之变，芳草之美，金石之过，气血太盛，荣卫之气充满而抑遏不能行，故闭塞血气，腐而为痈也，当泄之，以夺盛热之气。若其人饮食疏，精神衰，气血弱，肌肉消薄，荣卫之气短促而涩滞，故寒薄腠理，闭郁而为痈肿也，当补之，以接虚怯之气，亦当以脉之浮沉别之，既得盛衰之异，泄之则连翘、大黄，补之则内托散之类是也。故《经》云：膏粱之变，饶生大疔，陷脉为瘘，留连肉腠，此之谓与钦。疮疡自外而入者不宜灸，自内而出者宜灸。外入者托之而不内，内出者接之而令外。故《经》云：陷者灸之。灸而不痛，痛而后止其灸。灸而不痛者，先及其溃，所以不痛，而后及良肉，所以痛也。灸而痛，不痛而后止其灸。灸而痛者，先及其未溃，所以痛，而次及其将溃，所以不痛也。《圣惠》治脑疽发背用阳明药，如犀角、麻黄、石膏之类，以其变在手太阴。发渴，或相火在中，故不用太阳药，只用阳明也。海藏黄芪汤与四物汤相合，亦名托里汤也。内加桂、沙参尤佳，以其气血齐补也。

**易简胃风汤** 治大人小儿风冷乘虚入客肠胃，水谷不化，泄泻注下，及肠胃湿毒下如豆汁，或下瘀血，日夜无度。

人参 茯苓 川芎 桂 当归 芍药 白术各等分

上㕮咀，每服二钱，水一大盏，粟百余粒，同煎七分，去滓，稍热服，空心食前，小儿量力减之。此方加熟地黄、黄芪、甘草等分，足为十味，名十补汤，大治虚劳。嗽加五味子；有痰者加半夏；发热加柴胡；有汗加牡蛎；虚寒加附子；寒甚加干姜。皆依本方等分。此须脾胃壮者可服，稍不喜食则不可用，往往今人只依脾虚停积，痰饮发为劳治之，服此等药，愈伤胃气至于不效者，比比皆是，不可不知也。若骨蒸发热，饮食自若者，用大补汤、柴胡各二两，分作十服之。人参治气短，茯苓小便不利，川芎脉涩弦，官桂恶寒，当归脉涩，白芍药腹痛，白术胃热湿盛。先便后血者，血在上也；便血相杂者，血在中也；先血后便者，血在下也。

洁古云：防风为上使，黄连为中使，地榆为下使。血瘀色紫者，陈血也，熟地黄；血鲜色红者，新血也，生地黄。寒热者，加柴胡。肌热者加地骨皮。此证乃甲欺戊也，风在胃口中上，湿泄不止，湿既去尽，而反生燥，庚欺甲也。本无金气，以其甲胜戊虚，庚为母复仇也。故《经》曰：亢则害，承乃制，是反制胜己之化也。若脉洪实痛胜者，加酒浸大黄。人参、芍药、桂、川芎、当归、白术、茯苓七味为粗末，姜煎服之，主胃风。

**人参黄芪甘草三物汤** 治疮疡发渴。

**黄芪甘草二物汤** 治肤痛内加防己为防己黄芪汤。十全散减黄芪、甘草、熟地黄即胃风汤也。《内经》有结阴便血一条。初结一升，再结二升，三结三升。

## 芍药甘草例

**仲景芍药甘草汤**

白芍药四两 甘草

芍药白补而赤泻，白收而赤散也。酸以收之，甘以缓之，酸甘相合，同补阴血。上二味，㕮咀，水三升，煮取一升半，去滓，温服。

**甘草干姜汤**　《内经》曰：辛甘发散为阳。甘草、干姜以复阳气。

甘草炙，四两　干姜炮，二两

上㕮咀，如前煎服之。

**四逆汤**

甘草　干姜　附子

上三味，依法煎服。

**芍药甘草附子汤**

**芍药甘草黄芩汤**

**甘草一物汤**

**《伤寒类要》又甘草一物汤**　治伤寒脉代，见心悸动，危困者。

甘草二两

水三升，煮取一升半，服七合，日二，亦治肺痈。

**仲景炙甘草汤**　治伤寒脉结代，心悸动，此汤主之，属太阳证也。

甘草　生姜　人参　桂枝　大枣　麻仁　生地　麦门冬　阿胶麸炒熟，各等分

上㕮咀，每服用五钱，水一盏半，酒一盏，煎至八分，去滓，入胶尽服。

### 东垣先生芍药甘草例

**芍药二甘草一汤**

脉弦加防风、川芎，脉洪加黄芩，脉缓加桂枝，脉涩加当归，脉迟加干姜，大便软加白术，小便涩加茯苓。杂病腹痛，服诸药不效，神应丸。

### 桂苓例

**桂苓丸**

乌梅肉一两　桂半两　茯苓二两

上焙梅干，桂、苓皆忌见火，三味同为极细末，炼蜜丸如鸡头大，每服十丸，细嚼，白汤送下，津咽亦可。

**荔枝煎**

乌梅肉焙干，一两　干木瓜半两　神曲七钱，微炒　白茯苓七钱　豆粉一两，生用　桂去浮皮净，秤半两

上曲粉别为细末，余四味碾极细，后入曲粉，和匀，炼蜜作挺，每挺一两，可作十丸，津化下。草豆蔻御方思食丸同。

**千里浆**　一名水胡芦，并见《集古》。

木瓜半两　紫苏叶　桂去皮，各半两　乌梅肉　赤苓各一两

上为细末，炼蜜丸弹子大，每服一丸，细嚼，津化，新汲水亦得。

**乌梅散**　治下痢津液少，大渴引饮不休。

乌梅焙，半两　茯苓去皮，一两　木瓜一两　一法加桂三钱

上㕮咀，每服五钱匕，水一盏，生姜三片，煎至七分，去滓服。

**紫苏汤**　治烦闷，口干多渴，咽膈不利，手足烦热。

紫苏叶三两　甘草五两　乌梅肉四两　杏仁一两，去皮尖　盐五两

上为细末，每服二钱，汤点服。

**大顺散**　此法出桂枝干姜甘草例。

桂　干姜炮，各八分　甘草炙，六两　杏仁八两

**桂苓白术丸**

五苓散内去猪苓，加姜屑、半夏、陈皮糊丸。又加黄连、黄柏为坚中丸。

**又千里浆**

麦门冬　紫苏叶　木瓜　甘草炙　白茯苓　乌梅肉　杏仁去皮尖，各半两　川百药煎一两

上为细末，酒糊为丸，如樱桃大，噙化。一法去牵牛蜜丸，蜡固剂，一丸噙之，

亦名水胡芦。

### 又方

百药煎　乌梅　紫苏　人参　甘草　麦门冬

上各等分，为末，热汤点服。

### 荔枝汤

乌梅　甘草各三两　白芷半两　百药煎二两　白檀二钱半

上为末，点服。

### 梅葛散

百药煎　乌梅肉　甘草各一两　丁香

上细末，煎服。

### 桂浆出一斗料例

桂三两，去浮皮　白茯苓去皮，三两　麦糵面半两　神曲半斤

上四味为细末，蜜三斤，熟水一斗。

一法加乌梅。

### 蜜酒

好蜜二斤　水一碗　细曲二升　好干酵二两

上先熬蜜水，去花沫，令绝冷，下酵，每日三搅，三日熟。

## 神术汤拾遗

### 神术加藁本汤

### 神术木香汤　通治雾露之气。

### 菩萨散　治眼。

是神术汤内加荆芥、白蒺藜，细末，盐汤点眼，酒亦可。

### 仲景乌梅丸　治伤寒呕吐后，又用治下利。

乌梅三百二十个　细辛一两半　干姜二两半　黄连四两　当归一两　附子二两　蜀椒一两　桂枝一两　人参二两　黄柏二两

上将乌梅好醋浸一宿，去核蒸之五斗米下，饭熟杵成泥，和药令相得，臼中与蜜杵二千下，丸如桐子大，食前饮下十丸，日二

服，加二十九丸，分两随证，主治加减。此方当在厥阴条。

### 钱氏芍药柏皮丸

芍药　黄柏

### 守真柏皮丸

芍药　黄柏　黄连　当归

### 四信散

黄连　黄柏　芍药　干姜

孙用和治血痢以腻粉五钱，定粉三钱，同研匀，水浸，蒸饼为丸，绿豆大，每服七丸或十丸，艾十枝，水一大盏，煎汤下，汤多尤佳。

### 古方驻车丸

黄连六两　干姜　当归　阿胶各二两

上以上三味，捣筛，以三年米醋煮阿胶令消，和药，众手拈丸梧子大，每服三十丸，饮下，日三。如无三年醋，只用酽醋。

### 柏皮汤　专治久血利甚验。

柏皮　黄芩各二两

上㕮咀，每服四钱，水二盏，煎至一盏，去滓，入阿胶三片，再煎胶化服。腹痛甚者加栀子一两，小便不利者加茯苓六分。

### 活人黄连阿胶汤　治热毒入胃，下利脓血。

栀子　黄连　黄柏

上㕮咀，依法煎服。

### 活人三黄熟艾汤　治伤寒三四日，大热下利，热药不能止。

黄芩　黄连　黄柏　熟艾

海藏云：以上苦寒之药，原病不经内伤冷物者宜服，亦当察人之虚实及以脉别之。

《经》曰：脾脉外鼓沉为肠澼久不已，外鼓谓动于臂外也。肝脉小缓为肠澼易治，肝脉小缓为乘肝，故易治。肾脉小搏沉为肠澼下血，小为阴气不足，搏为阳气乘之，热在下，故下血也。血温身热者死。然血温身热，阴气丧乱，故死。心肝澼亦下血，肝藏

血心养血故溏，皆下血也。上二脏同病者可治，心火小，木火相生故可治。其脉小沉涩为肠溏。心肝脉小而沉涩者溏。其身热者，是火气内绝，去心而归于外也，故死。火成数七，故七日死。

### 仲景治痢紫参汤

紫参半斤　甘草二两

上以水五升煮紫参，取汁二升，入甘草再煎，去一升，分作三服，放温服之。

扁鹊云：若衄血、吐血，脉当沉细，若反浮大而牢者死。

叔和云：衄血吐血沉细宜，忽然浮大命倾危。《经》云：泄脱血而脉实，若遇于此，皆曰难治。又云：血温身热者死。

### 单黄连加减例

当在手少阴条下，以其利在肠胃，故列于此

#### 黄连

加豆蔻、木香为豆蔻香连丸；加陈皮为柏连丸；加诃子、木香为小香连丸；加黄柏为二圣丸；加木香、白附子为白附香连丸；加榆仁为榆仁丸；加阿胶、茯苓为阿胶丸；加阿胶、干姜、当归为驻车丸。

#### 牛蒡子根散　国医孙用和传。治汗不流，古方罕言之，此是汗出时盖覆不周，汗出不匀，以致腰背手足挛搐。

牛蒡根二十条　麻黄二两　牛膝二两　天南星二两　地龙一两

上牛蒡根去皮切，并诸药入砂盆内研细，好酒一升，同研烂，新布取汁，后用炭火烧一地坑子，内通红去炭扫尽，药汁内坑中，再以火烧黑色，将出于乳钵内，细研，每服半钱，温酒调下，日三服。用和亲患三年，服之大效。

#### 玄胡丸　海藏评解利伤寒丸药杂例并本方注后。

玄胡　当归　青皮　陈皮　三棱　广茂　木香　干姜另为细末，各半两　雄黄二钱，研粉，入姜末同研

上醋糊丸桐子大，每服三二十丸，白汤下，解利内外伤，诗曰：

玄归三广木，青陈姜与黄。

醋糊丸桐大，偏宜内外伤。

#### 紫霜丸　治伤寒温壮，内夹冷实，或已得汗，身热不除，及变蒸发热，日久不解，因食成痫，俗呼为食迷风。

代赭石火烧醋淬　赤石脂上末，各一两　巴豆三十个，去皮脐，炒研　杏仁五十个，去皮尖，面炒，另研

上用研匀，汤浸蒸饼为丸，黄米大。小儿初生三十日以外，可服一丸；半岁、一年、二年，可用三丸乳下，米汤亦得。

#### 无名丸　解内外与四生例相似，在半夏例条下。

贯众　茯苓　代赭石各一两，醋淬　自然铜三两三钱，醋淬九遍　寒水石烧成粉，四两　黑豆去皮，研细，四两

上件为细末，小麦面为丸，绿豆大，生姜汤送下三五十丸。

无名丸此药不知来例，别无解利味数，止是贯众治头风，有毒解毒，大抵解疫疠毒气则效，非若古法之分经也。《本草》云：代赭石苦甘寒，主鬼疰贼风。自然铜辛平无毒，疗折伤，散血主痛。贯众治头风；半夏治伤寒寒热；巴豆辛温，主伤寒，温疟寒热；㷱煎亦解利。此三药虽云治伤寒，止治因内感而发出之外多效，若外感一日，太阳受之，不宜用此，不知药性者，不可执此解利外感，此药大抵止治内不能行经。若欲行经，非汤液不能也。代赭石、自然铜二味，兼以醋淬煅，以苦酒与火力同能上行，故解利也。若以代赭、自然二石，以性论下行之体无疑，更当详紫霜丸主治伤寒温壮，内夹

冷实一句，只知无名体也。

### 天麻朱砂丸　治内外伤。

天麻一两　雄黄半两　朱砂二钱　巴豆去皮膜油，半两，约二百粒

上为细末，蜡和作挺子，旋丸如黍米大，每服三五丸，温酒白汤送下俱得，食后。玄明丸内有雄黄、干姜、苦酒，与此一体。《本草》云：雄黄味甘，治百节中大风，所以解利。

### 安先生传易老解利二药

狼毒　大戟　草乌头生用，各等分

上为细末，醋糊丸，桐子大，每服五七丸或十丸，温水下。

### 解利伤寒嚏药

干山药　藜芦连须，一钱

上为细末，纸拈嚏之。

### 杨氏内解丸

芫花　红药各等分

上为细末，生用，醋糊丸，如绿豆大，温水下一丸，少顷，以葱醋米汤投之，无时。

### 四生丸

天南星　半夏　芫花　自然铜各等分

上为细末，醋打，荞麦面为丸，绿豆大。酒积、痰饮、胸胀腹满、食饮不消，五丸临卧温水下，忌热物；伤寒、时疾，豆豉汤下十五丸，三服；解心气大痛，温醋汤下。

**第 三**

赵州教授兼提举管内医学王好古进之诠次

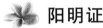 **阳明证**

先足经从汤液，次手经从杂例

**仲景白虎汤**　治身热头疼，鼻干不得卧，尺寸脉俱浮而长，又治伤寒脉浮滑，此表有热，里有寒，非寒冷之寒，寒邪之寒热也。

石膏四钱　甘草半钱　知母一钱半　粳米一勺

上粗末，每服五钱匕，水一盏半，米熟，去滓，温服。

**白虎加人参汤**　治动而伤暑大渴。

**白虎加苍术汤**　治静而伤暑不渴。

**白虎加桂汤**　治中暑自汗微恶寒。

**白虎加栀子汤**　治小便淋而烦。

**白虎加五味汤**　治嗽而少津液。

**竹叶石膏汤**　治伤寒解后，虚羸少气，逆欲吐。

石膏二钱　人参半钱　粳米百粒　半夏二钱半　甘草一字　竹叶五片　麦门冬一钱

上为粗末，每服五钱匕，水一盏半，煎至米熟，温服。

**张仲景炙甘草汤**　本方在太阳门《伤寒类要》甘草一物汤后。此本太阳证，当列于太阳条下。胸者，肺之府也，故入阳明例。

**活人五味子汤**　治伤寒喘促，脉伏而厥。

五味子半两　人参　陈皮去白　杏仁去皮尖　生姜　麦门冬去心，各二钱半　枣三枚

上剉如麻豆大，水二盏半，煎至一盏，去滓，分二服，熬猪肚汤。益气之源以消阴翳则便溺有节，羊肉冬瓜汤。膏瘅饮水溲多，肾气丸。胃热消谷善食而瘦，地黄丸。

消渴手太阳不止，消中足阳明。消肾足少阴瘅成。消中而数少便。内化丹、麦门冬饮、易老顺气散、小承气汤也。凤髓丹、化水丹，壮水之主以制阳光，则渴饮不思。

仲景诸泻心等汤，手少阴也，以其心下痞，故入阳明例。况服栀子、黄芩、黄连、黄柏、大黄为上泻心经之剂，安得不例阳明乎？

**大黄黄连泻心汤**　治太阳病，医发汗，遂发热恶寒，因复下之，心下痞，表里俱虚，阴阳血气并竭，无阳则阴毒，复加烧针，因胸烦面青黄肤瞤者难治；若色微黄，手足温者易愈。心下痞，按之濡，其脉关上浮者。

大黄二两　黄连一两　加黄芩为伊尹三黄汤

上二味，剉如麻豆大，沸汤二升渍之，须臾绞去滓，分温再服。

**附子泻心汤**　治心下痞而复恶寒汗出。本以下之，故心下痞，与泻心汤，痞不解，其人泻而躁烦，小便不利而口干渴者，五苓散主之。

大黄　黄连　黄芩　附子

**生姜泻心汤**　治伤寒汗出解之后，胃中不和，心下痞硬，干噫食臭，胁下水气，腹中雷鸣下利者，此汤主之。

生姜　半夏各二两　甘草　黄芩　人参各一两半　干姜　黄连各半两　枣六枚

上八味，以水五升，煮取三升，去滓，再煎取一升半，温服半升。

**易老门冬饮子**　一名生脉散　治老弱虚人大渴。

白茯苓去皮　人参各二钱　麦门冬去心　五味子各半两　枸杞子　甘草炙，各三钱

上㕮咀，生姜水煎，此药与内化丹相表里，手太阴足少阴子母上下经也。

**王明奉录《千金》方**　此方本意出竹叶石膏汤例，以此知仲景群方之祖也。治劳复，能起死人，气欲绝者主之。有效用麦门冬汤。

**麦门冬汤**

麦门冬一两　甘草炙，二两　粳米半合

上麦门冬去心，为细末，水二盏，燕粳米令熟，去米，约得汤一小盏半，入药五钱匕，枣二枚，去核，新竹叶十五片，同煎至一盏，去滓，大温服，不能服者，绵滴口中。后人治小儿不能灌药者，宜用之绵滴法。此方不用石膏，以其三焦无大热也。兼自欲死之人，阳气将绝也，故不用石膏。若加人参，尤妙。

**玉露散**

寒水石半两　石膏半两　甘草二钱，半生半炙

上为细末，汤调服。

《外台》：蒸病，一曰骨蒸，二曰脉蒸，三曰皮蒸，四曰肉蒸，五曰内蒸，各随脏主。又二十三蒸，各应见汤液主之尽矣。五曰内蒸，所以言内者，必外寒热，把手附骨而热也，其根在五脏六腑之中心。

因病后得之，骨肉自消，饮食无味，或皮毛燥而无光泽，蒸极之时，四肢渐细，足肿趺起。石膏十两，碾如乳粉，法水和服方寸匕，日再服，以体凉为度。

《类要》治膏瘅，饮少小便多。

秦艽一分，出汗　瓜蒂二分，末

上水调服方寸匕，日三服。此方服之令人多吐，宜约量多少，不可大过，一升分三。

**伊尹甘草泻心汤**　治伤寒中风，医反下之，其人下利，日数十行，米谷不化，腹中雷鸣，心下痞硬而满，干呕心烦不得安，医见心下痞，谓病不尽，复下之，其痞益甚，此非结热，但以胃中虚，客气上逆，故便硬也。宜此汤主之。

甘草二两　半夏一两　黄芩　干姜各三两半　黄连　人参各半两　枣六枚

上七味，以水五升，煮取三升，去滓，再煎，取一升半，温服半升分三。伊尹汤液，此汤也七味，今监本无人参，脱落之也。伊尹三黄汤无黄芩，亦后人脱落之也。

**半夏泻心汤**　治下利而不痛者为痞也，痛即为结胸。

半夏一两一钱半　黄芩　人参　甘草炙　干姜各两半　黄连半两　大枣六枚

上水五升，煮取三升，去滓，再煎一升半，温服半升，分三服。

**钱氏泻心汤一物**　易老亦用一物。导赤散泻丙，泻心汤泻丁。

**导赤散**

生地黄　木通　甘草　竹叶各等分

上㕮咀，水煎，去滓服。一法去甘草加黄芩，为火府丹，炼蜜为丸，弹子大，细嚼，竹叶汤送下。

**一物泻心汤**

张子秀先生为泄癫汤，其法见癫论改误。

伊尹三黄汤，钱氏改为丸，治吐血黄疸。

活人黄连解毒汤四味，无大黄亦得，与四物汤相合，为各半汤。守真为既济解毒丸。活人解毒四味，海藏加防风、连翘为五黄丸，亦合。

防风金花丸治风热。加柴胡治小儿潮热；加葛根治酒毒；加芦荟、青黛为衣，治小儿肝热并瘛热，食涂上抨，面黄腹大而足细，久则不治。

**仲景茵陈蒿大黄汤**　治湿热发黄。

茵陈蒿六　大黄三　栀子二

**栀子柏皮汤**　二物　治燥热发黄。

**文潞公药准**

**仲景茵陈蒿大黄汤**　治发黄，大便自利不止者，加黄连、黄柏各三两，今加大黄用之多效。栀子柏皮汤加大黄、黄连，《活人》合而用之，改名解毒汤。仲景本方无黄芩，奉议方复有黄芩。《活人》用之，伊尹汤液大黄、黄芩并脱落之也。文潞公连柏二物汤治黄有神，寒热者加小柴胡汤。

**李思训论议**

发黄有阴阳，然当犹为末也。云阳者，大渴而不与水，炎热而不通风是也；云阳黄者鲜之，原药过剂施之，而遂寇阳和，既言此二句，当时本无阴候，但言黄证，皆阳坏而成阴，不必直指有阴证，故治黄茵陈蒿为君，佐以栀子、大黄之属是也。若太阴有黄，不必茵陈蒿，内用干姜，只用理中温药

足矣。既有茵陈蒿干姜汤，则知热证坏而成寒也，学者要穷其源，故大病主药内加热以温之也。谓如桂枝加芍药、桂枝加大黄，皆于本药外所可宜者加之也。大黄黄连泻心汤，文潞公：《金匮要略》为三黄丸；钱氏改为三黄汤；去黄芩为二圣丸，二味等分，细末，猪胆汤煮熟，一如绿豆大，每服十丸，米饮下。

**香连丸**　治泄利。

**橘连丸**　疳瘦。胆煮粟米粥为丸。

杂病发黄，脾虚也。黄久不去者，有积也。补脾磨积则可，不可用凉泻之药。

**活人酒煮黄连丸**　治暑毒伏深久不差，无药可治，大渴者，宜此。上黄连四两，无灰酒浸上一寸，以重汤熬干，碾为细末，糊丸绿豆大，热水下三十丸，胸中清凉不渴为愈。《肘后》治黄疸，医所不能治，水芘汁顿服一小升，平旦服食后，须臾小便出愈，不尔再服。

**红丸子**　治大人脾积气滞，胸膈满闷，面黄腹胀，四肢无力，酒积不食，干呕不止，脾连心胸及两乳痛，妇人脾血积气诸般血癥气块，及小儿食积，骨瘦面黄，肚胀气急，不嗜饮食，渐成脾劳，不拘老少，并宜服之。

京三棱三斤，水浸令软，切作片子　蓬莪术五斤　陈皮五斤，拣净　胡椒三斤　青皮五斤　干姜三斤，炮

上六味同为细末，醋糊为丸，桐子大。矾红为衣，每服二十丸，食后姜汤送下，小儿临时加减服之。

**易简红丸子**　修合治例之法并见前方。

京三棱　蓬莪术　陈皮　青皮　胡椒　干姜　阿魏　矾红

上每服六十丸，姜汤送下，大治大人小儿脾胃等患，用极有神效。但三棱、蓬术本能破癥消癖，其性猛烈，人不以此为常服之

剂，然今之所用者，以出产之处隔绝，二药不得其真，乃以红蒲根之类代之，性虽相近，而功力不同，年老、虚人、小儿、妊妇，以其治病不能伤耗真气，但服之无疑。此药须是修合令精细，用好米醋煮陈米粉为丸。若自修合之时，当去阿魏、矾红，名小橘皮煎，寻常饮食所伤，中脘痞满，服之应手而愈。大病之后，谷食难化及治中脘停酸，并用姜汤下。脾寒疟疾，生姜橘皮汤下。酒疸谷疸，遍身皆黄，大麦汤下。两胁引乳作痛，沉香汤下。脾食积，面黄腹胀，时或干呕，煨姜汤下。妇人脾血痛，及血癥气瘕，并经血不调，或过而不来，并用醋汤下。寒热往来者，尤宜服之。产后状如癫痫者，此乃败血上攻，迷乱心神所致，当以此药，用热醋汤下，其效尤速。男子妇人有癫痫之疾者，未必皆由心经蓄热者，亦因脾气不舒，遂致痰饮上迷心窍，故成斯疾。若服凉药过多，则昏乱益甚，当以此药，辰砂为衣，以橘皮煎汤下，名小镇心丸。妇人恶阻呕逆，全不纳食，诸药不效，惟此最妙，仍佐以二陈汤服之，疑其堕胎，必不信服，每每易名用之，特有奇功，然恐妊妇服此之后，偶尔伤动，归咎于此药，故不敢极言其妙矣。痰迷者红丸子。心热者妙香丸。小便不利，烦躁喘渴，加茯苓、猪苓、滑石、当归、官桂。躁烦喘呕不渴，加陈皮、白术、半夏、生姜、茯苓。四肢遍身冷，加附子、甘草。

茵陈蒿治肢体逆冷，腰上自汗，加附子、干姜、甘草；身冷汗不止者，加附子、干姜。

茵陈附子汤未已，其脉不出，加吴茱萸、附子、干姜、木通、当归。

韩氏立名，虽曰茵陈茯苓汤、茵陈橘皮汤、小茵陈汤、茵陈四逆汤、茵陈附子汤、茵陈茱萸汤，大抵只是仲景治阴证加茵陈

也，用者要当识之。此证言是温热与寒湿，故入阳明例，谓关天五之气。

**丹砂丸** 劳复后目中及遍身黄。

丹砂　马牙硝　麦门冬　犀角　牛黄　金箔

上治下后不任承气者，宜丹砂丸，腻粉一钱下之，用砂糖、轻粉新汲水调下。烦躁，《病源》云：阴少阳胜也。阴病亦有烦躁病。少阴病吐利，烦躁四逆者，死。结胸证有烦躁者，死。大青龙证亦有烦躁而燥。金匮竹皮大丸主虚烦佳。又茯苓散、猪苓汤并主烦躁。少阴病吐利手足逆冷，烦躁，茯苓四逆汤。发汗吐下后复烦不解者，茯苓四逆汤。少阴病吐利，手足逆冷，烦躁欲死者，吴茱萸汤。又八正散治烦躁佳。

**仲景栀子豉汤** 治懊恼烦躁不得眠。

栀子四个　豉半两

上水二盏，煎栀子至一盏，入豉煎至七分，温服，得快止后服。一法加甘草三钱半，本非吐药，以燥湿郁甚，以此攻之，不能开通，则反吐，因吐则发泄郁结之气，及行津液，而血气宣行。若少气加甘草，以其邪在上焦而不受药，故吐之。栀子甘草豆豉汤，呕者加生姜三钱。

**栀子厚朴汤** 治伤寒下后，心腹胀满，起卧不安。

栀子四两　厚朴一两　枳实一枚　生姜三片

水煎服。

**栀子干姜汤** 治阴黄伤寒，医以丸药下之，身热不去，微烦。

栀子四枚　干姜半两

上水煎服。

已上五法，皆汗下吐后用之，以邪气陷于胸中，居最高之地，故随证加减用之。《经》曰：其高者因而越之。

**活人薤白汤** 治下利如烂汁。

栀子　豉　薤白

上剉，先煮栀子，次下薤白，次豉，水三升，煮取一升，温服。

**凉膈散**　此药阳明兼少阳气中之血药。

栀子　大黄　芒硝　黄芩　薄荷各半两

桔梗　甘草各一两　连翘七钱半

上㕮咀，每服五钱匕，水煎，临卧时服，加生姜煎亦可。苦泄之剂下行居膈中，铁渡江非舟楫不能载，此药大概治左寸沉实而可下者。本方无桔梗。一法加防风。治肺金邪热，嗽有痰者，加半夏。易老减大黄、硝，解伤寒杂病，六经中热。凉膈与四物汤各半服，能益血泄热，一名双和散。

**文潞公药准注李琬方**

山栀子　防风　连翘　柴胡　甘草

活人栀子连翘防风甘草汤兼少阳。钱氏去连翘加藿香、石膏为泻黄散。《内经》云：诸气膹郁，皆属肺金。凡人有此疾，不可不用薄荷，故刘禹锡用此药以治膹气发肿利关节也。易老凉膈散去大黄、硝，治六经中热，说得极有理，何以知？陈士良云：柴胡能引诸药入荣卫，疗阴阳毒，伤寒头痛，四季宜服。又云：柴胡主风气壅并攻胸膈，当茶食之。以此知易老之言有自来矣。

**薄荷例**此药手太阴
兼厥阴，故入阳明例

**薄荷煎**　主疗并见《局方》，今用《御药院》料例。

薄荷叶半斤　甘草一两　防风三钱　缩砂仁三钱　桔梗一半两　芎七钱半

《御药院》蜜料药一斤，蜜三斤，煨开便和。去砂仁，加姜、羌活、荆芥、甘菊、大黄、白芷、人参为八风丹，朱砂为衣。

**局方川芎丸**

川芎七钱半　细辛半钱　防风二钱半　薄荷七钱半　桔梗一两　甘草

上细末，炼蜜丸一两半，分作五十丸，嚼一丸，茶清下，食后。一法川芎丸加枳壳，除热痰嗽。去桔梗加荆芥、白僵蚕、天麻、羌活、白附子、川乌头、全蝎，名为不换金丹，朱砂为衣。

**防风丸**

防风　川芎　甘草　天麻已上各二两

上为细末，蜜丸，朱砂为衣，荆芥汤茶酒任下，每服作十丸。

**生明丸**

薄荷叶　川芎各七钱半　缩砂仁　甘菊花各半两

上为细末，蜜丸，每两分十丸。

**二白丸**　海藏法治虚人，禁凉药。

白檀　白芷　人参　川芎　白茯各三钱　防风七钱　藿香一两　桔梗半两　细辛　砂仁各三钱　甘草三钱半　薄荷叶一两

上为细末，蜜丸，弹子大，嚼一丸，茶清下。

**枳壳丸**

薄荷煎加苍术、木贼、甘菊、枳壳、荆芥。

**薄荷汤**　治风壅痰涎，精神不爽。

薄荷一两二钱　瓜蒌根一钱二分　甘草六钱半　荆芥　砂仁各半两　盐炒，四钱八分

上细末，每服一钱，点服。

**清神散**

薄荷叶三两　石膏四两，飞过，研　细辛五钱　荆芥穗　白檀　甘草各二两　人参　羌活　防风各一两

上细末，每二钱，点服。

**上清散**

细辛三钱　干菊　川芎　薄荷　石膏　甘草　防风　羌活　荆芥穗已上各一两

上细末，茶汤调服。

**香甲散**

川芎　青皮　白檀　干菊　甘草

349

上为细末，茶调服。

**消风散**　主治修制并见《局方》。

川芎　羌活　人参　茯苓　藿香　防风　甘草炙　僵蚕炒　蝉壳各半两　厚朴制　陈皮洗炒，各钱三分　荆芥穗半两

上为细末，茶酒任下，治沐浴感风寒。小儿用乳香、荆芥汤调下半钱，无时服。

**神芎散**　治偏正头痛，夹脑风，沐浴伤风等证，脱着同。

甘草半两　薄荷　石膏　羌活　独活　干菊　荆芥　川芎各一两

上细末，茶清下。如觉头风，两角痛，客主人是也，俗呼为太阳穴。

**又点鼻法**

人中白　地龙去土，各等分

上为细末，羊胆丸芥子大，用一丸，新水化开，点鼻中立止。

**化风散**　治痰厥偏正头痛，一切伤风。

荆芥　甘草各三两　石膏四两　薄荷　人参　羌活　细辛　防风　白檀各一两

上滚水茶清调下。

**化风丹**　太阳阳明合病。

防风半斤　羌活　白芷各四两　麻黄　川乌炮　甘草炙，各三两　川芎　藁本各二两　桂去浮皮　干姜炮　皂荚去皮弦子，各一两

上为细末，酒浸，蒸饼为丸，鸡头子大，嚼二丸，茶酒任下。

**三阳头痛**

羌活　防风　荆芥　升麻　葛根　白芷　石膏　柴胡　川芎　芍药　细辛　葱白

若阴证头痛，只用温中药足矣，如理中、姜附之类。《本草》注：桃花汤、赤石脂例当在手阳明条下。

**仲景桃花汤**　治伤寒下利不止，便脓血，治证全文并见本经。

赤石脂一斤半，一半全用，一半米用　干姜一两　粳米半合

上以水七升，煮米熟为度，去滓，每服七合，内石脂末方寸匕，日三服，愈后止再服，不必尽剂。

**乌头赤石脂丸**　主心痛彻背者。

乌头炮，一钱　附子炮，二分　赤石脂　干姜　蜀椒各三两

上为细末，炼蜜丸如桐子大，先服一丸，不知稍增。

桃花丸亦治妇人崩中漏下，下痢脓血桃花汤。纯下血，栀子柏皮汤。治大冷洞泻，腹滑下赤白，腹痛驻车丸。孙用和治下利又血热痛，柏皮汤。若尿血可延胡索散。

**古方驻车丸**

黄连六　干姜二　当归二　阿胶六

上先以醋煮胶令消，入前三药，和均，众手丸桐子大，米饮下三十丸。

**古方三黄汤**　后人以为柏皮汤。

黄连一　黄芩二　黄柏三

每服四五钱，水一盏半，煎至一盏，去滓，阿胶二片，煎化服之。痛者加柏子，小便不利加茯苓。兼久血痢甚效。

**延胡索散**　治尿血。

延胡索一两　朴硝三分

上以水煎服之。

**东垣二红丸**　治小肠下利，夜多昼少，左手寸脉弦细，此从丙至壬，下补丹田，四肢厥冷，手足心反温，是为效也。

朱砂半两　附子　干姜　赤石脂各二钱

上为细末，酒糊丸桐子大，米汤下，少时以物压之，急剂不可缓也。

**东垣三白丸**

干姜一两　白石脂　寒水石　龙骨烧，各半两

上细末，生姜自然汁打糊为丸，桐子大，米汤下，少时以物压之。以上六味药，东垣先生制药性云：白石脂一名白符，恶马目毒公，味甘辛，涩大肠。

**东垣调气方** 治赤白痢。黄连胶腊煮散，并见《本草》。宋玉徽桃饴赞云：阿胶续气。并见阿胶条下。

白石脂　干姜各等分

上百沸汤和面为丸，搜和，并手丸桐子大，晒干，米饮下二十丸，久痢不定加至六十丸。霍乱煎浆水为使。

**赤石脂散**

甘草五钱　赤石脂半两　缩砂仁四两

上细末，米汤点服。脉弦者加防风；脉洪者加黄连；脉涩者加当归；脉迟者加干姜。无论寒热久病者亦加干姜。一法加龙骨、肉豆蔻为豆蔻固肠丸。

《千金翼》曰：治痰饮吐水无时节者，其源以饮冷过度，遂令脾胃气弱，食不消化，饮食入胃，则皆变冷水，反吐不停，赤石脂散主之。

赤石脂一斤

捣筛服方寸匕，酒饮任服，稍稍加至三钱匕，服尽一斤，终身不吐冷水，又不下利，补五脏，令人肥健。有人痰饮，服诸药不效，服此即痊。小儿脐汗出不止，兼赤肿，以白石脂细末，熬温，扑脐中，日三良。

**仲景赤石脂禹余粮汤** 此当在手太阳明条下。

治不应下而下之，泄不止，医与理中之类，其泄益甚，此寒在下焦，故以赤石脂禹余粮汤主之。

**震灵丹**

紫府元君南岳魏夫人方，出《道藏》，一名比金丹，此丹不犯金石飞走有性之药，不僭不燥，夺造化冲和之功，大治男子真元虚惫，五劳七伤，脐腹冷疼，肢体酸痛，上盛下虚，头目眩晕，心神恍惚，血气衰微，及中风瘫痪，手足不遂，筋骨拘挛，腰膝沉重，容枯肌瘦，目暗耳聋，口苦舌干，饮食

无味，心肾不足，精滑梦遗，膀胱疝坠，小便淋漓，夜多盗汗，久泻久利，呕吐不食，八风五痹，一切沉寒痼冷服之如神。及妇人血气不足，崩漏虚损带下，久冷胎脏无子，服之无不愈者。

禹余粮火煅醋淬不计遍次，以手拈得碎为度　丁头代赭石如上制　赤石脂　紫石英已上各四两

以上共四味，并作小块，入干锅内，盐泥固济，候干，用炭一十斤煅通红，火尽为度，入地坑出火毒二宿。

好乳香二两，另研细　没药一两，去沙，另研　五灵脂二两，去沙石，研　朱砂一两，水飞过

上前后八味为细末，以糯米粉煮糊为丸如小鸡头大，晒干，出光，每一粒空心温酒下，冷水亦得。常服镇心神，主颜色，温脾肾，理膝腰，除尸疰蛊毒，辟鬼魅邪厉，久服轻身，渐入仙道，忌猪羊血，恐减药力。妇人酸汤下。孕妇不可服。极有神效，不可尽述。

**易简震灵丹加减例**

药八味同煎，修合治疗之法前方并见。

上每服三粒，随病汤使咽下。妇人崩中下血，调香附末下。带下赤白，炒艾醋汤下。男子遗精白浊，米饮汤调茯苓末下。自汗盗汗，黄芪煎汤下。大便溏泄，浓米饮下。老人血利，白梅茶下。阴证伤寒发热自利，煎附子汤下。沉寒痼冷，温酒咽下。肠风便血，调百草霜下。若休息痢疾，乌梅汤下。治疗汤大概如此。若男子应有走失，或泄泻之后当服者，以枣汤下。妇人应是虚损，或失血之后常服，当用醋汤，就中汤使，或是服饵不便者，当爵酌易之。此药极固秘元气，无飞走之性，服之不致僭燥，但是微渴并肥伟人，不宜用此，常服恐涩滞气血，为痛疖之患。若用以治病，极有功效，

不拘此说。

### 桃花丸

赤石脂二　干姜一　或加乌附炮，半

上为细末，稀糊为丸，桐子大，每服三五十丸，米饮下。久痢便紫血者，当归汤下。治丙，赤石脂、干姜、附子；治庚，白石脂、附子、干姜。

### 局方赤石脂缩砂仁茯苓甘草散
### 活人赤石脂丸

赤石脂　干姜　当归　黄连

上蜜丸桐子大，米汤下二十丸。

### 五物厚肠丸

赤石脂　干姜　附子　吴茱萸　肉豆蔻

### 固肠丸

赤石脂　干姜　厚朴　肉豆蔻　缩砂仁木香各半两　炮制蒸如法。

上细末，糊丸桐子大，生姜米汤下，空心服。

## 旋覆代赭石例

### 仲景旋覆代赭石汤　坏证。

上伤寒吐下后，发汗虚烦，脉甚微，八九日，心下痞鞕，胁下痛，气冲咽喉，眩冒，经脉动惕者，久而成痿，或伤寒发汗，或吐或下解后，心下痞鞕，噫气不除者。

旋覆花三字　人参半钱　半夏半钱，姜制　生姜一钱一字　代赭石一字　甘草三字　大枣一枚　凡言一字者二分半也，正初补正。

上㕮咀，每服五钱匕，水一盏半，煎至八分，温服。

### 旋覆花汤　治风热面生赤疿，鼻头赤，面紫黑者，当刺出血。

人参　生姜　甘草　茯苓　旋覆花去枝萼　黄芩　芍药　柴胡　枳实麸炒，已上各一钱

上粗末，以水四盏，慢火煎至二盏半，去滓，分三服，温饮。又葛根升麻汤加黄芩、枳壳。

仲景治妇人有三物旋覆花汤。胡洽治痰饮在两胁间胀满等证，旋覆花丸。

酒齇　日华子云：山茱萸暖腰膝，助水脏，除一切风，逐一切气，破癥，治酒齇。汗出见湿，乃生痤痱。痱为疮疖也。劳汗当风，薄为皶，郁乃痤，痤色赤，膜内有脓血。

### 旋覆花丸

旋覆花三两　防风　白芷　干葛　天麻天南星炒　半夏麦制　石膏　川芎　陈皮已上各半两　白附子半两　蝎梢炒　僵蚕炒，各三钱

上细末，姜糊丸，桐子大，姜汤下，食后三五十丸。

### 活人金沸草散　治伤寒中脘有痰，令人壮热，头痛筋急，时发寒热，皆类伤寒。

旋覆花即金沸草　荆芥　前胡各一两　甘草　赤茯苓　细辛　半夏制，各三钱

上细末，每服三钱，水一盏，生姜十片，枣一枚，同煎七分，热服。

### 局方金沸草散　治风化痰，头项强，寒热，身体疼，咳嗽满喘，及时行疫气，壮热恶风。

旋覆花去梗　荆芥穗　前胡　麻黄去节，各一两　炙甘草　赤芍药　半夏制，各三钱

上㕮咀，姜、枣煎，无时服。寒邪则汗出，风邪则解利。

### 千金翼旋覆花汤　治胸喉中痰结如胶，脐下膀胱留饮。

旋覆花　细辛　前胡　甘草炙　茯苓半夏各一两半　生姜八两　桂心四两　乌头五枚，去皮脐

上九味，切，以水九升，煮取三升，分为三服。忌猪、羊等肉及生菜。加泽泻尤妙。

### 外台旋覆花丸　治心头痰积宿水，呕逆

352

不下食。

人参　甘草　白术　枳实各半两　半夏姜制　泽泻　大黄　旋覆花各三钱

上细末，生姜糊为丸，桐子大，生姜汤下，无时。

**范汪旋覆白术茯苓汤**　治胸中痰结，脐下弦满，又治风水证。

旋覆花　白术　陈皮　茯苓各一两　桂去皮　当归各半两　细辛根　附子炮　半夏制，各半两

上九味，剉，每两分三四服，水二盏，生姜十片碎，同煎至七分，去滓，食后、临卧服。忌猪羊肉食、饧饴、生菜、滋味等物。

**仲景茯苓饮**　治胸中停饮，心下宿水，吐水气满，不饮食。

茯苓　白术各一两　人参七钱半　枳实七钱　陈皮五钱

上剉，每料分四服，每服水二盏，生姜一钱，同煎至七分，取清饮，无时服。

**千金翼大五饮丸**　胡洽方同。主一留饮心下；二澼饮胁下；三痰饮胃中；四溢饮膈上；五留饮肠间。凡此五饮，酒后伤寒饮冷，渴多，故有此疾。

远志去心　苦参　藜芦　白术　乌鱼骨甘遂　大黄　石膏　桔梗　五味子　半夏炮　紫菀　前胡　芒硝　栝蒌　桂心　苁蓉贝母　芫花　人参　当归　茯苓　芍药大戟　葶苈　黄芩已上各一两　常山　甘草薯蓣　厚朴　细辛各三分　巴豆三十粒，去皮心熬

上三十二味，细末，蜜丸桐子大，酒下三丸，日三，稍加之。忌肉、生物、饧饴、冷水等物。

**海藏五饮汤**　人参　陈皮　枳实　旋覆花　白术　茯苓　厚朴　泽泻　前胡　桂心芍药　甘草　猪苓　半夏已上各等分

上㕮咀，每料分四服，水二盏，姜十片碎，煎至七分，去滓，无时温服。所忌同上及滋味等物。

海藏云：五饮虽胸膈、心下、胁间、膀胱、胃中、大小肠，藏府不同，俱在身以前，故入阳明例。五饮汤，若因饮酒有饮者加葛花、缩砂仁。

# 第 四

赵州教授兼提举管内医学王好古进之诠次

## 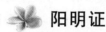 阳明证

### 王朝奉集注谵语例

谵语无次也。凡胃实有燥屎则谵语，故经曰：实则谵语，虚则郑声。郑声者，重语也，非轻重之重。谵语有数种：有胃实谵语，有下证也；有合病者谵语者，乃三阳合病也，其证腹满身重，口不仁，面垢，谵语遗尿，白虎汤；有少阳汗谵语，少阳不可发汗，只宜小柴胡汤；有火劫谵语，以火劫发汗，热气入胃故也，救逆汤；有汗多亡阳谵语，不可下也，宜柴胡桂枝汤和其荣卫，以通津液自愈；有下后谵语，伤寒八九日下之，胸满烦惊，小便不利，谵语，身重不可转侧者，柴胡加龙骨牡蛎汤；有热入血室谵语，阳明病下血谵语者，热入血室，但头汗出，刺期门。又妇人中风，经水适来，谵语，为热入血室，小柴胡汤，刺期门穴；有肝乘脾谵语，伤寒腹满谵语，寸口脉浮而紧，此肝乘脾也，名曰横，刺期门穴；有昼则明了，夜来谵语，此热入血室，无犯胃气及上二焦，不治自愈。

**仲景调胃承气汤**　治正阳明而不满。

大黄酒浸，五钱　芒硝三钱　甘草一钱

上剉，作一服，水煎服，加生姜亦得。

调胃承气汤与四物汤各半，一名玉烛散。

**大承气汤**　治大实大满。

枳实痞，麸炒　厚朴满，姜制　大黄实，酒浸　芒硝燥

**小承气汤**　治太阳阳明实而微满。

枳实麸炒　厚朴制　大黄生

海藏云：调胃承气汤治实而不满，即正阳阳明是也。大承气汤治大满大实，即太阳阳明是也。小承气汤治实而微满，少阳阳明是也。太阳阳明、正阳阳明为最高之分，大黄但用酒浸，从巅而下之也。惟少阳阳明为最下之分，处三经之内，故大黄不用酒浸也，非若二经而高尔。若最高之分，用最下之药，则耳目昏冒，咽颊肿痛，神痴不清之病，有不免矣。若最下之分，用最高之药，则胸中气消，日久不复，虚损成劳之病，又不免矣。故仲景三承气汤，各有主治，随经而异，即不同也。又年老虚人伤寒可下者，大承气汤、调胃承气汤皆去硝，慢火熬成玄明粉，量轻重而下之。

### 炼玄明粉法

朴硝二斤，淘净生好牙者，用砂锅一

枚，叠实，以炭火十斤煅之，徐徐轻沸，可住大火，令大沸定，以炭盖之，复以炭十五斤，紧煅至火尽，放冷一伏时，出锅中药，放纸上，摊匀，就地上以盆盖之一伏时，日晒干，入甘草二两，炒微黄，剉碎，同捣细末，量热轻重沸点二三钱亦可愈。正《经》云：味辛甘性冷则治热病明矣。兼味辛又咸，此能润燥而耎坚也，非大便燥结，脉滑有力及洪大者不宜服。却言暖水藏，女子服之补血脉，有失用药寒热之本意。《经》云：咸能胜血，岂能补血哉？又方治阴毒一句，其言又为错矣。若与硫黄、附子及诸阳药，多寡相佐而行，则可以治阴中有伏阳也。若是阴毒，别无伏阳，杀人甚速矣。太清伏炼法云：硝能制伏阳精，解火石之毒，则不治阴可知，用者审详也。

### 仲景治杂病三物厚朴汤

厚朴半斤　枳实五斤　大黄四两

上以水一斗二升，煎厚朴、枳实取五升，内入大黄，再煎取三升，温服一升，腹中转动矢气是也，更服一服下之，不效再服。易老治消渴在中，为顺气散。

调胃承气汤加蒡子、寒水石为细末，炼蜜调服，治疫气大头病。加当归为涤毒散，治时气疙瘩，五发，疮疡，喉闭，雷头。大便软，升麻荷叶汤，阳震之象也。王朝奉举常器之云：有大小便不通气结一条。有大便不通，连服三承气汤及诸下汤不通者，多是气结必死矣，可针阴会穴，在两阴之间，此数有救得者，因此亦有承气内兼巴豆下而通者，不可不知，加郁李仁佳。蜜导、姜锐二法在后。气结者，《食疗》云：酒服郁李仁四十九粒，更泻尤良。

### 仲景厚朴七物汤　治腹痛胀满。

厚朴半斤　大黄三两　生姜五两　桂二两　甘草三两　大枣十两　大枳实五枚

上以水一斗，煎取四升，去滓，温服，

八合，日三服。呕者加半夏五合。下痢者加大黄。寒多者加生姜半斤。杨氏治身体肿满水气，急卧不得，郁李仁一大合，为细末，和面搜作饼子与食，入口即大便通利，气便差。

仲景桃仁承气汤，此下证脉在左手中，其热邪侵尽无形之气，则入有形血也。调胃承气汤加桂、桃仁引而入血也。此当在畜血条下。

### 仲景枳实理中汤　炼蜜作丸如桐子大，白汤下三十丸。

### 深师消饮丸　治宿酒停饮，胸满呕逆，目视眈眈，腹中水声痛，不思饮食。

白术二两　茯苓半两　枳实麸炒　干姜各七钱

上细末，蜜丸，桐子大，空心温水下三十丸，日三服，半月愈。

### 仲景神奇枳实汤　治心下水。易老改二味作丸，老年内伤便软。

### 梅师治痞方

白术　泽泻

生姜煎服，与枳术汤相合，四物作丸亦可。

### 五苓平胃各半散　生姜调服治心下水。

五苓加石膏、寒水石、甘草为甘露饮，亦治心下水并饮酒水泻者，生姜调三五钱，清浊立分。

### 雄黄锐散　治下部蟨疮。

青葙子　雄黄　苦参　黄连各三分　桃仁去皮尖，一分

上为散，以生艾捣汁和丸如枣核，绵裹内下部，扁竹汁更佳，冬无艾，只用散，绵裹内亦得。狐蟨与蟨皆为虫证，伤寒热入食少，肠胃空虚，三虫行作求食，蚀人五藏及下部为蟨病，其候齿无色，舌尽白，唇黑有疮，忽忽喜眠，上唇有疮，食其藏也，下唇有疮，食其肛也，害人甚急，治蟨桃仁汤、

355

黄连犀角汤、雄黄锐散。

## 小便不通利

### 仲景猪苓汤

本少阴之剂，以其有五苓味三，故列阳明条下。又治中脘与脐下有水，或小便不通。

猪苓　茯苓　泽泻　滑石　阿胶

上每服五钱匕，水二盏，煎至一盏，去滓，内胶烊尽，温服，日三。小便不通，一切利小便药不效，以其服附子太过，消尽肺阴，气所不化，师用黄连芩解毒而得通。又刘子安病脑疽，服内托散后泄不止，小便大不通，亦消肺阴之过，诸药不效。郭子明辈用五苓、木通导之愈秘，予用陈皮、茯苓、生甘草之类肺气下行遂通，若止用利小便药，其不知本甚矣。

灵苑治五肿淋疾，劳淋、血淋、气淋、石淋至甚者透格散：

消石一两，无泥白者研为细末，每服二钱，虚人宜玄明粉。

### 诸淋各依汤使于后

劳倦虚损，小便不出，小腹急痛，菜子末煎汤，通后便须服补虚人参散。血淋小便不出，时下血，疼痛满急。热淋小便热，赤色，淋沥不快，脐下急痛，并用冷水调下。气淋小腹满急，尿后常有余沥，木通煎汤下。石淋茎中痛，尿不能出，内引小腹，膨胀急痛，尿下沙石，令人闷绝，将药末先入铫子内，隔纸炒至纸焦，再研细，温水调下。小便不通，小麦汤下。卒患诸淋，并宜冷调并空心，先调使药散如水即服之，更以汤使送下，服诸药不效者，服此即愈。三焦热淋，玄明粉主之，如石膏尤佳。《本草》云：玄明粉调下。刘禹锡云：偏主石淋并五淋难产。冷淋小肠不利，茎中急痛，用石斛叶为末，每服三钱，水一盏，葱白七寸，煎

至六分，去粗，食前温服。兼治吐血，去葱白不用。冷淋、热淋，俱用葱白连须，取其润而腻也。

《千金翼》治淋，黄芩四两，袋贮之，水五升，煮三升，分三服。小便卒大数，非淋也，令人瘦，以石膏半斤，碾细，水一斗，煮五升，稍温饮五合。《抱扑子》。石淋若不通，石在小肠中，觅取淋中药煎呷，有神效。

### 抵圣散　治五淋，小肠不利，茎中痛

槟榔面裹煨三钱　赤芍药一两

上咬咀，每服三钱，水一大盏，煎至七分，去粗，温服，食前。

《千金》难产经数日，不能生出，子死腹中，母欲死者，瞿麦煎浓汁服。亦治竹木刺不得出肉者，服此瞿麦汁效。

### 八正散　主治修制并见《局方》。

大黄　瞿麦　木通　扁蓄　滑石　栀子　灯草　甘草　车前子等分水煎

本证外又治饮食过度，前后阴间有疮，诸药不效，宜服此散，兼以马齿苋及青黛为散上之，可得痊愈。出《衍义本草》马齿苋条下。

### 瞿麦汤

瞿麦　木通各一两　甘草三分　茯苓　黄芩　猪苓　滑石　扁蓄　通草各一分

上咬咀，水煎服。渴，发热加瓜蒌根；小便赤加黄芩；小便少加车前子；小便涩淋加石韦、冬葵子、续随子；脐下悸动加桂枝、石韦。

### 石韦散

石韦　木通　瞿麦各二两　王不留行　甘草　当归　芍药已上各一两　滑石　白术　葵子已上各三两

上为细末，汤调服。

### 六一散

滑石六两　甘草一两

上为细末，调服。加当归、井泉石为四血散。治衄血、吐血、便血。淋者加栀子；茎中痛加蒲黄；水泻加车前子，米饮调服。

**栀子散** 治五淋。见铃注。

**车前子散** 治水泻，完谷不化，三二年久不愈者，瘦弱气脱，诸药难治。

车前子去沙土，炒 陈皮各二两 甘草一两

上为细末，米饮调下。

**立效散**

瞿麦一两 甘草三分 栀子半两

上咬咀，连须葱白、灯草、生姜同煎。加连翘四两，桔梗一两，蜜丸，治瘰疬结核。

**金钥匙散** 治产后大小便不通，腹胀等证。

滑石 蒲黄各等分

上为细末，酒调下。

滑石治妇人过忍小便致胞转，滑石为末，葱白汤调下二钱或三钱。

**涂脐法** 治大便不通。

甘遂末内脐下，白面糊纸花子帖，仍及脐下近阴处，别用甘草汤服之。

《伤寒类要》腹痛满不得小便及天行病。雄黄细末，蜜丸如枣核大，内溺孔中。雄黄灭瘢痕黑发。梅师治妊娠淋涩不通，水道热，车前子、葵根水煎服之。

**畜血** 小便应秘而反自利甚，色白。

小便自利。

肾虚，下焦不收，胞有遗溺而频。

**杨氏产乳子母二方** 治妇人妊娠小便不利。

芜菁子末，水调服方寸匕，日二服。芜菁即蔓青也。

## 麻仁例

手阳明、太阳经亦可例之太阴津液不行之根。

麻仁丸

脾约丸

神功丸

润肠丸

三脘丸

五柔丸

三和散

七圣丸

七宣丸

大麻仁丸

风热燥寒秘用半硫丸、快活丸。

**仲景麻仁丸** 古方料 治脉实多汗，浮芤相搏为胃热，浮涩相搏为便难，此三者皆燥而损湿，故曰脾约。

麻仁二升 芍药半斤 枳实半斤 大黄一斤 厚朴一尺 杏仁一斤，去皮尖，熬，研作脂

上六味为细末，炼蜜丸如桐子大，饮下十丸，日三服，渐加，以和为度。

**活人脾约丸** 见料 大抵溲数则大便难。

麻仁半斤 芍药 大黄各二两 厚朴二两半 枳实 杏仁各二合半

上细末，炼蜜丸桐子大，饮下十丸，未和益之。汗多、胃热、便难，三者皆燥而乏液，故曰脾约，脾约者，束置而不行也。

《千金翼》并范汪、张文仲、崔氏等方，煎与仲景同。许学士治年老虚人秘。

大麻仁 紫苏子各半合

上碾烂，取汁，分二作粥食之，后不服药而愈。

**局方大麻仁丸** 主治修制并见《局方》。

陈皮 杏仁 木香

**润肠丸** 蜜丸。

陈皮 丁香

血加桃仁。

**活人五柔丸** 主治修制并见《局方》。

大黄　前胡　半夏　苁蓉酒浸　当归　芍药　茯苓　细辛　葶苈

上蜜丸桐子大，温水下二十丸。

**局方中三和汤散**

**活人神功丸**　主治并见《局方》。

麻仁五两，研　人参半两　大黄　诃子肉各二两

上细末，炼蜜丸桐子大，温水下二十丸。产后秘者，米饮下。

**局方七宣丸**　主治修制并见《局方》。

东垣云：治在脉则涩，在时则秋。

大黄　枳实　木香　柴胡　桃仁　甘草　诃子皮

上炼蜜丸，如桐子大，米饮下二十丸。

**七圣丸**　主治修制并见《局方》。

东垣云：治在脉则弦，在时则春。

槟榔　木香　川芎　羌活　桂心　大黄　郁李仁

上炼蜜丸，桐子大，温水下十五丸。

**活人三脘散**　主治修制并见《局方》。

独活　白术　陈皮　木香　甘草　大腹皮　紫苏　木瓜　沉香　川芎　槟榔

上咬咀，水煎服。

**半硫丸**　治老弱虚人大便秘者，此能利之。《易简》云：此润剂也。

硫黄　半夏主治修制并见《局方》条下。

**快活丸**　治中满虚痞，此燥剂也。

良姜　干姜　枳实　陈皮　木香　吴茱萸

上细末，面糊丸桐子大，生姜陈皮汤下。

**海藏已寒丸**　此丸不僭上，阳生于下。

治阴证服四逆辈，胸中发燥而渴者，或数日大便秘，小便赤涩，服此丸上不燥，大小便自利。

肉桂　附子炮　乌头炮　良姜　干姜

芍药　茴香各等分

上细末，米糊丸桐子大，空心温水下五七十丸，或八九十丸，食前亦得，酒醋糊丸俱得。仲景云：跌阳脉浮而涩，浮则胃气强，涩则小便数，浮涩相搏，大便则难，主病人溲数大便亦难。海藏云：已寒上五味虽热者，芍药、茴香润剂引而下之，阴得阳而化，故大小自通，如得春和之阳，冰自消矣。

**五燥大便秘**

**东方**　其脉弦，风燥也，宜泻风之药治之。

独活　羌活　防风　茱萸　地黄　柴胡　川芎

**南方**　其脉洪，热燥也，宜咸苦之药治之。

黄芩　黄连　大黄　黄柏　芒硝

**西南方**　其脉缓，土燥也，宜润温之药治之。

芍药　半夏　生姜　乌梅　木瓜

**西方**　其脉涩，血燥也，宜滋血之药治之。

杏仁　麻仁　桃仁　当归气结用木香　槟榔　枳实　陈皮　地黄　郁李仁

**北方**　其脉迟，寒燥也，宜温热之药治之。

当归　肉桂　附子　乌头　硫黄　巴豆去皮　良姜

仲景：吐下之后，不大便五六日，至十余日，日晡所发潮热，不恶寒，独语如见鬼状，剧者发则不识人，循衣摸床，惕而不安，微喘，但发热谵语者，上诫则戏，今慌语也，属大承气汤。

枳实　厚朴　大黄　芒硝

煎如常法，一服利者止，不必尽剂。《千金翼》并同。海藏云：此治下之后，大便涩也。循衣摸床者，热之极也。自气而之

血，上而下之至厥阴之分。循衣摸床，撮空，惕而不安，掷手扬视，手太阴也，此下而复上也，热而不得出，故厥阴复传于太阴也。

**地黄黄连汤**　治妇人血气证，因大脱血，崩漏或前后血，因而枯燥，阴热不循衣，撮空摸床，闭目不省，掷手扬视，摇动不宁，错语失神，脉弦浮而虚，内燥热之极也，气粗鼻干而不润，上下通燥，此为难治，当服此药。

防风二两　川芎　当归　生地黄各七钱　栀子　黄连各三钱　黄芩　赤芍药各二钱

上㕮咀，每服三钱，水二盏，煎七分，取清饮，无时，徐徐与之。若脉实者加大黄下之。大承气汤药也，自内而之外者用之。血气合病，循衣撮空，其证相同。自气而之血，血而复之气，大承气汤下之也。自血而之气，气而复之血，地黄黄连汤主之。二者俱不得大便。东垣先生议论撮空证并见《难知》。许学士云属厥阴，洁古云属太阴，自下而上也。

### 畜血例

衄血，畜血上焦；心下手不近，畜血中焦；且脐腹小肿大痛，畜血下焦。畜血上焦，或呕或衄或吐，此胸中手不可近也。

**活人犀角地黄汤**　易老云此药为最胜。

犀角如无，以升麻代之　芍药　生地黄　牡丹皮

上㕮咀，水煎服。热多者加黄芩；脉大来迟，腹不满自言满者，无热也，不用黄芩。升麻与犀角性味主治不同，以升麻代之，以是知引入阳也。治疮疹大盛，如元虚人以黄芩芍药汤主之。

**活人黄芩芍药汤**　治虚不能饮食，衄血吐血。

白芍药　黄芩　甘草

二药治伤寒衄血、吐血、呕血。一法加生姜、黄芪。

**地黄散**　治衄血往来久不愈。

生地黄　熟地黄　地骨皮　枸杞子

上等分，焙干为细末，每服二钱，蜜汤调下，无时。

**犀角地黄汤**　治心经邪热，及言语謇涩，发狂，心惕恍惚，惑忘之疾。

生犀角　朱砂　黄连　牡丹皮　甘草各一钱　白茯苓　生地黄各一钱半

上为粗末，水煎。钱氏亦治伤寒少阳阳明合病。

**必胜散**　治男女血妄行、吐血、呕血、咯血、衄血。

人参　当归　熟地黄　小蓟根　川芎　蒲黄　乌梅肉

上等分，粗末，水煎，去滓，无时温服。

**柏皮汤**　治衄血、吐血、呕血皆失血虚损，形气不理，羸瘦不能食，心忪少气，燥渴发热。

生地黄　甘草　黄柏　白芍药各一两

上㕮咀，用醇酒三升渍之一宿，以铜器盛，米饮下蒸一炊时，久渍汁半升，食后时服，对病增损。《肘后》用熟地黄水酒煎，饮清。

**耆石汤**　治产后血迷，不省人事。

海浮石研　黄柏末　陈皮去白　甘草各等分

上为细末，陈米饮调下三五钱，才分娩连三服至差，更无产后病。大破血，点鸡冠上化水为验。

治室女月露滞涩，心烦恍惚。

铅白霜细碾为末，每服一钱，地黄汁一合调下，如无汁，生地黄煎水亦得。治鼻衄血，铅白霜末，新水调下一字。

359

**畜血中焦**

**仲景桃仁承气汤** 此即心下手不可近。

易老用此独治中焦，以其内有调胃承气之汤。

桃仁 大黄 甘草 芒硝

上治牙齿䠞蚀，数年不愈，当作阳明畜血治之。此药为细末，炼蜜丸桐子大服之。好饮辈多有此疾，屡服有效。

**畜血下焦** 三焦畜血，脉俱在左手中。

**张仲景抵当汤** 修制并见本方。

水蛭 虻虫各三十个 桃仁二十个 大黄三两

上剉，水煎服。

**许州陈大夫传张仲景百劳丸** 治一切痨瘵积滞，疾不经药，坏证者宜服。

当归炒 乳香 没药各一钱 虻虫十四个，去翅足 人参二钱 大黄四钱 水蛭十四个，炒 桃仁十四个，浸去皮尖

上为细末，炼蜜为丸桐子大，都作一服，可百丸，五更用百涝水下，取恶物为度，服白粥十日。百涝水，勺扬百遍，乃仲景澜水也。

**抵当丸与汤** 四味同，但分两减半，捣细，水调服。前之百劳丸，乃是此抵当丸内加人参、当归、没药、乳香，蜜丸，澜水下。

**通经丸** 乃仲景抵当丸内加穿山甲、广茂、桃仁、肉桂，蜜丸。

妇人伤寒妊娠不可以此丸下，当以四物大黄各半汤下之，在厥阴例四物汤条下。

**四血散** 出《诊治明理论》。

治鼻血、口血、大小便血，服时随病上下，食前后。

紫苏 丹参 蒲黄 滑石

上各等分，细末调。

**又方** 卫州张推官在裁院，王公以职医官，直夜口传此方，治人效者，不可胜数，寻常凝滞，其效尤速，任冲不调，经脉闭塞，渐成癥瘕。

虻虫面炒，四十个 水蛭炒，四十个 斑猫去翅足，炒 杜牛膝各一两 当归 红花各三钱 滑石二钱半

上细末，每服一钱，生桃仁七个，细研，入酒调下。如血未通，再服，以通为度，食前。

**《韩氏微旨》方**

**地黄汤** 治病人七八日后，两手脉沉迟细微，肤冷，脐下满，或喜，或妄，或狂，或躁，大便实而色黑，小便自利者，此畜血证具也。若年老及少年气虚弱者，宜此方主之。

生地黄自然汁一升，如无生地黄，只用生干地黄末，一两 生藕自然汁半升，如无藕，以蓟刺汁半升，如无蓟刺汁，用蓟刺末一两 蓝叶一握，切碎，干者，末，半两 虻虫三十个，去足翅，炒黄 大黄一两，剉如骰子大 桃仁半两，麸炒 水蛭十个

上同一处，水三升半，同慢火熬及二升以来，放冷，分三服，投一服至半日许，血未下，再投之。此地黄汤比抵当汤丸，其实甚轻也。如无地黄汁与藕汁，计升数添水同煎。

**生漆汤** 病人七八日后，两手脉沉细而数，或关前脉大，脐下满，或狂走，或喜妄，或谵语，不大便，小便自利，若病人年少气实，即血凝难下，恐抵当丸力不能及，宜此。

生地黄汁一升，如无汁，只用生干地黄三两半 犀角一两，镑为末 大黄三两，剉碎如骰子大 桃仁三十个，拍碎

上作一处，用水三升，好酒一升，慢火熬三升以来，倾出，滤去滓，再入锅，投点光生漆一两半，再熬之，至二升即住，净滤去滓，放冷，作三服，每投服候半日许，血

未下，再投一服，候血下，即止服药。如无生地黄汁，更添水一升同煎。

海藏云：畜血可用仲景抵当汤丸，恐庸医不知药性，用之大过，有不止损血之候，老弱虚人之禁也，故立生地黄汤，虻虫、水蛭、大黄、桃仁内加生地黄、干漆、生藕、蓝叶之辈也。又云：生漆汤一方，亦恐其抵当汤丸下之大过也，是以知干漆为破血之剂，比之抵当汤则轻，用之通则重，用之破积治食则重也。食药内干漆、硇砂非气实不可用也。

**活人大黄汤** 治阳毒伤寒未解，热结在内，恍惚如狂者。

桃仁二十个，麸炒黄　官桂七钱，去皮　大黄一两　甘草一两　芒硝二钱半　木通一两　大腹皮一两

上㕮咀，每服四钱，水一钟，煎至六分去楂，温服，无时。此方细末，炼蜜丸，桐子大，温酒下二三十丸，治妇人经闭或不调。上妇人经闭或不通，当在此条下，亦在少阳例。《经》云：二阳之病发心脾，不得隐曲，女子不月。注云：男子少精亦同。若登高坠下，重物撞打，箭镞刃伤，心腹胸中停积，郁血不散，以上、中、下三焦部分分之，以易老犀角地黄汤、桃仁承气汤、抵当汤丸之类下之；亦有以小便同酒煎治之者，更有内加生地黄、当归煎服者，亦有加大黄者。又法：虚人不禁下之者，以四物汤加穿山甲煎服妙。亦有同花蕊石散以童子小便煎服或酒调下。此药与寒药正分阴阳，不可不辨也。若瘀血已去，以复元通气散加当归煎服亦可。又法：筋骨损伤，用左经丸之类，或用草乌头，枣肉为丸服之，以行诸经者，以其内无瘀血，改用之。药剂寒热温凉不一，惟智者能择之而不可偏执也。

**掌中金丸** 治妇人干血气。

穿山甲炮　草乌头　猪牙皂角各二钱

苦丁香　苦葶苈　川椒　甘草　白附子　巴豆各一钱，合用研

上为细末，生葱绞汁和丸弹子大，每服一丸，新绵包定，内阴中，一日即白，二日即赤，三日即血，神效。

**五通丸** 治妇人月水不通，脐腹硬痛，寒热盗汗。

干漆炒　红花　丁香　牡丹皮　当归　官桂　广茂各半两

上醋丸，桐子大，每服三十丸，当归酒下，米饮亦得。

女子不月，帝曰：何以知其妇人之怀子也？岐伯曰：身有病而无邪脉。若身有病而脉亦病，尺亦不至，是经不调也，胞闭亦同。

**桃花散** 治室女经闭不通，五心烦热。

红花　当归　杜牛膝　桃仁炒，去皮

上等分，每服三钱，温酒调下。

**通经丸** 治室女经不通，或疼痛或瘕。

桂心　大黄　青皮　干姜　川乌头炮　川椒　广茂　干漆炒　当归　桃仁

上为细末，先以四钱，米醋熬成膏，和余末七钱，丸桐子大，空心醋汤下，加至三十丸，温酒亦得。

### 结胸例

**大小陷胸汤丸** 主治并见仲景本方。
**仲景大陷胸汤**
大黄　芒硝　甘遂
上先煮大黄至八分，去滓，下硝，一沸止，后调甘遂末一字，温服，利止后服。
**小陷胸汤**
大黄　黄连　栝蒌实
上水二盏，先煮栝蒌实至一盏半，下诸药，煎取八分，温服，未利再服，下黄涎。
**大陷胸汤**
大黄　葶苈　芒硝　杏仁

361

上上二味为末，下二味研，和末如弹子大，每服一丸，入甘遂末半字，白蜜少许，水二盏半，煎至一盏，顿服，一宿未利，再服。

### 活人大陷胸汤　主治并见本经。

桂枝　甘草　人参各三两　大枣三枚　栝蒌实一枚，去皮，用四分之一

上剉麻豆大，水二盏，煎至八分，去柤，温服，胸中无坚物者勿服。

### 治结胸圣饼子灸法

黄连七两　巴豆十四枚，通去皮用

上为细末，唾和成膏，安填入脐中，以艾炷灸其上，候透方止，神效。许学士治结胸，内药脐中，并见前活法。

《本草》治结胸，蛴螬一个，碾，生绢绞汁，井花水调下。后见少阳䗪虫丸条。

王朝奉云：大小陷胸汤丸不效，宜增损理中丸：

干姜炮，半两　人参　栝蒌　甘草　牡蛎各二两　枳实炒，二十四个　黄芩去皮，枯，一两　白术二两

上细末，炼蜜丸弹子大，白汤半盏煎服，不歇复与之，不过五六服，胸中豁然矣。用药神速，未尝见也。本方渴加瓜蒌根，不渴者除之，汗者加牡蛎，不汗者勿用。

宿食停留结胸具见《微旨》方。此非若已病饮水过多，成水结胸也，韩氏茯苓陷胸汤主之。

### 妇人血结胸　海蛤散在少阴仲景大䗪丸后。《活人》治妇人伤寒，血结胸膈而痛，不可抚近者宜。

### 海蛤散　治妇人血结胸，法当刺期门，仲景无药，此方疑非仲景之言，然而颇有理，姑存之。

海蛤一两　滑石一两　芒硝半两　甘草一两

上为细末，每服二钱，鸡子清调下。小肠通利则胸膈血散，膻中血裹则小肠壅滞，胸中血不流，宜此方。若便利血行，宜桂枝红花汤治之。

### 仲景文蛤散

治病在阳应以汗解之，反以冷水噀之，若灌之，其热被却不得去，弥更益烦，肉上粟起，意欲饮水，反不渴，宜文蛤散。若不差者，服五苓散。寒实结胸无热证者，与三物白散。庞安常云小陷胸丸，非也。文蛤一两，为散，沸汤和服方寸匕。

《外台》治五蒸五方，内有芒硝、苦参、蜜及青蒿、艾叶、大黄、石膏、生地黄之类，皆不出汤液，用者各随经虚实内外浅深治之，尽矣。

### 古今录验解五蒸汤

甘草一两　竹叶二把　茯苓　人参　知母　黄芩各二两　干地黄　葛根　石膏各三两，碎　粳米一合

上十味，以水九升，煮取二升半，分为三服，亦可以水三升，煮小麦一升，乃煮药。忌海藻、菘菜、芜荑、米醋，范汪同。一方无甘草、茯苓、人参、竹叶。

### 又五蒸丸

乌梅　鸡骨　紫菀　芍药　大黄　黄芩　细辛各五分　知母四分　矾石炒，二分　栝蒌　桂心各三分

上十一味，细末，蜜和丸桐子大，饮服十丸，日二。忌生姜、生菜。一方无桂心，自汗者加地骨皮，无汗者加柴胡根。

### 五蒸

实热　黄连、黄芩、黄柏、大黄。

虚热　乌梅、秦艽、柴胡，气也；青蒿、鳖甲、蛤蚧、小麦、牡丹皮，血也。

肺鼻干　乌梅、紫菀、天门冬、麦门冬。

皮舌白唾血　石膏、桑白皮。

肤昏昧嗜卧　牡丹皮。

气遍身气热喘促鼻干　人参、黄芩、栀子。

大肠鼻口孔干痛　芒硝、大黄。

脉唾白浪语，经络血脉缓急不调　当归、生地黄。

心舌干　黄连、生地黄。

血发焦　地黄、当归、桂心、童子小便。

小肠下唇焦　木通、赤茯苓、生地黄。

脾唇焦　芍药、木瓜、苦参。

肉食无味而呕　芍药。

胃舌下痛　石膏、粳米、大黄、芒硝、葛根。

肝眼黑　前胡、川芎、当归。

筋中焦　川芎、当归。

胆眼白失色　柴胡、栝蒌。

三焦作寒作热　石膏、竹叶。

肾两耳焦　石膏、知母、生地黄、寒水石。

脑头眩冈　羌活、地黄、防风。

髓髓沸骨中焦　当归、地黄、天门冬。

骨齿黑腰痛足逆变疳食减　鳖甲、当归、地骨皮、牡丹皮、生地黄。

肉肢细趺肿，藏府俱热　石膏、黄柏。

胞小便黄赤　生地黄、泽泻、茯苓、沉香、滑石。

膀胱左耳焦　泽泻、茯苓、滑石。

凡此诸蒸，皆因热病后食肉、油腻、行房、饮酒犯之而成，久蒸不得除，变成疳病，即死矣。上二方数条当在前《外台》五蒸议论条下。

仲景蜜导煎法外，又有猪胆和醋法灌谷道中，崔氏依仲景法，亦用猪胆汁灌下部，中立通。又有姜兑一作锐法，削生姜如小指长，二寸，盐涂之，内下部中，立通，虚人不可下者宜用，以其先结后溏也。崔氏云：若胃有燥屎，令人错语，宜承气汤。若大便利，错语，宜黄连解毒汤。又云：承气汤旧有芒硝，以其有毒，故去之，用之甚安。如服汤不得利者，用姜兑法。用此又不得利者，始可用加芒硝汤下之。海藏云：古人详细不妄用如此，今人好用凉药过泄之者宜观此为鉴戒也。以上诸蒸，或脏病，或腑病，或脏腑俱病，脉络气血，交经相连，用药皆当合而用之，君臣佐使，上下奇偶，表里虚实，逆从通塞，汗下吐补，俱在其中矣。

# 第 五

赵州教授兼提举管内医学王好古进之诠次

## 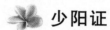 少阳证

### 先足经从汤液，次手经从杂例

#### 海藏论男子妇人伤寒同一法

《活人》云：妇人伤寒，治法与男子不同，举男子调气，女子调血，以为大略；举脉紧、脉缓、脉洪为伤寒、伤风、热病为一证，当汗当下不必调血而后行。仲景不分男女，良以此欤。此论然当，犹为未也。仲景亚圣也，世医所知，仲景不知，有是理乎？圣人创物，贤者述之，事可以为天下，则圣人已先据之矣，何待世人明之乎？圣人不言，以其男女同诊也。后人不知汤液之源，故立为妇人法则异于男子，常人所易，聪明眼者肯以此为是乎？然以药考之，则可知也。假令桂枝、芍药固荣而闭卫，非血药如何？麻黄、防风虽为之发汗，本治乳子余疾，非血药如何？白虎、小柴胡中知母则治肾，柴胡则调经，皆气中之血药也。当归、地黄不言可知为血药。白术、人参皆以为气剂，《本草》言能利腰脐间血，非血药乎？大抵用之在阳，便是气药；用之在阴，便是血药。若男子与女人伤寒，皆荣卫受病，其证一也，何必云男先调气，女先调血也。此

二句云岐子以为治杂病法之常体，非为伤寒设也。其所以异者，以其任冲盛而有子，月事行有期。有热入血室一证，不得不异也。在妊孕不得不保，在经血不得不调，表里汗下何尝有异也。无汗下药中增损，自有调保之义。《活人》云：妊娠不用桂枝、半夏、桃仁，柴胡汤减半夏为黄龙汤，是则是矣，必竟畜血极而邻于死，须抵当汤丸则安得不用，止是减剂从轻可也。故黄帝云：重身毒之何如？岐伯曰：有故无殒亦无殒也。大积大聚，可轻犯也，衰其大半乃止，过者死，此所以有从轻之义。《活人》注中举似其言甚当，仲景不言男子妇人有异，其意盖由诸此，以知桂枝、半夏、桃仁可用处必用，不可全无，但当从轻则可，以保安丸中有桂枝、附、牛膝，皆堕胎之剂，以其数多之中些少，是亦从轻而无妨也。又为引用，必须少而不可无也。大意如此，后之君子，更宜详定。保剂多破剂，少破者从其保；破剂多安剂，少安者从其破，此理不可不知。又寒热多少例，寒者多，热者少，热不为之热；热者多，寒者少，寒不为之寒。

此妇人之病，多在经血不调，故妇人伤寒一条，列少阳条下。

**仲景小柴胡汤** 治往来寒热，胸胁痛而耳聋，或咳或呕，尺寸脉俱浮而弦。

柴胡三两　人参　半夏　黄芩　甘草

上㕮咀，生姜、枣煎。本经加减七法：此方亦治疟与杂病中外不相及。杂病寒热往来，经水不调加秦艽、芍药、当归、知母、地骨皮、牡丹皮、川芎、白术、茯苓，去半夏；治妇人虚劳发热，加蛤蚧、赤茯苓。小柴胡汤与四物汤各半一名调经汤。无孕呕者加半夏，亦可。无汗者加柴胡。恶寒者加桂；有汗者加地骨皮；嗽者加紫菀；通经加三棱、广茂；劳者加鳖甲。

又小柴胡后加法：若胸中烦不呕者去半夏、人参加栝蒌实二枚；若渴者去半夏，加人参合前成四两半，栝蒌根四两；若腹中痛者去黄芩，加芍药三两；若胁下痞鞕者去大枣，加牡蛎四两；若心下悸，小便不利，去黄芩，加茯苓四两；若不渴，外有微热，去人参，加桂三两，温覆取微汗愈；若嗽去人参、大枣、生姜，加五味子半两，干姜二两。血弱气尽，腠理间邪气因入，与正气相搏，结于胁下，正邪分争，往来寒热，发作有时，默然不欲饮食，脏腑相连，其痛必下，邪高痛下，故使呕也，小柴胡汤主之。

**易简小柴胡汤** 治伤寒温病，身热恶风，头项强，胸满胁痛，烦渴呕哕，小便不利，大便秘鞕，或过经未解，潮热不除，非汗非下之证，并宜服之，及产后劳复。发热头疼，往来寒热；及妇人伤寒，经水适来适断，发热发寒，昼则明了，夜则谵语，此为热入血室，则血必结，故使寒热如疟状，此药主之。小儿温热悉能治疗。

柴胡二两　半夏　黄芩　人参　甘草各二两

上㕮咀，每服五钱，水钟半，生姜五片，枣一枚，煎至六分，去滓，食前服。若腹痛，去黄芩，加芍药半两；心悸，去黄芩，加茯苓一两；若不渴，外有热者，去人参，加桂三分，温服，令有汗则解；若咳嗽，去枣，加五味子三分，干姜半两；胸中烦而呕者，去半夏、人参，加栝蒌实半两；渴者，去半夏，加栝蒌根一两；胸中痞鞕者，加煅牡蛎一两；伤寒十三日不解，胸胁满而呕者，晡则发热，已微利，医以丸药利之，非其治也，宜加芒硝一两；伤寒十余日，结热在里，往来寒热，或心下急，郁郁微烦，或口生白苔，大便不通，或发热汗出，或膈中满痛，或日晡发热如疟，或六七日目中不了了，睛不和，无里证，大便难，身发热者，实也，去人参，加枳实、大黄一两，名大柴胡汤，服之以利为度。热除不宜遽用补药，仍忌羊肉、腰子，并酒、难化之物，或有所伤，是名食复，难以治疗，切宜忌之。

**逍遥散** 主治修制并见《局方》。

柴胡二两　当归　芍药　白术　茯苓　甘草炙，各半两　薄荷少许

上㕮咀，生姜煎服。丹溪云：治妇人大人小儿男女同法。

**易简逍遥散** 治血虚劳倦，五心烦热，肢体疼痛，头目昏重，心忪颊赤，口燥咽干，发热盗汗，减食嗜卧，及血热相搏，月水不调，脐腹胀痛，寒热如疟，又疗室女荣卫不和，痰嗽潮热，肌体羸瘦，渐成骨蒸。

白茯苓　白术　当归　白芍药　柴胡各一两　甘草半两

上㕮咀，每服四钱，水一钟，煨生姜一块，切片，煎至六分，去滓，热服无时。一方名人参饮，治妇人血热，虚劳骨蒸，兼治邪热客于经络，肌热痰嗽，五心烦躁，头目昏疼，夜多盗汗，补正气，解劳倦，用人参、白术、茯苓、柴胡、半夏、当归、赤芍

365

药、干葛、甘草、黄芩各等分，上剉，每服四钱，水钟半，生姜四片，枣二枚，煎至六分，不拘时服，应有劳热证者，皆可服之，热退即止。但妇人寒热，亦因有经血结闭者，致令五心烦热，及骨节间热，或作虚劳治之，反以为害，积日既久，乃成真病，法当行其经血。若月事以时，自然平治，或以《局方》大圣散用红花煎酒调服，不能饮者，以醋代之，仍以红丸子醋汤咽下。此二药大治经事不调，或腹有血块，若久无子息，服之数月，其效特异，非可数服，责其无功。或因下血过多，发为寒热，当用当归、地黄之类，如大建中、药令养劳、双和辈是也。然有痰饮停积之人，则难用此，盖当归、地黄与痰饮不得其宜，及伤胃气，因是不进饮食，遂成真病，至于不救者多矣。痰饮中积，致生寒热者，宜以二陈汤、参苏饮等药疗之，应手其效。更或有服退热冷药太过，因而咳嗽，下利，发热自汗，皆不可用之，惟真武汤增损，名固阳汤，仍以震灵丹服之，病轻者可疗，重者当别求治法。

**钱氏地骨皮散**

**秦艽鳖甲柴胡甘草汤**

**秦艽青蒿乌梅甘草汤**

**文潞公药准注李琬方**

柴胡　连翘　山栀子　防风　甘草

**活人连翘栀子防风甘草汤**

**连翘饮子**

**四顺饮子**　一名清凉饮子，治夜则在血，热而不厥。加荆芥、白术、麻黄，为洗心散。

**守真柴胡饮子**　治便鞕气血各半。

**柴胡煮散**

**钱氏鼠粘子荆芥防风甘草汤**

**局方消毒散**　减防风，余三味。

**古卿举败散**　治妇人产后伤寒，风痓，角弓反张。

**柴胡桂枝汤**　小柴胡汤加桂枝、芍药是也。

**柴胡桂枝干姜汤**

柴胡　黄芩　甘草　栝蒌根　桂枝　干姜　牡蛎

**柴胡龙骨牡蛎汤**　小柴胡去甘草，加铅丹、桂枝、龙骨、牡蛎、茯苓、大黄。

**小柴胡加芒硝汤**　治十三日过经不解。大抵须看少阳证不退而脏结，宜用小柴胡加桂汤，治疟疾兼支结。

**大柴胡汤**　主治数条并见本经并《活人药证》。

柴胡　黄芩　半夏　生姜　大枣　芍药　枳实　大黄

活人举伊尹汤液大柴胡汤八味，今监本无黄芩，脱落之也。

洁古老人云：治表证仍在，里证已急，不如此不可用，小柴胡去参、草，加枳实、大黄。如缓治，不减人参、甘草。

**深师黄芩汤**　治伤寒六七日，发汗不解，呕逆下利，小便不利，胸胁痞满，微热而烦。

茯苓四钱　柴胡　半夏各八钱　桂心　黄芩各三钱

上咬咀，生姜水煎服。

**易简参苏饮**　治感冒发热头疼，或因痰饮凝积，发而为热，并宜服之。若感冒发热，亦如服养胃汤法，以被盖卧，连进数服，微汗即愈。尚有余热，更宜徐徐饮食服之，自然平治。因痰食发热，但连日频进数服，以热退为期，不可预止，虽有前胡、干葛，但能解肌耳。既以枳壳、橘红辈，自能宽中快膈，不至伤脾，兼大治中脘痞闷，呕逆恶心，开胃进食，无以逾此，毋以性凉为疑，一切发热，皆能作效，不必拘其所因也。小儿、室女，尤宜服耳。

前胡加三分　橘红　紫苏　干葛　半夏

茯苓　枳壳　陈皮　甘草　桔梗　木香各半两

上咬咀，每服四钱，水一钟半，生姜七片，枣一枚，煎至六分，去滓，不拘时候服。素有痰饮者，俟热退，以二陈汤，或六君子汤间服。本方治痰饮停积，中脘闭塞，眩晕嘈烦，怔悸呕逆，及痰气中人，停留关节，手脚軃曳，口眼㖞斜，半身不遂，食已即呕，头疼发热，状如伤寒者，悉主之。一方用此药三两，加四物二两，合和名茯苓补心汤，大治男子妇人虚劳发热，或五心烦热，并治吐血、衄血、便血，并妇人下血过多致虚热者，并得其宜。亦有用心过度发热者，用之亦有神效。往来寒热尤宜服之。

**易简温胆汤**　治大病后虚烦不得睡，兼治心胆虚怯，触事易惊，或梦寐不祥，或异象眩惑，遂致心惊胆慑，气郁生涎，涎与气搏，变生诸证，短气悸乏，或复自汗，或四肢浮肿，饮食无味，心虚烦闷，坐卧不安，悉能主之。

半夏一两　枳实二两　橘红二两半　甘草四钱半　茯苓三钱

上咬咀，每服四钱，水一钟半，生姜七片，枣一枚，竹茹一块如钱大，煎至六分，去滓，食前热服。竹茹即刮竹青也，大治伤寒后虚烦。若伤寒后尚有余热，并热在上焦，兼汗下后表里俱虚，不可攻者，宜用人参竹叶汤。下利者于竹叶汤中去石膏，加熟附，名既济汤；呕者二陈汤。一法治伤寒坏证，时或发热，消渴烦躁，用新罗参不拘多少，煎汤浸令水冷候，盛渴之时，与之顿服，热则随去矣。大抵伤寒渴者，不可多与水，水多积胸中，便为结胸矣，然亦濡沫之可也。伤寒之后，有吃逆者，此证最危，其他证有此亦然，当用半夏一两，生姜半两，白水煎服。一方用丁香十粒，柿蒂十五枚，煎汤半钟，乘热无时顿服。

**易简降气汤**　治虚阳上攻，气滞不快，上盛下虚，膈塞痰实，咽干不利，咳嗽中满，喘急气粗，脐腹膨胀，满闷虚烦，微渴引饮，头目昏眩，腰痛脚气，四肢倦怠，此药专治脚气上攻，中满喘急，下元虚冷，服补药不效者立效。

前胡　厚朴　甘草　当归各一两　肉桂陈皮各三两　半夏五两

上咬咀，七味并紫苏子五两，缘难得真者，不若用紫苏如前胡之数代之，共为八味，每服四钱，水一钟半，生姜五片，枣一枚，煎至七分，去粗，食后服。凡人中风、中气、肿满及脚气等患，多是虚气上攻，胸膈不快，不进饮食，此药大能降气，真俞山人降气汤，后加参、附、五味、大腹皮之类，却非其真。若素脚气，只是上气喘急不得卧者，宜用橘皮、紫苏、人参、五味子、桔梗各等分，名神秘汤，甚者用此调钟乳粉，下养正丹。脚气入腹，大便秘，不任冷药者，宜用养正丹，以温利之。一方以八味丸加川芎、细辛、桔梗、茯苓共十二味，名大降气汤，治法一同。若尊年人虚气上壅，当间以生附，加生姜煎，临熟磨以沉香，服之尤为稳当。

**许学士地黄丸**　此方当在大薯丸后。

生姜　秦艽　黄芩　柴胡　赤芍药各半两

上细末，蜜为丸，乌梅汤下三十丸，无时，日二服。学士云：褚澄治寡妇、僧尼、室女别得其法，诊其脉左手关独出寸口过鱼际，乃知女子思男而不可得也。或云寡妇、师尼不可言僧字，然要当以经证之。二阳病发心脾，不得隐曲，故女子不月。此一条本为女子而言，王注内复云男子少精，是经言女而注言男，皆劳也。言"僧"一字，亦兼男之义。《仓公传》济北王侍人女病腰膝疼热，仓公曰：病得之欲男不可得，何以知

367

之？诊其脉弦出寸口，是知之。妇人以血为本，血盛所以思男。褚澄云：僧尼则异于妻妾，学士改"僧"字为"师"字甚当。《经》云：女子不月条下，王注云男子少精，兼之意也，又知"僧"字兼男之义。易老云：仲景治妇人经不调，尽在小柴胡调治条下，以此推之。

**活人栀子乌梅甘草黄芩柴胡汤** 治懊恼烦躁不得眠。

上五味粗末，生姜水煎，加竹叶、盐豉三十粒。

仲景治少阴心悸，不致水火，调其中而治本也。仲景云少阴证四逆条下，言或咳嗽，或悸，或自便，是假令一证，并不是上下一条通为一证也，或悸而反举之。言姑以四逆散主之，若果四逆，必不用于此也，何以然？下文云悸者加桂，腹痛不利者加附子，即知云岐子于此正条内去或悸二字并散，便用四逆汤下所主甚当。

**金匮大薯蓣丸** 治虚劳诸不足风气百病。

薯蓣三十分 甘草炙，二十分 当归 桂枝 熟地黄 大豆黄卷 曲各十分 阿胶蛤粉炒成珠 人参各七分 芎劳 麦门冬去心 芍药 白术 杏仁去皮尖，炒 防风各六分 柴胡 茯苓 桔梗各五分 干姜三分 白蔹二分 大枣百枚为膏

上二十一味，细末，炼蜜丸弹子大，空心酒下一丸，一百丸剂。

**外台秘要仲景病源小品方**

太阳病过经十余日，及二三下之后四五日，柴胡汤证仍在者，先与小柴胡，呕不止，心下急一云呕不安，郁郁微烦者，为未解也，可与大柴胡汤，下之即愈。

半夏汤洗 柴胡各半斤 黄芩 芍药各三两 大枣二十个，擘破 生姜五两 枳实四个，炒

上七味切，以水一斗二升，煮取六升，去滓，更煎取三升，温服一升，日服。一方加大黄二两，今不加大黄，恐不名为大柴胡汤也。忌羊肉汤。兼治天行。《千金翼》《肘后》同。海藏云：正经呕家虽多阳明证，不可下，大柴胡主治但言呕不止，心下急，大柴胡汤下之，不可疑也。及点示正方，即内无大黄，却与本条相合。注中小字亦作呕止小安，仍未解者，即宜大黄也。故注后有加大黄一句，若全用有大黄，却是易老法治表证仍在，里证已急者也。古人用药，其精妙如此。

**龙脑鸡苏丸** 增损比之《御药院》尤妙。 除劳解热，下气散郁，去肺热咳血，心热惊悸，脾胸热口干，肝胆热气出口苦，肾热神志不定，上而酒毒，膈热消渴，下而血利、五淋、血崩。此药清神爽气润肺，开心益志，滋肝补肾，令人身强体轻，耳目聪明，又能利膈化热痰，去膀胱中积热，三焦永无滞塞。

鸡苏叶龙脑薄荷是 新蒲黄 黄芪 人参二两 麦门冬去心，四两 甘草一两半 黄连一两 干地黄六两，为末 木通各二两 阿胶炒焦，二两 柴胡银州鼠尾红色者，二两，剉，同木通沸汤半升浸一日夜，绞取汁

上为细末，用西路好蜜二斤余，先炼一二沸，然后下生地黄末，不住手搅，徐徐入绞下者，木通柴胡汁慢火熬成膏，勿令火紧焦了，然后将其余药末和丸如豌豆大，每服二十丸，白汤下。虚劳烦热，栀子汤下；肺热，黄芩汤下；心热悸动恍惚，人参汤下；唾咯吐衄血，去心麦门冬汤下；脾胃热赤，芍药生甘草汤下；肝热，防风汤下；肾热，黄柏汤下。以上诸证并食后临卧。治五淋及妇人血崩漏下，车前子汤下；茎中痛，蒲黄、滑石各一钱，温水调下；室女虚劳，寒热潮作，煎柴胡人参汤下；痰嗽，生姜汤

下；气逆，橘皮汤下。

### 黄芪膏子煎丸

人参　白术各一两半　甘草炙　白芷各五钱　柴胡拣净　黄芩各一两　鳖甲一个，半豊大者，醋炙

上细末，黄芪膏子丸如梧桐子大，每服三十丸至五十丸，百沸汤食前服。制黄芪膏用黄芪半斤，粗末，水二斗，熬至一斗，去滓，再熬，不住手搅成膏至半斤，入白蜜一两，再熬，令蜜饧熟，得膏子十两，放冷丸药。此为夏剂，冬约量用之。

### 地骨皮枳壳散　治骨蒸劳热，肌肉消瘦，力少困，夜多盗汗。

地骨皮　秦艽　柴胡　枳壳　当归　鳖甲醋炙黄　知母

上等分为末，水一钟，桃柳枝头各七个，姜三片，乌梅一个，每服三钱，煎至七分，去滓，临卧空心温服。

### 黄龙汤　治胎前产后寒热。

小柴胡去半夏，加芍药是也。一法以四物汤加蒲黄，亦名黄龙汤。

### 柴胡鳖甲散

大便硬者，柴胡鳖甲散；大便溏者，半气半血，逍遥散。

柴胡　知母　贝母　地骨皮　鳖甲醋炙黄

上细末，蒿心七叶，乌梅三个，同煎。

### 王氏秦艽散

鳖甲醋炙黄　秦艽各一两半　知母　甘草各一两，炙　柴胡二两

上㕮咀，枣煎服。

### 局方秦艽鳖甲散

### 局方沉香鳖甲散

### 局方人参荆芥散　已上三方主治修制并见《局方》。

孙用和小柴胡治瘴疫久疟，面黄肌瘦，不以日浅月深，悉皆治之。心胸痞，不思饮食，加陈皮；渴者加栝蒌根；喘者加杏仁；便秘加大黄；胁痞鞕者加牡蛎去皮三五剂。去半夏，加人参、栝蒌根，名曰黄龙汤。虚烦热，竹叶汤，此温热证与湿热证与伤寒稍别。疗伤寒一桂枝，二麻黄，三青龙，四白虎，五柴胡，精当不差，立时见效，不必须候转泄，其间变坏，悔之晚矣。如色脉交乱，须辨明白无疑。阳盛热多，则白虎、竹叶；阴盛寒湿则四逆、理中，以此思之，又岂有三百九十七法耶？云岐子论正法与此同意。王朝奉举杜士云：凡春夏宜发汗，秋冬不宜汗。秋冬伤寒，只用小柴胡，顿服自愈，无汗亦愈。若未便伤寒，疑是风气痰壅等，皆治之。若浑身痛，小柴胡加桂尤妙也。

### 生犀散　治小产骨蒸，日晚潮热，夜间盗汗，能饮食无肌肉，病后余毒，伤寒后服热物发热不除，及食羊肉物。

羚羊角　地骨皮　秦艽　枳壳　大黄　麦门冬　赤芍药　茯苓　柴胡　人参　桑白皮　黄芪　鳖甲醋炙黄色，各等分

上㕮咀，青蒿水煎，去粗，温服。

### 《活人》妊妇伤寒加减例

妊妇伤寒，仲景无治法，非无治法也，以其有岐伯有故无殒，可犯衰其大半一条，更不必云谓纷纷也。所以不言明者，当识谓如痓湿痉一篇无药，仲景岂无治法而不知药？恐后人有所遗耳。《活人》治妇人伤寒，妊娠服药，予谨考而详之，无论有胎无胎，产前产后，主治药味，皆不出此圣人意。详云俗方可采者，与其间参用，则知其间亦有达古人意者，何必云以法考之，疑非古方也。发热恶寒不离桂枝、芍药；往来寒热不离柴胡、前胡；大渴不离知母、石膏、五味子、麦门冬；大便滑者不离桂、附、白术、干姜；大便燥结不离大黄、黄芩；经水适来

适断者小柴胡；安胎不离人参、阿胶、白术、黄芩；发汗不离生姜、豆豉、麻黄、旋覆花；头疼不离前胡、石膏、栀子；伤寒头痛不离柴胡、石膏、甘草；满闷不离枳实、陈皮；胎气不安不离黄芩、麦门冬、人参；发癥变黑不离黄芩、栀子、升麻。观此数条皆不出古人意，岂可云仲景无治法，不言妇人妊妇之的方也？仲景一书，妇人小儿兼之矣。《活人》论妇人伤寒，但云仲景，不言其意已足，不可云仲景无治法，以治之药求之，皆仲景本意，曷尝出古人哉？《活人》此言虽失，亦急为后人不知汤液者言之也，岂敢云仲景不知也。《活人》之言失之过而不甚的当耳。

## 不老丹例

### 不老丹

何首乌　苍术　桑椹　煎如法，并见《活人》。

#### 局方何首乌苍术地黄煎

上地黄膏子煎与苍术煎合点服，全养气血，无上神药也。

#### 不老丹歌

皇甫敬之作为德甫服此七十而无白发。
苍术四斤泔浸软，竹刀刮皮切作片。
一斤炒以四两盐，一斤椒炒黄色变。
一斤各用酒醋浸，三味出之以日见。
何首赤白各二斤，泔浸竹刮切来匀。
枣豆五升同一瓶，枣豆烂时曝干成。
地骨二升通捣细，椹汁和之如面剂。
置在盆中手按平，仍浇椹汁高三指。
夜取月精昼日华，吸尽椹汁药乃佳。
其药精干摩作块，亦用石臼捣无害。
捣之细熟须细罗，炼蜜为丸桐子大。
空心酒服一百丸，此是人间不老丹。

#### 又方

何首乌一斤，赤白相半　枣一升，入锅内用

河水煮了，却以竹刀切开，炒干，去核同用　牛膝酒浸，焙干，一两　防风用水洗净，去芦，二两

上为细末，石臼杵，枣肉丸梧桐子大，空心，温酒下五十粒。

#### 又方

何首乌一斤　牛膝一两　熟地黄二两　蒲黄一两　干桑椹二两

上为细末，蜜丸桐子大，枣蜜各半丸亦得。

### 逐风丹　治风痰通身疙瘩。

地骨皮一两　何首乌一斤　荆芥穗　甘草各四两　黑豆三升，河水煮，晒干

上为细末，酒调服三钱，或蜜丸弹子大，细嚼一丸，茶酒任下。

### 治瘰疬方　瘤气瘿起结疣瘤赘疣。

上用黑熟桑椹二升，新布绞汁，砂锅内熬，不犯铁釜，候成膏子，沸汤点服。

又治瘰疬经年久不瘥者，以玄明粉末敷之，日二次。

### 消瘿丸　治结核瘿气。

连翘　栀子　桔梗　甘草　干柿　防风　牡蛎　玄参　丹参　荆芥　续断　鼠李　海藻　昆布　何首乌　白僵蚕　牛蒡子　白头翁各等分

上为末，炼丸，食后，茶酒任下。

### 治瘤气瘿起

连翘　栀子　瞿麦　防风　干柿　桔梗　甘草各等分

上细末，蜜丸桐子大服。

### 五香连翘汤

治痈疽瘰疬，风结肿气，恶疮毒气，疮气入腹，呕逆恶心，并皆治之。

木香　沉香　独活　升麻　甘草　麝香各半两　连翘　干葛　大黄　桑寄生　薰陆香各二两　淡竹茹　鸡舌香

上㕮咀，水煎，终入竹茹。

### 治瘿鹭鸶丸

海燕　海带　海蛤　木通　青皮　昆布　诃子去核　连翘各等分　晚蚕砂　款冬花

上细末，炼蜜丸鸡头实大，每服一丸，食后临卧嚼化，津咽下。

### 孙尚药方　治小儿盗汗，潮热往来。

南蕃胡黄连　柴胡各等分

上细末，炼蜜丸鸡头实大，每服二丸至三丸五丸，银石铫子内，用酒少许化开，更入水五分，重汤煮二三十沸，放温，食后和滓服。

### 治伤寒劳后身热大小便赤血色者

胡黄连　山栀子去壳，各一两

上件和炒微焦，二味为细末，用猪胆汁和丸桐子大，每服生姜三片，乌梅一个，童子小便三合，浸半日，去粗，食后，煨小便令温送下十丸，临卧再服妙。

### 青蒿散　治骨蒸，便软，渴者。

青蒿　乌梅　秦艽　甘草各等分

上咬咀，同小麦煎服。

## 《金匮要略》疟病脉证
## 并治证三条方六首

师曰：疟脉自弦，弦数者多热，弦迟者多寒，弦小急者下之差，弦迟者可温之，弦紧者可发汗针灸也，浮大可吐之，弦数者风疾也，以饮食消息吐之。问曰：疟以月以日发，当以十五日愈。设若不差，当月尽解也。如其不差，当云何？师曰：此结为癥瘕，名曰疟母，急治之，宜鳖甲煎丸。

### 鳖甲煎丸

鳖甲十三分，炙　乌扇二分，烧　黄芩三分　柴胡六分　石韦二分，去毛　厚朴三分　瞿麦二分　紫葳二分　半夏一分，炮　人参一分　牡丹皮五分　䗪虫五分，熬　阿胶三分，炒　蜂窠四分，熬　芒硝十二分　蜣蜋六分，炙　大黄二分　芍药五分　桂枝三分，去皮　葶

苈二分，熬　桃仁三分，去皮尖，熬焦　鼠妇一分，熬　干姜三分

上二十二味，为末，取煅灶下灰一斗，清酒一斛五斗浸灰，候酒尽一半，着鳖甲于中，煮取泛烂如胶漆，绞取汁，内诸药蘸，为丸，如桐子大，空心服七丸，日三服。

师曰：阴气孤绝，阳气独发，则热而少气烦满，手足热而欲呕，气曰瘅疟。若但热不寒者，邪气内藏于心，外舍分肉之间，令人消铄肌肉。温疟者，其脉如平，身无寒，但热，骨节烦疼，时呕，宜用白虎加桂枝汤主之。

知母六两　甘草炙，二两　石膏一斤，碎　桂枝三两　粳米六合

上五味，咬咀，以水一斗二升，煮米熟去滓，煎至三升，温服一升，日三，汗出愈。

### 蜀漆散　治疟多寒者名曰牝疟。

上杵为细末，未发前以浆水服三钱。温疟加蜀漆半分，临发时服一钱匕。一方云母作云实。

### 牡蛎汤　治牝疟。

麻黄去节　牡蛎熬，各四两　蜀漆洗去芦　甘草炙，各二两

上咬咀，以水八升，先煮蜀漆、麻黄，去上沫，得六升，内诸药，取二升，去粗，温服一升，吐则勿更服。见《外台》。

### 小柴胡去半夏加栝蒌汤　见《外台》经心录治劳疟。

柴胡八两　黄芩炒，二两　生姜三两，切片　大枣十二枚　人参　栝蒌根各四两

上六味，咬咀，以水一斗二升，煮取六升，去粗，再煎取三升，日三服。

### 柴胡桂姜汤　治寒多微有热，或但寒不热，服一剂如神，故录之。

柴胡八两　桂枝去皮　黄芩各三两　牡蛎炒　甘草炙　干姜各二两

上七味，㕮咀，以水一斗二升，煮取六升，去粗，再煎取三升，温服一升，日三，初烦汗出愈。出《伤寒论》。

**九转灵砂丹** 治疟。

紫河车一钱八分，研细，和后二味　铅一钱　信一钱

上用雄黑豆一百粒，水浸一宿，去皮透时，研如泥，和三味匀末，丸桐子大、绿豆大、黍粒大三等，量虚实老幼大小服之，每服一二丸，或三丸，临晨日未出，面东无根水下，不发日服。《经》曰：当其盛必毁，因其衰也，是必大昌。此之谓也。

**又方** 治疟久不愈。

上用蒜不以多少，杵和铅丹，丸鸡头实大，每服一丸，临晨面东新水下。

## 海藏疟论

暑之为病，以疟舍于荣卫之间，得秋之风寒所伤而后发。亦有非暑感风寒而得之，邪并于阳则发热，冰水不能凉；邪并于阴则发寒，汤火不能温，并则病作，离则病止，故有时而休。在气则发之早，在血则发之晏，浅则日作，深则间之，或在头项，或在背中，或在腰脊，虽上下远近之不同，在太阳则一也。或在四肢者，风摇之所及，随所伤而作，不必尽当风火也。先寒而后热者，为之寒疟；先热而后寒者，为之温疟。二者不当治水火，当从乎中治。中治者，少阳也。渴者燥盛也，不渴者湿胜也。疟虽伤暑，遇秋而发，其不应者，秋病寒甚，太阳多也。冬病寒不甚，阳下争。春病则恶风，夏病则多汗，二者手少阳虚也。其病随四时而作，异形如此。又有得之于寒而发之于暑，邪舍于肾，足少阴也。有藏于心，居之于内，热索于肺，少阴也。至于少气烦冤，首足热而不寒，为之瘅疟，足阳明也。治之奈何？当其盛而必毁，因其衰也，是必大昌

矣。治法易老疟论备矣。

问曰：妇人经痛，大人小儿内热潮作，并疟寒热，其法同否？帝又问曰：病中外何如？岐伯曰：从内之外者调其内，若盛于外者，先治内而后治外。此言表里而出之异也。又云：中外不相及则治主病。中外不相及者，半表里也。自外而入者有之，自内而出者亦有之，外入内出虽异也，在半表里则一矣。此从外之内者治其内，若盛于内者，先治外而后治内，中外不相及为少阳也，治主病者，治少阳也。帝问：大热之病，恶寒发热如疟，或发一日，或发间日？岐伯对曰：以胜复之气，会遇之时有多有少，阴多阳少，其发日远，阳多阴少，其发日近，此胜复相搏，盛衰之节，疟亦同法。疟者，少阳也。少阳者，东方之气也，逆之则发寒，顺行则发热，故分之气异，往来之不定也。妇人经水适来适断，病作少阳治之，伤寒杂病一体。《经》云：身有娠而脉有邪，经闭也。又云：月事不来者，胞脉闭也。经闭者尺中不至，胞闭者生化绝源，二者皆血病，厥阴主之，厥阴病则少阳病矣，累及其夫也。小儿外感内伤，若有潮作寒热等证，并同少阳治之，男女同。已上男子、妇人、小儿、闺女，或大寒或大热，或虚变成劳，脉有浮中沉之不同，故药有表里和之不一。察其在气在血，定其行阴行阳，使大小不失其宜，轻重各得其所，从缓从急，逆顺而举无不当，乃可以万全矣。此少阳一治，不可不知也。

## 《素问》五脏药证汤液

肝疟令人色苍苍然，太息，其状若死者，通脉四逆汤主之。

胃疟令人病也，善饥而不能食，食而支满，腹大，理中汤、理中丸主之。

心疟令人烦心甚，欲呕清水，及寒多不

甚热，桂枝加黄芩汤主之。

脾疟令人寒，腹中痛，热则肠中鸣，鸣已汗出，小建中汤、芍药甘草汤主之。

肺疟令人心寒，寒甚热，热间若惊，如有见者，桂枝加芍药汤主之。

肾疟令人洒洒，腰脊痛，不能宛转，大便难，目眴眴然，手足寒，桂枝加当归芍药汤。

## 《素问》六经疟候汤液

少阳令人身体解㑊，寒不甚，热不甚，恶见人，见人心惕惕然，热多汗出甚，小柴胡汤。

厥阴令人腰痛，小腹满，小便不利如癃状，非癃也，数便意，恐惧，气不足，肠中悒悒，四物玄胡苦楝附子汤。

阳明令人先寒洒淅，寒甚久乃热，热去汗出，喜日月火光，气乃快然，桂枝二白虎一黄芩芍药加桂汤。

太阴令人不乐，好太息，不嗜食，多寒热汗出，病至则善呕，已乃衰，小建中汤、异功散。

太阳令人腰痛，头重，寒从背出，先寒后热，熇熇暍暍然，热止汗出难已，羌活生地黄汤、小柴胡加桂汤。

少阳令人闷呕吐，甚则寒热，热多寒少，欲闭户牖而处，其病难已，小柴胡加半夏汤。

## 小柴胡汤议论

小柴胡汤，不汗、不下、不利小便，故洁古名三禁汤也。后人用六乙、凉膈和解之，不知何意？凉膈气中之下药，六乙则杂病膀胱中和小便药也。少阳证当阳明与太阳之间，故云半表里，所以小柴胡不汗、不下、不利小便。今六乙、凉膈既利而复下之，故有畜血、心下痞证，岂可轻用为哉？

若以利下之剂为可用，则古人麻黄、承气、五苓合而用之也，岂不有失古人之意，其害非轻。明者当识半在表乃身后之表，半在里非下之半在里，乃身前之里，则药不至于差惑也。

## 舌苔滑例 王朝奉证治论藏结附

舌上苔滑，此丹田有热也。脉阴阳俱紧者，口中气出，唇口干燥，倦卧足冷，鼻中涕出，舌上苔滑，勿妄语也。到七八日以来，微热手足温为欲解，或八日以上反大发热者为难治。设使恶寒者，必欲呕也，可以柴胡去半夏加人参栝蒌汤，用小柴胡汤加减法。腹中痛者，可理中丸。脏结如结胸状，饮食如故，时时下利，脉浮，关脉小沉细紧，名曰脏结，舌上苔滑者难治，可刺关元穴。脏结无阳证，不往来寒热（一云寒而不热），其人反静，舌上苔滑者难治也，可刺关元穴，服小柴胡汤佳。阳明病脉浮而紧，咽燥口苦，腹满而喘，发热汗出，不恶寒，反恶热，身重，若下利则胃中虚，客热熏膈，心中懊侬，舌上苔滑者，服小柴胡汤，胃气和，汗出而解。

## 三焦热用药六例

### 上焦热

清神散　连翘防风汤　凉膈散　龙脑饮子　犀角地黄汤

### 中焦热

小承气汤　调胃承气汤　洗心散　四顺清凉饮　桃仁承气汤

### 下焦热

大承气汤　五苓散　立效散　八正散石韦散　四物汤　抵当汤丸

海藏云：此内热之大略也。有外热者，当求别法。兼此例有轻重气血之分，用者当择其可焉而已矣。

373

# 第六

赵州教授兼提举管内医学王好古进之诠次

## 三阳拾遗例

### 海藏通圣散评议

通圣散治杂病最佳，治伤寒伤风有失其故，何也？防风、麻黄、葱、豉，汗也；大黄、芒硝，下也；栀子、滑石，利小便也。《经》云：发表攻里，本自不同，故发表不远热，攻里不远寒。仲景云：当汗而反下之者逆也，当下而反汗之者亦逆也。又云：桂枝下咽，阳盛则毙。承气入胃，阴盛乃亡。既有汗药而复有下药，发表攻里合而并进，有失古人用药之本意，兼日便不宜遽利，若利之过则燥而畜血，汗之不当则生黄，下之不当则结胸。若药随虚实而变，上行则有汗多亡阳之证，下行则有下多亡阴之证，其害非轻，可不慎欤！在太定间，此药盛行于世而多效，何哉？当时虽市井之徒，口腹备，衣著全，心志乐，而形不苦，虽然用凉亦多效而少失。如今之时，乃变乱之余，齑盐糟糠有所不充，加以天地肃杀之运五十余年，敢用凉药如平康之世耶？故多失而少效，有如仲景用桂枝当汉之末也，韩祗和解桂枝当宋之隆也，其时世之异，不可不知也。兼药犯三禁：伤风不宜汗而汗之，一也；伤寒不

宜下而下之，二也；小便不宜重利而利之，三也。若知此而不犯，亦无生黄、畜血、结胸之证，故余有白术、神术二汤，以革世医之弊云耳。

### 《韩氏微旨》论和解因时法
季思训《保命伤寒论》亦出此书论

伤寒病有可汗者，论中但统言其汗证及可汗脉，或云脉浮弱，或云脉浮而数，或云脉浮紧，或云脉浮无汗而喘，或云脉浮为在表，今略举数条，后人但凭其脉之大概，并不分脉浮有阴阳虚实之理，又不分有可汗不可汗之趣，误投发表药，则多变成阳毒之患。今举病人有汗恶风、无汗发热分为三等，及据立春已后至立秋已前气候轻重各方治之，庶学者易为开误耳。

病人二三日已前，两手脉浮数，或缓或急紧，按之则软，寸、关、尺若力齐等，其力不甚大不甚小者，亦未可便投解表药，此是见表证未见表脉也。直候寸脉力小如关尺脉，即可投表药。大抵治伤寒病见证不见脉，未可投药；见脉不见证，虽少投药，亦无害矣。凡治杂病，以色为先，脉为后；治

伤寒，以脉为先，证为后。病人两手脉浮数而紧，名曰伤寒，若关前寸脉力小，关后尺脉力大，虽然不恶风，不自汗出，此乃阴气已盛，先见于脉也。若不投药和之，后必恶风及自汗出。若立春已后至清明以前，宜调脉汤主之；清明已后至芒种以前，宜葛根柴胡汤主之；芒种以后至立秋已前，人参桔梗汤主之。

### 调脉汤

葛根一两　防风去芦　甘草炙，各半两前胡去苗，三分

上为粗末，每服二钱，水一钟，生姜一块如小指大，擘破，煎至七分，去粗，温服。如寸脉依前力小，加枣三个，擘破，同煎。

### 葛根柴胡汤

葛根二两半　柴胡去苗，二两　芍药二分甘草炙　桔梗各三分

上㕮咀，每服二钱，水一钟，生姜二片，煎至七分，去滓，热服。如寸脉依前力小，加葱白三寸，同煎服。

### 人参桔梗汤

人参　桔梗　甘草炙，各三分　麻黄去节，一两　石膏三两

上㕮咀，每服二钱，水一钟，荆芥五穗，煎至七分，去粗，热服。如寸脉依前力小，加麻黄二分，去节，同煎服。

病人两手脉浮数而缓，名曰中风，若寸脉力小，尺脉力大，然不恶风自汗出，此乃阴气已先见于脉，若不投药和之，后必恶风自汗出。若立春已后清明以前，宜薄荷汤主之；清明以后至芒种以前，宜防风汤主之；芒种以后至立秋以前，宜香芎汤主之。

### 薄荷汤

薄荷一两　防风去芦　葛根各半两　甘草炙　人参各三分

上㕮咀，每服三钱，水一钟，煎至七分，去粗，热服，如三五服寸脉力尚小，加薄荷三分。

### 防风汤

防风去芦，一两　厚朴去粗皮，炙，涂生姜桔梗各三分　甘草炙　旋覆花各半两

上㕮咀，每服三钱，水一钟，生姜一块如指大，擘破，煎至七分，去滓，热服。如三五服寸脉力尚小，加荆芥五七穗同煎。

### 川芎汤

川芎一分　升麻三分　石膏二两　厚朴姜汁炒　甘草炙，各半两

上㕮咀，每服三钱，水一钟，煎至七分，去粗，温服，如三五服后寸脉尚小，加细辛二分。

前二段又将伤风与伤寒各立法者何？盖谓病人始得病三日以前，或因伤风脉缓，或因伤寒脉紧，然脉虽先见，而病证犹未见，尚可以药解之，故各立方耳。

病人两手脉浮数或紧或缓，寸脉短反力小于关尺脉者，此名阴盛阳虚。若自汗出而恶风者，是邪气在表，阴气独有余也。《素问》曰阴气有余为多汗身寒是也，即可投消阴助阳发表药治之。若立春已后清明以前，宜六物麻黄汤主之；清明以后至芒种以前，宜七物柴胡汤主之；芒种以后至立秋以前，宜发表汤主之。

### 六物麻黄汤

麻黄去节，一两　苍术泔浸　葛根各半两甘草炙　人参各半两

上㕮咀，每服三钱，水一钟，枣二枚，煎至七分，去滓，热服。如三五服后汗未止犹恶风者，加荆芥半两；如三五服后不恶风犹汗自出者，加舶上丁香皮半两。

### 七物柴胡汤

柴胡二两　苍术去黑皮　甘草炙　荆芥穗各一两　麻黄去节，一两

上㕮咀，每服二钱，水一钟，生姜一块

375

如指大，擘破，枣二枚，擘破，同煎至七分，去滓，热服。如服三五服后汗未止犹恶风者，入葱白三寸；如三五服汗犹未止者，加当归一两，每服加枣三枚，同煎服。

### 发表汤

麻黄去节，一两五钱　苍术去黑皮，三两　当归去芦　人参各半两　甘草炙，五分　舶上丁香皮三分

上㕮咀，每服三钱，水一钟，入生姜一块如指大，擘破，枣三枚，擘破，同煎至七分，去滓，热服。如三五服后汗未止犹恶风者，加桂枝三分；如汗未止，更加细辛半两，以汗止为度。

病人脉浮数或紧或缓，其脉上出鱼际，寸脉力大如关尺者，此名阳盛阴虚也。若发冒闷，口燥咽干者，乃是邪气在表，阳气独有余也。《素问》曰阳气有余，为身热无汗是也，可投消阳助阴药以解里。若立春以后至清明以前，宜人参汤主之；清明已后至芒种以前，宜前胡汤主之；芒种已后至立秋以前，宜石膏汤主之。

### 人参汤

人参半两　芍药三分　石膏二两　柴胡去苗，一两　甘草炙，三分

上㕮咀，每服三钱，水一钟，生姜一块如指大，擘破，同煎至七分，去滓，热服。如三五服后依前热未解，每服入豉三十粒，水一钟，同煎至八分，去滓，热服。

### 前胡汤

人参　前胡　南星　半夏曲　木香　枳壳　橘红　紫苏　甘草炙　赤茯苓以上各一钱半

上作一服，水二钟，生姜五片，煎至一钟，去滓，温服。

### 石膏汤

石膏　黄芩各三两　芍药一两　升麻三分　柴胡去芦　甘草去红皮，各一两

上为末，每服三钱，水一钟半，入豉一合，煎至八分，去粗，热服。如服三五服后热未解，加知母一两，又热未解，加大青一两。

病人两手脉浮数或紧或缓，三部俱有力，无汗恶风者，此是阴阳气俱有余。《素问》曰阴阳有余则无汗而寒是也，可用药平之。若立春以后至清明以前，宜解肌汤主之；清明以后至芒种以前，宜芍药汤主之；芒种以后至立秋以前，宜知母汤主之。

### 解肌汤

石膏二两　麻黄去节，三分　升麻　甘草炙，各半两

上㕮咀，每服三钱，水一钟半，入豉半合，煎至八分，去滓，热服。如三五服后犹恶风者，加麻黄半两，石膏一两。

### 芍药汤

芍药　荆芥穗各一两　石膏三两　炙甘草半两

上㕮咀，每服三钱，水一钟，入姜一块如指大，擘破，同煎至七分，去滓，热服。如三五服后犹恶风，每服加生姜一块如指大，擘破，同煎。

### 知母汤

知母　石膏　麻黄去节　升麻各一两　炙甘草半两

上㕮咀，每服三钱，水一钟，入生姜一块如指大，擘破，同煎至八分，去滓，温服。三五服后犹恶风，加麻黄半两，升麻半两。

仲景云：伤寒为病，脉缓者名曰中风，脉紧者名伤寒，今分此二端者，何也？始因冬寒毒之气中人，其内伏之阳沉潜于骨髓之内，每至春夏发时，因外伤寒引内邪出，或外伤风而引内邪出，及乎内邪既出，而为病一也。故古人立此二端，恐后疑其紧脉与缓脉治法别也。若中风与伤寒脉异，何故仲景

无别治之，此乃后人不究仲景之心也。

前三段又将中风与伤寒一法治者何？盖病人始得病后，脉与证俱见，若投解利药，必不得愈，故立前方同法而治之。

病人始得病一二日至五六日，尚有表脉及表证者，亦可以依脉证投药。凡投解表及发表药，每日可饮三服，若证甚可至五服外，不可频服药也。如证未解，次日依前再投，如证依前未解，可作热粥内加葱白亦可也。汗出勿厚衣盖覆，恐出汗太过，作亡阳证也。

伤于风者上先受之，伤于湿者下先受之。

海藏云：《韩氏微旨》可汗一篇，有和解因时发，言伤寒之脉头小尾大，伤风之脉头大尾小。李思训《保命新书》亦分寸尺，与韩氏同之，非若前人总言尺寸脉浮而紧，尺寸脉俱浮而缓，紧则为伤寒无汗，缓则为伤风自汗。又有伤寒有汗者，有伤风无汗者，脉亦互差，与证不同，前人已尽之矣。惟韩、李所言，头小尾大即为伤寒，尾小头大即为伤风也，人病间有脉证异于尺寸者，故韩、李之述为和解因时发也。又恐后人疑其不与圣合，遂于本方药又立加减数条，亦不越前人之意，何其当哉！兼二公者，当宋之盛时，故有戒桂枝、麻黄不可轻用，故用石膏、麻黄、葛根、柴胡之平剂，当时则非，百世常行，时世迁移之活法也。可汗一篇，若从汤液随证应用，自有定规，虽明哲不可逾。又寸口脉小，饮冷与雾露所伤，同作中焦治之。韩、李云伤寒寸小者，勿认与饮冷雾露同伤一体也。饮冷雾露寸口举按全无，是阴气在胃不和，阳气不能升越也。伤寒寸口小者，只与关以下至膀胱本部见之，寸口虽小，只是举之微小，沉得有也，非若饮冷雾露，举按全无也。若果寸口举按全无，即不可解利，则只宜温中，不可不

知耶。

## 韩氏十四药定经

调脉汤，阳明少阳也；葛根柴胡汤，阳明少阳也；人参桔梗汤，太阳阳明也；薄荷汤，阳明也；防风汤，阳明也；香芎散，阳明也；六物麻黄汤，太阳阳明也；七物柴胡汤，太阳少阳也；发表汤，太阳也；人参汤，阳明少阳也；石膏汤，阳明也；解肌汤，太阳阳明也；芍药汤，太阳阳明也；知母汤，太阳阳明也。

上韩氏十四药，以经络求之，各有部分，轻重缓急，自有所宜，运气加临，各极其当，因而在其中矣，不必分至之远近，寒暑之盛衰，而谓之因时也。

## 仲景瓜蒂散例

### 仲景瓜蒂散

病人桂枝证，头不痛，项不强，寸脉微浮，胸中痞硬，气上冲咽喉，不能太息者，此为胸中有寒也，当吐之，宜瓜蒂散。

瓜蒂 赤小豆各等分

上为细末，每服一钱匕，豉一合，汤七合，先渍之，须臾煮作稀粥，去粗，调散，温服，顿服，不吐，少少加之，得快吐乃止。诸亡血虚家不可用此。

宋氏仲景铃法嗜药瓜蒂散

瓜蒂十四个 丁香一个 黍米四十九粒

上细末，嚍水一口，嗜鼻，下黄涎。

治偏正头痛久不愈，服诸药及针刺莫能效者，以其湿气在头也。一味细末，一味者瓜蒂也。少许嗜之鼻中，清水徐徐出一昼夜，湿尽痛止为度，此亦吐之意也。《经》云：湿气在上，以苦吐之。故邪在胸中者服之，邪在头目者嗜之，皆吐之属也。张子和云：点目出泪，嗜鼻沥涕，口食漉涎，皆有以同乎吐也。

又湿在胸中，故发头痛，瓜蒂末一钱，赤小豆末半钱，米汤调下，吐之，或醋浆亦得。湿气在头者，此药亦能吐之，然莫若嗜之为愈也。

瓜蒂散治伤寒三四日者，或觉心满坚硬，脚手心但热，变黄不治而欲死者，宜瓜蒂为细末，每用一字，吹鼻中，令黄水出，余残末用水调饮之，得呕黄水一二升乃愈。

小儿久患风痫，缠喉风痹，及大人风涎，潮热，发不省人，酒积，食劳，黄疸，脾湿肿满，劳热上喘，肌热咳嗽，中满眩晕，膈实痰饮，痰厥头痛，一切胸上病患，脉沉实按之有力者，并约量剂料轻重多少服之。以上瓜蒂吐不止，用麝香汤解之。

### 胜金丸

薄荷半斤　瓜蒂半斤　藜芦末一两　朱砂半两　猪牙皂角二两

上牙皂槌碎，水一升，与薄荷一处揉取汁，熬成膏子，别将藜芦、瓜蒂、朱砂研匀，用膏子和龙眼大，以余朱砂为衣，温酒化下一丸，以吐为度，得吐而省人事者愈，不省则不可救也。或者谓中气风无吐法，下金虎碧霞以为戒，且如卒暴痰生，声如拽锯，牙关不开，汤药不能入，其命须臾，若无此吐法，其误人之旨深矣。

**瓜蒂散**　治痰饮，酒积，食劳，留饮停滞，或寒结胸中，热郁所化，并宜用之。

瓜蒂　赤小豆各七十五个　人参半钱，去芦　甘草二钱半

上细末，每服一二钱，量虚实加减，酒调，空心辰刻饮之。

### 三圣丸散

防风　瓜蒂各三两　藜芦一两，或半两

上粗末，每用三钱，以齑汁一大盏，煎至七分，去滓，温服饮，探引令吐为度。宜静暖室不透风处用，吐至，以好醋葱汤解之。

古今吐法不一，在胸中者或嗜之，在头者或吐之，何也？答曰：头为天之天，肺为天之地，鼻为肺之窍，胸为肺之腑，总而言之，则皆心君之上，无形之神，至高之分，故用之错而效之同也。

《衍义》云：瓜蒂即甜瓜蒂也。瓜蒂成熟则自落，其蒂在蔓茎上采得，曝干，不以多少为细末，量病轻重服一二钱匕，腻粉一钱匕，以水半合，用调匀灌之。

治风涎暴作，气塞倒仆，服之良久涎自出，或服药良久涎不出，含砂糖一块，下咽则涎出，此物甚不损人，全胜石碌、硇砂等。

《食疗》云：瓜蒂主身面四肢浮肿，杀虫，去鼻中息肉，阴黄黄疸及暴急黄。瓜蒂、丁香各七枚，小豆为末，吹黑豆许嗜于鼻，少时黄水出，差。

张文仲治伤寒热病，瘴疟及胸中恶痰饮，须可吐者，盐末一大匙，以生熟汤调下，须臾即吐，吐不快者，宜更服，甚良。又曰：《近效方》与《备急方》用。

### 《经验方》治遍身如金色黄

瓜蒂四十九个，六月六日收者佳　丁香四十九个

上二味，用干锅子内烧烟尽为度，细碾末，大人一字，小儿半字，吹鼻内及擦牙立效。

《外台》《肘后》方　疗伤寒汗出不渴三四日，胸中恶心欲吐者。

豉三升，以绵裹之　盐一两

上二味，以水七升，煮取二升半，去滓，内蜜一升，又煮二服，顿服二升，安卧，当吐不吐，再服。

### 又方

苦参二分　甘草一分半　瓜蒂　赤豆各二七枚

上四味，加以水一升，煎取半升，作一

服，服之当吐，若吐不止者，以葱豉粥解之必止，忌海藻、菘菜。

**又方**

苦参　黄芩各二两　生地黄半斤

上三味，切，以水八升，煎取二升，服一升，或吐下毒物。忌芜荑。

**仲景治百合例《金匮》祖方全**

百合知母汤

百合滑石代赭石汤

百合鸡子汤

百合地黄汤

**又方**

治伤寒腹中痛。

百合一两，炒黄，为末，米饮调服。

**孙真人治阴毒伤寒**

百合煮浓汁服之一升良。

**《素问》解㑊　仲景百合诸汤　《活人》说百合证**

上仲景百合诸汤名，本草所言备矣，后《活人》主治服饵载之百问，读者当知其祖。

**百合知母汤**　治百合发汗后者。

百合七枚，擘　知母二两

上先以水洗百合，渍一宿，当去白沫，去其水，更以泉水二升，煮取一升，去滓，别以泉水二升，煮知母取一升，去滓后合和，再煎取一升半，分二，温服。

**百合滑石代赭石汤**　治百合病下之后者。

百合七个　滑石三两，绵裹　代赭石如弹子大，块碎，绵裹

上先将百合如前法制后去滓，别以泉水二升煮滑石、代赭石，取一升，去滓后合和，再煎取一升半，分二，温服。

**百合鸡子汤**　治百合病吐之后者。

百合七个　鸡子一个，取黄用

上先将百合如前法制后，去粗，内鸡子黄，搅令匀，温服。

**百合洗方**　治百合弥月不解，变成渴者。

百合一升

上水一斗，渍一宿，以洗身，洗已，食煮饼，勿以盐豉也。

**百合地黄汤**　治百合病不经汗、下、吐，病形如初者。

百合七个　生地黄取汁，一升

上先以水洗百合，渍一宿，出白沫去之，更换以泉水二升，煮取一升，去滓，内地黄汁，煮取一升，分温再服，中病则止，大便下如漆。

**百合滑石汤**　治百合病变寒热。

百合一两，炙　滑石三两

上同为细末，米汤调服方寸匕，若微利者，止再服。

**百合栝蒌牡蛎汤**　治百合病不差。

百合　栝蒌根　牡蛎已上各等分

上为末，每服方寸匕，日二三服。

**海藏百合四君子汤**　治老弱虚人不得眠。

解㑊尺脉缓涩，尺为阴部，腹肾主之。缓为热中，涩为无热而无血，故解㑊而不可名之。然寒不寒、热不热、弱不弱、壮不壮，宁不可名为之解㑊也。惟百合一证，与此比比相若。

**《病源》《小品》萎蕤汤**　疗冬温及春月伤风伤寒，则发热，头眩疼，咽喉干，舌强，胸内疼，心胸痞满，腰背强，痓者，结病也。

萎蕤一两　白薇　麻黄去节　独活　川芎　杏仁去皮尖　青木香如无，以麝香一分代之　甘草已上各二两　石膏三分，末之，绵裹

上九味，切，以水八升，煮取三升，分三服。若一寒一热，加朴硝一分，及大黄三两下之。忌海藻、菘菜。《古今录验》同。

一方有葛根二两。

《千金》疗伤寒伤风五六日以上，但胸中烦，干呕者，宜栝蒌实汤主之，方祖《金匮》。

栝蒌实一两　柴胡半斤　黄芩　甘草各二两　生姜四两　大枣十枚

上六味，切，勿令大碎，吹去末，以水一斗二升，煮得六升，绞去滓，更煎取三升，温服三日。

**千金翼五苓散**　论云：猪苓散，此当在太阳五苓散条下。

猪苓　茯苓　白术各三分　桂心二分　泽泻五分

上五味，捣筛末，服方寸匕，日三，多饮暖，汗出愈。

**甘草泻心汤**　伤寒中风，医反下之，其人下利，日数十行，水谷不化，腹中雷鸣，心下痞坚而呕，干呕心烦不能得安，医见心下痞，以为病未尽，复重下之，其痞益甚，此非结热，但以胸中虚，客气上逆，故益坚，痞转甚，甘草泻心汤主之。

甘草炙，四两　黄芩三两　大枣十二枚　黄连二两　干姜炮，一两　半夏洗去滑，半斤

上六味，切，以水一斗，煮取六升，分六服。一方有人参三两。

《古今录验》疗中风伤寒，脉浮，发热往来，汗出恶风，颈强，鼻鸣干呕，阳旦汤主之方。

大枣十二枚，破　桂心三两　芍药三两　生姜三两　甘草二两　黄芩二两

上六味，㕮咀，以泉水六升，煮取四升，分四服，日三。自汗者，去桂心，加附子一枚；烦渴者，去桂，加栝蒌三两；利者，去芍药、桂，加干姜三两，附子一枚，炮；心下悸者，去芍药，加茯苓四两；虚劳里急者，正阳旦汤主之，煎得二升，内胶饴半升，分为再服。若脉浮紧者不可与也。

《千金》同。

**海藏十余证脉并药**

伤风脉紧，仲景大青龙汤主之。无汗恶风，仲景葛根汤主之。已上二证，伤风得伤寒脉，伤寒得伤风脉是也。易老断为桂枝柴黄各半汤。

**中风伤寒葽蕤汤**
**中风伤寒阳旦汤**
**伤寒中风栝蒌实汤**

此先后所伤不同，其中变证、所苦各异，故用药杂，非桂枝麻黄之正药也。

尺寸脉盛，重感于寒，变为温疟。

阳脉浮滑，阴脉濡弱，再遇于风，变为风湿。

阳脉洪数，阴脉实大，更遇温热，变为温毒。

阳脉濡弱，阴脉洪紧，更遇温气，变为温疫。

中风伤寒。

伤风见寒。

中暑中湿。

中暑饮冷。

盖因伤于寒邪，又感异气而变。凡此数症，皆重伤也。

海藏云：已上十余证，前后所伤不同，内外变证不一，非精于持诊者，不能别也。

张文仲疗伤寒，白膏摩体中，手当千遍，药力乃行，并疗恶疮，小儿头疮，牛领马鞍皆疗之。先以盐汤洗恶疮，布拭之，着膏上摩，向火千遍，日再，自消。

天雄　乌头炮　莽草　羊踯躅各等分

上四味，各切，以苦酒汤三升，渍一宿，作东向露灶，又作十二聚湿土各一升许，成膏，猪脂三斤，着铜器中，加灶上炊，以苇薪为火，令膏释，内所渍药，炊令沸，下者着土聚尽遍，药成绞去滓，伤寒头痛酒服如杏核一枚，温覆取汗，咽痛含如枣

核，日三，咽之，不可近目。《千金》同。

## 牙齿例

海藏云：牙齿者，足阳明经也，手阳明经也。足阳明之经，走上牙中；手阳明之经，走下齿中。牙齿者，骨之余也，坚则令人强食，或血出、断烂、诸痛、寒热不一，皆手足阳明也。

**陈希夷神仙刷牙药**　白牙黑发益精神。

猪牙皂角及生姜，西国升麻蜀地黄。

木律旱连槐夹子，细辛荷叶要相当。

青盐等分同烧炼，研煞将来用最良。

擦牙牢齿乌须眉，谁知世上有仙方。

上用二两，并剉碎，一新罐子，尽盛其药，用瓦子盖口，以麻索子系定，上用盐泥固济，约厚半寸许，熬干，作一地坑子，坑子方阔二尺，深约七寸，先放一方砖，后安药罐子，以口向下坐，用木炭一秤，烧令透后，清烟出，稍存性，去火，发一宿，取出，研为细末，每蘸药刷上下牙齿，温水漱口，吐之。

**麝香玉散**

酸石榴皮　诃子各二两　升麻　绿矾枯何首乌　川芎　白芷　麝香一钱　五倍子石胆矾各半两　脑子半钱　猪牙皂灰　百药煎　青黛　白檀二钱　零陵香　木鳖子各二钱白茯苓一两　藿香叶　没石子各一两半　好荜拨　青盐　细辛　荷叶灰

上细末，用药后茶清漱之。又方无脑子，加麝香三钱。

**犀角升麻汤**　治阳明受风热，口唇颊连鬓肿痛，鼻额连头痛。

犀角七钱半　升麻五钱　防风三钱半　羌活三钱一字　川芎三钱半　白附子　白芷二钱半　黄芩二钱半　生甘草二钱半

上㕮咀，作一服，水五斛，煎三斛，去滓，分三服。

**梧桐泪散**　治阳明经虚，风热所袭，流传牙齿，攻龈肉则致肿结，妨闷甚者，为龈间津液相搏，化为脓汁，宜用此药。

梧桐泪　石胆矾　细辛根　乳发灰一钱一字　黄矾五钱　芦荟五钱　升麻五钱　麝香一钱　朱砂　川芎　当归　牛膝各二钱半

上细末，先以甘草汤漱口，后用药少许敷之，以常用少许擦牙齿，去风退热，消肿化毒，牢固牙齿，永无宣疳血蛀之病。

**升麻丸**　治阳明有热攻注，牙齿肿痛，脉洪大而实，宜以：

细辛　升麻　防己　羌活　内加牵牛、大黄泻之，加减丸数。

上并等分为末，炼蜜丸梧桐子大，每服二丸，临卧温水下。

**白牙齿药**

零陵香　白芷　青盐等分　砂锅别研细升麻半两　石膏别研，一两　细辛二钱　麝香另研，半钱

上除内砂锅、石膏、麝香外，细末，入此五味，同调匀，早晨夜间用药擦牙，温水漱。

**又方　升麻散**

细辛六钱　川芎二两　升麻一两　藁本一两　石膏一两　皂荚一两　白芷一两

上每用药少许刷牙，温水漱，用沙罗三次。

**三圣散**　治齿龈肿痛动摇。

甘胡芦子四两　牛膝二两

上细末，每用五钱匕，水一盏半，煎至一盏，去滓，稍热漱，多时吐之，呕哕不妨，食后临睡。

**治齿根宣露动摇方**

柳枝　防风　杏仁　青盐　地骨皮　细辛　生地黄各一两　蔓荆子半两

上为细末，药一钱，酒水各一盏，煎至一盏，去滓，热漱冷吐。

### 治牙齿脱落不牢方

熟铜末二两　当归一分　防风一分　地骨皮三两　细辛根一分

上为末，将当归末和铜末研如泥，粉封齿，日夜各二度，三五日牢，一月内忌硬物。

### 《简要方》治牙齿肿痛

白矾一两，枯　露蜂房一两，微炒

上为末，每用二钱，水一盏，煎十余沸，热漱。牙齿痛处涂之。

### 二十八宿散　治远年近日发牙痛。

丁香　荜拨　大椒　蝎梢

上各七个，同碾为细末，痛处用津点擦立止。

### 荜拨散　治风蛀牙疼，牙关紧急。

荜拨　草乌头　细辛　升麻　良姜　蝎梢

上为细末，如牙疼时擦少许，沥涎痛即止。

### 擦牙药

川芎　细辛　诃子　五倍子　百药煎各二钱半　胆矾半两　绿矾半两　麝香如无，以甘松代之

上为细末，再入胆矾、麝香，研匀为度，每用一字，临卧刷之。

### 立效散　治牙疼。

小椒　露蜂房　青盐各等分

上为细末，煎数沸，放温漱之，痛即止。

### 益神散　一法加青黛、枣核、栗蓬、熏灰，同末，刷牙。

五倍子半两　诃子三个，去核　石榴皮三钱半　胆矾钱半，别研为末　零陵香一钱　白芷一钱　麝香　绿矾半两，炒干一半，生用一半　《食疗》云皂角两锭　加盐半两

上同炒令赤，细碾，夜夜用擦牙齿，一

月后有动者，齿及血墨并差，其牙坚牢。

### 返老还童丹

青盐六分　升麻一两　羌活一两　当归两半　五倍子一两　川芎半两　熟地黄一两　猪牙皂角一两

上用罐子一个，随药多少，用自己退发少许，盖药面，用瓦子盖之，盐泥固济，文武火煅香，熟气绝为度，冷取煞研为末，每日早晨及晚擦牙，久而见效。

《病源》曰：手阳明之支脉入于齿，齿是骨之所络，髓之所养，若风冷寒入于经络伤骨，冷气入齿根则齿痛。

海藏云：此骨与大肠俱热，大便秘，经络壅滞而齿龈痛者，治法不同也。凡齿痛药并见《外台秘要》。

## 古今巴豆例

《本草》云：味辛温，主温热寒有毒，可以通寒，可以开胃，可以磨坚，可以止涩，又可以备急，而随肠或佐以寒，或佐以热，加以五色，各随其藏，具见于后，以其此药多治肠胃手足阳明之经也。故入三阳拾遗例。《金匮玉函要略》《伤寒论》并杂疗诸方，皆张仲景祖神农法、伊尹体箕子而作也。唐宋以来，如孙思邈、葛稚川、朱奉议、王朝奉辈，其余名医虽多，皆不出仲景书也。

### 仲景备急丸　治卒暴百病，中恶客忤，治口禁停尸卒死。

巴豆　大黄　干姜各等分

上蜜丸，杵千下，丸如小豆大，每服三丸，苦酒下。如干口不开，折齿灌之。三物司空裴秀亦作散，用治心腹诸疾，与上同。巴豆即斩关夺门之将，散不及丸，必用散者，取其急也。

三物须精新好者，细末，蜜丸，和捣千杵，丸如小豆大，胸满卒痛，如锥刀刺，气

口急禁，停尸卒死，以暖水、苦酒服之。若不下，棒头斡开灌，令下咽，须臾差，未和更与三丸，当便肠鸣转，即时吐下得愈。若口噤不开，折齿灌之，药下即生。

### 仲景白散

桔梗　贝母各一字半，末之　巴豆熬研，半字

上巴豆入散内碾匀服，强人半钱匕，弱人少减。病在上必吐，病在下必利，不利进热粥一杯。不止进冷粥一杯，若汗出已腹痛，与芍药三钱如上方。

### 仲景飞尸走马汤方

巴豆二枚，去皮心　杏仁二枚，去皮尖

上二味，绵缠，槌令极细，投热汤二合，指捻取白汁，便饮之，食顷当下，量大小老幼虚实加减服之，通鬼击病，忌野猪肉、芦笋。张文仲同。

### 黑神丸　治心腹诸疾。

巴豆二钱半　盐头四两

上为细末，滴水丸桐子大，麦炒香水上浮不用，麦酒吞二丸。

### 状元丸　一名酒癖丸。

神曲炒　葛根各半两　半夏一两，洗　雄黄二钱　巴豆五十个　白面一两

上六味，滴水丸桐子大，麦炒香水上浮不用，麦酒下十二丸。

### 酒癥丸

巴豆十五个　雄黄六块，皂角子大　蝎梢十五个　白面五两

上为细末，水丸豌豆大，稍干。

### 神应丸　大治心腹胀满，宿食不消，饮食所伤，不喜饮食，诸药不效。

巴豆一百二十粒　面一斤，炒尽油

上连面一处为细末，醋糊丸绿豆大，冷水下二三十丸，食远。

### 青娥丸　此后并巴豆杏仁例。

一法加青黛一钱五分　巴豆二钱五分　白矾半两

上蒸饼丸绿豆大，每服二丸，甘草汤下，食后。

### 红粉丸

一法加胭脂，治妇人血不通。

一法加朱砂。

### 解毒雄黄丸　治缠喉风急喉闭，卒倒失音，不语，不省人事。

一法加雄黄一分　郁金一分　巴豆十四个

### 玉霜丸

一法加轻粉、滑石；一法加白矾。

### 活人黑神丸

一法加盐豉、五灵脂，治湿痰食积。

### 钱氏紫霜丸

一法加代赭石、赤石脂；一法加大黄治热结；一法加附子、乌头治寒结。

### 感应丸　主治修制并见《局方》。

丁香一钱　木香一钱　肉豆蔻三钱　干姜半两　巴豆半两，制　杏仁半两，制　百草霜蜡二两，醋煮

### 神应丸　治冷饮注泄者立止，海藏所改法也。

许学士云：此方得之王景长之家，近世名医多用，即知此方乃古方也。惟此为真《局方》，高殿前家，亦非也。本方虽云秘者能下，泄者能止，用之少效，予反覆本草味药证，但言巴豆得大者良，予故法为神应丸。

木香一钱　丁香别研　干姜炮，半两　百草霜研细，半两（四味药末和匀）　杏仁半两　蜡二两，醋煮，垢先备下　巴豆半两，炒去油尽，微存性

上同碾为泥，上四味和匀，重罗细，入泥中，溶化蜡，入小油半两匀，同入泥与细末中研匀，及数百回后，至凝可搓作挺，蜡纸封聚，每挺可重一钱。

### 局方感应丸　治虚中积冷，气弱有伤，

停积胃脘，不能传化，或因气冷，因饥饱食，饮酒过多，心下坚满，两胁胀痛，心腹大疼，霍乱吐泻，大便频并后重，迟涩久利赤白脓血相杂，米谷不消，除而复发。又治中脘呕吐，痰逆恶心，喜睡，头旋，胸膈痞闷，四肢倦怠，不欲饮食。又治妊娠伤寒，新产有伤，若久有积寒，吃热药不效者，并悉治之。又治久病形羸，荏苒岁月，渐致虚弱，面黄肌瘦，饮食或进或退，大便或秘或泄，不拘久新积冷，并悉治之。大病不过三服，便见痊愈。此药温无毒，并不燥热，不损胃气，亦不吐泻，止是磨化积聚，消逐温冷，疗饮食所伤，快三焦滞气。

新拣丁香一两五钱　南木香去芦，一两五钱　川干姜炮，一两　肉豆蔻去皮仁子滑皮，二十个　巴豆七十个，去皮心膜，研细，出尽油，研如糊　杏仁拣肥者，去灰土，一百四十个，去尖，汤浸一宿，去皮，别研极烂如膏　百草霜用庄家锅底刮者，细研，二两

上七味，除巴豆粉、百草霜、杏仁三味，余四味捣为细末，与前三味同拌，研令细，用好蜡匮和，先将蜡六两溶化作汁，以重绵滤去滓，更以好酒一升，于银石器内煮蜡溶滚数沸，倾酒冷，其蜡自浮于上，取蜡秤用。凡春夏修合，清油一两于铫内熬令末散香熟，次下酒煮蜡四两，同化作汁，就锅内乘热拌和前项药末；秋冬修合，用清油一两半同煎煮热作汁，和匮药末同剂，分作小锭子，以油单纸裹之，旋丸如绿豆大，每服三五粒，量虚实加减，温水吞下，不拘时候常服，进饮食，消酒毒，令人不中酒。又治小儿脾胃虚弱，累有伤滞，粪白酢臭，下利水谷，每服五粒黍米大，干姜汤下，不拘时候。前项疾证，连绵月日，用热药攻取，转并不成效者，不拘老幼，虔心服饵，立有神效。

**简易感应丸**　修合治疗之法并见《局方》。

丁香　木香　杏仁　豆蔻　干姜　巴豆　百草霜各等分

上用见成丸子半两，入巴豆十枚，去壳。烂碾成膏，用乌梅三个，蒸过取肉，三件一处别碾，令极匀，丸如绿豆大。今人往往见巴豆不去油，不敢轻服，况尊贵之人，既有声色之奉于心，有怯尤不肯用，但巴豆之性，怪以温暖之剂，止能去花茎不动藏气，有饮则行，无饮则利。若病形体虽不甚壮实，既有饮气积气之患，与夫邪气入腹，大便必秘，若非挨动，何由得去，犹豫不决，则病势攻搅，愈见羸乏，莫若于病始萌之时，对证用之，流利之后，或大腑不调，则以石菖蒲解之，自然平治，却于咬咀方中，选药调理。治心腹疼痛不可忍，服十丸，姜汤下；若未通再服，以利为期。服药之后，痛或愈甚，既以流利，痛或未除，仍阴阳搅乱，藏之未平，且甚痛，甚者至于厥逆，或面青口噤，当先以苏合香丸灌之，次投此药。治恶心呕逆，全不纳食，此药微微利通，方服温脾之药。治赤白痢病，心腹疼痛，先以此药微利，次方断下。兼治男子痃癖，疝气，膀胱奔豚，肾气脚气攻刺入腹，亦用此药微微利之。酒积痰饮为患，妇人血气，并宜服。

**五脂丸**　一名通膈丸。

五灵脂一两，净　青皮取末，半两　巴豆十余粒

上为细末，水调，捣成丸，大人绿豆大三丸，温水下，食后临卧；小儿米粒大一二丸，量虚实至三五丸。若合得经年陈久愈佳。中有痰涎相混，不能施化，亦加至七丸。伤寒当下，用承气等汤不能下者，可前承气汤一服，此丸三五丸或五七丸，即可便也。

## 木香五灵脂丸

木香二钱　丁香二钱　肉豆蔻半两　三棱
青皮　陈皮各半两　牵牛半两　五灵脂五钱
巴豆四个，去皮油

上为细末，醋糊丸绿豆大，每服十五丸
至二十丸，温水下。治胸胁痞闷，气不顾，
心腹疼痛，酒食所伤等证。

## 三倍丸

黄柏三两　蛤粉三两　巴豆去皮膜油，
一两

上将柏为末，入粉匀，再入豆霜，滴水
丸桐子大，每服二三丸，水下。

## 解毒丸

雄黄一分　郁金一分　巴豆去皮油，七个

上为细末，醋糊丸绿豆大，热茶清下七
丸，吐出顽涎，立便苏省，未吐再服。如至
死者，心头尤热，口噤药不下，即以铁单匙
斡开或折齿灌之，药下咽喉，无有不活，微
吐泄不妨。及上膈壅热，痰涎不利，咽喉肿
满，目赤痛肿，一切热毒，并宜服之。小儿
喉肿痛，惊热痰涎壅塞，服二丸或三丸，量
大小加减。

## 软红丸　治妇人心痛。

杏仁二十个　巴豆四个，和皮用　干胭脂
十个　白面合宜用之

上滴水，丸绿豆大，每服三丸，生姜
汤下。

## 比金丸　治小儿惊风，体热喘粗，涎嗽
心松，颊赤，大小便不利，夜卧不安。

轻粉半两　滑石半两　南星二钱　巴豆二
十三个，去油取用　青黛二钱

上细末，糊丸麻子大，每服一岁儿一
丸，薄荷汤下。如急惊风头热足冷，口噤面
青，筋脉抽掣，膈中顽涎甚者，加一二丸，
煎桃附汤下，蕴毒热毒涎出，立便安愈。小
儿疮疥后余毒，宜服此药解之，食后。

## 青娥丸　治喘嗽上热。

巴豆　青黛俱二钱半　白矾半钱

上细末，蒸饼丸绿豆大，每服二丸，甘
草汤下，食后。

## 柔金丸　治酒积。

雄黄　杏仁　巴豆各等分

上细末，寒食面丸菜豆大，干糖炒令
黄色。

## 导气丸　治内伤积聚，痰饮等证。

大黄一两　甘草一两，面炒　皂角去皮核，
一两　巴豆去皮，一两

上㕮咀，醋糊丸，作饼子，以穰草盖如
造曲法，发色上有黄衣为度，乘风日干亦
得。别入：

丁香　木香　缩砂仁三钱

与上同为细末，醋糊丸黍米大，每服二
三丸，白汤下，加至四五丸，米汤下，食
后。病大者七丸，去黄衣。中山陈之纲南顿
传得此方。

## 安中丸

枣十枚，去核　杏仁十五个　白矾　巴豆
三十个，和皮用

上用蒸饼剂四两，内药三味，各和匀，
与枣和饼剂裹，慢火烧黄熟，去皮，一处捣
成膏子如萝卜子大，每服五七丸，白汤下，
食后。

## 透罗丹　治胸膈痞闷，酒食所伤，并咳
嗽等证。

半夏一两　皂角二两，去皮弦子　杏仁六
十个　巴豆六十个

上四味，用麸五升，同炒令黄色为度，
去麸不用，为细末，入寒食面二两，炒黄
色，醋煮糊丸如绿豆大，每服三丸，生姜汤
下，食远临卧。

黄帝问曰：妇人重身，毒之何也？岐伯
曰：有故无殒亦无殒也。帝曰：请问其故何
谓也？大积聚，其可犯也，衰其大半，及大
过者死，衰其大半，不足以害生，故止其

药。若过则毒气内余，则败损中和，故遇积聚，洁古老人治积别有法。少壮人无积，虚人则有之，脾胃怯弱，气血两衰，四时有感，皆能成积。若遽以磨坚破结之药治之，疾似去而人已衰矣。干漆、硇砂、三棱、牵牛、大黄之类，药之暂快，药过则依然，气愈消，疾愈大，竟何益哉？故善治者当先补虚，气血壮，积自消，如满座君子，纵有一小人，自然无容地而出矣。不问何脏，先调其中，使能饮食，是其本也。

**温白丸**　治心腹积聚久瘴，癖块大如杯碗，黄疸宿食，朝起呕吐，满上气，时时腹胀，心下坚结，上来抢心，傍及两胁，十肿水病，八种痞塞，翻胃吐逆，饮食噎塞，五种淋疾，九种心痛，积年食不消化，成疟疾连年不差，及疗一切诸风，身体顽痹，不知痛痒，或半身不遂，或眉发堕落，及疗七十二种风，三十六种遁尸疰忤，及癫痫，或妇人诸疾，断续不生，治下淋沥，五邪失心，忧愁思虑，意不乐，饮食无味，月水不调，及腹中一切诸疾，有似怀孕，连年累月，羸瘦困弊，或歌如鬼所使，但服此药，无不除愈。

川乌去皮脐，炮，二两半　紫菀去苗叶及土　菖蒲去须，九节者佳　柴胡洗净，去芦头　厚朴去粗皮，生姜制　桔梗去黑皮芦头　吴茱萸用汤洗七次，焙　皂荚去弦子，炒　茯苓用沉水者，去皮　干姜炮　黄连去毛　人参去芦头　巴豆去油心膜，出油，研炒　桂去粗皮　蜀椒去目，炒，各半两

上为细末，入巴豆令匀，炼蜜丸桐子大，每服三丸，生姜汤下，食后临卧服，渐加至五六丸。

**易老治五积**

肺息贲：人参，紫菀；心伏梁：菖蒲，黄连，桃仁；脾痞气：温白丸加吴茱萸，干姜；肝肥气：柴胡，川芎；肾奔豚：丁香，

茯苓，远志。

治伏梁气在心下，结聚不散，用桃奴三两，为末，空心，温酒下。桃奴是实著树不落实中者，正月采树上干桃是也。

**万病感应丸**　主治修制并见本方后有全注。于上温白丸内加：

羌活两半　三棱两半　甘遂两半　杏仁两半　防风两半　威灵仙一两　加上六味却减蜀椒。

**万病紫菀丸全注**　此药疗治久患疟癖如碗大，及诸黄病，每地气起时，上气冲心，绕脐绞痛，一切虫咬，十种蛊病，及胃冷吐食，呕逆恶心，饮食不消，天行时病，妇人多年月水不通，或腹如怀孕，多血，天阴即发。又治二十种风，顽痹不知年岁，昼夜不安，梦与鬼交，头多白屑，或哭或笑，如鬼魅所著，腹中生疮，服之皆效。

紫菀去苗土　吴茱萸汤洗七次，焙干　厚朴姜汁制，一两　菖蒲去毛，九节者佳　柴胡去苗　桔梗去黑皮芦，炒　茯苓去皮　皂荚去皮弦子，炙　桂枝　干姜炮　黄连去毛，八钱　蜀椒去目及闭口者，微炒　巴豆去皮膜，出油，研　人参去芦，各半两　川乌炮，去皮，半两加三钱　加羌活　独活　防风等分

上为细末，入巴豆匀，炼蜜丸如桐子大，每服三丸，渐加至五七丸，生姜汤送下，食后临卧。初有孕者，不宜服，具引于后。有杨驸马患风气冲心，饮食吐逆，偏身枯瘦，日服五丸至七丸，服至二十日，泻出肉块虾蟆五六枚，白脓二升。又赵侍郎先食后吐，目无所见，耳无所闻，服至五十日，泻出青蛇五七条，长四寸许，恶脓三升愈。王氏患大风疾，眉发堕落，掌内生疮，服之半月，泻出癞虫二升，似马尾长寸许后愈。李灵患肥气，服五丸，经一月，泻出肉鳖三枚。如黄门卒中风，病发时服药，泻出恶脓四升，赤黄水一升，肉虫乱发相似愈。李知

府妻杨氏带下病七年，血崩不止，骨瘘着床，日服五丸至十丸十五丸，取下脓血五升，黄水一升，肉块如鸡子大愈。此药治一切风患万病如神，惟初有孕者，不宜服。其痔漏，肠风酒下；赤白痢，诃子汤下；脓血痢，米饮下；堕伤血闷，四肢不收，酒下；蛔虫绞心，槟榔汤下；气噎忧噎，荷叶汤下；一切风，升麻汤下；寸白虫，槟榔汤下；霍乱，干姜汤下；咳嗽，杏仁汤下；腰肾痛，豆淋汤下；阴毒伤寒，温酒下；吐逆，生姜汤下；食饮气块，面汤下；时气，井花水下；脾风，陈皮汤下；头痛及心下痛，酒下；大小便不通，灯草汤下；因物所伤，本物汤下；吐水，梨汤下；气病，干姜汤下；小儿天风吊搐，防己汤下；小儿疳病，葱白汤下；小儿乳食伤，白汤下；月信不通，煎红花酒下；妇人腹痛，川芎汤下；怀孕半年后胎漏，艾汤下；有子气冲心，酒下；产晕痛，温酒下；血气痛，当归酒下；产后心腹胀满，豆淋汤下；难产，益智汤下；产后血痢，当归汤下豆淋汤下；赤白带下，酒煎艾汤下；解内外伤寒，粥饮汤下；室女血脉不通，酒下；子死，葵子汤下。又治小儿惊痫，大人癫狂，一切风及无孕妇人身上顽麻，状如虫行，四肢俱肿，呻吟走痛等疾。

### 耆婆万应丸

牛黄　麝香俱研　犀角镑　朱砂研，飞　雄黄研　黄连去毛　大戟剉，炒　芫花醋炒令赤　人参去芦　茯苓去皮　干姜炮　肉桂去皮，忌火　当归去芦　芎䓖　芍药　甘遂　黄芩　细辛去苗　巴豆去皮心膜，油炒　桔梗去芦　前胡去芦　紫菀去芦　蒲黄微炒　防风去芦　葶苈炒　川椒去目，微炒出汗　桑皮剉，油炒，各一两　蜈蚣二十八节，去头足，炒　禹余粮醋浸，水飞，研　芫青三十八枚，糯米同炒黄色，去头足翅　石蜥蜴去头尾足，炙，四寸

上为细末，入研药匀，炼蜜丸如小豆大，疗七种癖块，五种癫病，十种注忤，七种飞尸，十二种蛊毒，五种黄病，十二种疟疾，十种水病，八种大风，十二种痹风，并大头，目暗漠漠及上气咳嗽，喉中如水鸡声，不得卧，饮食不作肌肤，五脏滞气，积聚不消，壅闭不通，心腹胀满，连及胸背，鼓胀气坚结，流入四肢，或腹胀，心膈气满，无时举发，十年二十年不瘥，五种下利，并蛔虫、寸白虫诸虫，上下冷热，久积痰饮，令人多眠睡，消瘦无力，荫入骨髓，便成滞疾，身体气肿，饮食呕逆，腰脚酸疼，四肢沉重，不能久行，并妇人因产冷入子藏，藏中不净，或闭塞不通，胞中瘀血冷滞，白带流出不尽，时时疼痛为患，或由此断产，并小儿赤白下利，及狐臭，耳聋，鼻塞等病，服此药，以三丸为一剂，服药不过三剂，万病悉除，说无穷尽，故称万病丸。若一岁以下小儿有疾者，令乳母服两小豆大，亦以吐以利为度。有近病及卒病皆用，多积久病，少服常服，微溏利为度。卒病欲死服三丸，取利瘥；卒中恶口噤，服二丸，浆水一合，微下利即瘥；五注鬼刺客忤服二丸；男女邪病歌哭腹大如妊身，服二丸，日三夜一，间食服之；蛊毒吐血腹痛如刺，服二丸，若不瘥更服；诸有痰服三丸，冷癖服三丸，日三服，皆间服，常令微溏利；宿食不消服二丸取利；癥瘕积聚二丸，日三服，拘急，腹胀满，心痛服三丸；上气呕逆，胸满不得眠，服二丸，不瘥再服，大利服二丸，日三服；疥湿，服二丸，以一丸如杏仁大，和鲊泔二合，灌下部中；水病服三丸，日再服，间食服之差即止，人弱隔日服；头痛恶寒，服二丸，覆取汗；伤寒天行服二丸，日三，间食服之；小便不通，服二丸，不瘥，明日更服；大便不通，服三丸，又内一丸下部中，即通；耳聋聤耳，以绵裹如枣

387

核塞之；鼻衄服二丸；痈疽、丁肿破肿，服一丸如麻子大，日敷之，根亦自出；犯丁肿血出，以猪脂和涂，有孔则内孔中瘥：癫疮，鲊泔洗讫，取药和猪脂涂之；漏疮有孔，以一丸内孔中，和猪脂敷之；痔疮涂绵筋上，内孔中，日别易瘥；瘰疬以猪脂和涂瘥；癣疮以布揩令汗出，以鲊汁和涂上，日一，易瘥；胸背腰胁肿，以醋和敷肿上，日一易，又服二丸；诸冷疮积年不瘥，以鲊泔和涂之，恶刺以一丸内疮孔中即瘥；蝮蛇螫，以少许内螫处，若毒入腹，心烦欲绝者，服三丸，蝎螫以少许涂之，蜂螫以少许敷之；妇人诸疾，胞衣不下，服二丸；小儿惊痫，服一丸如米许，又以涂乳令咂之，看儿大小量与服之；小儿客忤，一丸如米大，和涂乳头与咂之，以意量之；小儿乳不消，心腹胀满，一丸如米许，涂乳头令咂取瘥；疟疾初发前服一丸，未差更服。

**小麝香丸** 治鬼注飞尸厉疾。

麝香三分　雄黄别研　当归焙　丹砂别研，各四分　干姜炮　桂心　芍药　细辛各五钱　莽草炙　犀角屑　栀子各三钱　巴豆五十个，去皮心，生用　乌头炮，去皮脐，各五枚，重半两　附子炮，去皮脐　蜈蚣一条，去头足，炒

上为细末，和匀，蜜丸，捣至千杵，如绿豆大，或小豆大。每服二丸，日服，渐加至四丸五丸。

**神保丸** 主治修制并见《局方》。治膀胱气上至两胁，心腹疼痛，一投而效。

巴豆　胡椒　蝎梢　木香

上末，朱砂为衣。有人病项筋痛，医作风，治风不效，久久又注两胁甚苦，合一投而瘥。

已上例中诸药，凡用巴豆，新者峻利力大，陈者缓慢力小，欲急治者宜新，欲缓治者宜陈，或有用新者，云药经年愈，亦待陈之意也。

# 第 七

赵州教授兼提举管内医学王好古进之诠次

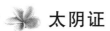 ## 太阴证

### 先足经从汤液，后手经从杂例

#### 仲景理中例

**仲景理中汤**　主治修制并见《金匮》并《伤寒论》及诸方杂例。

人参　白术　干姜　甘草

后本经加减八法：钱氏减干姜为温中丸；仲景甘草干姜汤；仲景治霍乱改理中丸；《活人》枳实理中丸；局方消饮丸；理中汤去人参加茯苓为调中丸，亦为调中汤并见《阴证论》；桂枝汤解表，四逆汤温里；仲景加桂为人参桂枝汤；《活人》加青陈皮治胸膈病，名和中汤；许学士蜜和此六味，为补脾丸；虚则补其母，未有子富而母贫者也。脾者太阴湿土，脾不足阴湿之剂以补之，如何用干姜、白术以燥之，是反泄湿也。如何是补脾？海藏云：黄芪汤加减，《阴证论》与四物各半汤补气血。本方言丸不及汤，海藏云：大便奕者宜汤，大便结者宜丸，以其肠胃燥湿不同也。如何仲景用丸以治霍乱泄泻？理中去参加朴为和中汤。

《衍义》云：今人使理中汤仓卒之间多不效者何也？是不知仲景之意为必效之药，

盖用药之人，自有差殊耳。如治胸痹心下痞坚，气结胸满，胁下逆气抢心，理中汤主之，人参、白术、干姜、甘草四物等共十二两，水八升，煮取三升，每服一升，三服，以和为度。或作丸，须鸡子黄大，皆可奇效。今人使一丸如杨梅许，服之病既不去，乃曰药不神，非药之罪，用药之罪也。今引以为例，他可效此。然年高及素虚人，当随宜加减甘草。饮冷伤胃吐血，以理中汤理治中脘，分利阴阳，安定血咏，只用本方，并无血药，在王氏《易简》条下。杨氏饮冷泻血，服对金散止，亦理中脘，分利阴阳，安定血脉之意也。饮冷酒过多，啖炙煿热食发衄者，理中汤一料加川芎一两服之。平昔素不饮冷者，栀子黄芩汤之类。海藏云：杨师三朝三大醉，至醒发大渴，饮冷水三巨杯，次又饮冰茶三碗，后病便鲜血四次，约一盆，先以吴茱萸丸，翌日又与平胃五苓各半散，三大服血止，复白痢，又与神应丸四服，白痢乃止，其安如故。或问曰：何为不用黄连之类以解毒，所用者温热之剂？予曰：若用寒药，其疾大变难疗，寒毒内伤，

复用寒药，非其治也。况血为寒所凝，浸入大肠间而便下，得温乃行，所以用温热，其血自止。《经》云：治病必求其本，此之谓也。胃既温，其血不凝而自行，各守其乡也。《衍义》云：有一男子，暑月患血痢，医妄用以凉药逆治，专用黄连、阿胶、木香治之，此药始感便治则可，今痢久肠虚，理不可服，逾旬不几至委顿，故曰理当别药，知是论之诚在医之通变矣，循经则万无一失，引此为例，余皆仿此。海藏云：暑月久血痢，不用黄连，阴在内也。

**王氏易简理中汤** 治脾胃不和，饮食减少，短气虚羸而复呕逆，或大病之后，胸中有寒，时喜咳唾，霍乱之后，气虚未禁热药，并宜服之。

人参 干姜 白术 甘草各一两

上吹咀，每服四钱，水一盏，煎至六分服。为寒气湿气所中者，加附子一两，名附子理中汤。霍乱吐泻者，加橘红、青橘各一两，名治中汤。干霍乱心腹作痛，先以盐汤少许顿服，候吐出令透，即进此药。呕吐者，于治中汤内加丁香、半夏一两，每服生姜十片煎；泄泻者，加橘红、茯苓各一两，名补中汤。溏泄不已者，于补中汤内更加附子二两；不喜饮，水谷不化者，再加缩砂仁一两，共成八味。若霍乱吐下，心腹作痛，手足逆冷，于本方中去白术，加熟附子，名四顺汤。若伤寒结胸，先以桔梗、枳壳等分煎服，不愈者及诸吐利后胸痞欲绝，心膈高起，急痛手不可近者，加枳实、茯苓各一两，名枳实理中汤。若渴者，再于枳实理中汤内加栝蒌根一两。一法霍乱后转筋者，理中汤加火煅石膏一两。一脐上筑者，肾气动也，去术，加官桂一两半，医恐燥，故去术，恐作奔豚，故加官桂。悸多者，加茯苓一两。渴欲饮水者，添加术半两。若寒者，添加干姜半两。腹满去术，加附子一两。一法治饮酒过多及啖炙煿热食，发为鼻衄，加川芎一两。一法专治伤胃吐血，以此药能理中脘，分利阴阳，安定血脉，只用本方。中附子毒者，亦用本方。或止用甘草、干姜等分煎服，仍以乌豆煎汤解之。

## 韩氏温中篇

夫伤寒病之说，始自皇帝，以开其端由，至于仲景，方陈其条目，自后肤浅之学，莫知其数。立言者云病在表可发汗，病在里可下之。或云不可汗不可下，即未尝有温中之说。仲景《伤寒论·伤寒例》云：尺寸俱沉细，太阴受病也；尺寸俱沉，少阴受病也；尺寸俱微缓，厥阴受病也。又辨太阴证云：太阴病，脉浮可发汗，宜桂枝汤。又自利不渴，宜四逆汤。又腹满时痛，桂枝芍药汤。辨少阴证云：始得之，发热脉沉，麻黄细辛附子汤。又少阴病二三日，麻黄附子甘草汤。又少阴病，身体痛，手足寒，骨节痛，脉沉，附子汤。又少阴病，吐利，手足厥逆冷，烦躁欲死，吴茱萸汤。又少阴病，脉沉，急温之，宜四逆汤。今举仲景论中数条，最是治三阴之良法，于今世用之，尚有未尽证者。愚尝校量，自至和初年迄于今三十余年，不以岁之太过不及，每夏至以前，有病伤寒人十中七八，两手脉俱沉细数，多是胸膈满闷，或呕逆，或气寒，或腹鸣，或腹痛，与仲景三阴病之说脉理同而证不同，因兹岂敢妄投仲景治三阴病药。医者方见脉沉及胸满，便投药下之，往往不救，当斟酌仲景理中丸与服之，其病势轻者，即胸中便快，病势重者，半日许满闷依然。或有病人脉沉细迟，投仲景四逆汤温之，多药力大热，后必发烦躁，因校量此形证，今别立方以治之，多得病，不可不传焉。

病人但两手脉沉细数，或有力，或无力，或关脉短及身小，胸膈塞闭，气短不能相接者，便可随脉证投温中药以治之。

病人两手脉沉迟，或紧或缓，皆为胸中寒也。若寸脉短及力小于关尺者，此是阴盛阳虚也。或胸膈满闷，腹中胀痛，身体拘急，手足逆冷，宜急温之。若立春以后至清明以前，宜温中汤主之；清明以后至芒种以前，宜橘皮汤主之；芒种以后立秋以前，宜七物理中丸主之。

### 温中汤

舶上丁香皮　厚朴去粗皮，姜制，各一两　干姜炮　白术　陈橘皮　丁香各二分

上咬咀，每服二钱，水一盏，入葱白三寸，荆芥五穗，煎至七分，去滓，热服。如三两服未快，尚手足逆冷，呕吐，更加舶上丁香皮二分，干姜二分炮。

### 橘皮汤

### 七物理中汤

### 厚朴丸

### 白术汤

### 橘叶汤

以上五方并见《韩氏微旨》及《阴证论》。

### 仲景七物厚朴汤

厚朴半斤　甘草　大黄　生姜　桂各二两　大枣十枚　大枳实五枚

上水一斗，煎取四升，去滓，温服八合，日三。呕者加半夏五两，下痢者去大黄，寒多者加生姜至半斤。

### 三物厚朴汤　治腹胀脉数。

厚朴半斤　枳实五枚　大黄四两

上水一斗二升，煎二物，取五升，内大黄四两，再煎，取三升，温服一升，腹中转动更服，不动勿服。

### 平胃散　此当在阳明例，以其与太阴相为表里，故列太阴条下。

苍术八两　甘草三两　陈皮　厚朴各五两

加茯苓、丁香、白术为调胃散，此药亦泻

脾湿。一法加藿香、半夏。加减数例并见《活法》。正气饮续《局方》。《局方》平胃散加干姜为厚朴汤。平胃散，此方大抵治脉缓湿胜中寒者效。温疫时气温毒，伤寒头痛，壮热，加连须葱白五寸，豆豉三十粒煎，三二服，微汗出愈。如未得汗，以稀粥投之，取汗为度。若中风自汗者，不宜发汗。五劳七伤，脚手心热，烦躁不安，肢节酸痛，加柴胡。痰嗽疟疾，加干姜、制半夏。本藏气痛，加茴香。水气肿满，加桑白皮。妇人赤白带下，加黄芪。酒伤，加丁香。饮冷伤食，加高良姜。滑脱泄泻，加肉豆蔻。风痰四肢沉困，加荆芥。腿膝冷痛，加牛膝。浑身拘急及虚壅，加地骨皮。腿膝湿痹，加菟丝子。白痢加吴茱萸，赤痢加黄连。头风加藁本；转筋霍乱加楠木皮。已上佐使，止加一铢，此药不问老幼，胎前产后，五劳七伤，六极八邪，耳鸣眼昏，梦泄盗汗，四肢浮肿，腿膝酸痿，妇人宫脏久冷，月水不调者，加官桂。若能每空心一服，注颜容，丰肌体，调三焦，壮筋骨，祛冷气，快心胸，常助元阳，益真气，健脾胃，进饮食，和气祛痰，自然荣卫畅，寒暑不侵。此药去厚朴，加防风，疗四时伤寒极有神效，已上法并用水煎，每服一两许。

### 陶隐居厚朴汤　治心下至小腹痞满。

厚朴　甘草　枳实　桂各等分

上细末，每服二钱，生姜汤调服。

### 易简平胃散　治脾胃不和，不思饮食，心腹胁肋膨胀刺痛，口苦无味，胸满短气，呕秽恶心，噫气吞酸，面色痿黄，肌体瘦弱，怠惰嗜卧，体重腹疼，常多自利，或发霍乱，及五噎八痞，膈气反胃，并宜治之。

苍术八　甘草三　厚朴五　陈皮五

上咬咀，每服四钱，水一盏半，姜五片，枣一枚，煎至六分，去滓，食前服。惟大便秘，小便多，中不寒者，别加润剂。常

服调元阳，暖胃气，化食消痰饮，避风寒冷湿，四时不正之气。一法加茯苓、丁香各三两，共成六味。治胃寒呕吐，多加生姜煎服。一法若其人气不舒快，中脘痞塞，加缩砂、香附子各三两，共八味，生姜煎服，其效尤速。一法去苍术，余各等分，白水煎服。治酒食所伤，眼睛头面遍身黄色，服之神效。一法加草果、乌头各一枚，治脾寒痞疟，平胃散与五苓散相合，名对金散，与六一散相合，名黄白散，与钱氏异功散相合，名调胃散。欲进饮食，加神曲、麦蘖、吴茱萸、蜀椒、干姜、桂为吴茱萸汤。

平胃散加减大略：加藁本、桔梗为和解散；加藿香、半夏为不换金正气散。已上二药，通治伤寒吐利。肠滑者，加肉豆蔻；疟疾寒热者，加柴胡；小肠气痛者，加苦楝、茴香。

### 调胃散

藿香叶　陈皮　甘草炙　厚朴制　半夏制，各等分

上为细末，每服三钱，生姜水煎。

### 调胃丸

已上调胃散细末，姜糊丸，梧桐子大，每服三十丸，生姜汤下。

### 内应散

治胸膈不快，腹痛下利，不嗜饮食。

青皮去白　干姜炮　甘草炙，各二钱　生姜　陈皮去白，各一钱

上作一服，入枣二枚，水煎服之。

### 易简养胃汤

治外感风寒，内伤生冷，增寒壮热，头疼目昏，肢体拘急，不问风寒二证，并宜服之。先用厚被盖睡，连进此药数服，加以薄粥热汤之类佐之，令四肢微汗溅溅然，候干，则徐徐去被，谨避外风，自然解散。若先自有汗，亦须温润以和解之，或有余热，则以参苏饮款款调之，或尚头痛，则以浓煎生姜汤加葱白下圣饼子，二证既除，则不必服药，但节其饮食，适其寒

温，自然平复。大抵感冒，古人不敢轻易用发汗者，止犹麻黄能开腠理，用或不得其宜，则导泄真气，因而致虚，变生他证。此药平和之剂，止能温中解表而已，初不致于妄扰也。兼能辟山岚瘴气，四时瘟疫，或饮食伤脾，发为咳疟，或中脘虚寒，呕逆恶心，悉能治疗。

厚朴　苍术　半夏　茯苓　人参　藿香　草果仁各五钱　甘草一分　橘皮去白，五分

上㕮咀，每服四钱，水一盏半，生姜七片，乌梅一枚，煎至六分，去滓，热服。或发寒疟或感寒疫，及恶寒者，并加附子，足十味。名不换金散、藿香正气散，皆此药也，然不若此方大备。

### 易简渗湿汤

治寒湿所伤，身重，腰冷如坐水中，小便或涩或利，大便溏泄，皆因坐湿处，或因雨露所袭，或因汗出衣里令湿，久久得之，腰下重疼，两脚酸痛，腿膝或肿，小便利及不渴，悉能治之。

苍术　甘草　干姜　白术　茯苓各一两　橘红　丁香各一分

上㕮咀，每服四钱，水一盏半，生姜三片，枣一枚，煎至六分，去滓，温服。此药兼治脾胃不和，呕逆恶心，大便时时溏泄，尤得其宜。一方减橘红、丁香，名肾着汤，腰重而疼者，大宜服此。或不因湿气所伤，止是风寒相搏，以致腰疼，宜服生料五积散加桃仁数个，煎服。若肾虚致疼，当服补药。

### 活人厚朴黄连香薷汤

治阴阳不顺，清浊相干，气射中焦，名为霍乱。或饱食豚脍，复饮酪浆，海陆诸品，无不食之，或多饮冷，或卧当风，痛伤脾胃，食结不消，阳不能升，阴不能降，二气相反，交错不通，所以变成吐利也。百脉昏乱，荣卫俱虚，冷搏于筋，转筋注下。

厚朴制　黄连各二两　香薷穗一两五钱

上厚朴、黄连二味，入生姜四两，同炒紫色，杵为细末，与香薷同煎，每服三大钱，水一盏，酒半盏，同煎至七分，去滓，用新汲水浸换极冷顿服之，冷则效速，煎时不犯铜铁器，慢火熬，非时病者亦治，井中沉冷尤妙。

**局方香薷丸**

**香薷散** 二药主治修制并见本方。

**钱氏异功散**

人参 陈皮 甘草 茯苓 白术

**四君子汤**

钱氏异功散内减陈皮，余四味是也。

**四君子汤**

人参 甘草 白茯苓 缩砂仁

上方在四物八珍汤后。

**易简四君子汤** 治大人小儿脾胃不和，中脘停饮，大病之后宜服此药。但味甘恐非快脾之剂，增损之法，见于方后。

人参 茯苓 白术各一两 甘草五钱

上㕮咀，水一盏，姜七片，枣一枚，煎至六分，去滓服。一方加橘红等分，名异功散，尤宜病后调理。一方去人参，加官桂等分，甘草等减半，名甘草汤，治停食目眩。一方去甘草，加枳壳、橘红、半夏等分，名六君子汤，专治素有痰饮，胸膈痞闷，脾胃虚寒，不嗜饮食，服燥药不得者，大宜服之。一方去甘草，加木香、熟附，名加味四柱饮，治丈夫元藏气虚，真阳耗散，两耳常鸣，脐腹冷痛，头眩目晕，四肢倦怠，小便滑数，泄泻不止，加姜枣煎服，大病之后，尤宜用此调理。一方加黄芪、白扁豆等分，大治肠风并五痔下血，面色痿黄，心松耳鸣，脚软力乏，口淡无味，姜枣煎服，碾为细末尤佳。此方人未信之，服者颇效。李次仲云：看不在面，自有奇功。

**易简惺惺散** 治小儿风寒疮疹，伤风时气，头痛壮热，目涩多睡，咳嗽气粗，鼻塞清涕。

白术 桔梗 细辛 甘草 茯苓 人参 瓜蒌实各一两

上㕮咀，每服二钱，水一盏，生姜三片，入薄荷三叶，煎至半盏，时时与服。钱氏小儿壮热，昏睡，伤风，风热疮疹，伤食病皆相似，未能辨认，间服惺惺散、小柴胡汤、升麻汤，干葛、升麻、芍药、甘草等分，白水煎服。此数药均能治疗，用之甚验，惟伤食则大便酸臭，水谷不化，畏食吐食，宜以下药下之，加巴豆感应丸并参苏饮，治诸般发热，尤为切当，并耳冷骫冷，手足乍冷乍热，面赤喷嚏，惊跳不安，皆疮疹之候也，已发未发，升麻汤、消毒饮皆得其宜。若三日未见形迹，当以生酒涂其身上，时时看之，状如蚤痕者是也。或发不透，或倒靥黑陷，极为利害。紫草、木通、甘草、桔梗等分，白水煎服之，名曰如圣散。更有小儿头昏颊赤，口内热气，小便赤涩，大便秘结，此为里热，当用大黄、当归、芍药、甘草等分，白水煎服，名四顺饮。若审是疮疹之证，不宜用此。

**易简白术散** 治小儿泄泻，胃热烦渴，不问阴阳，并宜服之。

人参 藿香 甘草 干葛 木香 茯苓 白术各一两

上㕮咀，每服二钱，水一盏，煎至半盏，量大小与服，仍用香连丸间之。渴欲饮水者，时时煎服，任意饮之，弥多弥佳。

**白术散** 一方治呕。

白术 人参 半夏各一两 干姜 甘草 茯苓各五钱

上剉，姜枣水煎服。

钱氏方谓小儿吐泻，当温补之，每用理中丸以温其中，五苓散以导其逆，连进数服，兼用四君子加陈皮调之。若以虚损，用金液丹杂以青州白丸子，为末，米饮调服，

393

多服乃有效。吐泻之后发热，必作惊风，二药服之，累有神效。若胃气已生，则旋减金液丹，却以异功散等药徐徐调之。若食不消，脾胃虚寒，呕吐恶心者，当服益黄散，用陈皮、半夏、青皮、诃子肉、甘草各一分，丁香一钱，量大小煎服。小儿暑月吐泻，其证不一，详审用药，不可差谬。有伏暑者，小便不利，宜五苓散、香薷散。有伤食，其吐并粪，必酸臭气，宜眼感应丸。若虚冷者，其泻泄必多，宜服六神散加附子服之，用人参、茯苓、山药、白术、白扁豆、甘草等分，姜枣煎服。风证加天麻。痢者加罂粟壳。吐泻初定，当以天南星为细末，每服加冬瓜子七粒煎服，以防变痫。若泻色青，当用惊药。小儿之病，与大人无异，用药一同，当量力用之。惟中恶、脐风、夜啼、重舌、变蒸、客忤、惊痫、解颅、魃病、疳气、不行数证，大人无之，并见钱氏方。

**大半夏汤** 后有小七气汤。

人参 白术 甘草 半夏 茯苓 附子 桂

**易简四兽饮** 治五脏气虚，喜怒不节，劳役，兼致阴阳相胜结聚，涎饮与胃气相搏，发为疟疾，悉能主之。兼治瘴疟，最有神效。

人参 白术 甘草 草果 半夏 茯苓 橘红各等分

上同枣子、乌梅、生姜煎，等分，咬咀，以盐少许淹之顷，厚皮纸裹，用水湿之，慢火炮令香熟，焙干，每服半两，水二盏，煎至六分，去滓，未发前连进数服。一方治脾寒，名快脾饮，用草果、人参、白术、橘红、半夏、厚朴、缩砂仁、附子等分，甘草减半，每服四钱，姜十片，乌梅二个，枣子一枚，煎至六分，去滓，不以时候服用。此药下红丸子尤妙。兼治脾胃虚弱，

中脘停塞，不进饮食，四肢无力，并热多痰饮风饮，用前胡、柴胡各一两，官桂、桔梗、厚朴各三分，黄芪、甘草、干姜各半两，上咬咀，每服四钱，水一盏半，生姜五片，枣二个，煎至六分，去滓，热服。一方名七宝散，用常山、陈皮、青皮、槟榔、草果仁、甘草各等分，每服半两，酒水各一盏，煎至八分，于当发日侵晨服之。此药既有常山，必须吐人而后愈，当日大作，世谓劫药是也，虚怯人不宜服此。脾胃素虚寒者，用小附子一个炮，以盐浸再炮再浸，如此七次，去皮，切作片，用水二盏，姜七片，枣七个，煎至七分，当发日空心温服，名七枣汤。痁疾多因中脘有饮，用常山作效者，以其能吐之，不若用辰砂、黄丹辈而堕之为佳。其方用黄丹一两，大蒜去皮，碾膏丸作三丸，当发日临晨嚼一丸，用井水或热水咽下。一方用生硫黄、辰砂各为细末，寒多倍硫黄，热多倍辰砂，寒热相等者匀用，每服三钱，腊茶清调服，临发日早晨进之，当日或作或不作，皆是其效，须早用之为佳。

**易简断下汤** 治下痢赤白，无问新久长幼。

白术 茯苓 甘草各五分 草果连皮，一两

上咬咀，用罂粟壳十四枚，去筋膜并萼蒂，剪碎，用醋淹，为粗末，同煎，作一剂，水一大碗，姜七片，枣子、乌梅各七个，煎至一大盏，分二服服之。赤痢者加乌豆二粒，白痢者加干姜半钱。凡用罂粟壳治痢，服之如神，但性紧涩，服之令人呕逆，既用酸制，加乌梅不致为害，然呕逆吐人则不可服。大率痢疾古方谓之滞下，多因肠胃素有积滞而成，此疾始得之时，不可遽止，先以巴豆感应丸十余粒，用白梅茶下，令大便微利，仍以前药服之，无不应手而效。若

脾胃素弱，用肉豆蔻、橘红、罂粟壳各等分为末，醋煮，米糊丸梧桐子大，每服五十丸，乌梅汤下。兼治泄泻暴下不止，一服即愈，更令药力相倍为佳。如觉恶心，却以理中汤、四君子汤加豆蔻、木香辈调其胃气，仍以二陈汤水煮木香丸，定其呕逆。大凡痢疾乃腹心之患，尊年人尤非所宜，若果首尾用平和之剂，决难作效，必至危笃，虽已欲服此，则已晚矣。其如地榆、秦皮、黄柏、苦参、木通之类，其性苦寒，却难轻服。血痢当服胃风汤，并艾胶汤之类。血者宜服附子理中汤、震灵丹之属，更宜审而用。若五色杂下，泄泻无时，当用熟乌头一两，厚朴、甘草、干姜各一分，生姜煎服。今人治痢多用驻车丸、黄连阿胶丸之类，其中止有黄连、阿胶，其性本冷，若所感稍轻，及余痢休息不已，则服之弥效。若病稍重，非此可疗，若谓其稳当，则悠悠服，乃自取困顿也。

**海藏黄芪汤** 主治并见《阴证略例》。本方无藿香，治三焦气虚自汗。

人参 白术 黄芪 茯苓 甘草 陈皮 藿香 白芍药 干生姜

黄芪汤与四物汤各半，名托里汤，加桂名十全散。本方去茯苓，加川芎、当归为黄芪解肌汤；去芍药，加白扁豆为四君子汤；加藿香叶以理气，此即补脾汤也。

**钱氏白术散**

**和中散**

**养脾丸**

人参 茯苓各一两 甘草一两半 干姜炮 缩砂仁 麦蘖面各二两

上为细末，炼蜜丸弹子大，细嚼，生姜汤下。

**调中人参汤**

人参半两 木香二钱二分 茯苓半钱 葛根面一两 甘草一钱二分 藿香一钱三分，炼净

兼治酒毒加白术一味

上为粗末，生姜水煎，如细末，生姜汤点服。

### 解酒毒例

**葛花汤** 治伤酒之仙药，能上下分消其湿。

葛根面 小豆花 藿香叶 白豆蔻 益智仁 缩砂仁 香附子 车前子 葛花 葛蕊 白檀 木香 丁香 沉香 橙皮 陈皮 姜屑 官桂 白术 泽泻 茯苓 甘草 人参各等分

上为细末，汤点服，酒调亦得，姜糊丸桐子大，酒下之亦可，服毕但鼻准微汗即解。

**橙香丸** 一名万杯丸。

木香 沉香各二钱 白檀 甘草各半两 橙皮 葛面各一两 橘红一两半 白豆蔻 益智子各三十枚 生姜四两，切破，盐淹一宿，晒干，或焙干，秤二钱半 缩砂仁三十枚

上为细末，水浸蒸饼为丸，桐子大，细嚼一二十丸，白汤下。或减甘草，用甘草膏子丸。

**不醉丹**

白葛花 天门冬 白茯苓 牡丹蕊 小豆花 砂仁 葛根 官桂 甘草 海盐 木香 泽泻 人参 陈皮 枸杞

上为细末，炼蜜丸弹子大，每服一丸，细嚼，热酒下一丸，可饮十盏，十丸可饮百盏。

**百盃丸**

缩砂仁 高茶各一两 诃子一个 麝香一钱 脑子少许

上为细末，炼蜜丸，每一两作十丸，未饮酒先细嚼一丸，酒下。

**局方匀气散**

丁香 藿香 甘草 木香 檀香 缩砂

仁　白豆蔻各等分

上共为末，白汤调服。

**集香丸**　海藏云损其气者，以此药接之。

白豆蔻　缩砂仁　藿香叶　白茯苓　丁香　白檀　沉香　益智　乌药　陈皮　甘草　人参

一法噎食加柿霜；一法加广茂；一法加香附子。一法加干姜。随证定夺分两，为末，点服。

**局方七香丸**　主治修制并见《局方》。

丁香　广茂　益智　缩砂仁　木香　甘松　甘草　香附子

**五膈宽中散**　主治修制并见本方。

白豆蔻　缩砂仁　香附子　陈皮　丁香青皮　甘草　木香　丁皮各等分

**乌沉汤**　主治修制并见《局方》。

沉香　乌药　甘草　人参

**小乌沉汤**　主治修制并见《局方》。调中快气，治心腹刺痛。

香附子二两　乌药一两　甘草一分

上为细末，姜汤点服。

**益脾丸**　一名三花丸。饮酒不醉，当在不醉丸下。

小豆花一两　绿豆花半两　葛花二两　木香二钱半

一法加红花二钱半。

上为细末，蜜丸桐子大，每服十丸，煎红花汤下，夜饮津液下三五七丸，则不醉。

**东垣先生治饮酒心下痞三制三黄丸**

黄芩去枯心，酒浸一半，火炒一半，生用一半

上三停分两，匀为细末，糊为丸桐子大，每服三十丸，温水下，量轻重加减，治热酒所伤。若伤冷酒，则下神应丸主之。

**七香丸**　治脉伏不见，心腹痛欲死者。

人参　槟榔各二钱半　木香　丁香　乳

香　藿香　沉香　檀香各五钱　零陵香五钱

上为细末，蜜丸桐子大，量数目细嚼，米饮下。

**大七香丸**

砂仁二两半　香附子一两八钱二分　甘草麦蘖炒，一两　橘红　藿香　肉桂各二两半丁香二两二钱　甘松

上同为细末，炼蜜丸如桐子大，每服三十丸，每一两分作八丸，亦可每服一丸，细嚼，汤酒任下。

**集香丸**

缩砂仁　丁皮各半两　甘草七钱半　麦蘖七钱　甘松一两二钱半　香附子一两半　丁香白檀　益智各二钱半　白豆蔻　木香　蓬术　广茂　沉香各三钱半　一方加神曲

上为末，姜汁浸，蒸饼丸如鸡头实大，细嚼下。

**水香饼子**　与前集香丸俱能宽中理气，消酒逐痰饮，进美饮食。

香附子　川芎　木香　吴白芷　姜黄炮缩砂仁　甘松　桂去浮皮，各二两　甘草一两半

上为细末，水浸蒸饼丸，生姜汤白汤任下，十饼至十五饼。

**易简苏合香丸**　主治修制并见《局方》。

白术　丁香　朱砂　白檀　沉香　乌犀荜拨　龙脑　麝香　苏合油　青木香　安息香　薰陆香　香附子　诃黎勒子

上每服一大丸，沸汤少许化服。治辛中昏不知人，及霍乱吐泻，心腹痛，鬼疰客忤，癫痫惊怖，或跌仆伤损，气晕欲绝，凡是仓卒之患，悉皆疗之。此药随身不可暂阙，辟诸恶气，并御山岚瘴气，无以逾此。若吊丧问疾，尤不可无。但市肆所卖，多用脑子，当用火上辟去。能饮者，以酒调服。若用心过度，夜睡不安，尤宜服之，功效最健，笔舌难穷。

### 木香饼子

丁香二钱半　木香四两半　缩砂仁十二两　广茂十两　檀香四两　甘松五两，水洗

上为细末，甘草膏丸，每两作二百五十丸，捏作饼子。

### 丁沉煎丸

丁香一两二钱　丁皮一钱　白豆蔻九钱半　木香一钱半　沉香二钱

上为末，姜糊丸桐子大，酒下二十丸。

### 沉香降气汤　治胁下支结，脾泄溏泄，脚气。

沉香一两八钱半　砂仁四两八钱　甘草十二两　香附四十两

上为细末，每服一钱，入盐少许，沸汤点服。已上三味，通治侵晨雾露之气，去恶邪诸瘴，治酒尤佳。

### 调中沉香汤

沉香　木香　白豆蔻各一两　麝香半钱　甘草二钱半　龙脑研，二钱

上为细末，龙脑和匀，沸汤点服半钱，入生姜一片，盐少许。

## 《金匮》下痢病脉证并治

后代名医诸书所说者，皆以此为法。夫六腑气绝于外者，手足寒，上气脚缩；五脏气绝于内者，痢不禁，下甚者，手足不仁。下痢脉沉弦者，下重；脉大者，为未止；脉微弱数为欲自止，虽然发热不死。下痢手足厥冷无脉者，灸之不温，若脉不还，反微而喘者，死。少阴跌阳调者，为顺也。下痢有微热而渴，脉弱者，当自愈。下痢脉数有微汗出，今当自愈，设脉紧为未解。下痢脉数而渴者，当自愈，设不解者，必清脓血，以有热也。下痢脉反弦，发热自汗者自愈。下痢气者，当利小便。下痢脉反浮数，尺中自涩者，必清脓血。下痢清谷，不可攻其表，汗出必胀满。下痢脉沉而迟，其人面少赤身微热。下痢清谷者，必郁冒汗出而解。病人必微厥，所以然者，其面带阳，下虚故也。下痢后脉绝，手足厥冷，时时脉还，手足温者生，脉不还者死。下痢腹胀满，身体疼痛者，必温其里，后攻其表，温里宜四逆汤，攻表宜桂枝汤。四逆汤见上。

### 桂枝汤

桂枝去皮　生姜切　芍药各三两　炙甘草二两　大枣十二枚，擘

上㕮咀，以水七升，煮取三升，去滓，温服一升，须臾饮热稀粥一升余，以助药力，取微汗。

一下痢三部皆平，按之心下坚者，急下之，宜大承气。方见阳明病中。

一下痢脉迟而滑者，实也，利未止者，急下之，宜大承气汤。

一下痢脉反滑，当有所去，下乃愈，宜大承气汤。

一下痢瘥至半月日时复发者，以病不尽故也，当下之，大承气汤。以上数证皆承气汤，本虚者当以别议。

一下痢谵语者，有燥屎故也，小承气汤主之方。

大黄四两　枳实三枚，炒　厚朴三两，炙

上㕮咀，以水四升，煮成一升二合，去粗，分温再服，一服谵语止，若更衣者，停后服。

一下痢便旅血者，桃花汤主之方。

干姜二两，切　粳米一升　赤石脂一升，半完用，半末

上三味，以水七升，煮米熟，去滓，温取七合，内赤石脂末方寸匕，日再服。若一服愈，余药勿服。

一热痢下重者，白头翁汤主之方。

白头翁二两　黄连　黄柏　秦皮各三两

上四味，以水七升，煮取三升，去滓，每服一升，不愈更眼。

一下痢后更烦，按之心下濡者，为虚烦也，栀子豉汤主之方。

肥栀子一十四枚，擘　香豉四两，绵裹

上二味，以水四升，煮栀子取二升半，内豉煮取一升，去滓，分再服，温进一服，得快吐，止后服。

一下痢清谷，里寒外热，汗出而厥者，通脉四逆汤主之方。

炙甘草二两　干姜二两，强人可四两　附子大者一枚，破八片，去皮生用

上三味，切，以水三升，煮取一升二合，去滓，分温再服，其脉即出者愈。

一下痢腹痛，紫参汤主之方。

紫参五钱　炙甘草二两

上二味，切，以水五升，先煮紫参，取二升，内甘草煮一升半，去滓，分温三服。疑非仲景方。

主气痢，诃黎勒散方。

上一味为细末，粥饮和，顿服。疑非仲景方。

大便不通，哕数谵语，小承气汤主之方。见《千金翼》。

干呕下痢，黄芩汤主之方。《玉函经》云人参黄芩汤。

人参　黄芩　干姜各三两　桂皮去皮，二两　大枣十二枚，擘

上五味，切，以水七升，煮取三升，去滓，温服，分三服。见《外台》。

上此下痢一章，内有治伤寒数方，仲景用治杂病，今全录之，使后人知云治伤寒有法，治杂病有方者非也，伤寒杂病同一法治矣。当在太阴下卷后，今录于此。

## 王朝奉治喘例

夫喘者，麻黄汤表证也，小青龙汤挟水证也。然麻黄汤主喘也，太阳证下之喘者，表证未解，桂枝加厚朴杏仁汤。喘家用桂枝汤加厚朴、杏仁亦佳。发汗下后，不可更行桂枝。若汗出而喘，无大热者，可用麻黄杏仁甘草石膏汤。太阳桂枝证，医反下之，痢不止，脉促者，表未解，喘而出汗者，宜葛根黄芩黄连汤主之。

## 《活人》举华佗喘说

《活人》举华佗云：喘者肺气有余也，宜栀子黄芩汤主之。

《经》云：帝曰：人有逆气不得卧而息有音者，有不得卧而息无音者，有起居如故而息有音者，又有得卧而行喘者，有不得卧不能行而喘者，有不得卧而喘者，皆何脏使然？愿闻其故。岐伯曰：不得卧而息有音者，足阳明之逆也，足三阳者下行，今逆而上行，故息有音也。阳明者，胃脉也，胃者五脏之海也，其气亦下行，阳明逆而不得从其道，故不得卧也。胃不和则卧不安，此之谓也。夫起居如故而息有音者，此肺气之脉络逆也。脉络不得随经上下，故留经而不行。脉络之病人也微，故起居如故而息有音也。夫不得卧，卧则喘者，是水气之客也。夫水者，循津液而衍流也。肾者水脏，主津液，主卧与喘也。帝曰：善。

前太阳麻黄升麻汤坏证药后，有王朝奉伤寒喘例。诸喘皆属于上，当在手太阳例，然《内经》云：五脏皆有喘，故例在此后。

《经》云：惊恐喜怒劳动静，皆为之变喘，是以夜行则喘出于肾，淫气于肺；故有堕恐喘出于肺，淫气伤脾；故有所惊恐，喘出于肺，淫气伤心；渡水跌仆，喘出于肾与骨。当是之时，勇者气行则已，怯者着而病也。故动静勇怯，皆能成疾，形志苦乐，各有受病，不可不知。

《圣惠方》治十种水气喘满不得卧。

上蝼蛄五个，曝干为末，米饮调下半钱至一钱，小便通快为度。

### 洁古老人方

上用蝼蛄去头尾，与葡萄心同捣，露七日，曝干为末，淡酒调下，暑月湿用尤佳。

喘、饥、脾胃虚、调饮食、持重少血、饱食气滞以久劳、饮食劳伤，则主脾、主气不及而火上行、气上冲不下、水饮也。

诸病喘呕皆属于上；诸病吐宛皆属于中；诸病下痢皆属于脾；诸病肿满皆属于湿。故手足太阴病，手足阳明病，呕吐喘促伤胃，虚实寒热，伤寒杂病俱混说于太阴条下。

# 第 八

赵州教授兼提举管内医学王好古进之诠次

## 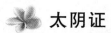 太阴证

**草豆蔻散** 食前服思食，食后服消食。

草豆蔻面裹煨熟，去皮，取仁 缩砂仁各半两 干木瓜一两半，去扁子 益智仁三钱半 甘草 姜屑 陈皮盐炒，各三钱

上一法加神曲一两，麦蘖七钱半；一法加乌梅肉三钱。

**局方草豆蔻散** 主治修制并见本方。

**草豆蔻丸** 王海藏法。

上以草豆蔻为细末，生姜汁打糊为丸，桐子大，每服二三十丸，米饮，嚼服亦得。

**易简缩脾汤** 解伏热，除烦消暑毒，上吐下利霍乱之后，服热药过多，烦躁，宜服之。

草果 乌梅 缩砂仁 甘草各四两 干姜二两

上㕮咀，每服五钱，水一碗，生姜十片，煎八分，以熟水浸冷，极冷旋旋服之。一方治尊年人加附子二两。一方加炒白扁豆二两，暑月多以此代熟水饮之，极妙。若伤暑头痛发热，宜用此下消暑丸。若因饮食生冷过多至霍乱吐泻者，宜用此先以治中汤、二陈汤之类煎服，烦躁甚者，方以浸冷香薷汤服之，自然平治。今人往往属香薷饮之证才见霍乱，遽尔投之，殊不知夏月伏阴在内，因食生冷以致霍乱，岂可投以浸冷之药，故合先治中脘方，以此药解其烦躁，不可不知。若饮水过多，小便赤涩，当服五苓散。若盛夏于道途间，为暑气所闷倒，不省人事，急扶在阴凉之处，切不可与冷水，以布巾衣物等蘸热汤熨脐下及丹田、气海，及续以汤淋脐上，令彻脐腹温暖，即渐苏醒。若商贾及佣雇之人，仓卒无汤，掬路中热土于脐上，拨开作窍，令溺其中，并以大蒜烂碾，以水调灌下。一法用道中热土，急烂碾，冷水调服，仍以蒜少许置鼻中，气透则苏，续以白虎汤、竹叶石膏汤之类。凡觉中暑者，急嚼生姜一大块，冷水咽下。暑气中人，慎不可以冷水，亦不宜单用冷水灌之，来复丹、消暑丸皆可用也。

**橙皮丸** 调中顺气、生津止渴。

乌梅肉一两 干生姜一钱二分 木瓜 糖霜各二两 白茯苓 白术 橙皮 沉香各五钱

上为细末，炼蜜为丸，每两作二十五丸，欲作汤水，用水化开，寒热温凉任意饮之，嚼化亦可。

**法制陈皮** 消食化气，宽利胸膈。

乌梅肉半两　白檀二钱半　茴香二两，炒
甘草三两，炙　干生姜半两　青盐一两，炒
陈皮半斤，去白，取四两切细条

上除陈皮外，并为细末，用水一碗，药
末三两，同陈皮一处，慢火煮候陈皮极软，
控干，少时别用干药拌匀，焙干，每用不以
多少，细嚼咽下，无时。

**姜捌丸**　此方与《衍义》同治下之后不
能食，食后必胸痞，常服益气消食，《衍义》
有陈皮。

姜屑　麦蘖　神曲末炒，各等分

上曲糊丸，梧桐子大，米饮汤下三
十丸。

**御方思食丸**　并见《活法》。

神曲　麦蘖　乌梅肉各一两　人参　木
瓜　茯苓　桂各五钱　甘草七钱　干生姜二
钱半

上为细末，蜜丸，每两作十丸。

热则泄肝胆口苦舌干，柴胡、乌梅；寒
则补脾胃。

**思食丸**

白术　陈皮　半夏曲各五钱　木香一钱
沉香　乌药各三钱　麦蘖一两　槟榔　人参各
二钱

上件为细末，炼蜜丸桐子大，每服三十
丸，米饮下。一法有乌梅肉、神曲、麦蘖、
干生姜，为细末，蜜丸。

**兰省香烂饭丸**

丁香　神曲　三棱　青皮各三钱　沉香
木香　白檀　陈皮　藿香各二钱　益智仁
广茂　缩砂仁　麦蘖各五钱　甘松　甘草
香附米各一两

上为细末，蒸饼丸。

**大生姜丸**　补脾胃，治口苦舌干，中脘
不和，胀满呕吐，食不化，酒病翻胃。

丁香　桔梗　川芎　白术　炙甘草各五
钱　人参　良姜　丁皮　桂心　缩砂仁各

一两

上为细末，蜜丸，每两作十五丸，细嚼
一丸，米饮汤，空心服，日三。

**木瓜汤**　此一方当在草豆蔻散后。

木瓜一斤，去皮子，切作片子　生姜切作片
甘草　白盐各四两

**三奇六神曲法**

白虎：白面一百斤

朱雀：赤小豆三斤，煮软去汤，碾细，与前
件相伴和

勾陈：苍耳汁三升

青龙：青蒿汁三升，即黄蒿自然汁

腾蛇：野蓼子汁四升

玄武：杏仁四斤，去皮尖，看面干湿用之

上一处拌匀，稍干为度，用大盆淹一
宿，子伏内上，寅日踏极实为度，甲寅乙卯
庚辰乃三奇也，全有前物为六神，少则非
也，踏干先用，秆草铺地上，后用蒿铺之，
排曲于上，曲上却用蒿草盖之，勿令透风，
候一月取出，安在见风处，更四十九日可
用，如作风曲才踏下，用桑叶纸裹发过，悬
在风道中，亦须四十九日，每米一斗，不过
十两。

## 呕哕例

呕哕一条，本出于胃，当例阳明条下，
以其脾病连及于胃，若食生冷硬物，先入
胃，次传脾，所以中州之病，并称之曰脾
胃，故叔和云：脾藏象中坤安和对胃门后。
又云：二斤十四两，三斗五升存，是为脾连
及于胃也。戊与己配合，何尝有二哉？今此
呕哕诸证汤丸等剂，虽属于胃，姑例于太阴
条下，古人交经用药，何尝相离？

## 王朝奉呕论

呕者，《病源》云热在脾胃也，胃家虚
冷亦呕也。哕者，胃家虚冷也。又病人本

虚，伏热在胃则胃满，故冷气逆故哕。伤寒证桂枝证、小柴胡证，合病葛根加半夏证、黄芩加半夏证、小青龙证、四逆证、真武证、栀子等汤证，皆有呕，各自主治。然小柴胡汤专主呕也，呕而发热者小柴胡也；呕而胸满者吴茱萸汤；干呕吐涎沫者吴茱萸汤。《金匮》诸呕吐谷不得下者，小半夏汤去茯苓；胸中似喘不喘，似呕不呕，似哕不哕，彻心溃然无奈者，生姜汁半夏汤；哕逆陈皮竹茹汤；干呕而利者，黄芩加半夏生姜汤；呕哕手足逆冷者，小陈皮汤；呕哕胸满虚烦不安，大橘皮汤。

仲景云：伤寒咳逆脉散者死。成注云：火刑肺金也。朱奉议以哕者为咳逆，非也。哕，胃也，非咳逆可知。奉议小半夏茯苓汤、生姜煎小半夏橘皮汤、生姜煎汁半夏汤、橘皮汤、陈皮生姜二味煎。

**大橘皮汤**　理气调中。

陈皮　甘草　生姜各二钱　人参五钱

上㕮咀，分作二服，水煎服之。

**橘皮青竹茹汤**

陈皮　甘草各二钱　人参二钱半　竹茹三钱

上作三服，姜煎。

**温中丸**　治脾寒呕吐，咳嗽自利。

半夏汤泡，焙　干姜各等分

上为细末，生姜和汁丸桐子大，每服一十丸，木瓜汤下，姜汤亦可。

**海藏橘皮茯苓生姜汤**　治咳逆，解酒毒，止呕吐。

陈皮一两　炙草　生姜各三钱　茯苓五钱

一法加葛根、神曲、半夏，切，生姜煎服。

**活人治呕哕手足逆姜橘汤**

橘皮　生姜

**活人大半夏汤**　治痰饮，脾胃不和。

半夏　生姜　茯苓

上为粗末，水煎。如热痰加炙甘草，脾胃不和加陈皮。

**活人半夏生姜汤**　治呕饮欲绝。

半夏　生姜

二味同煎服。

**桔梗半夏汤**　治冷热不合，令胸中痞痛满，痰涎不利，气逆呕哕。

桔梗　半夏　陈皮各等分

上为粗末，水煎。细末，姜糊丸亦可。

**活人橘皮竹茹汤**　治呕逆。

陈皮　竹茹　人参　甘草各等分

上剉，姜枣煎服。

**大橘皮汤**　治动气在上，不可下，食则吐，随证加减。

陈皮　人参　甘草　生姜　竹茹　枣

上㕮咀，水煎服。

**橘皮半夏汤**　治积气痰痞不下，饮食呕吐不止。

陈皮　半夏各二两　生姜一两半

上㕮咀，水五盏，煎至二大盏，去滓，分三服，食后，临卧服之。

**半夏茯苓陈皮汤**　消饮止呕，和中顺气。

茯苓去皮　半夏泡　陈皮去白　生姜各一钱半

上㕮咀，水二盏半，煎一盏，去滓，临卧温服。

**易简二陈皮汤**　治痰饮为患，或呕吐恶心，或头眩心悸，或中脘不快，或发为寒热，或因食生冷，脾胃不和，并宜服之。

陈皮去白　半夏各五两　茯苓三两　甘草

上㕮咀，每服四钱，水一盏半，姜七片，乌梅一个，煎至六分，去滓，热服，无时。伤寒后不敢进燥药者，亦宜服饵。如痞疾加草果一两半，下红丸子。如因酒食所伤，发为黄疸，亦宜用此二药。呕吐甚者加丁香，并服半硫丸。一法仍用半夏为末，每一两入丁香一钱，旋以生姜自然汁丸如桐子大，先以汤二盏煎沸，次下丸子，药煮令极热，以匙挑服，用药汁咽下，更服养正丹或来复丹、黑锡丹之类，俟大便利即愈。如妊娠恶阻，古方用茯苓半夏汤，服者病反增剧，不若用此药极有神验。一方名枳实半夏汤，治痰饮停留胸膈，痞闷或咳嗽气塞，头目昏重，喘呕恶心，项背拘急，半夏、陈皮各一两，枳实减半，加生姜煎服。一方名丁香茯苓汤，治久积陈寒，流滞肠胃，呕吐痰沫，或有酸水，全不思食，用木香、丁香、干姜、附子、半夏、橘皮、肉桂、缩砂仁等分，加生姜煎服。一方名曰白术半夏汤，治脾虚停饮，痰逆恶心，中脘刺痛，腹胁搅痛，头目昏晕，肢节倦怠，不思饮食，用白术、丁香、赤茯苓各一两，半夏六两，肉桂半两，陈皮二两半，亦加生姜煎服。生姜乃呕家圣药，凡呕吐宜多用之为佳。

**易简四七汤**　治喜、怒、悲、思、惊、恐、忧之气，结成痰涎，状如破絮，或如梅核，在咽喉之间，咯不出，咽不下，此七情之气所为也。或中脘痞满，气不舒快，或痰涎壅盛，上气喘急，或因痰饮中脘，呕逆恶心，并宜服。

半夏五两　茯苓四两　厚朴三两　紫苏叶二两

上㕮咀，每服四两，水一盏半，姜七片，枣一枚，煎至六分，去滓，热服，无时。若因思虑过度，阴阳不分，清浊相干，小便白浊，用此药下青州白丸子最为切当。妇人恶阻，尤宜服之。一名厚朴半夏汤，一名大七气汤。局方七气汤有半夏五两，人参、甘草、官桂各一两，生姜煎服，大治七气并心腹绞痛，然药味大甜，恐未能止疼顺气。一方治七气所伤，中脘不快，气不升降，腹胁胀满，用香附子炒半斤，橘红六两，甘草一两，煎服尤妙。好事者谓其耗气

则不然，盖有此病服此药也。

**赤茯苓汤**　顺气消痰，止呕调中，益气补胃祛湿。

陈皮　半夏　川芎　人参　白术　赤茯苓

上为粗末，生姜水煎服。

《衍义》有人曾患气嗽，将期或教以服陈皮、生姜焙干，神曲等分，为末，糊丸桐子大，食后临睡服三十丸，米饮下，旧有膀胱疾，自此皆愈。

**乳和姜皮汤**　治赤白下痢，神验。

陈皮一两　姜屑三钱

上二味，用牛乳一大盏和药，煎热，去滓，入生牛乳一半，顿服。

**温胃和痰丸**　治中寒停饮，胸膈痞塞，痰涎。

半夏洗，三两　橘皮去白　干姜炮　白术各二两

上为细末，姜汁糊丸桐子大，每服二十丸，姜汤下，无时。

**大橘皮丸**　赵十一郎家制。

陈皮去白　茯苓　甘草　盐淹姜　葛根曲

上为细末，炼蜜丸弹子大，细嚼，白汤下。

**小七气汤**　当在大半夏汤条下。治虚冷上气，喘塞不通。

半夏洗，六钱　桂心　人参各一钱　生姜五钱

上四味，㕮咀，水四盏，煎至二盏，去滓，三服，相继无时服。

**活人小半夏加茯苓汤**　治诸呕哕，心下坚满，膈间有痰火，心悸。

半夏汤洗七次，五两　茯苓去皮，三两

上剉如麻豆大，每服半两，水三盏，煎至一盏，秤生姜四钱，取自然汁投药中，更煎三两沸，热服，无时。

**青龙散**　治咳嗽，上气不卧。

人参　陈皮　紫苏叶　五味子

上为细末，每服三钱，水一盏，生姜五片，煎至七分，去滓，温服。

**活人橘皮汤**　治伤寒痰逆，恶心。

陈皮　甘草　人参

上为粗末，竹茹、生姜、枣煎。如不恶寒者，加竹叶。

**玉液丸**

**玉芝丸**　主治修制并见《局方》。

**文潞公生犀丸**　并见《药准》。

**易简消暑丸**　见暍证附。

**局方玉壶丸**　主治修制并见本方。易老加雄黄名水煮金花丸。治头风口眼㖞斜及风痰等证。并见《活法机要》。

南星　半夏　天麻　白面

**辰砂化痰丸**　主治修制并见《局方》。

辰砂　南星　白矾　半夏

**易老水煮金花丸**　主治修制并见《活法机要》。

南星　半夏　天麻　雄黄　生姜　白面寒水石

上为细末，滴水丸桐子大，煮熟，生姜汤下。

**小黄丸**　主治修制并见《活法机要》。

黄芩　南星　半夏　生姜

上姜汁打糊为丸。

**定喘丸**　治虚人咳嗽胸满，及鼻息音大喘，行坐无时，连年不已，或远或近，并能治之。

人参二钱半　南星　半夏各三钱　苦葶苈半两

上为末，以生姜自然汁糊丸黍粒大，每服三五十丸，生姜汤下，渐加亦可。小儿服，减丸数。

**二炒丹**　治精滑，夜梦鬼交，溲出白液，饮食少，虚劳病，或呕或吐。

半夏　木猪苓各半斤

上先以猪苓去皮，切作片子，同炒微黄色；半夏另为细末，用陈米饭搜和为丸，豌豆大，风凉一夜。次日将猪苓为粗末，炒热，下丸子同炒，稍干为度，乘热以纸裹至冷，用木合子盛贮。一法酒糊丸。

**消痰丸**

细辛　桔梗　陈皮　旋覆花　神曲　枳实　半夏　白茯苓　麦糵　白术各等分

上为细末，姜汁打糊丸，如梧桐子大，生姜汤下三五十丸，食后服。

**安和丸**　治脱证虚弱嗽，年老虚人，尤宜服之。

粟壳炒　陈皮各二两　炙甘草二钱半　一法加乌梅半两

为细末，姜糊丸。

**玉芝丸**

**玉液丸**　加生姜、人参、藿香，名人参半夏丸。

**易简参苏饮**

**惺惺散**　主治并见少阳柴胡例。

**仲景葶苈大枣泻肺汤**　治肺痈不得卧，兼治支饮不得息。又见《金匮》。

苦葶苈炒香捣　大枣二十枚

上丸如弹子大，每用水三升，大枣十枚，煎二升，化一丸，再煎一升。

**三圣丸**　治喘嗽，面目微肿。

甜苦二葶苈

上末枣肉为丸，绿豆大，每服三十丸，临卧姜汤下。

**仲景猪膏丸**　此本少阴为猪肤，故入猪肚胆汁例。治少阴病下痢咽痛，胸满心烦，邪气自少阳经传入少阴客热。

上用猪肤一斤，水一斗，煮取五升，去滓，入白蜜一升，白粉五合，熬香，合相得所，分作六服。水畜入肾，猪肤解热润燥除烦，粉以益气断利。

仲景白通猪胆汁汤

四逆猪胆汁汤　并见仲景本经。

仲景猪肚丸

白术四两　牡蛎烧，研　苦参二两

上为细末，猪肚一枚，内药末缠定，煮软熟，切碎，研泥成膏，和丸桐子大，每服三十丸，米饮汤下。

又猪肚黄连丸　见本草。

钱氏香连丸

橘连丸　并见本草。

猪肚丸　治骨蒸唇红，颊赤气粗，口干，身壮热，多虚寒，大便秘，小便赤，食减少。

鳖甲醋炙　柴胡　木香　青蒿　黄连
生地黄各一两　青皮半两

上为细末，嫩大猪肚一枚，入药在内，系定，蒸软药肚，仍碾匀，可丸如绿豆大，每服三十丸，米饮汤下，食前，日三服。忌热物湿面。

补真丸　一名天真丸。

天门冬去心，三两　羊肉三斤，去筋膜
肉苁蓉六两，去粗皮　当归五两，去芦

已上俱作片子，焙干为末，焙先将羊肉煮去羊血，水洗净，再煮至熟，去丝细筋膜，研烂，再入无灰酒，煮至成膏，入上项药末及糯米粉子半斤，再煮数十沸，至稠粘膏子为度，再入下项药：

黄芪六两　远志　白术　枸杞各二两　沉香半两　神曲五两　赤茯苓四两　干山药二两

上为细末，入上件膏子内，同和，更入宿蒸饼面十数两，搜和成剂，至可丸即止，丸如桐子大，每服空心，温酒送下七八十至百丸。

猪蹄汤

知母　贝母　牡蛎炒过赤作粉，各等分

上为细末，猪蹄四个，慢火煮软熟用，调服三钱匕，后滋味汁一碗投之，少时熟蹄任意食用，或先食猪蹄饱后服亦得。

## 海藏评解利伤寒丸药杂例
### 并见本方注后

玄胡丸

玄胡　青皮　陈皮　三棱　广茂　当归
雄黄另研细，入上末同研　干姜各五钱

上为细末，醋糊丸，酒糊亦得，每服二三十丸，白汤无时下，解利内外伤。

紫霜丸　治伤寒温壮，内夹冷食，或因得汗身热不除，及变蒸发热，日久不解，饮食成癖，俗呼为食迷风。

代赭石火煅醋淬，一两　杏仁五十个，去皮尖，麸炒，另研　赤石脂为末，一两　巴豆三十粒，去皮心膜油，炒研

上合碾匀，汤浸蒸饼为丸，黄米大，小儿生三十日以外可一丸，一年二年可三丸，乳下，米饮亦得。

无名丸　解内外伤。与四生丸例相似，在半夏条下。

代赭石　贯众　茯苓各一两　寒水石
黑豆去皮，四两　自然铜三两三钱，醋淬九次

上件，共为细末，水糊丸，绿豆大，每服三五十丸，姜汤下，米饮亦得。

无名丸料

寒水石洗粉　黑豆面去皮，各一两　贯众
茯苓各为末　代赭石火烧酒淬，末之，各三钱半　自然铜酒淬，七钱半，为末

上无名丸，此药不知来例，别无解利味数，止是贯众治头风有毒，大抵解疫疠毒气则效，非若古法之分经也。《本草》云：代赭石苦甘寒，治鬼疰贼风；自然铜辛平无毒，疗折伤散血止痛；贯众治头风；半夏治伤寒寒热；巴豆辛温，主伤寒温疟寒热，豉煎亦解利。上此三药，虽云治伤寒，只治因内感而发出者多效。若外感一日，太阳受之，不宜用此等之药性者，不可执此以解利

外伤。此药大抵只治内而不治外，不能行经，若要行经，非汤液不能也。代赭石、自然铜二味，兼以醋淬过，煅以苦酒上火力，同能上行，故解利也。若以代赭石、自然铜二石性论，下行之体无疑，更宜详紫霜丸主治伤寒温壮，内夹冷食一句，即知无名体也。

### 天麻辰砂丸

天麻四两　巴豆二百粒，去皮膜油　雄黄各五钱　朱砂三钱

上为细末，每服三五丸，白汤送下，温酒亦得，食后。腊和丸黍米大。

玄胡丸内有雄黄、干姜、苦酒，与此一体解利，在厥阴门木香槟榔例后。

### 安先生传易老解利二药

狼毒　大戟　草乌头生，各等分

上为末，醋糊丸，桐子大，每服五七丸，或十丸，温水送下。

### 解利伤寒嚏药

干山药一两　藜芦连须，一钱

上细末，以纸捻嚏之。

### 杨氏内解丸

芫花　红药子各等分

上细末，醋糊丸，绿豆大，温水下二丸，无时，以葱白、醋、米汤投之。

### 四生丸

南星　半夏　芫花　自然铜等分，皆生用

上为细末，醋打荞麦面糊为丸，绿豆大，如酒积痰饮、胸膈胀满、饮食不消，每用五丸，临卧温水下。忌热物。如伤寒时疾，煎豉汤下十丸，三服解。如心气大痛，醋汤下。海藏云：非汤液所用，丸药解利，世多不同，皆取此例。

### 拾遗

大肠泄　小肠泄　大瘕泄　餮泄　洞泄　寒中　寒湿　溏泄　泄泻　湿淫　燥湿　湿热　风湿　鹜溏　胃泄　脾泄　脱肛　脏

毒　瘀血

凡此数条，俱见汤液大法后。

## 翻胃例

**御医楚侍药白龙丸**　治膈气翻胃吐食，大便结硬，要大便如常者不可服。

轻粉半钱　半夏　白面各三钱

上拌末，和匀，水和作絮子或丸，汤煮熟漉出，放温，临卧作一服，生姜汤下，取下燥粪核为度。

**生姜半夏汤**　止呕吐，开胃消食。

半夏汤洗　生姜各三钱

上剉，量水多少，煎至七分。

**鸡屎曲散**　治蛊胀，旦食不能，暮食不已。

帝曰：肤胀鼓胀可刺耶？岐伯曰：先泄其胀血络，后调其经，刺其血络也。

**姜枣汤**　此后二药，辛甘以助天五之气。

干枣去核，一斤　甘草三两，剉　生姜五两，切片

上拌盆盛，布盖，淹一宿，焙干为末，每一盏入盐少许，点服。盐二两炒白，另入药。

**枣艾丸**　补胃。

干枣去核　熟艾捻如枣核，入枣中

上以绵缠定，湿纸裹，溏灰火内煨，纸焦为度，一日服三个，空心细嚼，温酒下，每日加一个，至九日后减一个，至三个，依前再加一个，过三遭当进饮食也，胃气壮即止。不饮酒，盐汤下。

## 太阴拾遗

### 《肘后》辨脾胃所伤变易形法

凡诸脾脉微洪伤苦涩物。微弦伤冷硬物。微涩伤辣辛物。微滑伤腥咸物。微迟伤冷痰积聚恶物。弦紧伤酸硬物，又主脾冷。

微实主胸间有伏痰，或吐逆。洪缓伤甜烂物。紧恶膈间有硬积寒热。单伏主物不消化。微浮胸中有小虫动，又主寒热。单紧主胸中急痛。单弦主胸中气聚喘促。单滑主脾寒吐逆。单洪主寒热吐逆不食。单浮主胃寒不进食。浮洪而数皆中酒。

### 海藏所定脾脉一十七道安方大略

伤苦涩物，《经》云：咸胜苦。伤辛辣物，《经》云：苦胜辛。伤腥咸物，《经》云：甘胜咸。伤酸硬物，《经》云：辛胜酸。伤甘烂物，《经》云：酸胜甘。伤冷硬物，《经》云：温以克之。冷痰、积聚、恶物，温胃化痰，膈间有伏痰，春夏吐之，秋冬导之。膈间有硬积，寒热温化。胃中有小虫，槟榔之类。物不消化，曲蘖、三棱、莪之类。胃中急刺痛，理中丸之类。胃中气聚喘促，匀气汤。寒热吐逆不食，橘皮、半夏、白术、茯苓。脾寒吐逆，枳实理中汤。胃寒不进食，乌梅、白术。浮洪而数，皆中酒葛根、陈皮、茯苓。

### 《金匮》痰饮咳嗽病脉证治
后代名医所说，皆取此为法

问曰：夫饮有四，何谓也？师曰：有痰饮，有悬饮，有溢饮，有支饮。又问：四饮何以为异？师曰：其人素盛今瘦，水走肠间，沥沥有声，谓之痰饮。后水流在胁下，咳唾引痛，谓之悬饮。饮水流行，归于四肢，当汗出而不汗出，身体疼痛，谓之溢饮。其人咳逆倚息，短气不得卧，其形如肿，谓之支饮。水在心，心下坚筑筑，短气，恶水不欲饮。水在肺，吐涎沫，欲饮水。水在脾，少气身重。水在肝，胁下支满而痛。水在肾，心悸。夫心者有留饮，其人背寒冷大如手。留饮者，胁下痛引缺盆，咳嗽则辄已，一作转甚。胸中有留饮，其人短气而渴，四肢历节痛，脉沉者，有留饮。膈

上之病，满喘咳吐，发则寒热，背疼腰疼，目眩自汗出，其人振振身瞤剧，必有伏饮。夫病人卒饮水多，必多暴喘，凡食少饮多，水停心下，甚者则悸，微者气短。脉反弦者寒也，皆大下后善虚，脉偏弦者饮也。肺饮不弦，但苦喘短气。支饮亦喘不能卧，加短气，其脉平也。病痰饮者，当以温药治之。

心下痰饮，胸膈支满，目眩，以茯苓桂白术甘草汤主之方。

茯苓四两　白术五两　炙草二两　桂枝去皮，三两

上㕮咀，以水六升，煮取三升，去滓，分温服，作三服，小便则利。

夫气短有微饮，当从小便去也，亦以上药主之，肾气丸亦主。方见胸气论中。

病者脉伏，其人当自利，利者反快，虽利，心下续坚满，此为留饮欲去故也，以甘草半夏汤主之方。

甘遂大者　半夏二十枚，温水洗，次用水一升，煮取半升，去滓　芍药三枚　炙草大者，一寸

上四味，㕮咀，水二升，煮取半升，去滓，以蜜半斤和药，煎取八合，顿服之。

夫病悬饮者，十枣汤主之方。

芫花熬　甘遂　大戟各等分

上三味，捣筛，以水一升五合熬，大枣十枚，煮取八分，去滓，内药，强人一钱匕，弱人半钱，平旦温服之，不下者，明日更加半钱，下后糜粥以养之。

病溢饮者，当发其汗，宜大青龙汤方。

麻黄去节，六两　桂枝去粗皮，二两　炙草二两　生姜二两　石膏小鸡子大，细研　杏仁四十枚，去皮尖　大枣十枚，去核

上七味，㕮咀，以水九升，先煮麻黄减二升，去上沫，内诸药，煮取三升，去滓，温服一升，被覆令汗出，汗者温粉扑之，一服汗出者，勿再服。若复服汗多出者，亡阳

逆虚，恶风烦躁不得眠也。

病溢饮者，当发其汗，小青龙汤主之方。方见肺痿论。

膈间支饮，其人喘满，心下痞坚，面色黧黑，其脉沉紧，得之数十日，医吐下之不愈，防己汤主之方。

防己二两　桂枝二两　人参四两　石膏鸡子大十二枚

上四味，㕮咀，以水六升，煮取二升，去滓，分温再服。虚者即愈，实者三日复愈，如不愈者，宜去石膏加茯苓芒硝汤方。

防己三两　桂枝三两　人参四两　茯苓四两　芒硝三合

上四味，㕮咀，以水六升，煮取二升，去滓，内芒硝，再微煎，分温再服，微利止。

心下有支饮，其人苦眩冒，泽泻汤主之方。

泽泻五两　白术二两

上二味，㕮咀，以水二升，煮取一升，去滓，分温再服。

支饮胸满者，厚朴大黄汤主之方。

厚朴一尺，去皮　大黄六两　枳实四枚，熬

上三味，㕮咀，以水五升，煮取二升，去滓，分温再服。

支饮不得息，葶苈大枣泻肺汤主之方。见肺痈条下。

呕家本渴，今反不渴，心下有支饮故也，小半夏汤主之。

半夏一升，洗　生姜半斤，各切薄片

上以水七升，煮取一升半，去滓，分温再服。《千金》云半夏加茯苓汤主之。

腹满口干舌燥，此肠间有水气，防己椒目葶苈大黄汤主之方。

防己　椒目　葶苈　大黄各一两

上四味为末，蜜和丸桐子大，米饮服一丸，日三服，稍增。口中有津液，渴者，加芒硝半两。

卒呕吐，心下痞，膈间有水，眩悸者，小半夏加茯苓汤主之方。

半夏一斤，洗　生姜半斤　茯苓三两，一方四两

上㕮咀，水煎服。

师曰：以发其汗，令阳微膈气虚，脉乃数，数为客热，不能消谷，胃中虚冷，故吐也。脉弦者虚也，胃气无余，朝食暮吐，变为翻胃，寒在于上，医反下之，今脉反弦，故名曰虚。寸口脉微而数则无气，无气则胃虚，胃虚则血不足，血不足则胸中冷。趺阳脉浮而涩，浮为虚，涩则伤脾，脾伤则不磨，朝食暮吐，宿食不化，名曰反。脉浮而涩，其病难治。病人欲吐者，不可下之。哕而复满，视其前后，知何部不利，利之则愈。呕而胸满者，茱萸汤主之方。

吴茱萸一升　人参二两　生姜六两，切　大枣二十枚，劈

上四味，㕮咀，以水五升，煮取一升，去滓，温服七合，日三服。

干呕，吐涎沫，头痛者，茱萸汤主之。

呕而肠鸣，心下痞者，半夏泻心汤主之方。

半夏三斤，汤泡　黄芩　人参　炙草　干姜切，各三两　黄连一两　大枣十二枚

上七味，以水七升，煮取六升，去滓，再煎服一升，日三服。

干呕而利者，黄芩加半夏生姜汤之方。

黄芩三两　炙草三两　半夏半升，洗　芍药三两　大枣十二枚　生姜切，两半

上㕮咀，水一斗，煮取一升，去滓，分温三服，日二服，夜一服。

诸呕吐，谷不得化下者，小半夏汤主之方。方见痰饮中。

呕吐而病在膈上，后思水者，急与解

之，猪苓汤主之方。

猪苓去皮　白术　茯苓各等分

上㕮咀，水煎服。

咳满则止而复更渴，冲气复发者，以细辛、干姜为热药，此法逐渴，反不止者，为支饮也。支饮法当治胃，胃冷者必呕水，复与半夏以去其水方。

茯苓四两　干姜三两　五味子半斤　细辛三两　炙草三两　半夏汤洗七次，去滑，半斤

上六味，㕮咀，以水八升，煮取三升，分温三服。

水去呕则止，其人形肿，可内麻黄，以其欲逐痹，故不内麻黄，乃内杏仁也。若逆而内麻黄者，其人必厥，所以然者，为其血虚，麻黄发其阳故也。

茯苓四两　干姜三两　甘草三两　五味子碎，半斤　细辛三两　半夏洗　杏仁去皮尖，各半斤

上㕮咀，以水一斗，煮取三升，去滓，分温三服。

面热如醉状者，此为胃中热，上熏其面令热，加大黄汤主之。

茯苓四两　干姜二两　细辛　大黄三两半夏洗　五味子碎　甘草炙　杏仁去皮尖，各等分

上八味，㕮咀，以水一斗，煮取三升，去滓，分温三服。并见《千金》方。

先渴却呕，为水停心下，此属饮家，小半夏加茯苓汤主之方。见上。

### 《金匮》呕哕下痢病脉证治
后代名医诸书，率皆取此以为法

夫呕家有痈脓者，不可治，呕脓尽则已。先呕却渴，此为欲解，先渴却呕，为水停心下，此属饮家。呕家本渴，今反不渴者，以其心下有支饮故也，此属支饮。问曰：病人脉数，数为热，当消谷引饮，而反

吐者，何也？师曰：以发其汗，令阳微膈气虚，脉乃数。云见前。

假令病人脐下有悸者，吐涎沫而颠眩，水也，五苓散主之。方见《局方》。

如心胸中有停痰宿水，自吐出水后，心胸中虚，气满不能食，消痰气令能食茯苓饮方。附方。

茯苓三两　人参二两　枳实炒，二两　生姜四两　白术三两　橘皮二两半

上㕮咀，以水六升，煮取一升八合，去滓，分温三服，如人行八九里进之。见《外台》。

咳家其脉弦，为有水，十枣汤主之。方见上。

夫有支饮家，咳烦，胸中痛者，不卒死，至一百日或一岁，与十枣汤。久咳数岁，其脉弱者可治，实大数者死。其脉虚者，必苦冒，其人本有支饮在胸故也，治属饮家。咳逆倚息不得卧，小青龙汤主之。方见肺痈中。青龙已下，多唾口燥，寸沉尺微，手足厥逆，气少复上冲胸咽，手足痹，其人面赤如醉，因复下流阴股，小便难，时复冒者，可与桂枝五味子甘草汤治其气冲方。

茯苓去皮，四两　桂枝去皮，四两　炙草三两　五味子半斤

上四味，㕮咀，用水八升，煮取三升，去滓，分温三服。

冲气即低，而反更咳，满者，茯苓五味子甘草去桂加干姜细辛治之方。一名甘草五味姜辛汤。

茯苓四两　炙草三两　五味子半斤，碎细辛三两　干姜三两

上㕮咀，水八升，煮取三升，去滓，分温三服。

呕吐而满在膈上，后思水者，猪苓散主之方。见前。

呕而脉弱，小便复利，身有微热，见厥者难治，四逆汤主之方。

炙草二两　干姜一两半，切片　附子一个，去皮，切作片子

上三味，㕮咀，以水三升，煮取一升三合，去滓，分温再服。强人可大附一枚，干姜三两。

呕而发热者，小柴胡汤方。

柴胡　人参　黄芩　生姜煨，三两　炙草　半夏　大枣一十枚，去核

上七味，㕮咀，水一斗二升，煮取六升，去滓，再煎取三升，温服一升，分三服。

胃反呕吐者，大半夏汤主之方。亦主膈间支饮。

半夏洗用，半斤　人参切，三两　白蜜一升

上三味，以泉水一斗二升，和蜜扬之二百四十遍，煮药取二升半，去滓，温服一升，余分再服。《千金》云：治胃反不受食，食已即吐。《外台》云：治呕，心下痞硬者。

食已即吐者，大黄甘草汤主之方。

大黄四两　炙草二两

上二味，㕮咀，以水二升，煮取一升，去滓，分温再服。《外台》云：又治吐水。

胃反吐而渴，欲饮水者，茯苓白术泽泻汤主之方。

茯苓半斤　泽泻四两　桂枝二两，去皮　炙草二两　白术三两　生姜切，四两

上六味，㕮咀，以水一斗，煮取三升，内泽泻再煮，取二升半，去滓，温服八合，日二服。《外台》云：主消渴脉绝，胃反不食，又小麦一升。

吐后渴欲得饮而贪水者，文蛤汤主之

方。兼主微风脉紧头痛。

文蛤五两　麻黄去节，三两　炙草二两　石膏五两，碎　生姜三两，切　大枣十二枚，劈破　杏仁五十枚，去皮尖

上七味，㕮咀，以水六升，煮取二升，去滓，温服一升，汗出愈。

干呕吐逆涎沫，半夏生姜散主之方。

半夏洗　生姜各等分

上二味，杵为散，取方寸匕，浆水一升半，煎取七合，顿服之。

病人胸中似喘不喘，似呕不呕，似哕不哕，彻心中愦愦然无奈者，生姜汁半夏汤主之方。

生姜汁一升　半夏洗，半升

上二味，㕮咀，以水三升，煮半夏取二升，内生姜汁取一升半，去滓，水冷分四服，日三夜一。若一服止，停后服。

干呕哕，若手足厥冷者，橘皮汤主之方。

橘皮四两　生姜

上二味，切，以水七升，煮取三升，去滓，温服一升，下咽即愈。

哕逆者，橘皮竹茹汤主之方。

橘皮二升　竹茹三升　大枣三十枚，劈　生姜切，半斤　人参一两　炙草五两

上六味，㕮咀，以水一斗，煮取三升，去滓，温服一升，日三服。

上此痰饮嗽一章，内有治伤寒数方，仲景用治杂病，今余录之，使后人知云治伤寒有法，治杂病有方者非也，伤寒杂病同一治矣。

呕吐哕亦附录之，下痢数方录在太阴上卷后。

# 第九

赵州教授兼提举管内医学王好古进之诠次

## 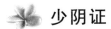 少阴证

### 先足经从汤液，后手经从杂例

**仲景真武汤**　主治修制并见本方。

茯苓　芍药　白术　附子　生姜

**茯苓四逆汤**　治疗修制并见本经。

茯苓　干姜　人参　附子　甘草

**四逆汤**

甘草一两　干姜七钱半　附子五钱

**四逆加人参汤**

**四逆加猪胆汁汤**　二药主疗并见本经。

**四逆散**

柴胡　枳实　芍药　甘草

咳加五味子；悸加桂；腹痛加附子。

泄濡下重者，煎薤白内药；小便不利，加茯苓。海藏云：此散因说少阴四逆，从举或咳或悸，故用此散。若果四逆，手足厥冷，下利腹痛，更不复用此散也。

**姜附汤**　无汗者用此，主疗并见本方。

干姜炮　附子炮

**术附汤**　自汗者用此，主疗并见本方。

白术　附子

**白通汤**　主疗加减并见本方。

附子　干姜　葱白

**易简真武汤**　治伤寒数日以后，发热腹痛，头目昏沉，四肢沉重疼痛，大便自利，小便或利或涩，或呕者，皆宜服之。若已经汗、下不解，仍发热者，心下悸，头眩晕，身𥆧动，振振欲擗地者，此由渴后饮水停留中脘所致，并宜服之。

茯苓　芍药　熟附各三分　白术二分

上㕮咀，每服四钱，姜五片，水一盏半，煎至八分，去柤，温服。小便利者，去茯苓；大便利者，去芍药，加干姜二分；呕者，每服加生姜五片同煎；咳者，加五味子二分，细辛、干姜各一分；发热而泄泻者，服此未退，当投四逆汤，仍服震灵丹，用之应手而愈。此药不惟阴证伤寒可服，若虚劳之人，发热自利，时复增寒，皆宜服，因取名固真汤。增损亦如前法。

**易简四逆汤**　治阴证伤寒，自利不渴，呕哕不止，或吐利俱作，小便或涩或利，脉微绝，腹胀满，手足厥冷，或悸或咳，内寒外热，下利清谷，四肢沉重，或汗出厥逆者，或汗出热不去，并宜服之。及治一切虚寒冷厥，或伤寒病有表，医误下之，续后下利不止，虽觉头疼体痛，发热恶寒，四肢拘

急，表证悉具，未可攻表，宜服此药，以助阳救阴，次服桂枝以解表证。

甘草一两　干姜　熟附各三分

上咬咀，每服四钱，水一盏半，煎至八分，去滓，温服。利止，虚者，加人参半两；呕者，加生姜一两；面赤者，每服加葱白一根；腹痛者，加芍药一两；利止脉不出者，加人参一两。霍乱吐泻之后，尤宜服之。阴证伤寒，或无汗，唇青面黑，身背强痛，四肢厥冷，昏不知人，如欲服四逆汤，先与附子散。用附子三分，官桂、当归、白术各半两，半夏、干姜各一分，葱煎服，被覆取汗。或气虚阳脱，体冷无脉，气息欲绝，不省人事者，当灸丹田、气海，仍以葱一把，以索缠如饼大，切去根叶，存白二寸，以烈火协一面令通热，勿令灼人，乃以热处着病人脐中，上以熨斗盛火熨之，温则换以他饼，其人苏醒，手足温而有汗乃瘥，仍服四逆、姜附之类。

**易简姜附汤**　治中寒口噤，四肢强直，失音不语，或卒然晕倒，口吐涎沫，状如暗风，手足厥冷，或复烦躁。兼治阴证伤寒，大便自利而热者。

干姜　熟附各二两

上咬咀，每服四钱，水一盏半，煎七分，去渣服。或虑此药大燥，即以附子理中汤相继服饵。姜附本治伤寒经下之后，又复发汗，内外俱虚，身无大热，昼则烦躁，夜则安静，不呕不渴，六脉沉伏，并宜服此，不知脉者，更宜审之。兼治中脘虚寒，久积痰水，心腹冷痛，霍乱转筋，四肢厥逆。一方附子易以生者，名白通汤，治伤寒下利。一方用白通汤加白术倍之，甘草减半，名生附白术汤，治中风温，昏闷恍惚，腹满身重，手足纵缓，自汗，失音不语，便利不禁。一方用姜附汤加麻黄、白术、甘草、人参等，名附子麻黄汤，治中寒温，昏晕缓弱，项背强急，口眼㖞斜，语声浑浊，心腹膜胀，气上喘促，不能转动，更宜审而用之。

**易简附子汤**　治风寒湿合痹，骨节疼痛，皮肤不知，肌肉重着，四肢缓纵，腰脚疫疼。仲景附子汤方内亦有此方，在厥阴门。

生附一两　芍药　官桂　甘草　茯苓　人参各五钱　白术三分

上咬咀，每服四钱，水二盏，姜五片，煎至六分，去粗，食前服。恶甜者，减甘草一半。兼治疲极筋力，气虚倦怠，四肢疫疼。一方治历节风，四肢疼痛如捶炼不可忍者，加干姜半两，去生附，加熟附等分，名附子八物汤，煎如前法。若寻常寒湿相搏，头痛，两脚软痛，及气虚头眩，止用白术、附子各一两，甘草半两，枣、姜同煎服，名增损术附汤。久履湿地，腰重脚软，尤宜服之。若为湿气所中，则白术倍附子之数，仍用白术半两，酒一盏，煎至六分，连进数服，取微汗即愈，不能饮者以水煎。若冒雨，湿着于肢体肌肤，或腠理开，汗出澡浴得病，于增损术附汤中加茯苓、官桂如甘草之数，名茯苓白术汤。

**白通加猪胆汁汤**

附子　干姜　葱白　人溺　猪胆汁

**通脉四逆汤**

减溺。

以上通治里药。

**麻黄附子细辛汤**

**麻黄附子甘草汤**

以上通治和表药。

**仲景附子汤**

附子　人参　白术　茯苓　芍药

**甘草附子汤**　四物附子汤内减生姜是也。

412

**四物附子汤**

附子　官桂　白术　甘草　干姜

**易简附子汤**　见前姜附汤后，与下方注小异。

**附子汤**　四君子汤加桂、附、芍药。

《外台》云：论疗伤寒八九日，因风湿相搏，身体烦疼，不能转侧，不渴不呕，下之脉浮虚而涩者，属桂枝附子汤。若大便鞕，小便自利者，附子白术汤。

**桂枝附子汤**

桂心四两　附子三枚，炮，去皮脐　生姜三两　炙甘草二两　干枣十二枚，劈

上五味，切，以水六升，煮取二升，去滓，分温三服，忌生葱、猪肉、海藻、菘菜。

**附子白术汤**

白术四两　枣十二枚，劈　炙甘草二两　生姜三两　附子二枚，炮作四片

上五味，切，以水六升，煮取二升，去粗，分温三服。初一服，其人身如痹，半日许复服之，都尽，其人如冒状勿怪，此以术、附性走皮中，遂气未除，故使人如冒状者。本云附子一枚，加之二枚，名附子汤，忌见前。《千金翼》同。张仲景治法，当加桂枝四两，此本一方二法。以大便鞕，小便自利，故去桂也；以大便不鞕，小便不利，当加桂枝。附子三枚，恐多也，虚弱家及产妇宜减服之一句，即知男子、妇人同一治也。男子服四物以滋血，亦与妇人同。

## 🌼 少阴证

### 王朝奉论悸并方

悸者，动也。《病源》内有虚热则渴而饮水，水气乘心，振寒而心悸也。伤寒二三日，心中悸而烦，小建中汤。发汗，脐下悸，欲作奔豚。发汗过多，心下悸，欲得按者，桂枝甘草汤。发汗止，仍发热，心下悸，身𥧌动，真武汤。伤寒，脉结代，心悸动，炙甘草汤。少阳不可发汗，发汗则谵语，属胃，胃不和顺而悸，小柴胡汤。伤寒厥而心下悸，宜先治水，茯苓甘草汤，却治其厥，不尔，上渍入胃，必作利矣。中风往来寒热，或心下悸，小柴胡汤。钱氏曰：肾病见夏，水胜火，肾胜心也，当治肾。轻者病退，重者当悸动者，小搐也，易老云：肾水乘心者悸，仲景不治木火，调其水也。

### 王朝奉辨阴阳证

夫病发热而恶寒者，发于阳也；不发热而恶寒者，发于阴也。发于阳者，可攻其外；发于阴者，可温其内。发表以桂枝，温里以四逆汤。张仲景论少阴通脉四逆证，面色赤；又少阴下利，脉沉迟，面色少赤，此二证似阳，然皆下利清谷为异也。凡少阴证无汗，类麻黄汤，麻黄汤证脉阴阳俱紧，少阴脉微细为异也。又汗出为阳微，故仲景云阴不得有汗，脉阴阳俱紧而反汗出，为亡阳也，属少阴。仲景论伤寒脉浮、自汗出、小便数、脚挛急，反与桂枝攻表，误也。常器之云：便合用桂枝加附子汤治之，若误服桂枝汤，即便有发厥、吐逆、谵语等证，治见本论太阳上篇中。孙兆云：阳证即头痛、身热、脉洪数也，阴证则头微痛而身不热，脉沉细迟缓。凡阴病宜与四逆、理中辈，皆自愈。若夏月得阴证，亦虑四逆大热，宜与理中最佳。又云：大抵发热恶寒者，是表证，属太阳也，只恶寒是阴证也。然阴证即有发热者，盖是表热里寒，其脉必沉迟，或

手足微厥，或下利清谷，更以别证验之可知也。又云：本是阴病，医与热药过多，却见热证者，亦斟酌以凉药解之。又云：阴证形静无发狂者，惟饵温药过多，胸中热实，或大便硬，有发狂者，亦宜用承气辈下之，不可轻用。本是阳病热证，医误吐下过多，遂成阴证者，却与理中、四逆辈温之。《病源》云：伤寒病过经而不愈，脉反沉迟，手足厥逆者，此为下部脉不至，阴阳隔绝，邪客于足少阴之经，毒气上熏，故咽喉不利，或痛而生疮。

## 仲景甘桔汤例

**仁宗御名如圣汤**　治少阴咽痛。

炙甘草一两　桔梗三两

上粗末，水煎，加生姜煎亦可。一法加诃子皮二钱煎，去粗饮清，名诃子散，治失音无声。如咳逆上气者，加陈皮；如涎嗽者，加知母、贝母；如酒毒者，加葛根；如少气者，加人参、麦门冬；如唾脓血者，加紫菀；如疫毒肿者，加鼠粘子、大黄；如咳、渴者，加五味子；如呕者，加生姜、半夏；如目赤者，加栀子、大黄；如胸满、膈不利者，加枳壳；如不得眠者，加栀子；如心胸痞者，加枳实；如肤痛者，加黄芪；如面目肿者，加茯苓；如咽痛者，加鼠粘子、竹茹；如肺痿者，加阿胶能续气；如发癥者，加防风、荆芥；如声不出者，加半夏。

## 肺痿门

《经》云：帝曰：劳风之病何如？岐伯曰：劳风发在肺下，其为病也，使人强上冥视，唾出若涕，恶风而振寒，此为劳风之病。帝曰：治之奈何？岐伯曰：以救俯仰。巨阳引精者三日，中年者五日，不精者七日。咳出清黄涕，其状如脓，如弹子大，从口中出者。从鼻中出者，则伤肺，伤肺则死

也。肺痿之门在太阳门仲景麻黄升麻汤条下。

**孙思邈单方一门**　并见《金匮》祖方。

甘草二两

上㕮咀，以水三升，煮取一升半，分作三服。

此证初得可治，久则难愈。脉微紧则脓未成，脉紧数则脓已成。喘而不得卧，葶苈大枣泻肺汤主之。

葶苈二两，炒紫色

上件杵成丸，以水三升，煮大枣二十个，取二升，去粗，内麻黄、五味子各半两，取清饮顿服，令三日服一剂，瘥。叔和云：衄血吐血沉细宜，忽然浮大即倾危；唾血之脉沉弱吉，忽然实大死来侵。《脉要》云：肺脉博坚而长，当病吐血。注云：肺虚极则终逆，逆则血泻，故唾血出也。

无汗恶寒脉浮紧。

伤寒得者，麻黄。

肺痿，上枯水之源，下竭水之本。

伤酒得者，葛根。

有汗恶热脉沉实。

**甘桔二生汤**　治咳，胸中满，振寒，脉数，咽干不渴，时浊吐腥臭，久久吐脓如米粥，肺痿作痈也。脓在胸中者为肺痈。

甘草　桔梗各等分

上剉，以水三升，煮取一升，去粗，分二服，必然吐出脓血矣。又一法：治一切咳唾脓血及咳而出不止。好酥三十斤，三遍炼停，取凝成膏，醍醐服一合，日三服，瘥。

**海藏紫菀散**　善治咳唾中有脓血，虚劳证，肺痿变痈。

人参　紫菀　知母　桔梗　贝母　甘草

上粗末，生姜水煎。一法加五味子。一法加茯苓，一法加阿胶。

《经》云：阳明司天，唾出白血者，其状浅红如肺色，故曰白血。

海藏云：以正对化分轻重。

**人参紫菀散** 治唾脓血以有甘桔，故入少阴例，以肺肾为母子，当补肺以生肾水之源，以泄命门使五液不上行也。及以金花丸、酒制芩柏丸，青黛为衣，随经增损，并见本条。又以易老门冬饮加天门冬、人参，保定肺气。上以四君子汤倍生姜，大益脾胃，以固中州。又以三才丸加当归，以补骨髓。如唾血从治者，加桂枝、干姜。

### 寸口脉虚实之图

微为发渴者欲愈，始萌可救。

虚小者为肺痿，热之所过，初结为脓。

寸口脉二者皆咳唾脓血，在胸中：实大者为肺痈，血为凝滞，化为五色；数为弱，不渴者难治，成脓难已。

**如圣丸** 治风热毒气上攻咽喉，痛痹肿塞妨闷，及肺痈咳嗽脓血，胸满振寒，咽干不渴，时出浊沫，气臭腥臭，久久咯吐，状如米粥。

龙脑另研 牛黄另研 桔梗 甘草生用，各一钱

上为细末，炼蜜丸，每两作二十丸，每服一丸，嚼化。

**嗽药青龙散**

石膏八两 朴硝 甘草生用，各一钱 青黛五钱

上为细末，每服二三钱，煎薄荷汤点，热漱冷吐。

**治肺痿唾脓涎痰唾多出血心中温温方**

上以甘草一味，重二两，以水三升，煎作一升半，分为三服。

**百部丸** 治诸嗽不得气息唾脓血方。

百部根二两 升麻五钱 桂心 五味子 甘草 干姜各一两

上为细末，蜜丸桐子大，饮服三丸，日三，以和为度。

**衍义蛤蚧散** 在前阳明经衄血犀角地黄汤条下。治肺虚咳久成痿，吐脓血。

犀角 羚羊角 鹿角 阿胶 蛤蚧

**搜脓散** 治诸疮脓汁不绝，腐肉未尽。

黄芪 白芍药 香白芷各等分

上为细末，干掺患处，上用膏药敷贴，一日一换。

海藏云：此方虽云上疮，吐脓血久不尽者，亦宜用此药，作汤散煎调服之，又宜糊为丸桐子大，白汤下三五十九，或干掺细末，咽津大妙。

**钱氏如圣散**

桔梗 甘草 阿胶炒白

煎甘、桔，取清，内胶化。

**桔梗枳壳汤**

陈皮一两 桔梗一两半 甘草七钱 枳壳半两

姜煎服。

**橘皮茯苓汤**

陈皮一两 茯苓半两 甘草七钱

上为细末，生姜煎服。一法加麻黄、杏仁，治外感咳嗽。呕加半夏；哕加竹茹；寒者加干姜。

**桔梗汤**

桔梗 半夏制 陈皮各一两 枳实半两

生姜煎服。

**黄芪鳖甲散** 治虚劳客热，肌肉消瘦，四肢倦怠，五心烦热，口燥咽干，颊赤心忪，日晚潮热，夜有盗汗，胸胁不利，减食多渴，咳唾稠粘，时有脓血。

知母焙 桑白皮去红皮 黄芪去枯 炙甘草 赤芍药 紫菀去芦，已上六味各五钱半 秦艽洗，去芦 白茯苓去皮，焙，一本忌火，冷焙别有说 生地黄 柴胡去芦 地骨皮去骨，已上五味各六钱六分净 肉桂去皮，不见火 人参 苦梗已上三味各三钱三分净 鳖甲去裙，用酥炙更佳 天门冬汤洗去心，焙。一本忌火，令聪。已上二味各一两 半夏五分

上为粗末，每服二大钱，水一盏，煎至七分，去粗，食后温服。

海藏云：此方内阙黄芪，疑黄芩是黄芪也。然内有黄芩，有小柴胡今治虚热，妙为有盗汗亦无妨也。兼加知母、地骨皮、赤芍药，即钱氏地骨皮散也，治盗汗亦妙。内有桂，本治发热恶寒，即柴胡加桂也。天门冬、人参、地黄即三才丸也，秦艽、柴胡、甘草、鳖甲、芍药即黄龙汤也，紫菀、桔梗、甘草即紫菀散也，桂、芍、黄芪、甘草即黄芪建中汤也。又云：此方治本无伤寒风而得。仲景麻黄升麻汤治唾脓血，从伤寒而得。孙真人治唾脓血用麻黄、升麻之类，及青龙汤之类，亦从伤寒而得也。内多五味子，皆祖仲景法，无论伤寒、伤风皆可加五味子。又云：桔梗一味，有辛有苦，辛以散之，苦以泄之，当如上下之意。

## 御药院正方

**朱砂膏** 镇心神，解热除烦，唾血等证。

朱砂另研，半两　珍珠末　生犀角　人参　玳瑁末　甘草各一两　金箔泥，一分半　粉二钱半　苏合油一分　牛黄另研　麝香另研　龙脑另研　南硼砂　琥珀　羚羊角　远志　赤茯苓已上各五钱　安息香酒煮去石，五钱

上为细末，入研药极细，炼蜜丸，苏合油和诸药为锭子，更以金箔为衣，每两作五锭，每服一皂角子大，嚼化，人参汤下亦得。并阿胶丸相杂服，尤胜至宝丹。

肺痿痈，其皮如麸糠；有胃脘成痈，其皮紧如甲错；有肠痈，裹大脓血于肠胃之间。叔和云：寸芤积血在胸中，关内逢芤肠里痈。

**定肺散**

御米壳炒，二两　知母　乌梅肉各五钱　贝母　人参　枯矾　白术各二钱半

上为细末，水煎，生姜汤点服。炼蜜丸弹子大，嚼化亦得。

**定肺丸**

款冬花　紫菀　知母　贝母　人参　炙甘草　桑白皮　御米壳　麦门冬　百部　马兜铃　五味子　乌梅肉已上各等分

上为细末，炼蜜丸弹子大，嚼化一丸。

**解毒丹**

桔梗　生甘草　大黄　当归　荆芥　僵蚕　紫河车　赤芍药　桑白皮各等分

上为细末，炼蜜丸弹子大，新水化下一丸。

**蛤蚧散** 治劳嗽。

蛤蚧一对　炙甘草　麻黄去节　南星炮　人参　半夏泡　知母　贝母　乌梅肉　瓜蒌　槐花子炒，各等分

上为细末，生姜五七片，水煎服。

**古方紫菀散**

紫菀　款冬花各五钱　百部二钱半

上为细末，乌梅汤点服，生姜亦得。如咳加五味子；喘加杏仁；渴加乌梅；气逆加陈皮；头痛加细辛三钱，甘草二钱；气脱者，加御米壳蜜炒，粗末，水煎服。

**增损防风通圣散** 治鼻塞不通，肺气不利。

桔梗　桑白皮　紫菀茸　鼠粘子各半两　荆芥穗三两　甘草一两。已上各生用

上为粗末，防风通圣散各一半，和匀，每服四钱，水一盏半，姜五片，煎至七分，去粗，食后温服。

## 咽痛例

仲景有口疮赤烂之证，上实下虚，热熏咽喉；又脾热熏上焦，故口生疮。宜：

**升麻六物汤**

升麻　栀子各二钱　大青　杏仁　黄芩各一钱半

上为粗末，每服五钱匕，水一小盏半，葱白三茎，煎至一盏，去粗，温服。又法：黄柏蜜渍一宿，嚼之，咽汁勿绝，瘥。

### 咽喉备急丹

青黛三两　芒硝　甘草各四两　僵蚕一两

上四味为细末，用腊月牛胆汁儿黄者，盛药于其中，悬于背阴处四十九日，数过多尤妙，如用时旋取。如腮喉咽闭，用皂子大块，碾碎为末，以竹筒子吹之咽喉内，愈。

### 人参清肺散　治咽喉肿痛并喉闭。

人参　山栀子　黄连　盆硝各一两　连翘　大黄　黄芩各一两半　白附子七钱　甘草二两，生用　薄荷一两半

上为粗末，水煎，每服三钱，水一盏半，煎至七分，去粗，食后温服。

### 代针散　治咽喉肿痛，气息难通。

硇砂少许，为君　白矾皂角子大，为臣　牙硝七钱，为良　硝石四两，为相　黄丹五方五钱　巴豆六甲六个

上为末，吹喉中。

### 发声散　治咽喉肿痛，语声不出经进方。

栝蒌根剉　白僵蚕去头　甘草已上各半分，各炒黄

上为细末，每服三钱，温酒调下，或生姜自然汁调下，更用半钱，绵裹嚼化，津咽亦得，不拘时候，三日两服。

### 解毒丸　见前安肺丸后。风热上攻咽喉肿痛。又治咽喉肿痛欲死者，喉闭急也。此方与急备丸寒热不同，宜定夺用之。

白僵蚕　南星各等分

上并生用，同为细末，生姜自然汁调服，立愈。

### 硼砂散　治心气热毒内发，咽喉生疮肿痛，木舌胀肿甚，闷塞，水食不下。

玄参　贯众　茯苓　缩砂仁　滑石　荆芥穗　山豆根　甘草生，各五钱　南硼砂三两

薄荷一两

上为细末，每服半钱，新汲水调下，或干糁舌上，咽津。

### 消毒散　治咽喉肿痛，小儿癍疹已出不匀，虽出不快，壮热狂躁，咽膈窒塞，卧睡不安，大便秘涩。

牛蒡子炒，六两　甘草二两　荆芥穗一两

上为粗末，每服二钱，水一盏，煎至七分，去滓，食后温服。

### 漱药地黄散　治脾热风热上攻，咽喉肿痛生疮，闭塞不通，或生舌胀。

黄芩八两　甘草二两半　荆芥一钱　薄荷叶一两

上为细末，每服二钱，水一盏，入薄荷少许，同煎四五沸，去滓，无时热嗽冷吐。

### 玉壶丸　治三种瘿，当在少阳条下。

海藻　海带　昆布　雷丸各等分

上细末，米饮为丸，如棒子大，食后嚼化，续续使药不断，神效。

### 五瘿散　治五积喉痹。

大黄　白僵蚕炒，各等分

上细末，每服五钱，生姜自然汁、蜜各半盏，一处调服，以利为度。

### 赴筵散　治舌上疮，不能食。

铜绿研，半两　香白芷末，一两

上拌和匀，糁舌上，温醋漱，立愈。

## 振悸酸枣仁例

### 胡洽酸枣仁汤　治振悸不得眠。

酸枣仁　人参　白术　茯苓各二两　甘草五钱

上切，以水半斗，生姜六两，同煎三升，分作四服。

### 圣惠方　治胆虚，睡卧不安，心多惊悸。

酸枣仁生用，一两　金锭茶二两，生姜汁涂炙，令微焦

上为细末,每三钱,水七分,煎至六分,无时服之。

**活人酸枣仁汤** 治伤寒吐下后,心烦乏气,昼不得眠。

酸枣仁四升 麦门冬去心,一升 炙甘草一两 川芎三两 知母二两 茯苓 干姜各二两

上粗末,每服四钱,水煎服。

**酸枣仁饮子** 治虚烦不得眠,下气上冲心。

酸枣仁二钱半,炒 桂心五分 生姜二钱 陈皮去白 茯神 五味子 人参各一钱

上切,水三盏,煎至一盏半,去滓,分作二服。

**海藏百合四君子汤** 治老弱虚人不得眠。

心虚则热收于内,定志丸、补心丹;肾虚则寒动于中,八味丸、肾气丸此二脏不足,不足者补之;心盛则生热,泻心汤、三黄汤;肾盛则生寒,姜附汤、四逆汤。此二脏有余,有余者泻之。收于内,动于中,则异于所生之寒热,岂可止一热字便作热断,止一寒字便作寒断,误矣!当看前后上下文势则可也。

**定志丸随证加料**

髓竭不足,加生地黄、当归;肺气不足,加天门冬、麦门冬、五味子;心气不足,加上党人参、茯神、菖蒲;脾气不足,加白术、白芍药、益智仁;肝气不足,加天麻、川芎;肾气不足,加熟地黄、远志、牡丹皮;胆气不足,加细辛、酸枣仁、地榆;神昏不足,加朱砂、预知子、茯神。

**八味定志丸** 补益心神,安魂魄,治痰,去胸中邪热,理肺肾。

人参 菖蒲 远志 茯苓 朱砂 白术 麦门冬各等分

上细末,炼蜜丸桐子大,米饮下三十丸,无时,每十丸,日三服亦得。

**局方定志丸** 治心气不足,五脏不安,悲忧不乐,忽多梦遗,朝瘥暮剧,狂眩不宁。

远志 菖蒲 茯苓 人参各三两 茯神二两 朱砂另研

上细末,炼蜜丸桐子大,朱砂为衣,米汤下五七丸,日三,作散服亦佳,亦名茯神丸。

**保真定志丸** 加:

黄连 破故纸 藕节 莲子肉

**保神丸** 调和心肾,补养精神。

白茯苓 黄连 菖蒲各二两 远志一两 朱砂半两,一半入药,一半为衣

上为细末,浸蒸饼为丸,如桐子大,朱砂为衣,阴干,每服五十丸,煎人参汤送下,临卧加七八十丸。一法定志丸加保真黄连丸,治劳。

黄连 茯苓各等分

上为细末,酒糊丸桐子大,茴香酒、盐汤下,破故纸汤下亦得。说不尽者一切制度,并取前后例。

**又方** 此阴阳各半。

黄连 茯苓 破故纸 菖蒲各五钱

上为细末,酒糊丸桐子大,每服五十丸,空心,酒、盐汤任下。

**预知子丸** 主治并法见本方,于定志丸内加预知子。

山药 枸杞子 柏子仁 地骨皮 黄精

### 茯神例

**人参茯神汤**

人参 茯神 远志 菖蒲 甘草
粗末,水煎服。

《千金翼》《圣惠》同。

补心虚,治健忘,令人耳目聪明,用戌日取东引桃枝三寸,枕之。

开心明目不忘

菖蒲　远志

上捣为细末，服方寸匕，食后。令人耳目聪明，从外见里，坐见千里之外，令人长生，去三百病毒，不能伪。

开心明目使人不忘

远志去心　茯神各一分　菖蒲三分

上合每服方寸匕，食后服之，令人不忘，大聪明。

**神注丹**　后丁香条与神注同法。日月丹当此条下。

**延寿丹**　斋戒沐浴，服之千日成仙。

人参　菖蒲　远志　白术　枸杞　茯苓
天门冬　麦门冬　生地黄　茯神　柏子仁
车前子　地骨皮　五味子

上细末，炼蜜，木臼千石杵丸，各从制法。

**补心丹**

茯神　远志　人参　菖蒲　朱砂

上为细末，糊丸桐子大，猪心血拌和丸亦可。

**保真秘一丹**

白茯神　木猪苓各一两

上切作块，微煨透，去猪苓不用。茯神细末一两，好蜡一两溶开，和作八丸，平旦向东，空心细嚼，咽津服，吸三，同咽。

**张天师草还丹**　此药久服轻身，随风而去，如列子之乘也。若发白者，从根而黑；如未白者，永不白。有不信者，将药拌饭与白猫食之，一月即黑。

地骨皮　生地黄　石菖蒲　牛膝酒浸一宿　远志去心　菟丝子酒浸三宿

上等分，细末，炼蜜丸桐子大，每服三十丸，空心温酒下，盐汤亦得。修制忌妇人、鸡、犬见。此上下少阴、上下厥阴之药也。

海藏云：若加天门冬、人参，内有三才

丸也，又为上下太阴，与增损三才丸相为表里。

**日月丹**

丁香　木香　茴香炒　没药碎　麝香
乳香　木通各二钱　莲子肉　代赭酒淬七次
朱砂一半为衣，各三钱　青娘子七个，去头尾
红娘子六个　蛤蚧一对，头尾全，酥炙令黄

上细末，糯米糊丸樱桃大，单日一丸，双日两丸，空心温酒下，至十日为度，后再服。

## 仲景肾气例

**仲景八味丸**

熟地黄补肾真水　肉桂补肾真火　附子能行诸经而不止，兼益火　牡丹皮补神志不足　白茯苓能伐肾邪湿滞　泽泻去胞中蓄垢及遗物　干山药能治皮毛中燥酸涩　山茱萸治精滑不禁

上八味，皆君主之剂，若不依易老加减服之，终不得效。若加五味子，为都气丸，述类象形之药也。

《圣惠》云：名地黄丸能伐肾邪，皆君药也，宜加减用。

杨氏云：常服，去附子，加五味子。桃公、张文仲、《肘后》加减不同，其说虽当，然莫若易老之说为愈也。

易老云：治脉耗而虚，西北二方之剂也。金弱木胜，水少火亏，或脉鼓按之有力，服之亦效，何也？答曰：紧者为寒，火亏也，为内虚水少也，为木胜而金弱也，故服八味丸亦效。益火之源以消阴翳，壮水之主以制阳光。钱氏地黄丸减桂、附。

**无比山药丸**　一名万安丸。主治并见《局方》。

**苁蓉丸**　箧中秘室方，与上方同，且镏铢异耳。欲进食者，加鹿茸；欲身肥者，加石膏；欲体润者，加柏子仁；欲能记不忘者，加远志。

### 易老天麻丸

天麻六两，酒浸三日，焙干秤，除风　牛膝六两，酒浸三日，焙干秤，壮筋　玄参六两，枢机管锁　杜仲七两，剉，炒去丝，使筋骨相著　草薢六两，另为末，壮筋骨　当归二十两，和养血脉　附子一两，炮，行诸经中血　羌活十两，去骨间风　独活五两，去肾间风邪　生地黄一斤，益真血

易老云：治脉弦而虚，东北二方之剂，木弱水少火亏。西南有二，湿热一也，燥热一也。视上二法，则三隅可知，为触类而长。更当以逆顺推之，天下之能事毕矣。易老补丸，春秋二分之气。

### 东坡四神丸　医又云：专此四味，久服可以愈大风疾。

羌活　玄参　当归　熟地黄

《素问》云：不知持满，不时御神，务快其心，逆于生乐。帝御一十女而登天，今人有妻而丧命，以不知阴阳之要故也。人之交会，阳气秘密，神不妄施，生气以强而能久长。有若空瓶小口，顿溉不入，为无出者，气故不得入也；又如虚管以水注汤，捻窍悬之，水固不泄，无为入者，气则不得出也。故当志不乱，意不狂，真不泄，是谓得要。世以战胜气交，河逆龟饮诸法，皆不及黄帝法，内即丹药固里，外不用阴引阳，阴阳会合，气过屏翳，例行上入，升至九天，即成太丹。《素问》云：两者不和，若春无秋，若冬无夏，用而和之，是谓至度。大凡阳气发盛，中外相应，先得阴气，女子面赤，然后阳施而不纵为，则无伤也。又云：勇者气强而已，怯者着而为病焉，得阴之气，能养真阳，不可肆行以失其精，所谓阳胜则强也。阳气能强，阳气绝伤。阴平阳秘，精神乃治。苟或力强，肾气乃伤，高骨乃坏，何以久常？帝曰：以人疗人，真得其

真，所以长人百祀为神。

孙真人口诀，东垣先生论议当在此下。复有仲景治阴股汗出一条，在仲景没石子条下，续以此条，在三才丸后并蠡斯等丸。

## 天门冬例

### 古方天地丸　一名二仪丸。

天门冬　地黄各等分

上不犯铁石器，木臼木杵捣为细末，炼蜜和丸，如梧桐子大，空心酒下三五十丸。误犯鲤鱼，以浮萍草解之。

### 补髓煎　天地丸内加当归是也。三才丸，天地内加人参是。

### 增损三才丸　一名续嗣丸，一名诜诜丸。

天门冬酒洗去心　熟地黄酒洒，柳甑沙锅内蒸　人参去芦　苁蓉酒浸焙干　远志去心　五味子　茯苓去皮，酒浸透，阴干　鹿茸酥炙透

一法加白马茎酥炙；一法加附子，补相火不足；一法加麦门冬，令人有子；一法加续断，以续筋骨；一法加沉香，暖下元虚冷。

上木杵臼碓皆研捣细，稀绢罗则可，若密恐不下。炼蜜，杵千下，然后可丸桐子大，每服五十丸，空心好酒下。年老欲补，加混沌衣全一入药。即胎衣。

### 魏武帝服天门冬例

魏武帝与皇甫隆令曰：闻卿年出一百岁而体力不衰，耳目聪明，颜色和悦，此盛事也。何所服食旄行？可得闻乎？相密示封上疏对曰：臣闻天地之性，人为贵，人之所贵，莫贵于生，荒唐无始，劫运无穷，人居其间，或如电过，每一思此，惘然心热，生不再来，逝不可追，何不抑情养性以自保惜？今四海垂定，太平之象，又须当展才布德，万年无穷，犹当修道，道甚易知，但莫能什。臣尝闻道人蒯京，年已百七十八岁，

而甚丁壮，言当朝朝服食玉泉啄齿，使人丁壮有颜色，去三虫而坚齿。玉泉者，口中唾也。朝旦未起，早漱津令满，乃吞之，辄啄齿二七遍，如此者亦名曰炼精。朗道人年二百面少，告臣言：但取天门冬，去心，切，干之，捣取方寸匕，日三，令人不老，补中益气，愈百病也。仲长统曰：王侯之宫，美女兼千；卿士之家，侍妾数百，昼则以醇酒淋其骨髓，夜则以房室输其气血，耳听淫声，目乐邪色，宴日不出，游外不返，三公得之于上，豪杰驰之于下。及其产生不时，孕育太早，或以童孺而擅气，或以疾病而遗精，精气薄恶，血脉不统，伤胎儿脆而病，未及坚刚，复纵情欲，重重相生，病病相仍，门无良医，医无审术，奸估其间，过谬常有。或有一疾痛者，莫能自免，当今少有百岁之人者，岂非所习不绝正耶？

**易简真降心丸**　治心肾不足，体热盗汗，健忘遗精，及服热药过多，上盛下虚，气血不降，小便黄赤，稠浊不清，镇益心神，补虚养血，益丹田，秘精气。

天门冬去心，秤三两，焙干　远志甘草煮，去甘草、去心，秤二两　熟地黄洗去泥，焙干，三两　茯苓去皮，一两　干山药　人参各二两　朱砂半两

上细末，炼蜜丸桐子大，人参汤下三十丸。

**绵裹肚法**

**小浴法**

**固脐法**

**孙真人口诀**

日辰宜忌法并当在此条下。

章帝泰和御稳方，但从权而无益，非若此方神验，大有补益无损，可以寿而康也。诸药本草及诸子书异传具载功德，久服皆能成仙，不为虚语。

**二茸丸**

肉苁蓉酒浸，四两　牛膝酒浸　菟丝子酒浸　石斛酒炒　枸杞子　巴戟　山茱萸　沉香　白茯苓　泽泻　干山药　五味子　杜仲各二两

冬夏二至，加鹿茸四两，酥炙；四十已上，加天雄二两。

上为粗末，炼蜜丸桐子大，空心，温酒下三五十丸。

**蠡斯丸**　治妇人无子绝产。

厚朴　杜仲　秦艽　桂心各三钱　防风　附子各六钱　白薇　半夏　干姜　牛膝　沙参各二钱　人参四钱　细辛五钱　茯苓六钱

上并生用，杵罗为末，炼蜜丸小豆大，每服五丸，空心温酒下，渐加至十丸不妨，十余日觉娠，三日后不可更服。

有一人妻年二十九岁，服药十二日有娠，余药与石门主簿，其妻断产十三年，服此药有子。又余药与前太守中舍字交，其妻年四十九岁，无子，服此药十三日有娠。若寡妇，不宜服此药。妇人有娠，若食马肉，难则当产出月。始皇母先怀而后性恐知，则教食马肉，则延期而生。

**混元丹**　此药可增入三才丸。

胞衣一个，头尾儿者，斟用，酒浸暴干，细剉为末。

**经验后方**　华山锭子茯苓，研削如枣许大，令四方有角，安新瓷瓶中，以好酒浸，三重纸封。其头候百日开，其色如饴糖，可日食二块，百日后肌体润泽，服一年后可夜视物，久久服之，血化为筋，延年耐老，面如童子。

治归人始觉妊娠，养胎转女为男：
雄黄一两，囊盛带之。

**又治耳聋方**

雄黄　硫黄

上等分，为细末，绵裹塞耳中。

**神注丹** 在定志丸前。

茯苓四两　朱砂四钱

上糯米酒煮茯苓至软，切作片子，阴干为末，入朱砂末二钱，和匀，乳香水打糊为丸，桐子大，朱砂为衣，余不尽者。用药，阳日二丸，阴日一丸。《要秘》：新汲水下。要逆气过，空心温酒下。疑作阳日一丸，阴日二丸，可较也。

**丁香丸**

丁头代赭石五钱　南乳香紫色者，另研丁香有油者，各三钱　舶茴二钱

上二味，先杵碎为末，次二味捣罗为末，后入香和匀，重罗至匀，好酽醋浸，蒸饼为丸，如鸡头大，好心红三钱为衣，当辰火日合药，并火日初服，一日一丸，次日二丸，三日一丸，四日二丸，周而复始，至十日为度，许十九。每服早晨汲新水，迎日光照水，然后饮咽送下。

《孙真人枕中记》：服茯苓百日，百病消除，二百日夜如尽，三年后能使鬼神，四年后玉女来从。

抱朴子云：任子李服茯苓十八年，玉女来从之，能隐能彰，不食米谷，灸瘢灭，面生光玉泽。

**紫石英丸** 治妇人绝子。当在蠡斯丸后。

紫石英研水飞，三两　天门冬酒浸，去心，焙干，三两　当归切焙　川芎　紫葳　卷柏去根　桂　川乌炮，去皮脐　熟地黄　葳蕤　石斛去根　禹余粮醋淬七次　辛夷仁各二两　桑寄生　续断　细辛根　厚朴姜制　干姜炮　食茱萸　牡丹皮　人参　牛膝酒浸，各一两二钱半　柏子仁　轻粉另研　炙甘草　乌鱼骨烧灸　山蓣各一两半

上二十六味，为极细末，炼蜜丸桐子大，每服三十丸，温酒米饮任下，空心食前，日二。

**温经汤**

当归　川芎　人参　芍药　牡丹皮　桂　甘草　阿胶麸炒　吴茱萸洗炒，已上各三两　麦门冬去心，洗，五两半　半夏一两半，制

上剉，每服三钱，水一盏半，生姜五片，煎至八分，去粗得清，内胶化开，温服，食前空心，此剂即调和也。

**抱朴子法**

妇人绝嗣孕，弓弦用紧腰。三个月足候，胎气受逍遥。

**内药续生丸** 并见《珍珠囊》药后。

母丁香　附子　枯矾　肉豆蔻　乌鱼肉

上制度，绵裹，内阴中。打糊入药内，为奂丸，绵裹内之。

**又方** 治带下绝产。

川乌　枯矾炮

上等分，为细末，炼蜜丸弹子大，绵裹内阴中。

**大白薇丸**

**小白薇丸**

**熟地黄丸**

**泽兰丸** 在牡丹丸下。

**牡丹煎丸** 二药并治妇人血虚发热。

**保安丸**

**保命救生丹** 并见后。

**御方苁蓉羹** 多服宜子孙。

肉苁蓉洗净，去鳞甲、皮垢，开心如有黄白膜亦去足，净取二两，切作片子，用好酒洗干，糯酒浸透　羊脊骨连髓三两，另剉碎，银器内水二斗，熬汁三四升，澄清　鹿腰脊髓或羊腰脊髓不计多少　松子仁汤浸，去薄皮，研泥，五钱　胡桃仁汤浸，去薄皮，研泥，五钱　山药不计多少

共上将上件物于羊骨汁内，先入松泥、胡桃仁作羹，熟入五时味，随意调和，空心与服饵。鹌鹑、飞硫黄、鳝鱼、鸡等，皆可作羹食，用鸭子亦可。

粳米与熟鸡头泥相和，作粥食之，可以益精髓，强心志，耳目聪明。粳亦作糯，夏月食鸡头肉，次食粳米粥，饭亦妙。

**万安丸** 一名山药丸，一名苁蓉丸。

苁蓉酒浸，四两 山药二两半 五味子二两半 杜仲切，焙，三两 牛膝酒浸 菟丝子酒浸 赤石脂 紫巴戟去心，各二两 白茯苓 泽泻 熟地黄 山茱萸各一两七钱

上各捣细末，另拌苁蓉末，酒熬膏，和丸桐子大，每服五十丸，空心温酒下，忌犬、醋、羊血、自死物，七日内颜色精神。苁蓉丸四加法：欲进者，加白马茎骨，如无以鹿茸代之；阴下湿痒者，加蛇床子一两。

**保安丸** 治胎前产后三十六种冷血风，半身不遂，手脚疼痛。又治八风十二痹，疝瘕，乳中风淋血聚，胎动不安，子死腹中，胎衣不出，赤白带下，呕逆恶心，痰满，脐下痛。此方出草细辛条下。

赤茯苓 牡丹皮 芍药各三两 人参 当归 桂 牛膝 白芷 木香 藁本 麻黄去根节 川芎 附子 细辛根 泽兰 炙甘草 凝水石 防风 桔梗 蝉壳各五钱 茱萸 沉香 生地黄 马胡退各一两，世用出蚕纸，非也。蚕复退下皮，即真马胡退也，兼初蛾蚁，非退也，乃生也，世人以其无退皮，故以蚕纸。岁月既淹，习以成弊，用者当以详之。

一法加细墨、乳香各少许；一法以朱砂为衣。

上为细末，炼蜜丸弹子大，每服一二丸，细嚼酒下。

**大效牡丹皮散** 治五脏虚风，及头目不利，不思饮食，手足烦热，支节拘急疼痛，胸膈不利，大肠不调，阴阳相干，心惊松悸，或时旋运，支节劳倦。

牡丹皮 当归 枳壳麸炒，各一两 玄胡索 桂皮 陈皮各半两 甘草炙，半两 三棱炮 干姜炮 半夏洗 羌活各五钱 川芎二两

白术麸炒 木香各三分 诃子肉 芍药各二钱

上细末，每服二钱，水半盏，煎至五七沸，食前温服。此药妇人常服，益血海，退血风劳攻注，消寒痰，实脾胃，理血气攻刺及气虚恶寒潮热等证，至妙。

**仲景治阴汗**

没石子烧灰，先以温汤浴了，以绵轻裹，然后敷灰囊上，甚良。

**玉胞肚**

川乌 细辛 良姜 干姜 桂 天仙子 牡蛎粉 胡椒

上为细末，醋调，涂脐下，绵衣覆之。

**绵裆法** 去阴汗湿痒或注疮。

荆芥 地骨皮 小椒 广零陵香 何首乌 牡蛎 细辛 蛇床子 吴茱萸各一两 大艾叶

上细末，每用一匙，入葱白三寸许，煎数沸，得药力，热渫淋洗。

**七宝散** 治汗热浸渍成疮，痛痒不已。

黄芪 当归 防风 荆芥穗 木通 地骨皮各二两 枯矾

上粗末，每服一两，水三大碗，煎至六七沸，去粗，热淋洗患处，拭干，避风少时。

《千金方》：丈夫阴下湿痒，蒲黄敷之，良。

阴囊湿痒，槐枝煎汤，渫洗。

**干荷叶散** 治阴肿痛及阴㿗囊湿痒，又阴下湿痒。若热则栀子金华丸。

蛇床子 干荷叶 浮萍叶各等分

上粗末，每服三大钱，水一碗，煎三五沸，去滓，淋渫，避风寒。

问曰：㿗疝沉名曰滑，何谓也？然沉为绝阴，㿗为正阳，阴阳相合，故令脉骨关尺自平。阳脉微沉，食饮自可，少阴脉微滑者，紧之浮名也，此为阴实。其人必股内汗

出，阴下湿也。若痒则有风，宜以：

白附子　白蒺藜　黄芪　独活　防风

上等分。若虚则补，宜八味丸。

**乌金散**　治梦遗精滑不禁。

九肋鳖甲，每服一字，用清酒半盏，童子小便半小盏。葱白七八寸，同煎至七分，和滓，空心温服。

**土粉散**　治汗热浸渍，生疮肿痒燆痛。

定粉　蛤粉各九两半　滑石八两半　白石脂　石膏　白龙骨各五钱　粟水粉　寒水石各一两

上为细末，干掺患处。

**神效丸**

原蚕蛾，取速连者，不以多少，去头、尾、毛羽。

上干为细末，炼蜜丸桐子大，每服七丸至十九，临卧，菖蒲汤下。

《千金》云：临其时，当使玉茎至阴节间而止，不尔，则过子宫矣。予问其故，师曰：深则少阴之分，肃杀之方，何以生化？浅则厥阴之分，融和之方，故能生发，所以受胎之处在浅而不在深也。

忌辰非月经后，皆不可用事，惟经后一日男，二日女，三日男，此之外皆不成胎。大风、大雨、大寒、大暑、阴晦日、月蚀、八节非常之变易，皆不可交接，所生男女，痴聋瘖痖，四肢不完，多穷下贱，乖戾异常。若不犯此，即大聪明智慧富贵之子。

## 五补例

### 局方五补丸

人参　牛膝　茯苓　地骨皮　熟地黄

上细末，炼蜜丸桐子大，空心，酒下三十丸。本方服数服，以七宝丸泄之。

易老云：凡十补必一泻之，数泻必亦补之，所以不失通塞之道。补虚必泄，泻实必虚，滞则通之，使后药必能成功。若不泄，

有服八味丸一二年不成效者，但补后泄滞，不必七宝丸泄之，可以去滞者皆是也。

**海藏大五补丸**　此当在三才丸下。

天门冬　麦门冬　茯神　石菖蒲　人参　益智仁　枸杞子　地骨皮　远志　熟地黄各等分

**牡蛎地黄丸**

论曰：火多水少，亡精血损之源；火少水多，阳竭停液之本。精遇水衰者，热退而愈；精衰热盛者，胁满而痛。《经》云：尺内两傍以候胁，尺外以候肾。注云：胁之上，肾之分；胁之内，腹之分。若脾胃得积湿，塞其水路，肝脏不足，无血渍其肾，热也。又曰：仗谷气以生精，托咸寒以追热。若服此味，养命延年。

生地黄三两　牡蛎煅存性　栝蒌一两　当归童便浸一宿，焙　天门冬各二两半　人参一两半　车前子三两

上细末，生姜自然汁糊丸，桐子大。如足肿，炒葶苈汤下；如胁下满，盐姜汤下；如潮热，小便赤，栀豉汤下；如腹痛，芍药甘草汤间服五十丸，服空心；如饮食少无味，人参汤下。

**琼玉膏**　铁瓮先生方。

人参二十四两，千杵为末　生地黄一十二斤，取汁，不犯铁器，石木臼内捣　白茯苓十四两，木杵臼内捣

上件人参、茯苓为末，用白沙蜜十斤，生用滤过，地黄取自然汁，木石臼皆可取汁尽，去滓用药，一处拌匀，入银器内或好瓷器内封。如器物小，或两处亦可，用净纸二三十重封闭，入汤内，以桑炭煮六日，连夜火煮，三日夜，取出，旧汤内煮一日，用蜡纸数重包系瓶口，悬井中以去火毒，一伏时取之。再入旧汤内煮一日，以出水气。取出开封，取三匙，作三盏，好温酒化开服。不饮者，白汤化之。此膏填精补髓，发白变

黑，返老还童，行如飞羽。日进数服，终日不识不食，通心强志，日诵万言，神识高迈，夜无梦寐。人年二十七岁已前，服此一料，寿三百六十岁；四十五以上服者，可寿二百岁；六十三以前服者，可寿一百二十四岁；八十一岁已上服者，可寿百岁，诚不虚说。若服之十剂，绝嗜欲，修阴功，可地仙矣。一料分五处，可救五人痫疾；分十处，可救十人劳瘵。合时，须斋戒沐浴，净室焚香，志勿轻易，当谨慎修制，勿轻示人。惟此药可以与三才丸为表里。

# 第 十

赵州教授兼提举管内医学王好古进之诠次

此卷痈疽一条并眼药数方，内有天门冬、地黄之类，故入少阴例。

## 《素问》寒痈疽例

《经》云：肾移寒于脾，发为痈肿少气；脾移寒于肝，发为痈肿拘挛。又云：寒痈，此皆安生？岐伯曰：生于八风之所变也。又云：地之湿气，感则害人皮肉筋脉。《圣济》云：衣服过厚，表易着寒，所得之源，大抵如此。或发不变色，或坚硬如石，或捻之不痛，久则然后变色疼痛，渐㱿而成脓如泔而稀，久不能瘥，疮口不合，变为疮漏，败坏肌肉，侵损骨髓，以致痿痹。宜以此骨碎补丸主之方。鲁山新制。

骨碎补 补骨脂 熟地黄 川当归 续断 石楠叶 黄芪 石斛 牛膝 杜仲 萆薢以上各二两 附子炮，一两 白芍药 川芎 菟丝子 沙参 羌活 防风 独活 天麻各一两五钱

此方与大偻方相表里。前桂枝拾遗后有：

木瓜 菟丝子 白术

邢三郎家小儿，病寒疽久不愈，先以四物穿山甲汤透之，复以地黄当归汤补之，继以骨碎补丸外治。

**骨碎补丸** 主治并见《局方》。诸痹，筋骨疼痛，脚膝痹痛。

骨碎补 虎骨 自然铜 天麻酒浸 当归 没药另研 牛膝酒浸 川芎去皮脐，各五钱 乳香 朱砂各三钱，另研

上为细末，酒糊丸桐子大，每服三五十丸，食前温酒送下。

**虎骨散** 出《局方》。为末，酒糊丸。

**千金翼干地黄丸** 治壮热，人常服之，终身不发痈疽，悦泽，酬劳苦。

生地黄 天门冬去心，各四两 巴戟天 栝蒌 肉苁蓉 人参 桂心各六两 当归 黄芪 黄芩 远志 石斛 炙甘草各二两 大黄三两

上为细末，炼蜜丸桐子大，酒服十丸，加至二十丸或三十丸。

## 明目例

按《经》云：天明则日月不得明，邪害空窍。天所以藏德者，为其欲隐大明，故大明见则小明灭矣，故大明之德不可不藏。天若自明，则日月之明隐矣。所论者何？言人之真气亦不可泄露，当清净法道以保天真，苟离于道，则虚邪入空窍空音孔，窍若吊反。阳气者闭塞，地气者冒明。阳谓天气，亦风热也；地气谓湿，亦云雾也。风热之害人，则九窍闭塞；雾露之为病，则掩翳精

明。取类者，在天则日月不光，在人则两目隐耀也。《灵枢经》曰：天有日月，人有眼目。《易》曰：丧明于易，岂非失养正之道也？云雾不精，则上应白露，白露不下。雾者，云之类；露者，雨之类。阳盛则地不上应，阴虚则天不下交。故云露不化精微之气上应于天，而为白露不下之咎矣！《阴阳应象大论》曰：地气上为云，天气下为雨，雨出地气，云出天气。明二气交合，乃成雨露。又《盛衰论》曰：至阴虚天气绝，至阳盛地气不足。明气不相召，不能交合。

### 六合丸

天门冬　麦门冬　生地黄　熟地黄　枸杞子　地骨皮

### 七仙丸

菟丝子　车前子　巴戟天　肉苁蓉　熟地黄　枸杞子　甘菊花

一名驻车丸、菊花丸，相合七味。

### 益阴丹

熟地黄四两　苁蓉酒浸，三两　巴戟去心　枸杞子各二两

上为末，酒糊丸，桐子大。

### 永寿丹

天门冬　熟地黄　枸杞子　甘菊花

已上方皆炼蜜丸桐子大，米饮汤下，酒亦得。

## 诸风例

风气与太阳俱入，行诸脉俞，散于分肉之间，与卫气相干，其道不利，故使肌肉膹胀而有疡。卫气有所凝而不行，故其肉有不仁也。疠者，有荣卫热附，其气不清，故使其鼻柱坏而色败，皮肤疡溃矣。风寒客于脉而不去，名曰疠风，或者曰寒热癞，本疠风。又云：因而露风，乃生寒热，亦疠风也。

**易老祛风丸**　治疥癞。《经》云：风中血脉而成疠风，疠风即癞也。

黄芪　枳壳　防风　芍药　甘草　生地黄　熟地黄　地骨皮　枸杞子

上九味，木臼杵为细末，炼蜜丸桐子大，空心白汤下五十丸。此药与摩风膏子外治相表里。

### 御方祛风丸

生地黄　熟地黄　防风　甘草　枳壳　芍药　枸杞子　地骨皮

上细末，炼蜜丸桐子大，每服三十五丸，温酒下。

**乌白散**　治大风，遍身生疮，累医不效者。

白花蛇　乌梢蛇各酒浸焙干，各三两　地龙去土　荆芥各三两　细辛去土　天麻　当归各一两　白芷　蔓荆子　苦参　杜蒺藜　木鳖子去皮油　羌活　草乌头　不灰木　菖蒲　天门冬去心　红芍药　定风草　川芎　胡麻子炒　何首乌　苍术制　威灵仙去土　甘菊花　沙苑蒺藜　木贼　甘草　沙参　紫参已上各二两

上细末，每用二三钱，温酒调服，日二三服，忌动风之物并房事。

**大偻方**　阳气者，精则养神，气则养筋，开阖不得，寒气从之，乃生大偻。

羌活　防风　细辛　附子　当归　甘草　川芎　续断　白芍药　桂　白术　麻黄　黄芪　熟地黄

此药当与鲁山骨碎补丸相表里。

仲景旋覆花条下注痤痱二证。

**龙蛇散**　治风虚顽麻，遍身白癜、紫癜、瘾疹痒痛者。

白花蛇去骨炒　乌梢蛇去骨炒　草薢　天麻　骨碎补　金毛狗脊　自然铜醋淬　黄芪　枫香研　地龙去土　草乌头盐水浸，剉，各一两　乳香　没药各三钱　麝香二钱

上细末，酒糊丸桐子大，每服一十五

丸，食后酒下。为细末，酒调下亦得，内有佐经丸亦可，例草乌后。

**复肌丸** 治肺气赤白癜瘕痒，耳鸣，瘫痪，口眼喎斜。

白花蛇 乌梢蛇各酒浸去骨 天麻 牛膝酒浸 白芷各一两 白附子炮 白僵蚕各一两半

上为细末，炼蜜丸桐子大，朱砂为衣，每服二十丸，温酒下。

**退风散** 治痹，肺风攻注，皮肤瘾疹痛痒，一切肺风。

苦参 白蒺藜

上等分，为细末，酒调，食后服。

## 黄柏例

**大凤髓丹**

半夏炒 木猪苓 茯苓 莲蕊 益智各三钱半 黄柏炒，二两 缩砂仁一两 甘草五钱

治心火狂，阳大盛，补肾水。真阴虚损，心有所欲，速于感动，应之于肾，疾于施泄。固真元，降心火，益肾水，大有神效。

**正凤髓丹**

黄柏二两 缩砂仁一两 甘草五钱

《经》云：肾恶燥，以辛润之。缩砂仁味辛，以润肾燥。又云：急食苦以坚之。黄柏味苦，以坚肾水。又云：以甘缓之。甘草味甘，以缓肾急。又云：甘补之。甘味以生元气。古人云：泻心者非也，乃泻相火、益肾水之剂。若以黄柏泻心火，则黄连当泻何经？二药并用，酒煮糊为丸如桐子大，空心温酒下三十丸。

**小凤髓** 一名养真丹。

甘草一两 黄柏二两

**栀子金花丸** 即活人解毒汤丸也。

加芦荟、沉香为芦荟丸，青黛为衣。去大黄，加防风为五黄丸。加连翘为连翘金花丸。芦荟丸治小儿疳热发黄，糊丸，黍米大，无时，温水送下二十丸。

**解毒丸** 治大小积热，咽喉目赤痛肿，心忪不安，中暑发热，渴者。

寒水石一两六钱 青黛八钱 石膏一两一钱，已上各研细末

上和匀，蒸饼丸鸡头实大，每服一二丸，新汲水化下，姜汤亦得。

**拔毒丹** 一名拔毒散。 治肉色变赤，四肢胸背游走焮热肿痛。

黄柏 甘草各一钱 石膏二钱 寒水石七钱

上细末，水调扫。

海藏云：予观此方极有理，不惟外治，内治亦效。量儿大小，以水调服方寸匕，更与扫之，内外俱治疗也。凝水石泄肾，石膏泄三焦大热，黄柏又治命门相火之本，甘草以消毒缓急，所以多效，故入小凤髓丹例。

**固元丹** 治血枯，大脱血，崩中，漏下不止，房室过度，气竭肝伤，五心烦热或劳，保真益血，脉尺中及三部而实，膏粱有余者主之。

黄柏四两 生地黄三两 缩砂仁二两 益智一两 甘草生用，一两

上为极细末，滴好醇酒为丸，桐子大，每服三十丸，空心淡盐汤下，渐加至八十丸，以意消息治之。加真续断二两；治心火，加黄连一两；治风，加当归、川芎各一两，代赭为衣。

**易老珍珠丸**

黄柏 蛤粉各二两

上剉，黄柏，新瓦上炒。二味共细末，水丸，盐、酒任下。治阳盛阴虚，精不禁之奇方也。

**秘真丸**

莲蕊 益智子 缩砂仁 茯苓酒浸阴干

黄柏各一两　猪苓　半夏各五钱

上细末，蒸饼丸桐子大，每服五十丸，空心米饮下。

**保真丸**　脱精，命门相火盛，服此方主之。

黄柏　黄连　黄芩　栀子　大黄　缩砂　甘草　生地黄　白茯苓　益智　人参　地骨皮　莲子皮

上细末，生地黄汁糊丸桐子大。

**贺兰先生解毒丸**　一名保命丹，一名化毒丹。善治毒。诸药毒，山岚瘴气，鱼、果、肉、面、菜毒，冬丹毒，夏月暑毒，伤寒余毒，小儿疹疮瘢毒，热毒喉痹，急毒，凡有名之毒，悉皆治之。

黄柏　贯众　茯苓　蓝根　干葛　地黄　雄大豆　甘草　滑石　缩砂　阴地蕨薄荷各二两　山豆根　土马鬃　豆粉　益智　大黄　寒水石生　紫河车　马勃　龙胆　白僵蚕　百药煎　山栀子各一两

上为细末，炼蜜丸，每一两作十丸，细嚼，新水下一丸，津咽亦得。小儿惊风，薄荷汤下。或蜜水浸蒸饼为丸，亦可。夏月尤宜时服，永无热病，冬服无伤寒。昔云贺兰，仙人也，有日帝问曰：朕闻卿能点化瓦砾为黄金，然否？公雍容对曰：陛下贵为天子，富有四海，臣愿以尧舜之道点化天下。帝惭。予尝以此推之，先生望明君犹存此心术，后之人当如何耶？

**清心丸**

黄柏生，一两　麦门冬　龙脑

一法加天门冬、黄连。

上细末，炼蜜丸桐子大，每服十丸，麦门冬酒下，薄荷汤亦得。

**钱氏泻心汤**　泻丁也。

**导赤散**　泻丙也。

**火府丹**　丙丁俱泻。

黄芩一　黄连一　生地黄二　木通三

上细末，蜜丸桐子大，每服二三十丸，临卧温水下。

**经进十精丸**　赐紫金鱼袋监中岳重福宫臣览诸方一千余卷，检见此方，其功大，如臣服半料，多病眼昏而复明，气冲而实，四肢轻健，百节舒畅，万病消除。臣今进方于后：皇祐二年正月进。

枸杞子天之精　熟地黄地之精　干山药土之精　菟丝子金之精，水浸　桂木之精　柏子仁阴之精　甘菊花阳之精　肉苁蓉水之精，浸　茯苓千年之精　汉椒火之精

上件十味各拣净择，制造如法，捣罗为细末，就浸药酒，打糊为丸，桐子大，每服二十丸，茶、酒、盐汤任下，空心，日进二服。男子元气损耗，精神虚弱，面色痿黄，肢体疲乏，脐腹久冷，五淋损伤，夜梦遗精，五劳七伤，上实下虚，行步艰难，小肠疝气，肾虚脚弱，及妇人子宫久冷，血气滞多，真胎石结，饮食无味，四肢沉困，夜梦难分，脐腹虚痛，心疼头痛，此药服之，立有神效。

**神仙六子丸**　治男子血气衰败，未及五十岁发斑白，若服此药，百日黑如漆。

菟丝子　金铃子　枸杞子　覆盆子　五味　蛇床子　何首乌　舶茴各一两　牛膝　地骨皮　木瓜各二两　熟地黄三两

上蜜为丸，每服五十丸，空心酒下。要发黑，前件药内别加人参、茯苓、石菖蒲各一两，忌萝卜、生韭、蕹菜、蒜。

**十补丸**　治男子肾脏虚，精气寒滑，妇人血海冷，经脉不调，除寒湿，养脾胃，手足温和。

玄胡索　胡芦巴　破故纸　茴香　川姜　附子　桂　当归　紫巴戟　肉苁蓉各等分

上细末，酒糊为丸，桐子大，每服三五十丸，空心温米饮下，酒、盐汤亦可。

**神虚五味子丸**　主治修制并见《局方》。

治妇人五淋，小便赤。

古方鹿角霜丸，乃骊珠太和之祖也，并见《汤液本草》白胶条下，故疑白胶、阿胶皆鹿角胶也。盖白胶即白胶香，在木部；阿胶即黑驴皮，在畜部；鹿角胶在兽部，二者可知。

**太和膏** 刘快活仙进方。补真，壮下元，治本藏虚弱，进食，强筋骨，助脾胃，补损伤，久服延年益寿，长生不老，消除百病。

当归酒浸 苁蓉酒浸 川芎各四两 舶茴六两 川楝子 破故纸 楮实子 远志去心 白术 韭子 白茯苓 胡芦巴 枸杞各三两 黄蜡一两半 葱白十根 胡桃五十个，切作片

上用鹿角三十斤，东流河水三十担，铜灶铁锅二只，靠鹿顶截角，用赤石脂、盐泥于截动处涂固之，勿令透气。于甑内煎一炊时，用马蔺刷就热汤，刷去鹿角上血刺尘垢讫，可长三四寸截断鹿角，外将前件药一十六味拌和匀停，先铺一层角于锅内，角上铺一层药，如此匀三层铺之。将河水添在药锅内，其水于角上常令高三寸，无烟木炭熬，令常小沸，勿令大沸。外一锅内专将河水煎汤，亦勿令大滚，如药锅内水积下，却与热汤内取添上令三寸，却取河水添在热汤内，续续倒添至二十四时。住火候冷时，将鹿角捞出，用白绢滤取汁，其药滓不用，外将药汁如前法再煎，更不用加水，如膏滴水不散，凝结方成。

**骊珠丹**

鹿角霜 白茯苓一斤 泽泻四两 白龙骨二两，水飞

再同为细末，以醇酒一升，溶开太和膏六两，入炼蜜四两，更熬令匀，搜和前药成剂，丸如桐子大，每服三十七丸，空心温酒下，渐至百丸，其效不可具述。海藏云：大

抵益阳之药，本为命门相火衰，阳事不举，有误子孙之计。故圣贤著书立意，扶虚补不足也。后人就嗜色欲，丧身天命，惜哉！

**肾气内消丸**

山茱萸 食茱萸 马蔺花 川楝子炒 陈皮 吴茱萸 茴香 木香各等分

上细末，醋糊丸桐子大，每服二三十丸，空心盐汤送下。

**又方**

青皮 川乌 荜拨 木香 茴香 红皮 桃仁 破故纸 胡芦巴各等分

上细末，酒糊丸桐子大，每服三十丸，盐汤下。

**金铃子丸** 治小肠气疼不已，或肿偏大。

金铃子 茴香 当归 胡芦巴 蝎梢各等分

上为细末，酒调下一二钱。

**枳壳五倍丸** 治痔漏。

枳壳炒 五倍子炒，各等分

上蜜丸，空心温酒下三五十丸。一本枳壳五两，五倍子一两，蜜丸，米饮下。

**硕夫枳壳茴香丸**

枳壳二两，麸炒去穰，另为末 茴香一两，另为末，盐炒

好酒半碗，入茴香末，熬成膏子，次入枳壳末，丸桐子大，却用龙骨末一二两，磁钵内培养，服时去龙骨末，每服三十丸，酒、盐汤任下。

又一法用：

枳壳二两 茴香一两 龙骨五钱

上酒糊为丸，如用嚼，五味子数枚，咽津。

**香壳丸**

枳壳去穰，麸炒 茴香炒黄，各等分

上细末，酒糊丸桐子大，空心酒下二三十丸。

**局方桔梗枳壳汤** 主治修制并见本方。

**易简枳壳汤**

服之缩胎易产，妊妇临月服之，特有神效。丈夫、妇人宽中下气，治肠中诸痛，尤得其宜。

枳壳五两　甘草一两

上㕮咀，每服四钱，水一盏，煎至六分，去滓，热服。或为细末，更加香附子一两，尤妙。如丈夫、妇人冷气攻刺肋疼痛，加葱白二寸，火煨，入煎药服，能饮者细嚼葱白，热酒调下服之。如胸膈气闭，饮食不进，葱白汤调服。肾气肿痛，煨葱白二寸，茴香一大撮，同嚼，热酒服。若久久服之，永不发动。如腰背气痛，用葱白汤调服讫，即卧少时，旋能作效。脚气发痛，空心热汤调服。妇人因脾寒血闭成块，热酒调服之。产后血气不和，热汤调服。心腹气痛，口吐清水，饮食不消，胸膈䐜胀，葱白汤调服。冷物伤脾，发痛无时，胡椒煎汤调服。大小便秘，煎白牵牛汤调服。妇人血晕，两太阳痛，头旋欲倒者，煎艾汤调服。妇人经脉不行，手足发热，或身潮热，先用葱白汤，次用蒲黄汤调服。若经脉不调，脾胃稍壮者，当用大圣散服之，数有神效。若经脉不调，血脏冷痛者，当用小温经汤，以当归、附子二味等分，白水煎服。小儿面黄，胃冷吐食，煎木瓜汤调服。

一者因而饱食，筋脉横解，肠澼为痔；

二者因而大饮则气逆，肺气举，故气逆而上奔；

三者因而强力，肾气乃伤，高骨乃坏。强力入房，骨乏体枯。

## 《金匮要略》水气病脉证治

### 后代名医诸书所说，
### 皆取此以为法

师曰：病有风水，有皮水，有正水，有石水，有黄汗。风水，其脉自浮，外证骨节疼痛，其人恶风。皮水，其脉亦浮，外证胕肿，按之没指，不恶风，其腹如鼓，不渴，当发其汗。正水，其脉沉迟，外证自喘。石水，其脉自沉，外证腹满不喘。黄汗，其脉沉迟，身体发热，胸满，四肢头面肿，久不愈，必致痈脓也。脉浮而洪，浮则为风，洪则为气，风气相击，身体洪肿，汗出乃愈。恶风则虚，此为风水；不恶风者，小便通利，上焦有寒，其口多涎，此为黄汗。太阳病脉浮紧，法当骨节疼痛，而反不疼，身体反重而酸。其人不渴，汗出则愈，此为风水。恶寒者，此为极虚，发汗得之。渴而不恶寒者，此为皮水。身肿冷，状如周痹，胸中窒，不能食，反聚痛，暮躁不眠，此为黄汗。痛在骨节，咳而喘，不渴者，此为脾胀，其状如肿，发汗则愈。然诸病此者，渴而不便，小便数者，皆不可发汗。里水者，一身面目浮肿，其脉沉，小便不利，故令病水。假令小便自利，亡津液，故令渴也。趺阳脉当伏，今反紧，本自有寒，疝瘕，腹中痛，医反下之，下之即胸满短气也。趺阳脉当伏，今反数，本自有热，消谷，小便数，今反不利，此欲作水。寸口脉浮而迟，浮脉则热，迟脉则潜，热潜相搏，名曰沉；趺阳脉浮而数，浮脉则热，数脉则止，热止相搏，名曰伏。沉伏相搏，名曰水。沉则络脉虚，伏则小便难，虚难相搏，水走皮肤，即为水矣。寸口脉弦而紧，弦则卫气不行，即恶寒，水不沾流，走在肠间。少阴脉紧而沉，紧则为痛，沉则为水，小便则难。脉得诸沉，当责有水，身体肿重，水病脉出者，死。夫水病，目下有卧蚕，面目鲜泽，脉伏，其人消渴，病水腹大，小便不利，其脉沉绝者，有水，可下之。问曰：病下利后，渴饮水，小便不利，腹满目肿者，何也？答曰：此法当病水，若小便自利及汗出者，自愈。心水者，其身重而少气，不得卧，烦而躁，其人阴肿。肝水者，其腹大，不能自转侧，胁下腹痛，时时津液微生，小便续通。肺水者，其身肿，小便难，时时鸭溏。脾水者，其腹大，四肢苦重，津液不生，但苦少气，小便难。肾水者，其腹大，脐肿，腰痛不得溺，阴下湿，如牛鼻上汗，其足逆冷，面反瘦。师曰：诸有水者，腰以下肿，当利小便；腰以上肿，当发汗愈。师曰：寸口脉沉而迟，沉则为水，迟则为寒，寒水相搏，趺阳脉伏，水谷不化，脾气衰则鹜溏，胃气衰则身肿。少阴脉细，男子则小便不利，妇人则经水不通，经为血，血不利则为水，名曰血分。问：病者苦水，面目身体四肢皆肿，小便不利。师曰：脉之不言水，反言胸中痛，气上冲咽，状如炙肉，当微咳喘。审如师言，其脉何类？师曰：寸脉沉则为水，紧则为寒，沉紧相搏，结在关元，始时当微，盛年或不觉，阳衰之后，荣卫相干，阳损阴盛，结寒微动，肾气上冲，咽喉塞噎，胁下急痛。医以为留饮而大下之，气击不去，而病不除。后重吐之，胃家虚损，咽燥欲饮水，小便不利，米谷不化，面目手足浮肿。又与葶苈丸下水，当时如小瘥，食饮过度，肿复如初，胸胁攻痛，象若奔豚，其水扬溢，则浮咳喘逆。当先攻击冲气，令止，治咳，咳止，其喘自差，先治新病，病当在后。风水，脉浮，身重，汗出恶风者，防己黄芪汤主之。腹痛，加芍药。风水恶风，一身悉肿，脉浮不渴，续自汗出，而无大热者，越婢汤主之。

麻黄去节，六两　石膏　炙甘草各二两　生姜二两，切　枣十五枚，擘

上咬咀，五味以水六升，先煮取麻黄，再沸，去上沫，内诸药，煮取三升，去滓，分温三服。恶风者，加附子一枚，炮。《古今录验》云：风水，加术四两。

皮水为病，四肢肿，水气在皮肤中，四肢聂聂动者，防己加茯苓汤主之。

防己　桂枝去皮　黄芪各三两　茯苓去皮，六两　炙甘草二两

上五味，咬咀，以水六升，煮取二升，去滓，分温三服。

里水，越婢加术汤主之方见脚气中。

**又甘草麻黄汤亦主之方**

甘草炙，二两　麻黄去节，八两

上二味，咬咀，以水五升，先煮麻黄，去上沫，内甘草，煮取三升，去相，温服一升，重覆出汗，不汗复服，慎风寒。

水之为病，其脉沉小，属少阴，浮者为风，无水虚胀者为气。水发其汗即已，脉沉者宜附子麻黄汤，浮者宜杏子汤。

**附子麻黄汤**

附子一枚，炮去皮脐，切作八片　麻黄去节，三两　甘草炙，二两

上三味，咬咀，以水七升，先煮麻黄，再沸，去上沫，内诸药，煮取二升半，去相，温服八合，日三服。

**杏子汤**　未见方，恐是麻黄杏仁甘草石膏汤也。

厥而皮水者，蒲灰散主之方见消渴中。

师曰：黄汗之为病，身体肿一作强，发热汗出而渴，状如风水，汗沾衣，色正黄如柏汁，脉自沉，问曰从何得之？师曰：以汗出入水中浴，汗从孔中入，得之黄汗，黄芪芍药桂枝苦酒汤主之。

黄芪五两　芍药三两　桂枝去浮皮，三两

上三味，咬咀，以水七升、苦酒一升相和，煮取三升，去相，温服一升，当心烦也，至六七日乃解。若心烦不止者，以苦酒阻故也。一方用美清醯代苦酒。

黄汗之为病，两胫自冷。假令发热，此属历节。食已汗出，又身常暮卧盗汗出者，此荣气虚。若汗出已，反发热者，久久其身

必甲错，发热不止者，必生恶疮。若身重汗出已辄轻者，久久必身瞤，瞤即胸中痛，有又从腰已上必汗出，下无汗，腰下弛痛，如有物在皮中状，剧者不能食，身疼重，烦躁，小便不利，此为黄汗，桂枝加黄芪汤主之方。

桂枝去浮皮　生姜切　芍药各三两　甘草炙　黄芪各二两

上㕮咀，入枣一十二枚，擘，以水八升，煮取三升，去柤，温服一升，须臾饮热稀粥一升余，助药力，温覆取汗。若无汗者，更服之。

师曰：寸口脉迟而涩，迟则为寒，涩则为虚不足。趺阳脉微而迟，微则为气，迟则为寒。寒气不足则手足厥冷，手足厥冷则荣卫不利，荣卫不利则腹满胁鸣相逐，气转膀胱，荣卫俱劳，阳气不通则身冷，阴气不通则骨疼，阳前通则恶寒，阴前通则痹不仁。阴阳相得，其气乃行，大气一转，其气乃散，实则失气，虚则遗溺，名曰气分。心下坚，大如盘，边如旋杯，水饮所作，桂枝去芍药加麻黄附子细辛汤主之方。

桂枝去浮皮　甘草炙　麻黄去节　生姜切　细辛各二两　附子一枚，炮去皮脐，剉八片　大枣二十枚，擘

上㕮咀，以水七升，先煮麻黄，再沸去沫，内诸药，煮取二升，去柤，分温三服，当汗出如虫行皮中，愈。

心下坚，大如盘，边如旋杯，水饮所作，枳术汤主之方。

枳实　白术各三两

上二味，㕮咀，以水五升，煮取三升，去柤，分温三服。腹中㽹，即当散也。

## 附方

夫风水，脉浮为在表，其人或头汗出，表无他病，病者但下重，故知从腰以上为和，腰以下当肿及阴，难以屈伸，防己黄芪汤主之方。方见风温中，见《外台》出。

## 海藏水气问难

《经》云：诸水，身半以下肿者，当利小便，身半以上当发汗。《经》云：身半以上，天气主之；身半以下，地气主之。天气主之者，其在皮也，其在皮者，故汗而发之。

问：肌肉之外，皮肤之里，首至足，一身皆肿者，当作何治？答曰：亦宜汗之也，与身半以上同法。身半以上汗之者，尺寸之天地也，故汗之。肌肉之外，皮肤之里，一身尽肿者，从天而汗之，此表里之浮沉。凡治之法，当如是也。肺、心、肝、肾，中州已上俱宜汗；中州已下皆宜下。如小便利而渴，不宜汗，不宜下，以其重亡津液故也。问：仲景云少阴脉紧而沉，紧则为痛，沉则为水，小便则难。脉得诸沉，当附骨，身体肿重，水病脉出者死。王叔和云：水气浮大即延生，二者不同，何也？答曰：少阴证当沉，故脉出者死也。此水附骨以当沉而下，出则当微出本部，即是得生也。此个出字，出本部之外，故死也。《经》云：阴阳俱虚，脉出者死，与此同意。水气浮大即延生者，总而言之也。五脏六腑，上下表里，及诸部分，俱在其中矣。此阴盛而阳虚也，故暴出者死，何以然？少阴脉沉，知周身无阳也，水病滞塞不通，脉暴出，何以周流于一身，养育一体？故死也。腹上肿者属厥阴，腰肿者属肾。

## 海藏集仲景水气例
### 水气源流并出《素问·水热穴论》

高低内外，轻重表里，随经补泻，要当谨察肺、胃、肾三经，病即瘳也。

**仲景葶苈大枣泻肺汤**　治喘嗽痰涎，面目浮肿。

甜葶苈　苦葶苈等分　大枣

**仲景枳术汤**　治心下水结如盘。

**仲景牡蛎泽泻散**　治腰已下有水气。

**仲景生姜泻心汤**　治两胁水气，腹中雷鸣。

**仲景甘草附子白术桂枝汤**　治阴证自汗，身微肿，风湿相搏，小便不利。

**仲景真武汤**　治少阴三二日不已，至四五日，腹痛，小便不利，四肢沉重疼痛，自下利，此为水气。其人或咳，或小便利，下利而呕者。

**仲景十枣汤**

大戟　芫花　甘遂各等分

**三花神佑丸**

十枣汤加：牵牛　大黄　轻粉

水丸。

**除湿丹**

神佑丸加：乳香　没药

**玄青丹**

神佑丸加：黄连　黄柏　青黛

上已上四料丸药，极有毒，不可轻用也。

**趁痛丸**

大戟　甘遂　白芥子　大麦面各二两

上三味药为末，拌和匀，作饼大，慢火炒黄熟，再为细末，用大麦面一两，同上药拌匀，糊丸桐子大，空心冷酒下十丸至十五丸。

**明理趁痛丸**　治脚气上攻，风毒走注疼痛，神效。又治水气浮肿。

白芥子　肥甘遂　大黄各生末，各一两

上件用白面一两半，滴水丸作饼子，煿令黄，不可过焦，为末，醋糊丸桐子大，冷酒下二十丸，无时，量虚实加减。

水气下为跗肿，上为喘呼不得卧者，标本俱病，故肺为喘呼，肾为水肿。肺为逆不得卧者，分为相输俱受者，水气之所留也。

伏梁水气，日华子云：在本草羌活条下。

**五皮散**

生姜皮　茯苓皮　桑白皮　大腹皮陈皮

一法加牵牛。

各等分，水煎服之。

## 海藏老人法

**调胃白术泽泻散**　治痰病化为水气，传为水鼓，不能食。

白术　泽泻　芍药　陈皮　茯苓　生姜木香　槟榔各等分

一法加白术、芍药各半，治脐腹上肿，如神。心下痞者，加枳实；下盛者，加牵牛。

**紫菀散**

木香　人参　白术　铁脚紫菀　川芎各二两

上粗末，生姜乌梅煎，次日又一服。

夫水气者，胃土不能制肾水，逆而上行，传入于肝，故令人肿。治者惟知泄水，而不知益胃，故多下之，强令水出，不依天度流转，故胃愈虚，食不滋味，则发而不能治也。莫若行其所无事则为上计，不可不知。

**仲景十枣汤**　治太阳中风，吐下呕逆者，可攻也。若病悬饮者，此汤亦主之。

芫花　甘遂　大戟各等分为末

上大枣十枚，水一升半，煮取八合，去粗，内诸药，强人一钱匕，弱者只半钱匕，温服之。不下，明日再服，下后以粥补之。

**胡洽方**　治支饮、溢饮。于十枣汤中加大黄、甘草五两，同煎服之，故以相反之剂，欲其上下俱去也。郁李仁破溢气，能下四肢水。大抵去水药多泄热，当求脉之虚实下之。叔和云：水气浮大即延生，沉小命殂

434

须努力。

## 水气求责法

有沉而有力，有沉而无力，有浮而有力，有浮而无力，中得之亦有有力、无力。

## 水气脉并药

肺沉大肠浮：

大腹皮　茯苓　甘遂　大戟　芫花　旋覆花　紫菀　陈皮　桑皮　杏仁　木香　葶苈　麻黄　栀子　芍药　生姜皮　白术

心沉小肠浮：

桂　枳实　牵牛　芍药　木通

脾沉胃浮：

白术　芍药　生姜　赤小豆　枣　槟榔　黄芪　甘草　石膏

肝沉胆浮：

川芎　芍药　细辛

肾沉膀胱浮：

泽泻　茯苓　猪苓　白术　木通　灯草　通草　牡蛎　滑石　泽兰　附子　葶苈　瞿麦　车前　防己

**化水丹**　止消渴，化停水。

乌头大者四个，炮　牡蛎煅，二两　蛤粉六两

上细末，醋糊丸桐子大，冷水下三五十丸。饮水一担者，一服愈。

易老云：益火之源以消阴翳，则便溺有节，乌、附之类是也；壮水之主以镇阳光，则渴饮不思，蛤、蛎之类是也。

### 取疮根中痛例

子和泄水丸改名大智丸，泄水散改名大智散。

### 藏用丸加减例

**局方神效散**　治十肿水气，小便赤涩，大便自利。

葶苈炒香，另研　猪苓去黑皮　泽泻各二

两　牵牛炒末，二两五钱　椒目一两五钱

上细末，每服三钱匕，葱白浆水入酒调下，次以葱白汤投之，忌面、盐等物。大小便利后，大宜将息，断盐、房室三年。男子痏疮，或痛在茎之窍，或在窍之标，皆手足太阳不利，热毒下传，入手足厥阴，故为紫黑色，作蚀疮，坏其茎而死。以子和泄水丸散导其湿毒，无不愈者。如已成疮，先泄其根蒂，次从标而外治，以葱白、黑豆汁渫洗，拭干，以黄连、木香、密陀僧、干胭脂之类细末涂之。如内溃脓不出，以追脓散上之后窍。如脓少，可用黄连、木香、胭脂等贴之。

**泄水丸、散**　亦能治足跟中痛，肾主湿，火主痛，故大泄之而愈，以去其湿也。丙传壬，壬传乙，乙与庚合，故以泄水丸泄则愈。

### 涌水风水石水之源

阴阳结邪，多阴少阳，名曰石水。小腹肿，三阳独至者，是三阳并至，由此则但有阳而无阴也。石水者，谓冬月冰水如石之时，故曰石水也。火墓于盛冬，阳气微微，石水而死也。肾肝并沉为石水，并浮为风水。

帝曰：有病肾气者，面胕肿然，壅害，可刺否？岐伯曰：虚不当刺，不当刺而刺，后五日其气必至。帝曰：其至何如？岐伯曰：至必少气时热，时热促胸背，上至头，汗出手热，口干苦渴，小便黄，目下肿，腹中鸣，身重难以行，月事不来，烦而不能食，不能正偃，正偃则咳，病名曰风水，论在《刺法》中。帝曰：愿闻其说。岐伯曰：邪之所凑，其气必虚。阴虚者，阳必凑之，故少气时热而汗出也。小便黄者，小腹有火也。不能正偃者，胃中不和也。正偃则咳甚，上迫肺也。诸有水气者，微肿见于目下也。帝曰：何以知之？岐伯曰：水者阴也，

目下亦阴也。腹者，至阴之所居，故水在腹者，必使目下肿也。真气上逆，故口苦舌干，卧不得正偃，正偃则咳出清水也。诸水病者，故不得卧，卧则惊骇，则咳甚也。腹中鸣者，病本于胃也。薄胃则烦不能食，食不下者，胃脘隔也。身重难以行者，胃脉在足也。月事不来者，胞脉闭也。胞脉者，属心而络于胞中，今气上迫肺，心气不得下通，故月事不来也。帝曰：善。帝曰：诸水皆生于肾乎？岐伯曰：肾者，牝藏也，地气上者属肾而生水液也，故曰至阴。勇而劳苦，则肾汗出，肾汗出，逢于风，内不得入于脏腑，外不得越于皮肤，客于玄府，行于皮里，传于胕肿，本之于肾，名曰风水。帝曰：少阴何以主肾？肾何以主水？岐伯对曰：肾者，至阴也，至阴者，盛水也。肺者，太阴也。少阴，冬脉也，故其本在肾，其末在肺，皆积水也。帝曰：肾何以聚水而生病？岐伯曰：肾者，胃之关也，关门不利，故聚水而从其类也。上下溢于皮肤，故为胕肿。肿者，聚水而生病也。《阴阳别论》曰：三阴结之为水。注云：脾肺之寒无脉结，脾肺寒结化为水。此但二阴，而少肾一阴也。《汤液醪醴论》云：三焦闭溢，水道不通，水满皮肤，身体痞肿。洁净府，治水之法也。《平人气象》云：颈血脉动，喘疾咳，曰水；目窠微肿，如卧蚕起之状，曰水；足胫肿，曰水。此上下之别也。帝问岐伯曰：水与肤胀、鼓胀、覃、石瘕、石水何以别之？岐伯曰：水之起也，目窠上微壅，如新蚕卧起之状，其颈脉动，时咳，阴股间足寒，足胫壅，腹乃大，其水已成也。以手按其腹，随手而起，如裹水之状，此其候也。诸水大抵胃土不能制肾水。凡治水者，人惟知治水而不知补胃，如补胃多失之壅滞，当用何法？《本草》云：赤小豆治水肿，通气，补脾胃。

## 神方

乌鸡子一个，去顶，取清黄汁，调腻粉一大钱，令匀，内壳中，以蒸饼剂裹之，蒸熟去壳，取熟黄、葶苈等分炒，为末，与上并黄蒸饼药和丸如豆大，每服三五十丸，车前子汤下。小便涩不通，煎瞿麦汤下。

**又方** 治单腹胀水气。

上隔纸炒，苦葶苈二钱，细末，无根水下。

**又一方** 卒大腹水肿。

青雄鸭，以水五升，煮取一升，饮尽，厚覆取汗。

治十种水气不差垂死。

以青头鸭一只，治如食法，细切，和米并五味煮，令极热，作粥食之。

**又法** 治水气胀满，小便涩。

白鸭子一只，去毛、肠，馈饭半升，与椒、姜同酿，鸭腹中缝定如法，蒸熟食之。

**又法** 治十种水气垂死。

鲤鱼一个，重一斤者，和冬瓜、葱白羹，食之。

## 治鼓气方

滑石 轻粉各一钱 槐花一钱半

上不犯铁器，为细末，取生地黄自然汁、生姜自然汁停滴在药中为丸，桐子大，一日服三丸，次日服四丸，五日以来早晨只一服，用生地黄汁温送下。小便中水尽为度，得睡后，日服嘉禾散，十日永不再发。

胞转小便不通，非小肠膀胱厥阴之气也，盖因强力房事，过度小便，以致此疾，非可利之药所能利之也，法当治气，宜以沉香汤主之方。

沉香 木香各二钱

上为细末，煎陈皮茯苓汤调服，空心。

## 钱氏塌气丸

胡椒一两 蝎梢半两

上为细末，面糊丸粟米大，每服五七丸至一二十丸，陈米汤下，无时服。

### 木香塌气丸

丁香　胡椒各二钱　蝎梢　木香各半两　枳实　白牵牛各一两　郁李仁四钱　槟榔半两

上为细末，饭丸绿豆大，每服十丸至十五丸，陈皮、生姜汤任下。

### 木香散　治单腹胀。

木香　青皮　白术　姜黄　草豆蔻以上各半两　荜澄茄　阿魏各一两

上为细末，醋糊丸绿豆大，每服二十丸，生姜汤下。

### 又方　治鼓气。

大蛤蟆一个，新瓦二片相合，麻绳缠定，盛在内，盐泥固济厚，令慢火烧之成灰存性，温酒调服三五钱。

## 折伤例

### 干城刘家接骨丹真方

虎骨一两半　生硫黄　青皮　没药各半两　当归　附子炮　川乌炮　草乌炮　白附子　官桂　陈皮　金毛狗脊去毛　骨碎补炮　川楝　缩砂　木鳖子去油　半两钱碎　羊胫骨　川芎　狗胫脊骨一具　苁蓉酒浸洗去甲，焙　牛膝酒浸，以上各一两　赤芍药　自然铜火煅，醋淬七次，各四两　乳香半两

上二十五味为细末，为二七分细者，每服一钱，酒调，服温。三分小黄米粥为丸，桐子大，温酒下二三十丸，随病上下，食前后间服之。

### 接骨丹　治从高坠下，马踏车碾，筋断骨碎，痛不可忍。接骨续筋，止痛活血。

硼砂一钱半　定粉　当归各一钱

上粗末，煎苏木汤，调下二钱。服讫，时时服苏木汤投之。

### 接骨丹　治打仆损伤，但筋体不断皆治之。

乳香研　当归酒浸一宿，焙干　威灵仙酒浸一宿，培干　骨碎补去毛，酒浸，日干　菟丝子酒浸一宿　龟壳酒浸　龙骨酒浸　虎骨酒浸，酥炙，以上各半两

上细末，蜡丸弹子大，十岁以下服半丸，二十岁以上服一丸。好酒三盏煎，用柳篦子搅匀，和渣，只一服，不得再服，恐过节必至芦节，后用贴药。

### 贴药

黄松脂一两　没药研，半两　乳香研，三钱半

上细末，用面、油匀调，摊在绯帛上，贴伤处，用绵竹篦夹定封，须要仔细对得骨正，更用纸封。

### 神仙正骨药黑金散

半两钱一百文，足炭火烧，醋淬　水蛭炒黄，五钱　自然铜醋淬　乳香各半两　没药一两　麝香一钱

上细末，四十以上服半钱，四十以下服一字，二三服即效。如芦节，用生姜自然汁、温酒一盏调服。

如腰以上损折，食后；腰已下，食前。若骨不损者，药自吐出，无忌。《缪刺》云：人有所坠，恶血留出，腹中胀满，不得前后，先饮利药，此上伤厥阴之络，刺足踝之下，然骨之前血脉出血，刺足跗上动脉冲阳，胃之原，刺入同身寸之三分，留五呼，可灸三壮。不及，刺三毛上各一痏，右刺左，谓大敦穴，厥阴之井也。其后议论，当在此条下。

初虞世治从高坠下，及打仆内伤，神效。

麝香　水蛭各一两

上剉，炒令烟出，研为末，酒调一钱，当下畜血，未止，再服，其效如神。

《梅师方》打仆伤损，瘀血在内不散。

蒲黄

437

上末酒调服。产后恶血不下，蒲黄水煎服。日月未足欲产，蒲黄水调服。

### 又一法

大黄一两　当归二钱半　麝香一字　生干地黄二钱

上剉，水煎或醋煎，童子小便亦得。

《圣惠方》治胎落车马，筋骨疼痛不止。

延胡索一两

上细末，豆淋酒下二钱匕，不计时。

**导滞散**　治重物压伤跌仆，或从高坠下，发热，口内吐血，下血出不止，或瘀血在内，胸腹胀满，喘粗气短。

当归剉，微炒　大黄剉，炒，各三钱

上细末，豆淋酒调下二钱匕，不拘时候。

**又方**　治登高坠下，打仆损伤，或损骨、不损骨者，有瘀血者。

当归　生地黄　川大黄各一两　穿山甲炮，另研，半两

上粗末，秤三钱，好酒煎服，水煎入酒亦得。煎成，调穿山甲末一钱。

**又方**

乳香二钱　没药　当归各三钱　自然铜醋淬，半两　白芍药　青皮各二钱半　穿山甲炮木香各一钱

上细末，酒调服。

**又方**

莴苣子一勺　黄米半勺　乌梅去核，二十个

上细末，蜜丸弹子大，嚼一丸，温酒化开，随上下食前食后。

**正骨丹**

川乌　草乌　南星　半夏　当归　芍药木鳖　官桂　白芷已上各等分

上细末，黄蜡溶开，小油和匀前药末，熬成膏子，炙软，捏作饼子，摊纸上，贴损如前，依常法固济，如法三日一易，神效。

治脑骨破及骨折，葱白烂研，和蜜厚封损处，立效。

一方：葱白、黄米粉同炒，为末，醋打糊，承暖封伤损处。

**接骨丹**

没药　乳香　当归　川椒　自然铜醋淬赤芍药　骨碎补　败龟板炙　虎骨　白芷已上各等分　千金藤郁李仁是也，亦等分

上细末，化蜡半两，丸弹子大，每服一丸，好酒半升化开，煎用东南柳枝搅散，热服。

又方加：龙骨　川芎

此二味不加，亦不妨，若服药人亡后，骨折处如金色围之。此方系黄大人秘传，神验。

贞观七年七月十三日，唐相王珪进尉迟恭经验传，折针入肉不出者用之，神效。丁酉十一月五日第二来人备细传写出箭头方：五月初四日，寻下天仙子科木橛，微动其根，用水灌之。回来至端午日，早起不语，前去看根，揖一声曰：先生在此。一木橛橛出，背上至家，勿令妇人视之，放干，用石杵臼之成剂，丸如弹子大，绯绢袋盛之，挂梁间，勿令妇人见。物撞打，箭镞刀伤，心腹胸中停积郁血不散，以上、中、下三焦分之，别其部分，以易老犀角地黄汤、桃仁承气汤、抵当丸之类下之。亦有以小便、酒同煎治之者，更有内加生地黄、当归煎者，有大黄者。又法：虚人不禁下之者，以四物汤加穿山甲煎服妙。亦有用花蕊石散，以童子小便煎或酒调服之者，此药与前寒药正分阴阳，可不辨也？若瘀血已去，复元通气散加当归煎服亦可。又一法：筋骨损伤用佐经丸之类，或用草乌头、枣肉为丸服之，以诸行经者，以其内无瘀血，无故用之，药性寒热温凉不一，惟智者择之，不可偏执也。此当在前缪刺条下。

## 疮疡疥癣例

**神仙太乙膏** 治虚疾八法，痈疽，一切恶疮软疖，不问年月远近，已成脓、未成脓，贴之即效。蛇、蝎、虎、犬伤，汤火、刀斧所伤，并可内服，外贴发背。先以温水洗疮，拭干，用帛子摊药贴，用水下。血气，木通汤下；赤白带下，当归酒下；咳嗽喉闭，缠喉风，绵裹噙化；一切风赤眼，贴太阳穴，后用山栀子汤下；打仆伤损贴药，仍用橘皮汤下；腰膝痛贴，吃盐汤下；唾血，桑白皮汤下；诸漏，先以盐汤洗其疮，并量大小，以纸摊药贴之。已上药，每服一丸，旋丸樱桃大，蛤粉为衣，其药可收十年不坏，愈久愈烈，神效不可言。

玄参　大黄　白芷　当归　肉桂　赤芍药　生地黄以上各一两，剉如松子大

上用麻子油二斤浸，春五、夏三、秋七、冬十日，滤去渣，油熬得，次下黄丹一斤，滴水中不散为度。

**善应膏** 治疮疡，痈疽肿毒，发脑发背，发颐发髭，或瘰疬结核，或脓血已出，如此等证。并寒湿气刺，冷痹顽麻，牙痛外肿，打仆闪挫，金疮杖疮，小儿头面聚热杂疮，蜈蚣、蛇、蝎伤螫，狗咬马啮，或蜘蛛咬，遍身成疮，腹胀大而不可治者。先饮生羊乳一杯，后贴此药，大效。及诸虫伤毒、汤火、漆疮下注、臁疮，深口内上白术细末，讫后贴此药。一切大小疮疖，药到毒消，痛止排脓，生肌滋润，疮口愈后常贴之。落后，急再贴之，三五次后，可以灭绝瘢痕。妇人乳痈，丸如桐子大，新水下二十丸。难产败血腹痛，每服一二十丸，温酒下。凡贴疮，先以热汤洗去脓垢，次以软帛拭干，后用此药贴之。

小油八十两　黄丹二斤　新柳枝一斤　没药　乳香各半两　白蔹　白及　白芷　桂　木鳖子　当归　杏仁各一两，剉如豆大

上除乳香、没药、黄丹外，余药浸七日，炭火上用铁锅熬，令药变色黄，滤渣不用，澄清，入黄丹，用柳枝五寸长如钱粗，搅令黄色变褐，掇锅在地。又令柳枝搅，令烟出尽，然后入乳香、没药在内，柳枝搅匀，候冷，倾磁合内，候药硬，切作块，干以油纸包裹。此药春三月、秋八月合，余月不可。

**白龙膏** 治一切恶疮，赤硬疼痛。

沉香　防风　芍药各二钱半　白檀　木香　白茯苓　白芷各一钱半　白附子　桔梗各一钱　白蔹　当归各半两　白薇　白术　川芎　瓜蒌根　木通　独活　升麻　甘草一钱　槐白皮　零陵香各一钱半　黄芪　木鳖子去皮　人参各二钱半　生地黄一钱　白及二钱　杏仁浸去皮尖，二钱　桃仁炮去皮，二钱　苦参一钱　桑白皮三钱　清油一斤　瓦粉十四两

上剉碎，油浸七日夜，内银器内，慢火煎，候白芷黄色，绵滤渣澄清，于磁器碗中慢火煨动，次下黄蜡一十四两，搅匀，次下瓦粉再搅匀，慢火熬成膏，用时旋摊白绢上用。

**摩风膏** 面疮，一切疮疹肿毒。主制并见《御院方》。

黄芪一两半　当归　芍药　白芷　杏仁　桃仁　白附子　白蔹　零陵香　川芎　天麻　防风　独活　木通　龙脑　清油一斤　黄蜡夏十二两，冬九两半　瓜蒌穰一两半

**仲景治妇人阴疮蚀烂方**

狼牙三个，㕮咀，水煎，去粗，入醋一小钟，以绵滤汤，沥患处四五次，愈。

**又方** 以雄黄末傅之。

**御药大红膏**

珠子青一斤　白胶香二两

上二味，银铜锅内镕开，慢火，不可火紧，绵滤过后，与药同熬：

当归二两　木鳖子二钱，碎　小油二两

此三味同熬，稍变色，滤去租，下煎二味内搅匀，下：

乳香半两　没药三钱

同研细，再下前四味，都用绵滤过，锅内熬成，不住手搅匀，摊纸上贴之。

### 追脓锭子

雄黄二钱　巴豆一钱半　轻粉一字

上细末，油和作饼子，生面亦得。

### 替针膏

雄黄一钱　巴豆一钱　蛇皮一钱　信霜一钱

上用石臼研为膏。

### 治大小痈疖无头方

皂角刺针不拘多少

上烧存性，研为末，酒调服，即可见烙处薄头也。此药内亦可加穿山甲，炮焦为末，酒调服之。

治下痔，先用张子和泄水丸泄去其根本，后用此药干上：

黄连半两　滑石半两　定粉三钱　密陀僧二钱　乳香一钱　轻粉少许

上细末，干上。或加干胭脂，或加木香、槟榔。

### 蚀恶疮方　非奇异恶疮不可用。

铜绿二钱　硇砂一字　石胆矾细研，半钱

### 生肌药

龙骨　虎骨　乌鱼骨　白石脂　乳香

恶疮入腹心逆，药食不下：

豆粉半钱　干胭脂三分　定粉三钱

上细末，新水调下，神效。

生肌肉：

乳香一钱　白及一钱　龙骨一钱　凝水石烧，二钱　滑石一钱　没药一钱

上细末，洗净疮，上药贴。

### 银丝膏

乳香一两　水银一两，锡死　朱砂三钱

腻粉半钱　麝香半钱　沥青五两　小油二两

上各研为细末，定磁器内，油熬沸，下乳香末，次下水银，次下朱砂，次下沥青，次下轻粉，次下麝香，熬成膏匀，倾水中洗令白色，浸十日，磁器内盛之，绯帛摊贴。

### 五枝膏

槐枝　榆枝　柳枝　柏枝　桑枝已上各三寸十四茎　陈皮二钱　苍术三钱　杏仁三十个

巴豆去皮，十四个　没药一钱　当归三钱

木鳖三十个，去皮　枳壳三钱　赤芍药三钱

人参三钱

上㕮咀，好酒一升，慢火煎令焦色，滤去渣，下沥青半钱、黄蜡五分、黄丹四两，炒黑，入前药同熬成软膏。入乳香二钱半，轻粉一钱，麝香半钱，搅令匀，帛摊贴之。

治恶疮或有小虫：

胆矾一钱　龙骨二钱　轻粉一钱　虎骨二钱　白矾二钱半　麝香半钱　乳香一钱　硇砂二钱　脑子一钱　土蜂窝二钱　露蜂窝二钱半

雄黄二钱

上细末，刺破，盐水洗，看紧慢上药，神效。

《外台》治恶寒啬，似欲发背，或已生疮肿，瘾疹起方：

硝石三两

上暖水一升，和消令冷，取冷，故青布揲三重，于赤处方圆，湿布搦之，热即频易，立差。

### 治疥癞癣　此方汤液所载摩风膏相似。

柏苓　白胶　当归　防风　杏仁　萆麻

黄蜡　小油　铅丹若有槐柳枝，与摩风膏相似，此物要较

### 拈痛神应膏

乳香研，二钱　没药研，一钱　油半斤

铅丹四两　当归　杏仁　木鳖各三钱　槐枝

柳枝各半两

上熬成膏，滴水不散，放稍冷，入乳、

没末。

### 金丝膏

珠子青半两　枫油二两　小油一两

上熬成膏。

### 肉红散

凝水石烧粉　黄丹

上同研细末。

追脓，去死肉，生肌：

白丁香　菌茹　雄黄少许

消肿痛：

大黄　黄柏

上细末，温水调扫，凉水亦可。

### 又方

龙骨　寒水石烧

上细末，先敷遍，微用铜绿末再敷，肉自下而不成肿。

丁疮肿：

白僵蚕

上细末，津调涂，根自出。

治疮胬肉如蛇出数寸，俗呼翻花疮是也。硫黄研细，薄傅之使缩。

丁疮垂死：菊花叶一握，捣汁一升，下口即活如神。冬无叶，用根。

足跟疮久不愈，毒气攻注：

白术不以多少，为细末

上将盐浆水温洗，干贴，二日一换，可以负重涉险。

蚀恶疮：

铜绿二钱　硇砂一字　石胆矾一钱

上细末，少上膏贴。一法：回疮，加金头蜈蚣一条，非久败恶，勿轻用之。

### 槟榔散　治痈疽疮疖脓溃之后，外触风寒，肿焮结硬，脓水清稀，出而不绝，肉腠空虚，恶汁臭败，疮边干及好肌不生，及疗痕瘘恶疮，连滞不差，下疰臁疮，浸渍不敛。

黄连　木香　槟榔

上各等分，为细末，贴药。

金疮痛甚者：

凝水石

上生为末，小油调傅，若唇口肉内有伤者，粉干上之，其痛立止。一法：内药有金头蜈蚣。

治发疽发背已成疮：

寒水石入轻粉，上出脓。

治脑疽发背不可忍者：

凝水石烧粉，研细上之。

治破伤血出不止：

大灶底悬黑灰四两　麝香一钱

上碾匀，先令病人惊而使之气怯，速以此药上掺捻之，主止不发以至干者。

治大小诸疮不可者，兼治内外臁疮久不愈，先以浆水温洗，拭干，上药。疮干，小油调涂。

羌活　独活　白矾枯，各等分，为细末

治便痈外贴方：

大黄　牡蛎　栀子　小黄米曲　白芥子　猪牙皂角

上等分，细末，小油调，摊绯绢上，贴之。

治热油汤火烧疮，疼不可忍：

石膏捣末，细研粉，贴疮。

治一切伤见血：

寒水石，细末，贴疮即愈，不疼。

《外台秘要》治丁疮：

磁石，捣为粉，好醋酽和，封其根，立出，瘥。

小儿丹毒：

黄芩细末，水调服。大人、小儿丹毒亦然。

妇人饮酒、食鱼、兔发风等物，脐下二阴俱生疮，男子同治。并见马齿苋、青黛条下，服药八正散等，烧灰上疮法亦在此中。

治背疮肉长疾，皮不及里，见风即

成肿：

寒水石烧，细末，研

上微敷上，再用铜绿细末微上之，肉即当下，皮乃及长而不作肿。

蜘蛛咬，遍身成疮：

青葱叶一茎，小头作一孔，盛蚯蚓一条，捏两头不令透气，摇动化为水也，点咬处，瘥。

《圣惠方》治马咬，毒入心：

马齿苋煎汤食之。

**又方** 治翻花瘤。

马齿一个，烧灰，细研，猪脂调敷。

**又方** 治瘰疬结成核。

马齿苋烧灰，蜡猪脂调暖，清痹洗疮，拭干，傅之。日三壮者，玄明粉泻之。

王继吕方：治蝎螫毒不可忍。

米粉一两　葱白三根，细切

上二味同炒焦，研为细末，以津唾蘸搽毒肿痛之处。

《外台秘要》治五十年毒不愈，涂熊胆，取差神效，诸方不及此。

《千金方》治百虫入耳。

杵韭汁，灌入耳中，立差。亦治漆疮。

**又方** 雄鸡冠血滴耳中，立出即瘥。

治蚰蜒入耳：

酪灌耳中。若入腹。饮酪一升，化为黄水，马粪汁酪灌即瘥。干酪胜湿酪。

治蝎、蜘蛛、蛇毒：

鸡卵轻敲小孔，合咬处即瘥。

又蜈蚣、蜘蛛毒：

鸡冠血傅之。

治蛇咬：

男子阴毛，口含二十茎，咽其津，毒不入腹。

治下疳久不愈：

橡斗子二个，合成黄丹令满，相和，以乱发厚缠定，烧烟尽为度，同研为细末。先以葱白热浆水洗疮，脓尽，次上药，甚者不过三次，如神。

刘禹锡治牡痔、酒痔、肠痔、血痔、气痔、食痔、羊奶痔、五痔脱肛，以：

小蚵一枚指大者，温用，掘地坑烧之，有板穴盖坑，坐孔上，虫尽为愈，大效。

# 第十一

赵州教授兼提举管内医学王好古进之诠次

## 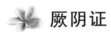 厥阴证

### 先足经从汤液，后手经从杂例

**王朝奉厥阴例**此二条议论。

本出仲景《伤寒论》并《金匮要略》，故录于此汤液后

夫厥者，手足厥逆也。有阴厥，有阳厥，误投药则死，可不审乎？脉滑而厥者，表有寒，里有热，白虎汤。常器之云：应下者，宜用柴胡加芒硝汤，此阳厥也。张翼云：冷厥者，四肢逆冷，脉沉微而不数，足多挛卧，恶寒或引衣自覆也。其伏热在内而厥者，脉虽沉伏，按之至骨而来数也。其人或引饮，或扬手掷足，烦躁不得眠，或发狂，或大小便不利，所见皆热证也，宜随证下之。假令大便难，谵语发狂，宜承气汤下之。小便不利，发黄，宜茵陈蒿汤下之。若善忘，而大便下黑物，是兼有瘀血，宜以桃仁承气汤下。若发癍，宜白虎汤、紫雪之类。若两脉俱不见者，亦止以外证辨冷热也，后须参以脉为准。常器之云：凡厥当求得病之因。若初得病，便四肢逆冷，脉沉细而不数，或身上粟起，下利清谷，或清便自调，谓大小便如常者，为寒厥也。若初得

病，便身热头痛，外别有阳证，至二三日乃至四五日发厥，故须至三二日后也，更以余证而参之。孙兆云：阳病深热而厥，毕竟脉紧，外证须狂语揭衣被也。阴厥按之脉沉迟而形静也。若证不明，未辨阴阳者，且与四顺丸试之，是阳厥便见热证，若阴厥便见寒证，乃可渐进理中四逆。四顺丸，即理中丸加甘草一倍是也。高保义云：寒厥则证多静而了了，脉虽伏，若实按之迟而弱也；热厥证多昏塞，脉虽伏，若实按之须挟数而有力也。

**仲景吴茱萸汤**

**当归四逆汤**

**当归四逆加吴茱萸汤**

已上三药并见《阴证论》。

**《活人》论厥阴药** 并见《阴证论》。

**正阳散** 有皂荚

**霹雳散**

**火焰散** 有腊茶

**肉桂散** 有柴胡、吴茱萸

**回阳丹** 有茱萸、蝎梢

已上四药，皆有厥阴之剂，随经所宜

则可。

厥阴身青黑花厥一条并见《阴证略例》。

古方治头痛欲裂者凭此药有高下之分。

上用当归二两，酒一升，煮取六合，如心痛，细末调服方寸匕，小便出血，细末酒煮服。治头痛不言末，只言二两酒煮，意在取清也；治心痛言末酒调，意在取浊也。乃清则行而上，浊则沉而下。小便出血，酒煎细末，比之心疼又热，故入下极之分，故治头、治心、治小便，自有高低之分，古人已分治之，不得不辨耳。

**四物苍术各半汤**　与活血丹相表里，治四肢疼痛不能举动。

仲景治呕而胸满者，吴茱萸汤主之。

吴茱萸一升　人参　生姜各一两　枣二十枚

上水五升，煎取三升，每服七合，日三。如干呕，吐涎沫而头痛者，亦主之。

又南行竹枝，主大小便卒关格不通，取之度如手第二指中节，含之，立下出。

**活血丹**　与四物苍术各半汤相表里，治遍身骨节疼痛有神。

熟地黄三两　当归　白术　白芍药　续断　人参各一两

上细末，酒糊丸桐子大。每五七十丸，温酒下。

**益血丹**　治大便燥，久虚亡血。

当归酒浸，焙　熟地黄各等分

上细末，炼蜜为丸，弹子大丸，细嚼酒下。

## 四物汤例

**四物汤**　主治并见《局方》。

熟地黄　当归　芍药　川芎

上依古法多不效，易老四时运气加减例，与诸六合等汤十余条，并见二十五论。妇人有身，伤寒畜血，不宜用堕胎药下之，宜四物加酒浸大黄汤及生地黄下之，子母两全，《经》云：有故无殒也。四物与紫苏饮相合，名补心汤，治虚热；四物与调胃承气各半，为玉烛散；四物与理中汤各半，流湿润燥；四物与缩砂、四君子汤各半，名八珍汤，保胎气，令人孕。

**四物胶艾汤**　治胎漏、血崩不止。

四物汤加阿胶、甘草、艾。

上通七味，治诸漏不止，小产胎伤，产后余血仍作坚硬，子宫不闭，淋血不止，数月不定，宜断血汤、牡丹皮散主之。

## 活人四物加减例

妊娠下血者，加胶、艾；热与血相搏，口舌干渴，饮水，加栝蒌、麦门冬；腹中刺痛，恶血不下，加当归、芍药。血崩，加地黄、蒲黄、黄芩；若头昏项强者，加柴胡、黄芩；因热生风者，加川芎、柴胡、防风；脏秘涩者，加大黄、杏仁；滑泄者，加官桂、附子；呕者，加白术、人参、生姜；大渴者，加知母、石膏；发寒热者，加姜、牡丹皮、芍药、柴胡；水停心下，微吐逆者，加猪苓、茯苓、防己；虚寒似伤寒者，加人参、柴胡、防己。

洁古老人加减法数条，并见二十五论。云岐子加减法并治伤寒例，并见《金匮玉函经》。

四君子汤合四物汤为八珍汤，治女子不孕，癃闭遗溺，咽干。女子因服热药嗌干者，亦亡血损气之所致也，宜八珍汤。

人参　缩砂　白茯苓　甘草

粗末，水煎，取清服。

**芎归汤**　《易简》十全大补汤与校正同，并见《局方》。治产后去血多，崩中不止去血多，金疮破伤去血多，牙齿去血多。去血多后，一切伤血，心悬眩晕，目暗耳聋，举头欲倒。

当归　川芎各三两

上水四升，煮取二升，去渣，分作二盏，血定后次第汤药治之。

### 保安汤

缩砂　甘草　与四物汤各半是也。

### 四君子汤

人参　白术　茯苓　甘草

上四君子汤当在太阴证后条下。四君子汤加半夏、附子、桂，为大半夏汤。四物加桂汤，与海藏黄芪汤各半同，十全散加桂、附子、芍药，为附子汤。百合四君子汤治老弱虚人不能眠。易老八物汤并见证二十五条：黄芩芍药汤治血不止。四物胶艾汤，药内有甘草。易简芎归汤。产妇诸证，各随六经，以四物汤与仲景药各半服之，其效如神。四物汤与桂枝、麻黄、白虎、柴胡、理中、四逆、茱萸、承气、凉膈等，皆可作各半汤。此易老用药大略。

### 当归地黄丸　安胎补虚。

当归酒浸　地黄酒煮

上细末，蜜丸桐子大，食前酒下五七十丸。

### 四物二连汤　治男子、妇人五心烦热，或因伤酒，或因产亡血，或劳虚发热之人，并治之。

四物汤加黄连、胡黄连各等分。

上㕮咀，每服三钱，水二盏，煎至八分，温饮清；或为细末，蜜丸桐子大，每服二十丸，临卧温水下，地黄须用生者。

### 四神散　治妇人血气心腹痛不可忍。

当归酒洗　芍药　川芎各一两　干姜炮，五钱

上细末，熟酒调服三钱。

### 二神丹　治妇人、男子便燠，久虚气血俱亡。

苍术　熟地黄各等分

上细末，蜜丸桐子大，八九十丸空心酒下。

### 地黄膏子煎

十月采地黄二十五斤，取自然汁，以木炭火一十八斤，熬成膏，点服。与苍术煎，合点服，尤佳。

### 真降心丹　并见《局方》。

### 易简增损四物汤　治妇人血气不足，四肢怠惰，乏力少气。兼治产后下血过多，荣卫虚损，阴阳不和，乍寒乍热，并宜治之。

当归酒洗　川芎　芍药　人参　干姜炒甘草各等分

上㕮咀，每服四钱，水一盏，煎至六分，去渣温服。若产后寒热，腹中刺痛，则有败血，当服五积散醋煎，及大圣散之类。若所下过多，犹有刺痛，亦宜服上二药。一方治经血凝滞，腹中血气作疼，用四物汤加白术、官桂等分，名六合汤。一方治下血不止，及妊娠胎动，加熟艾、干姜、甘草、阿胶、黄芪等分，名胶艾汤。一方治血痢，加胶、艾；治产后血塪，口干烦渴，加栝蒌、麦门冬；烦热，小便涩，大便秘，加大黄、桃仁；两胁胀，加厚朴、枳实；虚烦不得睡，加竹叶、人参；大渴烦躁，加知母、石膏。一方治妇人血虚，心腹疼痛不可忍者，去地黄，加干姜，名曰四神汤。大率产后不问下血多少，须日进黑神散三服。下血少者，以大圣散间之。至二服以后，腹内若急疼痛，方服四物汤、建中汤之类。若早服之，则补住败血，为后患不浅。黑神、大圣非逐血药，但能推陈致新，多服不妨。今人往往疑其逐血性寒，则不省其用药可见矣。若恶血去多，徐徐补之，亦不为晚，不可姑息，以贻后患。且如古方用四顺理中，凡为产后进食之荆，既用蜜丸，又倍甘草，甘甜特甚，岂能快脾？不若只用理中汤，少损甘草。素有痰饮者，二陈汤之类服之为佳。且如妊娠恶阻，古方有茯苓丸，内有地黄、竹

茹、川芎辈，能定呕，服之则愈见增剧。大抵恶阻皆由素有痰饮以致之，可用二陈汤，改名小茯苓汤，用之极效，不可不知也。

**易简芎归汤** 治一切去血过多，眩运闷绝，不省人事。伤胎去血，产后去血，崩中去血，拔牙去血，金疮去血不止者，心烦，眩晕头重，目暗耳聋，举头欲倒，悉能治之。

川芎 当归各等分

上㕮咀，每服四钱，水一盏半，煎至七分，去渣热服，无时。产后眩晕，宜加芍药服之。不因去血过多，则是痰饮眩晕，宜用二陈汤、四七汤之类，各见本方。芎归汤，其名甚多，一名桂香散，治产后腹痛不可忍者，加官桂等分，酒与小便合煎，服之立效。一名当归汤，治妊娠或子死或不死胎动，每服用酒水合煎，连进数服。胎若已死，服之即下；若未死者，其胎即安，此药累用，万无一失。一方名佛手散，治产后胎前腹痛、体热，兼治产后诸疾，逐败血，生新血。一方羊肉汤，治虚损羸乏，腹中疼痛，往来寒热，吸吸少气，不能支持，头眩自汗，腹内搏急，每服加精羊肉一两，生姜十片，水二盏，煎至六分。一名琥珀散，临用服之，则缩胎易产。万口君臣散，治室女妇人心腹疼痛，经脉不调，用水煎服。妊娠胎气不安，产后诸疾，加酒煎服。难产横生，子死腹中，先用黑豆一大合，炒熟，水与小便同煎，连进数服即效。产后多用百草霜、香白芷等分为末，每服二钱，童子小便、好醋各一合，沸汤浸服，一服见效，甚者两服以分娩矣。一法五积散加醋煎服，亦能催生。产后恶血注心，迷乱喘急，心胁作痛，亦用黑豆加生姜自然汁半合煎服，此兼治肠风脏毒，每服加槐花末半钱，服之三日，取下血块即愈。吐血亦宜服。产后头痛加荆芥煎。若崩中漏下，失血过多，少不能

止，服煎药不效者，用香附子炒去皮毛，每服一两，入甘草一钱，沸汤点服，仍用震灵丹间之。有白带者，加芍药半两，则以白丹间之。一法治赤白带下，用芍药、干姜等分为末，米饮调下，久久服之，皆能作效。或谓香附子耗气，则不然，此药资血养气，妇人之仙药，虽羸劣之人，尤宜服之。

**易简熟地黄丸** 与《校正》同，主治修制并见《局方》。

**白芍药散** 治妇人赤白带下，脐腹疼痛有神。

白芍药二两 干姜半两

上为细末，每服三钱，空心温米汤调下，晚又进一服，十日作效。

**温六汤**

四物汤加羌活等分。一本加白术、茯苓。海藏改正上五味，只为苍术相拌，治诸痛有神。

**又方** 与白术相拌和。

天麻 茯苓 穿山甲

上另为细末，酒煮，或调服亦可。

**羌活龙胆汤** 治目赤暴发，云翳疼痛不可忍。

上四物各半两加：羌活 防风各三钱草龙胆 防己各二钱

不犯铁器，杵为粗末，水煎服。

**地黄膏子丸** 治男子、妇人脐下奔豚气块，小腹疼痛，卵痛即控睾相似或微肿，阴上肿，心腹疼不可忍，宜服此药。

血竭炒 沉香 木香 广茂炮 蛤蚧酥炙 玄胡 人参 川楝麸炒 当归 芍药川芎 续断炒 白术 全蝎炒 柴胡 茴香炒 没药已上分两不定，随证加减用之

多气者，加青皮、陈皮；多血者，加肉桂、吴茱萸。

上同为细末，地黄膏子丸桐子大，空心酒温下二十丸，每日加一丸，加至三十丸。

**神方验胎散** 妇人三二个月经血不行，疑似双身，却疑血滞，心烦，寒热，恍惚，此药可验，取之内也，外以身病无邪脉，《素问》脉推之，十得八九矣。

真雀脑川芎一两　当归全用，重一两者，只用七钱

上二味为细末，分作一服，浓煎好艾汤一盏调下，或好酒调服亦得。可待三两个时辰间，觉脐腹微动仍频，即有胎也，动罢即愈，安稳而无虞。如不是胎，即血滞恶物行过，母亦安也。如服药后不觉效，再煎红花汤下，必有神效。

**灵苑丹** 治妇人血脉经住三月，验胎法。

真川芎不拘多少

上为细末，浓煎艾汤下一匕。腹内微动，是有胎也。

治崩不定，或淋漓年久者：

白矾溶开成汁，一两　没药一钱　硇砂黄丹各半钱

上件将白矾溶开成汁，下余药细末，一处搅匀，就成丸子如弹子大，每服一丸，新绵裹定，内阴中立效。

妇人月事不至，是为胎闭，为血不足，宜服四物汤。妇人崩者，是为血有余也，亦服四物汤者，何也？答曰：妇人月事不至者，内损其源不能生，故胞闭不通，是血不足，宜服四物汤，是益原和血之药也；妇人崩中者，是血多也，暴损其原，是火逼妄行，涸竭为枯，亦宜四物汤，是润燥益原之药也。

《素问》曰：诸水病者，故不得卧，卧则惊，惊则咳甚也。腹中鸣者，病本于胃也。薄脾则烦不能食。食不下者，胃脘膈也。身重难久行者，胃募在足也。月事不来者，胞脉闭也。胞脉者属心，而络于胞中，令气上逼肺，心气不得下通，故月事不来也。

**易简惺惺散** 并见前太阴证。

即四君子汤加：木香　藿香　干葛

治小儿泄泻，胃热烦渴，不问阴阳，此一法与钱氏意同，实则泄其子，上逆行而南，故白术、茯苓之类。

**保安汤** 治药抹揭刺胎动不安。

黄芩　缩砂各二钱

酒水煎服。

**海藏当归丸** 治三阴受邪，心脐小腹疼痛气风等。

上四物汤各半两，加：防风　独活　全蝎各五钱　茴香炒　续断各一两　玄胡索　苦楝各七钱　木香　丁香各二钱半

同为细末，酒糊丸，空心温酒下三五十丸，大效。

**易简酒煮当归丸** 主治并见《活法机要》。

**千金白垩丸** 治经水适来适断，多少不匀，淋沥不断，脐腹腰痛，虚弱不食，经水或青黄黑色，临经肢体沉重。

白垩　白石脂　牡蛎　禹余粮　乌鱼骨　龙骨　细辛各二钱　当归　茯苓　干姜　黄连　桂心　人参　瞿麦　石韦　白芷　白薇　附子　甘草炙，各四钱　芍药四钱

细末，蜜丸桐子大，空心酒下十丸，日进三服，至候来时，日四五服。

**加减白垩丸** 前药内加：

藁本　甘皮　大黄各二两

若十二癥，倍：

牡蛎　禹余粮　乌鱼骨　白石脂　龙骨

若九痛，倍：

白薇　甘草　当归　黄连

若七害，倍：

细辛　藁本　甘皮　花椒　茱萸

若五伤邪者，倍：

大黄　石韦　瞿麦

若三瘑，倍：

人参　赤石脂　白矾　巴戟各二分

上各随证加减，主治并见《金匮》。

**十全博救方**　治横生产难。

蛇皮一条，瓶子内盐泥固济，烧黑存性，每服二钱，榆皮汤调服，立效。

产书云：治产不顺，手足先见者，蛇皮烧灰，研，面东酒服一钱匕，更以药末敷手足，即顺生也。

王绍颜《信效方》云：顷年得腰膝痛不可忍，医以肾风攻刺，诸药不效，见《传信方》有此验，立制一剂，神效，故录之。

海桐皮二两　牛膝　川芎　羌活　地骨皮　五加皮　薏苡仁各一两　甘草半两　生地黄十两

上九物净洗，焙干，细锉，生地黄以竹刀子切，用绵一两都包裹，入无灰酒二斗浸，冬二七日，夏七日候熟，空心饮一杯，或控干焙末，蜜丸亦得。

**苦楝丸**　治夺脉小腹痛神效。

川楝子　茴香各二两　附子一两，炮，去皮脐

上三味，酒二升，煮尽为度，焙干，细末之，每秤药味一两，入玄胡索半两，全蝎一十八个，炒丁香一十八个，别为细末，二味匀，酒糊丸桐子大，温酒下五十丸，空心服。痛甚，加当归煎酒下。

**茴香汤**

茴香九钱三分　川楝子三钱二分　甘草一两一钱　盐一两七钱六分，已上四味炒熬　陈皮一钱二分，去白

上细末，空心点服。

**四圣散**

茴香炒　苦楝麸炒　全蝎炒　胡椒量情加减

上细末，盐汤点服。一法加玄胡、木香，寒加桂、附。

**又方破圣丸**

破故纸二两　萝卜子一两，炒

上细末，皂角子丸桐子大，盐汤空心下三五十丸。

**茴香散**

茴香一两　巴豆七个，去皮、油

上二味同炒茴香黄色，去豆不用，好纸上铺药，以盆合之一宿，去火毒，为末，每服三钱，酒调下，酒糊丸亦得。

**钱氏捻头散**

又茴香丸：茴香、良姜、肉桂、苍术，酒糊丸。

仲景疗狐疝，气偏有大小，时时上下者，蜘蛛散主之。

蜘蛛十四枚，炒焦　桂半两，要入厥阴，取其肉厚者

上为散，每服一钱匕，蜜丸亦可。雷公云：凡使勿用五色者，兼身上有刺毛生者，并薄小者。已上并不堪用，凡须屋西南有网，身小尻大，腹内有苍黄脓者，真也。凡用去头足了，碾如膏，投药中，用此除毒之法，若仲景炒焦用全用无碍。陶居士云：取其网，着衣领中，辟忘。《诗》：蟏蛸户庭，正谓此也。《千金》治人心孔昏塞，多忘喜误。七月七日，取蜘蛛著衣领中，勿使人知，则永不忘也。狐之名，夜伏而昼见，以其疝气处厥阴中分，即人之阴募隐奥之所，故以狐疝名焉。睾即病之名，卵即其名也。经亦以控卵称之，又作丸肿呼之。太阳受寒血凝为瘕，太阴受寒气聚为疝，小儿疝气偏大如石，厥阴之分，亦太阴主之，故带之为病。太阴主之，以灸章门二穴，麦粒大，各三壮，效。

《集验方》治男子阴肿如斗大，并核肿痛，人所不能治。

上蔓青根，捣，敷之肿处。

## 八风五痹

黄帝问曰：风之伤于人也，或为寒热，或为寒中，或为热中，或为疠风，或为偏枯，或为风也。其病各异，其名不同。或内至五脏六腑，不知其解，愿闻其故？岐伯对曰：风气藏于皮肤之间，内不得通，外不得泄。夫风者，善行而数变，腠理开则洒然寒，闭则绝热而闷。其寒也则衰衣食饮；其热也则消肌肉，故使人怯慄而不能食，名曰寒热。风气与阳明入胃，循脉而上至目内眦，其人肥则风气不得外泄，为热中而目黄；人瘦则外泄而为寒中而泣出。

风随四时，各入五脏为名，各入其门户所中则偏风。风气循风腑而上为脑风，风入系头为目风眼寒。入房，汗出中风，为内风。饮酒中风，为漏风。新浴中风，为首风。在外腠理，为泄风。久风入中，为肠风飧泄。肺风多汗，恶风，时咳，短气，暴甚昼差，诊在眉色白。心风焦绝善怒，言不可快，诊在口色赤。肝风善悲，色苍，嗌干，憎女子，诊在目下色青。脾风怠惰，四肢不欲动，不嗜饮食，诊在鼻色黄。肾风面庞然浮肿，脊痛不可正立，隐曲不利，诊在肌色黑。胃风头汗多，恶风，饮食不下，膈塞不通，腹满，失衣则䐜胀，食寒则泄，诊在形衰而腹大。首风头面多汗，恶风，先一日病甚，头痛至其风日却少瘥。漏风多汗，不可单衣，食则汗出，身体自汗，恶风，衣濡，渴，不能劳也。泄风多汗，恶风，汗出泄衣，口干，上渍风，不能劳事，身尽疼痛则寒。古中风之病至而治之汤液，十日以去八风五痹之病。八风，谓八方之风；五痹，谓皮、肉、筋、骨、脉之痹也。《灵枢经》曰：风从东方来，名曰婴儿风，其伤人也，内舍于肝，外在于筋；风从东方来，名曰弱风，其伤人也，内舍于胃，外在于肌；风从南方

来，名曰大弱风，其伤人也，内舍于心，外在于脉；风从西南来，名曰谋风，其伤人也，内舍于脾，外在于肉；风从西方来，名曰刚风，其伤人也，内舍于肺，外在于皮；风从西北来，名曰折风，其伤人也，内舍于小肠，外在于手太阳之脉；风从北方来，名曰大刚风，其伤人也，内舍于肾，外在于骨；风从东北来，名曰凶风，其伤人也，内舍于大肠，外在于腋胁。又《痹论》曰：以春甲乙日伤于风，为筋痹；以夏丙丁日伤于风者，为脉痹；以秋庚辛日伤于风者，为皮痹；以冬壬癸日伤于风者，为骨痹；以至阴遇此者，为肉痹。此所谓八风五痹之病也。

按《新校正》云：按此注引《痹论》，今经中《痹论》不如此，当云《风论》曰：以春甲乙日伤于风者，为肝风；以夏丙丁日伤于风者，为心风；以季夏戊巳日伤于风者，为脾风；以秋庚辛日伤于风者，为肺风；以冬壬癸日伤于风者，为肾风。《痹论》曰：风、寒、湿三气杂至，合为成痹。以冬遇此者为骨痹，以春遇此者为筋痹，以夏遇此者为脉痹，以至阴遇此者为肉痹，以秋遇此者为皮痹。《气穴》云：帝曰：余已知气穴之处，游针之居，愿闻孙络溪谷，亦有所应乎？岐伯曰：孙络三百六十五穴会，亦有应一岁，以溢奇邪，以通荣卫。稽留，卫散荣溢，气竭血著，外为发热，内为少气，疾泻无怠，以通荣卫，见而泻之，无问所会。帝曰：愿闻溪谷之会？岐伯曰：肉之大会为谷，而小会为溪，肉分之间，溪谷之会，以行荣卫，以会大气。邪溢气壅，脉热肉败，荣卫不行，必将为脓，内消骨髓，外破大䐃，流于节腠，必将为败。积寒留舍，荣卫不居，卷肉缩筋，肋肘不得伸，内为骨痹，外为不仁，命曰不足，大寒留于溪谷也。溪谷三百六十五穴会，亦应一岁，其小痹淫溢，循脉往来，微针所及，与法同源。痹在

皮寒，在脉血凝，在筋屈不伸，在骨重，在肉不仁。在皮肤易已，在筋骨疼，入肠则死。阳多阴少为热痹，阴多阳少为寒痹。阳少阴盛，汗出为濡，肌痹至阴遇此也。五痹不已，重感于邪，内舍于脏，各有所归，淫溢之气妄行，随脏所主而入为痹也。行痹风胜，周痹热胜，着痹湿胜，痛痹寒胜，诸痹不已，亦益内也。下有胞痹等，当在此下。

### 八风五痹

筋痹春遇，脉痹夏遇，皮痹秋遇，骨痹冬遇。

头风　脑风　迎风发大寒脑痛漏风酒消疠风成癞　伏梁为风根　寝汗憎风　胞痹肠痹　热痹当在五痹下。

四时之正气，八节之风来朝，天乙风气安静，乃可利经脉，调血气，故历志忌之。八节前后各五日，不可灸刺，风朝太乙，具见《天元玉册》。八正者，所以候八风之虚邪，以时至者也。四时者，所以分春夏秋冬之气，所以在时调之，八正之虚邪而避之勿犯也，以身之虚逢天之虚，两虚相感，其气至骨，入则伤五脏。故曰：天急君子不可不知也。海藏云：岂特八风而已，凡遇七十二候中诸节候之气，寒暑温凉应尔，其变异常者，可避忌之。酒湿之为病，亦能作痹证，口眼㖞斜，体曳，半身不遂，浑似中风，舌语不正，当泄湿毒，不可作风病治之而苦汗也。《衍义》所论甚当，《易简》所言与此相同，见参苏饮条下。

**八风散**　治八风十二痹，腰腿病，半身不遂，节痛皮䐃，筋缓急痛，不在一处，目眩，失神恍惚，妄言，身上瘑瘰，面上疱起，黄汗染衣，燥湿不等，颜色乍赤乍白、乍青乍黑，乍寒乍热，身反张，一切等证。

麻黄去节　白术各一斤　栝蒌根　甘草天雄　蔓荆子　白芷　防风　芍药　石膏天门冬各十两　黄芩一斤五两　山茱萸　羌活

食茱萸各二斤　踯躅花各一斤　茵陈十四两大黄半斤　细辛　干姜　桂心各二两　丹参雄黄　朱砂各一斤，另碾

上二十五味为散，酒服方寸匕，日一服。一月后，日再，五十日知，百日瘥。一岁可常服，先食。

患热风者，先制热毒。治四肢不收，不能用力，失神不知人，合三汁法：

竹沥　生葛汁各一升　生姜汁三合

上三味相合，温暖分三服，平旦晡各一服讫，觉四肢有异。风疾人多欲者，加薏苡仁、人参；不能屈伸者，加牛膝。文潞公《药准》所载《外台》荆沥竹沥法，并大续命后竹沥法，并见前。

四季之风，其伤人也，各舍本藏，先外后内。《难经》云：妄不受邪者，乃是也。

## 《金匮要略》中风
### 历节病脉证治
后代名医诸书所说，皆取此为法

夫风之为病，半身不遂，或但臂不遂者，此为痹，脉微数，中风使然。寸口脉浮而紧，紧则为寒，浮则为虚。虚寒相搏邪在皮肤。浮者血虚，脉络空虚，邪贼不泻，或左右邪气反缓，正气即急，正气引邪，㖞僻不遂。邪在于络，肌肤不仁；邪在于经，即重不胜；邪入于腑，则不识人；邪入于脏，则舌强难言，口吐涎沫。

**侯氏黑散**　《外台》治风痫，治大风四肢烦重，心中恶寒不足者。

菊花一　白术　防风　当归各十八两　细辛　黄芩一两二钱五分　牡蛎　人参　白矾枯干姜　川芎七钱半　桔梗二两　桂枝去浮皮茯苓

上十四味为散，酒服方寸匕，日一服。初服二十日，温酒下之，禁一切鱼肉、大蒜，当宜冷食，六十日止，即药渣在腹中不

下也，热食即下矣。冷食自能助药。《外台》有钟乳粉三分，则无桔梗。

**主癫痫方**

大黄　干姜　龙骨　凝水石　滑石　赤石脂　紫石英　白石脂　石膏各四两　炙甘草　牡蛎煅，各二两　桂枝去浮皮，一两

上一十二味杵粗筛，以韦囊盛之，取三指撮，井花水三升，煮三沸，去粗，温服一升。深师云：大人风引少水，惊痫瘛疭，日数十发，医所不治，除热方效，宜风引也。

**防己地黄汤**　治病如狂状，妄行，独语不休，无寒热，其脉浮者。

防己一分　桂枝去浮皮　防风各三分　炙甘草二分

上四味，㕮咀，以酒一杯，渍之一宿，绞取汁。取生地黄二斤，㕮咀，蒸之如粟米烂饭，以铜器盛其汁，更绞地黄等汁和，分再服。

**头风摩散方**

大附子炮去皮脐　盐各等分

上二味为散，沐了，以方寸匕摩脐上，令药行。

寸口脉浮而弱，沉即主筋，浮即主肾，弱即主肺，出入水中，如水伤心，历节黄汗出，故曰历节。

趺阳脉浮而滑，滑则谷气实，浮则汗自出。少阴脉浮而弱，则血不足，浮则为风，血风相搏，即疼如掣。盛人脉涩小，短气自汗出，历节疼不可屈伸，此皆饮酒汗出当风所致，节即疼，身体𤸷羸，脚肿如脱，头眩短气，温温欲吐者，以桂枝芍药知母汤主之。

桂枝去浮皮　防风　知母各四两　麻黄去节　甘草炙，各二两　附子炮，去皮脐　芍药各三两　白术　生姜切，各五两

上㕮咀，以水七升，煮取三升，去粗，温服七合，日三服。

**乌头汤**　治历节疼痛不可屈伸。

乌头切，以蜜三升，煎至一升，用乌头　麻黄去节　芍药　黄芪各二两　甘草炙，一两

上四味，㕮咀，以水三升，煮取一升，去渣，内蜜煎熟，温服七合。不知，再服之。

**治脚气冲心方**

上以矾石二两，将水一升五合，煎数沸，浸脚良。

**附方续命汤**　治中风痱，身不能自收，口不能言，冒昧不知痛处，或拘急不得转侧。

麻黄去节，三两　桂枝去皮　当归　石膏　甘草炙　干姜　人参各二两　川芎一两　杏仁十四枚，去皮尖

上九味，㕮咀，水一斗，煮取四升，去渣温服一升，当小汗，薄覆被凭几坐，汗出即愈。不汗，更服，无所禁，勿当风。姚云：与大续命汤同，兼治妇人产后去血者，及老人小儿尤宜服。并治但伏不得卧，咳逆上气，面目浮肿（《古今录验方》）。范汪云：是仲景方欠两味。

**三黄汤**　治中风手足拘急，百节疼痛，烦热心乱，恶寒，不下食。

麻黄去节，五分　独活四分　细辛　黄芪各二分　黄芩三分

上五味，㕮咀，以水七升，煮取二升，去渣，分温三服。一服小汗，两服大汗。心热，加大黄二分；腹痛，加枳实一枚；气逆，加人参三分；悸，加牡蛎三分；渴，加栝蒌根三分；先有寒，加附子一枚。见《千金方》。

**八味丸**　治风虚，头眩苦极，口不知味，腹饥。温中，益精气。附子汤方见风湿中，见《近效》治脚气上入，小腹不仁。

熟地黄八两　山茱萸　薯蓣各四两　牡丹皮　泽泻各二两　桂枝去浮皮　附子去皮脐

茯苓各三两

上细末，炼蜜丸桐子大，酒下十五丸，日再服，加至二十五丸。见崔氏。

**越婢加术汤** 治肉极热，则身体津脱，腠理开，汗大濡，疠风，下焦脚气并治之。

麻黄去节，六两　石膏半斤　甘草炙，二两　白术四两　生姜切，三两　大枣十枚，擘

上六味，以水六升，先煮麻黄，再沸，去上沫，内诸药，煮取三升，去渣，分温三服。恶风，加附子一枚炮。见《千金方》。

## 风痫例

《经》云：因母腹中感惊风气而得，后成人至欲壮才发，是其源也。

五痫五兽

犬痫：反折上窜，犬叫，肝也；鸡痫：惊跳反折，鸡叫，肺也；羊痫：目瞪吐舌，羊叫，心也；蛇痫：弄舌摇头，心也；牛痫：目直视，腹满，牛叫，脾也；猪痫：如尸吐沫，猪叫，肾也。已上五痫，重者死，病后甚者，亦死。钱氏云：大喜后食乳，食多成惊痫。大哭后食乳，食多成吐泻。服冷乳则泻青，服热乳则泻黄。男发搐，目左视无声，右视有声。女发搐，目右视无声，左视有声。相胜故也。别有发时证。

**妙香丸** 并见《局方》。

后有蝎梢丸，一名灵砂归命丹。

治小儿，每一粒分作一十五丸，每服二丸，蜜水下。此治脉有力内热。无力外寒，五生丸治之。

**鹤顶丹**

**朱砂丸**

**钱氏抱龙丸**

**钱氏安神丸** 主治并见《局方》。

山药　麦门冬　凝水石　牙硝　朱砂龙脑

**东垣先生骊珠丹** 治老人虚热，皮燥不食，安神。

人参　沉香

**局方甘露丸** 主治并见本条。

**至宝丹**

**治命金丹**

**不换金丹**

**蝎梢丸**

**软金丸** 并见王疠大通痹木瓜后。

**易简三生饮** 治卒中昏不知人事，口眼歪斜，半身不遂，咽喉作声，痰气上壅。无问外感风寒，内伤喜怒，或六脉沉伏，或指下浮盛，并宜服之。兼治痰厥、饮厥，及气虚眩晕，悉有神效。但口开手散，眼合遗尿，声如鼾鼻者，并难治疗。

南星一两　川乌　生附各半两　木香一分

上㕮咀，每服半两，水二盏，姜十片，煎至六分，去渣温服。或口禁不省人事者，用细辛、皂角各少许，为细末，以芦管吹入鼻中，候喷嚏，其人少苏，然后进药。痰涎壅盛者，每服加全蝎四枚，仍用养正丹镇坠之。一法：气盛人止用南星半两，木香一钱，加生姜七片煎，名星香散。一法：气虚人用生附子，并木香，如前数煎，名附香饮。亦有天雄代附子者，并治卒中始作，无不克效。因气中，以净汤化苏合香丸，乘热灌服，仍用前药汁，浓磨沉香一呷许，再煎一沸，服之。候服前药已定，审其的然是风，方用醒风汤、小续命汤之类。中寒则用附子理中汤、姜附汤类。中湿则白术汤、术附汤之类皆可用。中暑不录于此。痰饮厥逆、气虚眩晕，止守本方。

**五生丸** 李仲南传，治痫有神。

南星　半夏　川乌　白附子各一两　巴豆去皮秤，一钱半

上细末，滴水为丸，桐子大，每服三丸至五丸，不得过七丸，姜汤下。

**局方生白丸** 治风大痛，筋脉挛急。

白附子　南星各三两　半夏七两　川芎半两

已上㕮咀，银器、磁器内将水煮五沸，取出焙干用。

上细末，糯米面作糊丸，如桐子大，生姜汤下二十丸，不拘时。

**局方青州白丸子**　治男子妇人半身不遂，手足顽麻，口眼㖞斜，痰涎壅塞。一切风病，他药所不能疗者。小儿惊风，大人头风，洗头风，妇人血气，并宜治之。

南星三两，生用　半夏水泡，七两，生用　白附子二两，生用　川乌去皮脐，生，半两

上捣罗极细末，以生绢囊盛，以井花水摆，未去者，更以手揉令出，如有渣更研，再入绢囊，摆尽为度。于磁盆内日晒，夜露至晚，弃水别用，井花水搅，又晒至来日，早再换新水搅，如此春五、夏三、秋七、冬十日方去水，晒干后如玉片，碎碾，以糯米粉煎粥清为丸，如绿豆大。初服五丸，加三服，至三日后，浴当有汗，便能舒展。服经三五日，呵欠，是应常服十粒以来，亦无痰膈塞之患。小儿惊风，薄荷汤下三两丸。

**易简青州白丸子**　主治修制并见本方。

南星　白附子　半夏　川乌

上每服五十丸，生姜汤下。此药本方所服丸数极少，恐难愈病，今加数服之。咳嗽痰实，咽喉作声，大人小儿，宜加之。一切痰涎为患，及中风偏废之疾，常服，悉有神效。若小儿泻后发热，多作慢惊，常杂以金液丹，用之甚验。男子、妇人、小儿小便白浊，及思念过多，致阴阳不分，清浊相干，此药极能分利。若心多惊悸，夜卧不宁，或复健忘甚者，状如癫痫，皆由心气郁结，或思虑伤脾，致痰饮中节，迷乱心经之所致也，不宜遽用凉心之剂，宜服此药，用温胆汤佐之。若心下怔忡，嘈杂，晕眩，头目昏沉，肌肉瞤动，颈项强痛，四肢疫痛，

手足战曳，甚者半身不遂，多因痰饮使然。若例作心病、风病并寒湿治之，恐非其宜，亦当用之，仍以利痰饮之剂服之，无不应手而愈。一方用南星、白附子等分，半夏倍之，滴水为丸，服之亦效。

**白茯苓丸**　此皆治痫症。

南星　半夏　白术　白附子　茯苓　白矾各二分

上细末，生姜汁滴丸，绿豆大，生姜汤下二三十丸，无时。

**二白丸**　此二药五分，温凉不可不察。

白矾一块，约一两许

上用生蒸饼裹，蒸熟，去皮，临丸入轻粉一字或半钱，量虚实加减，丸桐子大，每服二三十丸，姜汤下，小儿丸小。

**小灵宝丹**

附子炮，二两　天麻　全蝎炒　白僵蚕炒　藿香叶　南星炮　白附子炮，各半两

上细末，酒糊丸，桐子大，温酒下十五丸。

**灵宝丹**　又有草乌黑豆利，谓之穿灵宝丹。

**枸杞丸**

甘州枸杞　姜屑　半夏姜制　天麻　白矾各一两

上为细末，好酒和作丸，以生蒸饼剂裹药，蒸熟，去上薄皮，捣和匀。如硬，洒酒些小可丸。

**治痫方**　治太阳阳明二经为病。

荆芥穗四两　白矾三两，为细末

上枣肉丸桐子大，每服二十丸，荆芥汤下，次服三十丸，次服四十丸，次服五十丸，食前服。

《食疗》云：蛇脱皮，主去风邪，明目，治小儿一百二十种惊痫，寒热，肠痔，蛊毒，恶疮，安胎。熬用，治蛇痫，弄舌摇头者，宜用全脱也。

狂邪颠痫，不欲卧眠，自贤自智，骄居妄行一体方。此能安脏下气。

上用白雄鸡一只，煮熟，五味调和，作羹粥食之。

古镜味辛，无毒，主惊痫邪气，小儿诸恶疾，煮取汁，和诸药煮服之，文字弥古者尤佳。

## 南星半夏例

加黄芩为小黄丸；加人参、苦葶苈为定喘丸。

又一法：加朱砂，煮半夏、白附子糊丸，桐子大，每服十五丸，生姜汤，薄荷汤亦得。

**易简红丸子** 修合治疗之法并见《局方》。

蓬术 三棱 橘皮 青皮 胡椒 干姜 阿魏 矾红

上每服六十丸，姜汤咽下，大治大人小儿脾胃之证，极有神效。但三棱、蓬术本能破癥消癖，其性猛烈，人不以此为常服之剂。然今所用者，以生产之处，隔扎二药，不得其真，乃以红蒲根之类代之，性虽相近，而功力不同，应老弱虚人、小儿、妊妇以其治病不能伤耗真气。但服之兼疑此药，须是合令臻至，用好米醋煮陈米粉糊丸。若修合之时当去阿魏、矾红。小橘皮煎，治寻常饮食所伤，中脘痞满服之，应手而愈。大病之后，谷食难化，及治中脘停滞，醋并生姜汤下。脾寒疟疾，生姜橘皮汤下。心腹胀痛，紫苏橘皮汤下。脾寒作楚，菖蒲汤下。酒疸、谷疸遍身皆黄，大麦汤下。两胁引乳痛，沉香汤下。酒积食积，面黄腹胀，时或干呕，煨生姜汤下。妇人脾血作楚，及血癥气块，经血不调，或过时不来，并用醋汤咽下，寒热往来者，尤宜服。产后状如癫痫者，此乃败血上攻，迷乱心神所致，当以此

药，热醋汤下，其效尤速。男子妇人有癫痫患者，未必皆因心经蓄热，亦有因胆气不舒，遂致痰饮上迷心窍，故成斯疾。若服凉剂过多，则愈见昏乱，常以此药，衣以辰砂，用橘叶煎汤咽下，名小镇心丸。妊妇恶阻呕吐，全不纳食，百药不治，惟此最妙，乃佐二陈汤服之。但人疑其堕胎，必不信服，每易名用之，时有神效。但恐妊妇服之，此后偶尔损动，必归于此药，故不敢极言其效。

**局方红丸子** 治丈夫脾积滞气，胸膈满闷，面黄腹大，四肢无力，酒积不食，干呕不止，皆脾连心胸及两乳痛，妇人脾血积气，诸般血癥气块，及小儿食积，骨瘦面黄，腹胀气粗，不嗜饮食，渐成脾劳，不拘老幼，并宜服之。

广莪五斤 京三棱三斤，水浸令软，切作片 陈皮四两，去白，拣净 青皮五斤 胡椒三斤 干姜三斤，炮

上件六味并为细末，醋糊丸桐子大，矾红为衣，每服三十丸，食后姜汤下，小儿临时加减与之。

**局方苏合香丸** 疗传尸骨蒸，殗殜肺痿，痊忤鬼气，卒心痛，霍乱吐利，时气鬼魅瘴疟，赤白暴利，厥血目闭，痃癖疔肿，惊痫，鬼忤中人，小儿吐乳，大人狐狸等证。

朱砂碾，水飞 乌犀镑屑 安息香 香附子去皮 青木香 白术 沉香各二两 苏合香油入安息膏内 薰陆香另研 龙脑研 麝香各一两 无灰酒一升，熬膏 白檀切 诃黎勒煨，取皮 荜拨各三两

上细末，入研药匀，用安息香膏，并炼白蜜和剂，每服旋丸如桐子大，早取井花水，温冷任意，化服四丸。老人、小儿可服一丸，温酒化服，空心服之。用蜡纸裹一丸，如弹子大，绯绢袋当心带之，一切邪神

不敢近。

**易简苏合香丸** 主治修制并见前《局方》。

每服一二丸，沸汤少许化服。治卒中，昏不知人事，及霍乱不止，及心腹撮痛，鬼疰客忤，癫痫惊怖，或跌仆伤损，气晕欲倒。凡事仓卒之，患悉能治疗，随身不可暂阙，辟诸恶气，并御山岚障气，无以逾此。若吊丧问疾之处，尤不可无，但市肆所卖多用脑子，当以火上焙去烈气，以酒调服。若用心过度，夜卧不安，尤宜服，功效不可具述。

**返魂丹** 治小儿诸风癫痫，潮发瘛疭，口眼相引，项背强直，牙关紧急，目睛上视，及诸病久虚变生虚风，多睡，皆因荏苒不解，宜服之。

乌犀镑屑，一两　水银半两　天麻酒洗，切焙　槟榔各半两　僵蚕去丝、嘴，微炒　硫黄半两，为末，用磁盏慢火养，却入水银急炒，去青成砂，要知紧慢　独活去芦　川乌烧通赤，焰烟少许，合旧新土卷之，冷倾出　干蝎炙　白附子炮　荜拨各一两　当归去芦，酒浸切，焙，炒黄　桂皮去浮皮　天南星汤洗，姜自然汁煮软，细切，焙干，炒黄　防风去芦　阿胶杵碎，蛤粉炒如珠子　藿香叶去梗土　乌梢蛇酒浸一宿，炙令热，去皮、骨，用肉　沉香　槐胶　白花蛇酒浸一宿，炙令热，去皮、骨，用肉　羌活去芦　细辛根　麻黄去根节　半夏汤泡，姜汁浸三宿，炒黄　羚羊角镑　陈皮去白，已上各一两　天竺黄研　木香　人参去芦　干姜炮　茯苓去皮　蔓荆子去白皮　晚蚕砂微炒　藁本去土　败龟板醋酒涂，炙黄　桑螵蛸炒　白芷　何首乌米汤浸石煮，炮干　虎骨醋酒涂，炙黄　缩砂仁　白术泔浸一宿，切，焙干　枳壳去穰，麸炒　丁香　厚朴去粗皮，姜汁涂，炙令熟，已上各三分　蝉壳去土，炒　川芎　附子水浸泡，去皮尖　石斛去根，剉　肉豆蔻去壳，炒　龙脑另研

牛黄另研　朱砂另研，水飞　雄黄另研，水飞，各一两　麝香另研，一钱　乌鸡一只，去嘴翅足　狐肝三具，已上二味，腊月内瓦瓯盆盖，固济，木炭烧赤，取出，研极细　金箔二十个，为衣

上药五十八味，并须如法制造，杵令细，炼蜜和合，入酥即捣三五千下，丸如桐子大，金箔为衣，每一岁儿温薄荷自然汁化下，无时。

## 八风例

海藏云：挠万物者，莫疾乎风。风者，百病之长，善行而数变，冲荡吹击而无穷。从前来者为虚邪，后来者为实邪。自病者为正邪，假令春得金风，是为贼邪，非囟鬺之风为贼风也。故古人云：虚邪贼风，避之有时。

**局方八风丹**

半夏白矾制，一两　白僵蚕炒　白附子炮，各五钱　滑石研　天麻酒浸　龙脑　麝香研，各二钱半　寒水石烧赤，水飞，半斤

上细末，入碾药再碾匀，炼蜜丸樱桃大，细嚼一丸，荆芥汤、茶汤任下，食后服。

**辰砂天麻丸**

天麻二两　南星二两，姜汁浸，切片　川芎二钱半　白附子炮，五钱　白芷一钱八分半　麝香二钱二分半　朱砂五钱一分，半入药，一半为衣

上细末，水糊丸桐子大，荆芥汤下二十丸，无时。

**辰砂丸** 治心热惊风，痰涎壅塞。

辰砂半两　半夏汤洗，一两　蝎梢焙，一钱半　白附子焙，二钱半　白僵蚕炒，二钱半　牛黄另研　硼砂另研，各一钱

上细末，糊丸桐子大，生姜荆芥汤下二十丸，无时。

**麝香全蝎散** 治小儿惊痫。

麝香　朱砂各半钱匕　全蝎一个，大者

上三味碾烂，热酒调下，空心。

**立应散**　治急慢惊风。

麝香少许　蝎梢二钱　金头蜈蚣分开曝干

上为细末，鼻内嗂，随左右用之。

**徐老丸**　权药皆生用，常服皆制。

南星　半夏　蛤粉　白矾　干姜　大黄
黄连　黄柏　牵牛

**解语丸**　治中风言语造次不正。

白附子　石菖蒲　远志　全蝎　羌活
天麻　南星　白僵蚕

上为细末，蜜丸豆大，服之。

**玉液丸**　主治修制并见《局方》。

半夏洗　白矾　寒水石烧

**玉芝丸**　主治并见本方。

人参　白矾　茯苓　南星　半夏　薄荷

**人参半夏丸**　上玉芝加蛤粉。

藿香　黄连　黄柏　干姜　寒水石

上末之，上三药，并用糊为丸。

上与藏用丸相和，为搜风丸；与金花丸相合，为软金花丸。

**局方通圣白花蛇散**　主治并见本条。

天麻　赤箭　防风　厚朴　藁本　海桐皮　荜拨　木香不见火　肉桂去皮　杜仲　白花蛇　山药　当归　威灵仙去土　白附子甘草　菊花　蔓荆子去皮　郁李仁去皮　羌活　虎骨醋炙　白芷　干蝎　牛膝酒浸，以上各等分

上细末，每服一钱或二钱，温酒调下，荆芥汤亦得，空心服，久病之人，尤宜服之。

**木香保命丹**

通圣白花蝎细散，星螵蚕独麝均摊。蜜丸如弹朱衣色，便是木香保命丹。

## 仲景皂角丸例

**皂荚丸**　治咳逆上气，燥浊，立坐不卧。

皂角一物杵末，蜜丸桐子大，大枣膏汁下。

又一法加半夏，一法加大黄，一法加牵牛利膈，一法加槐荚子、青皮、半夏、黑牵牛。上用生姜糊丸，桐子大，生姜汤下一十五丸。孙真人治大小便不通，关隔不利，烧皂荚，粥饮下三钱，立通。

崔元亮治咳嗽腹胀：

炙皂角去皮弦

上细末，蜜丸桐子大，肉汁下十丸，利后忌肉一月。

皂角为君，一法加神曲、麦蘗、半夏、白矾、南星、青皮、陈皮、白芷。

上细末，姜糊丸桐子大，每服三十丸，姜汤下，朱砂为衣。

**皂荚半夏汤**　治痰胸中不散。

皂荚五大锭，打碎　半夏五两

二味同煮一日，去皂荚，取半夏晒干为散，每服一钱，水一钟，生姜十片，葱白三茎，煎六分，去渣温服，无时。

《衍义》云：治风涎潮热，寒气不通。

皂荚炙，一两　白矾生，半两　轻粉半钱

上末之，水调一二钱灌之，须臾吐涎。用丸者，分膈下涎也。

**皂荚治喉闭逡巡不救方**

皂荚去皮子，生，半两，为细末，箸头点少许在痛处，更以醋糊药末，厚涂顶上，须臾便破，血出立效。

**皂荚丸**　治咳嗽久不瘥。

皂荚不以多少，去皮弦，酥炙黄焦，去子

上为细末，蜜丸桐子大，每服十丸，临卧桑白皮煎汤下。

治暑中久雨湿热：

皂荚与苍术烧之，以辟湿热疫气温邪。

治远年近日休息利：

皂荚，不蛀者不以多少，土砖烧有焰，

盆子合定，以土围之存性，捣为末，每服二钱，茶末一钱相和，白汤点服。病虽大，不过三五服愈，日可二服。

### 枳壳丸

皂角二两，酥炙，去皮子弦　枳壳二两，麸炒　木香　槟榔　半夏各半两

上为细末，姜糊丸桐子大，姜汤下三十丸，食后，临卧服。

### 祛风丸

皂荚君　车前子　赤茯苓　木香　槟榔　枳实　大黄　牵牛　青皮　陈皮　半夏各等分

上为细末，米饮丸桐子大，三十丸，姜汤下。

### 备急五嗽丸

皂荚　干姜　桂各等分

上为细末，蜜丸桐子大，每服五丸，酒、米饮任下。

### 小枳壳丸

枳壳　茯苓　白术　干姜　半夏

上等分，细末，姜糊丸桐子大，姜汤下三十丸。

## 槟榔木香例

### 导饮丸

枳壳　木香　槟榔　青皮　白术　陈皮　半夏　茯苓　三棱　广茂各等分

一法加牵牛，用生姜自然汁糊为丸。

### 三倍丸

木香一两　青皮二两　半夏三两

上细末，姜糊丸，姜汤下。

### 小槟榔丸

木香一两二钱半　槟榔三两半　枳实三两五钱半　大黄五两　牵牛头末二两

上细末，水丸，加青皮为气针丸。一法去大黄，加干姜，以其所伤有寒热之异也。去枳壳、大黄，加陈皮、干姜为槟榔丸。

### 大槟榔丸

木香　槟榔　黄连　黄柏　广茂各三钱　香附子炒　牵牛头末　当归　大黄各一两　枳壳　青皮　陈皮各半两

上二药，生姜糊丸，绿豆大，姜汤下二十丸，并实热人可以服。一法：枳实、木香、槟榔、青皮、陈皮、三棱、广茂、枳壳、大黄、牵牛为细末，糊丸桐子大。一法：去大黄、牵牛，加神曲、麦蘖。

### 三棱丸

治男子、妇人癥瘕，痃癖，积聚成块不散，坚满，胸膈痞闷，饮食不下，两胁时痛，一切腹胀积聚等证，并皆治之。

人参三钱　木香　槟榔各三钱半　白术一两　三棱一两半　广茂六钱半

上细末，生姜汁糊丸，桐子大，临卧生姜汤下三四十丸。一法为散，每日空心沸汤调服三钱，早晚各一服。

### 木香三棱丸

木香半两　三棱一两半　广茂一两　香附子四两

上加甘遂为泄水丸；加甘遂、牵牛、茴香为泄水散，姜汁调下。子和泄水丸、藏用丸，一料加甘遂一两。

### 泄水散

牵牛头末　茴香炒，各一两　木香二两　甘遂三钱半

上为细末，姜汁调一二钱服。

### 钱氏宣风散

牵牛头末一两　槟榔二斤　陈皮　甘草各半两

上为细末，食前，蜜水调服半钱或一钱。

### 钱氏利惊丸

轻粉　青黛各一钱　天竺黄二钱　牵牛末半两

上细末，蜜丸豌豆大，薄荷汤下。加半夏为软金丸。

## 守真藏用丸

遍身疼痛者，加白芥子，为应痛丸；大热疮痒者，加芒硝，为解毒丸；肠胃燥涩者，加郁李仁，为润肠丸；日久成积，加密陀僧，则为消积丸；加桃仁，为桃仁丸；加桂、陈橘皮、茴香，为和中丸；加木香、槟榔，为弥善丸；加薄荷、川黄连、川芎，为神芎丸。

**通圣散** 加地骨皮、甘菊花、生地黄，蜜丸为通圣菊花丸；加天麻、甘菊、熟地黄，蜜丸为通圣天麻丸。上药丸如弹子大，每服一丸。

大抵通圣散解利，治实人外伤，传染有形，大便结者，效。非仲景本药也，与易老羌活散加大黄同意。若内伤冷物，寸口脉小者，变证必矣，戒之！戒之！

泄水丸散治脚疮中痛，法在十枣汤后，盖厥阴分也。

**木香定痛丸** 治远年近日患腰脚疼痛，不能起坐，气血凝滞，走注疼痛，一切腰痛。

木香半两 青皮二钱 陈皮 茴香 桂去皮 川芎各二钱半 大黄一两 黑牵牛一两，一本七钱 甘遂 没药各二钱 白芥子炒，一钱半 当归三钱半

上细末，酒糊丸桐子大，每服十五丸、二十丸，食前，临卧温汤下。

**仲景附子汤** 此下五方当在少阴条下。

附子 人参 白术 茯苓 芍药

**四物附子汤** 治风湿相搏，骨节烦痛，四肢拘急，不可屈伸，近日则自汗而气短，小便不利，恶风不欲去衣，或头面手足时时浮肿。

附子炮，一钱 桂心八钱 白术六钱 甘草炙，四钱 生姜六钱

上㕮咀，水一升半，煮取八合，分三服，微汗愈。对病加减：大汗烦者，三服三合；体重者，加防己八钱；悸气，小便不利者，加茯苓六钱。

**仲景甘草附子汤** 此四物附子汤，无干姜。

**附子汤** 此当在四君子汤条下。治湿痹缓风，身体疼痛，如拆肉弩割锥刺。

四君子汤加桂、附、芍药，白术、附子为君而多。

上七味，水一升，煮六合，分三服，对证增损。

**易简附子汤**

与附子同在少阴姜附汤下。

**万病无忧散**

木香 胡椒各半钱 黄芪 木通 陈皮 桑白皮 白术各一钱 黑牵牛末六钱

上七味细末二钱匕，牵牛末二钱，空心姜汤调下。

**枳实丸**

枳实三钱 大黄 牵牛各半两

上三味为末，与子和细水丸，为小儿通膈丸，加皂角为祛风丸。

**搜风利膈丸**

大黄煨 牵牛炒，各二两 芒硝半两

上细末，糊丸绿豆大，量虚实加减。

## 玄胡例

**古方玄胡丸** 此药当在无名丸条论内外感疾也。

玄胡一两 青皮 陈皮各五钱 木香 三棱 广茂各四钱 干姜 雄黄另研 当归各三钱

上细末，酒糊丸桐子大，四五十丸。

**诜诜曲蘖丸**

青皮去穰 陈皮去白 三棱 广茂 木香 槟榔 半夏制 白术 麦蘖 姜屑 神曲各等分

上为细末，糊丸，温水下二三十丸，无时。已上凡泄后，用白粥一二日，忌油腻肉食，恐成痢也。

# 第十二

赵州教授兼提举管内医学王好古进之诠次

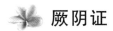 **厥阴证**

**调胃散** 治一切吐逆，伤寒，四肢逆冷，粥食不下。

硫黄 水银各半两

上先碾硫黄极细，次下水银同碾，至黑色为度，每服一钱，重者二钱，温水米饮调服，无时。

**许学士破阴丹** 论伏阳一脉，并见《阴证论》。

**还阳丹活人丹砂丸**

**火焰散**

**回阳丹**

**反阴丹** 并见《阴证论》。

**半硫丸** 治老弱人虚羸脏腑秘结。主治修制并见《局方》。

硫黄 半夏

**局方金液丹** 主治修制并见《局方》。

上二药并在五苓化水丹后。

**三宝丹**

雄黄 半夏 牡蛎 朱砂

**杨氏五神丸** 一名来复丹。

硫黄另碾 硝石另碾

上同与磁器内，用文武火炒得所，勿令太过，须二气透方可，若未透则气不相感。

五灵脂 青皮 陈皮去白，各等分

上件陈皮等末，与硫黄、硝石和匀，面糊丸桐子大。此药二气相配，阴阳均平，天地平和之气，则可热可冷，可缓可急，是以治阴阳不调，冷热相攻，荣卫相胜，心肾不升降，水火不交养。一切丈夫、妇人、婴儿急危，但胃气在无不获效，邪气炎上，烦躁，冷气攻急痛，膈气痛塞不可忍，肾气胁下攻之，气满不可动转，诸霍乱吐泻渴药不止，一服定。大抵吐逆，唇口青，手足厥冷，脚转筋者，两服。伤寒烦躁，昏塞倒卧，不省人事，不得饮，新久患崩漏泄利，不问赤白冷热，患病深浅，服数服止。若非时呕吐，饮食不下，服之立愈。每服五十丸，空心米饮下。甚者七十丸，童稚十丸，婴儿五七丸，新生儿二三丸，化破与服。如小儿急慢惊风，若胃气在，虽困，无不救者。但是脏腑一切急病，不问证疾，并可治之，非与寻常方一同，乃博效救济人药也。

**易简来复丹** 主治修制之法并见《局方》。

硫黄 五灵脂 橘红 玄精石 青皮

每服二十丸，米饮下，食前。此药可冷

459

可热，与养正丹、黑锡丹相类，但体轻不能镇坠耳。然硝石性寒，佐以陈皮，其性疏快，硫黄且能利人，若作热药用以止泻，误矣！但霍乱一证，吐利交作，盖曰啖食生冷，或暑湿热之气，中脘结闭，挥霍变乱。此药通利三焦，分理阴阳，服之，其效最验，兼治翻胃呕逆，其效尤速。中暑霍乱，此药最切，小儿惊风，用亦有验。盖上证候，皆由涎饮中节致之，此药温利，涎饮既出，则诸证悉去。若男子妇人心腹作痛，疏利之剂得效者，未应遽补，当以药徐徐饮之，令大便常通利，则痛不复作矣。呕吐用之，其意亦然，不可不知。肾厥头痛，老人头痛，并宜常服。一法治老人并虚损之人，寒气入腹，大小便不通者，用生姜半两，连根叶和泥葱一根，盐一撮，豆豉五十粒，烂碾略炒，罨脐心，两剂更易用之，以利为度，亦良法也。

**局方来复丹** 此药配类二气，均调阴阳，夺天地中和之气，乃水火既济之方，可冷可热，可缓可急，善治荣卫不交养，心肾不升降，上实下虚，气闭痰厥，心腹冷痛，脏腑虚滑，不问男女老幼危急之证，但有胃气，无不获安。助真补虚，救阴助阳，为效殊胜。

舶上硫黄透明不夹石者　大阴玄精石一两，研，水飞　硝石半两，同硫黄并为细末，入定磁罐内，以慢火炒，篦子不住手搅，令阴阳相入，不可火太过伤药力，再研极细，名曰二气末　五灵脂二两，酒浸，用五台山者，用水澄去砂石，晒干，拣净秤　陈皮去白，三两　青皮去白，三两

上用五灵脂、二皮为细末，次之玄精石末，及前二药末拌匀，以酒醋打糊为丸，如豌豆大，每服三十丸，空心粥饮吞下，甚者五十粒。小儿慢惊风，或吐痢不止，变成风搐搦，非风也，胃气欲绝故也，用五粒碾细末，饮送下。

老人伏暑逆乱，紫苏汤下；妇人产后血逆上抢心闷绝，并恶露不止，及赤白带下，并用醋汤下。常服和阴阳，益神，散腰肾间阴湿，止胁疼痛，立见神效应。诸疾不辨阴阳证者，并宜服之，神异不可具述。

**四神丹** 治百病，补五脏，远疫病厉，却岚瘴，除尸疰蛊毒、鬼魅邪气，大治男子妇人真元虚损，精髓耗伤，形羸气弱，中满下虚，水火不交养，阴阳失升降，精神困倦，面色枯槁，亡血盗汗，遗溺失精，大便自利，小便滑数，梦寐惊恐，阳事不举，腰腿沉重，筋脉拘急，及治一切沉寒痼冷，痃癖疝瘕，绞痛，及久泄久痢，伤寒阴证，脉候沉微，身凉自汗，四肢厥冷，妇人百病，胎脏久冷结，孕无子，赤白带下，月候不调，服诸药久不差，并皆主之。此丹假阴阳造化之功，得天地中和之气，却与寻常一煅一炼借燥丹药功效不同，此丹活血实髓，安魂定魄，悦泽颜色，轻身保寿。苟不恃药力，纵情恣欲，久久服之，可通仙道。

雄黄　硫黄　雌黄　朱砂

上件四味各五两，碾细，入瓮合内，将马鞭草为末，盐泥固济，慢火四围烧煅一日一夜，取出，再碾细，以糯米粽和为丸，如绿豆大，每服一丸，空心新汲水吞下，妊妇勿服，忌羊肉、蓄菜。

**龙脑太白丹** 治风壅偏正头疼，痰膈不利，四肢拘急疼痛，辟风邪，清神志。

硫黄细碾　硝石细碾，各二两　白附子炮，为末，一分

上件入龙脑少许，同碾细，滴水丸，鸡头大，每服一丸，细嚼，荆芥汤下，无时。

**易简养正丹** 修制主治并见后《局方》。
硫黄　黑锡　水银　朱砂

上每服五十丸，食前米饮送下。此药用硫黄、黑锡，本有利性，或利在丹药，用以补虚冷，治泄泻之类，大不得其宜。若卒中

之患，痰涎壅盛，此镇坠，使大便溏利，病亦随去，则于三生饮选药为之汤液。

若气虚喘急之患，或发咳嗽，沉附煎汤，调钟乳粉咽下，于降气汤中选用之。若翻胃之患，皆因中脘停寒，涎痰凝滞，食入即吐，当用此药，以丁香、附子之类煎汤下。但丁、附性热，恐为痰饮隔节蓄在上焦，反为借燥，则于二陈汤中选药用之。凡治呕者，先以加减感应丸微利之，次用此药，无不克效。半硫丸亦有利性，用之尤当切。仍以水煮半夏丸服之，见二陈汤后。若脚气之患，入腹冲心，或见呕吐之证，无法可疗。《千金》以大黄利之，大黄性寒，病既深入，必难导达，是速其呕吐也，不若用此药，或黑锡丹、来复丹之类，煎降气汤下，便须多服，以大便流利为度。脚气无补法，此有利性，即非补药，服之无疑。疝癖疝气、膀胱奔豚之气入腹者，亦宜用此。若尊年之人，大腑寒秘者，尤宜服之，黑锡丹与此同类，亦效。

**局方震灵丹**　紫府元君南岳魏夫人方出《道藏》，一名紫金丹。此丹不犯金石飞走有性之药，不僭不燥，夺造化中和之气。又治男子妇人真元衰惫，五劳七伤，脐腹冷痛，肢体酸痛，上盛下虚，头目眩晕，心神恍惚，血气衰微，及中风瘫痪，手足不遂，筋骨拘急，腰膝沉重，容枯肌瘦，目暗耳聋，口舌干苦，饮食无味，心肾不足，精滑梦遗，腰腹疝坠，小便淋沥，夜多盗汗，久泄久痢，呕吐不食，八风五痹，一切沉寒痼冷，服之如神。及治妇人血气不足，崩漏虚损，带下久冷，胎脏无子，服之无不愈者。

禹余粮石火煅碎，不计遍数，以手捻得碎为度　丁头代赭石亦如禹余粮石煅法　赤石脂　紫石英各四两

上四味并用，干锅内盐泥固济，候干，用炭十斤煅通红，火尽为度，入地坑埋，出

火毒二宿：

滴乳研，二两　没药去砂石，研，二两　五灵脂去砂石，研，二两　朱砂火飞过，一两

上通前药，共八味，并为细末，以糯米粉煮粥为丸，如鸡头大，爆干出光，每服一丸，空心温酒冷水亦得。常服镇心神，驻颜色，温脾胃，理腰膝，除尸疰蛊毒，辟鬼魅邪厉，久服轻身，渐入仙道。忌猪、羊血，恐减药力。妇人醋汤下，孕妇不可服，极有神效。

**朝真丹**　治肠胃虚弱，内受风冷，或食生冷，内伤泄泻，暴下日夜无度，肠鸣腹痛，手足厥冷。

硫黄生研，一两　枯矾七钱五分　朱砂三钱，一分为衣

上合匀，水浸蒸饼为丸，桐子大，米饮下三十丸，无时。夏月宜用以备急。诸沉寒痼冷之疾，诸热药不能效者，灸关元五七壮即效。

**至宝丹**　脚气亦有分寒热处，三日及有用红雪、紫雪及诸丸药者。

**软金丹**

人参　天麻　白僵蚕　菖蒲　干蝎各半两　防风　半夏牛胆制　白茯苓各九钱　远志八钱　薄荷一两　黄连半两　雄黄二钱　乌犀镑　玳瑁　琥珀　朱砂　天竺黄各三钱　龙脑一字　麝香　牛黄各一钱　金银箔各十片

已上七两九钱一字，通碾细，再杵，白蜜十两温溶，纸覆，取蜡净，次日再煨和药末。每两作十五丸，茶酒任下。

海藏云：初病疾，不宜服至宝丹，小儿微疾，亦不宜服至宝丹。大抵风毒，始自皮毛，入留孙络，孙络不已，流入大络，小络不已，流入大经，小经不已，流入骨髓。先汤液，次丸散，次丹剂。丹剂，为风入骨髓不能得出，故用。入骨髓、透肌肤之剂，为开窗牖之药，龙、麝、牛、雄、犀、珀、

金、朱，皆入骨髓、透肌肤之剂，而使风邪得以出于外也。初病风疾，未及于里，便服入透骨肌之药，是引贼入家，如油入面，不可出也，其反招害如此。大抵疾有浅深，治有次第，初焉至浅，不可以重剂治，兼之小儿肠胃细小，肌肉软脆，遽以入骨透肌之药治之，若有他证，草木之剂不可近也，富贵之家深宜戒此。若遇潮涎不省，痰证急甚，不拘此例，事至不得已而用之，是谓得宜其当矣。犹之射也，高则过，下则不及，要之适乎中而已。无病人服风药，开发过极，反使风入，亦犹引贼入家，与无病在经而服至宝丹无异。

**圣功丸** 专治血痢。

腻粉五钱匕 定粉三钱匕

一法加蛤粉三钱

上同研匀，水浸蒸饼为丸，绿豆大，煎艾汤下五七丸或十丸。

**蝎梢丸** 当在妙香丸后。治急风牙噤，惊痫搐搦，目不定恍惚，潮涎昏闷，不省人事，利胸膈，清头目，化痰实，宁心神，安脏腑。

蝎梢微炒，半两 白附子炮，二两 天麻一两 龙脑一钱 朱砂一两，研 半夏汤洗制，一两

上细末，白面糊丸，绿豆大，每服三十丸，细嚼，薄荷汤下，临卧服。

**不换金丹**

荆芥穗一两半 薄荷二两 天麻一两 甘草一两 白僵蚕一两 防风一两 藿香叶一两 细辛一两 川芎 白附子 羌活 全蝎炒，各半两 朱砂二钱，为衣

上末，蜜为丸，弹子大，每服一二丸，茶下。

治破伤风：

蝎梢七条，为细末，热酒调下。

**上青白附丸** 同钱氏温白丸例。

白附子炮 白僵蚕 天南星 半夏 天麻 川芎 甘菊花 旋覆花 陈皮各一两 全蝎半两，炒，去足

上细末，姜糊丸，桐子大，每服三十丸，姜汤下。

**钱氏温白丸** 治小儿脾气虚困，泄泻，瘦弱，冷疳，洞利，及因吐泻或久病后慢惊，身冷瘛疭。

天麻半钱 僵蚕炮 白附子生 干蝎炒，去足 南星

上细末，汤浸寒食面丸绿豆大，丸子仍以寒食面养内七日，取出，每服七丸，加至二三十丸，空心，生姜米饮汤下，渐加丸数。

**易简如圣饼子** 修合治疗之法并见后《局方》。

川乌 南星 干姜 甘草 川芎 天麻 防风 半夏姜制

上每服二十饼，嚼破，生姜汤下。本方只服五饼，安能作效？初感伤寒，因汗而解，尚余头疼，浓煎生姜葱白汤皆可。此药须是自合，庶几糊少，且料药精制，故易为效也。一切头疼，不问内外所因，并宜服之。兼治中脘痰饮停积，及疗脾胃饮食所伤，温中快膈，尤得其宜。偏正头疼，茶汤下，久久服之，不复再发。

**局方如圣饼子** 治男子妇人气血上盛下虚，痰饮停积，风寒伏留阳经，偏正头疼，痛连脑颠，吐逆恶心，目眩耳聋。常服清头目，消风化痰，暖胃。

川乌去皮 南星洗 干姜各一两 甘草 川芎各二两 天麻 防风 半夏各半两，泡

上细末，汤浸蒸饼，丸如鸡头大，捻作饼子，暴干。每服五饼，同荆芥三五穗，细嚼，茶酒任下，熟水亦得，无时。

**化风丹** 治中风涎盛，胸膈不快，头重目不开，或目睛上视，一切诸病。

乌蛇生去骨，一两　白附子炮，一两　南星一个，重一两　朱砂二两　僵蚕一两　麝香半钱　雄黄二钱　脑子一字

上蛇、附、星、蚕为细末，另入麝香、朱砂等四物细末，再碾匀，炼蜜丸鸡头大。酒化下。如牙关紧急不开，以蒜一大瓣，捣为泥，涂在两牙关外，豆淋酒化下，蘸药擦牙自开，更服二钱，效如神。

治患后转泻，腹胀如鼓，蝎气散。

全蝎烧灰研，一两　麝香少许

上细末，每服二钱匕，米饮调下，甚者再服必愈。

治伤寒将死者：

川乌生　南星　半夏　天麻生，去芦，各等分

上为细末，每服一钱，煎豆淋酒下，稍温服。次用一二盏投之，若牙关噤斡灌之，但药得下，无不活者。

### 乌荆丸

川乌一两，炮，去尖　荆芥穗二两

上为细末，醋丸，桐子大，每服二十丸，温酒送下，熟水亦得。有病日食三，无病日一服。此药肠风尤妙。

### 化水丹

川乌　附子炮　干姜炮　赤石脂　蜀椒桂各等分

上蜜丸，桐子大，每早服三丸，夜三丸，温酒下。

### 老君神明散　温疫。

白术二两　桔梗二两　细辛一两　附子炮，去皮脐，二两　川乌炮，去皮脐，四两

上五味为粗末，缝绢囊袋盛带之，居闾里皆无疾。若有疫疾，温酒服方寸匕，覆取汗，得吐即差，若经三四日，抄方寸匕，以水二碗，煮令大沸，去渣，二服。

### 换骨丹

槐蔓苍桑香，葳人防何苦。十味麝朱麻，佳人称换骨。

上制度并见《广济宣明方》。

### 拯济换骨丹　海藏云：自汗不愈，不宜服，亦汗家忌重发汗也。

槐皮芎木芷，仙人防首蔓。十味各停匀，苦味香减半。龙麝即少许，朱砂作衣缠。麻黄膏煎丸，大小如指弹。

治半身不遂，口眼㖞斜，手足不仁，言语謇塞，或骨痛连髓，或痹袭皮肤，或中急风，涎潮不言，精神昏塞，行步艰难，筋脉拘急，左瘫右痪，一切风疾并皆治之。

槐荚子　人参　桑白皮　苍术　白芷何首乌　蔓荆子　威灵仙　防风各二两　五味子　苦参　香附各一两　麝香二钱，另研龙脑二钱，另研　川芎一两

上十四味为细末，入麝香令匀，又用麻黄十斤，去根节，用天河水三石，熬至六斗，滤去渣，再煎至二升半，入银石器内熬成膏，入煎药和匀，杵三五千下，每两作十丸，朱砂为衣，每服一丸，捣碎，酒一盏，自晨浸至晚，食后，饱得卧，微搅匀服之，神清无睡是药之验，再服须臾，五日服之。如中风无汗宜服，若体虚自汗服之，是重亡津液也。若风盛之人，当于密室中，温卧取汗，稍避。若风实者，至宝丹之类；风虚者，灵宝之类。

### 局方大己寒丸　易简大已寒丸同。治久寒积冷，腑脏虚弱，心腹疼痛，胁胀满，泄泻肠鸣，自利自汗，米谷不化，阳气暴衰，阴气独盛，手足厥冷，伤寒阴盛，神昏脉短，四肢怠惰，并宜服之。

干姜六斤，炮　高良姜六斤，炮　桂四斤蓽拨四斤

每服五十丸，米饮下。此药热燥，能治脏腑虚寒，滑而不利，反泄泻肠鸣，水谷不化。若心腹疼痛，中脘停寒，大溏泄者，尤宜服之。

463

### 大己寒丸

吴茱萸　官桂　干姜　良姜　乌头　附子

一法加芍药，一法加茴香，引阳气下行，不伤眼目。

上为细末，醋糊丸亦得，桐子大，每服三五十丸，米饮下，空心食前，日二服，无所忌。

**吴茱萸丸**　治下痢，脏腑不调，胀满腹痛，水谷不化，怠惰嗜卧，时时下痢。

吴茱萸一两半，汤洗炒　神曲炒，五两　白术四两　桂二两半，去皮　干姜炮，二两半　川椒去目炒，一两

上细末，糊丸桐子大，米饮汤下十五丸至二十丸，食前。上证乃阴湿胜也。

**小吴茱萸丸**

吴茱萸半两，洗焙干　良姜三两　干姜焙，三两

上醋糊丸，桐子大，每服三五十丸，米饮下。

**快活丸**　治痰癖，呕吐不愈，腹胀，大便不通。秘者，阴燥胜也。

吴茱萸洗炒　木香各一两　良姜　干姜炮　枳实麸炒　陈皮各三两

上酒煮神曲末作糊丸，桐子大，姜汤下十五丸至二十丸，无时，陈皮汤亦得。

**艾煎丸**　治男子阴证，女人寒带下。

艾叶四两，炒，陈者　大椒　赤石脂　干姜　川乌炮，去皮　生硫黄已上各一两

上糊丸，桐子大，每服二三十丸，艾汤、盐汤任下。

**艾煎丸**　治妇人久病气虚冷羸瘦。

苍术四两，制　当归酒浸焙，二两　小椒半两，炒

上细末，好醋一斗，好艾叶一斤，浸一宿，砂锅慢火熬至五升，去滓，再入锅内熬出膏子，同和前药，丸桐子大，每服三四十丸，温醋汤下，食前。炒陈艾上余药共为末，糊丸亦可。

### 噫气汤

吴茱萸半两，焙　桂二钱，去皮　半夏姜制，半钱

上咬咀，每服五钱，生姜五片，水一盏余，煎六分，去渣温服。

### 奔气汤

吴茱萸　人参　生姜　枣

上于吴茱萸汤中去枣，加半夏、桂心、甘草，亦名奔气汤。

### 小七气汤　具见太阴证。

### 戊己丸

吴茱萸　白芍药　黄连各等分

上三味同炒微黄，放冷，为末，糊丸，米饮下三十丸，食前。

**小己寒丸**　一名强中丸。治脾胃积冷，中寒洞泄，倦怠，不思饮食，进食，止自汗，厚肠胃。见《肘后》，甚验。

艾叶四两　苍术一两，炒　陈皮二两，炒　吴茱萸二两，炒

上件用米醋二升，浸一宿，漉出，暴干，再于原浸药醋内拌和匀，炒令紫色，焙干为末，稀糊丸，桐子大，每服三十丸，温酒、盐汤、醋汤下，空心食前。

## 前乌头例
### 张铁碻前乌头苍术法

上乌头去黑皮，用白心，微炒；苍术泔浸，炒黄。为细末，酒糊丸。

**移剌相公神仙保命金丹**　治男子丹田衰弱，五脏虚损，血少气微，肌瘦面尘，手足颤掉，目视眈眈，迎风出泪，耳鸣旋运，筋骨无力，春秋发嗽疾，痰喘满闷，腰膝疼痛，脚上瘾疹，难坐立，夜多盗汗，四肢怠惰，阳事不强，精滑无子，悉宜服此丹。

草乌头四两，秋收黑色者，去皮，同蛤粉炒

黄存性，地内埋一宿去火毒，焙干　金铃子三两，去皮　破故纸三两，浸酒一宿　茴香二两，炒香

上细末，酒糊丸，桐子大，每服三二十丸，空心温酒下，妇人醋汤下，服数日，所病即效。痼寒久利，尤宜服。妇人血冷，月事不调，赤白，绝孕，面黑焦干，发退不生，瘦恶自汗，每服三十丸，热醋汤下，久服补益，男子无风中卒病，此药性温无毒，保全天寿。

### 佐经丸

草乌去皮　当归　乳香　没药　自然铜醋淬　斑猫去足、翅、头　木鳖子　地龙去土，炒，已上各等分

前少阴厉风条下，有治白癜龙蛇散，内有二佐经丸，味后方少胶、五灵脂。

上各碾，醋糊丸，鸡头大，打碎，温酒磨化，随病上下服，药后饮好酒三二盏。

### 佐经丸

草乌头　白胶　木鳖　五灵脂各一两半

当归一两　斑猫一百个，去头、足、翅，煮亦得

上黑豆生为煮，糊丸。日八九丸，温酒下。

### 玉柱杖

天麻七两　骨碎补七钱半　草乌四两　甘松　川乌　白附子　半夏各半两　地龙去土，一两　黄芩　松香　五灵脂　锡兰脂各半两　自然铜二两半，醋淬四七次　南星　苁蓉　川芎　破故纸各半两　糯米半升，炒

上细末，酒糊丸，桐子大，每服五丸，温酒下。

### 张守道传此张铁磻方　治男子阳精不足，女子赤白过多。

牡蛎一斤，烧　赤椹子一斗　草乌头半斤，焙

上为末，酒糊丸，桐子大，每服二三十丸，空心温酒下，盐汤亦得。一法：张守道

加苍术一斤，不去皮，炒黄，与上同为末丸。

### 安宣差传到筋骨药

川乌头　泽泻　五灵脂　地龙去土　萝卜子以上各一两　苍术二两　川当归　赤芍药各一两　木鳖子半两，去皮　没药　乳香各三钱

上细末，醋糊丸，桐子大，自然铜为衣，每服十丸，食前温酒服。

### 朱砂例

**玉倪丹**　补心益肾，上下通，主升降，以至丹田，丹坎之象也。

丹砂二十八两　甘草　远志去心　槟榔一两　诃黎勒皮，一两　桂八两，去皮，捣碎

上每食前服一丸，日三食，计服三丸，温人参汤下。

海藏老人云：北砂炼成亦可，与大补丸五脏随药合和用之，或全用五脏药和丸亦可。大补丸在少阳条下《局方》五补丸后。

### 造丹砂法

上甘草等四味剉，水二大斗，釜中以细布袋盛丹砂，盛于釜中，着水和药煮之。第一日兼夜用汤火绞动；第二日兼夜汤火鱼眼沸；第三日兼夜木火花沫沸；第四日兼夜炎火涸泪沸；第五日兼夜土火微微沸；第六日兼夜金火沸愈缓作急；第七日兼夜水火沸缓缓调调。先期泥二釜，一釜常暖水用添煮药，釜中水减，即添暖水，常令不减二斗，七日满即出丹砂，于银器合中盛，其合内先布桂一两匀，即与桂布朱砂，又以金桂一两覆足，即下合置甑中，先布糯米厚二寸乃置合，又以糯米覆培之，亦合厚三寸许，桑柴火蒸之，每五日换米、桂，其甑蔽一日，以行竹子为之，不尔侧间一小孔，常暖水同竹筒注添釜中，勿令水减。第一五日兼夜用如春火如常炊饭，第二五日兼夜用夏火猛如炊

465

饭，第三五日兼夜用秋火如炊饭，乍缓乍急，第四五日兼夜用冬火暖如炊饭，依五行相生文武助之，药即成。出丹砂以五槌钵碾之如腻粉，即可用服之。煎楮实，搜和桐子大，每日食前服一丸，人参汤下，每日三服，食前。计之炼成丹砂秤四两为一剂，二年服尽，复服每十年即炼三两，仍取正月一日，取服一月使尽，既尽酒服十年一二两，不令旋合，宜须炼一剂。

### 造楮实煎法

六月六日收取楮实熟者，缓绞取汁，拾银器内，慢火熬成膏，搜和前药末为剂丸。

### 小朱砂丸

朱砂五两　牙硝枯，六两　寒水石煅，四钱　麝香一字　硼砂一字　龙脑半钱　甘草半钱，浸汁熬膏

上碾匀，用甘草膏和，每两作一十丸，每嚼化一丸。小儿夜惊啼，薄荷水化下。

### 朱砂寒热温凉各有加减例

寒：大黄　巴豆　牛黄　黄连　黄柏；热：附子　巴豆　乌头　南星　半夏

### 朱砂散　治小儿神乱惊悸，睡卧不安，大便不利，谵语，齿疮，痰嗽。

辰砂七两　桔梗五两　人参　蛤粉　牙硝各三两　甘草二两半　脑子二钱　金箔二十片入

上细末，一岁儿半钱，薄荷汤调下。未满百日儿，发热，多睡不安，大便不利，蜜汤调下一字。大人小儿口疮咽喉，少许掺咽。膈热，新水调，临卧。

### 鹤顶丹　治大人小儿风痰不利，烦渴不安，中暑，头痛不解。

麝香二钱半　朱砂十两　牙硝十二两半，枯　寒水石枯，十一两　甘草炒，三两半

上细末，炼蜜丸，龙眼大，大人生姜汤化下。中暑，脑子、新水下。小儿心经热，薄荷汁化下。

### 镇心丸

### 金箔镇心丸

### 安神丸

### 骊珠丸

麦门冬　牙硝　白茯苓　干山药　寒水石　甘草各半两　朱砂一两　龙脑一字

已上数药泄手太阴，大人绛宫下至丹田。

前八味加：人参　生地黄　沉香

各为细末入药，为东垣先生离珠丹法例，详说具见《难知》，一名石龙散。

### 上石龙散

寒水石　脑子　朱砂

### 抱龙丸

### 化毒丹

### 大青丸　并见钱氏。

### 牛黄膏　治惊化痰，凉膈镇心，祛邪热，止涎嗽。

人参二钱半　甘草半两　牙硝一钱　雄黄七钱　朱砂一钱　蛤粉二两，水飞　生龙脑半钱　金银箔四个，为衣

上为细末，炼蜜为丸，搜和，每两秤作二十丸，以金银箔为衣。一岁儿，每服绿豆大，薄荷汤化下。量岁数临时加减服之，食后。

### 虎睛丸　治小儿惊风壮热，风湿邪热。

天麻　防风　人参　干蝎各一两　白僵蚕半两　朱砂　雄黄各一半　牛黄　麝香各一字　甘草一钱

上末，蜜丸如桐子大，每服一二丸，薄荷汤下。

### 御方活命金丹　主治并见本条。

乌犀　牛黄　真珠　薄荷各半两　金箔一两片　牙硝　贯众　甘草　板蓝根　干葛　官桂各一两　片脑　麝香　青黛各三钱　大黄一两半　蒸饼末三钱

炼蜜丸，每两作十丸，金箔为衣，每一

丸，薄荷汤下。

**五福化毒丹**　主治并见钱氏。

苦参　桔梗　茯苓　人参　牙硝　青黛
甘草　麝香

上匀细末，蜜丸鸡头大，薄荷汤下。癍疹毒气，生地黄汁化下。有日夜不见物，陈米泔化下。

**金箔镇心丸**

紫河车　人参　茯苓　山药　甘草　朱砂　龙脑　麝香　牙硝　金箔等分

上匀细末，蜜丸桐子大，薄荷汤下。

**定风丹**　治大风癫疾，鼻崩塌，眉须脱落，遍身疙瘩，或疮疥等证。

升麻　细辛根　川芎　穿山甲炙　天麻　防风　定风草　白附子　丹参　人参　苦参　玄参　紫参　蔓荆子　威灵仙各一两　蜈蚣一对，酥炙　何首乌木臼中取末，一两

上细末，每二两，用胡麻一升，淘净，炒香为末，和匀，蜜丸弹子大，每用一丸，细嚼，温浆水下，日三。初服时或呕吐，勿怪，或亦不吐。

**紫菀丸**　治五种风癫之疾。

紫团参　人参　沙参　玄参　槟榔　黄连　川芎　山栀子　海桐皮　紫菀　防风　赤芍药　羌活　赤茯苓　生地黄　天仙子　地骨皮　白蒺藜　天麻　乳香各等分

上二十味细末，蜜丸桐子大，每服三十丸，清米汤下，日三。忌动风发气物。

**脱蜕丸**　治癫风，遍身脓血，及诸恶疮疥癣等。《经》云：厉风成癞。

苦丁香　白丁香等分　皂荚去皮弦子，熬成膏

上与上药末为丸，桐子大，先十丸至十五，渐至二十丸，温水下，疾退为止，不可使多，恐致恶心。从少至多，乃其法。

治风疾癫病，遍身生疮者。

天麻七钱半　荆芥二钱半　薄荷叶二钱半

白花蛇四两，酒浸

上四物为细末，好酒二升，蜜四两，石器中蒸成膏子，每服一盏，温服，日三，煎饼压下，急于暖处令汗出，十日见效。

**神仙经进透骨膏**　治大风疾，遍身生疮，变成顽麻，不痛不痒，眉发脱落，鼻梁崩塌，目断白仁。

海金沙半两　草乌头一两　丝矾　靛花　瓦松　盆硝　胆矾　鹅管石　朱砂　雄黄另研　磁石　杏仁各一两　黄柏　雌黄　蓖麻　砒霜另研，各一两　硇砂二钱　木贼六两　木鳖子二十个　寒水石六两　僧祇黄半两　斑猫十个　巴豆二十粒　川乌头半两　石燕子一对　蛤粉半两　天仙子四两　黄松脂一两　粉霜二钱　乳香一钱　麝香半钱　硫黄半两　小油一个，六两　腻粉二钱

上将剉细末，油匀和，新垍瓶子一个，埋于地下，止用新瓦瓶子一只于地上，钻数十孔，盐泥固济，盛药在内，用碗一只合定，亦固济，勿令透烟，坐在垍瓶子口上，稳放木炭火八秤，看紧慢烧灰尽为度，其药滴在垍瓶子内。孩儿胎发一块，细剪，药内搅匀，入后药信霜、雄黄、僧祇黄、粉霜、轻粉、乳、麝等，细不在烧数。

**溙洗药**

何首乌　荆芥　防风　马鞭草　蔓荆子

上粗末二两，水二斗，煎十数沸得药力，无风处，溙洗后，涂前药。

**神效膏**

当归半两　杏仁半两　木鳖子半两　好油一斤　黄丹三两　油发二两　乳香三钱　苦参二钱　没药二钱　人参二钱

上除丹外，剉细，油煮褐色，与丹一处熬成膏，涂病处。

**生眉散**

桑寄生　天南星　半夏　没药

上各一钱为细末，生姜自然汁调成膏

子，先用自然铜擦过，次以膏涂之。

又治鼻梁崩塌，喘息不快者：

雄黄　黄连　没药　川芎　盆硝各一两
脑子半钱　麝香一字

上细末搐之，日三次。

### 如圣散　渫洗药。

顽荆一两　蔓荆子四两　威灵仙四两　白
芷四两　苦参二两　厚朴二两　荆芥二两　紫
参二两　陈皮　沙参　防风四两　麻黄二两

上粗末，每用药末一两，水一桶，桃柳
枝同一处煎五七沸，避风淋洗。

### 还魂丹　治中风不语，涎潮不省，瘫
痪，左瘫右痪。

天麻　川芎　防风　干山药　羌活各二
两　僵蚕炒　犀角镑　细辛各一两半　当归
白附子　甘草炙　藿香叶　人参各一两　全
蝎四十九个

上为细末，蜜丸樱桃大，每用一丸，细
嚼，酒下。

### 化风丹　治中风涎多，胸膈不利，目瞑
不开，睛上视，一切诸风。

乌蛇生，去骨　白附炮，各一两　南星一
个，重四两　僵蚕二两　麝香半钱　朱砂三钱
雄黄二钱　龙脑一字

上前四味为细末，入麝香等，再碾令
匀，炼蜜丸鸡头大，用水酒化下。如牙关紧
急不开，以大蒜一大瓣，杵为泥，涂两牙关
外，豆淋酒化下一丸，蘸药擦牙自开。更服
药二丸，神效。

### 局方桦皮散　并见本方。

### 文潞公疗瘫痪外台方

生地黄汁　淡竹沥　荆沥各一两　防风四
分　独活八分　附子一枚，炮

上咬咀，三升，煮取二升，去渣，空心
分四服或五服，隔日一剂。若虚者，三日一
剂，可绝根本。

### 圣饼子

草乌换水煎三次　川芎　细辛　白芷　荆
芥　苍术　防风　甘草各等分

上生用细末，糊丸桐子大，捻作饼，细
嚼，茶清下。加羌活、独活，为十生饼子。

《斗门方》治中风口面㖞斜，用木灰，
向右即于左边涂之，向左即于右边涂之，候
方正如旧，即须以水洗下，大妙。

《圣惠方》治中风口㖞：

以巴豆七个，去皮，烂碾，如左㖞涂右
手心，如右㖞涂左手心，仍以暖水一盏，安
向手心，须臾便正，洗去药，频抽掣中指。

## 活人脚气木瓜散例

### 木瓜散

大腹子二个　紫苏一钱半　干木瓜　甘草
炙　木香各二钱半　羌活三钱半

上剉散，分作三服，每服用水一盏，煎
至半盏，通口服。

### 脚气木瓜丸

木瓜大者二个，切作二片，去心　菊花一两
青盐二钱

上内药木瓜中，合定线系瓶，蒸烂，碾
成膏子，丸桐子大，每服五十丸，空心酒
下，日三。病甚者，百丸。病处有香汗出
为效。

### 四斤丸　治风、寒、湿合而成痹，脚肿
痛或不仁，及诸证脚气。

牛膝去芦　天麻去芦

上咬咀，好酒五升，浸三日取出，焙干
为细末，以浸药酒煮，糊丸桐子大，每服二
十丸，空心食前温酒下。

### 香附子散　已下总血崩例。

治血崩不止，面色黄，血刺疼痛不可
忍，小产血不止，一名倍金散。

香附子不以多少，炒，去毛捣碎，再炒黄

上极细末，每服三五钱，好酒调下，能

破血积；米饮调下，能止血；冷气，姜汤下；带下，艾汤下；醋少许，妇人一切心腹诸疾并治之；粥饮下，许学士治妇人血气不调。有积血者，能破之；若血崩者，能止之。

**立应散** 治心腹急痛。

香附炒，半两　良姜

上细末，每用二钱匕，沸汤点服，立效。

治血崩脐腹痛。

当归　木贼去节　香附子　熟地黄　赤芍药　牡丹皮各二两　没药　丁香　桂各三钱，去皮

上细末，酒调三钱，温服。

**立效散** 治妇人脐腹痛。

香附三两，炒　当归一两　赤芍药半两　良姜半两　五灵脂半两

上细末三钱，酒一盏，童子小便少许，同煎服。

**香附子例**

寒则加干姜，热则加黄芩。

**立应散** 治妇人血海崩败，又治男子妇人肠风下血。

香附三两，一半炒　棕皮一两，烧取存性

上为细末，每五钱，酒半盏，童子小便半盏，煎至七分，温服，无时。如肠风，不用童便，用酒一盏，煎至八分服。

**霹雳散** 治经脉妄行。

香附子三两　川芎一两，炮　石灰一两，油炒

上细末，烧秤锤淬，酒调服二钱匕，甜酒亦得。

**定血散** 此四方当在后。治妇人血海崩漏，小产血不止。

乌梅烧存性　棕布烧　甘草二寸，一半生，一半烧

上为细末，每服二三钱，淡醋汤调服，立止。

**灵苑内补丸** 温中调血，治妇人久病血崩不止，累医不效，宜此立验。

黄连　山茱萸　干姜　当归　鳖甲　芫花醋浸湿　白芷　干漆油浸令湿　川乌头去皮脐，九味各一分　巴豆大者连壳　桃仁和皮　乱发三味各半两

已上十二味，同入一瓶子内，用泥固济，顶上留一眼子，火煅，候白烟出，急取候冷，取细碾。

官桂一分，去皮　陈橘皮一分，碎剉，炒　芸薹子一分，炒取白色　白龙骨一分，煅赤，细研

上四味为细末，同前碾药都作一处拌合，再研令匀，炼蜜为丸，桐子大，每服一丸，临卧温酒下。久患甚者，不过四服。

**又方**

巴豆纸厚裹烧蒸熟　芫花酒拌炒黄　硇砂　白芷　槟榔面裹厚烧熟　干漆油润炒微烟　当归头　大黄蒸　干姜炒制，剉再炒

**又方**

木香　槟榔　缩砂仁　神曲炒黄　麦蘖炒黄　诃子面裹烧　当归　干漆油涂炒　金丝水蛭火灰中煨去黑，或盐炒微焦亦可

**交感丸**

茯神四两　香附子一斤，炒黄

上细末，炼蜜丸弹子大，每晨一丸。

**降气汤**

茯神二两　香附子半斤，炒　甘草一两

上细末，点服。

**又方**

香附子五两，生姜三两，汁浸三夕，炒存性，细末　青盐一钱

上同为细末，擦牙。

**孙思邈九窍血出方**

荆叶捣取汁，酒和服之。

**小乌沉汤** 当在前乌沉汤后。

香附子二两 乌药一两 甘草二两，半生

上细末，盐少许，汤点服。

**千金白垩丸** 在四物汤后。

**螵蛸散** 治血崩漏下久不止，脐腹疼痛。

乌鱼骨烧存性，细末二钱，煎木贼汤调下。

**又方**

蚕退纸烧灰，一两 木贼烧灰，一两 寒水石烧，一分 黑附子炮，半斤 白矾枯，半两 乌鱼骨炙，一两

上为细末，水一盏，煎四五沸，食前和滓服，效。

**又方**

龙骨 蒲黄各半两 艾叶 附子炮，二钱半 当归七钱半

上为细末，水煎三钱。

**又方**

当归 川芎 黄芩 芍药等分

上粗末，水煎。

桂烧灰，酒调下立愈。

五灵脂末，炒出烟尽，当归酒煎，如血室干，醋煎和滓服，空心。

血崩如流，防风炙焦为末，每二钱，白面半钱，酒调下。昼夜不止者，丁香二两，酒煮服之。

又黄芩粗末水煎。

上并治血崩如流，药异不一，随经可择，是为知本。

**地榆条** 唐本注云：出孔氏《音义·玉带》十二病。一曰多赤，二曰多白，三曰水不通，四曰阴蚀，五曰子藏坚，六曰子门癖，七曰合阴阳患痛，八曰小腹寒，九曰子门闭，十曰子宫冷，十一曰梦与鬼交，十二曰五脏不定。

用地榆作叶饮代茶，甚解。

无湿不成泻，无积不成痢。大肠泄者，小便少，湿在后也。小肠有败血，久有积滞，崩漏不已，随带而下。大便燥结，湿在前也。湿在后，当利小便；湿在前，当利大便，此其法也。

或因胎产而得，或因酒色而得，山崩海狱前后脱血，带漏不已，先由子藏侵入赤肠，泽液恶秽前行大过，滓粪燥结，后滞不通，此胎肠俱病，治宜推去败血脓积，益血而致新也。心所不生，脾所不裹，肝所不藏，此三焦经绝也。崩虽为病，亦有浅深新久，治亦从而轻重之。

张仲景云：三焦绝经，是为血崩。又《经》云：血得热而妄行。又云：血枯前后血，得之年少时有所火得脱血，醉以入房，气竭肝肠，久久成血闭，略举于此，皆有热也。脉或洪大而有力，或能食不能食，漏下不止，或阴中如有疮扑，或大便难因而暴下，或触之而不定内外，俱治慎，勿遗一。

王叔和云：微脉主败血，面无色泽者，从指下寻之。有若无漩之败血，小肠虚，崩中日久，为白带漏下多时，骨脉枯，此脉有涩之貌，芤之体，皆血病也。此皆阴脉而为冷证，寒热即分，药不可执一，所以有连、蘖、生地黄、四物、牡丹、芍药、续断、缩砂、香附、乌贼、血竭、干姜之分也，明者其择之。

《产宝方》疗崩中不止，不问年深月远。

槐木耳烧灰为末，酒服方寸匕。

《简要方》治妇人漏下血不绝。

槐花蕚不以多少，烧灰细碾，食前温酒服二钱匕。

正《经》云：治妇人乳瘕，子藏急痛。

槐实以七月七日取入，捣取汁，铜盂内盛之，日煎令可丸，大如鼠矢，内窍中。三易愈，又主堕胎。

《千金方》治妇人无故尿血。

龙骨二两，以酒调服方寸匕，空心，日三。

**又方** 治崩中昼夜不止。

芎劳八两，清酒五升，煎取二升半，分三服，徐徐饮之。

又：治胎妇忽然倒地，举擎重促损，腹中不安，及子死腹中。

川芎生末，酒服方寸匕，须臾一二服出。

治崩中。

防风去芦头，炙赤色，为末，每服二钱，以面糊酒调下，更以面糊酒投之。

治妇人经血不止。

五灵脂末，炒令过熟，出尽烟，每服五六钱，当归二片，酒一盏，与药同煎至六分，去滓温服。连三五服，效。

治产妇血晕昏迷，上冲闷绝，不知人事者。

五灵脂二两五钱，一半生用，一半熟炒

上为细末，每服一钱，温熟水调下。如口噤者，以物斡开灌之，入喉即愈，谓之独胜散。

又：治血崩不止。

五灵脂十两

上为细末，水五盏，煎至三盏，去滓澄清，再煎为膏，入神曲末二两，和丸桐子大，每服二十丸，空心温酒下，便止。

**正元广利方** 治妇人赤白带下，年深月久不差者。

白芍药三两　干姜半两

上细剉，炒令黄，捣罗细，空腹，和饮汁服之二钱匕。

治妇人本脏虚损，元气冷败，崩中漏下，经岁不止，服诸药不效，极甚者，宜服此药：

龙骨一两，煅　蒲黄一两　艾叶二两　当归半两　五灵脂半两，炒去烟　黑附子炮，半两

香附子炒紫色，半两

上件同为末，水一盏半，药秤三钱，同煎至六分，去滓，食前空心，日三。病轻者二服，重者一料。

**雷氏方** 治妇人远年近日医不差，血崩或血气不止。

木贼一两　香附子一两　朴硝半两

上三味为细末，色黑者，好酒一盏，煎三五沸，和滓温服；色红赤者，水一盏，煎至七分，和滓温服。忌生冷、硬、猪、鱼肉杂物。每服三钱，空心，每日二。如脐下作痛，乳香、没药、当归各一钱，剉细，入上药一处同煎，不痛勿用。

## 论伤寒杂病分二科

海藏云：世之治伤寒有法，疗杂病有方，是则是矣，然犹未也。吾谓治杂病亦有法，疗伤寒亦有方，方即法也，法即方也，岂有异乎？要当全识部分经络表里脏腑，岂有二哉？以其后世才智之不及古也，所以分伤寒杂证为二门，故有长于此而短于彼者，亦有长于彼而短于此者，逮夫国家取士分科，为此宜乎？愈学而愈陋，愈专而愈粗也。试以伤寒杂病二科论之，伤寒从外而之内者，法当先治外，而后治内；杂病从内而之外者，法当先治内，而后治外。至于中外不相及则治主病，其方法一也，亦何必分之为二哉？大抵杂病之外不离乎表，伤寒之内不离乎里，表则汗，里则下，中则和，不易之法也，剂之寒、热、温、凉在其中矣。余风产二条，目疾、疮肿、小儿等科，各自专门，无怪其工之陋且粗也。是以知证不知脉，知药不知性，是岂真知而全识者哉！耳熟目厌习坏，多经涉久误，合则病愈，契则不疾，甚所常见、所常闻者，粗有晓会，其所未常见、未常闻，则有所不知也。此继述而不及于物者远矣。呜呼！天之所赐其智识

471

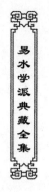

有限量故邪。哀哉！庸夫以衣食迫，以口舌争，视学业如雠隙，妒忌为能干，误人性命，恬不知恤，甘为忍人，不顾道理，其教之有所失邪？时世之所有俾邪？抑疾者之不幸而有所自致邪？处暑后叹而书。

是书已成于辛卯，至丁酉春为人阴取之，原稿已绝，更无余本。予职州庠，杜门养拙，齑盐之暇，无所用心，想像始终十得七八。试书首尾，仅得复完，犹遗一二，尚未之备。故今日得而今日录，明日得而明日书，待以岁月，久则方成，无欲速，无忌心也。好古再题。

472

# 医垒元戎跋

《医垒元戎》旧刻于楚，秋山顾公序之详矣。甲辰予游楚，见而说之，每以自随壬子遭家变，因散失，不知所在，求之者数年，竟不可得，询知板焚矣。呜呼！其数耶使是书不行于世也。辛酉冬，予起废草土补关中，归自京师，偶病，医苗生者来视，予谩道及之，生曰：家有藏本，是尝手录者，盍刻之？予闻之甚喜。越五日病愈，遂携之关，命工锓诸梓。呜呼！其数耶使是书复行于世也。工告完，因叹一书之显晦，尚亦有数，而况于人乎？是故不能不有感于兹云。

嘉靖壬戌仲春之吉钧阳魏尚纯识

# 卫生宝鉴

〔元〕罗天益

# 提　要

　　李东垣的《脾胃论》和《兰室秘藏》两书，都是由罗天益整理而成。罗天益的唯一专著是《卫生宝鉴》。

　　本书是李东垣学说的发挥和扩充。李东垣的"饮食伤"在本书中有"食伤脾胃论"、"饮伤脾胃论"；李东垣的"劳倦伤"在本书中有"劳倦所伤虚中有寒"、"劳倦所伤虚中有热"。

　　本书的三焦寒热论治，对后世温病学"三焦辨证"当有启发。

　　全书分二十四卷：卷一至卷三是"药误永鉴"，针砭时弊的论理论案；卷四至卷二十是"名方类集"，自验有效的名方类集；卷二十一是"药类法象"，记录了"易水学派"倡导的药物学理论；卷二十二至卷二十四是"医验纪述"，主要是临床反思的医案整理。书末附入后人"补遗"一卷，主要载录了部分治疗外感的方剂。

　　本书没有长篇大论，论理、说案、析方融为一体。罗天益是以医者（而不是学者）的身份著述本书的。

　　本书中载有几十则医案，是学习"易水学派"珍贵的医案资料。

# 重刊序

　　医自轩岐设教，其为天下斯民虑，至深远也。然去圣既远，教虽存而不免寖至失真，此所以必又待豪杰之士为之维持发越，而后可以永其传也。历代以来，若秦越人、淳于意、张仲景、华元化、孙思邈，盖皆其人焉。奈何自思邈而下，世代益远，所失益甚。士之习医业者，各尊所闻、行所知，伥伥乎莫知适从矣。是故凡遗书所存，其处方立论，纷纷乖谬。或气运之有遗，或经络之不审，或表里升降而混于所施，君子于此不能无识议焉。天悯斯民，嗣生豪杰，而刘河间、张洁古、李东垣诸公者，挺然复出，启前圣不传之祕，焕然为后学之模范。然当时学者，惟真定罗谦甫氏，独得李氏之正传，故所辑《卫生宝鉴》一书，论病则本于素、难，必求其因。其为说也详而明，制方则随机应变，动不虚发；其为法也简而当，大抵皆采摭李氏平日之精确者，而间櫽括以己意，旁及于诸家者也。江左旧有刻板，兵燹不存。士大夫家罕有其书，虽间有能誊录者，往往病于差谬，弃置不省。后生晚学，殆有未尝经目者矣。吾友院判韩公公达，为予言其幼稚时，尝承先君子复斋先生之训：谓罗氏深得李氏不传之奥，其处方立论，不偏于一，而于针法本草，莫不备述，实医家至要之书，尝雠校其讹舛，欲重刊行而未暇，汝辈当继志勿忘也。先人没已久，言犹在耳。某今幸承泽余，叨仕医垣，日近圣天子清光，思所以报称万一者，惟是书为然。恒惜其传布之不广，乃命医士钱垣缮写。捐俸资，鸠工锓木，与众共之，子盍为序。呜呼！罗氏之书，将翕然为人所争诵矣。夫李氏之学，得罗氏而益明；罗氏之书，得韩氏而传播不朽。是其嘉惠后学，羽翼医教之盛心，于何如也？因不辞而书以为末序云。

永乐十五年岁在丁酉冬十一月癸丑
太医院院判淮南蒋用文书

　　《卫生宝鉴》者，罗谦甫所著之书也。谦甫，东垣李明之之门人。东垣在当时，有国医之目，已达奥妙。谦甫盖升其堂而入其室者，发言造诣，酷类其师，有裨于前人之末备。书已板行，元末毁于兵燹，故今少见全籍。近年以来，间有抄录之者，又多遗逸，独吴郡韩氏家藏为善本，盖复斋韩公恒补其缺略，正其讹误，此书之不废，其有幸矣。复斋尝欲鋟梓以惠于世，有志未遂而卒，遗命嘱其子公达。公达拳拳服膺不忘，既刻《东垣脾胃论》及《内外伤辨》《用药珍珠囊》三书已，又刻完是书，为费不赀，卒成其先人之志，间徵广文为序。窃观方书，古今不一家，其或有非出于良医师之手集录，往往用之，或失其宜，不能收效而反有戕贼人者，非方之罪，盖不知医之误也。大抵医家著述，其说尤难，一或失理，生死安危在毫忽间耳！世或病张长沙著论，有大人之病而无婴儿之患，有北方之药而无南方之治，斯殆所谓难也欤！今观谦甫是书，备诸证疗，盖斟酌古方而参以己意，且一一经试用之，无不神应，如养由基之于射，百发百中，诚有裨于医道为不少矣。复斋深究其然，乃欲广其传，以寿斯人于无穷，闵世疾苦之心切矣。公达克推是心，无所违焉，果能俾是书之传，如其先人之欲，贤哉公达之为人子也！使其书家列而户置之，其功不亦溥乎！穷乡下邑之士，猝然有疾，不得良医师，得是书而观之，对证以求方，依方而服药，必洒然如褫，不至于束手待毙。使凡浅之夫为医者，得是书而观之，于用药必有所循傲，必不至于谬误。其为惠泽于人者，讵可涯乎？遂书以为序，以见公达父子之用心也。今国家覃至仁以为治，跻斯世斯民于寿域之中，而公达之为，盖有所助也欤！公达名夷，仕为太医院判，忠勤端悫，小心慎密，尤为上所知遇云。

永乐十五年岁次丁酉十二月戊戌文渊阁大学士
兼左春坊大学士奉政大夫庐陵胡广序

　　吴郡韩公复阳，精于医学，尝以李东垣门人罗谦甫所著《卫生宝鉴》书，详加考订，将寿诸梓，未就而殁。公之季子公达，克世其业，遭逢圣明，仕为太医院判。尝持此书语予曰：吾将刻之以成先志，幸一言以序之。予既诺而未暇为，今年冬，公达又殁。其子布复泣且拜，恳求不已。予惟上古圣神，闵斯民之扎瘥夭阏，不得以全其寿，于是为之医药以济之。厥后名医世出，各以意见著方书，联篇累牍，非止一家，然用而试之，有得有失。独近世东垣所著《内外伤辨》等篇，发前人之所未发，故其所著之方，靡不神效。谦甫受业其门，得闻至论。其为此书，斟酌损益，具载悉备，嘉惠于世者厚矣。公达既精通其艺，上承于眷遇，下济于斯人，而尤卷卷以继先志为务，此仁人孝子之用心。予与公达素相知，于其殁岂能忘言哉？世之为医者得此书，诚如鉴之烛物，一举瞭然在目，必不至于差谬。凡有疾者观于此书，诚足以卫生，不至于危殆。然则此书之传，其功不亦博乎？遂书以序于后。

永乐十五年岁次丁酉十二月戊申翰林院学士
奉政大夫兼右春坊右庶子建安杨荣书

　　太医罗先生，学于东垣李君，源流于易水张君，其道大行。惧夫二君之传久而泯没也，集录铨次而刻之梓者，非一编矣。暇日携成书四帙见示，而曰：且将板行，一序毋吝。翻而阅之，曰药误永鉴者，知前车之覆，恐后人蹈之也；曰名方类集者，古今之方，择之已精，详而录之，使后人有所据依也；曰药类法象者，气味厚薄，各有所用，证治增损，欲后人信之也；曰医验纪述者，遇如是病，用如是药，获如是效，使后人慎之也，大抵皆仁者之用心。抑论之：天下之事，辨之不明，固有似是而非，利于此而害于彼者。况医之为道，阴阳虚实，千状万态，神圣工巧，存乎其人，合四者而一之，名曰《卫生宝鉴》。夫鉴之本明，其应物也，无心乎妍丑，而妍丑莫能掩。得是书者诚能习而读之，玩而味之，了然于心而无疑，一旦临用，如鉴之虚明，物来而应，若妍若丑，无纤毫之差，其用岂不博哉？不然，未用时置之高阁，仓猝间但备检阅，殆有辨之不明，似是而非，其所失不啻霄壤。诗云：伐柯伐柯，其则不远。执柯以伐柯，睨而视之，犹以为远，殆非先生垂示后人之意也。

**至元辛巳冬至日郓城砚坚题于卷首**

夫医与造化参，学之精者为难。至著书垂训，冀后世必然之用者为尤难。罗君谦甫，东垣先生之高弟，尝谓予言，初受简席下，东垣先生曰：汝将为为人之学欤？闻道之士乎？请曰：愚虽不敏，幸蒙先生与教理之深指，乃所愿也。故十数年间，虽祁寒盛暑，亲炙不少辍，真积力久，尽传其私淑不传之妙。大抵人之疾疢，不外乎阴阳变征，我能参两间，会一身，推穷其所受根源，方为可尔。用是以所得日用之间，如敌在目中。然后审药为攻，未尝不如吾之所必取也。因集为一书，题曰《卫生宝鉴》。曰辨误者，证世之差谬，明其理之所自也；曰择方者，别夫药之精粗寒燠，以酌其疾证之宜否也；曰纪验者，述其己之治疗，与彼之深浅，见其功效之实也，仆平昔所得者如是，吾子其为我序之。余闻医之为学，古圣贤致知格物之一端也。轩岐以来，《难》《素》《灵枢》等书，累千万言，自非以医为任者，孰克而究之？若罗君者，可谓以医为任而究其理之所自欤。昔王彦伯医声既著，列三四灶，煮药于庭，老幼塞门来请。彦伯曰：热者饮此，寒者饮此，风者气者各饮此，初不计其酬谢。今罗君亦以道心济物，复能著书垂后，冀必然之用，其仁心普济，当以彦伯同流。其谁曰不然，故乐为题其端云。

**至元癸未清明日中议大夫治书侍御史汲郡王恽序**

# 自　启

　　天益上东垣先生启曰：窃以射不师于后羿，岂能成弹日之功？匠非习于公输，未易耸连云之构。惟此医药之大，关乎性命之深，若非择善以从之，乌得过人之远矣？兹者伏遇先生聪明夙赋，颖悟生资，言天者必有验于人，论病者则以及于国。驱驰药物，如孙吴之用兵；条派病源，若神禹之行水，是以问病而证莫不识，投药而疾瘼不瘳，有元化涤胃之神功，得卢扁起人之手段，犹且谦以接物，莫不忠于教人。如天益者□□晚生东垣□族幼承父训，俾志学于诗书；长值危时，遂苟生于方技。然以才非卓荦，性实颛蒙，恐贻□人之讥，常切求师之志。幸接大人之余论，始惭童子以何知？即欲敬服弟子之劳，亲炙先生之教，朝思夕诵，日就月将。其奈千里孑身，一家数口，内以生涯之逼，外为官长之拘，不得免焉。是以难也！今乃谨修薄礼，仰渎严颜，伏望怜鄙夫之间，为之竭焉。见互乡之童，与其进也，使得常常之见，得闻昧昧之思，若味亲糟粕之余，是赐获丘山之重。过此以往，未知所裁，谨启。

# 重刊后序

　　夷幼承先子严训，言东垣李先生医术之精，古今罕及，门人罗谦甫深得其秘奥。二公所著《脾胃论》《卫生宝鉴》诸书，皆补前人之未备，分门辨误，不执于一偏，以至针法、本草，无不详尽，诚医家切要而不可缺者。或乃论其用药不施攻法而多补，迂缓难用，此不能深究其旨而妄为之说也。观各方中所用麻黄、葛根，汗剂也；瓜蒂、赤豆，吐剂也；大黄、芒硝、牵牛、巴豆，下剂也。三攻之法，未尝不用。特其攻补随宜，施之先后，各有攸当。传诸书皆已版行于世，惜乎毁于元兵。今抄本传讹者多，吾尝正其缺误，欲寿诸梓，因循未果，汝他日当成吾志焉。未几，先子下世，夷拳拳服膺弗敢忘。迩年以来，东垣《脾胃论》《内外伤辨》《用药珍珠囊》三书，刊板已就。今复捐俸资，令医士钱垣缮写罗氏《卫生宝鉴》二十四卷，补遗一卷，计四百八十一板，共一十五万五千余字，募工刊完，将以广布四方，庶几不负我先子平昔之志。非惟从事于活人之术者，究心于此，大有所益，而遐壤僻邑无医之处，仓卒遇病，检方用药，亦必得其效也。

永乐十五年十二月初一日承德郎
太医院院判吴郡韩夷公达谨识

# 补刻后序

　　神农氏尝百药以治人病，于是为有医之始。厥后《素》《难》诸篇继作，而医乃大备。然上古之治疾，简略不繁，所用不过一二味而已。自张仲景制伤寒诸方，而后世相承，竞撰方书，至有充栋之富。然或奇峻太过，或泛杂不专，求其一验者盖鲜矣。若东垣李明之，生金源之时，得轩岐之髓，用药处方，如衡准物，攻补之施，未尝有毫发苟，盖二三百年来，南北所共遵用，而不敢有异议者。此岂非杰然于其学者哉？罗谦甫氏，为东垣高第弟子，《卫生宝鉴》，则李氏十书之羽翼也。有论有方，跬步不敢越其师家法，而发明遗蕴，时有裨所未备者，盖今学东垣者之所必由，而世决不可少者也。旧刻在苏，余因弭节之暇，取而览之，则残缺特甚。乃嘱郡守史侯，订正其讹，且求善本而补焉。呜呼！济人利物，士君子之急务，而有位者尤甚。若是书不完，则是览者必废，而东垣无辅也。何忍其若是哉？此固予之心也。倘今既全之后，从此流传，或穷乡乏医之处，一有所需，而无遗珠之叹，则前贤及物之仁，举在是矣，孰谓不收于一补之功乎？书成宜志，乃书其后，以为有志泽世者之告，非直为医家之言也矣。

弘治七年夏五月既望赐进士出身巡按直隶监察御史
汝南刘廷瓒宗敬跋于姑苏之冰玉堂

# ❦❦ 卷一　药误永鉴 ❦❦

### 春服宣药辨

戊申春，先师东垣老人论春月奉生之道：

《月令》云：是月也，不可以称兵，称兵必天殃。毋杀孩虫胎夭飞鸟，毋伐山林。又云：祭先脾，孟春行冬令，则首种不入；行秋令则民大疫。故国有春分停刑之禁，十二经有取决于胆之戒。仲景云：大法，春宜吐，故少阳证禁下，宜小柴胡汤和解之。少阳用事，万物方生，折之则绝生化之源，此皆奉生之道也。有假者反之，且春初服宣药者，乃伐天和而损脾胃，非徒无益而又害之。予因演先师之论，著为此论。

世传宣药，以牵牛、大黄之类，或丸或散，自立春后，无病之人服之，辄下数行。云凡人于冬三月，厚衣暖食，又近于火，致积热于内，春初若不宣泄，必生热疾。又云：解三焦积热，去五脏余毒，殆无此理。方冬严气凝寒，厚衣暖食近火，所以敌天气之寒也。冬裘夏葛，冬饮汤而夏饮水，皆自然之道，何积热于内而生疾乎？且阴阳偏胜则疾，果三焦积热，是阳亢阴绝，岂有得生之理哉？

故《难经》云：腑病易治，脏病难愈。邪气中脏，病之极矣。今言五脏俱有邪毒，则神将何依？《内经》亦曰：春三月，此谓发陈。天地俱生，万物以荣，夜卧早起，广

步于庭，披发缓形，以使志生，生而勿杀，予而勿夺，赏而勿罚，此春气之应，养生之道也。逆之则伤肝，夏为寒变，奉长者少。又曰：必先岁气，无伐天和。故智者之养生也，必顺四时，适寒温，和喜怒而安居处，节阴阳而调刚柔，如是则邪僻不至。又曰：苍天之气清净，则志意治。顺之则阳气固，虽有贼邪，弗能害也。失之则内闭九窍，外壅肌肉，卫气散解，此谓自伤，气之削也。当少阳用事，万物向荣生发之时，惟当先养脾胃之气，助阳退阴，应乎天道以使之平。今反以北方寒水所化，气味俱厚，苦寒之剂投之，是行肃杀之令于奉生之月，当升反降，伐脾胃而走津液，使营运之气减削，其不能输精皮毛经络必矣。奉长之气，从何而生？脏腑何所以禀受？脾胃一衰，何病不起？此诛罚无过，是谓大惑。无病生之，有病甚之。所谓春服宣药者，自轩岐而下，历代明医，俱无是说。呜呼！此理明白，非难知也。世多雷同，莫革其弊，深可痛哉！凡有志保生者，但以圣贤之言为准，则可免疑误之悔，夭折之祸矣。

### 革春服宣药歌

天与圣人同一体，长养万物不言利，《黄帝内经》福万世，惟恐生民触邪气。《调神四气》谨依行，身体康强无病滞，去圣逾远医道衰，谁解非非而是是。初春宣药服寒

凉，无故令人遭疫疠，肠鸣腹痛下数行，脾土既衰复损胃，周身百脉失经常，安乐身中强生事。少阳用事物向荣，一夜风霜反凋弊，春不生荣秋不收，奉养之气从何至，四时失序化难成，血气一衰神不炽。主明下安养生昌，心不明时灾患继，哀哉此理久不明，故以言理革其弊，保生君子勿他求，当向《内经》求圣意。

## 无病服药辨

谚曰：无病服药，如壁里安柱，此无稽之说，为害甚大。夫天之生物，五味备焉，食之以调五脏，过则生疾。故《经》云：阴之所生，本在五味。阴之五宫，伤在五味。又曰：五味入胃，各归其所喜。攻酸先入肝，辛先入肺，苦先入心，甘先入脾，咸先入肾，久而增气，气增而久，夭身之由也。又云：酸走筋，辛走气，苦走骨，咸走血，甘走肉，五味口嗜而欲食之，必自裁制，勿使过焉。至于五谷为养，五果为助，五畜为益，五菜为充，气味合而食之，补精益气；倘用之不时，食之不节，犹或生疾。况药乃攻邪之物，无病而可服焉？《圣济经》曰：彼修真者，蔽于补养，轻饵药石。阳剂刚胜，积若燎原，为消狂痈疽之属，则天癸竭而荣涸；阴剂柔胜，积若凝冰，为洞泄寒中之属，则真火微而卫散。一味偏胜，一脏偏伤。一脏既伤，四脏安得不病？唐孙思邈言，药势有所偏胜，令人脏气不平。裴潾谏唐宪宗曰：夫药以攻疾，非朝夕常用之物。况金石性酷烈有毒，又加炼以火气，非人五脏所能禁。至于张皋谏穆宗曰：神虑清则气血和，嗜欲多而疾疢作。夫药以攻疾，无疾不可饵。故昌黎伯铭李子之墓曰：余不知服食说自何世起，杀人不可计。而世慕尚之益至，此其惑也。今直取目见，亲与之游，而以药败者，六七公，以为世诫。工部尚书归

登、殿中御史李虚中、刑部尚书李逊、弟刑部侍郎建、襄阳节度使工部尚书孟简、东川节度使御史大夫卢植、金吾将军李道古，今又复取目见者言之：僧阎仲章服火炼丹砂二粒，项出小疮，肿痛不任，牙痒不能嚼物，服凉膈散半斤始缓。后饮酒辄发，药以寒凉之剂则缓，终身不愈；镇人李润之，身体肥盛，恐生风疾，至春服搜风丸。月余，便下无度，饮食减少，舌不知味，口干气短，脐腹痛，足胫冷，眩运欲倒，面色青黄不泽，日加困笃，乃告亲知曰：妄服药祸，悔将何及。后添烦躁喘满，至秋而卒；张秀才者，亦听方士之说，服四生丸，推陈致新。服月余，大便或溏或泻，饮食妨阻，怠惰嗜卧，目见黑花，耳闻蝉声，神虚头旋，飘飘然身不能支，至是方知药之误也。遂调饮食，慎起居，谨于保养。三二年间，其证犹存，逾十年后方平复；刘氏子闻人言腊月晨，饮凉水一杯，一月，至春而无目疾，遂饮之。旬余，觉腹中寒痛不任，咳嗽呕吐，全不思食，恶水而不欲见，足胫寒而逆。医以除寒燥热之剂急救之，终不能效。此皆无故求益生之祥，反生病焉，或至于丧身殒命。壁里安柱，果如何哉？且夫高堂大厦，梁栋安，基址固，坏涂毁墍，柱于壁中，甚不近人情。洁古老人云：无病服药，乃无事生事。此诚不易之论。人之养身，幸五脏之安泰，六腑之和平，谨于摄生。春夏奉以生长之道，秋冬奉以收藏之理，饮食之有节，起居而有常。少思寡欲，恬憺虚无，精神内守。此无病之时，不药之药也。噫！彼数人者既往不咎矣，后人当以此为龟鉴乎。

## 古方名实辨

仲景以小柴胡治少阳证——口苦舌干、往来寒热而呕。盖柴胡味苦平，行少阳经；黄芩味苦寒为佐，治发热口苦；生姜辛温，

486

半夏辛热，治发寒而呕；人参甘温，安胃和中；大枣甘平温，和阴阳，调荣卫，生津液，使半表半里之邪而自解矣。大承气汤治阳明本实——痞满燥实。枳实苦微寒，泄痞；厚朴苦温，除满；芒硝辛寒，润燥。邪入于腑而作热实，以大黄苦寒下之，酒制者为因用。热散气升而作汗解矣，因以承气名之。钱仲阳以升麻汤治小儿寒暄不时，阳明经受邪，身热目疼，鼻干不得卧，及疮疹未发，发而不匀。升麻苦平，葛根甘平，解散外邪；甘草甘温，芍药酸微寒，调和中气，拒邪不能伤其里。白术散治小儿阳明本虚——阴阳不和，吐利后而亡津液，虚热口干。人参、甘草、白术甘温，和中补胃；藿香、木香辛温芳馨，可以助脾；茯苓甘平，分阴阳而导其湿；葛根甘平，倍于众药，其气轻浮，鼓舞胃气上行，生津液而解肌热。《局方》中四物汤，调荣养卫，益气滋血。当归辛温，熟地黄甘温，能滋血；川芎辛温，白芍药味酸微寒，能养气。盖血为荣，气为卫，四物相合，故有调益滋养之实。黄芪建中汤治面色痿黄，脐腹急痛。脾胃不足者，肝木乘之也。木胜其中，土走于外，故痿黄见于面。《难经》曰：其平和不可得见，衰乃见耳。黄芪、甘草，甘温能补脾土；芍药之酸，能泻肝木。水挟木势，亦来侮土，故作脐腹急痛。官桂辛热，散其寒水；生姜、大枣、饴糖，辛甘大温，益气缓中，又与脾胃行其津液，以养四脏，建脾制水，补子泻鬼，使四脏各安其气。必清必净，则病气衰去。建中之名，亦不诬矣。上数方，药证相对，名实相辅，可垂法于世。近世用双解散，治风寒暑湿，饥饱劳逸，殆无此理。且如风邪伤卫，必自汗而恶风；寒邪伤荣，必无汗而恶寒。又云：伤寒伤风，其证不同。中暑自汗，必身热而气虚；中湿自汗，必体疼而沉重。且四时之气，更伤五脏，一往一来，未有齐至者也。饥则损气，饱则伤胃，劳则气耗，逸则气滞。其证不同，治法亦异。盖劳者温之，损者补之，逸者行之，内伤者消导之。今内外八邪，一方治之，有此理乎？《内经》云：调气之方，必别阴阳，内者内治，外者外治。故仲景云：且除其表，又攻其里，言仍似是，其理实违。其是之谓欤！如搜风丸、祛风丸，有搜风祛风之名，无搜风祛风之实。百解散亦此类也。谚云：看方三年，无病可医；疗病三年，无药可用。此亦名实不相辅故也。噫！去圣逾远，其术暗昧，人自为法，无可考证。昔在圣人，垂好生之德著《本草》，作《内经》，仲景遵而行之以立方，号群方之祖。后之学者，以仲景之心为心，庶得制方之旨。

## 承气汤辨

仲景《伤寒论》云：寒邪外伤，传而入里。里者，入胃是也。邪气入胃，则变而为热。胃中之气郁滞，糟粕秘结，壅而为实。实则泻之，人所共知。如缓急轻重之剂，则临时消息焉。若不恶寒反恶热，谵语烦渴，腹满而喘，手足濈然汗出者，急下之，宜大承气汤。如邪气入深，恐有燥屎，欲知之法，与小承气汤试之。若腹中转矢气者，有燥屎也，乃可攻之；不转矢气者，必初硬而后溏，尚未可攻，攻之则腹满不能食。若腹大满不通者，亦以小承气汤微和其胃气，勿令大泄也。如发汗后不恶寒但热者，胃实也，当和其胃气，调胃承气汤主之。成无己云：大热结实者大承气，小热微结者小承气，以热不甚大，故于大承气汤内去芒硝；又以结不至坚，故不减厚朴、枳实也。如不至大坚满，邪气盛而须攻下者，亦未可投大承气汤，必以轻缓之剂攻之，于大承气汤中去厚朴、枳实，加甘草，乃轻缓之剂也。若大承气证，反用调胃承气汤治之，则邪气不散；小承气汤证，反用大承气汤下之，则过伤正气而腹满不能食，故有勿大泄之戒。此仲景所以分而治之，未尝越圣人之制度。后之学者，以此三药合而为一，且云通治三药之证，及无问伤寒杂病内外一切所伤，一概治之。若依此说，与仲景之方，甚相违背，又失轩岐缓急之旨，红紫乱朱，迷惑众听，一唱百和，使病者暗受其弊。将何诉哉？有公心审是非者，于《内经》仲景方内求责，使药证相对。以圣贤之心为心，则方之真伪，自可得而知矣。

### 阴盛阳虚汗之则愈下之则死

仲景云：阴盛阳虚，汗之则愈，下之则死者。此言邪气在表之时也。夫寒邪属阴，身之外者属阳，且夫各脏腑之经络，亦属阳也。盖阳气为卫，卫气者所以温分肉，充皮毛，肥腠理，司开阖，此皆卫外而为固也。或烦劳过度，阳气外损，不能卫固，阳为之虚。阳虚者阴必凑之，故阴得以胜。邪气胜则实，阴盛阳虚者此也。阴邪既盛，腠理致密，阳气伏郁，不得通畅，所以发热恶寒，头项痛，腰脊强。应解散而药用麻黄者，《本草》云：轻可去实，葛根、麻黄之属是也。盖麻黄能退寒邪，使阳气伸越，作汗而解。故曰阴盛阳虚，汗之则愈。里气和平而反下之，中气既虚，表邪乘虚而人，由是变证百出，故曰下之则死。《外台秘要》云：表病里和，汗之则愈，下之则死，正此意也。

### 阳盛阴虚下之则愈汗之则死

仲景云：阳盛阴虚，下之则愈，汗之则死者，此言邪气在里之时也。夫寒邪始伤于表，不解而渐传入于里，变而为热。人之身在里者为阴。华佗云：一日在皮，二日在肤，三日在肌，四日在胸，五日在腹，六日在胃，入胃谓之人腑也。腑之为言聚也，若府库而聚物焉，又为水谷之海、荣卫之源。邪气入于胃而不复传流水谷，水谷不消去，郁而为实也。此阳盛阴虚者此也，故潮热引饮，腹满而喘，手足漐漐汗出，大便难而谵语，宜大承气汤，下之则愈。潮热者为实也，此外已解，可攻其里而反汗之，表无阴邪，汗又助阳，阳实而又补，表里俱热，不死何待？《外台秘要》云：表和里病，下之则愈，汗之则死，正此意也。

### 汗多亡阳

齐大哥十一月间，因感寒邪，头项强，身体痛，自用灵砂丹四五粒并服，以酒引下，遂大汗，出汗后身轻。至夜，前病复来，以前药复汗，其病不愈。复以通圣散发汗，病添，身体沉重，足胻冷而恶寒，是日方命医。医者不究前治，又以五积散汗之。翌日，身重如石，不能反侧，足胻如冰，冷及腰背，头汗如贯珠，出而不流，心胸躁热，烦乱不安，喜饮冷，西瓜、梨柿冰水之物，常置左右。病至于此，命予治之。诊得六脉如蛛丝，微微欲绝，予以死决之。主家曰：得汗多矣，焉能为害？予曰：夫寒邪中人者，阳气不足之所致也，而感之有轻重，汗之者岂可失其宜哉？仲景曰：阴盛阳虚，汗之则愈。汗者，助阳退阴之意也。且寒邪不能自出，必待阳气泄，乃能出也。今以时月论之，大法夏月宜汗，此大法焉，然并以太过为戒。况冬三月闭藏之时，无扰乎阳，无泄皮肤，使气亟夺，为养藏之道也。逆之则少阴不藏，此冬气之应也。凡有触冒，宜微汗之，以平为期，邪退乃已。急当衣暖衣，居密室，服实表补卫气之剂，虽有寒邪，弗能为害。此从权之治也。今非时而大发其汗，乃谓之逆，故仲景有云：一逆尚引日，再逆促命期。今本伤而汗，汗而复伤，伤而复汗，汗出数回，使气亟夺，卫气无守，阳泄于外，阴乘于内，故《经》云：独阳不生，独阴不长。不死何待？虽卢扁亦不能治之活也。是日，至夜将半，项强身体不仁，手足搐急，爪甲青而死矣。《金匮要略》云：不当汗而妄汗之，令人夺其津液，枯槁而死。今当汗之，一过亦中绝其命，况不当汗而强汗之者乎？

## 下多亡阴

真定赵客，乙丑岁六月间，客于他方，因乘困伤湿面，心下痞满，躁热时作，卧不得安，遂宿于寺中。僧以大毒食药数丸，下十余行，心痞稍减，越日困睡。为盗劫其财货，心有所动，遂燥热而渴，饮冷酒一大瓯。是夜脐腹胀痛，僧再以前药复下十余行，病加困笃。四肢无力，燥热，身不停衣，喜饮冷水。米谷不化，痢下如烂鱼肠脑，赤水相杂，全不思食，强食则呕，痞甚于前，噫气不绝。足胻冷，少腹不任其痛。请予治之，诊其脉浮数八九至，按之空虚。予溯流而寻源，盖暑天之热已伤正气，以有毒大热之剂下之。一下之后，其所伤之物已去而无余矣，遗巴豆之气，流毒于肠胃之间，使呕逆而不能食，胃气转伤而然。及下脓血无度，大肉陷下，皮毛枯槁，脾气弱而衰也。舌上赤涩，口燥咽干，津液不足，下多亡阴之所致也。阴既已亡，心火独旺，故心胸燥热，烦乱不安。《经》曰：独阳不生，独阴不长，夭之由也。遂辞而退，后易他医。医至，不审其脉，不究其源，惟见痞满，以枳壳丸下之。病添喘满，利下不禁而死。《金匮要略》云：不当下而强下之，令人开肠洞泄便溺不禁而死。此之谓也。夫圣人治病，用药有法，不可少越。《内经》云：大毒去病，十去其六；小毒治病，十去其七；常毒治病，十去其八；无毒治病，十去其九。如不尽行，复如法以谷肉果菜养之，无使过之，过则伤其正矣。《记》有之云：医不三世，不服其药。盖慎之至也。彼僧非医流，妄以大毒之剂下之太过，数日之间，使人殒身丧命。用药之失，其祸若此，病之择医，可不谨乎？戒之。

## 方成弗约之失

丁巳冬十月，予从军回，至汴梁。有伶人李人爱谓予曰：大儿自今岁七月间，因劳役渴饮凉茶，及食冷饭，觉心下痞，请医治之。医投药一服，下利两行，其证遂减。不数日，又伤冷物，心腹复痞满，添呕吐恶心，饮食无味，且不饮食，四肢困倦，懒于言语。复请前医诊视，曰：此病易为，更利几行即快矣。遂以无忧散对，加牵牛末，白汤服。至夕，腹中雷鸣而作阵痛，少焉既吐又泻，烦渴不止，饮冷无度，不复能禁，时发昏愦。再命前医视之，诊其脉，不能措手而退。顷之冷汗如洗，口鼻气渐冷而卒矣。小人悔恨无及，敢以为问。予曰：未尝亲见，不知所以然。既去，或曰：予亲见之，果药之罪欤而非欤？对曰：此非药之罪，乃失其约量之过也。夫药用之无据，反为气贼。《内经》云：约方犹约囊也。囊满弗约则输泄，方成弗约则神与气弗俱，故仲景以桂枝汤治外伤风邪，则曰：若一服汗出病差，停后服，不必尽剂。大承气汤下大满大实，则曰得更衣止后服，不必尽剂。其慎如此，此为大戒，盖得圣人约囊之旨也。治病必求其本，盖李人以俳优杂剧为戏，劳神损气而其中疢然。因时暑热，渴饮凉茶，脾胃气弱，不能运化而作痞满。以药下之，是重困也。加以不慎，又损其阳。虚而复伤，伤而复下，阴争于内，阳扰于外，魄汗未藏，四逆而起。此仲景所谓一逆尚引日，再逆促命期。如是则非失约量之过而何？故《内经》戒云：上工平气，中工乱脉，下工绝气。危生下工，不可不慎也。

# 卷二　药误永鉴

### 灸之不发

国信副使覃公中四十九岁，至元丙寅春，病脐腹冷疼，完谷不化，足胻寒而逆，皮肤不仁，精神困弱。诊其脉沉细而微，遂投以大热甘辛之剂，及灸气海百壮，三里、三穴各三七壮，阳辅各二七壮。三日后，以葱熨，灸疮皆不发。复灸前穴依前壮数，亦不发。十日后，疮亦更不作脓，疮口皆干。癸丑岁初，予随朝承应，冬屯于瓜忽都地面，学针于窦子声先生。因询穴腧，曰：凡用针者气不至而不效，灸之亦不发。大抵本气空虚，不能作脓，失其所养故也。更加不慎，邪气加之，病必不退。异日因语针灸科忽教授，亦以为然。至元戊辰春，副使除益都府判，到任未几时，风疾。半身麻木，自汗恶风，妄喜笑。又多健忘，语言微涩。医以续命汤复发其汗，津液重竭，其证愈甚，因求医还家。日久神气昏愦，形容羸瘦，饮食无味，便溺遗失，扶而后起，屡易医药，皆不能效。因思《内经》云：阳气者若天与日，失其所则折寿而不彰。今因此病，而知子声先生之言矣。或云：副使肥甘足于口，轻暖足于体，使令足于前，所为无不如意，君言失其所养，何也？予曰：汝言所养，养口体者也，予论所养，养性命者也。且覃氏壮年得志，不知所养之正，务快于心，精神

耗散，血气空虚，因致此疾。《灵枢经》云：人年十岁，五脏始定，血气已通，其气在下，故好走；二十岁血气始盛，肌肉方长，故好趋；三十岁五脏大定，肌肉坚，血气盛满，故好步；四十岁五脏六腑十二经脉，皆大盛以平定，腠理始疏，华荣颓落，发颇斑白，平盛不摇，故好坐；五十岁肝气始衰，肝叶始薄，胆汁始减，目始不明；六十岁心气始衰，善忧悲，血气懈惰，故好卧；七十岁脾气始衰，皮肤已枯；八十岁肺气衰，魄魂散离，故言善误；九十岁肾气焦脏枯，经脉空虚；百岁五脏皆虚，神气皆去，形骸独居而终矣。盖精神有限，嗜欲无穷，轻丧性命，一失难复，其覃氏之谓欤！

### 脱营

《疏五过论》云：尝贵后贱，虽不中邪，病从内生，名曰脱营。镇阳有一士人，躯干魁梧而意气雄豪，喜交游而有四方之志，年逾三旬，已入任至五品。出入从骑塞途，姬侍满前，饮食起居，无不如意。不三年，以事罢去。心思郁结，忧虑不已，以致饮食无味，精神日减，肌肤渐至瘦弱，无如之何。遂耽嗜于酒，久而中满，始求医。医不审得病之情，辄以丸药五粒，温水送之，下二十余行。时值初秋，暑热犹盛，因而烦渴，饮冷过多，遂成肠鸣腹痛而为痢疾有如鱼脑，

以至困笃，命予治之。诊其脉乍大乍小，其证反覆闷乱，兀兀欲吐，叹息不绝。予料曰：此病难治，启玄子云，神屈故也。以其贵之尊荣，贱之屈辱，心怀慕眷，志结忧惶，虽不中邪，病从内生，血脉虚减，名曰脱营。或曰：愿闻其理。《黄帝针经》有曰：宗气之道，纳谷为宝。谷入于胃，乃传之脉，流溢于中，布散于外。精专者行于经隧，终而复始，常营无已，是为天地之纪。故气始从手太阴起，注于阳明，传流而终于足厥阴。循腹里，入缺盆，下注肺中。于是复注手太阴，此营气之所行也。故日夜气行五十营，漏水下百刻，凡一万三千五百息。所谓变通者并行一数也，故五十营备，得尽天地之寿矣。今病者始乐后苦，皆伤精气。精气竭绝，形体毁阻。暴喜伤阳，暴怒伤阴，喜怒不能自节。盖心为君主，神明出焉，肺为相辅，主行荣卫，制节由之。主贪人欲，天理不明，则十二官相使，各失所司，使道闭塞而不通。由是则经营之气脱去，不能灌溉周身，百脉失其天度，形乃大伤，以此养生则殃。何疑之有焉？

## 泻火伤胃

经历晋才卿，膏粱而饮，至春病衄。医曰：诸见血者为热，以清凉饮子投之，即止。越数日，其疾复作。医又曰：药不胜病故也。遂投黄连解毒汤，既而或止，止而复作。易医数回，皆用苦寒之剂，俱欲胜其热而已，然终不愈。而饮食起居，浸不及初。肌寒而时躁，言语无声，口气臭秽，恶如冷风，然其衄之余波，则未绝也。或曰：诸见血者热。衄，热也。热而寒之，理也。今不惟不愈而反害之，何哉？《内经》曰：以平为期；又言下工不可不慎也。彼惟知见血为热，而以苦寒攻之，抑不知苦泻土。土，脾胃也。脾胃，人之所以为本者。今火为病而泻其土，火固未尝除而土已病矣。土病则胃虚，胃虚则营气不能滋荣百脉，元气不循天度，气随阴化而无声肌寒也。意粗工嘻嘻以为可治，热病未已，寒病复起。此之谓也。

## 肺痿辨

华严寺和尚座代史侯出家，年未四十。至元癸酉四月间，因澡浴大汗出，还寺剃头，伤风寒。头疼，四肢困倦，就市中购通圣散服之。又发之汗，头疼少减。再日复作，又以通圣散发之。发汗数回，反添劳动喘促，自汗恶风，咳而有血，懒于言语，饮食减少。求医治之，医与药，多以生姜为引子。至六月间，精神愈困，饮食减少，形体羸瘦，或咳或唾红血极多，扶而后起。请予治之，具说前由。诊其脉，浮数七八至，按之无力。予曰：不救矣。或曰：何谓不救？《内经》曰：血之与汗，异名而同类，夺汗者无血，夺血者无汗。《金匮要略》云：肺痿之病，从何而得之？师曰：或从汗出，又被快药下利，重亡津液，故得之。今肺气已虚，又以辛药泻之，重虚其肺，不死何待？《藏气法时论》曰：肺欲收，急食酸以收之。用酸补之，辛泻之，盖不知《内经》之旨。仲景云：祸术浅狭，懵然不知病源为治，乃误发汗吐下之相反，其祸至速。世上之士，但务彼翕习之荣，而莫见此倾危之败，惟明者居然能识其本。近取诸身，夫何远之有焉？其僧不数日，果亡。

## 下工绝气危生

丁巳予从军至开州，夏月，有千户高国用谓予曰：父亲年七十有三，于去岁七月间，因内伤饮食，又值霖雨，泻痢暴下数行。医以药止之，不数日又伤又泻。止而复伤，伤而复泄。至十月间，肢体瘦弱，四肢倦怠，饮食减少，腹痛肠鸣。又以李医治

491

之，处以养脏汤。治之数日，泻止后添呕吐。又易以王医，用丁香、藿香、人参去白、橘皮、甘草，同为细末，煎生姜数服而呕吐止。延至今正月间，饮食不进，扶而后起，又数日不见大便。予问医曰：父亲数日不见大便，何以治之？医曰：老官人年过七旬，气血衰弱，又况泻痢半载，脾胃又虚，津液耗少，以麻仁丸润之可也。众亲商议，一亲知曰：冯村牛山人，见证不疑，有果决。遂请治之。诊其脉，问其病证，曰此是风结也。以搜风丸百余丸服之，利下数行而死。予悔恨不已，敢以为问。予曰：未尝亲见，将何以言？高千户退而去。或者曰：予亲见之，细说其证。予曰：人以水谷为本，今年高老人久泻，胃中津液耗少，又重泻之，神将何依？《灵枢经》云：形气不足，病气不足，此阴阳俱不足也，不可泻之，泻之则重不足。重不足则阴阳俱竭，血气皆尽，五脏空虚，筋骨髓枯，老者绝灭，少者不复矣。又曰：上工平气，中工乱脉，下工绝气危生。绝气危生，其牛山人之谓欤！

## 酸多食之令人癃

至元己巳上都住，夏月，太保刘仲晦使引进史柔明来曰：近一两月，作伴数人，皆有淋疾，是气运使然，是水土耶？予思之，此间别无所患，此疾独公所有之，殆非运气水土使然。继问柔明近来公多食甚物，曰：宣使赐木瓜百余对，遂多蜜煎之。每客至以此待食，日三五次。予曰：淋由此也。《内经》曰：酸多食之令人癃。可与太保言之，夺饮则已。一日，太保见予问曰：酸味致淋，其理安在？予曰：小便主气。《针经》云：酸入于胃，其气涩以收。上之两焦，弗能出入也。不出则留胃中，胃中和温则下注膀胱之胞。胞薄以懦，得酸则缩绻，约而不通，水道不行，故癃而涩，乃作淋也。又

曰：阴之所生，本在五味。阴之五宫，伤在五味。五味口嗜而欲食之，必自裁制，勿使过焉。五味过则皆能伤其正，岂止酸味耶？太保叹曰：凡为人子不可不知医。信哉！

## 冬藏不固

刑部侍郎王立甫之婿，年二十五岁，至元丁卯十一月间，困劳役忧思烦恼，饮食失节而病。时发躁热，肢体困倦，盗汗湿透其衾，不思饮食，气不足一息，面色青黄不泽。请予治之，具说前证。诊其脉，浮数而短涩，两寸极小。予告曰：此危证也，治虽粗安，至春必死，当令亲家知之。夫人不以为然，遂易医。至正月躁热而卒。异日，立甫同外郎张介夫来谓予曰：吾婿果如君言，愿闻其理。予曰：此非难知也。《内经》曰：主胜逆，客胜从，天之道也。盖时令为客，人身为主。冬三月人皆惧寒，独渠躁热盗汗，是令不固其阳，时不胜其热。天地时令，尚不能制，药何能为？冬乃闭藏之月，阳气当伏于九泉之下，至春发为雷，动为风，鼓坼万物，此奉生之道也。如冬藏不固，则春生不茂，又有疫疠之灾。且人身阳气，亦当伏潜于内，不敢妄扰，无泄皮肤，使气亟夺，此冬藏之应也。令婿汗出于闭藏之月，肾水已涸，至春何以生木？阳气内绝，无所滋荣，不死何待？二君乃叹息而去。

## 主胜客则逆

古廉韩子玉父，年逾六旬有三，病消渴。至冬添躁热，须裸袒，以冰水喷胸腋乃快。日食肉面数回，顷时即饥，如此月余，命予治疗。诊得脉沉细而疾，予以死决之。子玉及弟泣跪予前曰：病固危笃，君尽心救治，则死而无悔。予答曰：夫消之为病，其名不一，曰食亦，曰消中，曰宣疾，此膏粱

之所致也。阳明化燥火，津液不能停，自汗，小便数，故饮一溲二。胃热则消谷善饥，能食而瘦。王叔和云：多食亦饥虚是也。此病仲景所谓春夏剧，秋冬差，时制故也。令尊今当差之时反剧，乃肾水干涸不能制其心火，而独旺于不胜之时。《经》曰：当所胜之时而不能制，名曰真强，乃孤阳绝阴者也。且人之身为主，天令为客。此天令大寒，尚不能制其热，何药能及？《内经》曰：主胜逆，客胜从。正以此也。设从君治疗，徒劳而已，固辞而归。遂易医与灸，不数日而卒。其后子玉感予之诚，相好愈厚。

### 用药无据反为气贼

北京按察书吏李仲宽，年逾五旬，至元己巳春，患风证。半身不遂，四肢麻痹，言语謇涩，精神昏愦。一友处一法，用大黄半斤，黑豆三升，水一斗，同煮豆熟，去大黄，新汲水淘净黑豆，每日服二三合，则风热自去。服之过半，又一友云：通圣散、四物汤、黄连解毒汤，相合服之，其效尤速。

服月余，精神愈困。遂还真定，归家养病。亲旧献方无数，不能悉录。又增瘖哑不能言，气冷手足寒。命予诊视，细询前由，尽得其说。予诊之，六脉如蛛丝细。予谓之曰：夫病有表里虚实寒热不等，药有君臣佐使大小奇偶之制。君所服药无考凭，故病愈甚。今为不救，君自取耳。未几而死。

有曹通甫外郎妻萧氏，六旬有余，孤寒无依。春月忽患风疾，半身不遂，语言謇涩，精神昏愦，口眼㖞斜，与李仲宽证同。予刺十二经井穴，接其经络不通，又灸肩井、曲池。详病时月，处药服之，减半。予曰：不须服药，病将自愈。明年春，张子敬郎中家见行步如故。予叹曰：夫人病全得不乱服药之力。由此论李仲宽乱服药，终身不救。萧氏贫困，恬儋自如获安。《内经》曰：用药无据，反为气贼，圣人戒之。一日，姚雪斋举许先生之言曰：富贵人有二事反不如贫贱人，有过恶不能匡救，有病不能医疗。噫！其李氏之谓欤！

卫生宝鉴

## 卷三 药误永鉴

### 主不明则十二官危

癸丑春，藁城令张君，年三十有余，身体丰肥，精神康健，饮食倍于常人。太医王彦宝曰：君肥盛如此，若不预服凉药，恐生热疾。张君从之，遂服三一承气汤二两，下利三十余行。异日，觉阴阴腹痛，且不欲食，食而无味，心下痞满，精神困倦。次添胸膈闭塞，时作如刀刺之痛。稍多食则醋心腹胀，不能消化，以此告予。予曰：昔君刚强，饮啖如常，血气周流，循其天度，十二脏之相使，各守所司，神气冲和，身体太平。君自戕贼，冲气败乱而致病如此。虽悔何及？予遂以四君子汤甘温之剂，补脾安胃，更加人参、黄芪、升麻，升阳补气，戒以慎起居，节饮食。服之月余，胸中快利而痛止。病气虽去，终不复正气，未几三旬中风而死。《灵兰秘典》云：主不明则十二官危，形乃大伤。以此养生则殃，以为天下者，其宗大危，戒之戒之！启玄子云：心不明，邪正一；邪正一，则损益不分；损益不分，则动之凶咎，陷身于羸瘠矣，故形乃大伤。夫主不明，则委于左右；委于左右，则权势妄行；权势妄行，则吏不奉法；吏不奉法，则人民失所，而皆受枉曲矣。且民惟邦本，本固邦宁，本不获安，国将何有？宗庙之主，安得不至于倾危乎？故曰戒之戒之！张君安危不察，损益不分，妄加治疗以召其

祸，可痛也哉！此既往不可咎，后人当以此为明鉴。

### 时气传染

总帅相公，年近七旬，戊午秋南征。过扬州，俘虏万余口。内选美色室女近笄年者四，置于左右。予因曰：总帅领十万余众，深入敌境，非细务也。况年高气弱，凡事宜慎。且新房之人，惊忧气蓄于内，加以饮食不节，多致疾病。近之则邪气相传，其害为大。总帅笑而不答，其副帅时亦在坐。异日召予曰：我自十三岁从征回鹘，此事饱经，汝之言深可信矣。至腊月中班师，值大雪三日，新掠人不禁冻馁，皆病头疼咳嗽，腹痛自利，多致死亡者。逮春正月至汴，随路多以礼物来贺，相公因痛饮数次，遂病。脉得沉细而弦，三四动而一止。其证头疼咳嗽，自利腹痛，与新房人病无异。其脉短涩，其气已衰，病已剧矣，三日而卒。邪气害人，其祸如此。《内经》云：乘年之虚，遇月之空，失时之和，因而感邪，其气至骨。又曰：避邪如避矢石。钱仲阳亦曰：粪履不可近褓褓。婴儿多生天吊惊风，亦犹正气尚弱，不能胜邪故也。由是观之，圣贤之言，信不诬矣！

### 戒妄下

真定钞库官李提举，年逾四旬，体干魁

梧，肌肉丰盛。其僚友师君告之曰：肥人多风证，君今如此，恐后致中风。搜风丸其药推陈致新化痰，宜服之。李从其言，遂合一料，每日服之。至夜下五行，如是半月，觉气短而促。至一月余，添怠惰嗜卧，便白脓，小便不禁，足至膝冷，腰背沉痛，饮食无味，仍不欲食，心胸痞满，时有躁热，健忘，恍惚不安。凡三易医皆无效，因陈其由，请予治之。予曰：孙真人云，药势有所偏助，令人脏气不平。药本攻疾，无病不可饵。平人谷入于胃，脉道乃行；水入于经，其血乃成。水去则荣散，谷消则卫亡。荣散卫亡，神无所依。君本身体康强，五脏安泰，妄以小毒之剂，日下数行。初服一日，且推陈下行，疏积已去，又何推焉？今饮食不为肌肤，水谷不能运化精微，灌溉五脏六腑，周身百脉，神将何依？故气短而促者，真气损也。怠惰嗜卧者，脾气衰也；小便不禁者，膀胱不藏也；便下脓血者，胃气下脱也；足胕寒而逆者，阳气微也；时有躁热、心下虚痞者，胃气不能上荣也；恍惚健忘者，神明乱也。《金匮要略》云：不当下而强下之，令人开肠洞泄便溺不禁而死。前证所生非天也，君自取之，治虽粗安，促君命期矣。李闻之，惊恐，汗浃于背，起谓予曰：妄下之过，悔将何及！虽然，君当尽心救其失。予以谓病势过半，命将难痊，固辞而退。至秋疾甚作，医以夺命散下之，躁热喘满而死。《内经》曰：诛罚无过，是谓大惑。如李君者，盖《内经》所谓大惑之人也，卫生君子，可不戒哉？

## 轻易服药戒

何秀才一女子病，其父谓予曰：年十三时，五月间，因伤冷粉，腹中作痛，遂于市药铺中，赎得神芎丸服之。脐腹渐加冷疼，时发时止。今逾七八年不已，何也？答曰：

古人云：寒者热之。治寒以热，良医不能废其绳墨而更其道也。据所伤之物，寒也；所攻之药，亦寒也。重寒伤胃，其为冷痛，岂难知哉？凡人之脾胃，喜温而恶冷。况女子幼小，血气尚弱，不任其寒。故阳气潜伏，寒毒留连，久而不除也。治病必先求其本，当用温中养气之药，以救前失。服之月余方愈。呜呼！康子馈药，孔子拜而受之，以未达不敢尝，此保生之重者也。奈何常人命医，拱默而令切脉，以谓能知病否。且脉者，人之血气附行于经络之间。热胜则脉疾，寒胜则脉迟。实则有力，虚则无力。至于所伤何物，岂能别其形象乎？医者不可不审其病源，而主家不可不说其病源。如何氏女子，不以病源告医，而求药于市铺，发药者亦不审其病源，而以药付之，以致七八年之病，皆昧此理也。孙真人云：未诊先问，最为有准。东坡云：只图愈疾，不图困医。二公之语，其有功于世大矣。

## 妄投药戒

高郎中家好收方书，及得效药方，家人有病，自为处治，亦曾有效。中统庚申五月间，弟妇产未满月，食冷酪苦苣及新李数枚，渐觉腹中痛。太夫人以自合槟榔丸七十丸服之，至夜痛尤甚。恐药力未达，又进五十丸，须臾间大吐且泻，其痛增极，肢体渐冷，口鼻气亦冷。急求医疗，未至而卒。后太夫人见予，诉其由，曰：天命耶？药之过耶？君试裁之。予曰：非难知也。凡医治病，虚则补之，实则泻之，此定法也。人以血气为本，今新产血气皆损，胃气虚弱，不能腐熟生硬物，故满而痛也。复以寒剂攻之，又况夏月阴气在内，重寒相合，是大寒气入腹，使阴盛阳绝。其死何疑？《难经》曰：实实虚虚，损不足而益有余。如此死者，医杀之耳，非天命也。太夫人然其言。

噫！《曲礼》谓，医不三世，不服其药。其慎如此！彼过已往而不可咎，后之用药者，当以此为戒之。

## 福医治病

丙辰秋，楚丘县贾君次子二十七岁，病四肢困倦，躁热自汗，气短，饮食减少，咳嗽痰涎，胸膈不利，大便秘，形容羸削，一岁间更数医不愈。或曰：明医不如福医。某处某医，虽不精方书，不明脉候，看证极多，治无不效，人目之曰福医。谚云：饶你读得王叔和，不如我见过病证多。颇有可信，试命治之。医至，诊其脉曰：此病予饱谙矣，治之必效。于肺腧各灸三七壮，以蠲饮枳实丸消痰导滞。不数服，大便溏泄无度，加腹痛，食不进，愈添困笃。其子谓父曰：病久瘦弱，不任其药。病剧遂卒。冬予从军回，其父以告予。予曰：思《内经》云，形气不足，病气不足，此阴阳俱不足。泻之则重不足，此阴阳俱竭，血气皆尽，五脏空虚，筋骨髓枯，老者绝灭，壮者不复矣，故曰不足补之。此其理也。令嗣久病羸瘦，乃形不足，气短促乃气不足，病潮作时嗜卧，四肢困倦，懒言语，乃气血皆不足也。补之惟恐不及，反以小毒之剂泻之。虚之愈虚，损之又损，不死何待？贾君叹息而去。予感其事，略陈其理。夫高医愈疾，先审岁时太过不及之运，察人之血气饮食勇怯之殊。病有虚实浅深在经在脏之别，药有君臣佐使大小奇偶之制，治有缓急因用引用返正之则。孙真人云：凡为太医，必须谙《甲乙》《素问》《黄帝针经》、明堂流注、十二经、三部九候、五脏六腑、表里孔穴、本草、药对、仲景、叔和诸部经方。又须妙解五行阴阳，精熟《周易》，如此方可为太医。不尔，则无目夜游，动致颠损。正五音者，必取师旷之律吕，而后五音得以正；为方圆者，必取公输之规矩，而后方圆得以成。五音方圆，特末技耳，尚取精于其事者。况医者人之司命，列于四科，非五音方圆之比，不精于医，不通于脉，不观诸经本草，赖以命通运达而号为福医。病家遂委命于庸人之手，岂不痛哉！噫！医者之福，福于渠者也。渠之福安能消病者之患焉？世人不明此理而委命于福医，至于伤生丧命，终不能悟。此惑之甚者也。悲夫！

# 卷四　名方类集

予受学于东垣先生，先生授以《内经》要奥，仍授以制方之法。中书左丞董公彦明，中统辛酉夏领军攻济南，时暑隆盛，军人饮冷，多成痢疾。又兼时气流行，左丞遣人来求医于予，遂以数药付之。至秋城陷矣，公回，谓予曰：向所付药，服之多效，其方君自制耶？古方耶？予曰：有自制方，有古方。公曰：君用药如此，可谓得医之三昧矣。以自制方及古方，用之经验者，类而集之以济人，不亦善乎？予遂允之。凡古今名方，亲获效者，类以成书，详列于后。

## 饮食自倍肠胃乃伤论

《痹论》云：阴气者静则神藏，躁则消亡。饮食自倍，肠胃乃伤。谓食物无务于多，贵在能节，所以保冲和而遂颐养也。若贪多务饱，饫塞难消，徒积暗伤，以召疾患。盖食物饱甚，耗气非一，或食不下而上涌，呕吐以耗灵源；或饮不消而作痰，咯唾以耗神水；大便频数而泄，耗谷气之化生；溲便滑利而浊，耗源泉之浸润。至于精清冷而下漏，汗淋漉而外泄，莫不由食物之过伤，滋味之太厚。如能节满意之食，省爽口之味，常不至于饱甚者，即顿顿必无伤，物物皆为益。糟粕变化，早晚溲便按时；精华和凝，上下津液含蓄。神藏内守，荣卫外固，邪毒不能犯，疾疢无由作。故圣人立言垂教，为养生之大经也。

## 食伤脾胃论

论曰：人之生也，由五谷之精，化五味之备，故能生形。《经》曰：味归形，若伤于味亦能损形。今饮食反过其节，以至肠胃不能胜，气不及化，故伤焉。《经》曰：壮火食气，气食少火；壮火散气，少火生气。《痹论》云：饮食自倍，肠胃乃伤。失四时之调养，故能为人之病也。《经》曰：气口紧盛伤于食。心胃满而口无味，口与气口同。气口曰坤口，乃脾之候，故胃伤而气口紧盛。夫伤者有多少，有轻重。如气口一盛，得脉六至，则伤于厥阴，乃伤之轻也，枳术丸之类主之；气口二盛，脉得七至，则伤于少阴，乃伤之重也，雄黄圣饼子、木香槟榔丸、枳壳丸之类主之；气口三盛，脉得八至九至，则伤太阴，填塞闷乱则心胃大痛，备急丸、神保丸、消积丸之类主之。兀兀欲吐则已，俗呼食迷风是也。《经》曰：上部有脉，下部无脉，其人当吐，不吐者死。瓜蒂散吐之，如不能吐，则无治也。《经》曰：其高者因而越之，在下者引而竭之也。

**枳术丸**　治痞、消食、强胃。

白术二两　枳实一两，麸炒

上为末，荷叶裹，烧饭为丸，如梧子大。每服五十丸，多用白汤下，无时。

用白术者，本意不取其食速化，但久服

令胃气强实，不复伤也。

**橘皮枳术丸** 治老幼元气虚弱，饮食不消，或脏腑不调，心下痞闷。

白术二两 枳实麸炒 橘皮各一两

上为末，荷叶裹，烧饭为丸，如桐子大。每服五十丸，温水送下，食远。夫内伤用药之大法，所贵服之强人胃气，令胃气益厚，虽猛食多食重食而不伤，此能用食药者。此药久久益胃气，令不复致伤。

**半夏枳术丸** 治因冷食内伤。

白术二两 半夏泡七次 枳实麸炒，各一两

上为末，荷叶裹，烧饭为丸，如桐子大。每服五十丸，温水送下，食远。汤浸蒸饼丸亦可。如食伤，寒热不调，每服加上二黄丸十丸，白汤送下。

**木香枳术丸** 破滞气，消饮食，开胃进食。

白术二两 木香 枳实麸炒，各一两

上为末，荷叶裹，烧饭为丸，如桐子大。每服五十丸，温水送下，食远。

**木香化滞汤** 治因忧气食冷湿面，结于中脘，腹皮底微痛，心下痞满，不思饮食，食之不散，常常痞气。

半夏一两，泡 草豆蔻 炙甘草各五钱 柴胡四钱 木香 橘皮各三钱 枳实麸炒，一钱 当归身二钱 红花五分

上九味，㕮咀，每服五钱，水一盏，生姜五片。煎一盏，去渣稍热服，食远。忌生冷酒湿面。

**丁香烂饭丸** 治饮食所伤，猝心胃痛。

甘松 缩砂仁 丁香皮各三钱 甘草炙，二钱 京三棱炮，一钱 香附子半两 木香一钱 益智仁三钱 丁香 广茂炮，各一钱

上十味为末，汤浸蒸饼，丸如绿豆大，每服三十丸，白汤送下。细嚼烧生姜亦可，无时。

**消滞丸** 治一切所伤，心腹痞满刺痛，积滞不消。

黑牵牛二两，炒末 五灵脂炒 香附炒，各一两

上为末，醋糊丸如小豆大，每服三十丸，食后生姜汤下。

**煮黄丸** 治一切酒食所伤，心腹满闷不快。

雄黄一两，研 巴豆五钱，去皮生用，研烂入雄黄末于内，再研

上件研匀，入白面三两，再同研匀，滴水丸如桐子大。每服时，先煎浆水令沸，下二十四丸。煮二十沸，漉入冷浆水内，沉冷。一时下二丸，一日服尽二十四丸也。加至微利为度，用浸药生浆水下，治胁下痞癖，气块痛如神。

**木香槟榔丸** 治一切气滞。心腹痞满、胁肋胀闷、大小便结滞不快利者，并宜服之。

木香 槟榔 青皮去白 陈皮去白 枳壳麸炒 广茂煨切 黄连各一两 黄柏去粗皮 香附炼炒 大黄炒，各三两 黑牵牛生，取头末，四两

上为末，滴水丸如豌豆大，每服三五十丸，食后生姜汤送下，加至微利为度。

**上二黄丸** 治伤热食痞闷，兀兀欲吐，烦乱不安。

黄芩二两 黄连一两，酒洗 枳实麸炒，半两 升麻 柴胡各三钱 甘草二钱

上六味为极细末，汤浸蒸饼，丸如绿豆大。每服五七十丸，白汤下。量所伤服之。

**消积集香丸** 治寒饮食所伤，心腹满闷疼痛，及消散积聚、痞癖、气块久不愈，宜服。

木香 陈皮 青皮 三棱炮 广茂炮 黑牵牛炒 白牵牛炒 茴香炒，各半两 巴豆半两，不去皮，用白米一撮同炒，米黑去米

上为末，醋糊丸如桐子大，每服七丸至十丸，温姜汤下，无时，以利为度。忌生冷硬物。

**枳壳丸** 治中焦气滞，胸膈痞满，饮食迟化，四肢困倦，呕逆恶心。常服升降滞气，化宿食，祛痰逐饮，美进饮食。

三棱炮 广茂炮 黑牵牛炒，各三两 白茯苓去皮 白术 青皮各一两半 陈皮去白，一两二钱 木香 枳壳麸炒 半夏炮 槟榔各一两

上为末，醋糊丸如桐子大。每服五十丸，温姜汤送下，食后。

**开结妙功丸** 治怫热内盛，疝癖坚积，酒食积，一切肠垢积滞，癥瘕积聚，疼痛发作有时，三焦壅滞，二肠燥结，或懊憹烦心，不得眠，咳喘哕逆，不能食，兼为肿胀，一切所伤心腹暴痛。又能宣通气血，消酒进食解积。

三棱炮 神曲炒，各一两 川乌一两半，去皮脐 大黄一两，同前三味为末，好醋半升熬成膏，不破坚积，不用膏 麦糵炒 茴香炒，各一两 半夏半两 巴豆两个，破坚积用四个 干姜炮 拣桂各二钱 牵牛三两，拣净

上为末，同前膏和丸如小豆大，生姜汤下十丸至十五丸，或嚼生姜，温水送下亦得。渐加二三十丸，或心胃间稍觉药力暖性，却即减丸数。或取久积，或破坚积，初服十丸，次服二十丸，每服加十丸，大便三五行后如常服。少得食力后，更加取利为度。

**感应丸** 治虚中积冷，气弱，有伤停积胃脘，不能传化；或因气伤冷，因饥饱食，饮酒过多，心下坚满，两胁胀痛，心腹大痛，霍乱吐泻，大便频数。

后重迟涩，久痢赤白，脓血相杂，米谷不化，愈而后发；又治中酒呕吐，痰逆恶心，喜睡头旋，胸膈痞满，四肢倦怠，不欲饮食，不拘新久积冷，并皆服之。

南木香 肉豆蔻 丁香各一两半 干姜炮，一两 巴豆七十个，去皮心膜，研出油 杏仁一百四十个，汤浸去皮尖，研

上前四味为末，外入百草霜二两，研，与巴豆、杏仁七味同和匀。用好蜡六两，溶化成汁，以重绢滤去滓，更以好酒一升，于银石器内煮蜡数沸，倾出待酒冷，其蜡自浮于上。取蜡秤用：春夏修合，用清油一两，铫内熬令末散香熟。次下酒，煮蜡四两同化成汁，就铫内乘热拌和前项药末；秋冬修合，用清油一两半同煎，煮熟成汁，和前药末成剂，分作小铤子，油纸裹，旋丸，服之。每服三十丸，空心姜汤下。

**备急丹** 治心腹百病，猝痛如锥刺，及胀满下气，皆治之。易老名独行丸，《脾胃论》名备急大黄丸。

川大黄末 干姜末 巴豆先去皮膜心，研如泥霜，出油，用霜，各等分

上合和一处研匀，炼蜜丸。曰内杵千百下如泥，丸如小豆大。夜卧温水下一丸，如下气实者加一丸，如猝病不计时候。妇人有胎不可服。如所伤饮食在胸膈，兀兀欲吐，反复闷乱，一物瓜蒂散吐去之。

**瓜蒂散** 上部有脉，下部无脉，其人当吐，不吐者死。何谓下部无脉？此所谓木郁也。饮食过饱，填塞胸中。胸中者太阴之分野，《内经》曰：气口反大于人迎三倍，食伤太阴。故曰木郁则达之，吐者是也。

瓜蒂 赤小豆等分

上二味，为极细末，每服一钱匕，温浆水调下，取吐为度。若不两手尺脉绝无，不宜便用此药，恐损元气，令人胃气不复。若止是胸膈中窒塞，闷乱不通，以指探之。如不得吐者，以物探去之，得吐而已。如食不去，用此吐之。

**枳实栀子大黄汤** 治大病差后，伤食

劳复。

枳实二个，麸炒　栀子二个，肥者　豆豉一两二钱半

上以清浆水三盏，空煮退八分，纳枳实、栀子，煮取八分，下豉再煮五七沸，去渣，温服，覆令汗出。若有宿食，纳大黄如博棋子大五六枚同煎。劳复则热气浮越，以枳实栀子汤解之。以其热聚于胃上，以苦吐之；热散于表，以苦发之；食复则以苦下之。食膏粱之物过多，躁热闷乱者，亦宜服之。

**金露丸**　治天行时病，内伤冷物饮食，心下痞闷。

桔梗二两　大黄一两　枳实五钱，炒　牵牛头末二钱半

上四味为末，烧饭丸如桐子大，每服三十丸，食后温水下。如常服十丸至二十丸，甚妙。

## 饮伤脾胃论

《神农本草》云：酒味苦甘辛，火热有毒，主百邪毒，行百药，通血脉，厚肠胃，润皮肤，久饮伤神损寿。若耽嗜过度，其酷烈之性，挠扰于外；沉注之体，淹滞于中。百脉沸腾，七神迷乱，过伤之毒一发，耗真之病百生。故《内经》曰：因而大饮则气以逆，肺痹寒热，喘而虚惊，有积气在胸中，得之醉而使内也。酒入于胃，则络脉满而经脉虚。脾主于胃行其津液者也，阴气者静则神藏，躁则消亡。饮食自倍，肠胃乃伤。盖阴气虚则阳气入，阳气入则胃不和，胃不和则精气竭，精气竭则不营于四肢也。若醉饱入房，气聚脾中不得散，酒气与谷气相搏，热盛于中。故热遍于身，内热而溺赤，名曰热厥。凡治消瘅、仆击、偏枯、痿厥、气满、发逆，皆肥贵人膏粱之疾也。古人惟麦蘖之曲酿黍，而已为辛热有毒，犹严戒如

此。况今之酝造，加以马兰、芫花、乌头、巴豆、大毒等药，以增气味，尤辛热之余烈也，岂不伤冲和、损精神、涸荣卫、竭天癸、夭人寿者也？故近年中风、虚劳、消狂、疮疡、癖积、蛊蟔、脏毒、下血者多有之。大概由朝醉夕醒，耽乐为常而得之也。古人云：脾热病则五脏危。岂不信哉？孔子云：惟酒无量不及乱。谓饮之无多而且有节，则所以养精神而介眉寿也。凡饮酒之际，切宜慎之戒之也。

## 饮伤脾胃方

夫酒者大热有毒，气味俱阳，乃无形之物也。若伤之，止当发散，汗出则愈，此最妙法也。其次莫如利小便，二者乃上下分消其湿，何酒病之有？今之酒病者，乃服酒癥丸大热之剂下之，又有用牵牛、大黄下之者，是无形元气受病，反下有形阴血，乖误甚矣。酒性大热，已伤元气，而重复泻之，况亦损肾水真阴，及有形阴血，俱为不足。如此则阴血愈虚，真水愈弱，阳毒之热大旺，反增其阴火。是谓元气消亡，七神何依，折人长命。不然，则虚损之病成矣。《金匮要略》云：酒疸下之。久久为黑疸，慎不可犯此戒。不若用葛花解醒汤，令上下分消其湿。

**葛花解醒汤**　白豆蔻　缩砂　葛花各半两　干生姜　神曲炒　泽泻　白术各二钱　人参去芦　白茯苓去皮　猪苓去皮　橘皮去白，各一钱半　木香半钱　莲花青皮三分

上十三味为极细末，每服三钱匕，白汤调下，但得微微汗出，酒病去矣。此盖不得已而用之，岂可恃赖此药，日日饮之。此方气味辛辣，偶因病酒而用之，则不损元气，何者？敌酒病故也。若赖此服之，损人天年矣。

**法制生姜散**　治饮酒过多，或生冷停

滞，吐逆恶心，不欲饮食。

生姜十两，切作片，用青盐糁过，再用白曲拌挹，焙干而用之　毕澄茄二两半　缩砂仁　白豆蔻　白茯苓去皮　木香各一两半　丁香二两　官桂去皮　青皮去白　陈皮去白　半夏姜制　白术各一两　甘草炙　葛根各半两

上十四味为末，每服一钱至二钱，温酒调下，不拘时。

**藿香散**　温脾胃，化痰饮，消宿冷，止呕吐。治胸膈痞闷，腹胁胀痛，短气噎闷，咳呕痰水，噫醋吞酸，哕逆恶心，山岚瘴气。

厚朴姜制　半夏泡　藿香　陈皮去白　甘草炙，等分

上五味，㕮咀，每服二钱，水一盏，生姜三片，枣子一个，煎至七分，去滓，温服，无时，日三服。

**快气汤**　治一切气疾。

缩砂仁八两　香附子三十二两　甘草四两

上为细末，每服一钱，盐汤点下。或㕮咀，入姜同煎，名小降气汤。

**五苓散**　去水，利小便。

泽泻二两半　白术　赤茯苓　猪苓各一两半　官桂一两

上为细末，每服二钱，热汤调下，不计时。

**大七香丸**　治脾胃虚冷，心膈噎塞，渐成膈气，脾泄泻痢，反胃呕吐。

香附子二两　麦蘖一两　丁香三两半　缩砂仁　藿香各二两半　甘松　乌药各六钱半　官桂　甘草　陈皮各二两半

上十味为末，蜜丸弹子大，每服一丸，盐酒、盐汤任嚼下。忌生冷肥腻物。

**小七香丸**　温中快膈，化积和气。治中酒呕逆，气膈食噎，茶酒食积，小儿疳气。

甘松八两　益智仁六两　香附子　丁香皮　甘草各十二两　蓬术　缩砂各二两

上为末，蒸饼为丸绿豆大。每服二十丸，温酒、姜汤、熟水任下。

**枳术汤**　治心下坚大如盘，乃水饮所作。

白术三两　枳实七枚

上以水一斗，煎至三升，分作三服。腹中软即稍减之，对病增损。

**木香槟榔丸**　疏导三焦，宽胸膈，破痰逐饮，快气消食，通润大肠。

木香　槟榔　杏仁去皮尖，麸炒　枳壳麸炒　青皮去白，各一两　半夏曲　皂角去皮，酥炙　郁李仁去皮，各二两

上八味为末，别用皂角四两，用浆水一碗，搓揉熬膏，更入熟蜜少许，丸如桐子大。每服五十丸，温淡生姜汤送下，食后。

**导饮丸**　治风痰气涩，膈脘痞满，停饮不消，头目昏眩，手足麻痹，声重鼻塞，神困多睡，志意不清，常服去痰。

三棱炮　蓬术炮，各三两二钱　白术　白茯苓去皮　青皮去白　陈皮去白，各一两半　木香　槟榔　枳实麸炒　半夏各一两

上十味为末，面糊丸如桐子大，每服五十丸，温生姜汤送下，食后。渐加至百丸。忌猪肉、荞面等物。

**蠲饮枳实丸**　消痰逐饮，导滞清膈。

枳实麸炒　半夏汤泡　陈皮去白，各二两　黑牵牛头末三两

上四味为末，面糊丸如桐子大，每服五十丸，温生姜汤送下，食后。

**神应丸**　治因一切冷水及潼乳酪水所伤，腹痛肠鸣，米谷不化。

巴豆去壳　杏仁去皮尖　干姜炮　百草霜各半两　丁香　木香各二钱

上六味，先将黄蜡二两，用好醋煮浮，滤去渣。将巴豆、杏仁二味同炒黑烟尽，研如泥，余四味为细末。然后再将黄蜡上火，春夏入小油半两，秋冬入小油八钱，溶开。

501

入杏仁、巴豆泥于内，同搅。旋旋下四味末子于内，研匀，搓作铤子，油纸裹了，旋丸如芥子大用。每服三五十丸，温米饮汤送下，食前。日三服，大有神效。

## 饮食自倍肠胃乃伤治验

癸丑岁，予随王府承应至瓜忽都地面住冬。有博兔赤马剌，约年三旬有余，因猎得兔，以火炙食之。各人皆食一枚，惟马剌独食一枚半。抵暮至营，极困倦渴，饮潼乳斗余。是夜腹胀如鼓，疼痛闷乱，卧而欲起，起而复卧，欲吐不吐，欲泻不泻，手足无所措。举家惊慌，请予治之，具说饮食之由。诊其脉，气口大一倍于人迎，乃应食伤太阴经之候也。右手关脉又且有力，盖烧肉干燥，因而多食则致渴饮。干肉得潼乳之湿，是以滂满于肠胃。肠胃乃伤，非峻急之剂则不能去。遂以备急丸五粒，觉腹中转矢气，欲利不利。复投备急丸五粒，又与无忧散五

钱，须臾大吐，又利十余行，皆物与清水相合而下，约二斗余。腹中空快，渐渐气调。至平旦，以薄粥饮少少与之。三日后，再以参术之药调其中气，七日而愈。或曰：用峻急之药，汝家平日所戒。今反用之何也？予对曰：理有当然，不得不然。《内经》曰：水谷入口，则胃实而肠虚，食下则肠实而胃虚。更虚更实，此肠胃传化之理也。今饮食过节，肠胃俱实。胃气不能腐熟，脾气不能运化，三焦之气不能升降，故成伤也。大抵内伤之理，伤之微者，但减食一二日，所伤之物自得消化，此良法也；若伤之稍重者，以药内消之；伤之大重者，以药除下之。《痹论》有云：阴气者静则神藏，躁则消亡，饮食自倍，肠胃乃伤。今因饮食太过，使阴气躁乱，神不能藏，死在旦夕矣。孟子云：若药不瞑眩，厥疾弗瘳。峻急之剂，何不可用之有？或者然之。

# 卷五　名方类集

## 劳倦所伤虚中有寒

**理中丸**　心肺在膈上为阳，肾肝在膈下为阴，此上下脏也。脾胃属土，处在中州，在五脏曰孤脏，在三焦曰中焦。因中焦独治在中，一有不调，此丸专主，故名曰理中丸。人参味甘温，《内经》曰：脾欲缓，急食甘以缓之。缓中益脾，必以甘为主，是以人参为君；白术味甘温，《内经》曰：脾恶湿，甘胜湿。温中胜湿，必以甘为助，是以白术为臣；甘草味甘平，《内经》曰：五味所入，甘先入脾，脾不足者以甘补之。补中助脾，必须甘剂，是以甘草为佐；干姜味辛热，喜温而恶寒者，胃也，寒则中焦不治。《内经》曰：寒淫所胜，平以辛热。散寒温胃，必先辛剂，是以干姜为使。脾胃居中，病则邪气上下左右，无所不之，故有诸加减焉：若脐下筑者，肾气动也，去白术加桂。气壅而不泻，则筑然动也。白术味甘补气，去白术则气易散。桂辛热，肾气动者欲作奔豚也，必服辛热以散之，故加桂以散肾气。《经》曰：以辛人肾，能泄奔豚气故也。吐多者，去白术加生姜。气上逆者则吐多。术甘而壅，非气逆者之所宜。《千金方》曰：呕家多服生姜，此是呕家圣药。生姜辛散，于是吐多者加之。下多者还用白术。气泄而不收则下多，术甘壅补，使正气收而不下泄也。或曰湿胜则濡泄，术专除湿，于是下多

者加之。悸者加茯苓。饮聚则悸，茯苓味甘渗泄，伏水是所宜也。渴欲得水者，倍加术。津液不足则渴，术甘以补津液，故加之。腹中痛者加人参。虚则痛，《内经》曰：补可以去弱，即人参、羊肉之属是也。寒多者加干姜，以辛热能散寒也。腹满者去白术，加附子。《内经》曰：甘者令人中满。术甘壅补，于腹中满者则去之。附子味辛热，气壅郁，腹为之满。以热胜寒，以辛散满，故加附子。《内经》曰：热者寒之，寒者热之。此之谓也。

人参　干姜炮　甘草炙　白术各等分

上为末，炼蜜为丸，如鸡子黄大，以沸汤数合，研碎，温服之，日三二服。

**建中汤**　《内经》曰：肝生于左，肺藏于右，心位在上，肾处在下，左右上下，四脏居焉。脾者土也，应中为中央，处四脏之中州。治中焦，生育荣卫，通行津液，一有不调，则荣卫失所育，津液失所行，必以此汤温中益脾，是以建中名之焉。胶饴味甘温，甘草甘平。脾欲缓，急食甘以缓之。建脾者必以甘为主，故以胶饴为君，而甘草为臣；桂辛热。辛，散也，润也。荣卫不足，润而散之。芍药味酸微寒。酸，收也，泄也。津液不逮，收而行之，是以桂芍药为佐，生姜味辛温，大枣味甘温。胃者卫之源，脾者荣之本。《黄帝针经》云：荣出中焦，卫出上焦是也。卫为阳，不足者益之必

以辛。荣为阴，不足者补之必以甘。甘辛相合，脾胃健而荣卫通，是以姜枣为使也。或谓桂枝汤解表，而芍药数少；建中汤温里而芍药数多，殊不知二者远近之制——皮肤之邪为近，则制小其服也，故桂枝汤，芍药相佐桂枝以发散，非与建中同体；心腹之邪为远，则制大其服也，故建中汤，芍药佐胶饴以建脾，非与桂枝同用尔。《内经》曰：近而奇偶制小其服，远而奇偶制大其服。此之谓也。呕家不用此汤，以味甜故也。

芍药六两　桂枝　甘草炙，各二两　大枣七个，去子　生姜三两，切片　胶饴一升

上六味，㕮咀，以水七升，煎至三升，去渣，入胶饴，更上微火，令消，温服一升，日三升。

**育气汤**　通流百脉，调畅脾元，补中脘，益气海，祛阴寒，止腹痛，进饮食，大益脏虚疼痛。

木香　丁香　藿香　人参　白术　白茯苓　缩砂　白豆蔻　荜澄茄　炙甘草各半两　干山药一两　陈橘皮去白　青皮去白，各二钱半　白檀香半两

上十四味为末，每服一钱至二钱，用木瓜汤调下，空心食前，盐汤亦得。

**养胃进食丸**　治脾胃虚弱，心腹胀满，面色痿黄，肌肉消瘦，怠惰嗜卧，全不思食。常服滋养脾胃，进美饮食，消痰逐饮，避风寒湿冷邪气。

苍术五两，泔浸去皮　神曲二两半，炒　白茯苓去皮　厚朴姜制，各二两　大麦蘖炒　陈皮去白，各一两半　白术二两　人参　甘草炙，各一两

上九味为末，水面糊丸如桐子大　每服三十丸至五十丸，食前，温姜汤送下，粥饮亦得。

**宽中进食丸**　滋形气，喜饮食。

猪苓去皮　半夏各七钱　草豆蔻仁五钱

神曲炒半两　枳实四钱　橘红　白术　泽泻　白茯苓去皮，各三钱　缩砂　甘草炙　大麦蘖炒，各一钱半　人参　青皮　干生姜炮，各一钱　木香半钱

一方有槟榔一钱半，合用。

上十六味为末，汤浸蒸饼为丸，如桐子大，每服三十丸，温米汤送下，食前。

**和中丸**　治久病厌厌不能食，而脏腑或秘或结或溏，此皆胃虚之所致也。常服和中理气，消痰去湿，厚肠胃，进饮食。

白术二两四钱　厚朴姜制，二两　陈皮去白，一两六钱　半夏汤泡，一两　槟榔　枳实各五钱　甘草炙，四钱　木香二钱

上八味为末，生姜自然汁浸，蒸饼和丸如桐子大，每服三十丸，温水送下，食远服。

**安胃丸**　治寒邪伤胃，温中补气，安胃进食。

白术五钱　干姜炮，三钱　大麦蘖炒，五钱　陈皮三钱　青皮二钱　白茯苓去皮，二钱　缩砂二钱　木香一钱半

上八味为末，汤浸蒸饼为丸如桐子大，每服三十丸，温水送下，食远。忌冷物。

**补中丸**　补脾虚，调胃弱，止泻痢，进饮食，定痛。

厚朴姜制，一两　甘草炙，一两　白茯苓去皮，一两　陈皮去白，一两　干姜半两，炮

上五味为末，炼蜜丸如樱桃大，每服一丸，白汤化下，细嚼亦得，空心食前。

**加减平胃散**　治脾胃不和。

苍术八两　厚朴　陈皮各五两　甘草三两　人参　茯苓各五两

上为细末，每服二钱，水一盏。入姜二片，枣子二个，同煎至七分，去姜枣，带热服，空心食前，或入盐沸汤点服亦得。

**嘉禾散**　补脾胃，治五噎五膈。

枇杷叶去毛炙　薏苡仁炒　白茯苓　人

参 缩砂各一两 大腹子 随风子 杜仲
石斛 藿香叶 木香 沉香 丁香 陈皮各
三钱 谷蘖 槟榔 五味子 白豆蔻 青皮
桑白皮各半两 白术二两 神曲 半夏曲各
一钱 甘草炙，一两半

上二十四味，为细末，每服二钱，水一
盏，姜二片，枣三个，同煎至七分，温服，
不拘时。

**白术散** 治诸病烦渴，津液内耗，不问
阴阳，皆可服之。大能止烦渴，生津液。

干葛二两 白术 人参 茯苓去皮 甘
草炙 藿香 木香各一两

上七味为粗末，每服三钱，水一盏半，
煎至一盏，去渣温服，不拘时。

**缓中丸** 治脾胃虚弱，六脉拘急，而指
下虚，食少而渴不止，心下痞，腹中或痛，
或腹中窄狭如绳束之急，小便不利而急，大
便不调，精神短少。此药专治大渴不止，腹
中急束，而食减少，神妙。

自晒生姜 白茯苓去皮 陈皮各一两，
去白

上为末，炼蜜丸如弹子大，每服一丸，
白汤送下，细嚼亦得，空心食前。如脉弦
急，或腹中急甚，加人参、甘草各三钱。

**沉香鳖甲散** 治一切劳伤诸虚百损。

干蝎二钱半 沉香 人参 木香 巴戟
牛膝 黄芪 柴胡 白茯苓 荆芥 半夏
当归 秦艽各半两 附子 官桂 鳖甲各一
两 羌活 熟地黄各七钱半 肉豆蔻四个

上十九味为细末，每服二钱，水一盏，
葱白二寸，姜三片，枣二个，同煎至七分，
去姜、葱、枣，空心食前服。

**十华散** 补暖元气，调理脾胃风劳，解
二毒伤寒，除腰膝疼痛，疗酒色衰惫，霍乱
吐利，偏风顽脉脾痛，脚气注肿，行步不得
等证，神效不可俱述。

附子炮，去皮脐 桂心 人参 白术炒

黄芪 干姜炮 青皮去白，炒 羌活各一两
甘草半两，炙 五加皮一两，吴茱萸一两，以水
一碗同煮，至水尽为度，去茱萸不用，出五加皮，
切片焙

上十味为粗末，每服二大钱，水一中
盏，姜三片，枣二个，煎六分，去滓温服，
不拘时。

**沉香温脾汤** 治脾胃虚冷，心腹疼痛，
呕吐恶心，腹胁胀满，不思饮食，四肢倦
怠，或泄泻吐利。

沉香 木香 丁香 附子炮，去皮脐 官
桂 人参 缩砂 川姜炮 白豆蔻 甘草炙
白术各等分

上十一味为末，每服三钱，水一盏，姜
五片，枣一个，煎至七分，去滓热服，空心
食前，作粗末亦可。

**厚朴温中汤** 治脾胃虚寒，心腹胀满，
及秋冬客寒犯胃，时作疼痛。或戊火已衰，
不能运化，又加客寒，聚为满痛。散以辛
热，佐以苦甘，以淡泄之，气温胃和，痛自
止矣。

厚朴姜制 橘皮去白，各一两 干姜七钱
甘草炙 草豆蔻 茯苓去皮 木香各半两

上七味为粗末，每服五钱匕，水二盏，
姜三片，煎一盏，去滓温服，食前。忌一切
冷物。

**双和汤** 治虚劳养气血。

白芍药七两半 当归四两 黄芪 熟地黄
川芎各三两 甘草官桂各二两二钱

上为细末，每服二钱，水一盏半，姜三
片，枣一个，煎至六分，空心食前服。

**小沉香丸** 和中顺气，嗜食消痰。又治
痰及酒后干呕痰涎，气噎痞闷。

甘草炙，二两八钱 益智仁一两八钱 舶
上丁香皮三两四钱 甘松一两八钱，去土 广
茂炮 缩砂各四钱 沉香六钱 香附子一两八
钱，去毛

505

上八味为末，汤浸蒸饼丸如桐子大，每服三十丸至四十丸，食后姜汤送下，或嚼亦得。

**木香分气丸** 善治脾胃不和，心腹胀满，胁肋膨胀，胸膈注闷，痰嗽喘息，干呕醋心，咽喉不利，饮食不化，气不宣畅，并皆治之。

木香 槟榔 青皮 陈皮 姜黄 干生姜 当归 白术 玄胡索 广莪炮 三棱炮 赤茯苓去皮 肉豆蔻各等分

上十三味为末，白曲糊丸如桐子大，每服三十丸，食后姜汤下，日三服。忌马齿苋、生茄子。秋冬加丁香。

**木香饼子** 快气消食，利胸膈，化痰涎，止宿酒痰呕，吐哕恶心。

木香 官桂去皮 姜黄 香附炒，去毛 香白芷 甘松去土 川芎 缩砂仁以上各二两 甘草炙，半两

上九味为末，水和捻成饼子，每服十数饼，细嚼姜汤送下，不拘时候。

**法制陈皮** 消食化气，宽利胸膈，美进饮食。

茴香炒 青盐炒 甘草各二两，炙 干生姜 乌梅肉各半两 白檀二钱半

上六味为末，外以陈皮半斤，汤浸去白，净四两，切作细条子。用水一大碗，煎药末三两同陈皮条子一处，慢火煮。候陈皮极软，控干，少时用干药末拌匀焙干。每服不拘多少，细嚼，温姜汤下，不拘时。

### 温中益气治验

中书左丞相史公，年六旬有七，至元丁卯九月间，因内伤自利数行，觉肢体沉重，不思饮食，嗜卧懒言语，舌不知味，腹中疼痛，头亦痛而恶心。医以通圣散大作剂料服之，覆以厚衣。遂大汗出，前证不除而反增剧。易数医，四月余不愈。予被召至燕，命

予治之。予诊视得六脉沉细而微弦，不欲食，食即呕吐。中气不调，滞于升降。口舌干燥，头目昏眩，肢体倦怠，足胻冷，卧不欲起。丞相素不饮酒，肢体本瘦，又因内伤自利，又复获汗，是重竭津液，脾胃愈虚，不能滋荣周身百脉，故使然也。非甘辛大温之剂，则不能温养其气。《经》云：脾欲缓，急食甘以缓之。又脾不足者，以甘补之。黄芪、人参之甘，补脾缓中，故以为君。形不足者温之以气，当归辛温，和血润燥。木香辛温，升降滞气。生姜、益智、草豆蔻仁辛甘大热，以荡中寒，理其正气。白术、炙甘草、橘皮，甘苦温乃厚肠胃。麦蘗面宽肠胃而和中，神曲辛热，导滞消食而为佐使也。上件㕮咀一两，水煎服之，呕吐止，饮食进。越三日，前证悉去。左右侍者曰：前证虽去，九日不大便，如何？予曰：丞相年高气弱，既利且汗，脾胃不足，阳气亏损，津液不润也。岂敢以寒凉有毒之剂下之？仲景曰：大发汗后，小便数，大便坚，不可用承气汤。如此虽内结，宜以蜜煎导之。须臾去燥屎二十余块，遂觉腹中空快，上下气调，又以前药服之，喜饮食，但有所伤，则以橘皮枳术丸消导之。至月余，其病乃得平复。丞相曰：病既去矣。当服何药以防其复来？予曰：不然。但慎言语，节饮食，不可服药。夫用药如用刑，民有罪则刑之，身有疾则药之。无罪妄刑，是谓疟民；无病妄药，反伤正气。军志有曰：允当则归，服而舍之可也。丞相悦而然之。

**参术调中汤** 治内伤自利，脐腹痛，肢体倦，不喜食，食即呕，嗜卧懒言，足胻冷，头目昏。

人参 黄芪各五钱 当归身 厚朴姜制 益智仁 草豆蔻 木香 白术 甘草炙 神曲炒 麦蘗面 橘皮各三钱

上十二味，锉如麻豆大，每服一两，水

二盏，生姜三片，煎至一盏，去滓温服，食前。

## 劳倦所伤虚中有热

《金匮要略》云：夫男子平人脉大者为劳，极虚亦为劳。男子色薄者主渴及亡血，猝喘悸脉浮者，里虚也。男子脉虚，沉弦无力，寒热气促，里急，小便不利，面色白，时目眩兼衄，少腹满，此为劳使之然。劳之为病，其脉浮大，手足烦，春夏剧，秋冬差，阴寒精自出，酸削不能行。男子脉微弱而涩，为无子，精气清冷。夫失精家少腹弦急，阴头寒，目瞑，发落，脉极虚芤迟，为清谷亡血失精也。

**桂枝加龙骨牡蛎汤** 治脉得诸芤动微紧，男子失精，女子梦交。

桂枝去皮 芍药各三两 甘草二两，炙 龙骨 牡蛎各三两

上五味，㕮咀，水七升，生姜三片切，大枣十二个擘，煎至三升，去渣，分三服。《小品》云：脉浮，汗者除桂加白薇、附子各三分，故曰二加龙骨汤。

**黄芪建中汤** 治诸虚不足，或因劳伤过度，或因病后不复。

黄芪 官桂各三两 甘草二两 白芍药六两

上四味为㕮咀，每服三钱，水一盏半，生姜三片，枣一个，同煎至七分，去渣，入糖少许，再煎令溶，稍热服，空心食前。《集验》云：呕苦加生姜，腹满去糖、枣，加茯苓。肺虚损补气，加半夏五两为妙。

**人参黄芪散** 治虚劳客热，肌肉消瘦，四肢倦怠，五心烦热，咽干颊赤，心忡潮热，盗汗减食，咳嗽脓血，胸胁不利。

人参去芦，一两 秦艽 茯苓各二两 知母二两半 桑白皮一两半 桔梗一两 紫菀一两半 柴胡二两半 黄芪三两半 地骨皮二两

生地黄二两 半夏汤泡七次 赤芍药各一两半 天门冬去心，三两 鳖甲三两，酥炙，去裙 炙甘草一两半

上十六味为粗末，每服三钱，水一盏半，煎七分，去渣服，食远。

**续断汤** 治骨蒸热劳，传尸瘦病，潮热烦躁，咳嗽气急，身体疼痛，口干盗汗，神效方。

生地黄 桑白皮各五两 续断 紫菀 青竹茹 五味子 桔梗各三两 甘草炙二两 赤小豆半升

上九味为粗末，每服三钱，水一盏半，小麦五十粒，煎至一盏，去渣温服，食后，日三服。兼治咳嗽唾脓血，童男室女亦可服。

**柴胡散** 治虚劳羸瘦，面色痿黄，四肢无力，不思饮食，夜多盗汗，咳嗽不止。

地骨皮一两半 柴胡 鳖甲去裙，醋炙 知母各一两 五味子半两

上五味为末，每服二钱，水一盏半，乌梅两个，青蒿五叶。煎至一盏，去渣温服，食后。

**秦艽鳖甲散** 治骨蒸壮热，肌肉消瘦，唇红，颊赤，气粗，四肢困倦，夜有盗汗。

柴胡 鳖甲去裙，酥炙，用九肋者 地骨皮各一两 秦艽 当归 知母各半两

上六味为粗末，每服五钱，水一盏，青蒿五叶，乌梅一个，煎至七分，去渣温服，空心临卧各一服。

**人参地骨皮散** 治脏中积冷，营中热，按之不足，举之有余，阴不足阳有余之脉也。

人参 地骨皮 柴胡 黄芪 生地黄各一两半 知母 石膏各一两 茯苓半两

上八味㕮咀，每服一两，水一盏，姜三片，枣一枚，煎至一盏，去渣细细温服。连夜顿服，间服生精补虚地黄丸。

**地仙散** 治心脏积热口干，或烦渴，颊赤，舌涩，生津液，兼治汗后余热。

地骨皮 防风各一两 人参 甘草各半两

上四味，为粗末，每服三钱，水一盏，青蒿五七叶，煎至七分，去渣温服，无时。无青蒿，用竹叶五七片。

**调中益气汤** 治因饥饱劳役，损伤脾胃，元气不足。其脉弦或洪缓，按之无力，中指下时一涩。其证身体沉重，四肢困倦，百节烦疼，胸满短气，膈咽不通，心烦不安，耳鸣耳聋，目有瘀肉，热壅如火，视物昏花。口中沃沫，饮食失味，忽肥忽瘦，怠惰嗜卧。溺色变赤，或清利而数，或上饮下便，或时飧泄。腹中虚痛，不思饮食。

黄芪一钱 人参 甘草炙 当归 白术各钱半 白芍药 柴胡 升麻各三分 橘皮二分 五味子十五个

上十味，㕮咀，作一服，水二盏，煎至一盏，去滓，温服，食前。论曰：《内经》云：劳则气耗，热则气伤。以黄芪甘草之甘，泄热为主；以白芍药、五味子之酸，能收耗散之气。又曰：劳者温之，损者温之。以人参甘温，补气不足；当归辛温，补血不足，故以为臣。白术、橘皮，甘苦温，除胃中客热，以养胃气而为佐。升麻、柴胡，苦平，味之薄者，阴中之阳，为脾胃之气下溜，上气不足，故从阴引阳以补之，又以行阳明之经为使也。

**当归补血汤** 治肌热躁热，困渴引饮，目赤面红，昼夜不息。其脉洪大而虚，重按全无。《内经》曰：脉虚则血虚，血虚则发热。证象白虎，惟脉不长实为辨也。误服白虎汤必危，此病得之于肌困劳役。

黄芪一两 当归二钱，酒洗

上二味，㕮咀，作一服，水三盏，煎至一盏，去渣，温服，食前。

**犀角紫河车丸** 治传尸劳，服三月必平

复。其余劳证，只数服便愈。此药神效。

紫河车一具，即小儿胞衣是也。米泔浸之一宿，洗净，焙干用 鳖甲酥炙 桔梗去芦 胡黄连 芍药 大黄 贝母去心 败鼓皮心醋炙 龙胆草 黄药子 知母各二钱半 犀角镑末 蓬术 芒硝各一钱半 朱砂二钱

上十五味为末，炼蜜丸如桐子大，朱砂为衣，每服二十丸，温酒送下，空心食前服之。如膈热，食后服之。重病不过一料。

**人参柴胡散** 治邪热客于经络，肌热痰嗽，五心烦躁，头目昏痛，夜有盗汗。此药补和真气，解劳倦，及妇人血热虚劳骨蒸。

人参 白术 白茯苓 柴胡 甘草炙 半夏曲 当归 干葛 赤芍药各等分

上九味为末，每服三钱，水一盏，姜四片，枣二个，煎至八分，带热服，不拘时候。但是有劳热证皆可服，病退即止。大抵透肌解热，干葛为君，柴胡次之，所以升麻葛根汤为解肌之冠也。

**清神甘露丸** 治男子妇人虚劳，病患不至大骨枯槁，大肉陷下，并皆治之。

生地黄汁 牛乳汁生用 白莲藕汁各等分

上三味，用砂石器内，以文武火熬成膏子，用和后药。

人参 白术 黄连 胡黄连 五味子 黄芪各等分

上六味为末，用前膏子和丸，如桐子大，每服三十丸至五十丸，煎人参汤送下，不拘时。

**双和散** 邪入经络，体瘦肌热，推陈致新，解利伤寒、时疾、中暍、伏暑。

柴胡四两 甘草一两

上为末，每服二钱，水一盏，煎至八分，食后热服。此药冬月可以润肺止咳嗽，除壅热；春夏可以御伤寒时气，解暑毒。居常不可缺，不以长幼，皆可服之。

**四君子汤** 治荣卫气虚。

人参　甘草　茯苓　白术

上等分为末，每服二钱，水一盏，煎至七分，通温服，不拘时。

**猪肚丸**　治男子肌瘦气弱，咳嗽，渐成劳瘵。

牡蛎煅　白术各四两　苦参三两

上三味为末，以猪肚一个煮烂熟，锉研如膏，和丸如桐子大，每服三十丸，米饮汤送下，日三四服。此药神效，瘦者服之即肥，莫测其理。

**酸枣仁丸**　治胆经不足，心经受热。精神昏愦，恐畏多惊，情思不乐，时有盗汗，虚烦不眠，朝差暮剧或发眩运。

地榆　酸枣仁炒，各一两　茯苓　菖蒲
人参各半两　丹砂二钱，研

上六味为末，水蜜面糊丸如桐子大，每服三五十丸，煎人参汤送下，不拘时，米饮汤亦得。

**定志丸**　治心气不足。

远志　菖蒲各二两　人参　白茯苓各三两

上为末，蜜丸如桐子大，朱砂为衣。每服七丸，加至二十丸，温米汤下，食后，临卧，日三服。

**麦煎散**　治诸虚不足，及新病暴虚，津液不固，体常自汗，夜卧即甚，久而不止，羸瘠枯瘦，心忪惊惕，短气烦倦。

牡蛎煅　黄芪　麻黄根各等分

上三味为粗末，每服三钱，水一盏半，小麦百余粒，煎至一盏，去渣，热服，不拘时，日进三服。

**独圣散**　治盗汗及虚汗不止。

上以浮小麦，不以多少，文武火炒令焦，为细末。每服二钱，米饮汤调下，频服为佳。一法取陈小麦同干枣煎服，更妙。

**温粉**　治多汗不止，烦躁不得眠，扑之。

白术　白芷　藁本　川芎各等分

上四味，捣为细末，每末一两，入米粉三两和匀，用粉扑周身，能止汗。

### 虚中有热治验

建康道按察副使奥屯周卿子，年二十有三，至元戊寅三月间病发热，肌肉消瘦，四肢困倦，嗜卧盗汗，大便溏多，肠鸣不思饮食，舌不知味，懒言语，时来时去，约半载余。请予治之，诊其脉浮数，按之无力，正应王叔和浮脉歌云：脏中积冷荣中热，欲得生精要补虚。先灸中脘，乃胃之经也，使引清气上行，肥腠理；又灸气海，乃生发元气，滋荣百脉，长养肌肉；又灸三里，为胃之合穴，亦助胃气，撤上热，使下于阴分；以甘寒之剂泻热，其佐以甘温，养其中气；又食粳米羊肉之类，固其胃气。戒于慎言语，节饮食，惩忿窒欲，病气日减。数月，气得平复。逮二年，肥盛倍常。或曰：世医治虚劳病，多用苦寒之剂。君用甘寒之药，羊肉助发热，人皆忌之。令食羊肉粳米之类，请详析之。予曰：《内经》云：火位之主，其泻以甘。《藏气法时论》云：心苦缓，急食酸以收之。以甘泻之，泻热补气，非甘寒不可。若以苦寒以泻其土，使脾土愈虚，火邪愈盛。又曰：形不足者温之以气，精不足者补之以味。劳者温之，损者益之。《十剂》云：补可去弱，人参、羊肉之属是也。先师亦曰：人参能补气虚，羊肉能补血虚。虚损之病，食羊肉之类，何不可之有？或者叹曰：洁古之学，有自来矣！

卫生宝鉴

# 卷六 名方类集

## 泻热门

### 上焦热

**凉膈散** 治大人小儿积热烦躁，多渴，面热唇焦，咽燥舌肿，喉闭，目赤，鼻衄，颔颊结硬，口舌生疮，谵语狂妄，肠胃燥涩，便溺闭结，睡卧不安，一切风壅，皆治之。

连翘四两　朴硝二两　川大黄二两　薄荷　黄芩　山栀子　甘草炙，各一两

上七味为末，每服三钱，水一盏半，竹叶五七片，蜜少许，煎至七分，去渣，温服，食后。小儿半钱，量岁数加减，得利下，止后服。

**龙脑鸡苏丸** 治胸中郁热肺热，咳嗽吐血，鼻衄，血崩，下血，血淋，虚劳烦热。

柴胡二两锉，同木通，以沸汤大半升浸一两宿，绞汁后，入膏　木通二两锉，同柴胡汁　阿胶　蒲黄　人参各二两　麦门冬四两　黄芪一两　鸡苏净叶一斤，即龙脑薄荷　甘草一两半　生干地黄末六两，后膏

上为细末，以蜜二斤，先炼一二沸。然后下生地黄末，不住手搅，时时入绞，下柴胡木通汁，慢慢熬成膏，勿令焦。然后将其余药末同和为丸，如豌豆大。每服二十丸，熟水下。

**洗心散** 治心肺积热风壅，上攻头目昏痛，肩背拘急，肢节烦疼，口苦唇焦，咽喉肿痛，痰涎壅滞，涕唾稠黏，小便赤涩，大便秘滞。

白术一两半　麻黄　当归　荆芥　芍药　甘草　大黄各六两

上为细末，每服二钱，水一盏，入生姜、薄荷少许，同煎至七分，温服。

### 中焦热

**调胃承气汤** 治胃中实热而不满。

甘草半两　芒硝九钱　大黄二两

《内经》云：热淫于内，治以咸寒，佐以苦甘。芒硝咸寒以除热，大黄苦寒以荡实，甘草甘平，助二物推陈而致新。

上锉如麻豆大，水一大盏，煎二味，取七分，去渣。下硝，更上火二三沸，顿服之，无时。

**泻脾散** 治脾热目黄，口不能吮乳。

藿香　山栀各七钱　石膏半两　甘草三两　防风四两，去芦

上五味，用蜜同炒香为末。每服二钱至三钱，水一盏，煎至七分，温服清汁，无时。

**贯众散** 解一切诸热毒，或中食毒、酒毒、药毒，并皆治之。

黄连三钱　贯众三钱　甘草三钱　骆驼蓬三钱

上四味为末，每服三钱，冷水调下，食前。

### 下焦热

**大承气汤** 治痞满燥实，地道不通。

大黄四两，酒洗 厚朴半斤，姜制 芒硝三合 枳实五枚，去穰

《内经》云：燥淫所胜，以苦下之。大黄枳实之苦以除燥热；又曰：燥淫于内，治以苦温。厚朴之苦以下结满；又曰：热淫所胜，治以咸寒。芒硝之咸以攻蕴热。

上四味，用水五升，先煮二味至三升，去渣，纳大黄，煮取二升，去渣。入芒硝，更上火，微煮一二沸。分温再服，得下，余勿服。

**三才封髓丹** 降心火，益肾水。滋阴养血，润补下燥。

天门冬去心 熟地黄 人参各半两 黄柏三两 砂仁一两半 甘草炙，七钱半

上六味为末，面糊丸如桐子大，每服五十丸。苁蓉半两切作片子，酒一盏，浸一宿。次日煎三四沸，去渣，空心食前送下。

**滋肾丸** 治下焦阴虚，脚膝软而无力，阴汗阴痿，足热不能履地，不渴而小便闭。

肉桂二钱 知母二两，酒洗，焙干 黄柏二两，酒洗焙

《内经》曰：热者寒之。又云：肾恶燥，急食辛以润之。黄柏之苦辛寒，泻热补水润燥为君；知母苦寒，以泻肾火为佐；肉桂辛热，寒因热用也。

上为末，熟水丸如鸡头实大，每服一百丸加至二百丸，百沸汤送下，空心服之。

### 气分热

**柴胡饮子** 解一切肌骨蒸热，积热作发，或寒热往来，蓄热寒战，及伤寒发汗不解，或不经发汗传受，表里俱热，口干烦渴，或表热入里，下证未全，下后热未除，及汗后余热劳复，或妇人经病不快，产后但有如此证，并宜服之。

柴胡 人参 黄芩 甘草炙 大黄 当归 芍药各半两

上七味锉散，每服四钱，水一盏，姜三片，煎至六分，去渣，温服。小儿分三服，病除为度。日三服，热甚者加服。

**白虎汤** 治伤寒大汗出后，表证已解。心胸大烦渴，欲饮水，及吐或下后七八日，邪毒不解，热结在里，表里俱热，时时恶风，大渴，舌上干燥，而烦欲饮水数升者，宜服之。

知母七两半 甘草三两七钱半 石膏二十两

上咬咀，每服三钱，水一盏半，入粳米三十粒，煎至一盏，去渣温服，或加人参亦得。此药立夏后、立秋前可服；春时及立秋后，亡血家，并不可服。

### 血分热

**桃仁承气汤** 治热结膀胱。其人如狂，热在下焦，与血相搏，血下则热随出而愈。

芒硝 甘草各二两 大黄三两 桂枝二两，去皮 桃仁五十个，去皮尖

《内经》曰：甘以缓之，辛以散之。小腹急结，缓以桃仁之甘；下焦蓄血，散以桂枝之辛。大热之气，寒以取之；热甚搏血，加二味于调胃承气汤中也。

上咬咀，用水七升，煮取二升半，去渣，纳芒硝，再上火煮一二沸，温服五合，日三服，得微利止。

**清凉四顺饮子** 治一切丹毒，积热壅滞，咽喉肿痛。

当归去芦 甘草炙 赤芍药 大黄各等分

上咬咀，每服五钱，水一盏，煎至七分，去渣，食后温服。

## 通治三焦甚热之气

**三黄丸**　治三焦热。

黄连　黄芩　大黄各等分

上为末，炼蜜丸如桐子大，每服三十丸，熟水吞下。

**黄连解毒汤**　治大热甚烦，错语不得眠。

黄连七钱半　黄柏　栀子各半两　黄芩一两

上四味锉散，每服五钱，水一盏半，煎至一盏，去滓，热服。未知，再服。海藏加防风、连翘，为金花丸，治风热；加柴胡，治小儿潮热；与四物相合为各半汤，治妇人潮热。

### 发狂辨

甲寅岁四月初，予随斡耳朵行至界河里住。丑斯兀闽病五七日，发狂乱弃衣而走，呼叫不避亲疏，手执溲乳，与人饮之。时人皆言风魔了，巫师祷之不愈而反剧。上闻，命予治之。脉得六至，数日不得大便，渴饮溲乳。予思之，北地高寒，腠理致密，少有病伤寒者。然北地此时乍寒乍热，因此触冒寒邪，失于解利，因转属阳明证。胃实谵语，又食羊肉以助其热，两热相合，是谓重阳则狂。阳胜宜下，急以大承气汤一两半，加黄连二钱，水煎服之。是夜下利数行、燥屎二十余块，得汗而解。翌日再往视之，身凉脉静，众人皆喜曰：罗谦甫可医风魔的也。由此见用，伤寒非杂病之比，六经不同，传变各异。诊之而疑，不知病源，立相侮嫉。呜呼！嗜利贪名，耻于学问，此病何日而愈耶？

### 阳证治验

南省参议官常德甫，至元甲戌三月间，赴大都。路感伤寒证，勉强至真定，馆于常参谋家。迁延数日，病不差。总府李经历并马录事来求治，予往视之。诊得两手六脉沉数，外证却身凉，四肢厥逆，发斑微紫，现于皮肤，唇及齿龈破裂五色，咽干声嗄，默默欲眠，目不能闭，精神郁冒，反侧不安。此证乃热深厥亦深，变成狐惑，其证最急。询之从者，乃曰：白内丘县感冒头痛，身体拘急，发热恶寒，医以百解散发之，汗出浃背，殊不解。每经郡邑，治法一同，发汗极多，遂至如此。予详其说，兼以平昔膏粱积热于内，已燥津液。又兼发汗过多，津液重竭，因转属阳明，故大便难也。急以大承气下之，得更衣。再用黄连解毒汤，病减大半。复与黄连犀角汤，数日而安，自此德甫交情愈厚也。

# 除寒门

## 上焦寒

**铁刷汤**　治积寒痰饮，呕吐不止，胸膈不快，不下饮食。

半夏四钱，汤泡　草豆蔻　丁香　干姜炮　诃子皮各三钱　生姜一两

上六味，㕮咀，水五盏，煎至二盏半，去渣，分三服，无时。大吐不止，加附子三钱、生姜半两。

**桂附丸**　疗风邪冷气，入乘心络，脏腑暴感风寒，上乘于心，令人猝然心痛，或引背膂，乍间乍甚，经久不差。

川乌炮，去皮脐　黑附炮，各三两，去皮脐　干姜炮　赤石脂　川椒去目，微炒　桂各二两，去皮

上六味为末，蜜丸如桐子大，每服三十丸，温水送下，觉至痛处即止。若不止，加至五十丸，以知为度。若早服无所觉，至午

时再服二十丸。若久心痛，服尽一剂。终身不发。

**胡椒理中丸**　治肺胃虚寒，咳嗽喘急，呕吐痰水。

胡椒　甘草　款冬花　荜拔　良姜　细辛　陈皮　干姜各四两　白术五两

上九味为末，炼蜜丸如桐子大，每服三十丸至五十丸，温汤或温酒、米饮任下。

**附子理中丸**　治脾胃冷弱，心腹疗疼，呕吐泻利，霍乱转筋，体冷微汗，手足厥冷，心下逆冷，满闷，腹中雷鸣，饮食不进，及一切沉寒痼冷，并皆治之。

人参　白术　干姜炮　甘草炙　附子炮，各等分

上五味为末，蜜丸，每两作十丸，每服一丸，水一盏化破，煎至七分，稍热服，食前。

**二气丹**　助阳退阴，正气和中。治内虚里寒，冷气攻击，心胁腹满刺痛，泄利无度，呕吐不止，自汗时出，小便不禁，阳气渐微，手足厥冷，及伤寒阴证，霍乱转筋，久下冷痢，少气羸困，一切虚寒痼冷。

硫黄二钱半　肉桂二钱半　朱砂为衣，二钱　干姜炮，二钱　黑附子大者一个，去皮脐，炮制，半两

上研匀，水面糊为丸，如桐子大，每服三十丸，空心煎艾盐汤送下。

**大建中汤**　疗内虚里急少气，手足厥冷，小腹挛急，或腹满弦急，不能食，起即微汗，阴缩，或腹中寒痛，不堪劳，唇口干，精自出，或手足乍寒乍热，而烦躁酸疼，不能久立，多梦寐，补中益气。

黄芪　当归　桂心　芍药各二钱　人参　甘草各一钱　半夏炮焙　黑附炮，去皮，各二钱半

上八味，㕮咀，每服五钱，水二盏，姜三片，枣二个，煎至一盏，去滓，食前，温服。

## 下焦寒

**八味丸**　补肾气不足。

牡丹皮　白茯苓　泽泻各三两　熟地黄八两　山茱萸　山药各四两　附子　宫桂各二两

上为末，炼蜜丸如桐子大，每服三十丸，温酒下，空心食前，日二服。

**还少丹**　大补心肾脾胃。治一切虚损，神志俱耗，筋力顿衰，腰脚沉重，肢体倦怠，血气羸乏，小便浑浊。

山药　牛膝酒浸　远志去心　巴戟去心　山茱萸去核　白茯苓去皮　楮实　五味子　肉苁蓉酒浸一宿　杜仲去皮，姜汁酒浸，炒去丝　石菖蒲　舶上茴香各一两　枸杞　熟地黄各二两

上为末，炼蜜同枣肉为丸，如桐子大，温酒、盐汤任送下三十丸，日进三服，食前。五日后有力，十日精神爽，半月气力颇壮，二十日目明，一月夜思饮食。冬月手足常暖，久服身体轻健，筋骨壮盛，悦泽难老。更看体候加减：身热，加山栀子一两；心气不宁，加麦门冬一两；少精神加五味子一两；阳弱加续断一两。常服牢牙，永无瘴疟。妇人服之，姿容悦泽，暖子宫，去一切病。

**天真丹**　治下焦阳虚。

沉香　穿心巴戟酒浸　茴香炒　草薢酒浸，炒　胡芦巴炒香　破故纸炒香　杜仲麸炒，去丝　琥珀　黑牵牛盐炒，去盐。各一两　官桂半两

上十味为末，用酒浸打糊为丸，如桐子大，每服五十丸，空心温酒送下，盐汤亦得。

## 气分寒

**桂枝加附子汤**　治太阳病发汗，遂漏不

513

止。其人恶风，小便难，四肢微急，难以屈伸者，宜服之。

桂枝去皮　芍药各一两半　甘草二两　附子炮，去皮，用半个

上锉如麻豆大，每服五钱，生姜四片，枣子一枚，水一盏半，煮至八分，去滓温服。

**桂枝加芍药生姜人参新加汤**　治发汗后身疼痛，脉来迟者，此主之。

桂枝　人参各一两半　芍药二两　甘草一两，炙

上锉如麻豆大，每服五钱，生姜四片，枣子一枚，水一盏半，煮至八分，去滓，温服。

## 血分寒

**巴戟丸**　治肝肾俱虚。收敛精气，补真戢阳，充悦肌肤，进美饮食。

白术　五味子　川巴戟去心　茴香炒　熟地黄　肉苁蓉酒浸　人参　覆盆子　菟丝子酒浸　牡蛎　益智仁　骨碎补　白龙骨各二两

上十三味为末，蜜丸如桐子大，焙干，每服三十丸，食前米饮下，日三服。

**神珠丹**　治下焦元气虚弱，小腹疼痛，皮肤燥涩，小便自利。病机云：澄澈清冷，皆属于寒，此之谓也。一名离珠丹。

杜仲二两，炒　萆薢二两　诃子五个　龙骨一两　破故纸三两，炒　胡桃仁一百二十个　巴戟二两　砂仁半两　朱砂一两，另研

上九味为末，酒糊丸如桐子大，朱砂为衣，每服三十丸，空心温酒或盐汤送下。气不化，小便不利，湿一作温肌润滑，热蒸。少阴气不化，气走小便自利，皮肤燥涩，为迫津液不能停，离珠丹主之。弦数者，阳陷于内，从外而之内也。弦则带数，甲终于甲也；紧则带洪，壬终于丙也。若弦虚则无

火，细则有水，此二脉从内之外也，不宜离珠丹。

## 通治三焦甚寒之气

**大已寒丸**　治脏腑虚寒，心腹疼痛，泄泻肠鸣，自利自汗，米谷不化，手足厥冷。

荜拨　肉桂各六两半　干姜　良姜各十两

上为末，面糊丸如桐子大，每服二十丸，米饮汤下，食前服。

**四逆汤**　治伤寒自利不渴，呕哕不止，或吐利俱发，小便或涩或利，或汗出过多，脉微欲绝，腹痛胀满，手足逆冷，及一切虚寒逆冷，并宜服之。

甘草炙，二两　干姜一两半　附子生，去皮脐，细切，半两

上㕮咀，每服三钱，水一盏半，煎至八分，去渣，温服，不计时。

## 阴证治验

至元己巳夏六月，予住于上都。金院董彦诚，年逾四旬，因劳役过甚，烦渴不止，极饮湩乳，又伤冷物。遂自利肠鸣腹痛，四肢逆冷，冷汗自出，口鼻气亦冷，六脉如蛛丝，时发昏愦。众太医议之，以葱熨脐下，又以四逆汤五两，生姜二十片，连须葱白九茎，水三升，煮至一升，去渣凉服。至夜半，气温身热，思粥饮，至天明而愈。《玉机真脏论》云：脉细皮寒，气少泄利，饮食不入，此谓五虚。浆粥入胃，则虚者活。信哉！鲁斋许先生闻之，叹曰：病有轻重，方有大小，治有缓急。金院之证，非大方从权急治，则不能愈也。《至真要大论》云：补下治下，制以急，急则气味厚，此之谓也。

## 阴气有余多汗身寒

真定府武德卿，年四十六岁。至元丙子三月间，因忧思劳役，饮食失节得病：肢体

冷，口鼻气亦凉，额上冷汗出，时发昏愦，六脉如蛛丝。一医作风证，欲以宣风散下之。予因思钱氏小儿论制宣风散，谓小儿内伤脾胃，或吐或泻，久则风邪陷入胃中而作飧泄。散中有结，恐传慢惊，以宣风散导去风邪。《内经》云：久风为飧泄。正此谓也。今德卿形证，乃阴盛阳虚，苦寒之剂，非所宜也。《内经》云：阴气有余为多汗身寒。又《阴阳应象论》云：阴盛则身寒汗出，身常清，数栗而寒，寒而厥。《调经篇》亦云：阴盛生内寒。岐伯曰：厥气上逆，寒气积于胸中而不泻。不泻则温气去，寒独留，故寒中。东垣解云：此脾胃不足，劳役形体，中焦营气受病，末传寒中，惟宜补阳。遂以理中汤加黑附子，每服五钱，多用葱白煎羊肉汤，取清汁一大盏，调服之。至夕四肢渐温，汗出少，夜深再服。翌日精神出，六脉生，数服而愈。尝记李思顺云：证者证也。病状于中，证形于外。凡学医道，不看《内经》，不求病源，妄意病证，又执其方，此皆背本趋末之务。其误多矣，宜慎思之。

# 卷七　名方类集

## 中风门

### 中风论

出《洁古家珍》

《经》曰：风者百病之始，善行而数变。行者动也，风本为热，热胜则风动，宜以静胜其躁，是养血也，治须少汗，亦宜少下，多汗则虚其卫，多下则损其荣。汗下各得其宜，然后宜治其在经。虽有汗下之戒，而有中脏中腑之分。中腑者宜汗之，中脏者宜下之。此虽合汗下，亦不可过也。仲景云：汗多则亡阳，下多则亡阴。亡阳则损气，亡阴则损形。故《经》言：血气者人之神，不可不谨养也。初谓表里不和须汗下之，表里已和，是宜治之在经也。其中腑者，面颜显五色，有表证而脉浮，恶风恶寒，拘急不仁，或中身之后，或中身之前，或中身之侧，皆曰中腑也，其病多易治；其中脏者，唇吻不收，舌不转而失音，鼻不知香臭，耳聋而眼瞀，大小便秘结，皆曰中脏也，其病则难治。《经》曰：六腑不和，留结为痈；五脏不和，九窍不通。外无留结为痈，内无九窍不通，知必在经也。初证既定，宜以大药养之。当须按时令而调阴阳，安脏腑而和荣卫，少有不愈者也。风中腑者，先以加减续命汤随证发其表；如忽中

脏，则大便多秘涩，宜以三化汤通其滞。表里证已定，别无变端，故以大药和而治之。大抵中腑者多著四肢，中脏者多滞九窍。虽中腑者多兼中脏之证，至于舌强失音，久服大药，能自愈也。有中风湿者，夏月多有之。其证身重如山，不能转侧，宜服除风胜湿去热之剂。如不可，则用针灸治之。今具六经续命汤治法。

**小续命汤**　通治八风五痹痿厥等疾。以一岁为总，六经为别。春夏加石膏、知母、黄芩；秋冬加官桂、附子、芍药。又于六经别药纳，随证细分加减，自古名医，不能越此。

麻黄去节　人参去芦　黄芩去腐　芍药
甘草炙　川芎　杏仁去皮尖，炒　防己　官桂各一两　防风一两半　附子炮去皮脐，半两

上十一味，除附子、杏仁外，为粗末，后入二味和匀，每服五钱，水一盏半，生姜五片，煎至一盏，去滓，稍热服，食前。

凡治中风，不审六经之形证加减，虽治与不治无异也。《内经》云：腠理开则洒然寒，闭则热而闷。知暴中风邪，宜先以加减续命汤药证治之：

若中风无汗恶寒，麻黄续命汤主之——于本方中加麻黄、防风、杏仁一倍，宜针太阳经至阴出血、昆仑举跷。

中风有汗恶风，桂枝续命汤主之——于本方中加桂枝、芍药、杏仁一倍，宜针

风府。

已上二证，皆太阳经中风也。

中风无汗，身热不恶寒，白虎续命汤主之——于本方中加石膏二两，知母二两，甘草一两。

中风有汗，身热不恶风，葛根续命汤主之——于本方中加葛根二两，桂枝黄芩各一倍，宜针陷谷、刺厉兑：针陷谷者，去阳明之贼邪；刺厉兑者，泻阳明之实热。

已上二证，皆阳明经中风也。

中风无汗身凉，附子续命汤主之——于本方中加附子一倍，干姜加二两，甘草加三两。宜针隐白，去太阴之贼邪。

此一证，太阴经中风也。

中风有汗无热，桂枝附子续命汤主之——于本方中加桂枝、附子、甘草一倍，宜针太溪。

此一证，少阴经中风也。

凡中风无此四经六证混淆，系于少阳厥阴。或肢节挛痛，或麻木不仁，宜羌活连翘续命汤主之——于本方中加羌活四两，连翘六两。

上古之续命，混淆无别，今立分经治疗，又分各经针刺，无不愈也。治法厥阴之井大敦，刺以通其经；少阳之经绝骨，灸以引其热，此通经引热，是针灸同象，治法之大体也。

**大秦艽汤** 治中风外无六经之形证，内无便溺之阻隔，是知为血弱不能养于筋，故手足不能运动，舌强不能语言，宜此药养血而筋自荣也。

秦艽 石膏各二两 甘草 川芎 当归 芍药 羌活 独活 防风 黄芩 白术 白芷 茯苓 生地黄 熟地黄各一两 细辛半两

上十六味，㕮咀，每服一两，水二盏，煎至一盏，去滓，温服，无时。如遇天阴，

加生姜七片煎。如心下痞，每服一两加枳实一钱煎，此秋冬药；如春夏，加知母一两。凡中风外有六经之形证，先以加减续命汤，随证治之。内有便溺之阻隔，复以三化汤导之。

**三化汤**

厚朴姜制 大黄 枳实 羌活各等分

上四味㕮咀，每服三两，水三升，煎至一升半，终日服，以微利则已。

若内邪已除，外邪已尽，当服愈风汤，以行中道。久服大风悉去，纵有微邪，只从愈风汤加减治之。然治病之法，不可失于通塞，或一气之微汗，或一句之通利，如此乃常治之法也。久之清浊自分，荣卫自和矣。

**羌活愈风汤** 疗肾肝虚，筋骨弱，语言难，精神昏愦，是中风湿热内弱者，是为风热体重也。或瘦而臂肢偏枯，或肥而半身不遂，或恐而健忘，喜以多思，思忘之道，皆精不足也。故心乱则百病生，心静则万病息。是以此药能安心养神，调阴阳，无偏胜。

羌活 甘草炙 防风 防己 黄芪 蔓荆子 川芎 独活 细辛 枳壳 麻黄去根 地骨皮 人参 知母 甘菊 薄荷去枝 白芷 枸杞子 当归 杜仲炒 秦艽 柴胡 半夏泡 厚朴姜制 前胡 熟地黄二十六味，各二两 白茯苓 黄芩各三两 生地黄 苍术 石膏 芍药各四两 桂枝一两

上三十三味，重七十五两，㕮咀，每服一两，水二盏，煎至一盏，去渣温服。如遇天阴，加生姜三片，煎。空心一服，临卧再煎渣服，俱要食远。空心咽下二丹丸，为之重剂。临卧咽下四白丸，为之轻剂。立其法，是动以安神，静以清肺。假令一气而微汗，用愈风汤三两，加麻黄一两，匀作四服。每服加生姜五七片，空心服，以粥投之，得微汗则佳。如一句之通利，用愈风汤

三两，加大黄一两，亦匀作四服。每服生姜五七片，临卧煎服，得利为度。此药常服之，不可失于四时之辅。如望春大寒之后，本方中加半夏、人参、柴胡各二两，木通四两，谓迎而夺少阳之气也。如望夏谷雨之后，本方中加石膏、黄芩、知母各二两，谓迎而夺阳明之气也。如季夏之月，本方中加防己、白术、茯苓各二两，谓胜脾土之湿也。如初秋大暑之后，本方中加厚朴一两、藿香一两、桂一两，谓迎而夺太阴之气也。如望冬霜降之后，本方中加附子、官桂各一两，当归二两，谓胜少阴之气也。如得春气候减冬所加药，四时加减类此。虽立此四时加减，更宜临病之际，审病之虚实，土地之所宜，邪气之多少。此药具七情六欲四气，无使五脏偏胜，及不动于荣卫。如风秘服之则永不结燥，久泻服之能自调适。初觉风气，能便服此药，及新方中天麻丸各一料，相为表里，治未病之圣药也。若已病者，更宜常服。无问男女、老幼、小儿风痫，急慢惊风，皆可服之，神效。如解利四时伤寒，随四时加减法服之，果如圣矣。

**四白丹** 能清肺气，养魄，谓中风者多昏冒，气不清利也。

白术　砂仁　白茯苓　香附　防风　川芎　甘草　人参各半两　白芷一两　羌活　独活　薄荷各二钱半　藿香　白檀香各一钱半　知母　细辛各二钱　甜竹叶二两　麝香一钱，另研　龙脑另研　牛黄各半钱，另研

上二十味为末，蜜丸每两作十丸，临卧嚼一丸，分五七次细嚼之，煎愈风汤咽下。能上清肺气，下强骨髓。

**二丹丸** 治健忘、养神、定志、和血。内以安神，外华腠理。

丹参　天门冬　熟地黄各一两半　甘草　麦门冬去心　白茯苓各一两　人参　远志去心　朱砂各半两研末为衣，《气宜保命集》内有

菖蒲一两

上十味为末，蜜丸桐子大，朱砂为衣，每服五十丸至一百丸，空心食前，煎愈风汤送下，常服安神定志。此治之法，一药安神，一药清肺。故清中清者，归肺以助天真；清中浊者，坚强骨髓；浊中之清者，荣养于神；浊中之浊者，荣华腠理。

## 中风杂说

风者能动而多变，因热胜则动，宜以静胜躁，是养血也。宜和，是行荣卫壮筋骨也，天麻丸主之，非大药不能治也。

**天麻丸** 附子一两炮　天麻酒浸三宿，晒　牛膝酒浸一宿，焙　萆薢另研为末　玄参各六两　杜仲七两炒　当归十两，全用　羌活十两，或十五两　生地黄十六两　独活五两

上十味为末，炼蜜丸如桐子大，每服五七十丸，病大加至百丸，空心食前，温酒或白汤送下，平明服药。日高饥则食，不饥且止食。大忌壅塞失于通利，故服药半月，稍觉壅塞，微以七宣丸疏之，使药再为用也。牛膝、萆薢，强壮筋骨；杜仲使筋骨相著；羌活、防风，治风之要药；当归、地黄能养血和荣卫；玄参主用，附子佐之行经也。

如风痫病不能愈者，吐论厚朴丸，出《洁古家珍》。其本方后，另有此病加添药，如中风自汗昏冒，发热不恶风寒，不能安卧，此是风热烦躁，泻青丸主之。如小便少不可以药利之，既自汗，津液外泄，小便内少，若利之使荣卫枯竭，无以制火，烦热愈甚，俟热退汗止，小便自行也。兼此证属阳明经，大忌利小便，须当识此。

## 中风见证

**泻青丸** 治中风自汗昏冒，发热不恶寒，不能安卧，此是风热烦躁之故也。

当归　川芎　栀子　羌活　大黄　防风

龙胆草各等分

上末，蜜丸弹子大，竹叶汤化下一丸。此方去栀子，加独活、防风、甘草、菊花、蝉蜕、川芎，丸服。凡人初觉大指次指麻木不仁或不用者，三年内有中风之疾也。宜先服愈风汤、天麻丸各一料，此治未病之先也。是以圣人治未病，不治已病。

中风人多能食，盖甲己化土，脾盛故能多食。由此脾气愈盛，下克肾水，肾水亏则病增剧，宜广服药。不欲多食，病能自愈。中风病多食者，风木盛也。盛则克脾土，脾受敌则求助于食。经曰：实则梦与，虚则梦取是也。当泻肝木，治风安脾，脾安则食少，是其效也。

中风人初觉，不宜服脑麝，恐引风气入骨髓，如油入面，不能得出。如痰涎潮盛，不省人事，烦热者，宜用之下痰，神效。

## 中风刺法
### 出云岐子《学医新说》

#### 大接经从阳引阴治中风偏枯

足太阳膀胱之脉，出于至阴足小指外侧，去爪甲角如韭叶为井金。

足少阴肾之脉，涌泉穴，足心也。起于小指之下，趋足心。三呼

手厥阴心包络之脉，其直者循中指出其端，去爪甲如韭叶陷中为井，中冲穴也。其支者别掌中小指次指，出其端。

手少阳三焦之脉，起于小指次指之端，去爪甲角如韭叶为井。

足少阳胆之脉，出于窍阴足小指次指之端，去爪甲角如韭叶为井。其支者上入大指岐骨内出其端，还贯爪甲出三毛中。十呼，二十呼

足厥阴肝之脉，起大指之端，入丛毛之际，去爪甲如韭叶为井大敦也，及三毛中。十呼，六呼

手太阴肺之脉，起大指之端，出于少商，大指内侧，去爪甲如韭叶为井，其支者出次指内廉出其端。

手阳明大肠之脉，起大指次指之端，入次指内侧，去爪甲如韭叶为井，十呼中指内交。三呼

足阳明胃之脉，起足大指次指之端，去爪甲如韭叶为井，其支者入大指内，出其端。一呼

足太阴脾之脉，起足大指端，循指内侧，去爪甲角如韭叶为井，隐白也。十呼

手少阴心之脉，起手小指内出其端，循指内廉，去爪甲如韭叶为井。

手太阳小肠之脉，起手小指之端，去爪甲一分陷中为井。

#### 大接经从阴引阳治中风偏枯

手太阴肺之脉，起手大指端，出于少商大指内侧，去爪甲角如韭叶为井。一呼，三呼

手阳明大肠之脉，起手大指次指之端，去爪甲如韭叶为井，其支者，入大指间出其端。

足太阴脾之脉，起足大指端，循指内侧，去爪甲如韭叶为井，隐白也。

手少阴心之脉，起手小指内出其端，循指内廉，去爪甲如韭叶为井。

手太阳小肠之脉，起手小指之端，去爪甲下一分陷中为井。

足太阳膀胱之脉，起足小指外侧，至阴，去爪甲如韭叶为井金，足小指之端也。

足少阴肾之脉，起足小指之下，斜趋足心为井，涌泉穴也。

手厥阴心包之脉，其直者循手中指出其端，去爪甲如韭叶为井，中冲穴也。其支者从掌中循小指次指，出其端。

手少阳三焦之脉，起手小指次指之端，去爪甲如韭叶为井。

足阳明胃之脉，起足大指次指之端，去

519

爪甲如韭叶为井，其支者入大指间出其端。

足少阳胆之脉，起于窍阴，是小指次指之端也，去爪甲如韭叶为井。其支者上入大指歧骨内，出其端，还贯爪甲，出三毛中。

足厥阴肝之脉，起足大指之端，人丛毛之际，去爪甲如韭叶为井，大敦也，及三毛中。六呼

## 中风针法
### 出窦先生《气元归类》

**半身不遂**

手太阴　列缺，偏风半身不遂；天府，猝中恶鬼疰不得安卧。

手阳明　肩髃。曲池，偏风半身不遂。

足阳明　大巨，偏枯四肢不举；冲阳，偏风，口眼㖞斜，足缓不收。

手太阳　腕骨，偏枯狂惕。

足太阳　辅阳，风痹不仁，四肢不举。

足少阴　照海，大风偏枯，半身不遂，善悲不乐。

足少阳　阳陵泉，半身不遂；环跳，风眩偏风，半身不遂失音不语。

手阳明　天鼎，暴喑并喉痹；合谷，喑不能言。

足阳明　颊车。地仓，不语饮食不收。承浆、漏落，左治右，右治左。

手少阴　阴郄，喑不能言；灵道，暴喑不语。

手少阳　支沟，暴喑不语；三阳络，暴哑不能言。

手太阳　天窗，暴喑不能言。

足少阴　通谷，暴喑不语。

手厥阴　间使，喑不能言。

黄帝灸法，疗中风，眼戴上不能视者，灸第二椎并第五椎上各七壮，一齐下火炷，如半枣核大，立愈。

**独圣散**　治诸风膈实，诸痫痰涎津液壅，杂病亦然。

瓜蒂不拘多少

上一味，锉如麻豆大，炒令黄为末，量病人新久虚实大小或一钱，或二钱，末用茶一钱，酸齑汁水一盏，调下。须是病人隔夜不食，晚食服药下吐，再用温齑水投之。如吐风痫，加半钱全蝎炒。如湿肿，加赤小豆末一钱。如吐虫，加狗油五七点，雄黄末一钱，甚者加芫花末半钱，立吐其虫出。凡吐，须天色晴明，阴晦不用，如病猝暴，不拘此法。吐时，辰巳午前为妙。《内经》曰：平旦至日中，天之阳，阳中之阳也。若论四时之气，故仲景大法春宜吐，是天气在上，人气亦在上。一日之气，则寅卯辰时也，故宜早不宜晚。此药不可常用，大要辨其虚实。实则瓜蒂散，虚则栀子豉汤。腹满加厚朴，不可一概用之。吐罢，可服降火利气安神定志之剂，此方出《气宜保命集》。

# 卷八　名方类集

## 中风灸法

风中脉则口眼㖞斜，中腑则肢体废，中脏则性命危。凡治风莫如续命汤之类，然此可扶持疾病，要收全功，必须火艾为良。具穴下项：

### 灸风中脉口眼㖞斜

听会二穴，在耳微前陷中，张口得之，动脉应手。

颊车二穴，在耳下二韭叶陷者宛宛中，开口得之。

地仓二穴，在侠口吻傍四分，近下有脉微动者是。

凡㖞向右者，为左边脉中风而缓也，宜灸左㖞陷中二七壮。

凡㖞向左者，为右边脉中风而缓也，宜灸右㖞陷中二七壮。艾炷大如麦粒，频频灸之，以取尽风气，口眼正为度。

### 灸风中腑手足不遂等疾

百会一穴，在顶中央旋毛中陷可容豆许。

发际，是髎两耳前两穴。

肩髃二穴，在肩端两骨间陷者宛宛中，举臂取之。

曲池二穴，在肘外辅屈肘曲骨中，以手拱胸取之，横纹头陷中是。

风市二穴，在膝外两筋间，平立舒下手著腿当中，指头尽陷者宛宛中。

足三里二穴，在膝下三寸胻外廉两筋间。

绝骨二穴，一名悬钟，在足外踝上三寸动脉中。

凡觉手足麻痹或疼痛，良久乃已，此将中腑之候，宜灸此七穴。病在左则灸右，病在右则灸左。如因循失灸，手足以差者。秋觉有此候春灸，春觉有此候者秋灸，以取风气尽，轻安为度。

### 灸风中脏气塞涎上
### 不语昏危者下火立效

百会一穴如前。

大椎一穴，在顶后第一椎上陷中。

风池二穴，在颞颥后发际陷中。

肩井二穴，在肩上陷解中，缺盆上大骨前一寸半，以三指按取之，当其中指下陷中者是。

曲池二穴如前。

足三里二穴如前。

间使二穴，在掌后三寸两筋间陷中。

凡觉心中愦乱，神思不怡，或手足麻痹，此中脏之候也。不问是风与气，可连灸此七穴。但依次第自急灸之，可灸各五七壮。日后别灸之，至随年壮止。凡遇春秋二时，可时时灸此七穴，以泄风气。如素有风

521

人，尤须留意此灸法，可保无虞。此法能灸猝死，医经云：凡人风发，强忍怕痛不肯灸，忽然猝死，是谓何病？曰风人脏故也，病者不可不知此。予自五月间，口眼㖞斜，灸百会等三穴，即止。右手足麻无力，灸百会、发际第七穴，得愈。七月气塞涎上不能语，魂魄飞扬，如坠江湖中，顷刻欲绝。灸百会、风池等左右颊车二穴，气遂通，吐涎半碗，又下十余行。伏枕半月，遂平复。自后凡觉神思少异于常，即灸百会、风池等穴，无不立效。

## 风中血脉治验

太尉忠武史公，年六十八岁，于至元戊辰十月初，侍国师于圣安寺丈室中，煤炭火一炉在左侧边，遂觉面热，左颊微有汗。师及左右诸人皆出，因左颊疏缓，被风寒客之。右颊急，口㖞于右，脉得浮紧，按之洪缓。予举医学提举忽君吉甫专科针灸，先于左颊上灸地仓穴一七壮，次灸颊车穴二七壮，后于右颊上热手熨之，议以升麻汤加防风、秦艽、白芷、桂枝，发散风寒，数服而愈。或曰：世医多以续命汤等药治之，今君用升麻汤加四味，其理安在？对曰：足阳明经起于鼻，交頞中，循鼻外，入上齿中。手阳明经亦贯于下齿中，况两颊皆属阳明。升麻汤乃阳明经药，香白芷又行手阳明之经。秦艽治口噤，防风散风邪，桂枝实表而固荣卫，使邪不能再伤，此其理也。夫病有标本经络之别，药有气味厚薄之殊，察病之源，用药之宜，其效如桴鼓之应。不明经络所过，不知药性所在，徒执一方，不惟无益，而又害之者多矣。学者宜精思之。

**秦艽升麻汤** 治中风手足阳明经口眼㖞斜，恶风恶寒，四肢拘急。

升麻　葛根　甘草炙　芍药　人参各半两　秦艽　白芷　防风　桂枝各三钱

上㕮咀，每服一两，水二盏，连须葱白三茎，长二寸，约至一盏，去渣，稍热服。食后服药毕，避风寒处卧，得微汗出则止。

**犀角升麻汤** 治中风麻痹不仁，鼻颊间痛，唇口颊车发际皆痛，口不可开，虽语言饮食亦相妨，左额颊上如糊急，手触之则痛。此足阳明经受风毒，血凝滞而不行故也。

犀角一两二钱半　升麻一两　防风　羌活各七钱　川芎　白附子　白芷　黄芩各半两　甘草二钱半

上为末，每服五钱，水二盏，煎至一盏，去渣，温服，食后，日三服。

论曰：足阳明者，胃也。《经》云：肠胃为市，如市廛无所不有也。六经之中，血气便多，腐熟水谷，故饮食之毒聚于肠胃。此方以犀角为主，解饮食之毒也。阳明经络，环唇挟口，起于鼻，交頞中，循颊车，上耳前，过客主人，循发际，至额颅。故王公所患，此一经络也，以升麻佐之，余药皆涤除风热。升麻、黄芩，专入胃经为使也。

## 风中腑兼中脏治验

顺德府张安抚，字耘夫，年六十一岁，于己未闰十一月初，患风证。半身不遂，语言謇涩，心神昏愦，烦躁自汗，表虚恶风，如洒冰雪，口不知味，鼻不闻香臭，闻木音则惊悸，小便频多，大便结燥。若用大黄之类下之，却便饮食减少不敢用，不然则满闷。昼夜不得瞑目而寐，最苦，于此约有三月余。凡三易医，病全不减。至庚申年三月初七日，又因风邪，加之痰嗽，咽干燥，疼痛不利，唾多，中脘气痞似噎。予思《内经》有云：风寒伤形，忧恐忿怒伤气，气伤脏乃病，脏病形乃应。又云：人之气以天地之疾风名之。此风气下陷入阴中，不能生发上行，则为病矣。又云：形乐志苦，病生于脉。神先病也，邪风加之。邪入于经，动无常处。前证互相出见，治病必求其本，邪气乃覆。论时月则宜升阳，补脾胃，泻风木；论病则宜实表里，养卫气，泻肝木，润燥，益元气，慎喜怒，是治其本也，宜以加减冲和汤治之。

### 加减冲和汤

柴胡　黄芪各五分　升麻　当归　甘草炙，各三分　半夏　黄柏　黄芩　人参　陈皮　芍药各二分

上十一味，㕮咀，作一服，水二盏，煎至一盏，去渣，温服。如自汗，加黄芪半钱。嗽者加五味子二十粒。昼夜不得睡，乃因心事烦扰，心火内动，上乘阳分，卫气不得交入阴分，故使然也。以朱砂安神丸服之，由是昼亦得睡。十日后，安抚曰：不得睡三月有余，今困睡不已，莫非他病生否？予曰：不然。卫气者，昼则行阳二十五度，夜则行阴亦二十五度。此卫气交人阴分，循其天度，故安抚得睡也，何病之有焉？止有眼白睛红，隐涩难开，宜以当归连翘汤洗之。

### 当归连翘汤

黄连　黄柏各五分　连翘四分　当归　甘草各三分

上作一服，水二盏，煎至一盏，去渣，时时热洗之。十三日后，至日晡，微有闷乱不安，于前冲和汤中，又加柴胡三分，以升少阳之气，饮三服。至十五日，全得安卧，减自汗恶寒躁热，胸膈痞。原小便多，服药之后，小便减少，大便一二日一行。鼻闻香，口知味，饮食如常。脉微弦而柔和，按之微有力。止有咽喉中妨闷，会厌后肿，舌赤，早晨语言快利，午后微涩，宜以玄参升麻汤治之。

### 玄参升麻汤

升麻　黄连各五分　黄芩炒，四分　连翘　桔梗各三分　鼠黏子　玄参　甘草　白僵蚕各二分　防风一分

上十味，㕮咀，作一服，水二盏，煎至七分，去渣，稍热噙漱，时时咽之，前证良愈。止有牙齿无力，不能嚼物，宜用牢牙散治之。

### 牢牙散

羊筒骨灰　升麻各三钱　生地黄　黄连　石膏各一钱　白茯苓　人参各五分　胡桐泪三分

上为极细末，入麝香少许，研匀，临卧擦牙后，以温水漱之。

安抚初病时，右肩臂膊痛无主持，不能举动，多汗出，肌肉瘦，不能正卧，卧则痛甚。《经》曰：汗出偏沮，使人偏枯。予思《内经》云：虚与实邻，决而通之。又云：留瘦不移，节而刺之，使经络通和，血气乃复。又言陷下者灸之。为阳气下陷入阴中，肩膊时痛，不能运动，以火导之，火引而上，补之温之。已上证皆宜灸刺，谓此先刺十二经之井穴。于四月十二日右肩臂上肩井穴内，先针后灸二七壮。及至疮发，于枯瘦处渐添肌肉，汗出少，肩臂微有力；至五月初八日，再灸肩井。次于尺泽穴各灸二十八壮，引气下行，与正气相接，次日臂膊又添气力，自能摇动矣。时值仲夏，暑热渐盛，以清肺饮子补肺气，养脾胃，定心气。

### 清肺饮子

白芍药五分　人参　升麻　柴胡各四分　天门冬　麦门冬去心，各三分　陈皮二分半　甘草生　黄芩　黄柏　甘草炙，各二分

上十一味，㕮咀，作一服，水二盏，煎至一盏，去渣，温服，食后。汗多者加黄芪五分，后以润肠丸治胸膈痞闷，大便涩滞。

### 润肠丸

麻子仁另研　大黄酒煨，各一两半　桃仁泥子　当归尾　枳实麸炒　白芍药　升麻各

半两　人参　生甘草　陈皮各三钱　木香　槟榔各二钱

上十二味，除麻仁、桃仁外，为末，却入二仁泥子，蜜丸桐子大，每服七八十丸，温水食前送下。初六日得处暑节，暑犹未退，宜微收实皮毛，益卫气。秋以胃气为本，以益气调荣汤主之。本药中加时药，使邪气不能伤也。

### 益气调荣汤

人参三分臣　益气和中

当归二分佐　和血润燥

陈皮二分佐，去白　顺气和中

熟地黄二分佐　养血润燥，泻阴火

白芍四分臣　补脾胃，微收，治肝木之邪

升麻二分使　使阳明气上升，滋荣百脉

黄芪五分君　实皮毛，止自汗，益元气

半夏泡三分，佐　疗风痰，强胃进食

白术二分佐　养胃和中，厚肠胃

甘草炙，二分佐，引用　调和胃气，温中益气

柴胡二分使　引少阳之气，使出于胃中，乃风行于天上

麦门冬三分，去心，佐　犹有暑气未退，故加之，安肺气，得秋分节不用。

上十二味㕮咀，作一服，水二盏，煎至一盏，去渣，温服。忌食辛热之物，反助暑邪，秋气不能收也，正气得复而安矣。

## 风中腑诸方

### 大通圣白花蛇散　治诸风疾。

杜仲　天麻　海桐皮　干蝎　赤箭　郁李仁　当归　厚朴　蔓荆子　木香　防风　藁本　官桂　羌活　白附子　草薢　虎骨　白芷　山药　菊花　白花蛇肉　牛膝　甘草　威灵仙

上二十四味，等分为末，每服一二钱，温酒调下，荆芥汤亦得，空心服之。

### 犀角防风汤　治一切诸风。口眼㖞斜，手足弹拽，语言謇涩，四肢麻木，并皆治之。

犀角　防风　甘草炙　天麻　羌活各一两　滑石三两　石膏一两半　麻黄七钱半，不去节　独活　山栀子各七钱　荆芥　连翘　当归　黄芩　全蝎炒　薄荷　大黄各半两　桔梗半两　白术　细辛各四钱

上二十味，㕮咀，每服五钱，水二盏，生姜十片，煎至一盏，去渣，稍热服，未汗再一服。如病人脏气虚，则全去大黄。

### 木香丸　疏风顺气，调荣卫，宽胸膈，清头目，化痰涎，明视听，散积滞。

槟榔　大黄煨，各二两　陈皮去白，焙，一两　木香　附子炮　人参各一两　官桂　川芎　羌活　独活　三棱炮，各半两　肉豆蔻六个，去皮

上十二味为细末，每料末二两，入牵牛净末一两，蜜丸桐子大，每服十丸至十五丸，临卧生姜橘皮汤下。此药治疗极多，不可具述。

### 续命丹　治男子妇人猝中诸风。口眼㖞斜，言语謇涩，牙关紧急，半身不遂，手足搐搦，顽麻疼痛，涎潮闷乱。妇人血运血风，喘嗽吐逆，睡卧不宁。

川芎　羌活　南星姜制　川乌炮，去皮　天麻　白鲜皮　当归　防风　海桐皮　地榆　虎骨　熟地黄　朱砂　乌蛇生　铅白霜干蝎　肉桂各一两　牛黄　雄黄各三钱　轻粉二钱，或一钱　麻黄去节，四两，以好酒三升浸三昼夜，不用麻黄用酒

上二十一味为末，麻黄酒汁入蜜半升同熬成膏，和前药末为丸弹子大，每服一丸，豆淋酒下，或葱汁化下，不拘时候。张文叔传此二方。戊辰春，中书左丞张仲谦患半身不遂麻木，太医刘子益与服之。汗大出，一

服而愈，故录之。

**疏风汤** 治半身不遂麻木，及语言微涩。季春初夏宜服。

麻黄三两，去节　杏仁去皮　益智仁各一两　甘草炙　升麻各半两

上五味，㕮咀，每服五钱，水一小碗，煎至六分，去渣，温服。脚蹬热水葫芦，以大汗出，去葫芦不用。

**趁风膏** 治中风手足偏废不举。

红海蛤如棋子大者，一本云海红蛤　川乌去皮脐　穿山甲各二两，生用半，酥炙一半

上为末，每服用半两，捣葱白汁和成厚饼子，约一寸半，贴在所患一边脚心中，缚定。避风密室中椅上坐，椅前用热汤一盆，将贴药脚于汤内浸。仍用人扶病人，恐汗出不能支持。候汗出，急去了药。汗欲出，身麻木，得汗周遍为妙。宜谨避风，自然手足可举。如病未尽除，候半月再用一次。自除根本，仍服治诸风之药补理，忌口远欲以自养。

## 风中脏诸方

**活命金丹** 治中风不语，半身不遂，肢节顽麻，痰涎上潮，咽嗌不利，饮食不下，牙关紧急，口噤，及解一切酒毒、药毒、发热腹胀，大小便不利，胸膈痞满，上实下虚，气闭面赤，汗后余热不退劳病，诸药不治。无问男女老幼，皆可服之。

贯众　甘草　板蓝根　干葛　甜硝各一两　川大黄一两半　牛黄研　珠子粉　生犀角　薄荷各五钱　辰砂四钱研，一半为衣　麝香研　桂青黛各三钱　龙脑研二钱

上十五味为末，与研药和匀，蜜和水浸蒸饼为剂。每两作十丸，朱砂为衣，就湿用真金箔四十片为衣。腊月修合，瓷器收贮，多年不坏。如疗风毒，茶清化下。解药毒，新汲水化下。汗后余热劳病，及小儿惊热，

并用薄荷汤化下。以上并量大小加减服之。

**至宝丹**

辰砂　生犀　玳瑁　雄黄　琥珀　人参六味，各五两　牛黄二两半　麝香　龙脑各一两二钱半　天南星二两半水煮软，切片　银箔二百五十片入　金箔二百五十片，半入药，半为衣　安息香五两，用酒半升，熬成膏　龙齿二两，水飞

上十三味为末，用安息香膏，重汤煮烊搜剂，旋丸梧子大，每服三丸至五丸，人参汤下，小儿一两丸。

**至圣保命金丹** 治中风口眼㖞斜，手足弹拽，语言謇涩，四肢不举，精神昏愦，痰涎并多。

贯众一两　生地黄七钱　大黄半两　青黛　板蓝根各三钱　朱砂研　蒲黄　薄荷各二钱半　珠子研　龙脑研，各一钱半　麝香一钱，研　牛黄二钱半，研

上十二味为末，入研药和匀，蜜丸鸡头大，每用一丸，细嚼，茶清送下，新汲水亦得。如病人嚼不得，用薄荷汤化下，无时。此药镇坠痰涎，大有神效，用金箔为衣。

**牛黄通膈汤** 初觉中风一二日，实则急宜下之。

牛黄研，三钱　朴硝三钱，研　大黄　甘草各一两，炙

上四味，除研药为末，每服一两，水二盏，除牛黄、朴硝外，煎至一盏，去渣。入牛黄、朴硝，一半调服，以利为度，须动三两行，未利再服，量虚实加减。

**诃子汤** 治失音不语。

诃子四两，半生半炮　桔梗一两，半生半炒　甘草二寸，半生半炒

上三味为末，每服五钱，用童子小便一盏，煎五七沸温服，甚者不过三服。

**正舌散** 治中风舌强语涩。

雄黄研　荆芥穗各等分

上为末，每服二钱，豆淋酒调下。

**茯神散** 治证同前。

茯神心炒，一两　薄荷焙，二两　蝎梢去毒，二钱

上为末，每服一二钱，温酒调下。

**胜金丹** 治中风涎潮，猝中不语，合吐利者，当服此吐利风涎。

青薄荷半两　猪牙皂角二两，同薄荷以水二升，按取汁尽，用银石器内，慢火熬成膏　瓜蒂末　朱砂研，一两，留少许为衣　粉霜半两，研　洛粉一钱，水银重粉是

上以上四物研匀，入前膏，纳入白内，杵三二千杵，丸如樱桃大，以朱砂为衣，每服一丸，酒磨下。急即研细，酒调灌之。瘫中前如觉有症状，每于四孟月服一丸，自愈。有病方可服。

**分涎散** 治中风涎潮，作声不得，口噤，手足搐搦。

藿香　干蝎　白附子　南星泡，四味各一两，同为末　丹砂原无此味据坊本补　腻粉　粉霜各一两

上七味同为末，研匀，每服一钱，加至二钱，薄荷汤或茶清汤调下。未吐利，再服。

## 风邪入肝

### 出许学士《本事方》

**真珠丸** 治肝经因虚，内受风邪，卧则魂散而不守，状如惊悸。

真珠母三钱，研　熟地黄　当归各一两半　酸枣仁　柏子仁　人参各一两　犀角　茯神　沉香　龙齿各半两　虎睛一对　加麝香三钱

上为末，蜜丸如桐子大，辰砂为衣。每服四五十丸，金银薄荷汤下，日午夜卧服。

**独活汤**

独活黑者　人参　羌活　防风　前胡

细辛　沙参　五味子　白茯苓　半夏曲　酸枣仁　甘草各一两

上十二味，㕮咀，每服四钱，水一盏半，生姜三片，乌梅半个，煎七分，去渣，温服，不拘时。

绍兴癸丑，予待次四明，有董生者，患神气不宁，卧则梦飞扬，虽身在床而神魂离体，惊悸多魇，通宵不寐。更数医无效，予为诊视之。询曰：医作何病治之？董曰：众皆以为心病。予曰：以脉言之，肝经受邪，非心也。肝经因虚，邪气袭之。肝藏魂者也，游魂为变。平人肝不受邪，卧则魂归于肝，神静而得寐。今肝有邪，魂不得归，是以卧则魂扬若离体也。肝主怒，故小怒则剧。董生欣然曰：前此未之闻也。虽未服药，似觉沉疴去体矣，愿求药治之。予曰：公且持此说，与众医议所治之方，而徐质之。阅旬日，复至，云医遍议古今方书，无与病对者。故予处此二方以赠之，服一月而病悉除。此方以真珠母为君，龙齿佐之。真珠母入肝为第一，龙齿与肝同类故也。龙齿虎睛，今人例以为镇心药，殊不知龙齿安魂，虎睛定魄，各言其类也。东方苍龙、木也，属肝而藏魂；西方白虎、金也，属肺而藏魄。龙能变化，故魂游而不定；虎能专静，故魄止而能守。予谓治魄不宁者，宜以虎睛；治魂飞扬者，宜以龙齿。万物有成理而不失，亦在夫人达之而已。

## 风中脏治验

真定府临济寺赵僧判，于至元庚辰八月间患中风，半身不遂，精神昏愦，面红颊赤，耳聋鼻塞，语言不出，诊其两手六脉弦数。尝记洁古有云：中脏者多滞九窍，中腑者多著四肢。今语言不出，耳聋鼻塞，精神昏愦，是中脏也；半身不遂，是中腑也。此脏腑俱受病邪，先以三化汤一两，内疏三两

行，散其壅滞，使清气上升，充实四肢。次与至宝丹，加龙骨、南星，安心定志养神治之，使各脏之气上升，通利九窍。五日音声出，语言稍利，后随四时脉证加减，用药不匀，即稍能步行。日以绳络其病脚，如履阈或高处，得人扶之方可逾也。又刺十二经之井穴，以接经络。翌日不用绳络，能行步。几百日大势尽去，戒之慎言语，节饮食，一年方愈。

## 治风杂方

**祛风丸** 有人味喜咸酸，饮酒过多，色欲无戒，添作成痰饮，聚于胸膈，满则呕逆、恶心、涎流，一臂麻木。升则头目昏眩，降则腰脚疼痛，深则左瘫右痪，浅则蹶然倒地。此药宽中祛痰，搜风理气，和血驻颜，延年益寿。

半夏姜汁作饼，阴干 荆芥各四两 槐角子麸炒黄 白矾生用 陈皮去白 朱砂各一两，一半为衣

上六味为末，生姜汁打糊为丸桐子大，每服三十丸，生姜、皂角子仁汤送下，日二服，早晨、临卧服。

**轻骨丹** 主中风瘫痪，四肢不遂，风痹等疾。

苦参三两半 桑白皮土下者 白芷 苍术 甘松另用栀子挺者 川芎 麻黄锉去节，往返用河水三升，煎至一升，去渣，熬成膏

上七味为末，入前麻黄膏，和丸弹子大，每服一丸，温酒一盏，研化温服之，卧取汗。五七日间再服，手足当即轻快，猝中涎潮分利涎后用之。

**当归龙胆丸** 治肾水阴虚，风热蕴积，时发惊悸，筋惕瘛瘲，神志不宁，荣卫壅滞，头目昏眩，肌肉瞤瘲，胸膈痞满，咽嗌不利，肠胃燥涩，小便淋闭，筋脉拘急，肢体痿弱，暗风痫病。常服宣通血气，调顺阴

阳，病无再作。

当归 龙胆草 大栀子 黄连 黄柏 黄芩各一两 大黄 芦荟 青黛各五钱 木香二钱半 麝香五分，另研

上十一味为末，蜜丸小豆大，每服二十丸，姜汤送下，食后。张文叔传此方。

**风药圣饼子** 治男子妇人半身不遂，手足顽麻，口眼㖞斜，痰涎壅盛，及一切风，他药不效者。小儿惊风，大人头风，妇人血气，并皆治之。

川乌 草乌生 麻黄去节，各一两 白芷二两 苍术 何首乌 川芎 白附子 白僵蚕各五钱 防风 干姜 藿香 荆芥各二钱半 雄黄一钱六分

上十四味为末，醋糊丸如桐子大，捻作饼子，每服二饼，嚼碎茶清送下，食后服。

**乌荆丸** 治诸风疾。

川乌头炮，去皮脐，一两 荆芥穗二两

上为细末，醋面糊为丸梧子大，每服二十丸，酒或熟水下，食空时，日三四服。

**搜风润肠丸** 治三焦不和，胸膈痞闷，气不升降，饮食迟化，肠胃燥涩，大便秘难。

沉香 槟榔 木香 青皮 陈皮 京三棱 槐角炒 大黄酒煨 萝卜子炒 枳壳去穰，炒 枳实麸炒，各五两 郁李仁一两，去皮

上十二味为末，蜜丸如桐子大，每服五六十丸，热白汤送下，食前。常服润肠胃，导化风气。

**澡洗药** 治一切诸风及遍身瘙痒，光泽皮肤，可常用。

干荷叶三十二两 威灵仙十五两 藁本十六两 零陵香十六两 茅香十六两 藿香十六两 甘松 白芷各八两

上八味为粗末，每服二两。生绢袋盛水二桶，约四斗，煎四五沸，放热，于无风处淋渫洗了，避风少时；如水冷，少时更添热

527

汤，斟酌得可使用。勿令添冷水，不添药末。

**拈痛散** 治肢节疼痛，熨烙药。

羌活　独活　防风　细辛　肉桂　白术　良姜　麻黄不去节　天麻去苗　川乌生用，去皮　葛根　吴茱萸　乳香研　小椒去目　全蝎生用　当归去苗，各一两　川姜生，半两

上十七味为粗末，入乳香研匀，每抄药十钱，痛甚者十五钱，同细盐一升炒令极热，熟绢袋盛，熨烙痛处，不拘时，早晚顿用。药冷再炒一次，用毕甚妙，药不用。

# 卷九　名方类集

## 诸风门

### 风痫

**龙脑安神丸**　治男子妇人五种癫痫，无问远年近日，发作无时，服诸药不效者。

茯神去皮取末，三两　人参　地骨皮　甘草取末　麦门冬去心，各二两　朱砂飞，二两　乌犀屑一两　桑白皮取末，一两　龙脑三钱，研　麝香三钱，研　马牙硝二钱，研　牛黄半两　金箔三十五片

上十三味为末，和匀，蜜丸弹子大，金箔为衣。如痫病多年，冬月温水化下，夏月凉水下，不拘时候。又治男子妇人虚劳发热咳嗽，新汲水一盏化下，其喘满痰嗽立止。又治男女语涩，舌强，日进三服，食后温水化下。

### 治痫疾

川芎　防风　猪牙皂角　郁金　明矾各一两　蜈蚣黄脚赤脚各一条

上六味为细末，蒸饼丸如梧子大，空心茶清下十五丸，一月除根神验。

**神应丹**　治诸痫。

好辰砂不以多少

上细研，猪心血和匀，以蒸饼裹剂蒸熟，就热取出，丸如桐子大，每服一丸，人参汤下，食后临卧服。

**珠子辰砂丹**　治风痫久不愈。

山药　人参　远志　防风　紫石英　茯神　虎骨　虎睛　龙齿　五味子　石菖蒲　丹参　细辛各二钱半　真珠末四分　辰砂二钱，研，为衣

上为末，面糊丸如桐子大，朱砂为衣。每服三五十丸，煎金银汤送下，日进三服。忌鱼肉湿面动风之物。

**参朱丸**　治风痫大有神效。

人参　蛤粉　朱砂等分

上三味为末，豵猪心血为丸，如桐子大，每服三十丸，煎金银汤下，食远。

**乌龙丸**　治五风痫病。

川乌　草乌　天仙子　五灵脂各二两　黑豆一升

上为末，水丸如桐子大，每服五七丸，温汤下。如中风，加附子半两。

**神应丹**　治诸风心痫病。

狐肝一具　乌鸦一只　鸱枭一个　白矾一两，生　生犀角一两　野狸一个，去肠肚皮毛，入新罐内，黄泥固济，炭火煨令焦黄色，却用

上为末，酒打糊丸如皂角子大，朱砂为衣。每服一丸，温酒送下，无时。

**坠痰丸**　治风痫。

天南星九蒸九曝

上为末，姜汁丸桐子大，每服二十丸，人参汤下，菖蒲麦门冬汤亦得。治风痫及心风病。皂角三挺，捶碎挼滤取汁，如稀糊，

529

摊纸上曝干。取两叶如小钱大，用温浆水浸洗，下去纸，于两鼻内各一蚬子壳许。须臾涎下，咬筋沥涎尽，后用赭石生一两　白矾生，二两

上为末，稀糊丸如桐子大，每服三十丸，冷水送下，无时，以效为度。

### 琥珀寿星丸

（《局方》用南星一斤，朱砂二两，琥珀一两，无猪心血）天南星一斤，掘坑深二尺，用炭火五斤，于坑内烧熟红，取出炭扫净。用好酒一升浇之，将南星趁热下坑内，用盆急盖讫，泥壅合。经一宿开取出，再焙干为末，人琥珀四两末　朱砂一两，以一半为衣

上为末和匀，猪心血三个，生姜汁打面糊，将心血和入药末。丸如桐子大，每服五十丸，煎人参汤空心送下，日三服。

### 法煮蓖麻子　治诸痫病，不问年深日近。

蓖麻子取仁，二两　黄连一两，锉如豆大

上用银石器内水一大碗，慢火熬，水尽即添水，熬三日两夜为度。取出黄连，只用蓖麻子仁，风干，不得见日。用竹刀切，每个作四段，每服五粒，作二十段，荆芥汤下。食后，日二服。服蓖麻子者，终身忌食豆，若犯之则腹胀而死。

## 惊痫治验

魏敬甫之子四岁，一长老摩顶授记，众僧念咒，因而大恐，遂惊搐，痰涎壅塞，目多白睛，项背强急，喉中有声，一时许方省。后每见衣皂之人，辄发。多服朱、犀、龙、麝镇坠之药，四十余日，前证仍在，又添行步动作神思如痴，命予治之。诊其脉沉弦而急，《黄帝针经》云：心脉满大，痫瘈筋挛；又肝脉小急，痫瘈筋挛。盖小儿血气未定，神气尚弱，因而惊恐，神无所依，又动于肝。肝主筋，故痫瘈筋挛。病久气弱小

儿，易为虚实，多服镇坠寒凉之药，复损其气，故行步动作如痴。《内经》云：暴挛痫眩，足不任身，取天柱穴者是也。天柱穴乃足太阳之脉所发，阳痫附而行也。又云：癫痫瘛疭，不知所苦，两蹻主之，男阳女阴。洁古老人云：昼发取阳蹻申脉，夜发取阴蹻照海，先各灸二七壮。阳蹻申脉穴，在外踝下容爪甲白肉际陷中；阴蹻照海穴，在足内踝下陷中是也。次与沉香天麻汤，服三剂而痊愈。

### 沉香天麻汤

沉香　川乌炮，去皮　益智各二钱　甘草一钱半，炙　姜屑一钱半　独活四钱　羌活五钱　天麻　黑附子炮，去皮　半夏泡　防风各三钱　当归一钱半

上十二味㕮咀，每服五钱，水二盏，姜三片，煎一盏温服，食前。忌生冷硬物、寒处坐卧。《素问·举痛论》云：恐则气下，精竭而上焦闭。又曰：从下上者，引而去之。以羌活、独活苦温，味之薄者阴中之阳，引气上行，又入太阳之经为引用，故以为君。天麻、防风辛温以散之，当归、甘草辛甘温，以补气血不足，又养胃气，故以为臣。黑附、川乌、益智，大辛温，行阳退阴，又治客寒伤胃。肾主五液，入脾为涎，以生姜、半夏燥湿化痰。《十剂》云：重可去怯。以沉香辛温体重，清气去怯安神，故以为使。气味相合，升阳补胃，恐怯之气，自得而平矣。

## 破伤风诸方

### 乌梢散　治破伤风及洗头风，神效。

乌梢蛇酒浸一宿，去骨六钱　麻黄去节，一两　草乌切开内白　蛮姜　黑附炮　川芎　白附　天麻各半两　蝎梢二钱半

上为末，每服一钱，热酒调下，日三服，重者三五日见效。

四般恶证不可治：第一头目青黑色；第二额上汗珠不流；第三眼小目瞪；第四身上汗出如油。

**朱砂丸** 治破伤风。目瞪口噤不语，手足搐搦，项筋强急，不能转侧，发则不识人。

朱砂研 半夏洗 川乌各一钱 凤凰台三钱 雄黄五分 麝香一字

上为末，枣肉丸如桐子大，每服一丸或两丸，冷水送下，以吐为度。

**天麻丸** 治破伤风，神效不可言。

天麻 川乌生，去皮各三钱 草乌生 雄黄各一钱

上为末，酒糊丸如桐子大，每服十丸，温酒送下，无时。

### 疠风论

《内经》云：脉风成疠。此疾非止肺肾脏有之，以其病发于鼻，俗呼为肺风也。鼻准赤肿胀大，乃血随气化也。气既不施则血聚，血聚则肉烂而生虫。此属厥阴，前证之论详矣。肉中生虫，鼻准赤大，以药疏之，可用《局方》升麻汤，下钱氏泻青丸是也，余病各随经而治之。疠风成癞，桦皮散主之。此药出《局方》，从少至多，服五七日后，灸承浆七壮。疮轻再灸，病愈再灸同上。

**桦皮散** 治肺壅风毒，遍身疮疥，及瘾疹瘙痒。

杏仁去皮尖，用水一碗，煎令减半取出，令干另研 荆芥穗各二两 枳壳去穰，用炭火烧存性 桦皮烧存性，各四两 甘草炙，半两

上五味为末，每服二钱，食后温酒调下，日进三服。

承浆一穴，一名悬浆，在颐前唇下宛宛中，足阳明任脉之会。疗偏风口㖞面肿消渴，口齿疳蚀虫疮。灸亦佳，日灸七壮至七壮止。灸则血脉通宣，其风应时立愈。艾炷依小竹箸头大，不灸破血肉。但令当脉灸，亦能愈疾。

**凌霄散** 治疠风神效。

蝉壳 地龙炒 僵蚕 全蝎各七个 凌霄花半两

上为末，每服二钱，热酒调下，无时。于浴室中常存汤中一时许，服药神效。

**四圣保命丹**

大黄半两 黄柏半斤 苦参 荆芥各四两 虾蟆一个，烧灰

上为末，蜜和匀，分作一百二十丸，每服一丸，温酒送下，食远，日三服。忌肉酱。

**祛风散**

大蚕砂五升，筛净，水淘二遍晒干 东行蝎虎一条焙干，白面四斤或五斤拌蚕砂为络索，晒干

上为末，每服一二合，熬柏叶汤调服，食前，日三服。

**柏叶汤** 东南枝上摘柏叶一秤，水一桶，煮三沸，去渣，瓮盛起，旋熬蚕砂调服。初服苦涩，三五日后甜。十日四肢沉重，便赤白痢，一月后发出疮疙瘩，四十日后疮破用。

**乌龙散**

倒悬青灰二钱，乌鸡子皮，用柏油调搽于破疮疙瘩上。

**神效天麻汤** 治疠风。

胡麻半升，研 天麻二两 乳香七钱半，研

上为末，每服五钱匕，腊茶调下，日三服。服半月，两腰眼灸四十壮。忌动风物。

**换肌散** 治大风年深久不愈，以至眉毛堕落，鼻梁崩塌，额颅肿破。

白花蛇 黑乌蛇各酒良一宿 地龙去土 蔓荆子 威灵仙 荆芥 甘菊花 沙苑蒺藜 苦参 紫参 沙参 甘草炙 不灰木 木

531

贼 九节菖蒲 天门冬 赤芍药 定风草 何首乌 胡麻子炒黄 木鳖子 草乌去皮 苍术 川芎以上二十四味，各三两 天麻二两 细辛 当归 白芷各一两

上二十八味为末，每服五钱匕，温酒调下，食后，酒多为妙，服至逾月，取效如神。

**如圣散** 淋洗大风疾，大有神效。

顽荆子 苦参 玄参 紫参 厚朴 荆芥 沙参 陈皮 麻黄去节，各一两 蔓荆子 防风 白芷 威灵仙各二两 桃柳枝各一把

上为末，水五升，药三钱，煎数沸，临卧热洗之。忌酒湿面五辛之物。

**醉仙散** 治大风疾，遍身癞疹，瘙痒麻木。

胡麻子 蔓荆子 牛蒡子 枸杞子各一两，一处同炒 白蒺藜 苦参 瓜蒌根 防风各半两 轻粉少许

上为末，每服一钱，茶清一盏调下，空心，日午临卧各一服。服后五七日，先于牙缝内出臭黄涎，浑身疼痛，次后便利脓血，病根乃去。

**加减何首乌散** 治紫白癜风，筋骨疼痛，四肢少力，眼断白人，鼻梁崩塌，皮肤疮疥及手足皴裂，睡卧不稳，步履艰辛。

何首乌 蔓荆子 石菖蒲 荆芥穗 甘菊花 枸杞子 威灵仙 苦参各半两

上为末，每服三钱，蜜茶调下，无时。

## 疠风刺法并治验

《内经》曰：脉风成疠。又云：风气与太阳俱入，行诸脉俞，散于分肉之间，卫气相干，其道不利，故使肉愤䐃而有疡。卫气有所凝而不行，故肌肉不仁也。夫疠风者有荣卫热胕，其气不清，故使鼻柱坏而色败。皮肤疡溃，风寒客于脉不去，名曰疠风，或名曰寒热病。大风之病，骨节重，眉鬓坠，名曰大风。刺其肌肉，故汗出百日；刺骨髓，汗出百日，凡二百日，鬓眉生而止针。戊寅岁正月，段库使病大风，满面连颈极痒，眉毛已脱落，须以热汤沃之则稍缓。昼夜数次沃之，或砭刺亦缓。先师曰：脉风者疠风也。荣卫热胕，其气不清，故使鼻柱坏，皮肤色败。大风者，风寒客于脉而不去，治之当刺其肿上，以锐针针其处，按出其恶气，肿尽乃止。常食方食，勿食他食。宜以补气泻荣汤治之，此药破血散热，升阳去痒，泻荣。辛温散之，甘温升之，以行阳明之经，泻心火，补肺气，乃正治之方。

**补气泻荣汤** 升麻 连翘各六分 桔梗五分 黄芩四分 生地黄四分 苏木 黄连 黄芪 全蝎各三分 人参 白豆蔻各二分 甘草一分半 地龙三分 桃仁三个 蟅虫去足翅三个 胡桐泪一分，研 麝香少许，研 当归三分 水蛭三个，炒烟尽

上十九味，除连翘别锉，胡桐泪研，白豆蔻为末，麝香、蟅虫、水蛭令为末，余药都作一服。水二盏，酒一盏，入连翘同煎至一盏，去渣。再入胡桐泪、白豆蔻二味末，并麝香等，再上火煎至七分，稍热服，早饭后午饭前服。忌酒面生冷硬物。

## 鹤膝风方

**蛈蜋丸** 治鹤膝风及腰膝风缩。胡楚望博士病风痹，手足指节如桃李，痛不可忍，服之悉愈。

蛈蜋一条，头尾全者 白附子 阿魏研 桂心 白芷各一两 乳香七钱五分 当归 北漏芦 芍药 威灵仙 地骨皮 牛膝 羌活 安息香 桃仁各一两，生，同安息香研 没药七钱五分

上十六味，蛈蜋、桃仁、白附、阿魏、桂心、白芷、安息香、乳香、没药九味，同童子小便并酒二升炒热，冷处入余药为末，

蜜丸弹子大，空心温酒化下一丸，无时。

## 头痛门并治法方

太阳头痛恶风寒，诸血虚头痛，川芎主之。

少阳头痛，脉弦细寒热，柴胡主之。

阳明头痛，自汗，发热不恶寒，白芷主之。

诸气虚诸气血俱虚，头痛，黄芪主之。

太阴头痛必有痰，体重或腹痛为痰癖，半夏主之。

厥阴头痛项痛，其脉浮，微缓，知欲入太阳病矣，必有痰，吴茱萸主之。

少阳头痛，手三部三阳经不流行，而足寒气逆，为寒厥矣，细辛主之。

**救苦神白散** 治男子妇人偏正头疼，眉骨两太阳穴痛，及热上攻头目，目赤不已，项筋拘急，耳作蝉鸣。

川芎　甘松　白芷　赤芍药　两头尖川乌去皮，各六分　甘草炙，八钱

上为末，每服二钱，茶清调下。服后饮热汤半盏，投之。

**川芎散** 治头风偏正头疼昏眩，妙。

川芎　细辛　羌活　槐花　石膏　香附子　甘草炙，各半两　荆芥　薄荷　茵陈　防风去叉　菊花各一两

上十二味为末，每服二钱，食后茶清调下，日三服。忌动风物。

**石膏散** 治头疼不可忍。

麻黄去节根　石膏各一两　葛根七钱半何首乌半两

上为末，每服三钱，用水一盏，生姜三片，煎至七分，去渣温服，极者三服神效。

**川芎神功散** 治风热上攻，偏正头疼。无问轻重久新，并皆治之。

川芎一两　甘草二钱半　川乌生，去皮南星　麻黄去节　白芷各半两

上为末，每服三钱，水一盏，姜三片，煎七分，人清酒半盏，和渣，温服，避风，如人行五七里；再服，汗出为度，其痛立愈。

**茯苓半夏汤** 治风热痰逆呕吐，或眩晕头痛。

赤茯苓去皮　黄芩　橘皮去白，各一分甘草一钱　半夏三个大者，水煮三沸，各切三四片焙

上㕮咀作一服，水二盏，姜三片，煎至一盏，去渣分三服一日，以效为度。

**乳香盏落散** 治男子妇人偏正头疼不可忍，大有神效。

御米壳去蒂，四两　柴胡去苗　桔梗去芦甘草炒　陈皮各一两

上为末，每服三钱，水一盏，灯草十茎，长四指，煎至七分，去渣，食后服。

**清空膏** 治偏正头痛，年深不愈，及暗风湿热头痛，上壅损目，及脑痛不止。

羌活　防风去芦，各一两　甘草炙，一两半　柴胡七钱　川芎五钱　黄芩三两，半炒半酒浸焙　黄连酒洗，炒，一两

上同为末，每服二钱匕，热盏入茶少许，调如膏，以匙抄入口内，少用白汤下。临卧，如苦头痛，每服加细辛二分；如太阴脉缓有痰，名痰厥头疼，去羌活、防风、川芎、甘草，加半夏一两半；如头疼服之不愈，减羌活、防风、川芎一半，加柴胡一倍。

**白虎加白芷汤** 治阳明头痛发热，恶寒而渴。止于白虎汤加吴白芷，依本方煎。

**石膏散** 治头疼。

川芎　石膏　白芷各等分

上末四钱，热茶清调下。

**如圣散** 治眼目及头风偏头痛。

麻黄烧灰，半两　盆硝二钱半　麝香少许脑子少许

上为末，搐鼻内神效。

**半夏茯苓天麻汤**　治痰厥头痛，头旋眼黑，烦闷恶心，气短促，言语心神颠倒，目不敢开，如在风云中，头痛如裂，身重如山，四肢厥冷。

天麻　黄芪　人参　苍术　橘皮　泽泻　白茯苓　炒麹各五分　白术一钱　半夏一钱半，泡　麦蘖一钱半　干姜泡，二钱，一方二分　黄柏二分，酒洗

上㕮咀，每服五钱，水二盏，煎至一盏，去渣，稍热，食后服。此头痛为足太阴痰厥头痛，非半夏不能疗。眼黑头旋，风虚内作，非天麻不能除。天麻苗谓之定风草，独不为风所摇，以治内风之神药。内风者，虚风是也。黄芪甘温，泻火补元气，实表虚，止自汗；人参甘温，调中补气泻火；二术甘温，除湿补中益气；泽泻、茯苓，利小便，导湿；橘皮苦温，益气调中而升阳；炒麹消食，荡胃中滞气；麦蘖宽中而助胃气；干姜辛热，以涤中寒；黄柏苦寒，用酒洗，以疗冬日少火在泉而发躁也。

**川芎散**　治偏头痛神效。

白僵蚕六钱，生用　甘菊花　石膏　川芎各三钱

上四味为末，每服三钱，茶清调下，食后无时服。忌猪肉荞麦面。

## 气虚头痛治验

杨参谋名德，字仲实，年六十一岁。壬子年二月间，患头痛不可忍，昼夜不得眠，郎中曹通甫邀予视之。其人云：近在燕京，初患头昏闷微痛，医作伤寒解之。汗出后，痛转加，复汗解，病转加而头愈痛，遂归。每过郡邑，召医用药一同，到今痛甚不得安卧，恶风寒而不喜饮食。诊其六脉弦细而微，气短而促，语言而懒。《内经》云：春气者病在头。年高气弱，清气不能上升头

面，故昏闷。此病本无表邪，因发汗过多，清阳之气愈亏损，不能上荣，亦不得外固，所以头苦痛而恶风寒，气短弱而不喜食，正宜用顺气和中汤。此药升阳而补气，头痛自愈。

**顺气和中汤**

黄芪一钱半　人参一钱　甘草炙，七分　白术　陈皮　当归　白芍各五分　升麻　柴胡各三分　细辛　蔓荆子　川芎各二分

上㕮咀，作一服，水二盏煎至一盏，去渣温服，食后服之。一服减半，再服痊愈。

《内经》云：阳气者，卫外而为固也。今年高气弱，又加发汗，卫外之气愈损，故以黄芪甘温补卫实表为君；人参甘温，当归辛温，补血气。白芍酸寒，收卫气而为臣；白术、陈皮、炙甘草，苦甘温，养胃气，生发阳气，上实皮毛，肥腠理，为佐；柴胡、升麻，苦平，引少阳阳明之气上升，通百脉灌溉周身者也；川芎、蔓荆子、细辛辛温，体轻浮，清利空窍为使也。明年春，赴召之六盘山，曹郎中以《古风》见赠云：东垣李明之，蚤以能医鸣，易水得奥诀，为竭黄金籯。一灯静室穷《内经》，黄帝拊掌岐伯惊，日储月积不易售，半世岂但三折肱。所长用药有活法，旧方堆案白鱼生，不闻李延同居且同病，一下一汗俱得明早平，乃知古人一证有一方，后世以方合证此理殊未明。公心审是者谁子，直以异己喧谤声，先生饮恨卧黄壤，门生赖汝卓卓医中英，活人事业将与相，一旦在己权非轻。连年应召天策府，廉台草木皆欣荣，好藏漆叶青黏散，莫使樊阿独擅名。

# 头面诸病

## 头风论并方

肝经风盛，木自摇动。《尚书》云：满

招损。《老子》云：物壮则老。故木陵脾土，金来克之，是子来与母复仇也。使梳头有雪皮，见肺之证也，肺主皮毛。大便实，泻青丸主之，虚者人参消风散主之。

**人参消风散** 治诸风上攻，头目昏痛，项背拘急，肢体烦疼，肌肉蠕动，目眩旋运，耳啸蝉鸣，眼涩，好睡，鼻塞多嚏，皮肤顽麻，瘙痒瘾疹。

川芎 甘草 荆芥穗 羌活 防风 白僵蚕 茯苓 蝉壳 藿香叶 人参各二两 厚朴 陈皮各半两

上为末，每服二钱，茶清调下。如脱著沐浴，暴感风寒，头痛声重，寒热倦疼，用荆芥茶清调下，温酒调下亦得，可并服之。

**龙脑芎犀丸** 治头面诸风，偏正头痛，心肺邪热，痰热咳嗽。

石膏 川芎各四两 生龙脑 生犀屑 山栀各一两 朱砂四两，二两为衣 人参 茯苓 细辛 甘草各二两 阿胶炒，一两半 麦门冬三两

上为细末，蜜丸如樱桃大，每服一丸至二丸，细嚼茶清送下。一方加白豆蔻、龙脑，以金箔为衣。

**神清散** 治头昏目眩，脑痛耳鸣，鼻塞声重，消风壅，化痰涎。

檀香 人参 羌活 防风各十两 薄荷 荆芥穗 甘草各二十两 石膏研，四十两 细辛五两

上为末，每服二钱，沸汤点服。

## 雷头风方

**清震汤** 治头面疙瘩肿痛，憎寒发热，四肢拘急，状如伤寒。

升麻一两 苍术一两 荷叶一个全，一方荷叶一个，烧研细，煎药调服亦可

上㕮咀，每服五钱，水一盏半，煎至七分，去渣，温服，食后。雷头风诸药不效

者，证与药不相对也。夫雷者震卦主之，震仰盂，故药内加荷叶，象其震之形状，其色又青，乃述类象形也。

## 眉骨痛方

**选奇汤** 治骨痛不可忍，大有神效。

羌活 防风各三钱 甘草二钱，夏月生，冬月炒 酒黄芩冬月不可用，热甚者用

上㕮咀，每服三钱，水二盏，煎至一盏，去渣，温服。食后时时服之。

## 时毒疙瘩方

**漏芦汤** 治脏腑积热，发为肿毒，时疫疙瘩，头面洪肿，咽嗌堵塞，水药不下，一切危恶疫疠。若肿热甚加芒硝，快利为度，利已去硝。

漏芦 升麻 大黄 黄芩各一两 蓝叶 玄参各二两

上六味为粗末，每服二钱，水一盏半，煎至六分，去渣，温服。肿热甚，加芒硝二钱半。

**消毒丸** 治时疫疙瘩恶证。

大黄 牡蛎烧 僵蚕炒，各一两

上三味为末，蜜丸弹子大，新汲水化下一丸，无时。

## 胃虚面肿方

**胃风汤** 治虚风证，能食，麻木，牙关急搐，目内蠕动，胃中有风，故面独肿。

白芷一钱六分 苍术 当归身各一钱 升麻二钱 葛根一钱 麻黄半钱，不去节 藁本 黄柏 草豆蔻 柴胡 羌活各五分 蔓荆子一钱 甘草五分 干生姜二分 枣四个

上十五味㕮咀，作二服，每服水二盏，煎至一盏，去渣温服，食后。

## 面热治法并方

杨郎中之内五十一岁，身体肥盛。己酉

535

春，患头目昏闷，面赤热多，服清上药不效，请予治之，诊其脉洪大而有力。《内经》云：面热者，足阳明病。《脉经》云：阳明经气盛有余，则身已前皆热。况其人素膏粱，积热于胃。阳明多血多气，本实则风热上行，诸阳皆会于头，故面热之病生矣。先以调胃承气汤七钱、黄连二钱、犀角一钱，疏利三两行，彻其本热。次以升麻加黄连汤，去经络中风热上行，如此则标本之病邪俱退矣。

### 升麻加黄连汤

升麻　葛根各一钱　白芷　黄连各七分　甘草炙　草豆蔻仁　人参各五分　黑附炮，七分　益智三分

上九味㕮咀，作一服，水三盏，连须葱白同煎至一盏，去渣，温服，数服良愈。

### 升麻汤辨

或曰：升麻汤加黄连治面热，加附子治面寒，有何依据？答曰：出自仲景。云岐子注仲景《伤寒论》中辨葛根汤云：尺寸脉俱长者，阳明经受病也，当二三日发。以其脉夹鼻络目，故身热目疼鼻干不得卧，此阳明经受病也。始于鼻交頞中，从头至足，行身之前，为表之里，阳明经标热本实。从标脉浮而长，从本脉沉而实。阳明为病，主蒸蒸而热，不恶寒，身热为标。阳明本实者，胃中燥，鼻干目疼，为肌肉之本病。兀兀而热，阳明禁不可发汗，在本者不禁下，发之则变黄证。太阳主表，荣卫是也。荣卫之下，肌肉属阳明，二阳并病，葛根汤主之。卫者桂枝，荣者麻黄，荣卫之中，桂枝麻黄各半汤。荣卫之下肌肉之分者，葛根汤主之，又名解肌汤。故阳明为肌肉之本，非专于发汗止汗之治。桂枝麻黄两方互并为一方，加葛根者，便作葛根汤。故荣卫，肌肉之次也。桂枝、芍药、甘草、生姜、大枣止

汗；麻黄、桂枝、甘草、生姜发汗；葛根味薄，独加一味，非发汗止汗，从葛根以解肌，故名葛根汤。钱仲阳制升麻汤，治伤寒温疫风热壮热，头痛体痛，疮疹已发未发。用葛根为君，升麻为佐，甘草、芍药安其中气。朱奉议《活人书》，将升麻汤列为阳明经解，若予诊杨氏妇阳明标本俱实，先攻其里，后泻经络中风热，故升麻汤加黄连，以寒治热也。尼长老阳明标本俱虚寒，先实其里，次行经络，升麻汤加附子，以热治寒也。仲景群方之祖，信哉！

### 阴出乘阳治法方

一妇人三十余岁，忧思不已，饮食失节，脾胃有伤，面色黧黑不泽，环唇尤甚，心悬如饥状，饥不欲食，气短而促。大抵心肺在上，行荣卫而光泽于外，宜显而不藏；肾肝在下，养筋骨而强于内，当隐而不见；脾胃在中，主传化精微以灌四脏，冲和而不息。其气一伤，则四脏失所，忧思不已，气结而不行；饮食失节，气耗而不足，使阴气上溢于阳中，故黑色见于面。又《经》云：脾气通于口，其华在唇。今水反来侮土，故黑色见于唇，此阴阳相反，病之逆也。《上古天真论》云：阳明脉衰于上，面始焦。始知阳明之气不足，故用冲和顺气汤。此药助阳明生发之剂，以复其色耳。

### 冲和顺气汤

葛根一钱半　升麻　防风　白芷各一钱　黄芪八分　人参七分　甘草四分　芍药　苍术各三分

上㕮咀，作一服，水二盏，姜三片，枣两个，煎至一盏，去渣，温服。早饭后、午前，取天气上升之时，使人之阳气易达故也，数服而愈。

《内经》曰：上气不足，推而扬之。以升麻苦平，葛根甘温，自地升天，通行阳明

之气，为君。人之气以天地之疾风名之，气留而不行者，以辛散之。防风辛温，白芷甘辛温，以散滞气，用以为臣。苍术苦辛，蠲除阳明经之寒湿。白芍药之酸，安太阴经之怯弱。《十剂》云：补可去弱，人参、羊肉之属是也。人参、黄芪、甘草、甘温，益正气以为臣。《至真要大论》云：辛甘发散为阳。生姜辛热，大枣甘温，和荣卫，开腠理，致津液，以复其阳气，故以为使也。

# 卷十　名方类集

## 眼目诸病并方

上命周都运德甫，诸路求医治眼名方，得金露膏于济南刘太医。用之多效，此药除昏退翳，截赤定痛。

**金露膏**　治一切眼，神效。

淄州黄丹　蕤仁捶碎，各一两　黄连半两　蜜六两

上先将黄丹铁锅内炒紫色，入蜜搅匀，下长流水四升，以嫩柳枝五七条，把定搅之。次下蕤仁，滚十数沸，又下黄连，以柳枝不住手搅，熬至二升。笊篱内倾药在纸上，慢慢滴之，无令尘污。如有瘀肉，加硇砂末一钱，上火煨开，入前膏子内，用此药多效，故录于此。

**加味春雪膏**　治风热上攻眼目，昏暗痒痛，隐涩难开，多泪疼痛，或生翳膜。

黄连四两洗净，用童便二升，浸一宿，去渣用汁，淬芦甘石汁尽，留石为用　方炉甘石十二两　好黄丹六两，水飞　乌鱼骨烧存性　乳香　当归各三钱　白丁香半钱　麝香　轻粉各少许　硇砂一钱，研细，水调盏内，放汤瓶中，候干为度

上十味，各为末，另裹起，用白砂蜜二十两，炼去蜡，下炉甘石末不住手搅。次下黄丹及诸药末，不住手搅，至紫色不黏手为度。搓作铤子，每用一粒，新汲水少许化开，时时点之。忌酒、湿面、猪肉、荞麦。

**上清散**　治上热鼻壅塞，头目不得清和。此二方予从军征南数年，有病眼者，用之多效。

川芎　薄荷　荆芥穗各半两　盆硝　石膏　桔梗各一两

上为末，每服一字，口噙水，鼻内搐之神效，加龙脑三分尤妙。

**重明散**　治一切风热之毒，上冲眼目，暴发赤肿疼痛，或生翳膜瘀肉，隐涩羞明，两睑赤烂。

炉甘石一斤，火烧，用黄连水淬为末　川椒二钱，熬膏子，入炉甘石末，从火焙干为度　黄连　铜绿各半两　硇砂三钱　蒲黄半两　雄黄二钱　绿豆粉四两

上前六味，同炉甘石末，密箩罗过乳细，齿上嚼不糁为度。后用脑子一钱，南硼砂一钱研细，用大豆养之。每用少许，以骨箸干点，卧少时。忌酒湿面诸杂鱼肉辛热等物。此方得之路大夫家，数口为生。

**夜光散**　治赤眼翳膜昏花。

宣黄连　诃子各二两　当归一两　铜绿一钱

上㕮咀，以河水三升，同浸两昼夜，于银石器熬取汁，约一大盏，内八分来得所，看渣黑色为度，生绢扭取汁，再上文武火熬，槐柳条搅，滴水成珠为度，入后膏和剂。

猥猪胰子二个，先去脂，以禾秆叶梢裹搅，水内搓洗令脂尽，切入黄连膏内，煮黑色，取出用

之 炉甘石一两，童便一大碗炭火烧红淬之，令小便尽，炉甘石粉白为度，研细末 黄丹四两，新汲水淘净，飞细，焙干 鹅梨十个，竹刀切去皮心，生布，取汁用 青盐六钱，研细 蜜一斤，炼去蜡渣，一沸止

上将梨汁、甘石膏子内熬五七沸，入青盐，以杨柳枝搅至褐色，倾入瓷瓮，冷冰水浸，拔去火毒。腊月合为妙，正月十一月次之，余月各不可合。每用铜箸醮药，点入眼大眦内。

**碧霞丹** 治目赤肿，隐涩难开。

铜绿三钱 枯白矾三钱 乳香一钱

上为末，将黄连熬成膏子，入药，丸如鸡头大，水浸开，洗之。

**鱼胆丸** 太医太史齐正臣传，大效。

黄连 秦皮 当归等分

上以三味，净水洗去泥土，锉碎，用温水二升，瓷盆浸药一宿。于净室中，用铁锅内熬到一少半，药力尽在水中，新绵滤去渣。换绵滤两遍，再熬至盏半，如稀糊状，取出银器中，炭火上熬成膏子，入脑子药、绿豆粉，和成剂，用盏盖之。旋丸豆大用，净几上搓成细条子，竹刀切如米大，点之。

**拨云散** 治眼因发湿热不退，而作翳膜，遮睛，昏暗，羞明，隐涩难开。

川芎 楮实 龙胆草 羌活 薄荷 石决明 苍术 大黄 荆芥穗 甘草 木贼 密蒙花 连翘 川椒 草决明 桔梗 石膏 甘菊花 白芷 地骨皮 白蒺藜 槟榔各半两 石燕一对，重半两

上净为末，每服三钱，茶清调下，食后，日三服。忌杂鱼、猪、马、荞面、辛热之物。

**还睛散** 治眼翳膜，昏涩泪出，瘀肉攀睛。

龙胆草 川芎 草决明 石决明 楮实 荆芥穗 野菊花 甘草炙 野麻子 白茯苓 川椒炒，去目 仙灵脾 白蒺藜 木贼 茵陈蒿各半两

上为末，每服二钱，食后茶清调下，日三服。忌杂鱼肉及荞面热物。

**甘菊花丸** 治男子肾脏虚弱，眼目昏暗，或见黑花，常服明目活血，驻颜，暖水脏。

甘菊花二两 枸杞子四两 熟地黄三两 干山药半两

上为末，蜜丸桐子大，每服三十丸至五十丸，空心食后各一服，温水送下。

**五秀重明丸** 治翳膜遮睛，隐涩昏花，常服清利头目。

甘菊开头者五百朵 荆芥穗五百穗 木贼五百根 楮实五百个 川椒五百粒，炒，去目

上为末，炼蜜丸如弹子大，每服一丸，细嚼，时时咽下，嚼化亦得，食后。忌酒、肉、热物。

**煮肝散** 治小儿疳眼，翳膜羞明不见物，服十日必退下。大人雀目，一服取效。

夜明砂 青蛤粉 谷精草各一两

上为末，每服一钱，五七岁以上二钱，豚猪肝一匙大一片，批开，糁药在内摊匀，麻扎定。米泔水半碗，煮肝熟，取出肝，倾汤碗内，熏眼。分肝作三次嚼吃，却用肝汤下。一日三服，不拘时候。大人雀目，空心服，至夜便见物。如患多时不效，日二服。

**龙脑饮子** 治疳眼流脓生疳翳，湿热为病，神效，不治寒湿为病者。

青蛤粉 谷精草各半两 龙胆草 羌活各三钱 麻黄二钱半 黄芩炒 升麻各二钱 蛇蜕皮 川郁金 甘草炙，各半钱

上为末，每服二钱，食后茶清调下。忌辛热物。

**助阳活血汤** 治眼发之后，上热壅甚，白睛红多眵泪，无疼痛而隐涩难开。因服苦寒药过多，真气不能通九窍也。故眼昏花而

539

卫生宝鉴

不明，宜助阳和血补气。

黄芪二钱　甘草炙　蔓荆子各半钱　防风七分　白芷　升麻　当归　柴胡各五分

上㕮咀，作一服，水一盏半，煎至八分，去渣，热服，临卧。忌风寒，食冷物，避风处睡。

### 灸雀目疳眼法

小儿雀目，夜不见物，灸手大拇指甲后一寸内臁横纹头白肉际。灸一壮，粒如小麦大。

小儿疳眼，灸合谷二穴各一壮，炷如小麦大，在手大指次指两骨间陷中者是。

### 鼻中诸病并方

《论》曰：胆遗热于脑，则嚏频而鼻渊脑热。浊涕不止，如涌泉不常，久而不已，必成衄血之疾，宜以防风汤主之。

**防风汤**　防风去芦，一钱半　人参　黄芩　麦门冬去心　甘草炙　川芎各一两

上为末，每服二钱，沸汤点服，食后，日三服。

**犀角地黄汤**　治伤寒及温病，应发汗而不发汗，内有瘀血，鼻衄吐血，面黄，大便黑。此方主消化瘀血，兼治疮疹出得太盛，以此解之。

上㕮，每服五钱，水一盏半，煎至一盏服。有热加黄芩二两，脉大来迟，腹不满自言满，为无热，不加黄芩也。

**生地黄汤**　治鼻衄昏迷不省，以生地黄三五斤，不暇取汁，使患衄者生吃。吸汁一二斤许，又以渣塞鼻，须臾血止。取汁服尤佳。一妇人病经血半年不能，因见涂中余渣汁，以为弃去，言可惜，辄饮数杯，其经即通。乃知地黄之治血，其功如此。

**地黄散**　治衄血往来久不愈。

生地黄　熟地黄　枸杞子　地骨皮各

等分

上四味，焙干为末，每服二钱，蜜汤调下，日三服，不拘时。

**三黄补血汤**　治六脉俱大，按之空虚，必面赤善惊上热，乃手少阴心之脉也。此气盛多而亡血，以甘寒镇坠之剂泻火补气，以坠气浮，以甘温微苦酸补其血。此药补之，以防血溢止渴。

生地黄三钱　熟地黄二钱　川芎二钱　当归　柴胡各钱半　升麻　黄芪　牡丹皮各一线　芍药半两

上㕮咀，每服五钱，水二盏，煎至一盏，去渣稍热服，食前。凡两寸脉两头则有中间全无曰芤。以血在上焦，或衄血，或呕血，以犀角地黄汤则愈。

**清肺饮子**　治衄血吐血久不愈，服此药，以三棱针刺气冲穴出血，立愈。

五味子十个　黄芪一钱　当归身　麦门冬去心　生地黄　人参各半钱

上为粗末，都作一服，水二盏，煎至一盏，去渣温服，不拘时候。

治鼻衄不止，或素有热而暴衄，诸药不效。以白纸一张，作八叠或十叠，极冷水内浸湿。纸置项中，以热熨斗熨至一二重纸干，立愈。

**寸金散**　治鼻衄不止。

甘草生　土马骔墙上有者是，各一两　黄药子半两

上为末，每服二钱，新汲水调下，未止再服，立止。

**麦门冬饮子**　治脾胃虚弱，气促气弱，精神短少，衄血吐血。

人参去芦　麦门冬　当归身各五分　五味子五个　黄芪　甘草　芍药各一钱　紫菀一钱半

上㕮咀，分作二服，水二盏，煎至一盏，去渣，温服，食前。

**丽泽通气汤** 治鼻不闻香气。服之，忌一切冷物，及风寒处坐卧行立。

黄芪四钱　羌活　独活　防风　升麻　葛根　苍术各三钱　甘草炙三钱　白芷　麻黄不去节　川椒各一钱

上㕮咀，每服五钱，水二盏，姜三片，枣二枚，葱白三寸，煎至一盏，去渣，稍热，食远服之。

**轻黄散** 治鼻中息肉。

轻粉一钱　雄黄半两　杏仁一钱，汤浸之，去皮尖并双仁　麝香少许

上于乳钵内，先研杏仁如泥，余药同研细匀，磁盒盖定。每有患者，不问深浅，夜卧用骨箸或竹箸，点如粳米大在鼻中息肉上。隔一日夜，卧点一次，半月取效。

**铅红散** 治风热上攻阳明经络，面鼻紫赤刺瘾疹，俗呼肺风，以肺而浅一作泄在皮肤也。

舶上硫黄　白矾灰各半两

上为末，入黄丹少许，染与病人面色同。每上半钱，津液涂之，洗漱罢，及临卧再上，兼服升麻汤，下泻青丸服之，除其本也。

## 耳中诸病并方

《黄帝针经》云：精脱者则耳聋。夫肾为足少阴之经而藏精气，通乎耳。耳者，宗脉之所聚也。若精气调和，则肾脏强盛，耳闻五音；若劳伤气血，兼受风寒，损于肾脏而精脱，精脱则耳聋也。然五脏六腑十二经脉，有络于耳者，其阴阳经气有相并时，并则脏逆，名之曰厥。气搏于耳之脉，故令聋。其肾病精脱耳聋者，其候颊颧色黑；手少阳之脉动，其气厥逆而耳聋者，其证耳内辉辉焞焞也；手太阳厥而耳聋者，其候聋而耳内气满也。

**烧肾散** 治耳聋。

附子炮，去皮，一两　川椒一两，去其目　磁石一两，醋淬七遍，研，水飞

上为末，用猪肾一枚，去筋膜细切，葱、薤白各一分，入药末一钱，盐花一字，和令匀。以十重湿纸裹于溏灰火内烧熟，空心细嚼，酒解薄粥下之，十日效。

**犀角散** 治风毒热壅，心胸痰滞，两耳虚聋，头重目眩，神效。

犀角屑　甘菊花　前胡去芦　枳壳麸炒黄　菖蒲　泽泻　羌活木通　生干地黄各半两　麦门冬一两，去心，或作二两　甘草二钱，炙

上为末，每服三钱，水一盏，煎至五分，去渣，食后，温服。

**茯神散** 治上焦风热，耳忽聋鸣，四肢满急，胸膈痞满，昏闷不利。

茯神　羌活　蔓荆子　防风　菖蒲　薏苡仁　黄芪　五味子各半两　麦门冬去心，一两　甘草二钱，炙

上为末，每服三钱，水一中盏，生姜半分，煎至五分，去渣，食后，温服。

## 耳猝聋诸方

夫猝耳聋者，由肾气虚为风邪所乘，搏于经络，随其血脉上入耳，正气与邪气相搏，故令耳猝聋也。

**蒲黄膏** 治猝聋。

细辛　蒲黄各一分　曲末三分　杏仁三分，汤浸去皮尖双仁

上为末，研杏仁如膏，和匀，捻如枣核大，绵裹塞耳中。一日一易，以差为度。

**龙脑膏** 治猝聋。

龙脑一钱二分，研　椒目半两　杏仁二钱半，浸去皮尖双仁

上为末，研杏仁膏，和如枣核大，绵裹塞耳中，日二易之。

## 聤耳诸方

夫耳者，宗脉之所聚，肾气之所通，足

少阴之经也。若劳伤气血，热气乘虚入于其经，邪随血气，至耳热气聚，则生脓汁，谓之聤耳也。

**禹余粮丸** 治聤耳，有脓水塞耳。

禹余粮烧醋淬七遍 乌鱼骨 釜底墨 伏龙肝各二钱半 附子一个，去皮脐

上为末，以绵裹如皂角子大，安耳内，日再易之。如不差者，内有虫也。

**松花散** 治聤耳脓水不绝。

白矾半两，枯 麻勃 木香 松脂 花胭脂各二钱半

上为末，先用绵净拭脓尽后，以药满耳填，取效。

**白连散** 治聤耳，出脓汁。

白矾枯 乌贼鱼骨 黄连 龙骨各一两

上为末，以绵裹枣核大塞耳中，日三易之。

**红绵散** 治聤耳出脓。

以白矾枯成白灰，每用二钱，入胭脂二字，研匀。用绵杖子拭去耳中脓及黄水尽，即用别绵杖引药入耳中，令到底，糁之即干。如壮盛之人，积热上攻，耳中出脓水不差，用局方无忧散、雄黄丸，泻三五次，差。

### 耳中生疮诸方

夫耳内生疮者，为足少阴肾之经，其气通于耳。其经虚则风热乘之，随脉入于耳，与气血相搏，故令耳内生疮也。

**曾青散** 治耳内有恶疮。

雄黄七钱半 曾青五钱 黄芩二钱半

上为末，每用少许纳耳中。如有脓汁，用绵杖子拭干用之。

**黄连散**

黄连半两 白矾七钱半

上为末，每用少许，绵裹纳耳中。

**黄芪丸** 治肾虚耳鸣。夜间睡着如打钟鼓，觉耳内风吹，四肢抽掣疼痛。

黄芪去芦，一两 白蒺藜炒 羌活各半两 黑附子一个，大者 羖羊肾一对，焙干用

上为末，酒面糊丸如桐子大，每服三四十丸，空心食前，煨葱盐汤下。

**菖蒲挺子** 治耳中痛。

菖蒲一两 附子半两，炮，去皮脐

上为末，每用少许，油调滴耳中，立效。

**又方** 耳痛。食盐不以多少，炒热，用枣面蒸物，青花布包定枕之，其效如神。

**通耳丹** 治耳聋。

安息香 桑白皮 阿魏各一两半 朱砂半钱

上用巴豆七个，蓖麻仁七个，大蒜七个研烂，入药末和匀枣核大，每用一丸，绵裹纳耳中。如觉微痛，即出之。

**治蚰蜒入耳方** 湿生虫，研如泥，摊在纸上，捻成纸捻，安耳中即出。

**又方** 蜗牛虫去壳研烂，滴水五七点再研匀，灌耳内，无活者，干者研亦可。

**治蜈蚣入耳** 炙猪肉掩两耳即出。

**又方** 用生姜汁灌耳中即出。

**治飞蛾入耳** 酱汁灌入耳即出。

**又方** 击铜器耳边即出。

**治蚁入耳** 以大蒜捣取汁，灌耳中。

**又方** 鲮鲤甲烧灰水调滤清者，滴耳中，即出。

**又方** 猪脂一指大，炙令香，安耳孔边，即出。

**一切虫物入耳** 用口气尽力吸出，最妙。

# 卷十一　名方类集

## 咽喉口齿门

**龙麝聚圣丹**　治心脾客热，毒气攻冲，咽喉赤肿疼痛，或成喉痹，或结硬不消，愈而复发，经久不差，或舌本肿胀，满口生疮，饮食难咽，并皆服之。

南硼砂研　川芎各一两　生地黄　犀角屑　羚羊角　南琥珀研　南玄参　桔梗　升麻　铅白霜研　连翘各五钱　马牙硝　赤茯苓去皮　人参　脑子研，各三钱　朱砂飞　牛黄研，各二钱　麝香三钱，研

上十八味为末，炼蜜丸，每两作十丸，金箔五十片为衣。每服一丸，用薄荷汤或新汲水化下，若细嚼并噙化，津液咽下皆可，食后临卧服。

**祛毒牛黄丸**　治大人小儿咽喉肿痛，舌本强硬，口内生疮，涎潮喘急，胸膈不利，不欲饮食。

人参　犀角取末　南琥珀研　桔梗　生地黄沉水者佳　南硼砂各半两　牛黄研，三钱半　雄黄一两，飞　南玄参　升麻各三钱　蛤粉四两，水飞　朱砂研，七钱　脑子　铅白霜各一钱　寒水石烧，去火毒，二两

上为细末，研匀，炼蜜丸如小弹子大，金箔为衣，瓷器内收。每服一丸，浓煎薄荷汤化下，或新汲水化服，亦得。食后，日进三服，噙化亦得。

**朱砂膏**　治镇心、安神、解热，又虚损、嗽血等疾。

金箔二钱半　朱砂研　真珠末　生犀　人参　甘草炙　玳瑁各一两　牛黄　麝香　龙脑　南硼砂　羚羊角　远志　西琥珀　安息香酒煮，研　赤茯苓去皮，各半两　苏合油和药亦得　铁粉各一分

上为末，炼蜜破苏合油和剂为小铤子，更以金箔为衣，磁盒内密封。每服一皂角子大，食后噙化。卫尉叶承得效，并阿胶丸相杂，服此药活血安神，更胜如至宝丹，每两作五铤子。

**碧玉散**　治心肺积热，上攻咽喉，肿痛闭塞，水浆不下，或喉痹、重舌、木舌、肿胀，可服。

青黛　盆硝　蒲黄　甘草各等分

上为末和匀，每用少许，干掺于咽喉内，细细咽津，绵裹噙化亦得。若作丸，用砂糖和丸，每两作五十丸，每服一丸，噙化咽津亦得。

**发声散**　治咽痛不妨咽物，咽物则微痛。不宜用寒凉药过泄之，此妨闷明热也。

瓜蒌一个　白僵蚕半两，炒　桔梗新白者七钱半，炒　甘草二钱，炒

上为末，每用少许，干掺咽喉中。若大肿痛，左右有红，或只一壁红紫长大，而水米不下，用此药一钱、朴硝一钱匕和匀，干掺喉中，咽津。如喉中生赤肿，或有小白头

疮，用此药一钱匕，白矾半钱，细研如粉和匀，干糁之。

**玄参散** 治悬痈肿痛不可食。

玄参一两 升麻 射干 大黄各半两 甘草二钱半

上为末，每服三钱，水一盏半，煎至八分，放温，时时含咽，良验。

**增损如圣汤** 治风热上攻，冲会厌，语声不出，咽喉妨闷肿痛，并皆治之。

桔梗二两 甘草炙，一两半 防风半两 枳壳汤浸去穣，二钱半

上为末，每服三钱，水一大盏，煎至七分，去渣，入酥如枣许，搅匀，温服食后。

**三奇汤** 治感寒语声不出。

桔梗三两，蜜拌甑蒸 甘草二两，半生半炒 诃子大者四个，去核，两个炮，两个生

上为末，每服十钱匕，入砂糖一小块，水五盏，煎至三盏，时时细呷，一日服尽，其声速出。

**玉粉丸** 治冬月寒痰结，咽喉不利，语音不出。《针经》云：寒气客于会厌，猝然如哑，宜服玉粉丸。

桂一字 草乌一字，炒 半夏洗，五钱

上为末，生姜自然汁浸，蒸饼为丸鸡头大，每服一丸，至夜含化，多年不愈者亦效。

**开关散** 治缠喉风气息不通。

白僵蚕直者，炒去丝嘴 枯白矾各等分

上二味为末，每服三钱，生姜蜜水一盏调下，细细服之，不拘时候。

**备急如圣散** 治时气缠喉风，渐入咽喉，闭塞，水谷不下，牙关紧急，不省人事。

雄黄研，生用 白矾飞 藜芦厚者，去皮用仁，生用 猪牙皂角去皮弦，各等分

上四味为末，每用一豆大，鼻内嗜之，立见效。

**解毒雄黄丸** 治缠喉风及急喉痹。

郁金 雄黄各一两 巴豆去皮膜，研出油，十四枚

上为末，醋糊为丸绿豆大，用热茶清下七丸，吐出顽涎，立便苏省，未吐再服。

## 肺热喉腥治验

梁济民因膏粱而饮，因劳心过度，肺气有伤，以致气出腥臭，唾涕稠黏，口舌干燥，以加减泻白散主之。《难经》云：心主五臭，入肺为腥臭，此其一也。

**加减泻白散**

桑白皮三钱 桔梗二钱 地骨皮 甘草炙，各一钱半 知母七分 麦门冬 黄芩各五分 五味子二十个

上㕮咀，作一服，水二盏，煎至一盏，去渣温服，食后。忌酒面辛热之物，日进二服。

论曰：梁氏膏粱之子，因洪饮大热之气所伤，滋溢心火，刑于肺金。故以桑白皮、地骨皮苦微寒降肺中伏火而补气，用以为君；黄芩、知母苦寒，治气息腥臭，清利肺气，用以为臣；肺欲收，急食酸以收之，五味子之酸温以收肺气。麦门冬甘苦寒，治涕唾稠黏，口舌干燥，用以为佐；桔梗体轻辛温，治痰逆，利咽膈，为使也。

## 口糜论并治法方

《逆调论》云：膀胱移热于小肠，膈肠不便，上为口糜。心胃壅热，水谷不转，下传小肠，以导赤散去小肠热、五苓散泻膀胱热，故以导赤散，调五苓散主之。

**胡黄连散** 治口糜。麻孝卿传

胡黄连五分 细辛 宣黄连各三钱 藿香一钱

上四味为末，每用半钱，干糁口内，漱千漱吐之。

**绿袍散** 治老幼口疮，多时不效者。

黄柏四两　甘草炙，二两　青黛一两

上先杵二味为末，入青黛同研匀，每用半钱，干糁口内。忌醋、酱、盐一二日。

**黄连升麻散** 治口舌生疮。

升麻一两半　黄连七钱半

上为末，绵裹，含咽汁。

**多效散** 治唇紧疼及疮。

诃子肉　五倍子各等分

上为末，用少许干黏唇上，立效。

**红芍药散** 歌曰：

心病口疮，紫桔红苍。三钱四两，五服安康。

上用紫菀、桔梗、红芍药、苍术等分为末。羊肝四两，批开糁药三钱，麻扎定。火内烧令香熟，空心食之，大效，后用白汤下。

**遗山牢牙散** 王汉卿所传方，云折太守得之于李节使。折得此方，九十余岁，牙齿都不曾疏豁，及无疼痛。汉卿今八十九岁，食肉能齿决之，知此方如神也。

茯苓　石膏　龙骨各一两　寒水石　白芷各半两　细辛三钱　石燕子大者一枚，小者用一对

上七味为末，早晨用药刷牙，晚亦如之。

**玉池散** 治风蛀牙疼、肿痛。

当归　蒿本　地骨皮　防风　白芷　槐花　川芎　甘草　升麻　细辛各等分

上为末，每用少许揩牙，痛甚即取二钱，水一盏半，黑豆半合，生姜三片，煎至一盏，稍温漱口，候冷吐之。

**救苦散** 治一切牙疼及塞风蚛牙疼。

川乌　草乌　桂花　良姜　红豆　胡椒　荜拔　细辛各半钱　石膏　官桂各三钱

上为末，先漱净，里外干糁之，出涎立愈。

**荜拔散** 治风蚛牙疼，兼治偏正头疼。

荜拔二钱　良姜各一钱　草乌去皮尖，五分

上为末，每用半字，先含水一口，应痛处鼻内嗜上，吐了水，用指黏药，擦牙疼处立定。

**麝香散** 治牙疼。麻孝卿传

铜绿五钱　白及二钱半　白蔹三钱半　白矾二钱半　麝香一钱

上为末，用麝香研细入药和匀，每用少许，贴于牙患处。

**乳香丸** 治走马牙疳如神。

明乳香　轻粉各半钱　砒半分，研　麝香少许

上先将乳香在钵内，令一人执钵，水盆内浸钵底，一人研乳香如粉细，取出。入轻粉、麝香、砒，再研细和匀。每用以薄纸一韭叶阔，去药内按过挦纸少许，丸如黄豆大。夜卧先漱口齿净，后以细杖子黏药丸，扎牙疳处，至明便效。忌酱、醋、盐。

# 卷十二 名方类集

## 咳嗽门

### 咳嗽论

此论出《洁古家珍》

论曰：咳，谓无痰而有声，肺气伤而不清也；嗽，谓无声而有痰，脾湿动而为痰也；若咳嗽有声而有痰者，因伤肺气动于脾湿也，故咳而兼嗽者也。脾湿者，秋伤于湿，积于脾也。故《经》云：秋伤于湿，冬生咳嗽。大抵素秋之气，宜清而肃，若反动之，则气必上冲而为咳嗽，甚则动脾湿而为痰也。是知脾无留湿，虽伤肺气而不为痰也。若有痰而寒少热多，各随五脏证而治之。假令湿在肝经，谓之风痰；湿在心经，谓之热痰；湿在脾经，谓之湿痰；湿在肺经，谓之气痰；湿在肾经，谓之寒痰。各宜随证而治之，咳而无嗽者，以辛甘润其肺；咳而嗽者，治痰为先，故从南星、半夏，胜其痰而咳嗽自愈。

**人参款花散** 治喘嗽久不已者，予从军过邓州，儒医高仲宽传此，并紫参散甚效。

人参 款冬花各五钱 知母 贝母 半夏各三钱 御米壳去顶炒，二两

上为粗末，每服五六钱，水一盏半，乌梅一个，煎至一盏，去渣，温服，临卧。忌多言语。

**紫参散** 治形寒饮冷，伤肺，喘促，痰涎，胸膈不利，不得安卧。

五味子 紫参 甘草炙 麻黄去节 桔梗各五钱 御米壳去顶，蜜炒黄色，二两

上六味为末，每服四钱匕，入白汤点服，嗽住止后服。

**九仙散** 治一切咳嗽。太医王子昭传，甚效。此方得之于河中府姜管勾。

人参 款冬花 桑白皮 桔梗 五味子 阿胶 乌梅各一两 贝母半两 御米壳八两，去顶，蜜炒黄

上为末，每服三钱，白汤点服，嗽住止后服。

**人参蛤蚧散** 治三二年间肺气上喘咳嗽，咯唾脓血，满面生疮，遍身黄肿。

蛤蚧一对全者，河水浸五宿，逐日换水，洗去腥，酥炙黄色 杏仁去皮尖，炒 甘草炙，各五两 知母 桑白皮 人参 茯苓去皮 贝母各二两

上八味为末，净磁合子内盛，每日用如茶点服，永除，神效。

**人参清肺汤** 治肺脏不清，咳嗽喘急，及治肺痿劳嗽。

人参 阿胶 地骨皮 杏仁 知母 桑白皮 乌梅 甘草 罂粟壳

上等分，哎咀，每服三钱，水一盏半，乌梅、枣子各一个，同煎至一盏，去渣，食后，临卧服。

**人参款花膏** 治久新一切咳嗽。

人参　款冬花　五味子　紫菀　桑白皮各一两

上五味为末，蜜丸如鸡头大，每服一丸，食后细嚼淡姜汤下，或含化亦得。

**紫苏半夏汤** 治喘咳痰涎不利，寒热往来。

紫菀茸　紫苏　半夏泡，各五钱　杏仁一两，炒黄色，去皮尖　陈皮　五味子各五钱　桑白皮二两半，一方或用一两半

上为粗末，入杏仁一两，去皮尖麸炒匀。每服三钱，水一盏半，姜三片，煎至一盏，去渣，温服，日三。

**款花清肺散** 治咳嗽喘促，胸膈不利，不得安卧。

人参　甘草炙　甜葶苈生　白矾枯　款冬花各一两　御米壳四两，醋炒

上为末，每服二钱，温米饮调下，食后。忌油腻物，及多言语损气。一方加乌梅一两，去核。

**人参理肺散** 治喘嗽不止。

麻黄去节，炒黄　木香　当归各一两　人参去芦，二两　杏仁二两，麸炒　御米壳去顶，炒，三两

上六味为末，每服四钱，水一盏半，煎至一盏，去渣，温服，食后。

**紫团参丸** 治肺气虚，咳嗽喘急，胸膈痞痛，短气噎闷，下焦不利，脚膝微肿。

蛤蚧一对，酥炙　人参二钱半　白牵牛炒木香　甜葶苈炒　苦葶苈各半两　槟榔一钱

上为末，用枣肉为丸如桐子大，每服四十丸，煎人参汤送下，食后。

**团参散** 治肺气咳嗽，上喘不利。

紫团参　款冬花　紫菀茸各等分

上为末，每服二钱，水一盏，乌梅一个，煎至七分，去渣，温服，食后。

**安肺散** 治咳嗽无问新久。

麻黄不去节，二两　甘草炒，一两　御米壳四两，去顶，炒黄

上为末，每服三钱，水一盏，乌梅一个，煎至七分，去渣，温服，临卧。

**马兜铃丸** 治多年喘嗽不上，大有神效。

半夏汤泡七次，焙　马兜铃去土　杏仁各一两，去皮尖，麸炒　巴豆二十粒，研，去皮油

上除巴豆、杏仁另研外，余为细末，用皂角熬膏子，为丸如梧子大，雄黄为衣，每服七丸，临卧煎乌梅汤送下，以利为度。

**人参半夏丸** 化痰坠涎，止嗽定喘。疗风痰食痰一切痰逆呕吐，痰厥头痛，或风气偏正头痛，或风壅头目昏，或耳鸣、鼻塞、咽干，胸膈不利。

人参　茯苓去皮　南星　薄荷各半两　寒水石　白矾生　半夏　姜屑各一两　蛤粉二两藿香二钱半

上为末，水面糊为丸桐子大，每服三十丸，姜汤送下，食后，日三服，温水送亦得。

**人参清镇丸** 治热止嗽，消痰定喘。

人参　柴胡各一两　黄芩　半夏　甘草炙，各七钱　麦门冬　青黛各三钱　陈皮二钱五味子十三个

上为末，面糊丸桐子大，每服三十丸，温白汤送下，食后。

**金珠化痰丸** 治痰热咳嗽。

皂荚仁炒黄　天竺黄　白矾枯，过，各一俩　半夏四两，汤洗七次，用生姜二两洗，刮去皮，同半夏捣细作饼子，炙微黄　生龙脑半两辰砂二两　金箔二十片为衣

上为末，姜汁糊为丸梧子大，每服十丸至二十丸，姜汤下，食后，临卧服。

**化痰玉壶丸** 治风痰吐逆咳嗽。

生南星　生半夏各一两　天麻半两　头白面三两

上为细末，滴水为丸梧子大，每服三十丸，用水一大盏，先煎令沸，下药煮五七沸，候药浮即漉出，放温。别用姜汤下，不拘时候。

**皂角化痰丸** 治劳风心脾壅滞，痰涎盛多，喉中不利，涕唾稠黏，嗌塞吐逆，不思饮食，或时昏愦。

人参去芦　赤茯苓去皮　白矾枯　半夏泡，七次　白附子炮　南星泡，各一两　枳壳炒，二两　皂角木白皮酥炙，一两

上为末，生姜自然汁打糊为丸，如桐子大，每服二十丸，姜汤送下，不拘时候。

**延寿丹**

天麻半两　白矾一两，半生半枯　枸杞子　半夏泡，七次　甘草各一两半　人参一两

上为末，水酒和成剂，再用蒸饼裹定，于笼内蒸熟。去蒸饼，搓药为丸，如桐子大，每服三十丸，温水送下，食后临卧服。

**大阿胶丸** 治咳嗽、并嗽血、唾血，经效。

阿胶锉碎炒　卷柏去土　生地黄　大蓟独根者，日干　干山药　五味子　薄荷各一两　柏子仁　人参　远志　百部　麦门冬　茯苓去皮　防风各半两　熟地黄一两

上十五味为末，炼蜜为丸如弹子大，不拘时候。浓煎小麦并麦门冬汤，嚼下半丸，加至一丸，若觉气虚，空心不可服此。

**恩袍散** 治咯血、吐血、唾血及治烦躁。

生蒲黄　干荷叶等分

上为末，每服三钱，浓煎桑白皮汤，放温调下，食后。

**地血散** 治一切吐血、唾血，能解一切毒及诸热烦躁。

茜根四两　大豆　黄药子　甘草各二两

上为末，每服二钱，新汲水调下，加人参二两，治痰嗽有血。

**五味黄芪散** 治因嗽咯血成劳，眼睛疼，四肢困倦，脚膝无力。

黄芪　麦门冬　熟地黄　桔梗各五钱　甘草二钱半　白芍药　五味子各二钱　人参三钱

上为粗末，每服四钱，水一盏半，煎七分，去渣，温服，日三服。

**透罗丹** 治痰实咳嗽，胸肺不利。太医王子礼传此方，得之于西夏，下痰甚快，以透罗名者，谓脱罗网之患也。

皂角酥炙，去皮弦　黑牵牛炒　半夏　大黄湿纸包，煨焙　杏仁去皮尖，麸炒，各一两　巴豆一钱，去油，另研

上六味为末，生姜自然汁丸桐子大，姜汤送下三十丸。咳嗽甚者，三四服必效。

**大利膈丸** 治风热痰实，咳嗽喘满，风气上攻。

牵牛四两，生用　半夏　皂角酥炙　青皮各二两　槐角一两，炒　木香半两

上六味为末，生姜汁糊和丸桐子大，每服五十丸，食后生姜汤送下。

**全真丸** 金朝兴定年间，宣宗赐名保安丸。治五脏积热，洗涤肠垢，润燥利涩，风毒攻疰，手足浮肿，或顽痹不仁，痰涎不利，涕唾稠黏，胸膈痞闷，腹胁胀满，减食嗜卧，困倦无力。凡所内伤，并宜服之。

大黄三两，米泔浸三日，逐日换水，培干为末。一法以酒浸透，切片焙干为末　黑牵牛八两，净，轻炒四两，生用四两，同取头末四两

上以皂角二两轻炒去皮子，水一大碗，浸一宿，入萝卜一两切片，同皂角一处熬至半碗，去渣。再熬至二盏，投药末，丸桐子大，每服二三十丸至五十丸，诸般饮下，无时。

**槐角利膈丸** 治风胜痰实、胸膈痞满及喘满咳嗽。

牵牛一两半　皂角一两，酥炙　槐角炒

半夏各五钱

上为末，生姜汁打糊丸桐子大，每服三五十丸，食后生姜汤送下。

**涤痰丸** 治三焦气涩，下痰饮，消食，利胸膈满，咳唾稠黏，面赤体倦，常服化痰宽膈。

木香二钱　槟榔　京三棱各半两　陈皮青皮　枳壳各三钱　半夏制，半两　大黄各一两　黑牵牛二两，炒

上为细末，面糊丸桐子大，每服三十丸，食远，姜汤下。

**木香半夏丸** 治痰涎上壅，心胸不利，常服消痰饮，宽胸膈。

木香七钱半　人参　白附子　姜屑　陈皮　草豆蔻　白茯苓各五钱　半夏一两

上为细末，糊丸桐子大，每服三五十丸，姜汤下。

**太白丹** 治三焦气涩，破饮除痰，止嗽开胃。此方并木香半夏丸，得之于张文叔。

半夏　南星炮　寒水石煅　干姜　白附子炮　白矾枯，各等分

上为末，糊丸如桐子大，每服三十丸，温姜汤下。

**桔梗汤** 除痰下气。

桔梗微炒　半夏姜制　陈皮去白，各十两枳实炒黄，五两

上㕮咀，每服二钱，水一盏，生姜三片，同煎至七分，去渣，温服，不拘时。

**定喘饼子** 累经神验。孕妇不可服。

芫花醋浸一宿，炒　桑白皮　吴茱萸炒陈皮去白，各一两　寒食面三两　马兜铃一两白牵牛三两，半生半炒，取净末二两

上为末，入牵牛末和匀，滴水和如樱桃大，捏作饼子。取热灰半碗，于铛内同炒饼子热。每服一饼，烂嚼，临卧，马兜铃汤送下。如心头不快，加一饼或二饼，至明，微利下，神效。

## 盛则为喘治验

已未岁初秋越三日，奉召至六盘山，至八月中，霖雨不止，时承上命治不邻吉歹元帅夫人，年逾五旬，身体肥盛。因饮酒吃湩乳过度，遂病腹胀喘满，声闻舍外，不得安卧，大小便涩滞。气口脉大两倍于人迎，关脉沉缓而有力。予思霖雨之湿，饮食之热，湿热大盛，上攻于肺，神气躁乱，故为喘满。邪气盛则实，实者宜下之，故制平气散以下之。

**平气散**

青皮去白　鸡心槟榔各三钱　大黄七钱陈皮去白，五钱　白牵牛二两，半生半炒，取头末一半

上为末，每服三钱，煎生姜汤一盏调下，无时。一服减半，再服喘愈。止有胸膈不利，烦热口干，时时咳嗽，以加减泻白散治之。

《内经》曰：肺苦气上逆，急食苦以泻之。故白牵牛苦寒，泻气分湿热，上攻喘满，故以为君。陈皮苦温，体轻浮，理肺气；青皮苦辛平，散肺中滞气，故以为臣。槟榔辛温，性沉重，下痰降气；大黄苦寒，荡涤满实，故以为使也。

**加减泻白散**

知母　陈皮去白，各五钱　桑白皮一两桔梗　地骨皮各五钱　青皮去白　甘草　黄芩各三钱

上㕮咀，每服五钱，水二盏，煎至一盏，去渣，温服，食后，数服良愈。

华佗云：盛则为喘，减则为枯。《活人书》云：发喘者气有余也。凡看文字，须要晓会得本意。且盛而为喘者，非肺气盛也；喘为气有余者，亦非肺气有余也。气盛当认作气衰，有余当认作不足。肺气果盛又为有余，当清肃下行而不喘。以火入于肺，衰与

549

不足而为喘焉。故言盛者非言肺气盛也，言肺中之火盛；言有余者，非言肺气有余也，言肺中之火有余也。故泻肺用苦寒之剂者，非泻肺也。泻肺中之火，实补肺气也，用者不可不知。

### 呕吐呃逆

**藿香安胃散** 治脾胃虚弱，不进饮食，呕吐不待腐熟。

人参 丁香各一钱 藿香七分半 陈皮二钱半

上为末，每服二钱，水二盏，生姜三片，煎至一盏，去渣，凉服。

**二陈汤** 治痰饮为患。

半夏 橘红各五两 茯苓三两 甘草炙，一两半

上㕮咀，每服五钱，水一盏半，姜五片，乌梅半个，同煎至八分，去渣热服，不以时。呕吐甚者，加丁香一两。

**丁香柿蒂散** 治诸种呃噫呕吐痰涎。

丁香 柿蒂 青皮 陈皮各等分

上为粗末，每服三钱，水一盏半，煎至七分，去渣，温服，无时。

**羌活附子汤** 治呃逆。

木香 附子炮 羌活 茴香各半两，炒干姜一两

上五味为细末，每服二钱，水一盏半，盐一捻，煎二十沸，和渣热服，一服止，治一切呃逆不止。男左女右，乳下黑尽处一韭叶许，灸三壮，病甚者灸二七壮。

### 消渴治法并方

**生津甘露饮子** 治膈消大渴，饮水无度，舌上赤涩，上下齿皆麻，舌根强硬肿痛，食不下，腹时胀满疼痛，浑身色黄，目白睛黄，甚则四肢瘦弱无力，面尘脱色，胁下急痛，善嚏善怒，健忘，臀肉腰背疼寒，

两足冷甚。顺德安抚张耘夫，年四十五岁，病消渴，舌上赤裂，饮水无度，小便数多。先师以此药治之，旬日良愈。古人云：消渴多传疮疡，以成不救之疾。既效，亦不传疮疡，享年七十五岁，终。名之曰生津甘露饮。

人参 山栀子 甘草炙 知母酒洗 姜黄 升麻各二钱 白芷 白豆蔻 荜澄茄 甘草各一钱 白葵 兰香 当归 麦门冬各半钱 黄柏酒拌 石膏各二钱半，一方石膏用一两一钱 连翘一钱 杏仁一钱半 木香 黄连 柴胡各三分 桔梗三钱 全蝎一个 藿香二分

上为末，汤浸蒸饼和成剂，捻作饼子，晒半干，杵筛如米大，食后每服二钱，抄在掌内，以舌舐之，随津咽下，或白汤少许送亦可。此治制之缓也，不惟不成中满，亦不传疮疡下消矣。

论曰：消之为病，燥热之气盛也。《内经》云：热淫所胜，佐以甘苦，以甘泻之。热则伤气，气伤则无润，折热补气，非甘寒之剂不能，故以石膏、甘草之甘寒为君；启玄子云：滋水之源以镇阳光。故以黄连、黄柏、栀子、知母之苦寒泻热补水为臣；以当归、麦门冬、杏仁、全蝎、连翘、白芷、白葵、兰香甘辛寒，和血燥润为佐。以升麻、柴胡苦平，行阳明少阳二经，白豆蔻、木香、藿香、荜澄茄，反佐以取之。因用桔梗为舟楫，使浮而不下也。东垣先生尝谓予曰：洁古老人有云：能食而渴者，白虎倍加人参，大作汤剂多服之；不能食而渴者，钱氏白术散，倍加葛根，大作汤剂广服之。

**酒蒸黄连丸** 治消渴。

用黄连半斤，酒一升，汤内重蒸，伏时取出，晒干为末，滴水为丸如梧子大，每服五十丸，温水下。

**参苓饮子** 治口干燥，生津液，思饮食。

麦门冬 五味子 白芍药 熟地黄 黄

芪各三两　白茯苓二钱半　天门冬　人参　甘草各五钱

上为粗末，每服三钱，水一盏半，生姜三片，枣子二个，乌梅一个，煎至一盏，去渣，温服，食后。

**麦门冬饮子**　治膈消胸满烦心，津液燥少，短气，多为消渴。

人参　茯神　麦门冬　知母　五味子　生地黄　甘草炒　瓜蒌根　葛根各等分

上㕮咀，每服五钱，水二盏，竹叶十四片，煎至七分，去渣，温服，无时。

**麦门冬汤**　治消渴日夜饮水不止，饮下小便即利。此方并冬瓜饮子，得之张文叔。

麦门冬　黄连　冬瓜干各二两

上为粗末，每服五钱，水一盏，煎至七分，去渣，温服。如无干者，用新冬瓜一枚，重三斤，去皮穰子，分作十二片，为十二服。又方：冬瓜一片擘破，水三盏，煎七分，去渣，温服，日三。

**冬瓜饮子**　治消渴能食而饮水多，小便如脂麸片，日夜无度。

冬瓜一个　黄连十两为末

上先取冬瓜割开，去穰净，糁黄连在冬瓜内，再将顶盖，热灰火中煨熟，去皮细切烂，研，用布取汁，每服一盏至二盏，食前，日三服，夜二服。

### 辨六经渴并治法

太阳渴，脉浮无汗者，五苓、滑石之类。

阳明渴，脉长有汗者，白虎、凉膈之类。

少阳渴，脉弦而呕者，小柴胡加瓜蒌根也。

太阴渴，脉细不欲饮水，纵饮唯思汤不思水，四君子、理中汤之类。

少阴渴，脉沉自利者，猪苓汤、三黄汤之类。

厥阴渴，脉微引饮者，当少少与之滑石。

滑石治渴，本为窍不利而用之，以其燥而能亡津液也。天令湿气太过当用之，若无湿而用之，是为犯禁。

假令小便不利，或渴或不渴，知内有湿热也；小便自利而渴，知内有燥也。湿宜渗泄之，燥宜润之，则可矣。

杂证有汗而渴者，以辛润之；无汗而渴者，以苦坚之。

伤寒食少而渴者，当以和胃药止之，不可用凉药，恐损胃气，愈不能食，白术、茯苓是也。

太阳无汗而渴者，不宜白虎；汗后脉洪大而渴者，方可与之矣。

阳明有汗而渴者，不宜五苓；若小便不利，汗少脉浮而渴者，宜与之。

若人病心肺热而不渴者，知不在太阴少阴之本，只在标也，在标则不渴矣；若渴者，是在本也。

### 胆瘅治验

《内经》云：有病口苦，名曰胆瘅。乃肝主谋虑，胆主决断，盛汁三合，为清净之府。肝取决于胆，或不决为之患怒，怒则气逆，胆汁上溢，故口苦，或热盛使然也。主之以龙胆泻肝汤。

**龙胆泻肝汤**

黄芩七分　柴胡一钱　甘草生　人参　天门冬　黄连　知母　龙胆草　山栀子　麦门冬各五分　五味子十个

上十一味，㕮咀，作一服，水二盏，煎至一盏，去渣，温服，食远。忌辛热物。此方因焦秀才病口苦，子制此方，用之得效。

551

# 卷十三 名方类集

## 疮肿门

丙午岁，予居藁城，人多患疔疮。县尹董公谓予曰：今岁患疔疮者极多，贫民无力医治，近于史侯处得数方，用之无不效。官给药钱，君当舍手医之，遂诺其请。董公榜示通衢，有患疔疮者，来城中罗谦甫处取药，如此一年余，全活者甚众。保生锭子、千金托里散、神圣膏药、破棺丹，凡四方，至元戊寅岁，董公拜中书左丞兼枢密院事。

**保生锭子** 治疔疮背疽瘰疬，一切恶疮。

金脚信 雄黄 硇砂各二钱 麝香一钱 轻粉半大匣，重二钱 巴豆四十九粒，文武火炒研

上为极细末，用黄蜡五钱溶开，将药和成锭子，冷水浸少时取出，旋丸捏作饼子，如钱眼大，将疮头拨开，安一饼子。次用神圣膏贴，后服托里散，若疮气入腹危者，服破棺丹。

**神圣膏药** 治一切恶疮。

当归 藁本各半两 没药二钱 黄丹 黄蜡各二两 乳香二钱 琥珀二钱半 白及二钱半 胆矾 粉霜各一钱 白胶香三两 清油一斤 木鳖子五十个，去皮 巴豆十五个，去皮 槐枝 柳枝各一百二十条

上件一处，先将槐柳枝下油内熬焦，取出不用；后下余药，熬至药焦，亦取出不用；将油澄清，下黄丹再熬成膏，用绯帛摊之，立有神效。

**千金托里散** 治疔疮发背，一切恶肿。

官桂 人参 甘草 川芎 香白芷 芍药各一两 木香 没药各三钱 乳香二钱 当归半两 连翘一两二钱 黄芪一两半 防风 桔梗 厚朴各二两

上十五味为细末，每服三钱，酒一大盏，煎三二沸，和渣温服，无时。

**破棺丹** 治疮肿一切风热。

大黄二两，半生半熟 芒硝 甘草各一两

上为末，炼蜜丸如弹子大，每服半丸，食后，茶清、温酒任化下，童便半盏研化服亦得。忌冷水。

**二仙散** 治疗肿恶疮。太医院李管勾传。

白矾生用 黄丹各等分，一方加雄黄少许，更捷

上各另研，临用时各抄少许和匀，三棱针刺疮见血。待血尽，上药，膏药盖之，不过三易，决愈。曲阳县慈顺里刘禅师，善治疮疡瘰疬，其效更捷。壬子岁孟春，诏到六盘山，回瓜忽都地而住冬，朝夕相从，传得四方：太乙膏、玉烛散、克效散、翠玉膏，用之每有神效。甲寅岁仲秋，王师还，遣使送禅师回乡里，赐院门额曰慈济禅院。

**太乙膏** 治疬子疮，神效。

脑子一钱，研　轻粉　乳香各二钱，研　麝香三钱，研　没药四钱，研　黄丹五两

上用清油一斤，先下黄丹熬，用柳枝搅。又用憨儿葱七枝，先下一枝熬焦，再下一枝，葱尽为度。下火不住手搅，觑冷热得所，入脑子等药搅匀，磁器盛之，用时旋摊。

**克效散**　治疬子疮。

官桂　硇砂各半钱　赤小豆四十九粒　粳米四十九粒　斑蝥四十九个，不去翅足

上五味，研为末，初服一字，次服二字，次服三字，次服四字。煎樟柳根汤送下，空心服，小便淋沥为效。如恶心呕吐黄水，无妨，瘰疬日日自消矣。

**玉烛散**　治瘰疬，和血通经，服之自消。日进一服，七八日取效。

当归　芍药　川芎　甘草　芒硝　熟地黄　大黄　黄芩各等分

上为粗末，每服三钱，水一盏，生姜三片，煎至七分，去渣，温服。

**翠玉膏**　治臁疮。

沥青一两　黄蜡　铜绿各二钱　没药　乳香各一钱

上先研铜绿为末，入油调匀。又将黄蜡、沥青火上熔开，次下油，调铜绿搅匀，将没药旋入搅匀。用河水一碗，将药倾在内，用手扯拔匀，油纸裹。觑疮大小，分大小块，口嚼捻成饼子，贴于疮上，纸封，三日一易之。

**黄连消毒汤**　治膏粱之变，发背脑疮，始觉者，能消之。此方元遗尤生服之大效

黄连　黄芩各一钱　黄柏　藁本　当归　桔梗各五分　生地黄　知母各四分　防己五分　羌活　独活　防风　连翘各四分　人参　黄芪　泽泻　甘草　苏木各三分　陈皮二分

上㕮咀，都作一服，用水三盏，煎至一盏半，去渣，温服，食后。

**五利大黄汤**　治人年四十已前，血气壮实，多苦，患痈疽，大小便不通。出《外台》

大黄煨，三两　升麻二两　黄芩三两　芒硝　栀子仁各一两

上㕮咀，每服五钱，水一盏半，煎至七分，去滓，温服，食前。

**内消升麻汤**　治证同前。

大黄　升麻各二两　黄芩去黑心　枳实麸炒去穰　当归各一两半　甘草炙，一两　芍药一两半

上㕮咀，每服五钱，水一盏半，煎至七分，去渣，温服，食前。

**复元通气散**　治诸气涩闭，耳聋耳痛，腹痛便痈，疮疽无头，通一切气。

青皮　陈皮各四两　甘草三两，半生半熟　穿山甲炮　瓜蒌根各二两　金银花一两

上为末，每服二钱，热酒调下。如疮无头，津液调涂，此方活血止痛，内消疮肿。

**乳香消毒散**　专治恶疮。

锦纹大黄煨　黄芪择箭者　牛蒡子炒　牡蛎盐泥裹烧　金银花各五两　甘草二两，炙　没药　乳香　悬蒌各半两

上九味为粗末，每服五钱，水一盏半，煎至七分，去渣，温服。疮在上食后，在下食前。

**内消丸**　治疮肿初生，及瘰疬结核，热毒郁滞，服之内消。

广茂炮　三棱炮，各三钱　青皮去白　陈皮各一两，去白　牵牛半斤，取头末　薄荷叶　皂角不蛀者，水煮软揉取汁，去渣，熬成膏，各半两　沉香半两

上为末，入牵牛头末，和匀，用膏和丸如绿豆大，每眼三十丸，煎连翘汤送下，食后。

**竹叶黄芪汤**　治发背发渴，通治诸疮大渴。

淡竹叶二两　生地黄八两　黄芪　麦门

553

冬去心　当归　川芎　人参　甘草　黄芩
芍药　石膏各三两

上十一味为粗末，每服五钱，水一盏半，竹叶五七片，煎至一盏，去渣，温服，不拘时候。

**五香连翘汤**　治瘰疬、痈疽、恶肿。

沉香　乳香　生甘草　木香各一钱　连翘　射干　升麻　独活　桑寄生　木通各三钱　丁香半两　大黄一两　麝香一钱半

上㕮咀，每服四钱，水二盏，煎至一盏，去渣，空心热服。

**五香汤**　治毒气入腹托里。

丁香　木香　沉香　乳香各一两　麝香三钱

上为粗末，每服三钱，水一盏半，煎至八分，去渣，空心稍热服。呕者，去麝，加藿香一两；渴者加人参一两。《总录圣惠》《千金》《外台》治诸疮肿方中皆载，与此方大同小异。大抵此药治毒气入腹烦闷气不通者，其余热渴昏冒，口燥咽干，大便硬小便涩者，皆莫与服之。

**赤芍药散**　治一切恶疔疮痈疽，肿初觉不消，增寒疼痛。

金银花半两　大黄七钱半　赤芍药半两　当归　枳实　甘草各三钱

上件，入瓜蒌大者一个，同为粗末，作四服。每服水酒各一盏，煎至一盏，去渣，温服，不拘时。

**金银花散**　治发背恶疮，托里、止痛、排脓。

金银花四两　甘草一两，炒

上为粗末，每服四钱，水酒各一盏，煎至一盏，去渣，稍热服之者申显卿传。

**乳香丸**　治诸般恶疮疖。

乳香另研　穿山甲　当归各五钱　猪牙皂角　木鳖子各七钱

上用松枝，火烧存性为细末。入乳香研

匀，炼蜜丸如弹子大。每服一丸，温酒化下，食前。

**水澄膏**　治热毒肿痛，大效。

大黄　黄柏　郁金　白及　大南星　朴硝各一两

上入黄蜀葵花干者一两，共前药为细末。每药末二钱，以新水一盏半，搅匀澄沉底者，去浮水，以纸花子摊于肿上贴之。如觉燥，津唾润之，如皮肤白色者，勿用。

**拔毒散**　治热毒丹肿，游走不定。

寒水石生用　石膏生用，各四两　黄柏甘草各一两

上为末，每用生水调扫于赤肿处，或纸花子涂贴之，如干则水润之。

**龙麝追毒丹**　治一切恶疮内毒气未出尽者，皆可用之，如箭头、针刺、痈疖、恶疮，内有毒气不著骨者，不过一二上药，其针刺自出。破伤风恶疮不痛者，亦效。

龙脑三分　麝香一分　轻粉　粉霜　雄黄各五分　乳香　砒黄各一字　巴豆十四个，去皮心腹

上研极细，面糊丸如麦粒大。每用之，先以针撚疮口，入药，量轻重上药。后一两时辰，肿痛尽是应。如患下疳疮，蚀茎或半或尽者，用浆磨一两粒搽之，不三上，立效。

**桃红散**　敛疮口，生肌肉，定血，辟邪风。

寒水石烧　滑石各四两　乳香　小豆粉轻粉各一钱

上为末，每用少许干糁。血不止者，加灯草贴疮口上，以帛裹之。

**木香散**　治多时不敛一切恶疮。此药能生肌肉，止痛。

木香　南黄连　槟榔各半两　白芷三钱

上为末，每日一遍干贴。又方，加地骨皮为末，先口噙温浆水洗疮口上，搵干贴

药，及治下疳疮神效。

**玉龙膏** 摩风止痛，消肿化毒，治一切伤折疮肿。

瓜蒌大者一个，去皮　黄蜡一两半　白芷半两　麻油清真者　麝香研，一钱　松脂研，一钱半　零香　藿香各一两　杏仁去皮尖　升麻　黄芪　赤芍药　白及　白蔹　甘草各一钱

上以油浸七日，却取出油，先炼令香熟，放冷，入诸药，慢火煎黄色，用绢滤去渣。入银石锅内，入蜡并麝香、松脂熬，少时以磁合器盛，每用少许，薄摊绢帛上贴。若头面风，癣痒疮肿疼痛，并涂磨令热，频用之。如耳鼻中肉铃，用纸捻子每日点之，至一月即愈。

如治灸疮，及小儿瘤疮，涂之，兼灭瘢痕，神效。

**司马温公解毒膏** 治诸疮及杖疮，尤宜贴之。

乳香三钱　木鳖子二十四个，去皮　杏仁四十八个　蓖麻子三十四个　巴豆十四个　槐枝四两，长四指　柳枝二两　桃枝三两　黄丹春秋三两半，夏四两，冬三两

上件，用清油一斤，下诸药熬黑，滴水内不散成也。用好绵滤过，用时于水内浴贴之。

**善应膏**

黄丹二斤，细上等者　没药研　白蔹生　官桂　乳香研　木鳖子生　白及生　当归　白芷　杏仁生，各一两　柳枝一两，如箸条长

上除黄丹、乳香、没药外，余药用麻油五斤，浸一宿，于炭火上铁锅内，熬至变黑色，滤去药不用。将黄丹入油内上火，用柳条如小钱粗、四指长，搅令微变褐色出火，再用柳枝搅令出烟尽，入乳香、没药。再用柳条搅令匀，候冷倾入磁盆内，切成块，油纸裹之，后用如常法。

**大红膏** 治从高坠下，及落马堕车，筋骨疼痛。

当归　赤芍药　乌药各一两　小油半斤，浸上药七日七夜　没药一两，研　乳香二两，研　琥珀二两，研　黄丹十两　沥青一斤

上将沥青于银石器内熔开，入油，觑冷热硬软，滴水不散，用绵滤在银石器内，入黄丹并诸药末，用手不住搅，令匀为度。用时摊纸上贴伤处，大有神效。

**消毒膏** 治一切肿毒结硬疼痛。

柴胡　藁本　牛膝　续断　丹参　牡丹皮　甘草　细辛　槐白皮　苍术各一钱半　羌活　何首乌　天麻　白芷各二钱　玄参　葛根　升麻　白蔹　木通　木香　当归洗焙　川芎　白附子　乱发水洗净令干　赤茯苓各二钱半　木鳖子去皮，三钱　沉香　桃仁汤浸去皮尖　杏仁汤浸去皮尖，各三钱半　白及四钱　防风五钱　赤芍药五钱　黄芪五钱　黄丹十三两　麻油一斤四两

上件药三十三味，入油内浸七日七夜，于净银石器内，慢火熬，候白芷焦黄色，放温，以白绵滤去渣。于瓷罐内密封三昼夜，候取出，倾于锅内，慢火温。再滤去渣，倾入好砂锅中，慢火再熬。次下黄蜡十五两，用竹篦不住手搅令匀。次下黄丹，搅匀，以慢火再熬动。出火搅匀，续次再上火三日，方欲膏盛于磁合子内密封。每用时，以软白绢上摊匀，贴患处。

**绿白散** 治烫熨火烧疼痛。

苦参不以多少

上细末，用香油调搽。

**冰霜散** 治火烧燎损，汤油热浇，伤皮烂肉大痛。

寒水石生　牡蛎烧　明朴硝　青黛各一两　轻粉一钱

上为末，新汲水调或油调，湿则干贴痛处，立止如神。

**如神散** 治冻疮皮肤破烂，痛不可忍。

555

川大黄

上为末，新汲水调，搽冻破疮上。

**黄连散** 敛多年不效疮。

木香　槟榔　黄连各等分

上为末，先洗疮净，干贴，水出勿怪。未效，隔三日，再用贴之。

## 疮总论

大凡疮疾有五善七恶之证，不可不察也。烦躁时嗽，腹痛渴甚，或泄利无度，或小便如淋，一恶也；脓血大泄，肿焮尤甚，脓血败臭，痛不可近，二恶也；喘粗短气，恍惚嗜卧，三恶也；目视不正，黑睛紧小，白睛反青，瞳子上看，四恶也；肩项不便，四肢沉重，五恶也；不能下食，服药则呕，食不知味，六恶也；声嘶色败，口鼻青赤，面目四肢浮肿，七恶也。动息自宁，饮食知味，一善也；便利调匀，二善也；脓溃肿消，色鲜不臭，三善也；神彩精明，语言清爽，四善也；体气和平，五善也。若五善见三则差，七恶见四则危。然则病有源同七恶，皮紧急者如善；病有源同五善，皮缓虚者如恶。夫如是者岂凡医之所知哉？若五善病至，则妙无以加也；如七恶并臻，则恶之剧矣。

## 汗之则疮已

丁巳岁，予从军回，住冬于曹州界，以事至州，有赵同知谓予曰：家舅牛经历，病头面赤肿，耳前后尤甚，疼痛不可忍，发热恶寒，牙关紧急，涕唾稠黏，饮食难下，不得安卧。一疡医于肿上砭刺四五百余针，肿赤不减，其痛益甚。不知所由然，愿请君一见。予遂往诊，视其脉浮紧，按之洪缓。此证乃寒覆皮毛，郁遏经络，热不得升，聚而赤肿。《经》云：天寒则地冻水冰。人气在身中，皮肤致密，腠理闭，汗不出，血气

强，内坚涩。当是之时，善行水者不能注冰，善穿地者不能凿冻，善用针者亦不得取四厥。必待天温冰释冻解，而后水可行，地可穿，人脉亦犹是也。又云：冬月闭藏，用药多而少针石也。宜以苦温之剂，温经散寒则已。所谓寒致腠理，以苦发之，以辛散之，宜以托里温经汤。麻黄苦温，发之者也，故以为君；防风辛温，散之者也。升麻苦辛，葛根甘平，解肌出汗，专治阳明经中之邪，故以为臣；血留而不行者则痛，以香白芷、当归身辛温以和血散滞。湿热则肿，苍术苦甘温，体轻浮，力雄壮，能泄肤腠间湿热。人参、甘草甘温，白芍药酸微寒，调中益气，使托其里，故以为佐。依方饵之，以薄衣覆其首，以厚被覆其身，卧于暖处，使经血温、腠理开、寒乃散、阳气伸，大汗出后，肿减八九分；再服去麻黄、防风，加连翘、鼠黏子，肿痛悉去。《经》言汗之则疮已，信哉斯言！或人以仲景言，疮家虽身肿痛，不可发汗，其理何也？予曰：此说乃营气不从，逆于肉理而患疮肿，作身疼痛，非外感寒邪而作疼痛，故戒之以不可发汗，若汗之则成痓也。又问仲景言鼻衄者不可发汗，复言脉浮紧者，当以麻黄汤发之，衄血自止。所说不同，其故何也？愿闻其说。予曰：此议论血正与疮家概同。且夫人身血之与汗，异名而同类，夺汗者无血，夺血者无汗。今衄血妄行，为热所逼，更发其汗，反助邪热，重竭津液，必变凶证，故不可汗。若脉浮则为在表，脉紧则为寒，寒邪郁遏，阳不得伸，热伏荣中，迫血妄行，上出于鼻。则当麻黄汤散其寒邪，使阳气得舒，其衄自止。又何疑焉？或者叹曰：知其要者，一言而终。不知其要，流弊无穷。洁古之学，可谓知其要者矣！

**托里温经汤** 治寒覆毛皮，郁遏经络，不得伸越，热伏荣中，聚而为赤肿，痛不可

忍，恶寒发热，或相引肢体疼痛。

人参去芦　苍术各一钱　白芍药　甘草炙，各一钱半　白芷　当归身　麻黄去根节，各二钱　防风去芦　葛根各三钱　新升麻四钱

上㕮咀，每服一两重，水三盏。先煎麻黄令沸，去沫，再下余药同煎，至一盏，去渣，大温服讫。卧于暖处，以绵衣覆之，得汗而散。

## 凡治病必察其下

戊午冬，予从军住冬于成武县。有贾仓使父，年逾六旬，冬至后数日，疽发于背，五七日肿势约七寸许，不任其痛。疡医视之，曰脓已成，可开发矣。公惧不从，越三日，医曰：不开恐变证生矣。遂以燔针开之，脓泄痛减。以开迟之故，迨二日变证果生。觉重如负石，热如燔火，痛楚倍常，六脉沉数，按之有力，此膏粱积热之变也。邪气酷热，固宜以寒药治之，时月严凝，复有用寒远寒之戒。乃思《内经》云：有假者反之。虽违其时，以从其证可也。与疡医议，急作清凉饮子加黄连，秤一两五钱，作一服服之，利下两行，痛减七分。翌日复进前药，其证悉除，后月余平复。又陈录判母，年七十有余，亦冬至后脑出疽，形可瓯面大，命疡医诊视，俟疮熟以针出脓。因怒笞侍妾，疮辄内陷，凹一韭叶许。面色青黄不泽，四肢逆冷，汗出身清，时复呕吐，脉极沉细而迟。盖缘衰老之年，严寒之时，病中苦楚，饮食淡薄，已涤肥脓之气，独存瘦瘁之形，加之暴怒，精神愈损，故有此寒变也，病与时同。与疡医议，速制五香汤一剂，加丁香、附子各五钱，剂尽疮复大发，随证调治而愈。《内经》曰：凡治病必察其下。谓察时下之宜也。诸痛疮疡，皆属心火，言其常也；如疮盛形羸，邪高痛下，始热终寒，此反常也，固当察时下之宜而权

治。故曰：经者常也，法者用也，医者意也，随所宜而治之，可收十全之功矣。

## 舍时从证

至元壬午五月二十八日，王伯禄年逾五旬有七，右臂膊肿盛，上至肩，下至手指，色变，皮肤凉，六脉沉细而微，此乃脉证俱寒。予举疡医孙彦和视之，曰：此乃附骨痈，开发已迟，以燔针起之，脓清稀解。次日肘下再开之，加呃逆不绝。彦和与丁香柿蒂散两服，稍缓。次日，呃逆尤甚，自利，脐腹冷痛，腹满，饮食减少，时发昏愦。于左乳下黑尽处，灸二七壮，又处托里温中汤，用干姜、附子、木香、沉香、茴香、羌活等药，㕮咀一两半，欲与服。或者曰：诸痛痒疮，皆属心火，又当盛暑之时，用干姜附子可乎？予应之曰：理所当然，不得不然。《内经》曰：脉细皮寒，泻利前后，饮食不入，此谓五虚。况呃逆者，胃中虚寒故也。诸痛痒疮疡，皆属心火，是言其定理也。此证内外相反，须当舍时从证也，非大方辛热之剂急治之，则不能愈也。遂投之，诸证悉去，饮食倍进，疮势温，脓色正。彦和复用五香汤数服，后月余平复。噫！守常者众人之见，知变者知者之事，知常而不知变，细事因而取败者亦多矣，况医乎哉？守常知变，岂可同日而语乎哉？

**托里温中汤**　治疮为寒变而内陷者，脓出清解，皮肤凉，心下痞满，肠鸣切痛，大便微溏，食则呕逆，气短促，呃逆不绝，不得安卧，时发昏愦。

沉香　丁香　益智仁　茴香　陈皮各一钱　木香一钱半　甘草炙，二钱　羌活　干姜炮，三钱　黑附子炮，去皮脐，四钱

上㕮咀，作一服，水三盏，生姜五片，煎至一盏，去渣，温服，无时。忌一切冷物。

557

《内经》云：寒淫于内，治以辛热，佐以苦温。故以附子、干姜大辛热，温中外，发阳气自里之表，故以为君；羌活味苦辛温，透关节。炙甘草甘温，补脾胃，行经络，通血脉。胃寒则呕吐呃逆不下食，益智仁、丁香、沉香，大辛热，以散寒为佐；疝气内攻气聚而为满，木香、茴香、陈皮，苦辛温，治痞散满为使也。

## 打扑损伤从高坠下

《缪刺论》云：人有所坠，恶血留内，腹中痛胀，不得前后，先饮利药，此上伤厥阴之脉，下伤少阴之络。刺足内踝之下、然骨之前；血脉出血，刺足跗上动脉；不已，刺三毛上各一痏。见血则已，左刺右，右刺左。善悲惊不乐，刺如上方。

**当归导滞散** 治打扑损伤，落马坠车瘀血，大便不通，红肿暗青，疼痛昏闷，蓄血内壅欲死。

川大黄一两 当归三两 麝香少许，另研

上为末，入麝香研匀，每服三钱，热酒一盏调下，食前。内瘀血去，或骨节伤折，疼痛不可忍，以定痛接骨紫金丹治之。

**复元活血汤** 治从高坠下，恶血留于胁下，疼痛不可忍。

大黄一两，酒浸 柴胡五钱 瓜蒌根 穿山甲炮 当归各三钱 红花 甘草各二钱 桃仁汤泡去皮尖，研如泥，五十个

上除桃仁为㕮咀，每服一两重，水二盏半，酒半盏，同煎至七分，下桃仁泥，再煎一两沸，去渣，大温服，食前，以利为度。利后痛不尽者，当服乳香神应散。

《黄帝针经》云：有所坠堕，恶血留内。若有所大怒，气上而不下，损于胁下则伤肝。肝胆之经，俱行于胁下，经属厥阴少阳，以柴胡为引，用为君，以当归和血脉。又急者痛也，甘草缓其急，亦能生新血。甘

生血，阳生阴长故也，为臣。穿山甲、瓜蒌根、桃仁、红花，破血润血为佐，大黄酒制以荡涤败血为使。气味相合，使气血各有所归，痛自去矣。

**圣灵丹** 治一切打扑伤损，及伤折疼痛不可忍。

乳香五钱 乌梅去核，五枚 莴苣子一大盏，炒黄色，二两八钱 白米一捻

上为末，炼蜜丸如弹子大，每服一丸，细嚼热酒送下。吃一服，不痛勿服，如痛再服。

**神效接骨丹** 治打扑损伤，伤筋折骨，及寒湿脚气腿疼，或一切恶疮疼痛不止，皆可服之。

乳香 没药 白胶香 密陀僧各四两，各另研 红豆 香白芷 大豆 贯芎 赤芍药 自然铜火煅，醋淬如银为度 菰子仁 当归洗三次，焙 水蛭各四两

上先以自然铜，火烧红，醋淬烧如银为度，用四两入前十二味药，各等分，同为末，以黄蜡为丸如弹子大。每服一丸，以黄米酒一盏煎开，和渣温服。年少者只一服，年老者加添服。病在上食后，在下食前。此药内去自然铜、水蛭、菰子，加桂花、川楝子、茴香为细末，酒面丸如桐子大，每服十五丸，酸石榴汤送下，食前，日进二服。治小肠气如神，一切脐腹疼痛，并皆治之。此药男子妇人老幼皆可服，神效不可具悉。

**乳香散** 治杖疮大有神效。

乳香 没药各三钱 茴香四钱 当归五钱 自然铜火烧，醋淬七次，五钱

上细末，每服五钱，温酒调下立效。

**五黄散** 治杖疮定痛。

黄丹 黄连 黄芩 黄柏 大黄 乳香各等分

上为细末，新汲水调成膏，用绯绢帛子摊在上，贴于疮上。

**紫金丹** 治打扑损伤，及伤折疼痛不可忍。

川乌炮 草乌炮，各一两 五灵脂 木鳖子去壳 黑牵牛生 骨碎补 威灵仙 金毛狗脊 自然铜醋淬七次 防风 禹余粮醋淬七次 地龙去土 乌药 青皮去白 茴香炒，各五钱 乳香 没药 红娘子 麝香各二钱半 陈皮去白，五钱

上为末，醋糊丸如桐子大，每服十丸至二十丸，温酒送下。病在上食后，在下食前。

**乳香神应散** 治从高坠下，疼痛不可忍及腹中疼痛。

独科栗子 雄黑豆 桑白皮 乳香 没药各一两 破故纸炒，二两

上为末，每服五钱，醋一盏于砂石器内煎至六分，入麝香少许温服。

**花蕊石散** 治一切金伤扑损，急以此药糁伤处。如内损、血入肠胃，煎童便入酒调下二钱，服之立效。

石硫黄四两 花蕊石一两

上二味为粗末，拌匀。先以纸筋和胶泥固济瓦罐子一个，内可容药。候泥干入药在内，泥封口了焙，笼内焙干，令透热，便安在四方砖上。用炭一秤，笼叠周匝，自巳午时从下生火，令渐渐上彻，有坠下火，旋夹火上。直至经宿火冷炭消尽，又放经宿，罐冷定取出细研，瓷合内盛，依前法使用。

**涌铁膏** 取箭头一切针刺入肉，尽皆治之。

粪鼠头一个 蝼蛄虫十九个 土消虫十个 芫青 马肉中蛆焙 酱内蛆焙 蜣螂 巴豆 信砒 硇砂 夏枯草 磁石 黄丹 苏木 地骨皮各一两 石脑油三两 蒿柴灰汁三升

上将灰汁、石脑油，以文武火熬成膏。次下诸药，令匀，磁器内收贮。临用时看疮大小点药，良久箭头自然涌出。

**万圣神应丹** 出箭头、鱼骨、针、麦芒等，远近皆治之。随陕西行省出军，曾用。

莨菪科今天仙子苗是也

上于端午前一日，持不语寻上项科，取酌中一科，要根枝叶实全。道：“先生你在这里耶！”道罢，用柴灰自东南为头围了，用木篦撅取子根下土。次日端午，日未出，依前不语，用鑱只一下，取出，用净水洗了，不令鸡犬妇人见。于净室中石臼中捣如泥，丸如弹子大，黄丹为衣，纸袋内封了，悬高处阴干。如有著箭，其箭头不能出者，以绯绢袋盛一丸，放在脐下，用绵裹肚系了，先用象牙末于箭疮上贴了，后用此药。若箭疮口生合，用刀子微刮开，以象牙末贴之。

**神圣膏** 取针因误入皮肤。

车脂不以多少

上成膏子者好，摊纸上如钱大，贴之，二日一换，三五次针自出，大有神效。

**乌翎散** 取针铁误入皮肤。

乌翎三五枚，火炙焦

上为末，好醋调成膏，涂疮上，纸盖一两次，其针自出，神效。

**黄石膏** 治金疮深者，若以药速合则溃，宜用。

黄丹 滑石等分

上研细敷之。

**又方** 降真香一味更好。

**刀箭药方**

石灰四两 乌鱼骨一两

上五月五日平旦，本人不语，采地上青蓟，莴苣菜各一握，同前药捣。于日未出时，拚作饼子，晒干。用时旋刮削敷之，早用并不作脓。

559

疣瘤疥癣皴揭附

癸丑岁承应，冬住于瓜忽都，有太医大

使颜飞卿传四方，用之尝效，故录之。

**井金散** 枯瘤疬大有神效。

土黄三钱 硇砂 雄黄各二钱，另研 粉霜 轻粉各一钱 乳香 没药各半钱

上为末，假令瘤如胡桃大，用药末少许半钱，用唾调如稀面糊得所，摊于瘤顶上，如小钱大，唾湿纸花两重，盖之；后用黄龙膏盖之，间日一度上药；次添药彻的周迴，大如韭叶。如此上之，无复渐渐拆之，后根摇自然有裂矍，随后自然下来。

**黄龙膏** 凉肌退肿。

黄柏 黄芩 大黄各等分

上为末，唾调，摊在纸上。

**生肌青龙膏**

诃子皮 龙骨 高茶等分

上为末，干糁上。

**做土黄法**

砒黄研，二两 木鳖子去壳 巴豆不去油，各半两 硇砂研，二钱

上件砒黄一处为末，后用木鳖子同石脑油，和成一块，油纸裹，埋于坑内四十九日，取出，收于磁器内盛，劈作小块。

**灸瘤子法** 治果报，面生疣瘤。

上用艾丸灸十壮，即用醋磨雄黄涂纸上，剪如螺蛳靥大，贴灸处，用膏药重贴，二日一易。候痒挤出脓如绿豆粉，即愈。

**枯瘤膏**

草乌半斤 川乌四两 干桑耳 桑朽木各三两 细白石灰三碗陈者 桑柴灰二碗

上朽木等四味，烧令存性，同二灰研匀，用水一桶，淋汁如法，熬成膏用之。

**宝金散** 偏医瘿气，无不差，神效。

猪羊靥十对，暖水洗去脂膜后，晒干，杵为细末 海藻 海带各二两 琥珀研 麝香研 木香 丁香各二钱半 真珠一两，研

上为末，入研药合匀，再研极细，重罗。每服一钱，热酒一盏调下。夜卧服，垂

头卧。若是在室男女，不十服必效。如男子妇人患，一月见效。妇人有胎不可服，切宜忌之。

**海带丸** 治瘿气久不消。

海带 贝母 青皮 陈皮

上件各等分为末，炼蜜丸如弹子大，食后嚼化一丸，大效。

**海藻溃坚丸** 治瘿气大盛，久不消散。

海藻 海带 昆布各一两 广茂 青盐各半两

上为末，炼蜜丸如指尖大，每服一丸，嚼化，食后。

**何首乌散** 治脾肺风毒攻冲，遍身疥癣痒痛，或生瘾疹，搔之成疮，肩背拘急，肌肉顽痹，手足皲裂，风气上攻，面头生疮，及治紫白癜顽麻等风。

荆芥穗 蔓荆子 威灵仙 何首乌 甘草炙 防风各一两

上用呵蚍草干一两，同为末，每服一钱，食后温酒调下，沸汤亦得。

**蔄茹散** 治疥经年不差。

水银一钱 好茶二钱 蔄茹三钱 轻粉少许

上为细末，每用不以多少，油调搽之。

**苦参散** 治遍身疮疥瘙痒，经年不差。

蔓荆子 何首乌 荆芥穗 威灵仙 苦参各等分

上为末，每用二钱，食前茶酒调下，日三服。忌发风物。甚妙。

**硫黄散** 治疥。

硫黄 川椒 石膏 白矾各等分

上为末，以生油调搽，神验。

**狗脊膏** 治疥。

硫黄半两 雄黄半两 信一钱 川乌 黑狗脊 白矾各半两 巴豆二个

上为末，先以油熬，次下黄蜡调匀，搽之效。

**柏脂膏** 治干湿癣。

柏油一斤　黄蜡半斤　杏仁四十五个，锉

朴硝一抄

上于铁器内，熬老生葱三根，一顺搅五七沸，滤过，成膏，搽疮。元颜和卿传

**祛湿散** 治干湿癣。

蚕砂四两　薄荷半两

上为末，生油调搽之，湿者干糁之。

**苦参丸** 治肺毒邪热，头面生疮，生疥癣，并宜服之。

苦参不以多少

上为末，粟米饭丸如桐子大，每服五十丸，空心米饮汤送下。

**玉粉散** 治热汗浸渍成疮，肿痒焮痛。

粟米粉二两　寒水石煅　定粉各一两　白石脂　白龙骨　石膏各半两　滑石八两　蛤粉九两半

上为末，再研极细，每用药干搽汗处。

**七宝散** 治热汗浸渍成疮，痒痛不已。

黄芪　当归　防风　木通　荆芥穗　地骨皮各三两

上为粗末，入白矾生末一两匀，每用一两，水三碗，煎五六沸，去渣，热洗拭干，避风少时。

先师东垣老人，路次方城北独树店客舍，有推江轴者，皮肤皴裂，不任其痛，两手不能执辕，足不能履地，停辙止宿，因制此与之。即效，明日遂行。

**润肌膏** 治手足皴涩，皮肤裂开，疼痛不能迎风入手。屡用屡效，故录于此。

珠子沥青四两　白黄蜡八钱　乳香二钱

上于铁铛内，先下沥青，随手下黄蜡、乳香，次入麻油一二匙。俟沥青熔开，微微熬动，放大净水盆于其旁以搅药。用铁锥滴一二点于水中，试之如硬，少入油，看硬软合宜，新绵滤于水中揉扯，以白为度。磁器内盛，或油纸裹，每用，先火上炙裂口子

热，捻合药亦火上炙软，涂裂口上，用纸少许贴之，自然合矣。

## 烦躁门

发汗吐下后，虚烦不得眠，若剧者必反覆颠倒，心中懊憹，栀子豉汤主之。若汗若下之后而烦热者、胸中窒者，亦以栀子豉汤。仲景云：病人旧微溏者，不可与之。

**栀子豉汤**

肥栀子四两，碎　豆豉半合

上水二盏，先煎栀子至一盏，下豉同煎七分，服，加吐止后服，一云，快利止后服。

**朱砂安神丸** 治心神烦乱，怔忡不安，兀兀欲吐，胸中气乱而有热。若懊憹之状，皆膈上血中伏火，蒸蒸而不安，宜从权衡法。以镇阴火之浮行，以养上焦之元气。

朱砂一钱，另研，水飞，阴干　黄连去须净，一钱二分　生地黄三分　当归去芦　甘草炙，各半钱

上为末，酒浸蒸饼，丸如黍米大，朱砂为衣。每服十五丸，津唾送下，食后，此缓治之理也。

《内经》曰：热淫所胜，治以甘寒，以苦泻之。以黄连之苦寒去心烦，除湿热而为君。甘草、生地黄之甘寒，泻火补气，滋生阴血以为臣。当归补血不足，朱砂纳浮溜之火而安神明也。

**八物定志丸** 平补心气，安神镇惊，除膈热痰实。

远志去心　菖蒲　麦门冬　茯神　白茯苓去心，各一两　白术半两　人参一两半　牛黄二钱，另研

上为末，入牛黄匀，炼蜜丸如桐子大，朱砂为衣，每服二三十丸，熟水送下，无时。

561

## 胸膈痞

**人参利膈丸**　治胸中不利，痰嗽喘满，利脾胃壅滞，调大便秘利，推陈致新，消饮进食。

藿香一钱半　当归三钱　木香　槟榔各二钱半　人参三钱　甘草炙，五钱　厚朴姜制，二两　枳实五钱　大黄酒浸焙，一两

上为末，滴水丸如桐子大，每服三十丸，食后温汤送下。此治膈气之圣药也。一方，汤浸蒸饼丸亦可。

**桔梗枳壳汤**　治伤寒痞气，胸膈欲绝。

枳壳去穰，麸炒　桔梗各等分

上㕮咀，每服一两，水二盏，煎至一盏，去渣，温服，食后。

**赤茯苓汤**　治伤寒呕哕，心下满，胸膈宿有水气，头眩心悸。

人参去芦　赤茯苓去皮　陈皮去白，各一两　白术　川芎　半夏汤泡七次，各半两

上为粗末，每服四钱，水一盏半，生姜五片，煎至一盏，去渣，温服，不拘时。

**通气汤**　主胸膈气逆。

桂去皮，三钱　生姜六钱　吴茱萸炒，四钱　半夏汤泡，八钱　大枣四个

上㕮咀，用水一升，煎取四合，分作三服，放温服之，对病增损。

## 膈气噎

**桂香散**　治膈气反胃，诸药难效，朝食暮吐，暮食朝吐，甚者食已辄出，其效如神。

水银　黑锡各三钱　硫黄五钱

上三味，铫内用柳木捶研，煞微火上，细研为灰，取出后入丁香末二钱、桂末二钱、生姜末三钱，一处研匀，每服三钱，黄米粥饮调下，一服取效，病甚者再服。

**丁香附子散**　治膈气吐食。

丁香半两　槟榔一个，重三钱　黑附一个，重半两，炮，去皮脐　舶上硫黄去石研　胡椒各二钱

上先将四味为末，入硫黄和匀，每服二钱，用附子一个去毛翅足肠肚，填药在内，湿纸五七重裹定，慢火烧热取出嚼。食后，用温酒送下，日三服。如不食荤酒，粟米饮下，不计时。

**汉防己散**　治五噎。

官桂去皮　陈皮各一两，去白　汉防己五钱　杏仁汤浸去皮尖，一两　紫苏　羚羊角镑　细辛各七钱半

上七味为粗末，每服三钱，水一盏，生姜三片，煎七分，去渣，温服。忌酸味生冷滑物，一日两服。

**红豆丸**　治诸呕逆膈气，反胃吐食。

胡椒　缩砂　拣丁香　红豆各二十一粒

上为末，姜汁丸如皂角子大，每服一丸，枣一个去核，填药，面裹煨熟，细嚼，白汤下，空心，日三服。

## 心下痞

**大黄黄连泻心汤**　治心下痞？按之濡，其脉关上浮者。又伤寒大下后，复发汗，心下痞恶寒者，表未解也，不可攻痞，当先用桂枝汤解表，表解乃可用此汤攻痞。

大黄二两　黄连　黄芩各一两（伊尹《汤液论》云，大黄黄连黄芩汤三味。今监本无黄芩，脱落之也）

上㕮咀，以煎沸汤二大盏，热渍之，一时久，绞去渣暖动，分作二服。

**大消痞丸**　治一切心下痞闷及积年久不愈者。

半夏汤泡七次，四钱　干生姜　神曲炒黄　砂仁　甘草炙，各一钱　猪苓一钱半　人参　橘皮各二钱　厚朴制，三钱　枳实麸炒，五钱　黄连去须　黄芩去焦，各五钱　白术　姜黄

各一两　一方加泽泻三钱

上为末，水浸蒸饼丸如桐子大，每服五七十丸至百丸，白汤送下，食后。

**枳实理中丸**　治中脘痞滞，气不宣通，积寒停饮，食入不化。

人参去芦　干姜炮　枳实麸炒　甘草炙白术各等分

上为细末，炼蜜丸如弹子大，每服一丸细嚼，白汤送下，汤化亦得，不拘时。

**三脘痞气丸**　治三焦痞滞，气不升降，水饮停积，不得流行，胁下虚满，或时刺痛，宜服。

沉香　大腹子　槟榔　缩砂各半两　青皮去白　陈皮去白　木香　白豆蔻　三棱炮，各一两　半夏汤泡七次，二两

上为末，神曲糊丸如桐子大，每服三十丸，温水送下，陈皮汤亦得，食后。

**枳实消痞丸**　治右关脉浮紧，心下虚痞，恶食懒倦，开胃进食。

干生姜一钱　人参　白茯苓　甘草炙白术　麦蘗曲各二钱　半夏曲三钱　厚朴制，四钱　枳实麸炒　黄连各五钱

上为末，汤浸蒸饼，丸如桐子大，每服三十丸，温水送下，无时，量虚实加减。

# 药　戒

客有病痞者，积于其中，伏而不得下，自外至者捍而不得纳，从医而问之，曰：非下之不可。归而饮其药，既饮而暴下，不终日而向之伏者散而无余，向之捍者柔而不支，焦膈导达，呼吸开利，快然若未始有疾者。不数日痞复作，投以故药，其快然也亦如初。自是不逾月，而痞五作而五下，每下辄愈，然客之气，一语而三引，体不劳而汗，股不步而栗，肤革无所耗于前，而其中柔然莫知其所来，嗟夫！心痞非下不可已，予从而下之，术未爽也，茶然独何如？闻楚之南有良医焉，往而问之，医叹曰：子无怪是茶然者也，凡子之术固而是茶然也。坐，吾语汝：且天下之理，有甚快于吾心者，其末必有伤。求无伤于终者，则初无望其快于吾心。夫阴伏而阳蓄，气与血不运而为痞，横乎子之胸中者，其累大矣。击而去之，不须臾而除甚大之累，和平之物，不能为也，必将击搏震挠而后可。夫人之和气，冲然而甚微，汨乎其易危，击搏震挠之功未成，而子之和盖已病矣。由是观之，则子之痞凡一快者，子之和一伤矣。不终月而快者五，子之和平之气，不既索乎。故体不劳而汗，股不步而栗，茶然如不可终日也。且将去子之痞而无害于和也。子归宴居三月，而后与之药可为也，客归三月，斋戒而复请之。医曰：子之气少复矣。取药而授之曰：服之，三月而疾少平，又三月而少康，终年而复常，且饮药不得亟进。客归而行其说。然其初使人潢莫困反然而迟之，盖三投药而三反之也。然日不见其所攻之效，久较则月异而时不同，盖终岁而疾平。客谒医，再拜而谢之，坐而问其故。医曰：是医国之说也。岂特医之于疾哉？子独不见秦之治民乎？悍下罕反，性急悍也而不听分，堕而不勤事，放而不畏法。令之不听，治之不变，则秦之民尝痞矣。商君见其痞也，厉以刑法，威而斩伐，悍厉猛鸷，脂利反不贷毫发，痛铲楚恨反而力锄之。于是乎秦之政如建纪偃反瓴户经反，流通四达，无敢或拒，而秦之痞尝一快矣。自孝公以至二世也，凡几痞而几快矣，顽者已圮部鄙反，段也，强者已柔，而秦之民无欢心矣。《史记·商公传》：孝公用卫鞅欲变法。孝公曰：善，猝定变法之令：令民为什五而相守，司连坐。不告奸者腰斩，告奸者与斩敌首同赏，匿奸者与降敌同罚。故猛政一快者，欢心一亡，积快而不已，而秦之四支枵然，徒具其物而已，民心日离而君孤立于上，故匹夫大呼，

563

不终日而百疾皆起。秦欲运其手足肩膂，而漠然不我应，故秦之已者，是好为快者之过也。昔者先王之民，其初亦尝痿矣。先王岂不知奋然击去之以为速也？惟其有伤于终也，故不敢求快于吾心，优柔而抚存之，教以仁义，导以礼乐，阴解其乱而除去其滞。旁视而懑然有之矣，然月计之，岁察之，前岁之俗，非今岁之俗也，不击不搏，无所忤逆，是以日去其戾气而不撄其欢心。于是政成教达，安乐久而无后患矣。是以三代之治，皆更数圣人，历数百年，而后俗成。则予之药终年而愈疾，盖无足怪也。故曰天下之理，有快于吾心者，其末也必有伤。求无伤于其终，则初无望其快吾心。虽然，岂独于治天下哉？客再拜而记其说。

## 心胃痛及腹中痛

**草豆蔻丸** 治因饥饱劳役，脾胃虚弱，而心火乘之，不能滋荣心肺，上焦元气衰败，因遇冬冷，肾与膀胱之寒水大旺。子能令母实，助肺金大旺相辅，而来克心乘脾，故胃脘当心而痛，此大复其仇。故《经》云：大乘必大复，理之常也。故皮毛血脉分肉之间，元气已绝于外，又以大寒大燥二气，并而乘之。其人苦恶风寒，耳鸣及腰背相引，而鼻内苦息肉不通，不闻香臭，额寒脑痛，目时眩。寒水反乘脾土，痰唾沃沫，饮食反出，腹中常痛，心胃痛，胁下急缩，有时而痛，腹不能伸，大便多泄而不秘。下气不绝，或腹中鸣，胸中气乱，心烦不安，而成霍乱之意。膈咽不通，极则有声，鼻中气短，遇寒滋甚。或居暖处，方过口吸风，寒则复作，四肢厥逆，身体沉重，不能转侧，头不可以顾，小便溲而欠，此脾虚之至极也。

橘皮八分　僵蚕八分　草豆蔻一钱四分，面裹煨熟，去皮　泽泻一钱　青皮六分　吴茱

萸八分，洗去苦　半夏一钱　黄芪八分　益智仁八分　人参八分　神曲炒，四分　生甘草六分　姜黄四分　桃仁汤浸去皮尖，六分　当归身六分　柴胡四分，详胁下痛，多少用之　大麦蘖一钱半　甘草炙六分

上除桃仁另研外，余同为末，入桃仁研匀，汤浸蒸饼，丸如桐子大，每服三十丸，热白汤送下，旋斟酌虚实多少用之。

**神保丸** 治心膈痛，腹胁痛，肾气痛，痰积痛。

木香　胡椒各二钱五分　干蝎七个　巴豆去心膜油，十个

上为细末，入巴豆霜令匀，汤浸蒸饼为丸麻子大，朱砂为衣，每服三丸，姜汤下。

**丁香止痛散** 治心气痛不可忍。

良姜五两　茴香炒　甘草炙，各一两半　丁香半两

上为末，每服二钱，沸汤点服，不拘时。

**失笑散** 定心气痛不可忍，小肠气痛。

蒲黄炒香　五灵脂酒研，洗去砂土，各等分为末

上先用酽醋调二钱，熬成膏，入水一盏，煎七分，食前热服。

**二姜丸** 治心脾疼，温养脾胃，疗冷食所伤。

干姜炮　良姜

上二味等分，为细末，面糊为丸梧子大，每服二三十丸，食后陈皮汤下。妊妇不宜服。

**七气汤** 治七气为病，内结积聚，心腹绞痛，时发时止。

人参　官桂　炙甘草各一两　半夏五两

上㕮咀，每服三钱，水一大盏，入姜三片，煎七分，稍热服。

**益智散** 治冷气奔冲，心胁脐腹胀满绞痛。

564

川乌四两　益智二两　干姜半两　青皮一两

上㕮咀，每服三钱，水二盏入盐一捻，姜五片，枣二个，同煎至八分，去渣，温服，食前。

**茱萸丸**　治脾胃虚冷呕逆，醋心腹闷不快，大效。

官桂二两　荜拔　荜澄茄各一两　厚朴姜制　胡椒各一两　黑附子炮去皮脐，半两　干姜炮，一两　吴茱萸拣净，三两，好酒少许洗焙

上为末，炼蜜丸如桐子大，每服二十丸，食前温米饮送下，日三服。

**高良姜汤**　治心腹疠痛如刺，两胁支满而闷不可忍。

良姜五钱　厚朴姜制　当归炒　官桂各二钱

上㕮咀，以水一升，煎取四合，强人分作二服，弱人分作三服。一服痛定，止后服，对病增损。

### 胃脘当心而痛治验

两浙江淮都漕运使崔君长男云卿，年二十有五，体本丰肥，奉养膏粱，时有热证。友人劝食寒凉物，及服寒凉药，于至元庚辰秋，病疟久不除。医以砒霜等药治之，新汲水送下，禁食热物。疟病不除，反添吐泻，脾胃复伤，中气愈虚，腹痛肠鸣。时复胃脘当心而痛，不任其苦，屡易医药，未尝有效。至冬还家，百般治疗而不差。延至四月间，因劳役烦恼过度，前证大作，请予治之，具说其由。诊得脉弦细而微，手足稍冷，面色青黄而不泽，情思不乐，恶人烦冗，饮食减少，微饱则心下痞闷，呕吐酸水，发作疼痛，冷汗时出，气促闷乱不安，须人额相抵而坐，少时易之。予思《内经》云：中气不足，溲便为之变，肠为之苦鸣；下气不足，则为痿厥心冤。又曰寒气客于肠胃之间，则猝然而痛，得炅则已。炅者，热也。非甘辛大热之剂，则不能愈，遂制此方。

### 扶阳助胃汤

干姜炮，一钱半　拣参　草豆蔻仁　甘草炙　官桂　白芍药各一钱　陈皮　白术　吴茱萸各五分　黑附子炮去皮，二钱　益智仁五分，一方一钱

上㕮咀，都作一服，水三盏，生姜三片，枣子两个，煎至一盏，去渣，温服，食前。三服大势皆去，痛减过半。至秋先灸中脘三七壮，以助胃气。次灸气海百余壮，生发元气，滋荣百脉，以还少丹服之，则喜饮食，添肌肉，润皮肤。明年春，灸三里二七壮，乃胃之合穴也，亦助胃气，又引气下行。春以芳香助脾，复以育气汤加白檀香平治之。戒以惩忿窒欲，慎言语，节饮食，一年而平复。

《内经》曰：寒淫于内，治以辛热，佐以苦温。附子、干姜大辛热，温中散寒，故以为君。草豆蔻仁、益智仁，辛甘大热，治客寒犯胃，为佐。脾不足者以甘补之，炙甘草甘温，白术、橘皮苦温，补脾养气。水挟木势，亦来侮土，故作急痛。桂辛热以退寒水，芍药味酸以泻木克土，吴茱萸苦热，泄厥气上逆于胸中，以为使也。

# 卷十四 名方类集

## 腹中积聚

真定路惠民司令张君，传硇砂煎丸、香棱丸、木香硇砂煎丸，三方多效。

**硇砂煎丸** 消磨积块痃癖，一切凝滞，老人虚人无妨。

黑附子两个，各重五钱半以上，正坐妥者，炮去皮脐，剜作瓮子 木香三钱 破故纸隔纸微炒 荜拔真者，各一两 硇砂三钱

上先将硇砂用水一盏，续续化开，于瓮内熬干为末，安在附子瓮内，却用剜出附子末盖口，用和成白面裹，约半指厚，慢灰火内烧匀黄色，去面。同木香等药为细末，却用元裹附子熟黄面为末，醋调煮糊，丸桐子大。每服十五丸至三十丸，生姜汤送下，此药累有神功。

**仙方香棱丸** 破痰癖，消癥块，及冷热积。

木香 丁香各五钱 京三棱切，酒浸一宿 青皮去白 枳壳麸炒 川楝子 茴香炒，各一两 广茂一两切，酒浸一宿，将三棱、广茂，用去皮巴豆三十粒，同炒，巴豆黄色，去豆不用

上为末，醋糊丸如桐子大，用朱砂为衣，每服二十丸，炒生姜盐汤下，温酒亦得，食后，日进三服。

**木香硇砂煎丸** 治妇人消痃癖积聚，血块刺痛，脾胃虚寒，宿食不消，久不差者。

木香 硇砂 官桂 附子炮 干漆炒去

烟 猪牙皂角 细辛 乳香研 京三棱炮 广茂炮 大黄炒，令为末 没药研 干姜炮 青皮各一两 巴豆霜半两

上除研药外，同为末。以好醋一升，化开硇砂，去渣，纳银石器中，慢火熬。次下巴豆霜、大黄末，熬成膏，将前药末膏内和丸如桐子大，每服三五十丸，食后，温酒送下。

**温白丸** 治心腹积聚，久癥癖块，大如杯碗，黄疸宿食，朝起呕吐，支满上气，时时腹胀，心下坚结，上来抢心，傍攻两胁。十种水病，八种痞塞，翻胃吐逆，饮食噎塞。五种淋疾，九种心痛。积年食不消化，或疟疾连年不差。及疗一切诸风，身体顽麻不知痛痒，或半身不遂，或眉发堕落。及疗七十二种风，三十六种遁尸疰忤及癫痫。或妇人诸疾，断续不生，带下淋沥，五邪失心，愁忧思虑，意思不乐，饮食无味，月水不调。及腹中一切诸疾，有似怀孕，连年累月，羸瘦困惫，或歌或哭，如鬼所使，但服此药，无不除愈。

川乌炮去皮，二两半 柴胡去芦 吴茱萸汤泡七次，拣净 桔梗 菖蒲 紫菀去苗叶及土 黄连去须 干姜炮 肉桂去粗皮 茯苓去皮 人参 蜀椒去目及闭口，炒用 厚朴去粗皮，姜汁制 皂荚去皮子炙 巴豆去皮心膜，出油，炒研，各半两

上为细末，入巴豆匀，炼蜜为丸，如梧

桐子大，每服三丸，生姜汤下，食后或临卧服，渐加至五七丸。

**鸡爪三棱丸** 治五脏痃癖气块，年深者一月取效。

木香 石三棱 京三棱 青皮 陈皮去白 鸡爪三棱各五钱 槟榔 肉豆蔻各一两 硇砂三钱

上九味为末，姜汁打糊丸如桐子大，每服二十丸，姜汤下，空心临卧各一服。忌一切生冷硬黏物。

**青盐丸** 治一切冷积，作痛无时，宿食不消，及治一切酒食所伤，神效。

青盐 硇砂各一钱 细曲末三钱 盐豉四十个 大椒三十粒 巴豆三十个，去皮心膜，出油

上入拣枣三十个，同末入巴豆和匀，醋糊丸桐子大，每服三十丸，温姜汤下，积在上，食后。

**玄胡丸** 解化伤滞，内消饮食。治吐利癥瘕气结，虫烦不安，心腹胀痛，顺三焦，和脾胃。

木香 当归 玄胡索 青皮去白 雄黄飞，另研 广茂炮 槟榔各四两 京三棱炮，六两

上八味为末，入雄黄匀糊，丸如桐子大，每服三十丸，生姜汤下，不拘时。

**破积导饮丸** 治有积块坚硬，饮食不消，心下痞闷。

槟榔 陈皮去白 广木香 青皮去白 枳壳麸炒 枳实麸炒 广茂炮 半夏泡七次 京三棱炮 神曲炒 麦蘗炒 干生姜 茯苓去皮 甘草炙 泽泻各五钱 牵牛头末二钱，一方六钱 巴豆去心膜，三个，取霜

上为末，入巴豆匀，生姜汁打糊，丸梧桐子大，每服三十丸，温姜汤下，食前。

**木香三棱汤** 和脾胃，进饮食，消化生冷物。治心腹刺痛，霍乱吐利，胸膈胀闷。

木香 神曲炒，各一两 京三棱炮 甘草炙，各二两 陈皮去白 益智各四两 广茂六两

上为末，每服二钱，入盐一捻，沸汤点服，空心食前。

**干柿丸** 取虚实积，下膈，甚妙。

朱砂研为衣 没药研 猪牙皂角去皮弦子，为末 干漆碎炒烟尽为末 京三棱炮，为末 青礞石为末 干姜炮，为末 水银沙子各一钱 轻粉二钱 巴豆三十个，去皮膜，醋煮十沸

上件各研匀，软饭和丸如绿豆大，煎柿蒂汤冷下三五丸，加减用。妇人有胎勿用。

**神效五食汤丸** 取虚实积食，气蛊胀满，积块水气，年深癖癥，并皆治之。

大戟刮去皮 甘遂生，各半两 猪牙皂角去皮子弦，生用 胡椒生，各一两 芫花米醋浸一宿，炒黄，一两 巴豆去心膜，醋煮二十沸，研，半两

上除巴豆外，杵为末，入巴豆再研匀，糊丸如绿豆大，每服五七丸，气实者十丸，夜卧。水一盏，用白米、白面、黑豆、生菜、猪肉各少许，煎至半盏，去渣，用汤温下，药取下病。忌油腻黏滑物，妇人有胎，不可服之。

**磨积三棱丸** 治远年近日诸般积聚，癖痃气块，或气积酒积诸般所伤，无问男子妇人老幼，并宜服之，常服进饮食。

木香 麦蘗 京三棱炮 广茂 枳壳麸炒 石三棱去皮 杏仁麸炒，各半两 干漆炒烟尽，三钱 鸡爪三棱半两 葛根三钱 官桂二钱半 黑牵牛半两，半生半熟 丁香 槟榔 香附子 青皮去白，各二钱 缩砂三钱 白牵牛半两，半生半熟 陈皮去白，三钱

上为末，醋糊丸如桐子大，每服二十丸，生姜汤下，食后，日二服。病大者四十日消，温水送下亦得。

**圣散子** 治远年积块，及妇人干血气。

硇砂 川大黄各八钱 麦蘗六两 干漆三

两，炒烟尽　萹蓄　茴香炒　槟榔　瞿麦各一两

上为末，每服五钱，临睡温酒调下，仰卧，此药只在心头。至明大便如烂鱼，小便赤为验。取去，药无毒性如君子，有神效。小儿用一钱，十五以上五钱或七钱，空心服之更效。如治妇人干血气，加穿山甲二两炮。

**荆蓬煎丸**　破痰癖，消癥块，及冷热积聚，胃膈痞闷，通利三焦，升降阴阳，顺一切气，消化宿食。

木香　青皮去白　川茴香微炒　枳壳麸炒　槟榔各一两　京三棱二两，酒浸，冬三日，夏一日　广茂二两，醋浸，冬三日，夏一日，同三棱以去皮巴豆二十个，银器内同炒，令干黄色为度，去巴豆不用

上七味修事毕，为末，水糊丸如豌豆大，每服三十丸，温生姜汤送下，食后。

**醋煮三棱丸**　治一切积聚，远年近日，皆治之，如神效。

川芎二两，醋煮微软，切作片子　京三棱四两，醋煮软，竹刀切作片子，晒干　大黄半两，醋纸裹，火煨过，切

上三味为末，水糊丸如桐子大，每服三十丸，温水下，无时。病甚者一月效，小者半月效。

**流气丸**　治五积六聚，癥瘕块癖留饮。以上之疾，皆系寒气客搏于肠胃之间，久而停留，变成诸疾。此药能消导滞气，通和阴阳，消旧饮。虽年高气弱，亦宜服之。

木香　川茴香焙　红橘皮去白　菖蒲　青皮去白　萝卜子炒　广茂炮　槟榔　补骨脂炒　神曲炒　枳壳麸炒去穰　荜澄茄　缩砂　麦蘖曲各一两，炒　牵牛炒，一两半

上为末，水糊丸如桐子大，每服五七丸，细嚼白豆蔻仁一枚，白汤送下，食后。

**广茂溃坚汤**　治中满腹胀，内有积块，坚硬如石，令人坐卧不安。

半夏泡七次　黄连各六分　当归梢　厚朴　黄芩各五分　广茂曲各三分　甘草生，三分　益智仁七分　红花　橘皮去白　升麻各二分　柴胡　泽泻　吴茱萸各三分　青皮二分

上咬咀，都作一服，水二盏，先浸药少时，煎至一盏，去渣，稍热服，食前。忌酒湿面。如虚渴，加葛根二分。

## 治积要法

许学士云：大抵治积，或以所恶者攻之，或以所喜者诱之，则易愈。如硇砂、阿魏治肉积；神曲、麦蘖治酒积；水蛭、虻虫治血积；木香、槟榔治气积；牵牛、甘遂治水积；雄黄、腻粉治涎积；礞石、巴豆治食积；各从其类也。若用群队之药分其势，则难取效。须是认得分明是何积聚，兼见何证，然后增减酌量用药，不尔反有所损，要在临时通变也。

## 养正积自除

真定王君用，年一十九岁，病积，脐左连胁如覆杯，腹胀如鼓，多青络脉，喘不能卧。时值暑雨，加之自利完谷，日晡潮热，夜有盗汗，以危急来求。予往视之，脉得浮数，按之有力，谓病家曰：凡治积非有毒之剂攻之则不可，今脉虚弱如此，岂敢以常法治之？遂投分渗益胃之剂，数服而清便自调。杂以升降阴阳，进食和气，而腹大减，胃气稍平，间以削之，不月余良愈。先师尝曰：洁古老人有云，养正积自除，犹之满坐皆君子，纵有一小人，自无容地而出。今令真气实，胃气强，积自消矣。洁古之言，岂欺我哉？《内经》云：大积大聚，衰其大半而止。满实中有积气，大毒之剂尚不可过，况虚中有积者乎？此亦治积之一端也。邪正虚实，宜精审焉。

## 腹中诸虫

**乌梅丸**　治脏寒蛔虫动作，上入膈中，烦闷呕吐，时发时止，得食即呕，常自吐蛔。有此证候，谓之蛔厥，此药主之。又治久痢。

乌梅三百个　黄柏炙　细辛去苗　肉桂去粗皮　附子炮，去皮脐　人参去芦，各六两　干姜炮，十两　当归去芦，四两　蜀椒去目及闭口者，微炒出汗用，四两　黄连去须，十六两

上异捣筛，合治之。以酒浸乌梅一宿，去核，蒸之令熟。用米饭熟捣成泥，和药令相得，纳臼中，与炼蜜杵二千下，丸如梧桐子大，每服十五丸，温米饮下，食前服。

**化虫丸**

鹤虱去土　槟榔　苦楝根去浮皮　胡粉炒，各一两　白矾枯，二钱半

上为末，水糊丸如麻子大。小儿疾病，多有诸虫，或因脏腑虚弱而动，或因食甘肥而动，其动即腹中疼痛发作。积聚往来上下，痛有休止，亦攻心，痛则哭不休，合眼仰身扑手，心神闷乱，呕哕涎沫，或吐清水，四肢羸困，面色青黄，饮食虽进，不生肌肉，或寒或热，沉沉默默，不的知病之处，其虫不疗。则子母相生，无有休止，长一尺则能害人。一岁儿服五丸，温浆水入生油一两点，打匀下之，温米饮亦得，不拘时候。其虫细小者皆化为水，大者自下。

**补金散**　治诸般虫。

鹤虱生　雷丸　定粉　锡灰各等分

上为末，每服三钱，空心食前，少油调下。又用猪肉一两，烧熟，糁药在上，细嚼亦得。每服药时，用鸡翎、甘遂末一钱，与前药一处服之，其虫自下矣。

**雷金散**　治诸虫。

雷丸末，八分　郁金末，七分　黑牵牛末，一钱半

上三件末，和匀，以生油调下三两匙，饭压之。

**化虫散**　取寸白虫。

黄丹半两炒　锡灰一两罗　定粉二两

上同研极细末，每服一钱。先烧猪肉五片，吃了后，以生油一口许调药服，至晚取下，妇人有胎不可服。李副统女子菊花年十三，一服取虫一抄，终身不发。

## 诸湿肿满

**沉香海金沙丸**　治一切聚积，散脾湿肿胀、肚大、青筋、羸瘦恶证。

沉香二钱　海金沙　轻粉各一钱　牵牛头末一两

上为末，研独头蒜如泥，丸如桐子大，每服五十丸，煎灯草汤送下。量虚实加减丸数，取利为验，大便利止后服。

**海金沙散**　治脾湿太过，遍身肿满不得卧，及腹胀如鼓。

牵牛半生半熟　白术各一两　甘遂半两　海金沙三钱

上为末，每服二钱，煎倒流水一盏调下，食前。待宣利，止后服。已上二方，系太医刘仲安传，用之累累获效，如神尤速，故录于此。

**续随子丸**　治通身肿满，喘闷不快。

人参　木香　汉防己　赤茯苓面蒸　大槟榔　海金沙各五钱，另研　续随子一两　葶苈四两，炒

上为末，枣肉丸如桐子大，每服二十丸至三十丸，煎桑白皮汤送下，食前。

**圣灵丹**　治脾肺有湿，喘满肿盛，小便赤涩。

人参去芦　木香　汉防己　茯苓寒食面煨　槟榔　木通各二钱，炒　苦葶苈半两炒

上七味为末，枣肉和丸桐子大，每服三十丸，煎桑白皮汤送下，食前。

**赤茯苓丸** 治脾湿太过，四肢肿满，腹胀喘逆，气不宣通，小便赤涩。

木香半两　赤茯苓二两，一方一两　防己二两　苦葶苈四两，炒

上为末，枣肉丸如桐子大，每服三十丸，煎桑白皮汤送下，食前。

**人参葶苈丸** 治一切水肿及喘满不可当者。

人参一两，去芦　苦葶苈四两，炒

上为末，枣肉丸如桐子大，每服三十丸，煎桑白皮汤送下，食前。

**海藻散** 治男子妇人通身虚肿，喘满闷不快。

海藻　大戟　锦纹大黄　续随子去壳，各一两

上锉碎，用好酒二盏，净碗内浸一宿，取出晒干后用。

白牵牛头末一两，生用　桂府滑石半两　甘遂麸炒黄，一两　肉豆蔻一个　青皮去白　陈皮去白，各半两

上共前药一处为细末，大人每服二钱，气实者三钱，平明冷茶清调下。至辰时取下水三二行，肿减五七分。隔二三日平明又一服，肿消。忌盐鱼肉百日。小儿肿服一钱，五岁以下者半钱，妇人有孕不可服。

**白丸子** 治通身肿，及脾腹胀满，喘闷不快，小便赤涩，神效。

轻粉半钱　桂府滑石研炒　粉霜研细炒，各四钱　硇砂研炒　白丁香杵如米，炒，真者　寒水石火烧研细，各三钱

上先将轻粉、滑石二味研匀，用油纸裹了。却更和白面作饼，再裹合药，用桑柴火烧，以熟为度。取出，与前四味一处研匀，水浸，蒸饼搦干为丸，如绿豆大。第一日每服二丸，煎生姜汤送下，食前，一日三服。第二日三丸三服，第三日四丸一服，第四日五丸亦三服。如觉小便多时，肿渐减，便休

服白丸子。如小便未多，更服一日，至两服加作六丸做一服，一日亦三服，肿消为效。如服药至第三日，觉牙缝内痒痛，口气恶，便用漱口药。

黄连去须　贯众各等分

上为散，每用一钱，水一盏，煎至七分，人龙脑少许搅匀，温漱之。每日煎一钱漱口，如肿消，忌盐鱼肉、冷硬果食，只吃粥百日，永差。如脏腑秘涩气实人，先服治肿海藻散，此药亲用，救人甚多，神效。

**除湿丹** 治诸湿肿客搏，腰膝重痛，足胫浮肿。

乳香研　没药研，各一两　牵牛头末半两　槟榔　威灵仙　赤芍药　泽泻　葶苈　甘遂各二两　大戟炒，三两　陈皮去白，四两

上为末，糊丸如桐子大，每服五十丸至七八十丸，温水送下，食前，得更衣，止后服。如服药，前后忌酒二日、湿面两三日，食后，温淡粥补胃尤佳。

**三花神佑丸** 治中满腹胀，喘嗽淋泌，一切水湿肿满，湿热肠垢沉积，变生疾病，久病不已，黄瘦困倦，血气壅滞不宣通，或风热燥郁，肢体麻痹，走注疼痛，风痰咳嗽，头目旋运，疟气不已，癥瘕积聚，坚满痞闷，酒积食积，一切痰饮呕逆，湿热腹满实痛，并宜服之。

轻粉一钱　大黄一两，为末　牵牛二两　芫花醋拌炒　甘遂　大戟各半两

上为末，滴水丸如小豆大，初服五丸，每服加五丸，温水送下，无时，日三服。加至快利后，却常服，病去为度。

**十枣汤** 治太阳中风下痢，呕逆短气，不恶寒，漐漐汗出，发作有时。头痛，心下痞硬，引胁下痛，兼下水肿腹胀，并酒食积肠垢积滞，痃癖坚积，蓄热暴痛，疟气久不已。或表之正气与邪热，并甚于里，热极似阴，反寒战。表气入里，阳气极深，脉微而

绝，并风热烦甚，结于下焦，大小便不通，实热腰痛。

甘遂　芫花慢火炒紫色，仲景与俗异，炒作熬，下凡言熬者同炒　大戟各等分

上为末，水一大盏，枣十枚切开，煮取汁半盏，调半钱，人实更加一钱，量虚实加减。

**葶苈木香丸**　治水气通身虚肿。

人参　汉防己各一两　苦葶苈炒，四两　木香　槟榔　木通　白茯苓去皮面裹煨，各一两

上为末，枣肉和丸如桐子大，每服三十丸，温水送下，食前。

**木香通气丸**　导滞宽膈，塌肿进食。

南木香　茴香各一两，炒　槟榔二两　海金沙　破故纸炒　陈皮去白，各四两　牵牛半斤，半生半熟

上为末，清醋为丸如桐子大，每服三十丸，熟水送下，食后。

**神秘汤**　治病人不得卧，卧则喘，水气逆行，上乘于肺，肺得水而浮，使气不通流，脉沉大。

白茯苓去皮　木香各半两　桑白皮　紫苏叶　橘皮炒　人参各七钱

上咬咀，水三升，入生姜七钱，煎至一升半，去渣，分作五服，食后。

**消痞丸**　治积湿热毒，甚者身体面目黄肿，心胁腹满，呕吐不能饮食，痿弱难以运动，咽嗌不利，肢体焦，眩悸膈热，坐卧不宁，心火有余而妄行，上为咳血、衄血，下为大小便血、肠风、痔漏，三焦壅滞泌塞，热中消渴，传化失常，小儿疳积热。

木香　官桂各一分　青黛　牵牛　黄连　黄芩各一两　大黄　黄柏　葛根　栀子　薄荷　藿香　茴香炒　厚朴各半两

上为末，滴水丸如桐子大，每服二十丸，温水送下，食前。

**无碍丸**　治脾病横流，四肢肿满。

木香半两　蓬莪茂炮　京三棱炮　槟榔生　郁李仁汤泡去皮，各一两　大腹皮二两

上六味为末，炒麦蘖杵为粉，煮糊丸如桐子大，每服二十丸，生姜汤送下，无时。

**香苏散**　治水气虚肿，小便赤涩。

陈皮去白，一两　防己　木通　紫苏叶各半两

上四味为末，每服二钱，水二盏，生姜三片，煎至一盏，去渣，温服，食前。

**五皮饮**　治他病差后，或久痢之后，身体面目四肢浮肿，小便不利，脉虚而大，此由脾肺虚弱，不能运行诸气，诸气不理，散漫于皮肤肌腠之间，故令肿满也。

大腹皮　生姜皮　赤茯苓皮　桑白皮　陈皮各等分

上咬咀，每服五钱，水一盏，煎至八分，去渣，温服，无时，日二服。此方异于《局方》，载《中藏经》。

**牡蛎泽泻散**　治脾胃气虚，不能制纳肾水，水溢下焦，腰已下有肿也。《金匮要略》曰：腰以下有肿，当利小便。

牡蛎炒　泽泻　蜀漆洗去腥　葶苈炒　瓜蒌根　商陆根　海藻以上各等分

上七味异捣，筛为散，更人臼中制之。白饮和服方寸匕，小便利，止后服。

《内经》云：咸味涌泄。牡蛎、泽泻、海藻之咸，以泻水气。湿淫于内，平以苦，佐以酸辛，以苦泄之。蜀漆、葶苈、商陆、瓜蒌之酸辛与苦以导肿，利小便以散水。

## 胃气为本

至元戊寅五月间，霖淫积雨不止，鲁斋许平仲先生，时年五十有八，面目肢体浮肿，大便溏多，腹胀肠鸣，时痛，饮食短少，命予治之，脉得弦细而缓。先生曰：年壮时多曾服牵牛大黄药，面目四肢，时有浮

肿。今因阴雨，故大发。予曰：营运之气，出自中焦。中焦者，胃也。胃气弱不能布散水谷之气，荣养脏腑经络皮毛，气行而涩为浮肿，大便溏多而腹肿肠鸣，皆湿气胜也。四时五脏，皆以胃气为本。五脏有胃气，则和平而身安。若胃气虚弱，不能运动，滋养五脏，则五脏脉不和平。本脏之气盛者，其脉独见，轻则病甚，过则必死。故《经》曰：真脏之脉弦，无胃气则死。先生之疾，幸而未至于甚，尚可调补。人知服牵牛、大黄，为一时之快，不知其为终身之害也。遂用平胃散加白术、茯苓、草豆蔻仁，数服而肠胀、溏泻、肠鸣、时痛皆愈，饮食进，止有肢体浮肿，以导滞通经汤主之，良愈。

**导滞通经汤** 治脾湿有余，及气不宣通，面目手足浮肿。

木香 白术 桑白皮 陈皮各五钱 茯苓去皮，一两

上㕮咀，每服五钱，水二盏，煎至一盏，去渣，温服，空心食前。《内经》曰：湿淫所胜，平以甚热，以苦燥之，以淡泄之。陈皮苦温，理肺气，去气滞，故以为主。桑白皮甘寒，去肺中水气水肿胪胀，利水道，故以为佐。木香苦辛温，除肺中滞气。白术苦甘温，能除湿和中，以苦燥之。白茯苓甘平，能止渴、除湿、利小便，以淡泄之，故以为使也。

## 黄疸论

寸口脉浮而缓，浮则为风，缓则为痹，痹非中风。四肢苦烦，脾色必黄，瘀热以行。趺阳脉紧而数，数则为热，热则消谷，紧则为寒，食即为满。尺脉浮为伤肾，趺阳脉紧为伤脾。风寒相搏，食谷则眩，谷气不消，胃中苦浊，浊气下流，小便不通，阴被其寒，热流膀胱，身体尽黄，名曰谷疸。额上黑，微汗出，手足中热，薄暮即发，膀胱急，小便自利，名曰女劳疸，腹如水状不治。心下懊侬而热，不能食，时时欲吐，名曰酒疸。阳明病脉迟者，食难用饱，饱则发烦，头眩心烦，小便难，此欲作谷疸，虽下之，腹满如故，所以然者，脉迟故也。夫病酒黄疸者，必小便不利，其候心中热，足下热，是其证也。酒黄疸者，或无热，静言了了，腹满欲吐，鼻燥，其脉浮者先吐之，沉弦者先下之。酒疸心中热欲呕者，吐之即愈。酒疸下之，久久为黑疸。目青面黑，心中如啖蒜韭状，大便正黑，皮肤爪之不仁，其脉浮弱，虽黑微黄，故知之。师曰：病黄疸，发热烦喘，胸满口燥者，以病发时火劫其汗，两热所得，然黄皆从湿得之。一身发热，面黄肚热，热则在里，当下之。脉沉，渴欲饮水，小便不利者，皆发黄也。腹胀满，面痿黄，躁不得睡，属黄家。师曰：黄疸之病，当以十八日为期。治之十日以上宜差，反剧为难治。又曰：疸而渴者，其疸难治；疸而不渴者，其疸可治。发于阴部，其人必呕；发于阳部，其人振寒发热也。

**茵陈蒿汤** 治谷疸为病，寒热不食，食即头眩，心胸不安，久久发黄。

茵陈蒿六两 大黄三两 栀子十四个，擘

上三味㕮咀，水一斗二升，煮茵陈，减一半，纳二味，煮至三升，去渣，分温三服，小便利，溺如皂荚色汁，状正赤，壹宿腹减，黄从小便去也。

**硝石矾石散** 治黄家日晡所发热，而反恶寒，此女劳疸也。得之膀胱急，小腹满，一身尽黄，额上黑，足下热，因作黑疸。其腹胀如水状，大便必黑或时溏，此女劳之为病，非水也，腹满者难治。

硝石 矾石烧，各等分

上二味为末，以大麦面粥和，服方寸匕，日三服。病随大小便去，大便正黑，小便黄是其候。

**栀子大黄汤** 治酒黄疸，心中懊侬，或热痛，宜服此方主之。

栀子十四个擘 枳实五枚，炙 豆豉一升，绵裹 大黄一两

上㕮咀，以水六升，煮取二升，去渣，分温三服，无时。

**茵陈五苓散** 治黄疸病，一本茵陈汤及五苓散。五苓散，《局方》有

五苓散五分 茵陈蒿末十分

上和匀，先食饮服方寸匕，日三服。

**大黄硝石汤** 治黄病腹满，小便不利而赤，自汗出，此表和里实，当下之。

大黄 黄柏 硝石各四两 栀子十四个，擘

上㕮咀，水六升，煮取二升去渣，纳硝石，煮一升，顿服之。

**黄连散** 治黄疸，大小便秘涩，壅热，累效。

川大黄好醋拌炒 黄连各二两 甘草炙 黄芩各一两

上四味为末，每服二钱，食后温水调下，日三服。

**嗜鼻瓜蒂散** 治黄疸遍身如金色，此方累经效。

瓜蒂十四个 母丁香一个 黍米四十九个

上先将瓜蒂为细末，次入二味同碾，罗为末，每于夜卧，令病人先含水一口，两鼻孔纳嗜入半字以下，吐了水便睡。至半夜或明日，取下黄水，旋用熟帛揾了，直候取水定，便服前黄连散。病轻五日见效，重者半月取效。

## 食劳疳黄

**胆矾丸** 治男子妇人食劳食气，面黄虚肿，痃癖气块。

胆矾无石者，三钱 黄蜡二两 青州肥枣五十个

上以砂锅或石器内，用头醋三升，先下胆矾，共枣子慢火熬半日，取出枣子去核。次下蜡二两，再慢火熬一二时辰如膏，入好蜡茶二两，同和为丸桐子大。每服二十丸，茶清下，日三服，食后。如久年肠风痔疾，陈米饮下，日三服，一月见效。

**枣矾丸** 治食劳黄、目黄、身黄者。

皂矾不以多少，沙锅子木炭烧通赤，用米醋内点之赤红

上为末，枣肉丸如桐子大，每服二三十丸，食后，生姜汤下。

**五疳丸** 治小儿疳瘦面黄，眼涩羞明，好吃泥土，乳食不消化，常服退黄化虫。

绿矾成块者，烧通赤取出，一两 密陀僧烧赤取出，一两 夜明砂烧过，二两半

上为末，枣肉丸如麻子大，每服五七丸，温米饮下，量大小加减，日三服，不计时。

**茯苓渗湿汤** 治黄疸寒热呕吐，渴欲饮冷，身体面目俱黄，小便不利，全不食，不得卧。

茵陈六分 白茯苓五分 木猪苓 泽泻各三分 黄连 黄芩生 栀子 汉防己 白术 苍术 陈皮 青皮各二分

上十二味㕮咀，作一服，水二盏，煎至一盏，去渣，温服，空心食前。

## 谷疸治验

完颜正卿丙寅二月间，因官事劳役，饮食不节，心火乘脾，脾气虚弱，又以恚怒，气逆伤肝，心下痞满，四肢困倦，身体麻木。次传身目俱黄，微见青色颜黑，心神烦乱，怔忡不安，兀兀欲吐，口生恶味，饮食迟化，时下完谷，小便癃闭而赤黑，辰巳间发热，日暮则止，至四月尤盛。其子以危急求予治之，具说其事。诊其脉浮而缓，《金匮要略》云：寸口脉浮为风，缓为痹，痹非

573

中风，四肢苦烦，脾色必黄，瘀热以行。趺阳脉紧为伤脾，风寒相搏，食谷则眩，谷气不消，胃中苦浊，浊气下流，小便不通，阴被其寒，热流膀胱，身体尽黄，名曰谷疸。宜茯苓栀子茵陈汤主之。

### 茯苓栀子茵陈汤

茵陈叶一钱　茯苓去皮，五分　栀子仁　苍术去皮炒　白术各三钱　黄芩生，六分　黄连去须　枳实麸炒　猪苓去皮　泽泻　陈皮　汉防己各二分　青皮去白一分

上十三味㕮咀，作一服，用长流水三盏，煎至一盏，去渣，温服，食前。一服减半，二服良愈。

《内经》云：热淫于内，治以咸寒，佐以苦甘。又湿化于火，热反胜之，治以苦寒，以苦泄之，以淡渗之。以栀子、茵陈苦寒，能泻湿热而退其黄，故以为君。《难经》云：并主心下满，以黄连、枳实苦寒，泄心下痞满。肺主气，今热伤其气，故身体麻木。以黄芩苦寒，泻火补气，故以为臣。二术苦甘温，青皮苦辛温，能除胃中湿热，泄其壅滞，养其正气。汉防己苦寒，能去十二经留湿，泽泻咸平，茯苓、猪苓甘平，导膀胱中湿热，利小便而去癃闭也。

# 卷十五　名方类集

## 诸腰痛筋骨冷疼

木瓜虎骨丸　治风寒湿合而成痹，脚重不仁，疼痛少力，足下隐痛，不能踏地，脚膝筋挛，不能屈伸，及项背拘急，手背无力，耳内蝉鸣，头眩目晕渚证。脚气，行步艰难，并皆服之。

木瓜　骐驎竭研　虎胫骨酒炙　没药研　自然铜醋淬七次　枫香脂　败龟醋炙去阑　骨碎补去毛　甜瓜子　当归切焙　桂以上各一两　乳香研，半两　木香一两　安息香重汤酒煮入药　地龙去土，各二两

上为末，入研药和匀，酒糊丸如桐子大，每服三十丸，温酒送下，煎木瓜汤送下亦得。渐加至五十丸，空心食前。

**茗葱丸**　治寒湿筋骨冷疼，不能举动。

川乌去皮尖，生　黑牵牛头末　盐豉各三钱　乳香研　没药研，各一钱

上为末，入研药匀。用肥葱一握，洗去土，淡醋一升，不犯铜铁，于文武火熬葱醋一半，漉去渣，慢火再熬成膏，滴水中不散为度。将前药末和丸如桐子大，每服一十丸加至二十丸，温酒送下，大便微利则愈。

**活血应痛丸**　治风湿为病，血脉凝滞，腰腿重疼，身体麻木，头面虚肿，下注脚膝重痛，行履艰难。

狗脊六两半　苍术十两　香附十二两　陈皮九两　没药一两二钱　威灵仙三两　草乌头二两半

上七味为末，酒糊丸桐子大，每服二三十丸，温酒或熟水任下，不以时。

**左经丸**　治筋骨诸疾，手足不遂，不能行步运动，但不曾针灸伤筋脉者，四五丸必效。此药尤能通行荣卫，导经络。专治心肾肝三经，服后小便少淋涩，乃其验也。

木鳖子去壳，别研　白胶香研　五灵脂各三两半　当归去土一两　草乌头生，去皮脐，三两半　斑蝥五个，去头足翅，炒，醋煮熟

上后四味为末，与前二味和匀。用黑豆去皮，生杵粉一斤，醋煮为糊和药，丸如鸡头大，每服一丸，酒磨下。

**神应丸**　治一切腰痛。

当归　肉桂各十两　威灵仙二十两

上为末，酒煮面糊为丸桐子大，每服十五丸，温酒下。

**乌灵丸**　久患风虚麻痛，行步艰难，正宜服之。

川乌炮去皮，一两　五灵脂二两

上为末，酒糊丸如桐子大，每服十丸加至五十丸，空心温酒送下，忌一切冷物。

**克效饼子**　治腰痛及腿膝，累效。

甘遂麸炒黄　荞面各一两　黑牵牛净，四两，半生半熟，取头末二两半

上为末，每服三钱。夜卧滴水和成饼，慢火烧黄色取出，气实者作一服，烂嚼后，煎半生半熟葱白酒送下；气虚人作两服，先

575

吃一多半，至明取动，再嚼一少半，亦用半生半熟葱白酒送下，微取一行。如妇人有胎，不可服之。

**独活寄生汤** 治肾气虚弱，冷卧湿地，腰背拘蜷，筋骨挛痛，或当风取凉，风邪流入脚膝，为偏枯冷痹，缓弱疼痛。或腰痛牵引脚重，行步艰辛。

独活　寄生　杜仲　牛膝　细辛　秦艽　桂心　茯苓　防风　川芎　人参　甘草各一两半　当归　熟地黄　芍药各一两

上㕮咀，每服三钱，水二盏，生姜五片，煎至一盏，去渣，稍热服，食前。

**独活汤** 治因劳役得腰痛如折，沉重如山。

羌活　肉桂　大黄酒煨　防风　独活　泽泻各三钱　当归　连翘各五钱　桃仁五十个　甘草炙，二钱　黄柏酒炙　防己各一两

上㕮咀，每服五钱，水一盏半，酒半盏，煎至一盏，去渣，热服，食前，立愈。

**薏苡仁汤** 疗病者一身尽痛发热所剧者，此名风湿。此病伤于肝，汗出当风，或久伤取冷所致也。

麻黄六钱，去节　薏苡仁二钱　杏仁六个，麸炒去皮尖　甘草炙，二钱

上㕮咀，作一服，水三盏半，煎至二盏，去渣，分温二服。

**防己黄芪汤** 疗风湿脉浮身重，汗出恶风。

防己二钱　黄芪二钱半　甘草一钱，炙　白术　生姜各二钱半　大枣一个，擘

上㕮咀，作一服，水三盏，煎至一盏半，去渣，温分作二服。

## 灸腰痛法

肾俞二穴，在十四椎下两傍各寸半陷中。灸五壮，主腰痛不可俯仰，转侧难，身寒热，食倍多，身羸瘦，面黄黑，目眩眩

晄。又主丈夫妇人冷积气劳病。中膂俞二穴，在十一椎下两傍各寸半。灸五壮，主腰痛不可俯仰，夹脊膂痛上下按之应手者，从项后始至此穴，痛皆灸之，立愈也。腰俞一穴，在二十一椎节下间陷中。灸五壮，主腰疼不能久立，腰以下至足冷不仁，起坐难，腰脊痛不能立，急强不得俯，腰重如石，难举动也。张仲文传神仙灸法，疗腰重痛不可转侧，起坐难，及冷痹脚筋挛急，不可转侧屈伸。灸曲䠤两文头，左右脚四处各三壮，每灸一脚，二火齐下，艾炷到肉，初觉疼痛，用二人两边齐吹，至火灭。午时著灸，人定已来，脏腑自动一两行，或转动如雷声，其疾立愈，此法神效，猝不可量也。

### 疝气痛及腰痛膝无力及控睾证
启玄子云：控，引也；睾，阴丸也

《至真要大论》云：小腹控睾，引腰脊，上冲心，唾出清水，及为哕噫，甚则入心，善悲善忘。《甲乙经》曰：邪在小肠也。小肠病者，小腹痛引腰脊，贯肝肺，其经虚不足，则风冷乘间而入。邪气既入则厥之证，上冲肝肺，客冷散于胸，结于脐，控引睾丸，上而不下，痛而入腹，甚则冲心胸，盖其经络所属所系也。

**控引睾丸** 治小肠病结，上而不下，痛引心膂。

茴香炒　楝实锉炒　食茱萸　陈皮　马兰花各一两，醋炒　芫花五钱，醋炒

上为末，醋糊丸如桐子大，每服十丸至二十丸，温酒送下，空心食前。

阴疝足厥阴之脉，环阴器，抵少腹，或痛，肾虚寒水涸竭。泻邪补肝，宜以蒺藜汤主之。

**蒺藜汤** 治阴疝牵引小腹痛。诸厥疝即阴疝也，喜欲劳痛不可忍也。

蒺藜炒，去尖　附子炮，去皮脐　栀子去

皮，各等分

上为末，每服三钱，水一盏半，煎至七分，去渣，温服，食前。

**茴香楝实丸** 治阴疝痛不可忍，及小肠气痛。

川楝实炒 茴香炒 山茱萸 食茱萸 吴茱萸 青皮去白 马兰花 芫花醋炒 陈皮去白，各等分

上为末，醋糊丸如桐子大，每服三十丸，温酒送下，食前。

**丁香楝实丸** 治男子七疝，痛不可忍，妇人瘕聚带下，皆任脉所主阴经也，乃肾肝受病，治法同归。

当归去芦锉 附子炮，去皮脐 川楝锉 茴香炒

上四味各一两，以好酒三升同煮，酒尽焙干为细末，每秤药末一两，再入下项药。

丁香 木香各半钱 全蝎十三个 玄胡索五钱

上四味同为末，与前项药末拌和匀，酒糊丸如桐子大，每服三十丸至一百丸，用酒送下，空心食前。凡疝气带下，皆属于风，全蝎治风之圣药。茴香、川楝，皆入小肠经。当归、玄胡，活血止痛。疝气带下，皆积寒邪入于小肠之间，故用附子佐之，丁香、木香为引导也。

**沉香鹿茸丸** 大补益脾胃，强壮筋骨，辟除一切恶气，令人内实五脏，外充肌肤，补益阳气，和畅荣卫。

沉香一两，另为末 麝香一两，研 鹿茸一两，先用草火烧去毛为末

上三味同研匀，水糊丸如桐子大，每服三十丸至五十丸，暖酒送下，空心食前。

**三白散** 治阴囊肿胀，大小便不通。

白牵牛二两 桑白皮 白术 木通去节 陈皮各半两

上为细末，每服二钱，姜汤调下，空心服，未觉再进。

**胡芦巴丸** 治小肠疝气，偏坠阴肿，小腹有物如卵，上下去来，痛不堪忍，或绞结绕脐攻刺，呕吐闷乱。

胡芦巴一斤，炒 吴茱萸十两，洗炒 川楝子炒，一两 巴戟去心炒 川乌头炮，去皮，各六两 茴香盐炒，去盐，十两

上为末，酒糊丸桐子大，每服十五丸，空心温酒下。

**川苦楝散** 治小肠气痛。

木香一两，另为末 茴香一两，盐炒黄，去盐 川楝子一两锉，用巴豆十个碎，与川楝炒黄，去巴豆

上为末，每服二钱，温酒一盏调下，空心食前。许学士云：大抵此疾因虚得之，不可以虚骤补。《经》云：邪之所凑，其气必虚。留而不去，其病则实。故必先涤所蓄之热，然后补之，是以诸方多借巴豆气者，盖谓此也。

## 疝气治验

癸丑岁，奉诏至六盘山，上命治火儿赤纽邻，久病疝气，复因七月间饥饱劳役，过饮湩乳所发。甚如初，面色青黄不泽，脐腹阵痛，搐撮不可忍，腰曲不能伸，热物熨之稍缓，脉得细小而急。予思《难经》云：任之为病，男子内结七疝，皆积寒于小肠之间所致也。非大热之剂，即不能愈，遂制此方。

**沉香桂附丸** 治中气虚弱，脾胃虚寒，饮食不美，气不调和，退阴助阳，除脏腑积冷，心腹疼痛，胁肋膨胀，腹中雷鸣，面色不泽，手足厥冷，便利无度。又治下焦阳虚，及疗七疝，痛引小腹不可忍，腰屈不能伸，喜热熨稍缓。

沉香 附子炮，去皮脐 川乌炮，去皮脐，切作小块 干姜炮 良姜炒 茴香炒 官桂

吴茱萸各一两，汤浸去苦

上为末，醋糊丸如桐子大，每服五十丸至七八十丸，热米饮汤送下，温酒吞下亦得，空心食前，日二服。忌冷物。

**天台乌药散**　治小肠疝气，牵引脐腹疼痛。

乌药　木香　茴香炒　良姜炒　青皮去白，各五钱　槟榔锉，两个　川楝十个　巴豆十四个，微打破，同川楝实用麸炒，候麸黑色，去麸巴不用，只用川楝

上为末，每服一钱，温酒调下，痛甚者炒生姜热酒调下亦得。服此二药，旬日良愈。明秋，王征班师，遂远迎拜，精神如故，上大悦，辄录于此。

## 阴毒伤寒

**玉襁肚**

川乌　细辛　良姜　干姜　天仙子　牡蛎粉　肉桂　胡椒各等分

上为末，醋糊调涂脐下，绵衣覆之，又名温内玉抱肚。

**回阳丹**　治阴毒伤寒，手足厥冷。

川乌炮　牡蛎烧　不灰木烧　良姜炒　白芍药各二钱　麝香少许

上为末，每用一钱，男病女津唾调，涂外肾上；女病男津唾调，涂乳上。

**手阳丹**　治阴毒伤寒，手足逆冷，指甲青色，体冷，脉沉细而微，神效。

憨葱五枝，捣如泥　陈蜂窝四五个，烧存性为末

上和丸如弹子大，手心内握定，用手帕紧扎定，须臾汗出，以绵被覆盖。如手心热甚，休解开。如服药时，先服升麻汤五钱：出子葱连须三枝，生姜五片，水二大盏，煎至一盏。去渣，温服，以被覆之，汗出而愈。

**王海藏已寒丸**　治沉寒痼冷，脐腹冷疼，回阳返阴。

附子炮　干姜炮　茴香炒，各一两　良姜七钱　茯苓五钱　桂三钱

上为末，醋糊丸如桐子大，每服三五十丸，温酒送下，食前。

## 白淫诸证

《痿论》云：思想无穷，所愿不得，意淫于外，入房太甚，宗筋弛纵，发为筋痿，及为白淫。夫肾脏天一，以悭为事，志意内治，则精全而涩；若思外淫，于房室太甚，则固有淫泆不守，随溲溺而下也。然本于筋痿者，以宗筋弛纵也。

**内补鹿茸丸**　治劳伤思想，阴阳气虚，益精，止白淫。

鹿茸酥炙　菟丝酒浸　蒺藜炒　紫菀　白蒺藜　肉苁蓉　官桂　附子炮　阳起石　蛇床酒浸　桑螵蛸　黄芪各等分

上为末，炼蜜丸如桐子大，每服三十丸，温酒送下，食前。

**茯菟丸**　治小便白浊，及梦泄遗精。

菟丝子五两　白茯苓三两　石莲子二两

上为细末，酒糊丸如桐子大，每服三十丸，空心盐汤下。

**金箔丸**　治下焦虚，小便白淫，夜多异梦遗泄。

韭子炒　原蚕蛾　破故纸炒　牛膝酒浸　肉苁蓉　山茱萸　龙骨　菟丝子　桑螵蛸各一两

上为末，炼蜜丸如桐子大，每服三十丸，温酒送下，空心食前。

**珍珠粉丸**　治白淫梦泄遗精，及滑出而不收。

真蛤粉一斤　黄柏一斤，新瓦上炒赤

上为末，滴水丸如桐子大，每服一百丸，空心温酒送下。法曰：阳盛阴虚，故精泄也。黄柏降心火，蛤粉咸而补肾阴。

**补真玉露丸**　治阳虚阴盛，精脱淫乐胫痠。

白茯苓去皮　白龙骨水飞　韭子酒浸　菟丝酒浸，各等分，火日修合

上为末，醋糊丸如桐子大，每服五十丸，温酒送下，盐汤亦得，空心食前。待少时，以饭羹压之。

**王瓜散**　治小便自利如泔色，此肾虚也。

王瓜根　桂心各一两　白石脂　菟丝子酒浸　牡蛎盐泥裹，烧赤，候冷去泥，各二两

上为末，每服二钱，大麦煎粥汤调下，一日三服，食前。

### 府判补药方

菟丝子三钱，酒浸　肉苁蓉三钱，酒浸　斗膝酒浸　巴戟去心，酒浸　没药研，各二钱　麻黄去节，一钱半　穿山甲醋炙　鹿茸酥炙，各二钱　乳香研　麝香研，各一钱　甘草头末，五钱　通草三钱　海马两对，酥炙

上为末，炼蜜丸如桐子大，每服三五十丸，空心温酒送下，盐汤亦得。

# 卷十六　名方类集

## 泄痢门

### 泄痢论

论曰：脏腑泄痢，其证多种。大抵从风湿热论之，是知寒少热多，寒则不能久也。故曰暴泄非阴，久泄非阳。论云：春宜缓形，形缓动则肝木乃荣，反静密则是行秋令。金能制木，风气内藏，夏至则火盛而金去，独火木旺而脾土损矣。轻则飧泄，身热脉洪，谷不能化；重则下痢，脓血稠黏，里急后重。故曰诸泄稠黏，皆属于火。《经》曰：溲而便脓血，知气行而血止也。宜大黄汤下之，是为重剂；黄芩芍药汤，是为轻剂。是实则泄其子，木能自虚而脾土实矣。故《经》曰：春伤于风，夏为飧泄。此逆四时之气，人所自为也。有自太阴脾经受湿，而为水泄虚滑，身重微满，不知谷味。假令春宜益黄散补之，夏宜泄之。法云：宜补、宜泄、宜和、宜止，和则芍药汤，止则诃子汤。久则防变而为脓血，是脾经传受于肾，谓之贼邪，故难愈也。若先利而后滑，谓之微邪，故易痊也。此皆脾土受湿，天之所为也。虽圣智不能逃，口食味，鼻食气，从鼻而入，留积于脾而为水泄也。有厥阴经动，下痢不止，其脉沉而迟，手足厥逆，脓血稠黏，此为难治，宜麻黄汤、小续命汤汗之。

法云：谓有表邪缩于内，当散表邪而自愈。有暴下无声，身冷自汗，小便清利，大便不禁，气难布息，脉微，呕吐，急以重药温之，浆水散是也。故法云：后重者宜下，腹痛者当和，身重者除湿，脉弦者去风。脓血稠黏者，以重药竭之；身冷自汗者，以毒药温之；风邪内缩者，宜汗之则愈；鹜溏为痢，当温之而已。又云：在外者发之，在内者下之，在上者涌之，在下者竭之，身表热者内疏之，小便涩者分利之。又曰：盛者和之，去者送之，过者止之。兵法有云：避其来锐，击其惰归。泄之谓也。上出《活法机要》

**芍药黄芩汤**　治泄痢腹痛，后重身热，久不愈，脉洪疾者，及下痢、脓血稠黏。

黄芩　芍药各一两　甘草半两

上㕮咀，每服半两，水一盏半，煎至一盏，去渣，温服，不拘时。

**大黄汤**　治泻痢久不愈，脓血稠黏，里急后重，日夜无度。

大黄一两

上一味锉碎，好酒二大盏，浸半日许。再同煎至一半，去渣，将酒分作二服，顿服之，痢止勿服。如未止再服，取利为度，后服芍药汤和之。痢止，再服白术黄芩汤，盖彻其毒也。

**芍药汤**　行血调气。《经》曰：溲而便脓血，知气行而血止，行血则便自愈，调气则后重除。

芍药一两　当归　黄连　黄芩各半两　大黄三钱　桂二钱半　甘草炒　槟榔各二钱　木香一钱

上九味㕮咀，每服五钱，水二盏，煎至一盏，去渣温服。如痢不减，渐加大黄，食后。如便后脏毒，加黄柏半两。

**白术黄芩汤**　服前药痢疾虽除，更宜调和。

白术一两　黄芩七钱　甘草三钱

上三味㕮咀，作三服，水一盏半，煎至一盏，温服。

**浆水散**　治暴泄如水，周身汗自出，一身尽冷，脉微而弱，气少不能语，甚者加吐，此为急病。

半夏二两，泡　附子炮　桂炮　干姜炮　甘草炙，各五钱　良姜二钱半

上六味为末，每服三五钱，浆水二盏，煎至一盏，和渣热服。甚者三四服，微者一二服。太阳经伤动，传太阴下痢为鹜溏，大肠不能禁固，猝然而下。下成小油光色，其中或有硬物，欲起而又下，欲了而不了。小便多清，此寒也，宜温之，春夏宜桂枝汤，秋冬宜白术汤。

**桂枝汤**

桂枝　白术　芍药各五钱　甘草炙，二钱

上四味㕮咀，每服五钱，水一盏，煎七分，去渣，温服。

**白术汤**

白术　芍药各三钱　干姜五钱，炮　甘草炙，二钱

上四味为粗散，如前煎，甚者去干姜，加附子三钱，谓辛能发散也。

## 溢　饮

水渍入胃，名为溢饮，滑泄，渴能饮水，水下复泄，泄而大渴，此无药证，当灸大椎。大椎一穴，一名大顋，在第一椎下陷中，手足三阳督脉之会，针五分，留三呼，泄五吸，灸以年为壮。

## 濡　泄

《内经》云：湿胜则濡泄。《甲乙经》云：寒气客于下焦，传为濡泄。夫脾为五脏之至阴，其性恶寒湿。今寒湿之气，内客于脾，故不能裨助胃气，腐熟水谷，致清浊不分，水入肠间，虚莫能制，故洞泄如水，随气而下，谓之濡泄。法当除湿利小便也，对金饮子主之。

**对金饮子**

平胃散五钱　五苓散二钱半　草豆蔻面裹煨，五钱

上相合作四服，水一盏半，姜三片，枣两个，煎一盏，去渣温服，食前。上都七月间，史丞相有此疾，三服而愈

## 飧　泄

《内经》云：清气在下，则生飧泄。又曰：久风入胃中，则为肠风飧泄。夫脾胃，土也，其气冲和，以化为事。今清气下降而不升，则风邪久而干胃，是木贼土也。故冲和之气不能化，而令物完出，谓之飧泄。或饮食太过，肠胃所伤，亦致米谷不化，此俗呼水谷利也。法当下者举之而消克之也，加减木香散主之。

**加减木香散**

木香　良姜　升麻去腐　人参去芦　槟榔各二钱半　神曲炒，二钱　肉豆蔻　吴茱萸泡　缩砂仁　干姜炮　陈皮各半钱

上十一味为粗末，每服四钱，水一盏半，煎至一盏，去渣，温服，食前，宜加白术。

## 痢　疾

《内经》曰：脓血稠黏，皆属于火。夫

581

太阴主泻，少阴主痢，是先泄而亡津液。火就燥，肾恶燥，居下焦血分，其受邪者，故便脓血也。然青白为寒，赤黄为热，宜须两审。治热以坚中丸、豆蔻香连丸；治寒以白胶香散；或多热少寒，水煮木香膏；虚滑频数，宜止滑，宜养脏汤。病气大退，正气未复，当补脾。且如泻痢止，脾胃虚，难任饮食。不可一概用克伐之剂。若补养其脾，胃气足，自然能饮食，宜钱氏方中异功散。设或喜嗜饮食太过，有伤脾胃，而心腹痞满，呕逆恶心，则不拘此例，当权用橘皮枳术丸，一服得快勿再服。若饮食调节无伤，则胃气和平矣。

**坚中丸** 治脾胃受湿，滑泄注下。

黄连去须 黄柏 赤茯苓去皮 泽泻 白术各一两 陈皮 肉豆蔻 人参 白芍药 官桂 半夏曲各半两

上十一味为末，汤浸蒸饼丸如桐子大，每服五七十丸，温米饮送下，食前。

**纯阳真人养脏汤** 治下痢赤白。

人参 当归 白术各六钱 官桂 甘草各八钱 肉豆蔻半两 木香一两六钱 诃子一两二钱 白芍药一两六钱 罂粟壳三两六钱

上㕮咀，每服四钱，水一盏半，煎至八分，去渣，食前温服。

**水煮木香膏** 治脾胃受湿，脏腑滑泄，腹中疼痛，日夜无度，肠鸣水声，不思饮食。每欲痢时，里急后重，或下赤白，或便脓血，并皆治之。

御米壳蜜水浸湿炒黄，六两 乳香研 肉豆蔻 缩砂各一两半 当归 白芍药 木香 丁香 诃子皮 藿香 黄连去须 青皮去白，各一两 干姜炮，半两 甘草炙 厚朴姜制 陈皮各一两 枳实麸炒，半两

上十七味为细末，炼蜜丸如弹子大，每服一丸，水一盏，枣一枚擘开，煎至七分，和渣，稍热，食前服。

丁巳年八月，从军过邓，时值霖雨，民多痢疾，遂得白术安胃散、圣饼子，于高仲宽处传之，用之多效，故录于此。

**白术安胃散** 治一切泻痢，无问脓血相杂，里急后重，窘痛，日夜无度，及治小肠气痛，妇人脐下虚冷，并产后儿枕块痛，亦治产后虚弱，寒热不止者。

御米壳三两，去顶蒂，蜜拌炒 茯苓去皮 车前子 白术各一两 乌梅肉 五味子各半两

上六味为粗末，每服五钱，水二盏，煎至一盏，去渣，空心温服之。

**圣饼子** 治泻痢赤白，脐腹撮痛，久不愈者。

定粉 密陀僧 舶上硫黄各三钱 黄丹二钱 轻粉少许

上五味为末，入白面四钱匕，滴水丸如指头大，捻成饼，阴干，食前温浆水磨下，大便黑色为效。

**南白胶香散** 治脾胃虚寒，滑肠久泻，脐腹疼痛无休止时。

御米壳四两，醋炒 龙骨 南白胶香各三两 甘草七钱，炙 干姜半两，炮

上五味为粗末，每服五钱，水一盏半，煎至一盏，去渣，温服，食前。忌冷物伤胃。

**豆蔻燥肠丸** 治沉寒痼冷泄痢，腹痛后重。

附子炮，去皮 赤石脂各一两 舶上硫黄 良姜切炒 肉豆蔻 干姜各半两，炮

上六味为末，醋糊丸如桐子大，每服三十丸，米汤下，食前。忌生冷硬物及油腻物。

**玉粉散** 治冷极泄泻久作，滑肠不禁，不思饮食，服之神效。

红豆拣净 大附子炮，去皮脐 干姜炮各半两 舶上硫黄另研，二钱半

上四味为末，入研药匀，每服二钱，空

心半稀半稠粟米饮下，至晚又一服，重者十服必效，轻者三五服安。

**玉粉丹** 逐化虚中积，止脓血痢，撮痛，里急后重，并皆治之。

定粉半两 粉霜三钱 延胡三钱 腻粉一钱 石燕子一个半

上先杵石燕、延胡为末，入乳钵内，共粉霜等一处，研如粉，鸡清丸如豌豆大，每服三丸至五丸，温米饮下，食前临卧。

不论老弱妊妇产人，皆可服之，粥饮下五丸。或另丸一等麻子大，量小儿大小，夜卧温米饮下五七丸，渐服十丸，忌油腻黏滑冷硬等物。

**桃花丸** 治肠胃虚弱，冷气乘之，脐腹搅痛，下痢赤白。

赤石脂 干姜炮，各等分

上为末，面糊丸桐子大，每服三十丸，温米饮下，空心食前，日三服。一方治噤口痢，验。梨一枚去心，入好蜜一匙，煨过食。

**玄青丸** 治下痢势恶，频并窘痛，或久不愈，诸药不止，须吐下之，以开除湿热，痞闷积滞，而使气液宣行者。宜以逐之，兼宣利积热，酒食积，黄瘦中满，水气肿，腹胀，兼治小儿惊疳、积热、乳癖等证。

牵牛头末二两 青黛一两 黄连 黄柏 大黄 甘遂 芫花醋拌炒 大戟各半两 轻粉二钱

上九味为末，研匀，水丸小豆大，初服十丸，再服加十丸，空心日午临卧三服，以快利为度。后常服十五丸，数日后得食力，痢病未痊者，徐加，再取利。利后却常服，以意消息，病去为度，后随证止之。小儿丸如黍米大，退惊疳积热，不须下者，常服十丸。

**阿胶梅连丸** 治下痢，无问久新赤白青黑疼痛诸证。

阿胶净草灰炒透研，如研不细者，再炒研细尽 乌梅肉炒 黄连 黄柏炒 赤芍药 当归炒 赤茯苓去皮 干姜炮，各等分

上八味为末，入阿胶末和匀，水丸如桐子大，每服十丸，温米饮送下，食前。

## 四时用药例

溲而便脓血者，小肠泄也。脉若五至以上洪大者，宜以七宣丸。脉平和者，立秋至春分宜香连丸，春分至立秋宜芍药柏皮丸。四时皆宜加减平胃散，如有七宣丸证候者，亦宜服此药，去其余邪，兼平胃气。

**芍药柏皮丸**

芍药 黄柏各等分

上为末，醋糊丸如桐子大，每服五七十丸，温米饮送下，食前。

**加减平胃散** 《经》云：四时皆以胃气为本。久下血则脾胃虚损，而血不流于四肢，却入于胃中而为血痢，宜服此滋养脾胃。

木香 槟榔各三钱 白术 厚朴制 陈皮各一两 甘草七钱 人参 黄连 白茯苓 阿胶炒 桃仁各半两

上十一味为末，每服五钱，水二盏，生姜三片，枣子一个，煎至一盏，去渣，温服无时。

加减法：血多加桃仁；气不下后重，加槟榔、木香；脓多加阿胶；腹痛加官桂、芍药、甘草；湿多加白术；脉洪大加大黄；热泄加黄连；小便涩加茯苓、泽泻。

**黄连阿胶丸** 治痢。

阿胶碎炒，一两 黄连三两 茯苓二两

上各为末，以水调阿胶末，为丸桐子大，每服三十丸，温水下，食前服。

**诃黎勒丸** 治休息痢日夜无度，腥臭不可近，脐腹撮痛，诸药不效者。

诃子去核，半两 母丁香三十个 椿根白

皮一两

上为末，醋糊丸如桐子大，每服五十丸，陈米饮送下，空心食前。

**鞠䓖丸** 治中风或中风湿，脏腑滑泻。

附子 芎䓖 白术 神曲各等分

上四味为末，面糊丸如桐子大，每服三五十丸，温米饮送下。此药亦治飧泄，甚妙。《素问》云：春伤于风，夏必飧泄。米谷不化，盖春木旺，肝生风邪，淫于脾经，夏饮冷当风，故多飧泄也。

**陈曲丸** 磨积止泻痢，治腹中冷疼。

陈曲一两半 官桂 人参 干姜 白术 当归 甘草炙 厚朴各半两

上八味为末，炼蜜丸如桐子大，每服三五十丸，温酒或淡醋汤任下，食前，日二服。

**曲术丸** 治时暑暴泻，壮脾温胃，及治饮食所伤，胸膈痞闷。

神曲炒 苍术泔浸一宿，炒，各等分

上为细末，面糊丸桐子大，每服三十丸，温米饮下，不拘时。

**胃风汤** 治风冷虚气，入客肠胃，水谷不化，泄泻注下，腹痛虚满，肠鸣疼痛，及肠胃湿毒，下如豆汁，或下瘀血。

白术 川芎 白芍药 人参 当归 官桂 茯苓各等分

上七味锉，每服二钱，水一盏，粟米百粒，同煎至七分，热服，空心食前，量小儿加减服之。

**当归和血散** 治肠澼下血，及湿毒下血。

升麻 当归身各一钱 槐花 青皮 熟地黄 白术各六分 川芎 荆芥各四钱

上八味为末，每服二钱，清米饮调下，空心食前。

## 阴阳皆虚灸之所宜

至元己亥，廉台王千户年四十有五，领兵镇涟水。此地卑湿，因劳役过度，饮食失节，至秋深，疟痢并作，月余不愈，饮食全减，形容羸瘦，乘马轿以归。时已仲冬，求予治之，具陈其由。诊得脉弦细而微如蛛丝，身体沉重，手足寒逆，时复麻痹，皮肤痂疥，如疠风之状，无力以动，心腹痞满，呕逆不止，此皆寒湿为病。久淹，真气衰弱，形气不足，病气亦不足，阴阳皆不足也。《针经》云：阴阳皆虚，针所不为，灸之所宜。《内经》曰：损者益之，劳者温之。《十剂》云：补可去弱，先以理中汤加附子，温养脾胃，散寒湿；涩可去脱，养脏汤加附子，固肠胃，止泻痢，仍灸诸穴以并除之。《经》云：府会太仓，即中脘也。先灸五七壮，以温脾胃之气，进美饮食；次灸气海百壮，生发元气，滋荣百脉，充实肌肉；复灸足三里，肾之合也，三七壮，引阳气下交阴分，亦助胃气；后灸阳辅二七壮，接续阳气，令足胫温暖，散清湿之邪。迨月余，病气去，渐平复。今累迁侍卫亲军都指挥使，精神不减壮年。

## 结阴便血治验

真定总管史侯男十哥，年四十有二，肢体本瘦弱，于至元辛巳，因收秋租，佃人致酒，味酸不欲饮，勉饮三两杯，少时腹痛，次传泄泻无度，日十余行。越十日，便后见血。红紫之类，肠鸣腹痛，求医治之。曰：诸见血皆以为热，用芍药柏皮丸治之，不愈。仍不欲食，食则呕酸，形体愈瘦，面色青黄不泽，心下痞，恶冷物，口干，时有烦躁，不得安卧，请予治之，具说其由。诊得脉弦细而微迟，手足稍冷。《内经》云：结阴者便血一升，再结二升，三结三升。《经》云：邪在五脏，则阴脉不和；阴脉不和，则血留之。结阴之病，阴气内结，不得外行，无所禀，渗入肠间，故便血也。宜以平胃地榆汤治之。

**平胃地榆汤**

苍术一钱　升麻一钱　黑附子炮，一钱　地榆七分　陈皮　厚朴　白术　干姜　白茯苓　葛根各半钱　甘草炙　益智仁　人参　当归曲炒　白芍药各三分

上十六味，作一服，水二盏，生姜三片，枣子二个，煎至一盏，去渣，温服，食前。此药温中散寒，除湿和胃，服之数服，病减大半。仍灸中脘三七壮，乃胃膜穴，引胃上升，滋荣百脉。次灸气海百余壮，生发元气，灸则强食生肉，又以还少丹服之，则喜饮食，添肌肉。至春再灸三里二七壮，壮脾温胃，生发元气，此穴乃胃之合穴也。改服芳香之剂，戒以慎言语，节饮食，良愈。

## 葱熨法治验

原在十三卷尾，今写在此

真定一秀士，年三十有一，肌体本弱，左胁下有积气，不敢食冷物，得寒则痛，或呕吐清水，眩运欲倒，目不敢开，恶人烦冗。静卧一二日，及服辛热之剂，则病退。延至甲戌初秋，因劳役及食冷物，其病大作，腹痛不止，冷汗自出，四肢厥冷，口鼻气亦冷，面色青黄不泽，全不得卧，扶几而坐，又兼咳嗽，咽膈不利。故《内经》云：寒气客于小肠膜原之间，络血之中，血滞不得注于大经，血气稽留不得行，故宿昔而成积矣。又寒气客于肠胃，厥逆上出，故痛而呕也。诸寒在内作痛，得炅则痛立止。予与药服之，药不得入，见药则吐，无如之何治之。遂以熟艾约半斤，白纸一张，铺于腹上。纸上摊艾令匀，又以憨葱数枝，批作两半，铺于熟艾上数重。再用白纸一张覆之，以慢火熨斗熨之，冷则易之。若觉腹中热，腹皮暖不禁，以绵三襜，多缝带系之，待冷时方解。初熨时得暖则痛减，大暖则痛止。至夜得睡，翌日再与对证药服之，良愈。故录此熨法以救将来之痛也。

## 霍乱吐泻

《活人百问》云：问呕吐而利者何也？此名霍乱也。呕吐而利、热多而渴者，五苓散；寒多不饮水者，理中丸。若夏月中暑霍乱，上吐下利，心腹撮痛，大渴烦躁，四肢逆冷，冷汗自出，两脚转筋，宜服香薷散。井中沉冷，顿服乃效。

**香薷散**　治阴阳不顺，清浊相干，气射中焦，名为霍乱。此皆因饮食或风冷伤于脾胃，食结不消，阴阳二气，壅而不反，阳气欲降，阴气欲升，阴阳交错，变成吐利，百脉混乱，荣卫俱虚，冷气搏筋令转，皆宜服此。

厚朴二两　黄连二两，二味入生姜四两，拌炒令黄色　香薷一两半

上三味为末，每服三钱，水一盏，酒半盏，同煎至七分，去渣，新汲水频换，浸令极冷，顿服之，药冷则效速也。

**增损缩脾饮**　解热燥，除烦渴，消暑毒，止吐利。霍乱后服热药太多者，尤宜服之。

草果　乌梅　缩砂　甘草各四两　干葛二两

上㕮咀，每服五钱，水一碗，生姜十片，煎至八分，水浸令极冷，旋旋服之，无时。

洁古老人云：霍乱转筋，吐利不止者，其病在中焦也。阴阳交而不和，发为疼痛也。此病最急，不可食分毫粥饮，谷气入胃则死矣。治有两种：渴欲饮水者，阳气多也，五苓散主之；不欲饮水者，阴气多也，理中丸主之。只待吐尽多时，微以粥饮渐渐养之，以迟为妙也。

**半夏汤**　治霍乱转筋，吐利不止。

茯苓　白术　半夏曲各十两　甘草二钱半淡味桂一钱半

上为末，渴者凉水调下，不渴者大温水调下三钱，无时。

## 中暑霍乱吐利治验

提学侍其公，年七十九岁，至元丙寅六月初四日中暑毒，霍乱吐利，昏冒终日，不省人事。时夜方半，请予治之。诊其脉洪大而有力，一息七八至，头热如火，足寒如冰，半身不遂，牙关紧急。予思《内经·五乱篇》中云：清气在阴，浊气在阳，营气顺脉，冒气逆行，乱于胸中，是谓大悗云云。乱于肠胃，则为霍乱，于是霍乱之名，自此而生。盖因年高气弱，不任暑气，阳不维阴则泻，阴不维阳则吐。阴阳不相维，则既吐且泻矣。前贤见寒多以理中丸，热多以五苓散为定法治之。今暑气极盛，阳明得时，况因动而得之，中暑明矣，非甘辛大寒之剂，则不能泻其暑热，坠浮焰之火而安神明也。遂以甘露散甘辛大寒，泻热补气，加白茯苓以分阴阳，约重一两，冰水调灌，渐渐省事而诸证悉去。后慎言语，节饮食，三日，以参术调中汤之剂增减服之，理正气，逾十日后，方平复。

## 内伤霍乱治验

戊午春，攻襄阳回，住夏曹州界，有蒙古百户昔良海，因食酒肉饮湩乳，得霍乱吐泻，从朝至午，精神昏愦，以困急来求予视之。脉得浮数，按之无力，所伤之物已出矣。即以新汲水半碗，调桂苓白术散，徐徐服之，稍安。又于墙阴撅地一穴，约二尺许，贮以新汲水，在内搅动。待一时澄定，名曰地浆。用清者一盏，再调服之，渐渐气调，吐利遂止，至夜安眠。翌日微燥渴，却以钱氏白术散时时服之，良愈。或问用地浆

者，何也？予曰：坤为地，地属阴土，平日静顺，感至阴之气。又于墙阴，贮以新汲水，取重阴之气也。阴中之阴，能泻阳中之阳。今霍乱因暑热内伤而得之，故《痹论》云：阴气者静则神藏，躁则消亡。又加以暑热，七神迷乱，非至阴之气则不愈，予用之者此也。或曰：《内经》福世之方书，岂不信然？

**桂苓白术散**　治冒暑饮食所伤，传受湿热内盛，霍乱吐泻，转筋急痛，腹满闷，小儿吐泻惊风宜服。

茯苓去皮　白术　桂各半两　甘草　泽泻　石膏各一两　滑石二两　寒水石一两

上八味为末，热汤调下三钱，喜冷，新汲水调姜汤亦得。小儿服一钱。

**桂苓甘露饮**　流湿润燥，治痰涎，止咳嗽，调脏腑，寒热呕吐服之，令人遍身气溢宣平，及治水肿泄利。

官桂　藿香　人参各半两　木香一分　茯苓　白术　甘草　泽泻　葛根　石膏　寒水石各一两　滑石二两

上十二味为末，每服二钱，白汤调下，新汲水或姜汤亦得。

**宣明益元散**　又名天水散。

滑石六两　炙甘草一两

上为末，每服三钱，蜜少许温水调下，日三服，新汲水亦得。欲解肌发汗者，煎葱白豆豉汤调，无时。

**附录圣惠方**　治霍乱吐泻。

厚朴生姜汁，炙

上为末，新汲水调下二钱，无时，如神。

## 疟病脉证并治

师曰：疟脉自弦，弦数者多热，弦迟者多寒。弦小紧者可下之；弦迟者可温之；弦紧者，可发汗及针灸也；浮大者可吐之；弦

数者，风疾发也，以饮食消息之。问曰：疟以月一日发，当十五日愈。设不差，当月尽日解也。如其不差，当云何？师曰：此结为癥瘕，名曰疟母，急宜治之，可用鳖甲煎丸。

### 鳖甲煎丸

鳖甲十二分，炙　赤硝十二分，炙　蜣螂六分，炙　䗪虫熬　牡丹皮去心，各五分　蜂窝熬，四分　乌扇烧　黄芩　柴胡　干姜炮　大黄各三分　芍药五分　桂枝　厚朴炒　紫菀一作紫葳　阿胶炮，各三分　桃仁去皮尖　瞿麦　鼠妇熬　葶苈炒，各二分　石苇去毛　半夏洗，各一分　人参去芦，一分

上二十三味为末，先取锻灶下灰一斗，清酒一斛五斗，浸灰，候酒浸一半，著鳖甲于中，煮令泛烂如胶漆，绞取汁，纳诸药煎为丸，如桐子大，空心服七丸，日三服。《千金》用鳖甲十二片，海藻三分，大戟一分，虻虫五分，无鼠妇、赤硝，以鳖甲煎和为丸。

### 小柴胡去半夏加瓜蒌根汤　治疟疾发渴者。《外台》《经心录》：泊两溏亦妙。《金匮》方

柴胡八两　人参　黄芩　甘草炙　生姜切，各三两　瓜蒌根四两　大枣十二枚，两破

上七味咬咀，以水一斗二升，煮取六升，去渣，再煎至三升，温服一升，日三服。

### 柴胡桂姜汤　三因方

柴胡八两　桂枝去皮　黄芩各三两　牡蛎熬　甘草炙　干姜炮，各二两　瓜蒌根四两

上以水一斗二升，煎至六升，去渣，再煎至三升，温服一升，日三服。初服微烦，再服汗出愈。

师曰：阴气孤绝，阳气独发，则热而少气，烦满，手足热而欲吐，名曰瘅疟。若但热不寒者，邪气内藏于心肺，外舍于分肉之间，令人肌肉消烁。

温疟者，其脉如平，身无寒，但热，骨筋疼烦，时时呕逆，以白虎加桂枝汤主之。

### 白虎加桂枝汤

石膏一斤，碎，绵裹　知母六两　桂枝三两　甘草二两　粳米六合

上咬咀，水一斗二升，煮米取去渣，煎三升，温服一升，日三服，汁出而愈。

疟疾多寒者，名曰牝疟，蜀漆散主之。

### 蜀漆散

蜀漆洗去腥　云母烧三日三夜　龙骨各等分，一方云母作云实

上为末，发作前，浆水半盏，服一钱，温疟加蜀漆半分，临发时，服一钱已上。

### 牡蛎汤　治牝疟。

牡蛎熬　麻黄去节，各四两　蜀漆洗腥　甘草炙，各二两

上咬咀，以水八升，先煮麻黄、蜀漆至六升。去上沫，纳诸药，煮取二升，去渣，温服一升，吐则勿更服。

### 一剪金　治疟疾寒热，乃疟中圣药。

硫黄　信各等分

上同研末，用绯红绢子，手捻药一捻，放于绢上，裹如豆大。上用细丝线紧缠，系数遭，系定，用剪子剪下，切须紧系，如不紧恐药有失。每服一丸，星宿全时，新汲水送下，空心服，无得人知。如服药，先一日夜服，至明正发日，早去净野处避，不令人知，广宇亦得。

### 克效饼子　治一切疟疾。

龙脑　麝香各半两　朱砂一两一分　荷叶　绿豆粉　炙甘草各五两　信炙，二两半　定粉半两　金箔二十五片为衣

上细末，炼蜜丸，每两作二十丸，捏作饼，金箔为衣。每服一饼，以新汲水磨化。每日发者未发前服，间日发者不发夜服，隔数日发者一日夜服，连日发者凌晨服。

### 温脾散　治疟疾寒热发歇，多时不

差者。

甘草生，半两　绿豆一两　紫河车一两

砒一钱半，另研

上先杵紫河车等为末，入砒和匀，罗为末，每服半钱，新汲水少许送下。如是隔日发，须好日夜深服；如频日发，只夜深睡服。忌荤腥、瓜果、酒面、鱼、肉、生冷硬物三两日。如受邪气深者，只一服便定。十岁以上服一字，十岁以下至三五岁服半字。妇人有胎不可服。但请放心修合与人服，切勿畏砒不敢用。予用此药三五十年，救人甚多。虽砒一味。有绿豆等三味性凉解得，新汲水亦解，此药并不吐人。有人一种积实痰疟，每发时自吐食或涎，不曾服药亦吐，非药力也。假令金液丹用硫黄，紫霜丸用巴豆、杏仁，有大毒大热，制了服之皆有效。小儿亦可服。恐不合此药，故论及此。

**常山饮子**　治疟疾。

知母　常山　草果各二两　甘草　乌梅各三两　良姜一两三钱

上锉，每服三钱，水一盏，生姜三片，枣二枚，煎至八分，去渣，无时，温服。

**草果饮子**　治脾寒疟疾。

草果　川芎　紫苏叶　白芷　良姜　炙甘草　青皮去白　陈皮去白

上等分为粗末，每服二钱，水一盏，煎至七分，去渣，温服。留渣两服并一服，当发日进二服，不以时。

**交加双解饮子**　治疟疾，辟瘴气，神效。

肉豆蔻　草豆蔻各二个，一个生，一个用面裹煨赤色，去面　厚朴二寸，生一寸，姜制一寸

甘草二两，一半生用，一半炙用　生姜枣大二块，生一块，湿纸裹煨一块

上㕮咀匀，分二服，水一碗，沙石器内煎至一大盏，去渣，发日空心带热服。未效，再一服必效。两渣并为一服煎。

### 瘅疟治验

燕南河北道提刑按察司书吏高士谦，年逾四十，至元戊寅七月间，暑气未退，因官事出外劳役，又因过饮，午后大发热而渴，冰水不能解。其病早晨稍轻减，服药不效，召予治之。诊其脉弦数，《金匮要略》云：疟脉自弦，弦数者多热。《疟论》曰：瘅疟脉数，素有热气盛于身，厥逆上冲，中气实而不外泄。因有所用力，腠理开，风寒舍于皮肤之内、分肉之间而发，发则阳气盛而不衰，则病矣。其气不及于寒，故但热而不寒者，邪气内藏于里，而外舍于分肉之间，令人消铄脱肉，故名曰瘅疟。《月令》云：孟秋行夏令，民多瘅疟。洁古云：动而得之，名曰中暑，以白虎加栀子汤治之。士谦远行劳役，又暑气有伤，酒热相搏，午后时助，故大热而渴，如在甑中。先以柴胡饮子一两下之，后以白虎加栀子汤，每服一两，数服而愈。

征南副帅大忒木儿，己未奉敕立息州，其地卑湿，军多病疟痢。予合辰砂丹、白术安胃散，多痊效。

**辰砂丹**　治疟疾，大有神效。

朱砂一半入药，一半为衣　信砒　雄黄各五钱

上三味为末，入白面六钱，同研匀，滴水丸如桐子大，朱砂为衣。每服一丸，星宿全时用，无根水送下。忌湿面热物。

# 卷十七　名方类集

## 肠风痔漏门

### 肠风痔漏论

肠风痔漏，总辞也，分之则异，若破者谓之痔漏，大便秘涩，必作大痛。此由风热乘食饱不通，气逼大肠而作也。故《经》曰：因而饱食，筋脉横解，肠澼为痔也。受病者，燥气也；为病者，胃热也。胃刑大肠，则化燥火，以乘躁热之实胜，风附热而来，是湿、热、风、燥，四气相合。故大肠头成块者，湿也；作大痛者，风也；大便燥结者，主病兼受火邪热乘也，当去此四者。其西方肺，主诸气，其体收下，亦助病为邪。须当以破气药兼之，治法全矣，不可作丸，以锉汤与之，效如神速。

#### 秦艽苍术汤

秦艽一钱，去苗　泽泻二分　当归尾三分，酒浸　苍术七分　防风半钱　大黄少许，虽大便燥，不可多加　槟榔一分，为末　桃仁汤浸去皮，一钱，研　皂角仁烧存性，去皮，一钱为末　黄柏去皮，四分，酒洗。若大肠头沉重，湿胜也，以意加之。天气或大热，亦以意加之，或病躁热喜寒亦加之。

上十味㕮咀，和匀，都作一服，水五盏，煎至一盏二分，去渣，入桃仁、槟榔、皂角仁，再上火，煎至一盏，七渣，空心温服。待少时，以美膳压之，不犯胃也。服日忌生冷硬物、酒、面、菜、大料物之类，犯之其药无效。如有白脓，加白葵花五朵去心萼，细剪；青皮半钱，不去白，入正药中同煎；又入木香末半钱，同皂角等末同入，依上法服，若病大者，再服而愈。

#### 乳香丸

治诸痔下血，肛边生肉，或结核肿疼，或生疮痒痛，或大便艰难，肚肠脱出，又治肠风下血，无问新久及诸瘘根在脏腑，悉能治之。

枳壳去穰，麸炒　牡蛎火煨　荜澄茄　大黄蒸焙　鹤虱炒　芫青去头翅足，糯米炒，米黄色，各半两　乳香研　白丁香研，各一分

上为末，粟米糊丸如梧桐子大，每服十丸至十五丸。如治肠风，腊茶清下，诸痔煎薤白汤下，诸瘘煎铁屑汤下，并食前服。

#### 神应黑玉膏

治丈夫妇人久新肠风痔漏，大肠头疼不可忍。服此药不过三四次，便效。初得此疾，发痒或疼，谷道周回，多生硬核，此是痔。破即成漏，只下血肠风，皆因酒色风气，食五辛过度，即成此疾。人多以外科涂治，不知病在肠自有药，若不去根本，此病不除，此药的有神效。

猪悬蹄二十个　刺猬皮一两一钱　牛角腮锉炒，一两二钱　败棕八钱　乱发洗净，焙　槐角各六钱　苦楝根五钱　雷丸　脂麻各四钱

上九味锉碎，用瓷罐纳，烧存性，细末，入乳香二两、麝香八钱，研令匀。酒面

589

糊丸如桐子大，每服八丸，先嚼胡桃一个，以温酒吞下，早晚腹空时，日二服，甚者三服。切忌别药，不过三日除根。

**钓肠丸** 治久新诸痔，肛边肿痛，或生疮痒，时有脓血，又治肠风下血，及肛门脱出，并宜服之。

乱发洗净，烧存性　猬皮两个，锉碎，罐纳，烧存性　鸡冠花锉，微炒存性　白矾微枯绿矾枯　胡桃取仁一十五两，入罐内，烧存性枳壳去穰，麸炒　附子去皮脐，生用　白附子生用　诃子煨，去核　半夏　天南星各二两

上为细末，以醋煮面糊为丸，如梧桐子大，每服二十丸，空心临卧，温酒下。远年不差者，服十日见效，久服永除根本。小可肠风等疾一二年内者，只十服差，永不发动。

**淋渫药** 治肠风痔漏，经久不差，疮口脓汁不绝，及疮内有虫，痒痛不止，宜此淋洗之。

枳壳麸炒　威灵仙去上　荆芥穗去土　乳香各一两　凤眼草二两　细辛去苗，二钱半

上六味为粗末，每用三两，水一大碗，煎至一升，去渣，稍热，洗患处，冷再温热，更洗一遍不用。洗罢，用软帛揸干，上药。如疮破后不须上药，只淋洗之。

**淋渫地榆散** 治肛门痒痛或肿。

地榆　蒴藋　荆芥　苦参　蛇床子各等分

上为粗末，每用一匙，水一碗，煎二三沸，去渣，避风处通手热洗患处。

**淋渫鸡冠散** 治五痔肛边肿痛，或窜乳，或穿穴，或作疮，久而不愈，变成漏疮。

鸡冠花　凤眼草各一两

上为粗末，每用粗末半两，水碗半，煎三五沸，热洗患处。

**结阴丹** 治肠风脏毒下血，诸大便血

疾。以下三方，传之于诸路医学提举忽吉角，用之甚效

枳壳麸炒　黄芪　威灵仙　陈皮去白何首乌　荆芥穗　椿根白皮各等分

上七味为末，酒糊丸如桐子大，每服五十九至七十丸，陈米饮入醋少许，煎一二沸，放温送下。平明服之，空腹服之，亦妙。

**淋渫威灵仙散** 治痔漏，大肠头痒痛，或肿满。

枳壳麸炒　威灵仙等分

上粗末，每用一两，水一碗半，煎至一碗，去渣，熏洗，冷再暖，避风，洗三次，软帛拭干，敷蒲黄散。

**蒲黄散** 治下部痔漏。

蒲黄一两　血竭半钱

上为细末，每用少许贴患处。

**椿皮散** 专治血痢及肠风下血，神验。此方李舜卿教授传，累用有效

椿白皮三两　槐角子四两　明白矾二两甘草一两半

上为末，每服三钱，热米饮调下。

# 大便门

趺阳脉浮而涩，浮则胃气强，涩则小便数，浮涩相搏，大便则难，以脾约麻仁丸主之。

**脾约麻仁丸**

芍药半斤　枳实半斤　麻子仁二升　大黄一斤，去皮　厚朴一斤，炙，去皮　杏仁一斤，去皮尖熬

上六味为末，炼蜜为丸桐子大，每服十丸，日二服，渐加，以利为度。

**润肠丸** 治脾胃中伏火，大便秘涩，或干燥不通，全不思食，此乃风结秘、血结秘，皆令闭塞而不通也。风以润之，血以和

之，和血疏风，自然通矣。

桃仁汤浸去皮　羌活　大黄煨　当归各半两　麻子仁半升

上以桃仁、麻仁研如泥，入罗末药匀，炼蜜丸如桐子大，每服五十丸至百丸，空心白汤送下，以通为度。如不通而滋其荣盛者，急加酒洗大黄以利之。如血涩而大便燥者，加桃仁、酒洗大黄。如风结燥，大便不行者，加麻仁、大黄。如风涩大便不行者，加皂角仁、大黄、秦艽以利之。如脉涩觉身有气涩而大便不通者，加郁李仁、大黄以除气涩。

**当归润燥汤**

升麻　生地黄各二钱　麻子仁研如泥　当归　熟地黄　生甘草　桃仁泥研　大黄煨，各一钱　红花五分

上㕮咀，入研药，都作一服，水二盏，煎一盏，去渣，空心宿食消尽，稍热服之。

**犀角丸**　治三焦邪热，一切风气，又治风盛痰实，头目昏重，肢体拘急，肠胃燥涩，大小便难。

犀角镑末　黄连各一两　人参二两　大黄八两　黑牵牛十二两

上为末，炼蜜丸如桐子大，每服十五丸至二十丸，临卧，温水下，量虚实加减。

**七宣丸**　疗风气结聚，宿食不消，兼砂石皮毛在腹中，及积年腰脚疼痛，冷如冰石，脚气冲心，烦愦，头旋暗倒，肩背重，心腹胀满，胸膈痞塞，及风毒连头面肿，大便或秘，小便时涩，脾胃虚痞，不食，脚转筋，挛急掣痛，心神恍惚，眠寐不安。

桃仁去皮尖，炒六两　柴胡去苗　诃子皮　枳实麸炒　木香各五两　甘草炙，四两　大黄面裹煨，十五两

上为末，炼蜜丸如桐子大，每服二十丸，米饮下，食前临卧各一服，以利为度，觉病势退，服五补丸。此药不问男女老幼，

皆可服，量虚实加减丸数。

**七圣丸**　治风气壅盛，痰热结搏，头目昏重，涕唾稠黏，心烦面热，咽干口燥，肩背拘急，心腹胁肋胀满，腰腿重疼，大便秘，小便赤，睡卧不安，又治大肠疼痛不可忍。

肉桂去皮　川芎　大黄酒蒸　槟榔　木香各半两　羌活　郁李仁去皮，各一两

上七味为末，炼蜜丸如桐子大，每服十五丸，温水送下，食后。山岚瘴地最宜服，虚实加减之。

**润肠橘杏丸**　此二味降气润肠，服之大肠自无涩滞，久服不损胃气。

杏仁去皮尖，麸炒　橘皮等分

上为末，炼蜜丸桐子大，每服五十丸，空心温水下。

**麻仁丸**　顺三焦，和五脏，润肠胃，除风气。治冷热壅结，津液耗少，令人大便秘难，或闭塞不通。若年高气弱，及有风入大便秘涩，尤宜服之。

枳壳去穰，麸炒　白槟榔煨，半生　菟丝子酒浸别末　山药　防风去叉枝　山茱萸　肉桂去粗皮　车前子各一两半　木香　羌活各一两　郁李仁去皮，另研　大黄半蒸，半生　麻仁别捣研，各四两

上为细末，人别研药匀，炼蜜和丸如梧桐子大，每服十五丸至二十丸，温水临卧服之。

**神功丸**　治三焦气壅，心腹痞闷，大腑风热，大便不通，腰腿疼痛，肩背重疼，头昏面热，口苦舌干，心胸烦躁，睡卧不安，及治脚气，并素有风入大便结燥。

火麻仁另研如膏　人参各二两　诃黎勒皮　大黄锦纹者，面裹煨，各四两

上为细末，入麻仁捣研匀，炼蜜为丸，如梧桐子大，每服二十丸，温水下，温酒米饮皆可，服食后临卧。如大便不通，可倍丸

591

数，以利为度。

论曰：凡脏腑之秘，不可一概治之，有虚秘，有实秘。胃实而秘者，能食而小便赤，当以麻仁丸、七宣丸之类主之；胃虚而秘者，不能食而小便清利，宜以厚朴汤主之。

**厚朴汤**

白术五两　厚朴姜制　陈皮去白　甘草炙，各三两　枳实麸炒　半夏曲各二两

上为粗末，每服三钱，水一盏半，姜三片，枣二个，煎至八分，去渣，大温服，食前。夫胃气实者，秘物也；胃气虚者，秘气也。

**蜜导煎**　阳明病自汗出，若发汗小便自利。此为津液内竭，虽硬不可攻之，当须自欲大便，宜蜜导煎而通之，及土瓜根与猪胆汁，皆可为导。

蜜四两

上一味，熬欲凝，丸如指大，长二寸，头锐，纳谷道中，欲大便时去之。

**半硫丸**　除积冷，暖元藏，温脾胃，进饮食。治心腹一切痃癖冷气，及年高风秘、冷秘，或泄泻等，并皆治之。

半夏汤洗七次，焙干为细末　硫黄明净好者，研令极细，用柳木槌子杀过

上等分，以生姜自然汁同熬，人干蒸饼末，搅和匀，入白内杵数百下，丸如梧桐子大，每服空心，温酒或生姜汤下十五丸至二十丸，妇人醋汤下。

## 胞痹门
### 治小便不利，并溺附

《痹论》云：胞痹者，小腹膀胱按之内痛，若沃以汤，涩于小便，上为清涕。夫膀胱者，为州都之官，津液藏焉，气化则能出矣。今风寒湿邪气，客于胞中，则气不能化出，故胞满而水道不通。其证小腹膀胱，按之内痛，若沃以汤，涩于小便，以足太阳经，其直行者上交巅，入络脑，下灌鼻窍，则清涕也。

**茯苓丸**　治胞痹，脐腹痛，小便不行。

防风去芦　细辛去苗　赤茯苓去皮　白术　附子　泽泻　官桂各半两　紫菀　瓜蒌根　牛膝酒浸　黄芪　芍药　甘草炙，各七钱五分　山药　生地黄　半夏汤泡　独活　山茱萸各二钱五分

上十八味为末，炼蜜丸如桐子大，每服十丸，温酒送下，食前。

**巴戟丸**　治胞痹，脐腹痛，小便不利。

巴戟一两半，去心　远志去心，三钱　桑螵蛸麸炒黑　山药　附子炮，去皮脐　生地黄　续断　杜仲炙，各一两　菟丝子酒浸　石斛　鹿茸酥炙　五味子　龙骨　官桂　山茱萸各七钱半　肉苁蓉酒浸一两

上十六味为末，炼蜜丸如桐子大，每服三十丸，温酒送下，空心食前服之。

**肾沥汤**　治胞痹小腹急，小便不利。

杜仲炒去丝　桑螵蛸炒　犀角屑　木通　五加皮　麦冬去心　桔梗各一两　赤芍药五钱

上八味为粗末，每服五钱，水一盏半，羊肾一个切，竹沥少许同煎，温服。

**八正散**　治大人小儿心经邪热，一切蕴毒，咽干口燥，大渴引饮，心忪面热，烦躁不宁，目赤睛疼，唇焦鼻衄，口舌生疮，咽喉肿痛，及治小便赤涩，或癃闭不通，及热淋、血淋，并宜服之。

瞿麦　萹蓄　车前子　滑石　山栀子仁　甘草炙　木通　大黄面裹煨去面切焙，各一斤

上为散，每服二钱，水一盏，入灯心，煎至七分，去渣，温服，食后临卧。小儿量力少少与之。

**石苇散**　治肾气不足，膀胱有热，水不通，淋沥不宣，出少起数，脐腹急痛，蓄

作有时，劳倦即发，或尿如豆汁，或便出砂石，并皆治之。

芍药　白术　滑石　葵子　瞿麦各二两
石苇去毛　木通各二两　当归去芦　甘草炙
王不留行各一两

上为细末，每服二钱，煎小麦汤调下，食前，日二三服。

**白花散**　治膀胱有热，小便不通。申显卿传

朴硝不以多少

上为末，每服二钱，用茴香汤调下，食前。

良法治小便不通，诸药不效，或转胞至死危困，此法用之，小便自出而愈。用猪尿胞一个，底头出一小眼子，翎筒通过，放在眼儿内，根底以细线系定。翎筒子口细杖子观定，上用黄蜡封尿胞口，吹满气七分，系定了。再用手捻定翎筒根头，放了黄蜡，塞其翎筒，放在小便出里头，放开翎筒根头，手捻其气，透于里，小便即出，大有神效。

**黄芩清肺汤**　治因肺燥而得之，小便不通。

黄芩二钱　栀子两个，擘破

上作一服，水一盏半，煎至七分，去渣，温服，食后。不利加盐豉二十粒。

**滋阴化气汤**　治因服热药过多，小便不利，或脐下闷痛不可忍，服诸药不效者。如昼不通者加知母。

黄连炒　黄柏炒　甘草炙，各等分

上㕮咀，每服三钱，水二盏，煎至一盏，去渣，温服，食前。

论曰：问此如何得利？答曰：无阳者阴无以生，无阴者阳无以化。又云：膀胱者津液之府，气化则能出焉。因服热药过度，乃亡阴也。二药助阴，使气得化，故小便得以通也。或以滋肾丸服之，其效更速。

**红秫散**　治小便不通，上喘。张文叔传，大妙

萹蓄一两半　灯草一百根　红秫黍根二两

上㕮咀，每服五钱，用河水二盏，煎至七分，去渣，热服，空心食前。

**立效散**　治下焦结热，小便黄赤，淋闭疼痛，或有血出，及大小便俱出血者，亦宜服之。

甘草炙，二钱　山栀子去皮，炒，半两
瞿麦穗一两

上为末，每服五钱至七钱，水一碗，入连须葱根七个，灯心五十茎，生姜五七片，同煎至七分，时时温服，不拘时候。

**海金沙散**　治小便淋涩，及下焦湿热，气不施化，或五种淋疾，癃闭不通。

木通　海金沙研　滑石　通草　瞿麦穗各半两　杏仁去皮尖炒，一两

上六味为末，每服五钱，水一盏半，灯草二十茎，煎至七分，去渣，温服，食前。

**琥珀散**　治五种淋涩疼痛，小便有脓血出。

琥珀一两，研　没药一两，研　海金沙一两，研　蒲黄一两，研

上四味为末，每服三钱，食前，用通草煎汤调下，日进二服。

**葵花散**　治小便淋沥，经验。

葵花根一撮，洗净

上锉碎，用水煎五七沸服。

**灸法**　治小便淋涩不通。用食盐不以多少，炒热放温，填脐中，却以艾灸七壮，小便自出，艾炷如箸头大。

## 淋痛治验

**参苓琥珀汤**　中统三年六月中，黄明之小便淋，茎中痛不可忍，相引胁下痛，制此服之，大效。

人参五分　茯苓去皮，四分　川楝子去核，锉炒，一钱　琥珀三分　生甘草一钱　玄胡索

七分　泽泻　柴胡　当归梢各三分

上九味㕮咀，都作一服，用长流水三盏，煎至一盏，去渣，温服，空心食前。

**水芝丸**　治下焦真气虚弱，小便频多，日夜无度。此方得之于高丽国王。

莲实去皮，不以多少，先以好酒浸一二宿，用猪肚一个，却将酒浸莲实入在内，用水煮熟，取出将莲实切开，于火上焙干秤用

上为末，醋糊丸如鸡头大，每服五十丸，温酒送下，空心食前。

### 小便数而欠

中书右丞合剌合孙，病小便数而欠，日夜约去二十余行，脐腹胀满，腰脚沉重，不得安卧。至元癸未季春下旬，予奉圣旨治之，遂往诊视，脉得沉缓，时时带数。尝记小便不利者有三，不可一概而论也。若津液偏渗于肠胃，大便泄泻，而小便涩少，一也，宜分利而已；若热搏下焦津液，则热湿而不行，二也，必渗泄则愈；若脾胃气涩，不能通利水道下输膀胱而化者，三也，可顺气令施化而出也。今右丞平素膏粱，湿热内蓄，不得施化，膀胱窍涩，是以起数而见少也，非渗泄分利，则不能快利，遂处一方，名曰茯苓琥珀汤。《内经》曰：甘缓而淡渗。热搏津液内蓄，脐胀腹满，当须缓之泄之，必以甘淡为主，是用茯苓为君。滑石甘寒，滑以利窍；猪苓、琥珀之淡以渗泄而利水道，故用三味为臣。脾恶湿，湿气内蓄，则脾气不治，益脾胜湿，必用甘为助，故以甘草、白术为佐。咸入肾，咸味下泄为阴，泽泻之咸以泻伏水；肾恶燥，急食辛以润之，津液不行，以辛散之，桂枝味辛，散湿润燥，此为因用，故以二物为使。煎用长流甘澜水，使不助其肾气，大作汤剂，令直达于下而急速也。两服减半，旬日良愈。

**茯苓琥珀汤**

茯苓去皮　琥珀　白术各半两　泽泻一两　滑石七钱　木猪苓半两，去皮　甘草炙　桂去皮，各三钱

上八味为末，每服五钱，用长流甘澜水煎一盏，调下，空心食前。待少时，以美膳压之。

# 卷十八　名方类集

## 妇人门

### 调经顺气

**加减四物汤**　治胎前产后腹痛及月事不调。或亡血去多，或恶露不下，妇人一切疾证。

当归　白芍　熟地黄　川芎各二两

上㕮咀，每服四钱，水一盏半，煎至八分，去渣，带热服，无时，日进二服三服。平常产乳，服至三腊。如虚弱者，至一月止。妊妇下血，加阿胶末一钱，艾叶五七片。因虚致血热，热与血搏，口干欲饮水，加麦门冬三分，瓜蒌根一两。血崩，加地黄、蒲黄各一两。恶露不下，腹中刺痛，加当归、白芍药各一分。因热生风，加川芎一分、柴胡半两。身热脉躁，头昏项强，加柴胡、黄芩各半两。秘涩，加大黄半两炒、桃仁一分。滑泄，加附子、官桂各一分。呕吐，加人参、白术各半两。发寒热，加干姜、芍药、牡丹皮各一分。腹胀，加厚朴、枳实各一分。虚烦不得眠，加人参、竹叶各一分。烦躁大渴，加知母、石膏各半两。水停心下吐逆，加猪苓、茯苓、防己各二分。寒热类伤寒，加人参、柴胡、防风各三分。妇人血积，加三棱、蓬术、桂、干漆炒，共等分。

**逍遥散**　治血虚发热，经候不调。

甘草炙，半两　当归　白茯苓　白术　柴胡　白芍药各一两

上锉，每服二钱，水一大盏，烧生姜一块切破，薄荷少许，同煎至七分，去渣，热服，不拘时候。

**温经汤**　治冲任虚损，月候不调。

阿胶炒　当归　川芎　人参　肉桂　甘草　芍药　牡丹皮各二两　半夏二两半　麦门冬五两半　吴茱萸三两

上锉，每服五钱，水一盏半，生姜三片，煎至八分，热服，空心食前。

**黄芪白术汤**　治妇人四肢沉重，自汗，上至头际颈项而还，恶风躁热。

黄芪一两　人参　白术各半两　黄柏酒制　羌活　甘草各二钱，炙　柴胡　升麻各一钱　当归一钱半　川芎　吴茱萸各五分　细辛三分　五味子三十个

上十三味㕮咀，每服五钱，水二盏，生姜五片，煎至一盏，去渣，稍热服，食前。汗出不止，加黄柏半钱；腹中不快，加炙甘草一钱。

**异方油煎散**　治妇人血风劳气攻疰，四肢腰背疼痛，呕吐恶心，不思饮食，日渐瘦弱，面色痿黄，手脚麻痹，血海冷败。

川乌头炮，去皮　白芍药　五加皮　牡丹皮　海桐皮等分

上五味为末，每服二钱，水一盏，油浸

开通钱一文，煎至六分，去渣，温服，日三服，不拘时。如常服，用油浸五七文钱，煎药用。

**活血丹** 治冲任不足，下焦大寒，脐腹疼痛，月事不匀，或来多不断，或过期不来，或崩中出血，或带下不止。面色痿黄，肌肉瘦瘁，肢体沉重，胸胁胀满，气力衰乏，饮食减少，一切血气虚寒，并宜服之。

桃仁去皮尖，麸炒微黄色　虎杖　吴茱萸汤浸七遍，焙干，微炒　当归　杜仲去粗皮，锉炒　柏子仁炒　附子炮，去皮　木香　山茱萸去核　延胡索　安息香各二十两，捣碎，入好酒研，澄清，去渣，银器内慢火熬成膏　干姜炮　肉桂去粗皮　牡丹皮　黄芪去芦　艾叶微炒　泽兰叶各二斤半　肉苁蓉酒浸焙　厚朴去粗皮，姜汁炙令熟，各五斤

上为细末，以前安息香膏入白面，同煮作糊，和丸如梧桐子大，每服三十丸，食前以温酒下，醋汤亦得。

**滋血汤** 治妇人血热气虚，经候涩滞不通，致使血聚，肢体麻木，肌热生疮，浑身疼倦，将成劳瘵，不可妄服他药，但宜以此滋养通利。又治证与前活血丹同，可互服之

马鞭草　荆芥穗各四两　牡丹皮一两　赤芍药　枳壳去穰，麸炒　肉桂去粗皮　当归去苗，炒　川芎各二两

上为粗散，每服四钱，乌梅一个，水二盏，煎一盏，去渣，食前空心，日四五服。有此证服至半月或一月，经脉自通，百病皆除，神效。

**增损四物汤** 治妇人血积。

当归　川芎　熟地黄　芍药　广桂去粗皮　三棱　干漆炒

上八味，各等分，为粗末，每服三钱，水二盏，煎至一盏，食前稍热服。

**当归丸** 治妇人经血不调血积证。

当归　川芎　赤芍药　广茂　熟地黄

京三棱各半两　神曲　百草霜各二钱半

上八味为末，酒糊丸如桐子大，每服三十丸，用温水送下，食前，温酒亦得。

**玄胡苦楝汤** 治脐下冷撮痛，阴内大寒。

甘草炙，五分　肉桂　附子炮，各三分　玄胡　苦楝子各二分　熟地黄一钱

上㕮咀，入黄柏二分为引用，都作一服，水二盏，煎至一盏，去渣，稍热服，空心食前。

### 师尼寡妇异乎妻妾之治

昔宋褚澄疗师尼寡妇，别制方者，盖有谓也。此二种寡居，独阴无阳，欲心萌而多不遂，是以阴阳交争，乍寒乍热，全类温疟，久则为劳。尝读《史记·仓公传》，载济北王侍人韩女，病腰背痛寒热，众医皆为寒热病，治之不差。仓公曰：此病得之欲男子不可得也。众曰：何以知欲男子不可得？仓公曰：诊其脉，肝脉弦出寸，故是以知之。盖男子以精为主，妇人以血为主。男子精盛以思室，妇人血盛以怀胎。夫肝，摄血者也，是厥阴肝脉，弦出寸口，上鱼际，则阴盛可知矣。故知褚澄之言，信有谓矣。

**通经丸** 治妇人室女月水不调，疼痛，或成血瘕。

桂心　川乌头　桃仁　当归　广茂炮　干姜炮　川椒炒出汗　大黄煨　青皮去白，各等分

上九味为末，每一两用四钱，以米醋熬成膏，和余药六钱入臼中，杵千下。可丸，则丸如桐子大。每服二十丸，淡醋汤送下，加至二十丸，温酒亦得。一妇人血气凝疼痛，数服便效。

**生地黄丸** 许学士治一尼，患恶风体倦，乍寒乍热，面赤心忪松，或时自汗。是时疫气大行，医见其寒热，作伤寒治之，用

大小柴胡汤，杂进数日，病急，召予治之。诊视之，曰：三部无寒邪脉，但厥阴弦长而上鱼际，宜服抑阴等药治之，故予制此方。

生地黄二两　柴胡　秦艽　黄芩各半两　芍药一两

上为细末，蜜丸如桐子大，每服三十丸，用乌梅汤吞下，日三服，不拘时。

**熟地黄丸**　治妇人月经不调，每行数日不止，兼有白带，渐渐瘦瘁，饮食少味，累年无子。

熟地黄二两二分　山茱萸　白芜荑　干姜炮　代赭石醋淬　白芍药炒，各一两　厚朴姜制　白僵蚕炒，各半两

上八味为末，炼蜜丸如桐子大，每服四五十丸，酒下，食前，日三服。

## 热入血室证治并方

许学士治一妇人病伤寒，寒热，遇夜则如见鬼状。经六七日，忽然昏塞，涎响如引锯，牙关紧急，瞑目不知人，病势危困，召予视之。曰：得病之初，曾值月经来否？其家云：经水方来，病作而经遂止。得一二日，发寒热，昼虽静而夜有鬼祟，从昨日来，不省人事。予曰：此乃热入血室证。仲景云：妇人中风，发热恶寒，经水适来，昼则明了，暮则谵语，如见鬼状，发作有时，此名热入血室。予制以小柴胡汤加生地黄，三服而热除，不汗而自解矣。又一妇人患热入血室证，医者不识，用补血调气血药治之，数日遂成血结胸。或劝用前药，予曰：小柴胡用已迟，不可行也。无已，则有一方，可刺期门矣。予不能针，请善针者治之，如言而愈。或问热入血室，何为而成结胸也？予曰：邪气传入经络，与正气相搏，上下流行。遇经水适来适断，邪气乘虚入于血室，血为邪所迫，入于肝经。肝受邪则谵语而见鬼，复入膻中，则血结于胸中。何以

言之？妇人平居，水养木，血养肝，方未受孕，则下行之为月水，既妊则中畜之以养胎，及已产则上壅之以为乳汁，皆血也。今邪逐血，并归于肝经，聚于膻中，结于乳下，故手触之则痛，非药可及，故当刺期门也。

**小柴胡加地黄汤**　治产后恶露方来，忽然断绝。《活人书》海蛤散亦治，录于后。

柴胡一两二钱半　人参　半夏　黄芩　甘草炙　生地黄各七钱

上六味㕮咀，每服五钱，水二盏，生姜五片，枣子一个，煎至一盏，去渣，温服，不拘时。

**海蛤散**　治妇人伤寒，血结胸膈，揉之痛，手不可近。

海蛤　滑石　甘草各一两　芒硝半两

上为末，每服二钱，鸡子清调下，小便利血数行。更与桂枝红花汤，发其汗则愈。

## 妊娠养血安胎

**半夏茯苓汤**　治妊娠恶阻。

陈皮　桔梗　旋复花　人参　甘草　白芍药　川芎各半两　赤茯苓　熟地黄各七钱半　半夏一两二钱半

上十味锉，每服五钱，水一盏半，生姜四片，同煎至八分，稍热服，食前。次服茯苓丸，即痰水消除，便能食。

**茯苓丸**　治妊娠阻病。

葛根　枳实炒　白术各二两　人参　干姜　赤茯苓　肉桂　陈皮　半夏汤泡七次，各一两　甘草二两

上十味为细末，蜜丸桐子大，每服三十丸，温米饮空心下，食前服。

**保安白术散**　治妊娠伤寒安胎，但觉头疼发热，三二服便效。

白术　黄芩各等分，新瓦上炒令香

上为末，每服三钱，水一盏，生姜三

片，枣子两个，煎至七分，温服。

**安胎阿胶散**　治妊娠伤寒。

阿胶炒　桑寄生　白术炙　人参　白茯苓去皮，各等分

上为细末，每服二钱，煎糯米饮汤调下，无时。

**安胎白术散**　补荣卫，养胎气。治妊娠宿有食冷，胎痿不长，或失将理，伤胎多堕。

白术　川芎各四分　蜀椒炒出汗，去目牡蛎煅，各三分

上为细末，每服二钱，温酒调下，空心食前。

**吴茱萸汤**　治妊娠伤胎，数落而不结实，或冷或热。

黄芪　川芎各一两　甘草炙，一两半　吴茱萸半两，汤泡

上为末，每服二钱，温酒调下，空心食前。忌生冷果实。

**前胡汤**　治妊娠伤寒，头疼壮热，肢节烦疼。

前胡　石膏各三分　大青四分　黄芩五分　知母　栀子仁各四分

上咬咀，每服四钱，水一盏半，甜竹茹一块，葱白二寸，煎至八分，去滓，温服，无时。

**黄龙汤**　治妊娠伤寒，壮热头疼，默默不欲饮食，胁下痛，呕逆痰气；及产后伤风，热入胞宫，寒热如疟，并经水适来适断，病后劳伤余热未除。

柴胡　人参　甘草炙　黄芩各等分

上咬咀，每服五钱，水一盏半，煎至七分，去渣，温服，无时。

**保安散**　治妊娠因有所伤，胎动疼痛不止，不可忍，及血崩不止。

连皮缩砂不以多少

上一味炒黑，去皮为末，每服二钱，温

酒一盏调下。若觉腹中热，胎已安矣。

**立圣散**　治妊娠下血不止。

鸡肝二个

上用酒一升，煮熟，共食之，大效。

**赤茯苓散**　治妊娠小便不利，及水肿，洒洒恶寒，动转筋痛。

赤茯苓去皮　葵子各等分

上为末，每服二钱，新汲水调下，无时。

**犀角散**　治妊娠妇人产前诸风热，困倦，时发昏眩。

拣参　犀角　川羌活　山栀　黄连　青黛　川芎　甘草炙　吴白芷　茯苓去皮，各等分

上为粗末，每服五钱，水一盏，生姜三片，竹叶五七片，煎至八分，去渣，温服，食远。

**大宁散**　治妊娠下痢赤白，及泄泻，疼痛垂死者。

黑豆二十粒　甘草二寸半，生用　粟壳二个，去须蒂，半生半炒

上为粗末，作一服，水一盏半，生姜三片，煎至七分，去渣，温服，食前，神效。

**火龙散**　治妊娠心气痛。

艾叶末盐炒一半　川楝子炒　茴香炒，各半两

上为粗末，每服二钱，水一盏，煎至七分，去渣，温服，不拘时。

**圣酒方**　治妊娠腰疼如折。

大豆半两

上一味，用清酒一盏，煎至七分，去渣，温服，食前。

**独圣散**　治妊娠小便不通。

蔓荆子不以多少

上为末，每服二钱，浓煎葱白汤调下，食前，日三服。

**万应丸**　治妊娠胎动不安，及产后小户

痛，不可忍。

知母不以多小，去皮炒

上为末，蜜丸如弹子大，每服一丸，清酒一盏化下，食前。

## 难　产

### 催生丹

麝香别研，一字　乳香别研，二钱半　母丁香取末，一钱　兔脑髓腊月者，去皮膜研

上拌匀，以兔脑和丸，如鸡头穰大，阴干，用油纸密封。每服一丸，温水下，即时产下，随男左女右，手中握药丸出是验。

### 榆白皮散

治临产惊动太早，产时未至，秽露先下，致使胎胞干燥，临产艰难，或曾因漏胎去血，并宜服之。

冬葵子　榆白皮　瞿麦各一两　木通火麻仁去壳，各半两　牛膝酒浸，七钱半

上六味锉，每服五钱，水一盏半，煎至八分，温服，不以时。

### 独胜散

治难产。

黄葵子四十粒，或墨或朱为衣，无灰酒下。

黄葵子炒四十粒，研烂酒服济君急。

若也临危难产时，免得全家俱啼泣。

### 黑神散

治产后瘀血作病，及血晕。

黑豆炒半升，去皮　当归　熟地黄　肉桂干姜　甘草　芍药　蒲黄各四两

上八味为末，每服二钱，酒半盏，童便半盏，同煎调下，不拘时，连进二服。

### 下死胎方

桂二钱　麝香当门子一个

上同研细，酒服，须臾如手推下比之水银等药，不损血气。

## 产后扶持荣卫

### 当归建中汤

治妇人一切血气虚损，及产后劳伤，腹中痛，少腹拘急，痛引腰背，时自汗出。

当归四两　肉桂三两　甘草二两　白芍药六两

上四味切，每服五钱，水一盏半，生姜五片，枣一枚，同煎至八分，去渣，热服，空心食前。

### 芎归汤

治胎前产后一切去血过多。

当归　川芎各等分

上锉，每服五钱，水一盏半，煎至八分，去渣，稍热服，不拘时。

### 犀角饮子

治产后亡津液，虚损，时自汗出，发热困倦，唇口干燥。

犀角　麦门冬去心　白术各半两　柴胡一两　地骨皮　枳壳麸炒　甘草炒　生地黄当归　拣参　茯苓去皮　黄芩　黄芪各七钱

上十三味为粗末，每服三钱，水一盏半，浮小麦七十粒，生姜三片，煎至七分，去渣，温服，食后。

### 牡丹皮散

治产后寒热，脐下疼痛烦躁，神效。

牡丹皮　地骨皮　天台乌药　海桐皮青皮　陈皮各一两

上为末，入研了没药二钱半，再罗过，每服二钱，水一盏，煎至七分。如寒多热服，热多寒服，食前，日三服。忌生冷硬滑醋物。

### 枳壳丸

治产后大小便涩滞。

木香三钱　枳壳麸炒　麻仁炒黄　大黄各一两

上为末，炼蜜丸如桐子大，每服三十丸，温水送下，食后。如饭食不化，亦宜服之。

### 通和汤

治妇人乳痈疼痛不可忍者。

穿山甲炮黄　川木通各一两，锉　自然铜半两，醋淬七次

上为末，每服二钱，热酒调下，食远服之。

### 针法

治乳痈肿痛，诸药不能止痛者。

三里穴针入五分，其痛立止，如神。穴在膝下腑外廉两筋间，举足取之。

**涌泉散** 治妇人因气，奶汁绝少。

瞿麦穗　麦门冬去心　王不留行　紧龙骨　穿山甲炮黄，各等分

上五味为末，每服一钱，热酒调下。后食猪蹄羹少许，投药，用木梳左右乳上，梳三十来梳。一日三服，食前，服三次羹汤，投三次梳乳。

**胜金丹** 治妇人吹奶，极有效。

百齿霜即梳上发之垢也，不以多少

上一味，用无根水丸如桐子大，每服三丸，倒流水送下，食后。病左乳左卧，右乳右卧，温覆出汗，倒流水法，取水倾屋上流下是。

### 肠覃论治并方

《黄帝针经·水胀篇》云：肠覃何如？岐伯曰：寒气客于肠外，与卫相搏，卫气不得荣，因有所系，瘕著，恶气乃起，息肉乃生。其始生者，大如鸡卵，稍以益大，至其成如怀子之状，久者离岁之则坚，推之则移，月事以时下，此其候也。夫肠者，大肠也；覃者，延也。大肠以传导为事，乃肺之腑也。肺主卫，卫为气，得热则泄，得冷则凝。今寒客于大肠，故卫气不荣，有所系止而结瘕，在内贴著，其延久不已，是名肠覃也。气散则清，气聚则浊，结为瘕聚，所以恶气发起，息肉乃生，小渐益大，至期而鼓其腹，则如怀子之状也。此气病而血未病，故月事不继，应时而下，本非胎娠，可以此为辨矣。

**晞露丸** 治寒伤于内，气凝不流，结于肠外，久为癥瘕，时作疼痛，腰不得伸。

广茂一两，锉　京三棱一两，锉，并酒浸　干漆五钱，洗去腥，炒烟尽　川乌五钱　硇砂四钱　青皮　雄黄另研　茴香盐炒　穿山甲炮，

各三钱　轻粉一钱，另研　麝香半钱，另研　巴豆三十个，去皮，切开

上除研药外，将巴豆炒三棱、广茂二味深黄色，去巴豆不用，共为末，入研药匀，生姜汁打面糊丸如桐子大。每服二十丸至三十丸，姜汤送下，酒亦得，空心食前。

**木香通气散** 治寒气结瘕，腹大坚满，痛不可忍。

木香　戎盐炒　京三棱炮，各半两　厚朴一两，姜制　枳实麸炒　甘草炙，各三钱　干姜炮　蓬茂炮，各二钱

上八味为末，每服三钱，淡生姜汤调下，食前。

### 石瘕论并治方

《黄帝针经·水胀篇》云：石瘕何如？岐伯曰：石瘕生于胞中，寒气客于子门，子门闭塞，使气不通，恶血当泻而不泄，衃以留止，日久益大，状如怀子，月事不以时下，皆生于女子，可导而下之。夫膀胱为津液之府，气化则能出焉。今寒客于子门，则气必塞而不通，血壅而不流，衃以留止，结硬如石，是名石瘕也。此病先气病而后血病，故月事不来，则可宣导而下出者也。《难经》云：任之为病，其内苦结，男子生七疝，女子为瘕聚，此之谓也。非大辛之剂不能已也，可服见晛丸。

**见晛丸** 治寒气客于下焦，血气闭塞而成瘕聚，坚大久不消者。

附子四钱，炮，去皮脐　鬼箭羽　紫石英各三钱　泽泻　肉桂　玄胡索　木香各二钱　槟榔二钱半　血竭一钱半，另研　水蛭一钱，炒烟尽　京三棱五钱，锉　桃仁三十个，浸去皮尖，麸炒研　大黄二钱，锉，用酒同三棱浸一宿焙

上十三味，除血竭、桃仁外，同为末，入另研二味和匀，用原浸药酒打糊，丸如桐子大，每服三十丸，淡醋汤送下，食前，温

酒亦得。

**和血通经汤** 治妇人室女受寒，月事不来，恶血积结，坚硬如石。

当归 京三棱炮，各五钱 广莪炮，四钱 木香 熟地黄 肉桂各三钱 红花 贯众 苏木各二钱 血竭一钱，另研

上十味，除血竭外，同为细末，和匀，每服三钱，热酒一盏调下，食前。忌生冷及当风大小便。

**和血通经丸** 治妇人经水凝滞不行，腰背脐腹疼痛，渐成血瘕。

芍药一两 木香 当归 肉桂 干添炒烟尽 五灵脂 大黄各半两 水蛭炒，二钱半 广莪半两 虻虫三十个，去头足，麸炒 桃仁二十七个，浸去皮尖

上为末，醋糊丸如桐子大，每服二十丸，醋汤送下，温酒亦得，食前，日进一服。

**木香硇砂丸** 治妇人痃癖积聚，血块刺痛，脾胃虚寒，宿食不消，久不差者。

丁香 木香 硇砂研 干漆炒烟尽 细墨 大黄锉炒 附子炮 官桂 乳香研 广莪 青皮 京三棱 没药研 巴豆霜减半 猪牙皂角 干姜炮，各等分

上十六味，除另研外，同为末。以好醋一升，化开硇砂，去了渣，银石器内慢火熬。次下巴豆霜、大黄末，熬成膏，下前药末。丸如麻子大，每服三十丸，温酒送下，量虚实加减，大便利为度。

**血竭膏** 治妇人干血气不可不用也。此药是妇人经水之仙药也。

大黄一两

上为末，用酽醋一升，熬成膏，丸如鸡头大，每服一丸，热酒化开，临卧温服。大便利一二行后，红脉自下。

**一方** 治经候闭塞不行，亦治干血气。

斑蝥二十个，糯米炒 桃仁五十个，炒 大黄半两

上为末，糊丸如桐子大，温酒下五丸，甚者十丸，空心温服。大便利一二行后，红脉自下。此药是妇人经水之仙药，不可不用。一法加虻虫半钱，水蛭一钱。

**云薹散** 治妇人室女血气刺痛不可忍者。

官桂 没药 云薹子 良姜各等分

上为末，每服二钱，乳香酒调下，热服，无时。

### 崩漏带下

**胶艾汤** 治冲任虚损，月水过多，及妊娠胎动不安，腹痛下坠。

阿胶 川芎 甘草炙，各二两 当归 艾叶制，炒，各三两 白芍药 熟地黄各四两

上锉，每服五钱，水一盏，酒六分，煎至八分，去渣，稍热服，空心食前，日三服，甚者连夜并服。

**伏龙肝散** 治经血崩下。

伏龙肝 赤石脂各一两 熟地黄 艾叶微炒，各二两 甘草 肉桂各半两 当归 干姜各七钱半 川芎三两 麦门冬一两半

上十味锉，每服五钱，水一盏半，入枣三个擘破，煎至七分，食前温服。

**丁香胶艾汤** 治崩漏走下不止。盖心气不足，劳役过度，及饮食不节所得。经隔少时，其脉两尺俱弦紧而洪，按之无力。其证自觉脐下如冰，求厚衣被以御其寒。白带白滑之物多，间有如屋漏水下，时有鲜血不多。右尺时洪微也，屋漏水暴下多者。夫如屋漏水者，黑物多而赤物少，合而成也。急弦脉见，是寒多；洪脉时见，乃热少。合而言之，急弦者，北方寒水多也；洪脉时出者，命门包络之火少也。

阿胶六分，炮 当归身一钱二分 生艾末一钱 川芎 丁香末 熟地黄各四分 白芍药

三分

上七味㕮咀，作一服，水五盏，先煎五味，作二盏，去渣，人胶艾，再煎至一盏，空心食前热服。

**柴胡调经汤** 治经水不止、鲜红，项筋急，脊骨强，脑痛，不思饮食。

羌活五分 苍术一钱 柴胡七分 藁本 独活 升麻各五分 当归 葛根 甘草炙，三分 红花少许

上十味㕮咀，作一服，水四盏，煎至一盏，去渣，空心稍热服，取微汗立止。

**凉血地黄汤** 治妇人血崩不止，肾水阴虚，不能镇守包络相火，故血走而崩也。

柴胡 防风各三分 黄柏 知母 黄连 藁本 川芎 升麻 羌活各二分 生地黄 当归尾各五分 黄芩 细辛 甘草炙 荆芥穗 蔓荆子各一分 红花少许

上十七味㕮咀，作一服，水二盏，煎至一盏，去渣，稍热服，空心食前。

**益胃升阳汤** 治血脱益气，古人之良法也。先补胃气以助生发之气，故曰阳生阴长。用诸甘剂，为之先务，举世皆以为补气，殊不知甘能生血，此阳生阴长之理也，故先理胃气，人之身内，谷气为宝。

白术三钱 黄芪 甘草炙，各二钱 人参一钱半 陈皮 当归身各一钱 炒曲一钱半 柴胡 升麻 生黄芩各半钱

上十味㕮咀，每服三钱或五钱，视食加减之。如吃食少，已定三钱内更减之，不可令胜食气。每服水二盏，煎至一盏，去渣，稍热服，无时。黄芩，夏月每服中少加，秋冬去之。如腹中痛，每服加芍药三分，去皮中桂少许。如渴或口干，加葛根二分。

**升阳举经汤** 治经水不调。右尺脉按之空虚，是气血俱脱也，是大寒之证。轻手按之脉数疾，举指弦紧或涩，皆阳脱之证，阴火亦亡。若见热证于口鼻眼，兼之或渴，此皆阴躁阳欲先去也，当温之、举之、升之、浮之、燥之。此法当大升浮血气，而切补命门之下脱也。

黄芪 白术 当归身各三钱 柴胡 藁本 防风 羌活各二钱 独活一钱半 川芎炙 地黄 白芍 甘草 人参各一钱 细辛六分 黑附子炮，去皮脐，五分 肉桂五分，夏月不用 桃仁十个，汤浸，去皮尖 红花少许

上十八味㕮咀，每服三钱，若病势稍缓，当渐渐加之，至半两止。每服水三盏，煎至一盏，去渣。空心食前，稍热服。

**备金散** 治妇人血崩不止。

香附四两炒 当归尾一两二钱，炒，用尾 五灵脂一两炒

上为末，每服五钱，醋汤调，空心服，立效。

**寸金散** 治妇人子肠下不收。

蛇床子 韶脑 胡芦巴 紫梢花各等分

上四味为末，每服五七钱，水半碗，淋洗之，三二遍为效。

**蝍蝍散**

全蝎不以多少

上为末，口噙水鼻内之，立效。

**加减四物汤** 治妇人冷热不调，阴阳不分，大小便相反。

四物汤五钱 益元散二钱半

上和匀，用水酒各半盏，煎至八分，去渣，空心温服。

**酒煮当归丸** 治㿗疝、白带下痓、脚气，腰以下如在冰雪中。以火焙炕，重重厚绵衣盖其上，犹寒冷不任，此寒之极也。面白如枯鱼之象，肌肉如刀刮，削瘦之峻速也。小便不止，与白带常流不禁固，自不知觉。面白目青，如蓝菜色，目瞞瞞无所见。身重如山，行步欹侧，不能安地，腿膝枯细，大便秘难，口不能言，无力之极。食饮不下，心下痞烦，心中懊恼，不任其苦。面

停垢，背恶寒，小便遗而不知，此上中下三焦真气俱虚欲竭；呕哕不止，胃虚之极也。其脉沉厥紧而涩，按之空虚。若脉洪大而涩，按之无力，犹为中寒，况按之空虚者乎？服此药忌湿面油腻生冷毒物。

当归一两　良姜七钱　黑附子炮，七钱　茴香半两，炒

上锉如麻豆大，以好酒一升半同煮，酒干为度，炭火上焙干，为细末，后入

玄胡四钱　全蝎三钱　柴胡二钱　木香黄盐炒　升麻各一钱　丁香　甘草　苦楝各五分，生用

上为末，与前四味末和匀，酒糊丸如桐子大，每服五七十丸，淡醋汤送下，空心食前。

**升阳燥湿汤**　治白带下，阴户痛，控心而急痛，身黄，皮肤燥，身重如山，前阴中如冰冷。

柴胡一钱半　白葵花二钱　防风　良姜郁李仁　甘草各一钱　干姜　生黄芩　橘皮各半钱

上九味㕮咀，分作二服，水二盏，煎至一盏，去渣，食前稍热服，少顷，以美膳压之。

**当归附子汤**　治赤白带下，脐下冷痛。

当归二钱　附子　干姜　良姜各一钱　柴胡七分　升麻　蝎梢　甘草炙，各五分　炒盐三分　黄柏少许，为引用

上十味为粗末，每服五钱，水五盏，煎至一盏，去渣，稍热服，或为末，酒糊丸亦得。

**桂附汤**　治白带腥臭，多悲不乐，大寒。

肉桂一钱　附子三钱　黄芩生　知母各半钱

上㕮咀，都作一服，水二盏，煎至一盏，稍热服，食远。不思饮食，加五味子三

十个。烦恼，面上麻如虫行，乃胃中元气极虚，加黄芪人参各七分，甘草炙三分，升麻五分。

**白芍药散**　治妇人赤白带下，腹脐疼痛，服半月见效。

白芍二两　干姜炮，三两

上二件同为粗末，炒黄色，碾为细末，每服二钱，空心温米饮汤调下，至晚又服。

**火龙丹**　治妇人二气不和，赤白带下。

白矾枯，四两　蛇床子炒，三两

上为末，醋糊丸如鸡头大，干胭脂为衣，绵裹，纳阴中。

## 灸妇人崩漏及诸疾

血海二穴，乃足太阴脾经，在膝膑上内廉白肉际二寸中。主女子漏下恶血，月事不调，逆气腹胀，其脉缓者是也，可灸三壮。

阴谷二穴，乃足少阴肾之经，在足内辅骨后大筋下小筋上，按之应手，屈膝取之。主女子如妊娠，赤白带下，妇人漏血不止，腹胀满不得息，小便黄如蛊，及治膝痛如锥刺，不得屈伸，舌纵涎下，烦逆溺难，小腹急引阴痛，股内廉痛。

会阴一穴，在两阴间。主女子不月，可灸三壮。

气冲二穴，在归来下鼠蹊上一寸，动脉应手宛宛中。主妇人月水不利，难产，子上冲心，痛不得息，可灸七壮，炷如小麦大。

水泉二穴，在内踝下。主妇人月事不利，利即多，心下满，目不能远视，腹中痛，可。

气海一穴，在脐下一寸五分。主妇人月事不调，带下崩中，因产恶露不止，绕脐痛。

带脉二穴，在季胁下一寸八分陷者宛宛中。灸七壮，主妇人不月及不调匀，赤白带下，气转连背引痛不可忍。

气门二穴，在脐下三寸两傍各三寸。灸五十壮，治妇人产后恶露不止及诸淋，炷如小麦大。

石关二穴，在心下二寸两傍各五寸。灸五十壮，主产后两胁急痛不可忍。

阴交一穴，在脐下一寸。主女子月事不调，带下，及产后恶露不止，绕脐冷疼，灸百壮。

关元一穴，在脐下三寸。主妇人带下、癥瘕，因产恶露不止，断产绝下经冷，可灸百壮。

足下廉二穴，在膝下三寸骨行外廉两筋内，举足取之。主乳痈喉痹，胻肿足跗不收，可灸三壮。

承浆一穴，在唇下。灸五壮，主妇人猝口噤，语音不出，风痫之疾。

凡妇人产后气血俱虚，灸脐下一寸至四寸各百壮，炷如大麦大，元气自生。

## 中气不足治验

佚庵刘尚书第五子太常少卿叔谦之内李氏，中统三年春，欲归宁父母不得，情动于中，又因劳役，四肢困倦，躁热恶寒，时作疼痛，不欲食，食即呕吐，气弱短促，怠惰嗜卧。医作伤寒治之，解表发汗，次日传变，又以大小柴胡之类治之。至十余日之后，病证愈剧。病家云：前药无效，莫非他病否？医曰：此伤寒六经传变，至再经传尽，当得汗而愈。翌日，见爪甲微青黑色，足胫至腰如冰冷，目上视而睹不转睛，咽嗌不利，小腹冷，气上冲心而痛，呕吐不止，气短欲绝，召予治之。予诊其脉沉细而微，不见伤寒之证，此属中气不足，妄作伤寒治之。发表攻里，中气愈损，坏证明矣。太夫人泣下避席曰：病固危困，君尽心救治。予以辛热之药，㕮咀一两，作一服，至夜药熟而不能饮，续续灌下一口，饮至半夜，稍有

呻吟之声，身体渐温，忽索粥饮，至旦食粥两次。又煎一服，投之。至日高，众医皆至，诊之曰：脉生证回矣。众喜而退。后越三日，太夫人曰：病人大便不利，或以用脾约丸润之，可乎？予曰：前证用大辛热之剂，阳生阴退而愈。若以大黄之剂下之，恐寒不协，转生他证。众以为不然，遂用脾约丸二十丸润之，至夜下利两行。翌日面色微青，精神困弱，呕吐复作。予再以辛热前药温之而愈矣，故制此方。

### 温中益气汤

附子炮，去皮脐　干姜炮，各五钱　草豆蔻　甘草炙，各三钱　益智仁　白芍药　丁香　藿香　白术各二钱　人参　陈皮　吴茱萸各一钱半　当归一钱

上十三味，㕮咀，每服五钱，水二盏，煎至一盏，去渣，温服食前。病势大者，服一两重。

论曰：《内经》云：寒淫于内，治以辛热，佐以苦甘温。附子、干姜大辛热，助阳退阴，故以为君；丁香、藿香、豆蔻、益智、茱萸辛热，温中止吐，用以为臣；人参、当归、白术、陈皮、白芍药、炙甘草苦甘温，补中益气，和血脉协力，用以为佐使矣。

## 䐜胀治验

范郎中夫人，中统五年八月二十日，先因劳役饮食失节，加之忧思气结，病心腹胀满，且食则呕，暮不能食，两胁刺痛。诊其脉弦而细，《黄帝针经·五乱篇》云：清气在阴，浊气在阳，乱于胸中，是以大悗。《内经》曰：清气在下，则生飧泄；浊气在上，则生䐜胀。此阴阳返作病之逆从也。至夜，浊阴之气，当降而不降，䐜胀尤甚。又云：脏寒生满病。大抵阳主运化精微，聚而不散，故为胀满。先灸中脘穴，乃胃之募，

引胃中生发之气上行，次以此方助之。

### 木香顺气汤

苍术　吴茱萸各五分，汤洗　木香　厚朴姜制　陈皮　姜屑各三分　当归　益智仁　白茯苓去皮　泽泻　柴胡　青皮　半夏汤泡升麻　草豆蔻各二分，面裹煨

上十五味，㕮咀，作一服，水二盏。

煎至一盏，去渣，稍热服，食前。忌生冷硬物及怒气，数日良愈。

论曰：《内经》云：留者行之，结者散之。以柴胡、升麻，苦平，行少阳阳明二经，发散清气，运行阳分，故以为君。生姜、半夏、豆蔻、益智辛甘大温，消散大寒，故以为臣。厚朴、木香、苍术、青皮辛苦大温，通顺滞气。当归、陈皮、人参辛甘温，调和荣卫，滋养中气。浊气不降，以苦泄之。吴茱萸，苦热泄之者也。气之薄者，阳中之阴。茯苓甘平，泽泻咸平，气薄，引导浊阴之气，自上而下，故以为佐使也。气味相合，散之泄之，上之下之，使清浊之气，各安其位也。

### 疝气治验

赵运使夫人，年五十八岁，于至元甲戌三月中，病脐腹冷疼，相引胁下痛不可忍，反复闷乱，不得安卧。予以当归四逆汤主之，先灸中庭穴。

### 当归四逆汤　治脐腹冷痛，相引腰胯而痛。

当归尾七分　附子炮　官桂　茴香炒柴胡各五分　芍药四分　茯苓　玄胡索　川楝子各三分，酒煮　泽泻二分

上十味㕮咀，作一服，水二盏半，煎至一盏，去渣，温服，空心食前，数服而愈。

论曰：《难经》云：任之为病，内结七疝，此寒积所致也。《内经》云：寒淫于内，治以辛热，佐以苦温。以附子、官桂甘辛大热，助阳退阴，用以为君。玄胡、茴香辛温，除下焦虚寒；当归辛温，和血止痛，故以为臣。芍药之酸寒，补中焦之气，又防热药损其肝温。泽泻咸平，茯苓甘平，去膀胱中留垢。川楝子苦寒，酒煮之止痛，又为引用，乃在下者引而竭之之意也。柴胡苦平，行其本经，故以为使也。

中庭一穴，在膻中下一寸六分陷者中，任脉气所发，可灸五壮，针入三分，或灸二七壮、三七壮效。

## 卷十九　名方类集

### 小儿门

#### 时气温疫外伤风寒

**升麻葛根汤**　治大人小儿时气温疫，头痛发热，肢体烦疼。

升麻　甘草　白芍药各十两　葛根十五两

上四味锉碎，每服三钱，水一盏半，煎八分，稍热服，不以时，日二三服。

**惺惺散**　治小儿风热疮疹，伤寒时气，头痛壮热，目涩多睡，咳嗽喘粗，鼻塞清涕。

人参　细辛　瓜蒌根　茯苓　白术　甘草　桔梗各一两半

上七味为末，每服一钱，水一小盏，入薄荷三叶，同煎，至四分，温服。如要和气，入生姜煎服，不以时。一法加防风、川芎各一分，同煎。

**人参生犀散**　解小儿时气，寒壅咳嗽，痰逆喘满，心忪惊悸，脏腑或秘或泻，调胃进食。又主一切风热，服寻常凉药即泻而减食者。钱氏方

前胡七钱　杏仁去皮尖，麸炒　桔梗各五钱　人参三钱　甘草炙，二钱

上为粗末，每服二钱，水一盏，煎至六分，去渣，温服，食后。

**大青膏**　治伤风吐泻，身温凉热。匕谓匙也，应服药多少，逐方说不尽，并临时以意加减之。钱氏方

天麻一分，末　白附生末，一钱半　青黛一钱，研　蝎尾去毒，半钱　天竺黄一字　乌梢蛇肉酒浸焙末，半钱　麝香一字匕　朱砂一字

上再研细和匀，生蜜和成膏，每服半皂角子大至一皂角子大，月中儿粳米大，同牛黄膏、温薄荷水化，一处服之。五岁以上，同甘露散服之。

**天麻防风丸**　治一切惊风，身体壮热，多睡惊悸，手足抽掣，痰涎不利，及风温邪热。

干蝎炒　白僵蚕炒，各半两　天麻　防风　人参各一两　朱砂　雄黄各二钱半　麝香一钱　甘草二钱半　牛黄一钱

上十味为末，蜜丸桐子大，每服一丸至二丸，薄荷汤化下，不以时。

**涂囟法**　治伤寒。钱氏方

麝香研，一字　牛黄末，一字　青黛末，一字匕　蜈蚣末，半字　蝎尾去毒炒末，半字　薄荷半字匕

上同研匀，熟枣肉剂成膏，新绵上涂匀，贴囟上四方，可出一指许，火上炙手热，频熨，百日里内外儿，可用此涂。

**浴体法**　钱氏方

青黛三钱　天麻末，二钱　乌梢肉酒浸焙末，三钱　蝎尾去毒炒　朱砂研，各半钱　白矾三钱　麝香一字

上七味，同研匀，入白矾末三钱和匀，每用三钱，水三碗，桃枝一握，并叶五七枚同煎十沸，温热得所，浴之，勿浴背上。

**紫霜丸**　治乳哺失节，宿滞不化，胸膈痞满，呕吐恶心，或大便酸臭，乳食不消。

代赭石醋淬，细研　赤石脂各一两　杏仁去皮尖炒别研，五十枚　巴豆去皮心，出油炒研，三十粒

上为末和匀，汤浸蒸饼，丸如黄米大。儿生三十日外，可服一丸；一岁至三岁可服二丸至三丸。皂角子煎汤送下，米饮亦得，微利为度，未利再服，更量虚实加减。

**消积丸**　钱氏方

砂仁十二个　丁香九个　乌梅三个　巴豆二个去心膜，出油

上为末，糊丸如黍米大，三岁以上三五丸，以下二三丸，温水送下，无时。

**厚肠丸**　治小儿失乳，以食饲之，未有食肠，不能克化而生腹胀，四肢瘦弱，或病色无常。

苍术三钱，炒　神曲五分，炒　大麦蘖五分，炒　橘皮去白　半夏汤洗　枳实炒，各三分　人参　厚朴姜制　青皮各二分

上为末，糊丸如麻子大，每服二十丸，温水送下，食前，忌饱食。

## 五脏热及肌热

**泻青丸**　治肝热生风。一名泻肝丸。若斑后眼有翳膜，亦可服汤，使同微利为度。钱氏方

当归　川芎　草龙胆　羌活　山栀仁　川大黄湿纸裹煨　防风各等分

上为末，炼蜜丸如鸡头大，每服一丸至二丸，煎竹叶汤同砂糖化下。

**钱氏导赤散**　治大人小儿，小便赤涩，脐下满痛。

木通　生甘草　生干地黄各等分

上㕮咀，每服三钱，水一盏，竹叶少许，煎至六分，温服，不以时。

**泻黄散**　治脾热目黄，口不吮乳。一名泻脾散。钱氏方

甘草炙，三两　石膏半两　山栀仁一两　防风四两　藿香七钱

上锉，用蜜酒微炒香，为细末，每服一钱至二钱，水一盏，煎至五分，温服清汁，无时。

**泻白散**　治肺热盛。一名泻肺散。钱氏方。桑白皮、地骨皮各一两

桑白皮炒黄，三两　地骨皮一两　甘草炙，半两

上为末，每服二钱，水一中盏，粳米百粒，煎至六分，食后温服之。

**地骨皮散**　治虚热潮作，亦治伤寒壮热及余热。钱氏方

人参　知母　赤茯苓去皮　柴胡　甘草炙　地骨皮　半夏汤泡，七次，各等分

上七味为末，每服二钱，水一盏，生姜三片，煎至六分，去渣，温服，食后，量大小加减。

**生犀散**　治小儿骨蒸，肌热瘦悴，颊赤口干，日晚潮热，夜有盗汗，五心烦热。钱氏方

生犀镑末，二钱　地骨皮　赤芍药　柴胡　干葛各一两　甘草炙，半两

上为粗末，每服一二钱，水一盏，煎至七分，去渣，食后温服，大小加减。

## 云岐子论宣风泻白散

云岐子云：钱氏用宣风散三味，俱无治风之药，惟有治风之名。合加防风一味，譬如用军先锋。辨证以大便飧泄为热，大便散中有结，以宣风散下太过为寒，各认其寒热而再详合用药耳。泻白散三味，亦无泻肺之理，合加黄连一味为泻肺是也。《内经》云：

肺苦气上逆，急食苦以泻之。由是钱氏自言兼煎入脏君臣药，是包藏其法而言之也。

## 喘促胸痹

**夺命散** 治肺胀喘满，胸高气急，两胁扇动，陷下作坑，两鼻窍张，闷乱嗽渴，声嘎不鸣，痰涎潮塞。若不急治，死在旦夕。

川大黄　白牵牛　黑牵牛各一两，半生半熟　大槟榔一个

上为末，三岁儿服二钱，冷浆水调下。涎多加腻粉少许，利下涎为度。出杨氏极济方。

**无价散** 治风热喘促，闷乱不安。

辰砂二钱半　轻粉半钱　甘遂一钱半，面裹，微煮焙

上为末，每服一字，温水少许，滴下小油一点，抄药在上，沉下去脚，以浆水灌之，立效如神。

## 阎孝忠辨急慢惊风

小儿急慢惊风者古无之，惟曰阴阳痫。所谓急慢惊者，后世名之耳，正如赤白痢之类是也。阳动而速，故阳病曰急惊；阴静而缓，故阴病曰慢惊。此阴阳虚实寒热之别，治之不可误也。急惊由有热，热即生风，又或因惊而发，则目为连劄，潮涎搐搦，身体与口中气皆热，及其发定或睡起，即了了如故，此急惊证也。当其搐势渐减时，与镇心治热之剂一二服。候惊势已定须臾，以药下其痰热，利下痰热，心神安宁，即愈；慢惊得于大病之余，吐泻之后，或误取转，致脾胃虚损，风邪乘之，似搐而不甚搐，此名瘛疭。似睡而精神慢，四肢与口中气皆冷，睡中露睛，或胃痛而啼哭如鸦声，此证已危，盖脾胃虚损故也。

## 洁古老人辨急慢惊风

急惊，阳证。小儿咳嗽，痰热积于胸膈，属少阳诸腑受病也。谓热即生风，或因闻大惊而作。谓东方震卦，得火气而发搐，火本不动，焰须风而动，当用利惊丸与导赤散、泻青丸、地黄丸，搐止，服安神丸；慢惊，阴证。小儿吐泻病久，脾胃虚损，大便下痢，当去脾胃间风。先以宣风散导之，后用使君子丸、益黄散，其痢即止。若不早治，即成慢惊。瘛疭者，似搐而不甚搐，脾胃虚损，致被肝木所乘，属诸脏受病也，用温补羌活膏主之。

## 急　惊

**利惊丸**钱氏方

天竺黄二钱　青黛　轻粉各一钱　黑牵牛生，头末半分，一方用半钱

上同研匀，炼蜜丸如豌豆大，一岁儿一丸，薄荷温水化下，食后服。

**地黄丸** 治肾虚。钱氏方

熟地黄八钱　山药　山茱萸各四钱　白茯苓去皮　泽泻　牡丹皮各三钱

上六味为末，炼蜜丸如桐子大，三岁已下一二丸，或三丸，温水化下，食前服。

**安神丸** 治心虚疳热，面黄颊赤，壮热惊啼。钱氏方

山药　麦门冬去心　马牙硝　甘草　白茯苓去皮　寒水石研，各半两　朱砂一两，研　龙脑一字匕

上为末，炼蜜丸如鸡头大，每服半丸，砂糖水化下，不拘时。

**妙香丸** 治小儿惊痫。

巴豆三百一十五粒，去皮心膜，炒熟，研如面油　牛黄别研　龙脑别研　腻粉研　麝香研，各三两　辰砂九两　金箔九十片

上合研匀，炼黄蜡六两，入白沙蜜三分同炼，令匀，为丸，每两作三十丸。小儿惊痫急慢惊风，涎潮搐搦，蜜汤下绿豆大二丸。

**小抱龙丸** 治小儿伤风瘟疫，身热昏睡，气粗喘满，痰实壅嗽，及惊风潮搐，中暑。

天竺黄一两　雄黄二分　辰砂　麝香各半两　天南星四两，腊月酿牛胆中，阴干百日

上为末，煮甘草膏子，和丸如皂子大，每服一丸，温水化下。一法用浆水或新汲水，浸南星三日，侯透软，煮三五沸取出，乘软切去皮，只取白软者，薄切焙干炒黄色。取末八两，甘草一两半，拍破，用水二碗，浸一宿。慢火煮至半碗，去渣，渐渐洒入天南星末，慢研之，令甘草水浸入余药。亦治室女白带——伏暑用盐少许，细嚼一二丸，新水送下。亦载钱氏方

**镇肝丸** 治小儿急惊风，目直上视，抽搐，昏乱不省人事，是肝经风热也。

当归　天竺黄研　生地黄　川芎　竹叶　龙胆草去芦　防风　川大黄煨　川羌活各等分

上九味为末，炼蜜丸如鸡头大，每服二丸，砂糖水化下。无时。大人服镇肝丸三五丸，次服天麻散。

**天麻散** 治小儿急慢惊风，其效如神；及大人中风涎盛，半身不遂，言语难，不省人事。

半夏七钱　老生姜　白茯苓去皮　白术各三钱　甘草炙，三钱　天麻二钱半

上锉，用水一盏，磁器内同煮，水干，焙为末。每服一钱半，生姜枣汤调下，无时。大人三钱。

**灸法** 治小儿急惊风。前顶一穴，在百会前一寸。若不愈，须灸眉头两处及鼻下人中一穴，各三壮，炷如小麦大。

## 慢　惊

**宣风散** 钱氏方槟榔用二个

甘草炙　橘皮各半两　牵牛四两，半生半炒　槟榔二钱

上为末，二三岁儿每服半钱，蜜汤调下。年以上者一钱，食前服。慢惊既谓吐泻病久，脾胃虚损，复用牵牛之药，似未稳当

**使君子丸** 治小儿五疳，脾胃不和，心腹满，时复疼痛，不进饮食。

使君子一两　厚朴去皮制　陈皮去白　川芎各一钱

上为末，炼蜜丸如皂角子大，三岁以上一丸，以下半丸，陈米饮化下，大治小儿腹痛。

**羌活膏** 治脾胃虚，肝气热盛而生风，或取转过多，或吐泻后为慢惊者，用无不效。钱氏方有防风，无干葛

天麻一两　人参　羌活去芦　川芎　赤茯苓去皮　白附子炮，各半两　沉香　木香　母丁香　藿香　肉豆蔻各三钱　麻黄去节　干葛一本有防风，无干葛　川附子炮，去皮脐，各二钱　真珠末　麝香研　牛黄研，各一钱半　雄黄研　辰砂研，各二分　干蝎炒去毒　白僵蚕炒去丝　白花蛇酒浸焙，各一分　轻粉一字，研　龙脑半字，研

上同为末，入研药和匀，炼蜜和成剂，旋丸如大豆大，每服一二丸，食后煎薄荷汤化下，或麦门冬汤亦得。实热急惊勿服，性温故也。

**钩藤饮子** 治吐泻，脾胃气弱，虚风慢惊。钱氏方

人参　蝉壳　蝎尾去毒炒　麻黄去节　防风去芦　白僵蚕炒　天麻各半两　麝香一钱，研　钩藤三分　甘草炙　川芎各一分

上为末，每服二钱，水一盏，煎至六分，温服，量大小加减。寒多者加附子末半钱，无时。

**异功散** 温中和气，治吐利不思食。凡治小儿虚冷病？先与数服以正其气。钱氏小

609

儿方

人参去芦　茯苓去皮　白术　甘草炙　陈皮各等分

上为细末，每服二钱，水一盏，生姜二片，枣子二个，煎至七分，食前温服，量多少与之。

大人小儿口噤，牙关不开，服诸药不效者，此药用之立开。以生天南星末一钱，脑子少许，相和研匀，用指蘸生姜自然汁。揾药于左右大牙根上擦之，便开，神效。

### 炙慢惊风及脐风撮口癫痫风痫惊痫等疾

小儿慢惊风，炙尺泽穴各七壮。在肘中横纹约上动脉中，炷如小麦大。

初生小儿脐风撮口，炙然谷穴三壮。在内踝前起大骨下陷中，针入三分，不宜见血，立效。

小儿癫痫瘛疭，脊强互相引，炙长强穴三十壮，在脊底端趺地取之乃得。

小儿癫痫，惊风目眩，炙神庭一穴七壮，在鼻上入发际五分。

小儿风痫，先屈手指如数物，乃发也。炙鼻柱主发际宛宛中，炙三壮，炷如小麦大。

小儿惊痫，先惊怖啼叫，乃发也。后炙顶上旋毛中三壮，及耳后青丝脉。炷如小麦大。

### 癖积疳瘦

**烧青丸**　治小儿食癖乳癖。每日午后发寒热，咳嗽，胁下结硬，并皆治之。钱氏方

玄精石烧赤　轻粉各一钱　粉霜　硇砂各半钱

上先将硇砂研细，入三味研匀，更入寒食面一钱半，研匀，滴水和成饼，再用面裹了，慢火内煨黄，取出，去面。将药饼再研为细末，滴水和丸如黄米大，一岁五丸，二岁十丸，夜卧温浆水送下。至天明，取下恶物是效，如不下渐加丸数。如奶癖未消尽，隔三两日又一服，癖消尽为度。

**三棱煎丸**　治小儿食饮过多，痞闷疼痛，食不消化，久而成癖也。此药并治妇人血积血块。

广茂黑角者　三棱二味，湿纸煨香为末，各一两　大黄去皮，八两为末

上将大黄银石器纳，以好醋渍，令平慢火熬可以二味为丸，如麻子大或绿豆大，每服十丸至二十丸，食后温水送下，虚实加减。大人如桐子大，每服四十丸。

**青礞石丸**　治小儿奶癖。

硫黄三钱　青礞石　五灵脂　锅底墨各一钱半　白丁香一钱，去土

上为末，米饭为丸如绿豆大，捻作饼子，每服三十饼子，温水送下，食前。

**鳖甲猪肚丸**　治癖积发热。

柴胡一两　黄连　鳖甲九肋者，醋煮黄色，各七钱　枳实麸炒　木香　青皮各半两

上入干青蒿七钱，同为末，以羖猪肚一个，去脂盛药蒸熟，同捣和为丸如桐子大，每服一二十丸，煎人参汤送下，食后。

**克效圣饼子**　治癖积。

陈皮去白，十两　巴豆一百个，去壳切，同陈皮炒黄色，去巴豆　香附子炒，去毛　广茂炮　京三棱炮，各半两

上为末，糊丸如绿豆大，捻作饼子，每服三十饼子，温水送下。

**广茂化癖丸**　治乳食不消，心腹胀满，壮热喘粗，呕吐痰涎，肠鸣泄利，米谷不化完出，下痢赤白，腹痛里重，及食癖、乳癖、痃气、痞气，并皆治之。

朱砂研，水飞　当归炒　代赭石醋烧淬　枳壳麸炒　广茂炮　京三棱炮，各半两　麝香研　巴豆霜各一分　木香一两

上为末，入研药匀，糊丸如麻子大，一岁儿二丸，温米汤送下，食后。量虚实大小加减。

**橘皮丸** 治癖积坚硬不消。

陈橘皮二两 巴豆半两，去皮

上将橘皮锉碎，以巴豆同炒令重黄色，拣去巴豆不用，只捣陈皮为末，软烂饭研为丸，如绿豆大，每服二十丸，生姜汤送下，食前。量儿岁数，旋丸大小加减。

**广茂溃坚丸** 治小儿癖积，腹胁满，发热，咳嗽喘促，不思饮食。

木香 青皮 陈皮 广茂 乌梅 京三棱各一两 大椒 巴豆去心膜，各半两

上八味为末，糊丸如麻子大，每服五七丸，温米汤饮送下，食远。量小儿大小为丸，加减服。

**圣效透肌散** 治小儿奶癖、食癖，时发寒热，咳嗽，胁下坚硬结块。

桑皮 荆芥各三钱 雄黄研 粉霜研，各二钱半 蒺藜 当归 硇砂研 豆蔻 穿山甲炮，各二钱 轻粉一字半，研 海金沙一字

上十一味，除研药外，余拣净为末，入研药和匀。令将独科蒜去皮，研如泥，入头醋和如稀糊，调药如膏，约癖积大小，摊在纸上贴病处，用新绵一叶覆之，以三襜紧系。待一二时辰，觉疼痛无妨，只待口鼻内蒜香为度，其效不可具述，癖消为度。赵黄姑十三岁，癖积甚大，以至危笃，予以此贴之，得效如神。

中脘一穴，章门二穴，专治小儿癖气久不消者。中脘从鸠骭下，取病儿四指头是。章门在大横骨外直脐季胁端侧，卧屈上足，举臂取之，各灸七壮。脐后脊中，灸二七壮，禹讲师用灸之经验。

脾俞二穴，治小儿胁下满，泻痢，体重，四肢不收，痃癖积聚，腹痛不嗜食，痰疟寒热。又治腹胀引背，食饮不多，渐渐黄

瘦，在第十一椎下两旁相去各一寸五分，可灸七壮。若黄疸者，可灸三壮。

### 癖积治验

真定总管董公长孙，年十一岁，病癖积。左胁下硬如覆手，肚大青筋，发热肌热，咳嗽自汗，日晡尤甚，牙疳臭恶，宣露出血，四肢困倦，饮食减少。病甚危笃，召太医刘仲安先生治之，约百日可愈。先与沉香海金沙丸一服方在湿证门中，下秽物两三行。次日，合塌气丸服之。十日，复以沉香海金沙丸再利之。又令服塌气丸，如此互换，服至月余，其癖减半，未及百日良愈。近年多有此疾，服此愈之者多，录之以救将来之病者也。

**塌气丸** 治中满下虚，单腹胀满虚损者。

陈皮 萝卜子炒，各半两 木香 胡椒各三钱 草豆蔻去皮 青皮各三钱 蝎梢去毒，二钱半

上为末，糊丸如桐子大，每服三十丸，米饮下，食后，日三服。白粥百日，重者一年。小儿丸如麻子大，桑白皮汤下十丸，日三服。大人丸如桐子大，每服四十丸。如阴囊洪肿冰冷，用沧盐、干姜、白面为末各三钱，水和膏子摊纸上，涂阴囊上。

### 疳瘦

**丹砂丸** 治小儿五疳八痢。

麝香一钱，研 朱砂研 青黛各二分 丁香半钱 肉豆蔻一枚 没石子一个

上用干大虾蟆一个，去头足，酥炙黄，同为末，糊丸绿豆大，每服三十丸，米饮下，空心服。

**神效豆蔻丸** 治小儿脾疳瘦弱，或泄利无度。

神曲炒 麦蘖炒，各半两 肉豆蔻面裹煨，

611

三两 黄连半两 芦荟二钱半，研 使君子十个，去皮

上为末，貒猪胆汁丸如黍米大或桐子大，每服二三十丸，米饮送下，空心食前。

**芦荟丸** 治小儿脾疳瘦弱，面色痿黄。

芦荟 蟾酥 麝香 朱砂 黄连 槟榔 鹤虱 使君子 肉豆蔻各等分

上为末，糊丸如绿豆大，每服三十丸，温水送下，空心食前。

**肥儿丸** 治小儿蒸热，腹胁胀满，面色痿黄，饮食迟化，大小便不调。

麦蘗炒 川黄连 大芜荑 神曲炒 胡黄连各半两

上为末，貒猪胆汁丸如麻子大，米饮送下三十丸，食前。乳母忌酒面生冷。

**橘连丸** 治疳瘦，久服消食和气，长肌肉。钱氏方

陈皮一两 黄连一两半，去须净，米泔浸一宿

上为末，另研麝香半钱，和匀，用猪胆七个，分药人胆内，浆水煮。候临热时以针微扎破，以熟为度，取出。粟米丸如绿豆大，每服十丸，米饮下，量大小加减之。

黄帝疗小儿疳瘦脱肛，体瘦渴饮，形容瘦瘁，诸方不差者，尾翠骨上三寸陷中，灸三壮，炷如小麦大。岐伯云：兼三伏内用柳水浴孩儿，正午时灸之。当自灸之后，用帛子拭，见有疳虫随汗出。此法神效，不可具述。

章门二穴，治小儿身羸瘦，贲豚腹胀，四肢懈惰，肩背不举，依前禹讲师灸癖处取之。

## 咳 嗽

**辰砂半夏丸** 治小儿肺壅痰实，咳嗽喘急，胸膈痞满，心松烦闷。

朱砂 五灵脂各一两，微炒 葶苈 杏仁

半夏各半两

上为末，姜汁煮面糊为丸，如小麻子大，每服五七丸，淡姜汤下，食后。

**润肺散** 治小儿寒壅相交，肺气不利，咳嗽喘急，语声不出，痰涎壅塞，胸膈烦满，鼻塞清涕，咽喉干痛。

贝母 杏仁各二两 麻黄去根节 人参各二两 阿胶 桔梗各半两 陈皮 甘草各一两

上粗末，每服一钱，水一盏，煎至六分，去渣温服，食后。

**人参半夏丸** 治肺胃受冷，咳嗽气急，胸膈痞满，喉中呀呷，呕吐涎沫，乳食不下。

半夏 厚朴 丁香各四两 陈皮 人参细辛各二两

上为末，姜汁糊丸麻子大，三岁儿每服二十丸，姜汤下，食后服，量儿大小加减。

**涂唇膏** 治襁褓小儿，咳嗽吐乳，久不愈。

石燕子

上一味为末，每用一捻，蜜少许调涂儿唇上，日三五次，不拘，奶食前后。

## 吐泻痢疾

**丁香散** 治胃虚气逆，呕吐不止。

人参半两 丁香 藿香各一分

上为末，每服一钱，水半盏，煎五七沸，入乳汁少许，去渣，稍热服，不以时。

**玉露散** 治小儿吐泻。一名甘露散。钱氏方

石膏 寒水石各半两 甘草生，一钱

上为末，每服一字，或半钱、一钱，温汤调下，食后。立夏以后，立秋以前宜用，余月不可用。

**益黄散** 治小儿脾胃虚弱，腹痛泄痢。一名补脾散

丁香四钱 陈皮二两 甘草 诃子 青

皮各一两

上为细末，每服一钱，水七分盏，煎至五六分，食前服。

**豆蔻散** 治吐利腹胀烦渴，小便少。钱氏方

肉豆蔻 丁香各五分 桂府滑石三分 舶上硫黄一分

上为末，每服一字至半钱，米饮汤调下，无时。

**白术丁香散** 治小儿吐利不止，烦渴，小便少。

丁香 白术 舶上硫黄 肉豆蔻各三钱 人参二钱 桂府滑石二两

上为末，大人每服二钱，小儿一钱，温米饮调下，食前。

**立效散** 治一十六般风，及热吐不止，累经效。

川甜硝一钱 桂府滑石末三钱

上二味研匀，每服半钱，浆水少许，生油一两点，打匀同调服，极者三服必愈。大人每服一钱。忌生鱼、果实。

**玉液散** 治小儿呕逆吐利，霍乱不安，烦躁不得卧，及腹胀，小便赤，烦渴闷乱，或伤寒疟病。

丁香一钱 藿香半两 桂府滑石四两

上为末，每服一钱，清泔水半盏调下，冷服。大人霍乱吐利，水打腊茶清下三钱，立效。

**如圣丸** 治冷热疳泻。

胡黄连 川黄连 白芜荑 使君子各一两，去皮 麝香半钱，研 干虾蟆五个锉，酒熬成膏

上为末，与虾蟆膏子为丸，如麻子大，每服一二丸，人参汤下，二三岁儿六七丸，以上十丸十五丸。中庭一穴，治小儿吐乳汁，灸一壮，在膻中穴下一寸陷中，炷如小麦大。

**豆蔻香连丸** 治泄泻不拘寒热赤白，阴阳不调，腹痛肠鸣，此方用之如神。

黄连三分炒 南木香 肉豆蔻各一分

上为末，粟米饭丸如米粒大，每服十丸至二十丸，米饮下，日夜各四五服，食前。

**白附子香连丸** 治肠胃气虚，暴伤乳哺，冷热相杂，下痢赤白，里急后重，腹中撮痛，日夜频并，乳食减少。钱氏方

木香 黄连各一分 白附子尖二个

上为末，粟米饭丸如绿豆大，或黍米大，每服十丸至二三十丸，食前，清米汤送下，日夜各四五服。

**小香连丸** 治冷热腹痛，水谷痢，滑肠。钱氏方

黄连半两 木香 诃子肉各一钱

上为末，粟米饭丸如绿豆大，米饮下，每服十丸至三五十丸，食前频服之。

**没石子丸** 治泄泻白痢，及疳痢滑肠腹痛。钱氏方

木香 黄连各二钱半 诃子去核，三个 没石子一个 肉豆蔻二个

上为末，饭和丸如麻子大，米饮下十五丸，量儿大小加减，食前服之。

**赤石脂散** 治小儿因痢后努躯气下，推出肛门不入。钱氏方

赤石脂 伏龙肝各等分

上为末，每用半钱，敷肠头上，每日三次用之。

岐伯灸法，疗小儿脱肛泻血，秋深不效。灸龟尾一壮，如小麦大，乃脊端穷骨也。

小儿脱肛，灸脐中三壮。《千金》云，随年壮。

小儿脱肛久不差，及风痫，中风，角弓反张，多哭，语言不择，发无时节，盛则吐沫。灸百会穴七壮，在鼻直入发际五寸顶中央旋毛中，可容豆，炷如小麦大。

## 杂证诸方

**黄芪散** 治虚热盗汗。

牡蛎烧 黄芪 生地黄各一两

上为末，每服一二钱，水一盏，小麦二三十粒，煎至七分，去渣，食后温服。

**猪尾膏** 治疮倒靥黑陷。用小猪尾刺血三五点，入生脑子少许研匀，新汲水调下，立效。治斑后小儿眼有翳膜，煎竹叶汤同砂糖，化下泻青丸三丸，微利为度。

**白菊花散** 治疹痘疮后，眼内生翳膜者。病浅二十日见效，深者一月必效。一日吃三服。

白菊花 绿豆皮 谷精草去根，各等分

上为末，每服一钱，干柿一个，生粟米泔一盏，熬米泔尽，将柿去蒂核，食之无时。

**黄连散** 治小儿眉癣。

黄连 大黄 黄芩 密陀僧 百药煎各等分 轻粉少许

上为极细末，每用不以多少，油蜜调擦神效。此山有木，工则度之

**沥青膏** 治小儿黏疮。

黄蜡 沥青各一两 园葵子 黄丹各三钱

上为末，小油三两，熬擦不须洗。

**绛玉散** 治小儿头上并身上湿疮，时复痒痛，皮肤湿烂，久不愈。

黄丹炒红，二两重 绿豆粉炒黄，三两重

上为末，清油调，鸡翎扫于疮上，后糁胜金散覆之，大有神效。

**胜金散** 石膏 黄芩一两

上为末，先擦了绛玉散后，不以多少，覆之神效。

**千金膏** 治腊姑如神，一名蝼蛄。又治多日诸般恶疮。

沥青四两 黄蜡三两 散绿三钱，研

上先用小油三两熬温，入沥青、黄蜡化开搅匀，入散绿取下火，搅匀，滤入水中，磁器内收之。每用时将药入水，捻作饼，于绯绵上贴之。

**软青膏** 治一切风热疮，又治小儿头疮。

沥青 黄蜡 芝麻油各十两 巴豆十四个

上先将沥青、麻油、黄蜡熬成汁，次入巴豆，不住手搅。候巴豆焦黑，去巴豆不用，次入腻粉二钱，再搅极匀，放冷，敷疮上神良。

**羊蹄散** 治小儿顽癣，久不差。

白矾半两 羊蹄根四两制

上二味烂研，入米醋小半盏，同擦，不住擦之。后觉癣极痒，至痛即止。隔日洗去，再擦。

**麝香散** 治小儿口疳，唇齿皆蚀损臭烂。

硇砂四钱 砒三字 麝香少许

上各研细和匀，先以帛抹口，每用少许糁之，应是口齿疳疮皆可用。不可咽了，咽了只是吐入耳，用之无有不效。大人用一字。

## 小儿季夏身热痿黄治验

一小儿身体蒸热，胸膈烦满，皮肤如渍橘之黄，眼中白睛亦黄，筋骨痿弱，不能行立。此由季夏之热，加以湿气而蒸热，搏于经络，入于骨髓，使脏气不平，故脾遂乘心，湿热相和而成此疾也。盖心火实则身体蒸热，胸膈烦满；脾湿胜则皮肤如渍橘之黄。有余之气，必乘己所胜而侮不胜，是肾肝受邪，而筋骨痿弱，不能行立。《内经》言：脾热者色黄而肉蠕动，又言湿热成痿。信哉斯言也！此所谓子能令母实，实则泻其子也。若脾土退其本位，肾水得复，心火自平矣。又《内经》曰：治痿独取于阳明。正谓此也，予用加减泻黄散主之。

**加减泻黄散** 此药退脾土，复肾水，降心火。

黄连　茵陈各五分　黄柏　黄芩各四分
茯苓　栀子各三分　泽泻二分

上㕮咀，都作一服，水一大盏，煎至六分，去渣，稍热服。后一服减半，待五日再服而良愈。

论曰：《内经》云，土位之主，其泻以苦。又云，脾苦湿，急食苦以燥之。故用黄连、茵陈之苦寒，除湿热为君；肾欲坚，急食苦以坚之，故以黄柏之苦辛寒强筋骨为臣；湿热成烦，以苦泻之，故以黄芩、栀子之苦寒止烦除满为佐；湿淫于内，以淡泄之，故以茯苓、泽泻之甘淡利小便，导湿热为使也。

# 卷二十 名方类集

## 杂方门

**八毒赤丸** 治鬼疰病。入国信副使许可道到雄州，请予看脉。予诊之，脉中乍大乍小，乍短乍长，此乃血气不匀，邪气伤正。本官说在路到邯郸驿中，夜梦一妇人，著青衣，不见面目，用手去胁下打了一拳，遂一点痛，往来不止，兼之寒热而不能食，乃鬼击也。予曰：可服八毒赤丸。本官言尝读《名医录》中，见李子豫八毒赤丸，为杀鬼杖。予遂与药三粒，临卧服。明旦下清水二斗，立效。又进白海青陈庆玉第三子，因昼卧于水仙庙中，梦得一饼食之，心怀忧思，心腹痞满，饭食减少，约一载有余，渐渐瘦弱，腹胀如蛊。屡易医药及师巫祷之，皆不效，又不得安卧，召予治之。予诊之，问其病始末，因思之，此疾既非外感风寒，又非内伤生冷，将何据而医？予思李子豫八毒赤丸，颇有相当，遂合与五七丸服之，下清黄涎斗余，渐渐气调，而以别药理之，数月良愈，不二年身体壮实如故。故因录之，此药可谓如神。合时宜斋戒沐浴，净室，志心修合。

雄黄卷 矾石 朱砂 附子炮 藜芦 牡丹皮 巴豆各一两 蜈蚣一条

上八味为末，炼蜜丸如小豆大，每服五七丸，冷水送下，无时。

**蝉花散** 治夏月犬伤，及诸般损伤，蛆虫极盛，臭恶不可近者。晋州吴权府佃客，五月间收麦，用骡车搬载，一小厮引头，被一骡跑倒，又咬破三两处，痛楚不可忍。五七日脓水臭恶难近，又兼蛆蝇极盛，药不能救，无如之何，卧于大门外车房中。一化饭道人见之云：我有一方，用之多效，我传与汝。修合既得，方合服之，蛆皆化为水而出，蝇亦不敢近。又以寒水石为末敷之，旬日良愈，众以为神，故录之。

蝉蜕 青黛各半两 华阴细辛二钱半 蛇退皮一两，用烧存性

上为末和匀，每服三钱，酒调下。如驴、马、牛畜损伤成疮，用酒灌之，如犬伤用醋子和与吃。蛆皆化为水，蝇不敢再落，又以生寒水石末干掺上。

**定风散** 治疯狗咬破。先口含浆水洗净，用绵子揾干贴药，更不再发，无脓，大有神效。凡恶犬伤人，咬破，或一年、二年、三年、四五年至七八年，被犬伤咬破处，或发疼痛，或先发憎寒，或甚至发疯，遍身搐搦，数日不食而死，十死八九，余亲见死者数人。此药但凡犬伤咬破，无有不愈。申显卿传

防风去芦 天南星生用，各等分

上为细末，干上药，更不再发，无脓，不可具述。

治食诸鱼骨鲠久而不出，以皂角末少

许，吹入鼻中，得嚏鲠出，多效。

**乌白散** 治蝎螫痛不可忍。

乌鱼骨一两　白矾二钱

上同为极细末，不以多少，搐鼻。如在右者左鼻子乙内搐之，在左者右鼻搐之。

**雄黄消毒膏** 治蝎螫痛不可忍。

矾一两，生　雄黄　信各半两　巴豆三钱　黄蜡半两

上为末，熔开蜡，入药末在内，搅匀为锭子，如枣子大。每用时，将锭子于热焰上炙开，滴于患处，其痛立止。

**圣核子** 治蛇咬蝎螫，大有神效。五月五日，不闻鸡犬，及孝子妇人见之，修合。

雄黄三钱　信一钱　皂角子四十九个　巴豆四十九个　耳塞少许　麝香少许

上为末，入在合子内封之，用时针挑出，上病处。

**复生散** 治猝病死、压死、溺死、一切横死，但心头温者，救之。

半夏不以多少

上一味为细末，心头温者，用一字许吹入鼻中，立活，良法。

**衣香方**

茅香锉，蜜炒　零陵香各二两　香百芷　甘松去土，各一两　檀香五钱　三赖七钱，面裹煨

上件为粗末，入麝香少许和匀，以绢囊盛之。

**八白散** 治劳汗当风寒薄，为皶郁乃痤及黚点之类。

白丁香　白及　白僵蚕　白牵牛　杜蒺藜　新升麻肉白者佳，各三两　三赖子　白蔹　白芷各二两　白附子　白茯苓各半两

上为末，至夜津调涂面，明旦，以莹肌如玉散洗之。

**莹肌如玉散** 治点粉刺之类，并去垢腻，润泽肌肤。

楮实五两　白及肥者，一两　升麻内白者，半斤　甘松七钱　白丁香　连皮砂仁各半两　糯米一升二合，末　三赖子三钱　绿豆五两，另用绢罗子罗，一本用一升　皂角三斤，水湿烧干，再入水中再烧干，去弦皮子，可得二斤半，为末，另用纱箩子罗

上七味为末，入糯米、绿豆、皂角末，一处搅匀，用之神效。

**面油摩风膏**

麻黄三钱　升麻白者　防风　白蔹各二钱　羌活　白及各一钱

上六味，入檀香、当归身各一钱，用小油半斤，银石器纳，用绵子同包定，入油中熬之得所，澄净，去渣，入黄蜡一两，麝香少许，熬烊为度。

**干洗头药方**

甘松　川芎　百药煎　薄荷　白芷　五倍子　藿香　茅香　草乌头各等分

上为末，不以多少，干洗头发。

**出油龙粉散**

龙骨　乌鱼骨　定粉　滑石各一两　风化石灰四两

上捣为末，如冬月用，以热砖上博，或炕上。夏月用日头炙，只用风化石灰一味亦得，曾试有验。

**出油白粉散** 白石脂为末，有油处掺定，用纸隔熨斗熨之，颜色衣服，亦不改色。

**取字法**

硇砂　瓦粉　白龙骨　木贼　密陀僧　白石脂　桑柴灰各等分　信少许

上为细末，先湿字，后掺药末，以熨斗熨之，干随落。

617

# 针法门

癸丑岁，与窦子声先生随驾在瓜忽都田

地里住冬，与先生讲论，因视见《流注指要赋》及补泻法，用之多效，今录于此，使先生之道不泯云云，流注指要赋题辞。

望闻问切，惟明得病之源；补泻迎随，揭示用针之要。予于是学，始迄于今，虽常覃思以研精，竟未钩玄而赜隐。俄经传之暇日，承外舅之训言，云及世纷，孰非兵扰，其人也神无依而心无定，或病之精必夺而气必衰；兼万国因乱而隔殊，医物绝商而那得，设方有效，历市无求，不若砭功，立排疾势。乃以受教，遂敏求师，前后谨十七年，晓会无一二辈，后避屯于蔡邑，方获诀于李君。斯人以针道救疾也，除疼痛于目前，愈瘵疾于指下，信所谓伏如横弩，应若发机，万举万全，百发百中者也。加以好生之念，素无窃利之心，尝谓予曰：天宝不泄于非人，圣道须传于贤者。仆不自揆，遂伸有求之恳，获垂无吝之诚，授穴之秘者四十有三，疗疾而弗瘳者万千无一。遂铭诸心而著之髓，务极其困而扶其危，而后除疼痛迅若手拈，破结聚涣如冰释。夫针也者果神矣哉！然念兹穴俞而或忘，借其声律则易记，辄裁入韵，赋就一篇，讵敢匿于己私，庶共传于同志。壬辰重九前二日谨题。

## 流注指要赋

必欲治病，莫如用针，巧运神机之妙，工开圣理之深。外取砭针，能蠲邪而扶正；中含水火，善回阳而倒阴。原夫络别支殊，经交错综，或沟池溪谷之歧异，或山海邱陵而隙共，斯流派以难揆，在条纲而有统。理繁而昧，纵补泻以何功？法捷而明，自迎随而得用。且如行步难移，太冲最奇太冲肝经，在足大指本节后二寸，或一寸五分动脉中；人中除脊膂之强痛人中督脉，一名水沟，在鼻柱下；神门去心性之呆痴神门心经，一名锐中，一名中都，在掌后锐骨端陷中；风伤项急，便求于风

府风府督脉，入项发际一寸，脑户后一寸五分，项大筋宛中；头晕目眩，要觅于风池风池胆经，在颞颥后发际陷中。耳闭须听会而治也听会胆经，在耳前陷中，开口有孔；眼疼必合谷以推之合谷大肠经，一名虎口，在大指次指骨间。胸结身黄，取涌泉而即可涌泉肾经，一名地冲，在足心陷中，屈足蜷指宛宛中；脑昏目赤，泻攒竹以偏宜攒竹膀胱经，在眉头陷中。若两肘之拘挛，仗曲池而平扫曲池大肠经，在肘外辅骨屈肘两骨之中；四肢之懈惰，凭照海以消除照海肾经，在足内踝下，阴跷所主。牙齿痛吕细堪治吕细膀胱经，一名太溪；颈项强承浆可保承浆任脉，在下唇下陷中。太白宣通于气冲太白脾经，在足内侧核骨下陷中，治腹胀满；阴陵开通于水道阴陵泉脾经，在膝下内侧辅骨下陷中，治小便不利。腹而胀，夺内庭兮休迟内庭胃经，在足大指次指外间陷中；筋转而疼，泻承山而在早承山膀胱经，在兑腨肠中分肉间陷中。大抵脚腕痛，昆仑解愈昆仑膀胱经，在足外踝后跟骨上陷中；股膝痛，阴市能医阴市胃经，在膝上三寸伏兔下陷中。痫发癫狂兮，凭后溪而疗理后溪小肠经，在手小指外侧本节后陷中；疟生寒热兮，仗间使以扶持间使包络经，在掌后三寸两筋间陷中。期门罢胸满血膨而可已期门肝经，在太容傍一寸五分，直乳第二肋端；劳宫退胃翻心痛以何疑劳宫包络经，在掌中央屈无名指取之。稽夫大敦去七疝之偏坠，王公谓此大敦肝经，在足大指端，去爪甲如韭叶；三里却五劳之羸瘦，华老言斯三里胃经，在膝下三寸骨行骨外筋内宛宛中。固知腕骨祛黄腕骨小肠经，在手外侧腕前起骨下陷中；然谷泻肾然谷肾经，在足内踝前大骨下陷中；行间治膝肿腰疼行间肝经，在足大指间动脉应手陷中；尺泽去肘疼筋紧尺泽肺经，在肘中约横纹上。目昏不见，二间宜取二间大肠经，在手食指本节前，内侧陷中；鼻窒无闻，迎香可引迎香大肠经，在禾窌上鼻孔傍。肩井除两臂湿痛难任肩井胆经，在肩上陷中缺盆上大骨前，以三

指按取之，当中指下陷者是；丝竹疗偏头疼痛不忍丝竹空三焦经，在眉后陷中。咳嗽寒痰，列缺堪凭列缺肺经，在腕后一寸五分；眵䁾冷泪，临泣尤准临泣胆经，目上直入发际五分。髋骨将腿疼以祛残髋骨膀胱经，在腿砜骨上；肾俞把腰疼而泻尽肾俞膀胱经，在十四肋下两旁，各一寸五分。以见越人治尸厥于维会维会督脉，随手而苏；文伯泻死胎于阴交，应针而陨三阴交脾经，在足内踝上三寸骨下陷中。所谓诸痛为实，但麻曰虚。实则自外而入也，虚则自内而出欤。是故济母而裨其不足，夺子而平其有余。观二十七之经络，一一明辨；据四百四之疾证，件件皆除。故得夭枉都无，跻斯民于寿域；几微以判，彰往古之玄书。抑又闻心胸病求掌后之大陵大陵包络经，在掌后两筋间陷中；肩背痛责肘前之三里手三里大肠经，在曲池下二寸。冷痹肾败，取足阳明之土三里也；连脐腹痛，泻足少阴之水阴谷也。脊间心后者，针中渚而立痊中渚三焦经，在手小指次指本节间；胁下肋边者，刺阳陵而即止阳陵泉胆经，在膝下一寸外廉陷中。头项痛拟后溪以安然后溪小肠经，在手小指外侧本节后陷中；腰脚疼在委中而已矣委中膀胱经，在腘中央约纹中动脉陷中。夫用针之士，于此理苟能明焉，收祛邪之功，而在乎捻指。

## 离合真邪说

古有离合真邪云者，盖圣人欲使其真邪相离而勿合之谓也。若邪入于真，则真受其蠹而不遂其纯一之真。真之不遂，则其所谓真也，罹害有不可言者。真被乎邪，窃其柄而肆其横逆。邪既横逆，则其为患，复可胜言哉？呜呼！真邪之不可合也如此，胡为真？胡为邪？真之为言也，天理流行，付与万物，万物得以为生者，皆真也，圣人保之如持盈；邪之为言也，天地间非四时五行之正气，而差臻迭至者，皆邪也，圣人避之犹

矢石。其防微杜渐之严如是，渊有旨哉！盖真立则邪远，邪厉则真残，邪固可除，真尤宜养。养真之道，无须异求，但饮食男女，节之以限；风寒暑湿，御之以时；复能实慈恕以爱人，虚中襟而应物；念虑必为之防，举止必为之敬。如斯内外交养周备，则吾之生，不永生而生，不期寿而寿矣！不然，摄养少或不严，则六邪乘隙竞入，诸疾交生，众害并作，则吾之真所能存者几希，故圣人忧之，揆度权衡机宜所在，示之以克邪之方，使屏之如沃雪拔刺而无遗者以此。古人有云：树德务滋，除恶务本。亦此意也。然去邪之方，经旨俱存，再拜遗诠，敬为节录。

## 针有补泻法

帝问：邪气在经，其病何如？取之奈何？对曰：邪之在经，如水得风，波涌陇起，其行脉中循循然。其中手也，时大时小，动无常处，在阴与阳，不可为度，猝然逢之，早遏其路。吸则纳针，无令气忤，静以久留，无令邪市；吸则转针，以得气为故，候呼引针，呼尽乃去。大气皆出，故命曰泻；帝曰：不足者补之奈何？必先扪而循之，切而散之，推而按之，弹而挈一作弩之，爪而下之，通而取之。外引其门，以闭其神，呼尽内针，静以久留，以气至为故，如待所贵，不知日暮。其气以至，过而自缓一作护，候吸引针，气不得出，各在其处，推阖其门，令神气存，大气留止，故命曰补。泻法：先以左手揣按得穴，以右手置针于穴上，令病人咳嗽一声，捻针入腠理，得穴。令病人吸气一口，针至六分，觉针沉涩，复退至三四分，再觉沉涩，更退针一豆许，仰手转针头向病所，以手循经络，循扪至病所。气至病已，合手回针，引气过针三寸。随呼徐徐出针，勿闭其穴，命之曰泻。补

法：先以左手揣按得穴，以右手按之，置针于穴上。令病人咳嗽一声，捻针入腠理，得穴。令病人呼气一口将尽，内针至八分，觉针沉紧，复退一分许，如更觉沉紧，仰手转针头向病所。依前循扪至病所，气至病已，随吸而疾出针，速闭其穴，命之曰补。

### 春夏秋冬深浅补泻法

春夏刺者，皆先深而后浅；秋冬刺者，皆先浅而后深。凡补泻皆然。

### 寒热补泻法

凡补泻之法，皆如前也。若病人患热者，觉针气至病所，即退针三二分，令病人口中吸气，鼻中出气，依本经生成数足，觉针下阴气隆至，依前法出针；若病人患寒者，觉针气至病所即进针至二三分，令病人鼻中吸气，口中出气，依本经生成数足，觉针下阳气隆至，依前法出针。

### 灸法补泻

《黄帝针经》云云，气盛则泻之，气虚则补之。以火补者，毋吹其火，须待自灭也；以火泻者，疾吹其火，催其艾火灭也。

### 造度量权衡法

丁德用注《难经》云：其升、斗、秤、尺，四者，先正其尺，然后造其升斗秤两，皆以同身寸，为以尺造斗，面阔一尺，庭阔七寸，高四寸，俱后三分可容十升。凡以木之脂脉全者，方一寸为两，十六方为一斤，此制同身寸，尺升斗之度，为人之肠胃轻重长短之法也。洁古老人云，丁公注当。

### 求寸法

《黄帝明堂灸经》有云：岐伯《明堂经》云，以八寸为尺，以五分为一寸。人缘有长短肥瘦不同，取穴不准。秦时扁鹊《明堂》云，取男左女右，手中指第一节为一寸。为缘人有身长手短、手长身短，取穴不准。唐时孙思邈《明堂经》云，取病人男左女右，大拇指节横纹为一寸。以意消详，巧拙在人，亦有差身。今取男左女右手中指第二节内，度两横纹相去为一寸。自取此寸法，与人著灸疗病已来，多得获愈，此法有准，今已为定矣。《素问要旨论》云，取灸之法，以从男左女右，以中指与大指相接，如环无端，度中指上侧两横纹之际为一寸也。

# 卷二十一　药类法象

## 㕮咀药类

古人用药治病，择净口咀嚼，水煮服，谓之咀。后人用铡刀细锉，桶内锉过，以竹筛齐之。药有气味厚薄，升降浮沉补泻，各各不同，今详录之，及拣择制度修合之法，具列于后。

### 风升生

味之薄者，阴中之阳，味薄则通。酸，苦，咸，平是也

防风气温，味辛　疗风，通用泻肺实，散头目中滞气，除上焦风邪之仙药也。误服泻人上焦元气，去芦并叉股，铡碎锉，桶内锉过，竹筛齐之，用。

升麻气平，味微苦　此足阳明胃、足太阴脾行经药也。若补其脾胃，非此为引用不能补。若得葱白、香白芷之类，亦能走手阳明后阴，能解肌肉间热，此手足阳明伤风之的药也。刮去黑皮，兼腐烂里白者佳。铡碎锉，桶内锉过，竹筛齐之，用。

羌活气微温，味苦甘平　治肢节疼痛，利诸节，手足太阳风药也，加川芎，治太阳少阴头痛；透关利节，去黑皮并腐烂。铡碎锉，桶锉过，竹筛齐之，用。

独活气微温，味苦甘平　足少阴肾行经药也。若与细辛同用，治少阴经头痛。一名独

摇草，得风不摇，无风自摇动。去皮净，铡锉碎，桶锉过，竹筛齐之，用。

柴胡气平，味微苦　除虚劳烦热，解肌去热，早晨潮热，此少阳厥阴行经药也，妇人产前产后必用之药。善除本经头痛，非他药能止，治心下痞，胸膈痛。去芦，铡碎锉。桶锉过，竹筛齐之，用。

前胡气微寒，味苦　主痰满，胸胁中痞，心腹强气。治伤寒热实，明目益精，推陈致新，半夏为使，铡锉用。

葛根气平，味甘　治脾胃虚而渴，除胃热，解酒毒，通行足阳明之经。去皮，铡碎锉，桶锉，竹筛齐之，用。

威灵仙气温味甘，一作苦　主诸风湿冷，宣通五脏，腹内癥滞，腰膝冷疼，及治折伤。铁足者佳，去芦，铡细用。

细辛气温，味大辛　治少阴头痛如神。当少用独活为使，去芦并叶，华州者佳，铡细用。

香白芷气温，味大辛　治手阳明头痛，中风寒热，解利药也。以四味升麻汤中加之，通行手足阳明经，先铡碎锉，桶内锉过，竹筛齐之，用。

桔梗气微温，味辛苦　治咽喉痛，利肺气。去芦，米泔浸一宿，焙干，铡碎锉，桶锉，竹筛齐，用。

鼠黏子气平，味辛　主风毒肿，利咽膈。吞一枚可出疮疽头，捣细用。

621

藁本气温，味大辛　此太阳经风药，治寒气郁结于本经，头痛，大寒犯脑，令人脑痛，齿亦痛，锉细用。

川芎气温，味辛　补血，治血虚头痛之圣药也。妊妇胎动数月，加当归，二味各二钱，水二盏，煎至一盏，服之神效，捣细，以纱笋罗细用。

蔓荆子气清温，味辛　治太阳头痛，昏闷，除头昏目暗，散风邪之药也。胃虚人不可服，恐生痰，拣捣用。

秦艽气微寒，味苦　主寒热邪气，寒湿风痹，下水，利小便，疗黄病骨蒸。治口噤及肠风，泻血。去芦头，锉碎锉，桶内锉，竹筛齐之，用。

天麻气平，味苦　治头风诸风湿痹，四肢拘挛，小儿风痫惊气，利腰膝，强筋骨。锉用，苗谓之定风草。

麻黄气温，味苦　发太阳少阴经汗，去芦，锉，微捣碎，煮三二沸，掠去上沫，不然，令人心烦。

荆芥穗气温，味辛苦　辟邪毒，利血脉，宣通五脏不足气，能发汗，除劳冷，捣和醋，封毒肿，去枝，手搓碎用。

薄荷气温，味苦辛　能发汗，通关节，解劳乏。与薤相宜，新病人不可多食，令人虚汗不止。去枝茎及黄叶，搓碎用之。

### 热浮长

气之厚者，阳中之阳。气厚则发热，辛，甘，温，热是也

黑附子气热，味大辛　其性走而不守，亦能除肾中寒甚。白术为佐，谓之术附汤，除寒湿之圣药，温药中少加之。通行诸经，引用药也。及治经闭，慢火炮裂，锉细用。

川乌头气热，味大辛　疗风痹、血痹，半身不遂，行经药也。先以慢火炮裂，刮去皮脐，锉细用。

肉桂气热，味大辛　补下焦相火不足，治沉寒痼冷之病，及表虚自汗，春夏为禁药也。去皴，捣用。

桂枝气热，味甘辛　仲景《伤寒论》发汗用桂枝。桂枝者，乃桂条也，非身干也，取其轻薄而能发散。今又有一种柳桂，乃嫩小桂条也，尤宜入治上焦药用也，以锉碎用。

木香气热，味辛苦　除肺中滞气，若疗中下焦气结滞，须用槟榔为使，广州者佳，锉细用。

丁香气温，味辛　温脾胃，止霍乱，消痃癖，气胀反胃，腹内冷痛，壮阳，暖腰膝，杀酒毒，捣细用。

白豆蔻气热，味大辛　荡散肺中滞气，主积冷气，宽膈，止反胃吐逆，消谷，下气，进食。去皮，捣细用。

草豆蔻气热，味大辛　治风寒邪客在于胃口上，善去脾胃客寒，令人心胃痛，面裹煨熟，捣细用。

益智仁气热，味大辛　治脾胃中受寒邪，和中益气，治多唾，于补中药内兼用，不可多服。去皮，捣细用。

川椒气热，味辛　主邪气，温中，除寒痹，坚齿发，明目，利五脏。凡用炒去汗及合口者，手搓细用。

缩砂仁气温，味辛　治脾胃气结滞不散，主虚劳，冷泻，心腹痛，下气，消食，捣细用。

干姜气热，味大辛　治沉寒痼冷，肾中无阳，脉气欲绝，黑附子为引，用水同煎，姜附汤是也。亦治中焦有寒，水洗，慢火炮裂后，挫细用。

玄胡气温，味辛　破血，治气。妇人月水不调，小腹痛，温暖腰膝，破散癥瘕，捣细用。

干生姜气温，味辛　主伤寒头痛鼻塞，上气痰嗽，止呕吐，生姜同治，与半夏等分，

治心下急痛，锉用。

良姜气热，味辛　主胸中冷，霍乱，腰痛，反胃呕食，转筋，泻利，下气，消宿食，锉细用。

吴茱萸气热，味苦辛　治塞在咽嗌，噎塞胸中，经言咽膈不通，食不下，食则呕，令人口开目瞪，寒邪所结，气不得上下。此病不已，令人寒中，腹满膨胀，下利寒气，用之如神，诸药不可代也。洗出苦味，晒干捣用。

厚朴气温，味辛　能除腹胀。若虚弱人，虽腹胀宜斟酌用之。寒胀是也，大热药中兼用。结者散之，神药也。误服脱人元气，切禁之。紫色者佳，去皮，锉碎，姜制，微炒锉，桶锉，竹筛齐，用。

茴香气平，味辛　破一切臭气，调中止呕，下食。炒黄，捣细用。

红花气温甘辛　主产后口噤，血晕，腹内恶血不尽绞痛，破流血，神验。手搓碎用。

神曲气温，味甘辛　消食。治脾胃食不化，须用于脾胃药中少加之。微炒黄，用。

## 湿化成

戊湿，其本气平，其兼气温凉寒热。在人以胃应之，

己土，其本味咸，其兼味辛甘咸苦，在人以脾应之。

人参气温，味甘　治脾肺阳气不足，及肺气促，短气，非升麻为引用，不能补上升之气。升麻一分、人参三分，可为相得也。若补下焦元气，泻肾中火邪，茯苓为之使。甘草梢子生用为君，此药能补中、缓中、短气、少气，泻肺脾胃火邪，善去茎中痛。或加苦楝，酒煮玄胡为主，尤好尤效。去芦，锉细用。

黄芪气温，甘平　治虚劳自汗，补肺气，实皮毛，泻肺中火，脉弦，自汗。善治脾胃虚弱，血脉不行，疮疡内托，阴证疮疡，必用之。去芦皴，锉碎锉，桶锉，竹筛齐之，用。

甘草气平味甘　生用大凉，泻热火。炙则温，能补上中下三焦元气，调和诸药，共为力而不争，性缓，善解诸急，故有国老之称。去皮，锉碎锉，桶锉，竹筛齐之，用。

当归气温，味甘　和血，补血，尾破血，身和血。用以温水洗去土，酒制焙晒干，去芦，锉细用。

熟地黄气寒，味苦　酒晒蒸如乌金，假酒力则微温，大补血虚，虚损，血衰人须用，善黑髭髦，忌萝卜，锉用。

半夏气微寒，味辛平　治寒痰及形寒饮冷，伤肺而咳，大和胃气，除胃寒，进饮食，太阳厥痰头痛，非此药不能除也。汤泡七次，锉细用。

白术气温，味甘　能除湿益燥，和中益气，利腰膝间血，除胃中热。捣碎，纱箩子罗过用。

苍术气温，味甘　主治与白术同。若除上湿发汗，功最大。若补中焦，除湿，力少如白术。泔浸，刮去皮，捣细用。

橘红气温，味微苦　能益气。加青皮减半，去气滞，推陈致新。若补脾胃，不去白。理胸中肺气，去白，捣细用。

青皮气温，味辛　主气滞，消食，破积结膈，去穰。捣细用。

藿香气微温，味甘辛　疗风水，去恶气。治脾胃吐逆，霍乱心痛，去枝茎，用叶，以手搓细用。

槟榔气温，味辛　治后重如神，性如铁石之沉重，能坠诸药至于下极，捣细用。

广茂气温，味苦平　主心膈痛，饮食不消，破痃癖气，最良。火炮，锉开捣细，纱箩罗过用。

京三棱气辛，味苦　主老癖癥瘕结块，妇人血脉不调，心腹刺痛，火炮，铡开捣细，纱箩罗过用。

阿胶气微温，味甘平　主心腹痛，血崩，补虚安胎，坚筋骨，和血脉，益气，止痢。慢火炮，肥搓细用。

诃子气温，味苦　主腹胀满，饮食不下，消痰下气，通利津液，破胸膈结气，治久痢，赤白肠风，去核，铡用。

桃仁气温，味甘苦　治大便血结、血秘、血燥、通润大便。七宣丸中用之，专疗血结，破血。汤泡，去皮尖，研如泥用。

杏仁气温，味甘苦　除肺燥，治气燥在胸膈，麸炒，去皮尖用。

大麦蘖气温，味咸　补脾胃虚，宽肠胃。先捣细，炒黄色，取面用。

紫草气寒，味苦　主心腹邪气，五疸，补中益气，利九窍，通水道，疗腹肿胀满。去土用茸，铡细用之。

苏木气平，味甘咸　主破血，产后血胀满欲死，排脓止痛，消痈肿瘀血，月经不调，及血晕口噤，铡细用。

### 燥降收

气之薄者，阳中之阴，气薄则发泄，辛，甘，淡，平，寒，凉是也

茯苓气平，味甘　能止渴，利小便，除湿益燥，和中益气，利腰脐间血为主治，小便不通，溺黄或赤而不利。如小便利或数，服之则大损人目。如汗多人服之，损元气，夭人寿。医云：赤利白补。上古无此说，去皮捣细，纱箩罗过用。

猪苓气平，味甘　大燥，除湿，比诸淡渗药，大燥亡津液，无湿证勿服。去黑皮白者佳，捣，罗过，用。

琥珀气平，味甘　安五脏，定魂魄，消瘀血，通五淋。捣细纱箩子罗过，用。

泽泻气平，味甘　除湿之圣药也，治小便淋沥，去阴间汗，无此疾服之，令人目盲。捣碎，纱箩过，用。

滑石气寒，味甘　性沉重，能泄气且令下行，故曰滑则利窍。治前阴窍涩不利，利窍不比与渗淡诸药同。白者佳，捣，水飞，用。

瞿麦气寒，味苦　主关格诸癃结，小便不通，治肿痈排脓，明目，去翳，破胎堕子，下闭血，逐膀胱邪热。去枝用穗，铡细用。

车前子气寒，味甘　主气癃闭，利水道，通小便，除湿痹，肝中风热冲目赤痛。捣细，纱箩罗过，用。

木通气平，味甘　主小便不通。导小肠中热。去粗皮，铡碎锉，桶锉，竹筛齐，用。

灯草、通草气平，味甘　通阴窍涩不利，利小水，除水肿，治五淋闭，铡细，生用。

五味子气温，味酸　大益五脏之气。孙真人云：五月常服，补五脏气。遇夏月季月间人困乏无力，乃无气以动也，以黄芪、人参、麦门冬，少加黄柏锉，煎汤服，使人精神神气两足，筋力涌出，生用。

白芍药气微寒，味酸　补中焦之药，得炙甘草为辅，治腹中痛。如夏月腹痛，少加黄芩；若恶寒腹痛，加肉桂一分、白芍药三钱、炙甘草一钱半，此仲景神品药也。如冬月大寒腹中痛，加桂一钱半，水二盏，煎一盏，去渣，铡碎锉，桶锉，竹筛齐，用。

桑白皮气寒，味苦酸　主伤中五劳羸瘦，补虚益气，除肺中水气，止唾血、热渴，消水肿，利水道。去皮，铡锉，桶内锉，竹筛齐之，用。

天门冬气寒，味微苦　保肺气，治血热侵肺，上喘气促，加黄芪人参用之为主，如神。汤浸去心，晒干用。

麦门冬气寒，味微苦　治肺中伏火，脉气欲绝，加五味子、人参二味，谓之生脉散，补肺中元气不足。汤浸去心，用。

犀角气寒，味苦酸　主伤寒，温疫头痛，安心神，烦乱，明目镇肝。治中风失音，小儿麸豆　风热惊痫，镑为末用之。

乌梅气平，味酸　主下气，除热烦满，安心调中，治痢止渴，以盐豉为白梅，亦入除痰药，去核，锉细用。

牡丹皮气寒，味苦　治肠胃积血，及衄血、吐血之要药，犀角地黄汤中之一味也，锉细用。

地骨皮气寒，味苦　解骨蒸肌，主消渴，去风湿痹，坚筋骨，去骨用皮，锉细，用。

连翘气平，味苦　治寒热瘰疬诸恶疮肿，除心中客热，去白虫，通五淋，以手搓细，用。

枳壳气寒，味苦　治胸中痞塞，泄肺气。麸炒去穰，捣细，纱箩子罗过，用。

枳实气寒，味苦，酸咸　除寒热，破结实，消痰痹。治心下痞，逆气，胁痛。麸炒去穰，捣罗过，用。

## 寒沉藏

味之厚者，阴中之阴，味厚则泄，酸，苦，咸，寒气，是也

大黄气寒，味苦　其性走而不守，泻诸实热，大肠不通，荡肠胃热，专治不大便。去皮，锉碎，竹筛齐，用。

黄柏气寒，味苦　治肾下膀胱不足诸痿厥，腰脚无力，于黄芪汤中少加用之，使两足膝中气力涌出，痿软即时去也。蜜炒为细末，治口疮痈瘘必用药也。去皮锉碎锉，桶锉，竹筛齐，用。

黄芩气寒，味微苦　治肺中湿热，疗上热，目中赤肿，瘀肉，壅盛必用之药。泄肺受火邪，上逆于膈，上补膀胱之寒水不足，乃滋其化源。去皮并黑腐，锉细锉，桶锉，竹筛齐，用。

黄连气寒，味苦　泻心火，除脾胃中湿热，烦躁恶心，郁热在中焦，兀兀欲吐，治心下痞满。仲景云：治九种心下痞，泻心汤皆用之。去须，锉碎用之。

石膏气寒，味甘苦　治足阳明经发热、恶热、躁热、潮热、自汗，小便浊赤，大渴引饮，身体肌肉壮热，苦头痛，白虎汤是也。善治本经头痛，若无此证，医者误用，有不可胜救也。捣细，罗用。

草龙胆气寒，味大苦　治赤目肿痛睛胀，瘀肉高起，痛不可忍，以柴胡为主，治眼疾必用之药也。去芦锉碎锉，桶锉，竹筛齐，用。

生地黄气寒，味苦　凉血，补益肾水真阴不足。此药大寒，宜斟酌用，恐伤人胃气，锉细用。

知母气寒，味大辛　治足阳明火热，大补益肾水膀胱之寒。刮去黑皮苗里白者佳，锉细，用。

汉防己气寒，味大苦　疗腰以上至足湿热肿盛，脚气，补膀胱，去留热，行十二经。去皮锉细锉，桶锉，竹筛齐，用。

茵陈蒿气微寒，味苦平　除烦热，主风湿寒热邪气，热结，黄疸，通身发黄，小便不利。去枝用叶，手搓碎用。

朴硝气寒，味苦辛　除寒热邪气，逐六腑积聚，结固血癖，胃中食饮热结血闭，去停痰痞满，消毒，生用。

瓜蒌根气寒，味苦　主消渴，身热，烦满大热，补虚安中，通月水，消肿毒瘀血，及热狂疮疖。捣细，罗过，用。

牡蛎气微寒，味咸平　主伤寒、寒热、温疟、女子带下赤白，止汗，心痛，气结，涩大小肠，治心胁下痞。烧白，捣罗，用。

苦参气寒，味微苦　足少阴肾经之君药也，治本经须用。锉细锉，桶锉，竹筛齐之，用。

地榆气微寒，味甘酸　主产乳七伤带下，月经不止，血崩之病，除恶血，止痛。治肠风泄血，小儿疳痢。性沉寒，入下焦，治热血痢用。

川楝子气寒，味苦平　主伤寒大热烦躁，杀三虫，疥疡，通利大便小便，捣细，用。

山栀子气寒，味微苦　治心烦懊侬，烦不得眠，心神颠倒欲绝，血滞，小便不利。捣细，用。

香豉气寒，味苦　主伤寒头痛，烦躁满闷，生用之。

### 升降者天地之气交

茯苓　淡为在天之阳。阳也，阳当上行，何为利水而泄下？经云：气之薄者乃阳中之阴。所以茯苓利水而泄下，然而泄下亦不离乎阳之体，故入手太阳也。

麻黄　苦为在地之阴。阴也，阴当下行，何谓发汗而升上？经云：味之薄者乃阴中之阳。所以麻黄发汗而升上，亦不离乎阴之体，故入手太阴也。

附子　热，气之厚者，乃阳中之阳，故经云发热。

大黄　苦，味之厚者，乃阴中之阴，故经云泄下。

粥　淡，为阳中之阴，所以利小便。

茶　苦，为阴中之阳，所以清头目。

清阳发腠理，清之清者也。

清阳实四肢，清之浊者也。

浊阴归六腑，浊之浊者也。

浊阴走五脏，浊之清者也。

**之升阴　寒厚气**
**图降阳　热薄味**

甘之枝桂　　甘之虎白

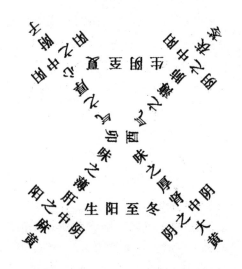

甘之胡柴　　甘之胃调

### 药性要旨

苦药平升，微寒平亦升，甘辛药平降。甘寒泻火，苦寒泻湿热，苦甘寒泻血热。

### 用药升降浮沉补泻法

肝胆　味　辛补酸泻。气　温补凉泻。肝胆之经，前后寒热不同，逆顺互换，入求责法

心小肠　味　咸补甘泻。气　热补寒泻。三焦命门补泻同

脾胃　味　甘补苦泻。气　温凉寒热补泻。各从其宜，逆从互换，入求责法

肺大肠　味　酸补辛泻。气　凉补温泻。

肾膀胱　味　苦补咸泻。气　寒补热泻。

五脏更相平也，若一脏不平，所胜平之，此之谓也。故云安谷则昌，绝谷则亡。水去则荣散，谷消则卫亡。荣散卫亡，神无所居。仲景云：水入于经，其血乃成；谷入于胃，脉道乃行。故血不可不养，气不可不温。血温气和，荣卫流行，常有天命。

### 脏气法时补泻法

肝苦急，急食甘以缓之。

心苦缓，急食酸以收之。

肺苦气上逆，急食苦以泄之。

脾苦湿，急食苦以燥之。

肾苦燥，急食辛以润之。开腠理，致津液，通气也。

肝欲散，急食辛以散之。以辛补之，以酸泻之。

心欲软，急食咸以软之。以咸补之，以甘泻之。

脾欲缓，急食甘以缓之。以甘补之，以苦泻之。

肺欲收，急食酸以收之。以酸补之，以辛泻之。

肾欲坚，急食苦以坚之。以苦补之，以咸泻之。

此五者有辛酸甘苦咸，各有所利，或散、或收、或缓、或急、或软、或坚，四时五脏，病随五味所宜也。

## 君臣佐使法

帝曰：方治君臣，何谓也？岐伯曰：主病之为君，佐君之为臣，应臣之为使，非上中下三品之为也。帝曰：三品何谓？曰：所以明善恶之殊贯也。

凡药之所用者，皆以气味为主，补泻在味，随时换气。主病者为君，假令治风者，防风为君；治上焦热，黄芩为君；中焦热，黄连为君；下焦湿热，防己为君；治寒，附子之类为君。看兼见何证，以佐使药分治之，此制方之要也。《本草》说：上品药为君。各从其宜。

## 治法纲要

《气交变论》说五运太过不及云云。夫五运之政，犹权衡也。高者抑之，下者举之，化者应之，变者复之，此生长化成收藏之理。气之常也，失常则天地四塞矣。失常之理，则天地四时之气无所运行。故动必有

静，胜必有复，乃天地阴阳之道也。

## 抑举辨

假令高者抑之，非高者固当抑也。以其本下而失之太高，故抑之而使下。若本高何抑之有？假令下者举之，非下者固当举也。以其本高而失之太下，故举之而使高，若本下何举之有？

## 用药用方辨

仲景治表虚，制桂枝汤。桂枝味辛热发散，助阳体轻，本乎天者亲上，故桂枝为君，芍药、甘草佐之。阳脉涩，阴脉弦，法当腹中急痛，仲景制小建中汤。芍药味酸寒，主收补中，本乎地者亲下，故芍药为君，官桂、甘草佐之，一则治表虚，一则治里虚，各言其主用也。后之人用古方者，触类而长之，则知其本而不至于差误矣。

## 药味专精

至元庚辰六月中，许伯威五旬有四，中气本弱，病伤寒八九日。医者见其热甚，以凉剂下之，又食梨三四枚，伤脾胃，四肢冷，时昏愦，请予治之。诊其脉动而中止，有时自还，乃结脉也。亦心动悸，呃噫不绝，色青黄，精神减少，目不欲开，倦卧恶人语，予以炙甘草汤治之。成无己云：补可去弱。人参大枣，甘，补不足之气。桂枝、生姜，辛，益正气，五脏痿弱，荣卫涸流，湿以润之。麻仁、阿胶、麦门冬、地黄之甘，润经益血，复脉通心。加桂枝、人参，急扶正气。减生地黄，恐损阳气，锉一两服之，不效。予再思脉病对，莫非药陈腐而不效乎？再于市铺选尝气味厚者，再煎服之，其病减半，再服而愈。凡药昆虫草木，生之有地；根叶花实，采之有时。失其地，性味少异；失其时，气味不全。又况新陈不同，

627

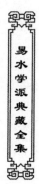

精粗不等，倘不择用，用之不效，医之过也。《内经》云：司岁备物，气味之专精也。　　修合之际，宜加意焉。

# 卷二十二　医验纪述

## 北方下疰脚气论

《内经》云：太阳之胜，火气内郁，流散于外，足胻胕肿，饮发于中，胕肿于上。又云：脾脉搏坚而长，其色黄，当病少气，其软而散色不泽者，当病足胻肿，若水状也。脾病者，身重肉痿，足不能行，善瘛，脚下痛，此谷入多而气少，湿居下也，故湿从下受之。如上所说，皆谓脾胃湿气下流，乘其肝肾之位，由是足胫疼痛而胕肿也。夫五谷入胃，糟粕、津液、宗气，分为三隧，故宗气积于胸中，出于喉咙，以贯心肺而行呼吸焉。营气者秘其津液，注之于脉，化而为血，以营四末，内注五脏六腑，以应刻数焉。卫气者，出悍气之慓疾，而先行于四末分肉之间，行而不休者也。又宗气之道，内谷为实，谷入于胃，乃传之于脉，流溢于中，布散于外，精专者行于经隧，常营无已，终而复始，是谓天地之纪。或饮食失常，胃气不能鼓舞，脾气不能运化，行于百脉，其气下流，乘其肝肾，土木水相合，下疰于足胻，胕肿而作疼痛，晋苏敬号为脚气是也。凡治此疾，每旦早饭，任意饱食，午饭少食，日晚不食，弥佳。恐伤脾胃营运之气，失其天度，况夜食则血气壅滞，而行阴道，愈增肿痛。古之人少有此疾，自永嘉南渡，衣缨士人多有之。大唐开关，爪牙之士作镇于南极，其地卑湿，雾露所聚，不习水土，往者皆遭之。关西河北人，皆不生此疾。《外台秘要》总录，亦说江东岭南大率有此，此盖清湿袭虚伤于下。故《经》云：感则害人皮肉筋骨者也。故制方立论，皆详其当时土地所宜而治之。今观此方爽恺，谓爽明恺燥也，本《左传》而无卑湿之地，况腠理致密，外邪难侵，而有此疾者，何也？盖多饮乳酪醇酒，水湿之属也，加以奉养过度，以滋其湿水之润下，气不能响之，故下疰于足胻，积久而作肿满疼痛，此饮之下流之所致也。岂可与南方之地同法而治哉？当察其地势高下，详其饮食居处，立为二法，一则治地之湿气，一则治饮食之下流。随其气宜，用药施治，使无疾之苦，庶几合轩岐之旨哉？孙真人云：医者，意也。随时增损，物无定方。真知言哉！

## 北方脚气治验

中书黏合公，年四旬有余，躯干魁梧。丙辰春，从征至扬州北之东武隅，脚气忽作，遍身肢体微肿，其痛手不能近，足胫尤甚，履不任穿，跣以骑马，控两镫而以竹器盛之，以困急来告。予思《内经》有云：饮发于中，胕肿于上。

又云：诸痛为实。血实者宜决之，以三棱针数刺其肿上，血突出高二尺余，渐渐如线流于地，约半升许，其色紫黑。顷时肿消痛减，以当归拈痛汤重一两半服之，是夜得

629

睡，明日再服而愈。《本草十剂》云：宣可去壅，通可去滞。《内经》云：湿淫于内，治以苦温。羌活苦辛，透关节而胜湿。防风甘辛，温，散经络中留湿，故以为主。水性润下，升麻、葛根苦辛平，味之薄者阴中之阳，引而上行以苦发之也。白术苦甘温，和中胜湿，苍术体轻浮，气力雄壮，能去皮肤腠理间湿，故以为臣。夫血壅而不流则痛，当归身辛温以散之，使血气各有所归。人参甘草甘温，补脾胃，养正气，使苦剂不能伤胃。仲景云：湿热相合，肢节烦疼。苦参、黄芩、知母、茵陈苦寒，乃苦以泄之者也。凡酒制炒以为因用，治湿不利小便，非其治也。猪苓甘温平，泽泻咸平，淡以渗之，又能导其留饮，故以为佐。气味相合，上下分消其湿，使壅滞之气得宣通也。

**当归拈痛汤**　治湿热为病，肢体烦疼，肩背沉重，胸膈不利，下疰于胫，肿痛不可忍。

甘草炙　茵陈蒿酒炒　酒黄芩　羌活各半两　防风　知母酒洗　猪苓去皮　泽泻　当归身各三钱　苦参酒洗　升麻　黄芩炒　人参　葛根　苍术各二钱　白术一钱半

上㕮咀，每服一两，水二盏半，先以水拌湿，候少时煎至一盏，去渣，温服，食前。待少时，美膳压之。

## 病有远近治有缓急

征南元帅不潾吉歹，辛酉八月初三戌时生，年七旬，丙辰春东征，南回至楚丘，诸路迎迓，多献酒醴，因而过饮。遂腹痛肠鸣，自利日夜约五十余行，咽嗌肿痛，耳前后赤肿，舌本强，涎唾稠黏，欲吐不能出，以手曳之方出，言语艰难，反侧闷乱，夜不得卧。使来命予，诊得脉浮数，按之沉细而弦。即谓中书黏公曰：仲景言下利清谷，身体疼痛，急当救里，后清便自调。急当救

表，救里四逆汤，救表桂枝汤。总帅今胃气不守，下利清谷，腹中疼痛，虽宜急治之，比之咽嗌，犹可少待。公曰：何谓也？答曰：《内经》云：疮发于咽嗌，名曰猛疽。此疾治迟则塞咽，塞咽则气不通，气不通则半日死，故宜急治。于是遂砭刺肿上，紫黑血出，顷时肿势大消。遂用桔梗、甘草、连翘、鼠黏、酒制黄芩、升麻、防风等分，㕮咀，每服约五钱，水煮清，令热漱，冷吐去之。咽之恐伤脾胃，自利转甚，再服涎清肿散，语言声出。后以神应丸辛热之剂，以散中寒，解化宿食，而燥脾湿。丸者，取其不即施化，则不犯其上热，至其病所而后化，乃治主以缓也。不数服，利止痛定。后胸中闭塞，作阵而痛。予思《灵枢》有云：上焦如雾，宣五谷味，熏肤充身泽毛，若雾露之溉，是为气也。今相公年高气弱，自利无度，致胃中生发之气，不能滋养于心肺，故闭塞而痛。《经》云：上气不足，推而扬之。脾不足者，以甘补之。再以异功散甘辛微温之剂，温养脾胃，加升麻、人参上升，以顺正气，不数服而胸中快利而痛止。《内经》云：调气之方，必别阴阳。内者内治，外者外治，微者调之，其次平之，胜者夺之，随其攸利，万举万全。又曰：病有远近，治有缓急，无越其制度。又曰：急则治其标，缓则治其本。此之谓也。

## 脐寒治验

征南副元帅大忒木儿，年六旬有八，戊午秋征南，予从之。过扬州十里，时仲冬，病自利完谷不化，脐腹冷疼，足胻寒，以手搔之，不知痛痒。尝烧石以温之，亦不得暖。予诊之，脉沉细而微，予思之，年高气弱，深入敌境，军事烦冗，朝暮形寒，饮食失节，多饮乳酪，履于卑湿，阳不能外固，由是清湿袭虚，病起于下，故脐寒而逆。

《内经》云：感于寒而受病，微则为咳，盛则为泄为痛。此寒湿相合而为病也，法当急退寒湿之邪，峻补其阳，非灸不能病已。先以大艾炷于气海，灸百壮，补下焦阳虚。次灸三里二穴各三七壮，治脐寒而逆，且接引阳气下行。又灸三阴交二穴，以散足受寒湿之邪，遂处方云，寒淫所胜，治以辛热。湿淫于外，平以苦热，以苦发之。以附子大辛热助阳退阴，温经散寒，故以为君。干姜、官桂，大热辛甘，亦除寒湿；白术、半夏，苦辛温而燥脾湿，故以为臣。人参、草豆蔻、炙甘草，甘辛大温，温中益气；生姜大辛温，能散清湿之邪；葱白辛温，以通上焦阳气，故以为佐。又云：补下治下，制以急，急则气味厚。故大作剂服之，不数服泻止痛减，足脐渐温，调其饮食，逾十日平复。明年秋，过襄阳，值霖雨，阅旬余，前证复作。再依前灸添阳辅，各灸三七壮，再以前药投之，数服良愈。

**加减白通汤** 治形寒饮冷，大便自利，完谷不化，脐腹冷痛，足脐寒而逆。

附子炮，去皮脐　干姜炮，各一两　官桂去皮　甘草炙　半夏汤泡七次　草豆蔻面裹煨　人参　白术各半两

上八味呚咀，每服五钱，水二盏半，生姜五片，葱白五茎，煎一盏三分，去渣，空心宿食消尽，温服。

气海一穴，在脐下一寸五分，任脉所发。

三里二穴，在膝下三寸脐外廉两筋间，取足举之，足阳明脉所入合也，可灸三壮，针入五分。

三阴交二穴，足内踝上三寸骨下陷中，足太阴少阴厥阴之交会，可灸三壮，针入三分。

髓会绝骨，《针经》云：脑髓消，胫酸耳鸣，绝骨在外踝上辅骨下当胫中是也，髓会之处也。洁古老人云：头热如火，足冷如冰，可灸阳辅穴。又云：胻酸冷，绝骨取之。

阳辅二穴，在足外踝上四寸辅骨前绝骨端，如前三分，去丘墟七寸，足少阳脉之所行也。可灸三七壮，针入五分。由是副帅疾愈，以医道为重，待予弥厚。

## 肝胜乘脾

真定路总管刘仲美，年逾六旬，宿有脾胃虚寒之证。至元辛巳闰八月初，天气阴寒，因官事劳役，渴而饮冷，夜半自利两行。平旦召予诊视，其脉弦细而微，四肢冷，手心寒，唇舌皆有褐色，腹中微痛，气短而不思饮食。予思《内经》云：色青者肝也，肝属木。唇者，脾也，脾属土。木来克土，故青色现于唇也。舌者心之苗，水挟木势，制火凌脾，故色青见于舌也。《难经》有云：见肝之病，则知肝当传之于脾，故先实其脾气。今脾已受肝之邪矣，洁古先师云：假令五脏胜，各刑己胜，补不胜而泻其胜，重实其不胜，微泻其胜，而以黄芪建中汤加芍药附子主之。且芍药味酸，泻其肝木，微泻其胜。黄芪、甘草甘温，补其脾土，是重实其不胜。桂、附辛热，泻其寒水，又助阳退阴。饴糖甘温，补脾之不足，肝苦急，急食甘以缓之。生姜、大枣，辛甘大温，生发脾胃升腾之气，行其荣卫，又能缓其急。每服一两，依法水煎服之，再服而愈。

**黄芪建中汤** 劳倦门内有，不录，于方中倍芍药，量虚实加附子

## 风痰治验

参政杨公七旬有二，宿有风疾。于至元戊辰春，忽病头旋眼黑，目不见物，心神烦乱，兀兀欲吐，复不吐，心中如懊憹之状，

头偏痛，微肿而赤色，腮颊亦赤色，足胻冷，命予治之。予料之，此少壮之时，喜饮酒，久积湿热于内，风痰内作，上热下寒，是阳不得交通，否之象也。经云：治热以寒。虽良工不敢废其绳墨，而更其道也。然而病有远近，治有轻重。参政今年高气弱，上焦虽盛，岂敢用寒凉之剂，损其脾胃。《经》云：热则疾之。又云：高巅之上，射而取之。予以三棱针约二十余处刺之，其血紫黑，如露珠之状，少顷，头目便觉清利，诸证悉减。遂处方云，眼黑头旋，虚风内作，非天麻不能除。天麻苗谓之定风草，此草独不为风所摇，故以为君。头偏痛者，乃少阳也，非柴胡、黄芩酒制不能治。黄连苦寒酒炒，以治上热，又为因用，故以为臣。橘皮苦辛温，炙甘草甘温补中益气为佐。生姜、半夏辛温，能治风痰，茯苓甘平利小便，导湿热引而下行，故以为使。服之数服，邪气平，生气复而安矣。

**天麻半夏汤** 治风痰内作，胸膈不利，头旋眼黑，兀兀欲吐，上热下寒，不得安卧。

天麻 半夏各一钱 橘皮去白 柴胡各七分 黄芩酒制炒 甘草 白茯苓去皮 前胡各五分 黄连三分，去须

上九味㕮咀，都为一服，水二盏，生姜三片，煎至一盏，去渣，温服，食后。忌酒面生冷物。

明年春参政除怀孟路总管以古风一阕见赠云：书生暮年私自怜，百病交遘无由痊。自知元气不扶老，肝木任纵心火燃。上炎下走不相制，一身坐受阴阳偏。一月十五疾一作，一作数日情惘然。心抨抨兮如危弦，头濛濛兮如风船。去年卧病几半载，两耳但觉鸣秋蝉。罗君赴召来幽燕，与我似有前生缘。药投凉冷恐伤气，聊以砭石加诸巅。二十余刺若风过，但见郁气上突霏白烟。胸怀洒落头目爽，尘垒一灌清冷渊。东垣老人医中仙，得君门下为单传。振枯起怯人生脉，倒生回死居十痊。方今草野无遗贤，姓名已达玉阶前。病黎报君为一赋，欲使思邈相周旋。青囊秘法不可惜，要令衰朽终天年。

## 上热下寒治验

中书右丞姚公茂，六旬有七，宿有时毒。至元戊辰春，因酒病发，头面赤肿而痛，耳前后肿尤甚，胸中烦闷，咽嗌不利，身半以下皆寒，足胫尤甚。由是以床相接作炕，身半以上卧于床，身半以下卧于炕，饮食减少，精神困倦而体弱，命予治之。诊得脉浮数，按之弦细，上热下寒明矣。《内经》云：热胜则肿。又曰：春气者病在头。《难经》云：蓄则肿热，砭射之也。盖取其易散故也。遂于肿上约五十余刺，其血紫黑如露珠之状，顷时肿痛消散。又于气海中火艾炷灸百壮，乃助下焦阳虚，退其阴寒。次于三里二穴，各灸三七壮，治足胻冷，亦引导热气下行故也。遂处一方，名曰既济解毒汤，以热者寒之。然病有高下，治有远近，无越其制度。以黄芩、黄连苦寒酒制炒，亦为因用，以泻其上热，以为君。桔梗、甘草辛甘温上升，佐诸苦药以治其热。柴胡、升麻苦平，味之薄者阳中之阳，散发上热以为臣。连翘苦辛平，以散结消肿；当归辛温和血止痛；酒煨大黄苦寒，引苦性上行至巅，驱热而下以为使。及剂之后，肿消痛减，大便利，再服减大黄。慎言语，节饮食，不旬日良愈。

**既济解毒汤** 治上热头目赤肿而痛，胸膈烦闷不得安卧，身半以下皆寒，足胻尤甚，大便微秘。

大黄酒蒸，大便利勿用　黄连酒制炒　黄芩酒制炒　甘草炙　桔梗各二钱　柴胡　升麻　连翘　当归身各一钱

上㕮咀，作一服，水二盏，煎至一盏，去渣，食后，温服。忌酒湿面大料物及生冷硬物。

## 阳证治验

真定府赵吉夫，约年三旬有余，至元丙寅五月间，因劳役饮食失节，伤损脾胃，时发烦躁而渴，又食冷物过度，遂病身体困倦头痛，四肢逆冷呕吐，而心下痞。医者不审，见其四肢逆冷，呕吐心下痞，乃用桂末三钱，以热酒调服，仍以绵衣覆之，作阴毒伤寒治之。须臾汗大出，汗后即添口干舌涩，眼白睛红，项强硬，肢体不柔和，小便淋赤，大便秘涩，循衣摸床，如发狂状，问之则言语错乱，视其舌则赤而欲裂，朝轻暮剧。凡七八日，家人皆自谓危殆不望生全，邻人吉仲元举予治之。诊其脉六七至，知其热证明矣。遂用大承气汤苦辛大寒之剂一两，作一服服之，利下三行，折其胜势。翌日，以黄连解毒汤大苦寒之剂二两，使徐徐服之以去余热。三日后，病十分中减之五六，更与白虎加人参汤约半斤，服之，泻热补气，前证皆退。戒以慎起居，节饮食，月余渐得平复。《内经》曰：凡用药者，无失

633

天时，无逆气宜，无翼其胜，无赞其复，是谓至治。又云：必先岁气，无伐天和。当暑气方盛之时，圣人以寒凉药，急救肾水之原，补肺金之不足。虽有客寒伤人，仲景用麻黄汤内加黄芩、知母、石膏之类，发黄发狂，又有桂枝汤之戒。况医者用桂末热酒调服，此所谓差之毫厘，谬之千里，此逆仲景之治法。《经》云：不伐天和，不赞其复，不翼其胜，不矢气宜。不然，则故病未已，新病复起矣。

### 阴黄治验

至元丙寅六月，时雨霖霪，人多病瘟疫。真定韩君祥，因劳役过度，渴饮凉茶，及食冷物，遂病头痛，肢节亦疼，身体沉重，胸满不食，自以为外感伤，用通圣散两服。药后添身体困甚，方命医治之，医以百解散发其汗。越四日，以小柴胡汤二服，后加烦热燥渴。又六日，以三一承气汤下之，躁渴尤甚，又投白虎加人参柴胡饮子之类，病愈增。又易医用黄连解毒汤、朱砂膏、至宝丹之类，至十七日后，病势转增传变，身目俱黄，肢体沉重，背恶寒，皮肤冷，心下痞硬，按之而痛，眼涩不欲开，目睛不了了，懒言语，自汗，小便利，大便了而不了。命予治之，诊其脉紧细，按之虚空，两寸脉短不及本位。此证得之因时热而多饮冷，加以寒凉药过度，助水乘心，反来侮土，先囚其母，后薄其子。《经》云：薄所不胜乘所胜也。时值霖雨，乃寒湿相合，此为阴证发黄明也，予以茵陈附子干姜汤主之。《内经》云：寒淫于内，治以甘热，佐以苦辛。湿淫所胜，平以苦热，以淡渗之，以苦燥之。附子、干姜，辛甘大热，散其中寒，故以为主。半夏、草豆蔻，辛热；白术、陈皮苦甘温，健脾燥湿，故以为臣。生姜辛温以散之，泽泻甘平以渗之，枳实苦微

寒，泄其痞满，茵陈苦微寒，其气轻浮，佐以姜附，能去肤腠间寒湿而退其黄，故为佐使也。煎服一两，前证减半，再服悉去。又与理中汤服之，数日气得平复。或者难曰：发黄皆以为热，今暑隆盛之时，又以热药治之，何也？予曰：理所当然，不得不然。成无已云：阴证有二，一者始外伤寒邪，阴经受之，或因食冷物伤太阴经也。二者始得阳证，以寒治之，寒凉过度，变阳为阴也。今君祥因天令暑热，冷物伤脾，过服寒凉，阴气大胜，阳气欲绝，加以阴雨，寒湿相合，发而为黄也。仲景所谓当于寒湿中求之，李思顺云：解之而寒凉过剂，泻之而逐寇伤君。正以此也。圣圣之制，岂敢越哉？或者曰：洁古之学，有自来矣。

**茵陈附子干姜汤** 治因凉药过剂，变为阴证，身目俱黄，四肢皮肤冷，心下痞硬，眼涩不欲开，自利蜷卧。

附子炮，去皮脐，三钱　干姜炮，二钱　茵陈一钱二分　白术四分　草豆蔻面裹煨，一钱　白茯苓去皮，三分　枳实麸炒　半夏汤泡七次　泽泻各半钱　陈皮三分，去白

上十味㕮咀，为一服，水一盏半，生姜五片，煎至一盏，去渣，凉服，不拘时候。

### 肢节肿痛治验

真定府张大，年二十有九，素好嗜酒。至元辛未五月间，病手指节肿痛，屈伸不利，膝髌亦然，心下痞满，身体沉重，不欲饮食，食即欲吐，面色痿黄，精神减少。至六月间，来求予治之。诊其脉沉而缓，缓者脾也。《难经》云：腧主体重节痛，腧者脾之所主。四肢属脾，盖其人素饮酒，加之时助，湿气大胜，流于四肢，故为肿痛。《内经》云：诸湿肿痛，皆属脾土。仲景云：湿流关节，肢体烦痛。此之谓也，宜以大羌活汤主之。《内经》云：湿淫于内，治以苦温，

以苦发之，以淡渗之。又云：风能胜湿。羌活、独活，苦温透关节而胜湿，故以为君。升麻苦平，威灵仙、防风、苍术，苦辛温发之者也，故以为臣。血壅而不流则痛，当归辛温以散之；甘草甘温，益气缓中；泽泻咸平，茯苓甘平，导湿而利小便，以淡渗之也，使气味相合，上下分散其湿也。

### 大羌活汤

羌活　升麻各一钱　独活七分　苍术　防风去芦　威灵仙去芦　白术　当归　白茯苓去皮　泽泻各半钱

上十味㕮咀，作一服，水二盏，煎至一盏，去渣温服，食前一服，食后一服。忌酒面生冷硬物。

### 中寒治验

参政商公，时年六旬有二，元有胃虚之证。至元己巳夏，上都住，时值六月，霖雨大作，连日不止。因公务劳役过度，致饮食失节，每旦则脐腹作痛，肠鸣自利，须去一二行乃少定，不喜饮食，懒于言语，身体倦困，召予治之。予诊其脉沉缓而弦，参政以年高气弱，脾胃宿有虚寒之证，加之霖雨及劳役饮食失节，重虚中气。《难经》云：饮食劳倦则伤脾。不足而往，有余随之。若岁火不及，寒乃大行，民病鹜溏。今脾胃正气不足，肾水必挟木势，反来侮土，乃薄所不胜乘所胜也。此疾非甘辛大热之剂，则不能泻水补土，虽夏暑之时，有用热远热之戒。又云：有假者反之，是从权而治其急也。《内经》云：寒淫于内，治以辛热。干姜、附子辛甘大热，以泻寒水，用以为君。脾不足者，以甘补之。人参、白术、甘草、陈皮，苦甘温以补脾土。胃寒则不欲食，以生姜、草豆蔻辛温治客寒犯胃。厚朴辛温厚肠胃，白茯苓甘平助姜附，以导寒湿。白芍药酸微寒，补金泻木以防热伤肺气为佐也，不数服良愈。

### 附子温中汤
治中寒腹痛自利，米谷不化，脾胃虚弱，不喜饮食，懒言语，困倦嗜卧。

干姜炮　黑附子炮，去皮脐，各七钱　人参去芦　甘草炙　白芍药　白茯苓去皮　白术各五钱　草豆蔻面裹煨，去皮　厚朴姜制　陈皮各三钱

上十味㕮咀，每服五钱，或一两，水二盏半，生姜五片，煎至一盏三分，去渣，温服，食前。

### 时不可违

中书左丞张仲谦，年五十二岁，至元戊辰春正月，在大都患风证，半身麻木。一医欲汗之，未决可否，命予决之。子曰：治风当通因通用，汗之可也。然此地此时，虽交春令，寒气独存，汗之则虚其表，必有恶风寒之证。仲谦欲速差，遂汗之，身体轻快。后数日，再来邀予视之曰：果如君言，官事繁剧，不敢出门，当如之何？予曰：仲景云：大法夏宜汗，阳气在外故也。今时阳气尚弱，初出于地，汗之则使气亟夺，卫气失守，不能肥实腠理，表上无阳，见风必大恶矣。《内经》曰：阳气者卫外而为固也。又云：阳气者若天与日，失其所则折寿而不彰。当汗之时，犹有过汗之戒，况不当汗而汗者乎？遂以黄芪建中汤加白术服之，滋养脾胃，生发荣卫之气，又以温粉扑其皮肤，待春气盛，表气渐实，即愈矣。《内经》曰：心不可伐，时不可违。此之谓也。

### 黄芪建中汤　见劳倦门，于方中加白术

635

# 卷二十四　医验纪述

### 阴证阳证辨

静江府提刑李君长子，年一十九岁，至元壬午四月间，病伤寒九日。医者作阴证治之，与附子理中丸数服，其证增剧。别易一医作阳证，议论差互，不敢服药。李君亲来邀请予为决疑，予避嫌辞。李君拜泣而告曰：太医若不一往，犬子只待死矣。不获已遂往视之。坐间有数人。予不欲直言其证，但细为分解，使自忖度之。凡阳证者，身须大热而手足不厥，卧则坦然，起则有力，不恶寒，反恶热，不呕不泻，渴而饮水，烦躁不得眠，能食而多语，其脉浮大而数者，阳证也。凡阴证者，身不热而手足厥冷，恶寒蜷卧，面向壁卧，恶闻人声，或自引衣盖覆，不烦渴，不欲食，小便自利，大便反快，其脉沉细而微迟者，皆阴证也。诊其脉沉数得六七至，其母云，夜来叫呼不绝，全不得睡，又喜冰水。予闻其言，阳证悉具，且三日不见大便，宜急下之。予遂秤酒煨大黄六钱、炙甘草二钱、芒硝二钱，水煎服之。至夕下数行，燥粪二十余块，是夜汗大出。翌日又往视之，身凉脉静矣。予思《素问·热论》云：治之各通其脏腑。故仲景述《伤寒论》，六经各异，传受不同。《活人书》亦云：凡治伤寒，先须明经络。若不识经络，触途冥行，前圣后圣，其揆一也。昧者不学经络，不问病源，按寸握尺，妄意疾

证，不知邪气之所在，动致颠要，终不肯悔。韩文公曰：医之病病在少思。理到之言，勉人学问，救生之心重矣。

### 解　惑

省郎中张子敬，六十七岁，病眼目昏暗，唇微黑色，皮肤不泽，六脉弦细而无力。一日出示治眼二方，问予可服否？予曰：此药皆以黄连大苦之药为君，诸风药为使，凡人年五十，胆汁减而目始不明。《内经》云：土位之主，其泻以苦。诸风药亦皆泻土，人年七十，脾胃虚而皮肤枯，重泻其土，使脾胃之气愈虚，而不能营运营卫之气，滋养元气。胃气不能上行，膈气吐食诸病生焉。又已年高衰弱，起居皆不同，此药不可服。只宜慎言语，节饮食，惩忿窒欲，此不治之治也。子敬以为然。明年春，除关西路按察使，三年致仕还，精神清胜，脉遂平和，此不妄服寒药之效也。《内经》曰：诛罚无过，是谓大惑，解之可也。

### 执方用药辨

省掾曹德裕男妇，三月初病伤寒八九日，请予治之。脉得沉细而微，四肢逆冷，自利腹痛，目不欲开，两手常抱腋下，昏昏嗜卧，口舌干燥。乃曰前医留白虎加人参汤一服，可服否？予曰：白虎虽云治口燥舌干，若执此一句亦未然。今此证不可用白虎

636

者有三：《伤寒论》云：立夏以前，处暑以后，不可妄用，一也；太阳证无汗而渴者不可用，二也；况病人阴证悉具，其时春气尚寒，不可用，三也。仲景云：下利清谷，急当救里，宜四逆汤。遂以四逆汤三两加人参一两，生姜十余片，连须葱白九茎，水五大盏，同煎至三盏，去渣，分三服，一日服之。至夜利止，手足温。翌日大汗而解，继以理中汤数服而愈。孙真人《习业篇》云：凡欲为太医，必须谙《甲乙》《素问》《黄帝针经》《明堂流注》《十二经》《三部九候》《本草》《药性》，仲景、叔和，并须精熟，如此方为太医。不尔，犹无目夜游，动致颠陨，执方用药者，再斯可矣。

## 过汗亡阳变证治验

中山王知府次子薛里，年十三岁，六月十三日暴雨方过，池水泛溢，因而戏水，衣服尽湿，其母责之。至晚，觉精神昏愦，急惰嗜卧。次日，病头痛身热，腿脚沉重。一女医用和解散发之，闭户塞牖，覆以重衾，以致苦热不胜禁，遂发狂言，欲去其衾。明日，寻衣撮空，又以承气汤下之。下后语言渐不出，四肢不能收持，有时项强，手足瘛疭，搐急而挛，目左视而白睛多，口唇肌肉蠕动，饮食减少，形体羸瘦。命予治之，具说前由。予详之，盖伤湿而失于过汗也。且人之元气，起于脐下肾间，动气周于身，通行百脉。今盛暑之时，大发其汗，汗多则亡阳，百脉行涩，故三焦之气，不能上荣心肺，心火旺而肺气焦，况因惊恐内蓄。《内经》曰：恐则气下。阳主声，阳既亡而声不出也。阳气者精则养神，柔则养筋。又曰：夺血无汗，夺汗无血。今发汗过多，气血俱衰，筋无所养，其病为痉，则项强手足瘛疭，搐急而挛。目通于肝，肝者，筋之合也。筋既燥而无润，故目左视而白睛多。肌

肉者，脾也。脾热则肌肉蠕动，故口唇蠕动，有时而作。《经》云：肉痿者，得之湿地也。脾热者，肌肉不仁，发为肉痿。痿者，痿弱无力，运动久而不仁。阳主于动，今气欲竭，热留于脾，故四肢不用，此伤湿过汗而成坏证明矣。当治时之热，益水之原救其逆，补上升生发之气。《黄帝针经》曰：上气不足，推而扬之。此之谓也，以人参益气汤治之。《内经》曰：热淫所胜，治以甘寒，以酸收之。人参、黄芪之甘温，补其不足之气而缓其急搐，故以为君。肾恶燥，急食辛以润之。生甘草甘微寒，黄柏苦辛寒以救肾水而生津液，故以为臣。当归辛温和血脉，橘皮苦辛，白术苦甘，炙甘草甘温，益脾胃，进饮食。肺欲收，急食酸以收之。白芍药之酸微寒，以收耗散之气，而补肺金，故以为佐。升麻、柴胡苦平，上升生发不足之气，故以为使，乃从阴引阳之谓也。

### 人参益气汤

黄芪五分　人参　黄柏去皮　升麻　柴胡　白芍药各三分　当归　白术　炙甘草各二分　陈皮三分　生甘草二分

上十一味㕮咀，都为一服，水二盏半，先浸两时辰，煎至一盏，去渣热服。早食后，午饭前，各一服。投之三日后，语声渐出，少能行步，四肢柔和，食饮渐进，至秋而愈。

## 用热远热从乎中治

郝道宁友人刘巨源，时年六十有五，至元戊寅夏月，因劳倦饮食不节，又伤冷饮，得疾。医者往往皆以为四时证，治之不愈。逮十日，道宁请太医罗谦甫治之。诊视曰：右手三部脉沉细而微，太阴证也。左手三部脉微浮而弦，虚阳在表也，大抵阴多而阳少。今所苦身体沉重，四肢逆冷，自利清谷，引衣自覆，气难布息，懒语言，此脾受

寒湿，中气不足故也。仲景言下利清谷，急当救里，宜四逆汤温之。《内经》复有用热远热之戒，口干但欲嗽水，不欲咽，早晨身凉而肌生粟，午后烦躁，不欲去衣，昏昏睡而面赤，隐隐红斑现于皮肤，此表实里虚故也。内虚则外证随时而变，详内外之证，乃饮食劳倦，寒伤于脾胃，非四时之证明矣。治病必察其下，今适当大暑之时，而得内寒之病，以标本论之，时为标也，病为本也。用寒则顺时而违本，用热则从本而逆时，此乃寒热俱伤，必当从乎中治。中治者，温之是也。遂以钱氏白术散，加升麻，就本方加葛根、甘草以解其斑；少加白术、茯苓以除湿而利其小便也。人参、藿香、木香，安脾胃，进饮食。㕮咀，每服一两煎服，再服斑退而身温，利止而神出。次服异功散、治中汤辛温之剂，一二服，五日得平。止药，主人曰：病虽少愈，勿药可乎？罗君曰：药，攻邪也。《内经》曰：治病以平为期。邪气既去，强之以药，变证随起。不若以饮食调养，待其真气来复，此不药而药、不治而治之理存焉。从之，旬日良愈。噫！谦甫之为医，深究《内经》之旨，以为据依，不为浮议之所摇，胸中了然而无所滞，岂验方而用

药者比也？巨源友旧，朝夕往视之，故得其详，不可不录之以为戒。五月二十五日郝道宁谨题。

## 病宜早治

仲景《伤寒论》曰：凡人有疾，不时即治。隐忍冀差，以成痼疾。小儿女子，益以滋甚。时气不和，便当早言。若不早治，真气失所。邪方萌动，无惮劬劳，不避晨夜而即治之，则药饵针艾之效，必易为之。不然，患人忍之，数日乃说，邪气极盛而病极，成而后施治，必难为力。《内经》曰：其善治者治皮毛，其次治肌肤，其次治六腑，其次治五脏。治五脏者，半死半生矣。正以谓此。昔桓侯怠以皮肤之微疾，以至骨髓之病，虽悔何及？戊午春，桃李始华，雨雪厚寸许，一园叟遽令举家执梃击树，尽堕其雪。又焚束草于其下以散其寒，使冲和之气未伤而复，是年他家果皆不成熟，独此园大熟。噫！果木之病，治之尚有不损，况人之有病，可不早治乎？故《金匮玉函》云：生候长存，形色未病，未入腠理，针药及时，脉浮调节，委以良医，病无不愈者矣！

# 卫生宝鉴补遗

罗谦甫先生《卫生宝鉴》一书，分门别类，纤悉俱备，惟泊伤寒之法，虽纪述一二而不全录，盖以其一门理趣幽深，未易殚举，况其玄机妙旨，已备于仲景以下历代名医书中。先生之意，欲使可医者究心寻绎，庶得其奥，今犹恐遐方僻壤，临病仓猝，医者欲求全书检阅，岂可得乎？故粗述仲景诸公治内伤外感经验方，并中暑方，附刊卷末，名曰补遗。庶免卤莽灭裂之辈，妄投匕剂，误伤于人耳，若欲究其极致，则仲景治外感三百九十七法，一百一十三方，东垣治内伤初中末三法，及历代名医方论，具有全书，诚能刻意推求，以施治疗而全人生，亦仁者之用心也，兹不能尽述云。

## 外感伤寒等证

### 表 证

头疼发热，或鼻塞声重，四时俱用芎术香苏散治之。即局方香苏散加芎术

#### 芎术香苏散

川芎　香附　紫苏各四两　甘草一两，炙
苍术　陈皮各二两

上锉，每服三五钱，水煎，去渣，热服，不拘时候，日三服。

伤风伤冷，鼻塞声重，头痛目眩，四肢拘倦，咳嗽多痰，胸满气短。证重者，三拗汤治之，轻者金沸草散治之。

#### 局方三拗汤

麻黄不去根节　杏仁不去皮尖　甘草不炙，各等分

上锉，每服五钱，生姜五片，水煎，通口服，被覆取汗。

#### 局方金沸草散　又治时行寒疫，壮热恶风

旋覆花去梗　麻黄去节　前胡各三两　荆芥穗四两　甘草炒　半夏汤泡，姜汁浸　赤芍药各一两

上七味，每服五钱，水一盏半，生姜三片，枣一枚，煎八分，去渣，温服，不拘时候。

头疼项强，发热恶寒，肢体拘急，骨节烦疼，腰脊强痛，胸膈烦满，四时用消风百解散治之。春初秋末，用葛根解肌汤治之。

#### 局方消风百解散

荆芥　白芷　陈皮去白　苍术　麻黄去节，各四两　甘草炙，二两

上六味，每服五钱，水一盏半，生姜三片，乌梅一枚，连须葱白三寸，煎至八分，去渣，温服，不拘时候。

#### 局方葛根解肌汤

葛根四两　麻黄三两，去根节　芍药　甘草炙　黄芩各二两，冬寒可去之，如病人有郁蒸热，可斟酌用之　肉桂一两，天气热时可去之，冬寒斟酌用之

上六味，每服五钱，水一盏半，枣一枚

擘破，煎八分，去渣，稍热服，不以时候，汗出为度。

头痛项强，壮热恶寒，身体烦疼，目睛痛，多寒壅咳嗽，鼻塞声重，春夏秋俱用败毒散治之，冬用十神汤治之，春秋若寒亦用。

### 局方败毒散

人参　茯苓　甘草炙　前胡　川芎　羌活　独活　桔梗　柴胡　枳壳

上十味，各等分，每服五钱，水一盏半，生姜薄荷各少许，煎至八分，去渣，温服，不拘时候。

### 局方十神汤

陈皮去白　麻黄去根节　川芎　甘草炙　香附　紫苏去粗梗　白芷　升麻　芍药各四两　干葛十四两

上十味，每服五钱，水一盏半，生姜五片，煎至八分去渣，热服，不拘时候。如发热头痛，加连须葱白三茎；如中满气实，加枳壳数片，同煎服。

伤寒发热头痛，四时用十味芎苏散治之。

### 十味芎苏散

川芎七钱　紫苏　干葛各二钱半　柴胡茯苓各半两　甘草三钱　半夏六钱　枳壳炒，三钱　陈皮三钱半　桔梗生，二钱半

上锉，每帖五钱，水二盏，姜三片，葱白二根，煎一盏，去渣，不拘时候服。

伤寒热毒烦闷口燥，或干呕，用黄连解毒汤治之。春暖夏暑秋热，皆可用之，虽冬寒，若病人旧有郁热，亦可用也。

### 黄连解毒汤

黄连　黄柏　黄芩　大栀子各半两

上四味，每服五钱，水煎温服。如腹满呕吐，或欲作利，加半夏三枚、厚朴二钱、茯苓四钱、生姜三片，煎服。

表证不解，下证未全，或燥热沸结，心

烦不得眠，烦渴，头昏唇焦，咽燥目赤，或便溺秘结，证轻者用凉膈散治之，夏宜用之。如春秋久病人旧有郁热者，亦宜用之。

### 洁古凉膈散　出《医学启源》，与局方分两不同

连翘一两　山栀　大黄　黄芩　薄荷叶各半两　甘草一两半　朴硝二钱半

上七味，每服五钱，水一盏半，竹叶七片，蜜少许，煎至八分，去渣，食后，温服。如或咽痛涎嗽，加桔梗一两、荆芥穗半两。或咳而呕，加半夏半两、生姜三片。或鼻衄呕血，加当归、芍药各半两，生地黄一两。或淋者，加滑石四两、茯苓一两。或风眩头痛，加川芎、防风各半两，石膏三两。或有酒毒，加葛根一两。或斑疹，加葛根、荆芥穗、赤芍药、川芎、防风、桔梗各半两。凡言加减者，皆自本方中加减也。

### 宣明双解散

防风　川芎　当归　芍药　大黄　薄荷　麻黄不去节　连翘　芒硝各半两　石膏　黄芩　桔梗各一两　滑石　甘草各三两　荆芥　栀子　白术各一钱　生姜三片。以上即防风通圣散　滑石六两　甘草一两。以上即益元散

上二十味，每服五钱，葱白五寸，生姜三片，水煎服。

伤寒七八日，邪毒不解，表里俱热，心胸大烦，头痛自汗，大渴饮水，燥干，脉滑数而实，或长而实，用启源白虎汤治之，夏热时用。如上证脉洪大，可加人参。如鼻中气短促上喘，脉洪大而虚无力，或微迟，则内伤治。

### 启源白虎汤

知母一两半　甘草一两，炙　粳米一两　石膏四两，乱纹者，另为末

上四味，每服五钱，水煎温服。如或烦渴口干，脉洪大，加人参半两，名人参白虎汤。此药立夏后，立秋前，天气热时，可

服；立夏前，立秋后，天气不热时，不可服。内伤气虚、血虚、脉虚之人，并不可服，此方与仲景方，分两不同。

伤寒四五六日，蒸热发作，身热或恶风，或筋脉拘急，身体疼痛，寒热往来，或胸满胁痛，或自汗，四时俱用仲景小柴胡汤治之。

### 仲景小柴胡汤

柴胡八两　黄芩　人参　甘草炙，各三两　半夏三两半

上五味，每服五钱，水一盏半，生姜五片，枣子一枚，煎至八分，去渣，热服，不拘时候。

## 里　证

伤寒四五日，或十余日，邪结在里，大便秘涩腹满，或胀痛，或绕脐刺痛，或谵语。或心下痞硬，脉长，脉沉实，或下利心下坚硬，或已经下，其脉浮沉尚有力，用仲景大柴胡汤治之。

### 仲景大柴胡汤

柴胡八两　黄芩　赤芍药各三两　大黄二两　半夏二两半　枳实半两，麸炒

上六味，每服五钱，水一盏半，生姜五片，枣子一枚，煎至八分，去渣，热服，不拘时候。

恶热不恶寒，手心腋下漐漐汗出，胃中干涸，燥粪结聚，潮热，大便硬，小便如常，或腹满而喘，或谵语，脉沉而滑，用仲景调胃承气汤治之。

### 仲景调胃承气汤

硝一斤　甘草炙，二两　大黄四两，去皮，酒洗

上锉，每服临期斟酌多少，先煮二味熟，去渣，下硝，上火煮二三沸，顿服之。

始初发热恶寒，今汗后不恶寒，但大热发而躁，始初脉浮大，今脉洪实，或沉细数，始初惺惺，今狂语，用调胃承气汤治之。方见前

心胸连脐腹大闷，腹中疼，坐卧不安，胃闷喘急，或腹中微满不大便，用仲景小承气汤治之。

### 仲景小承气汤

大黄四两　厚朴二两，姜炒　枳实大者三个，炒

上锉碎二味，大黄切如棋子大，临证斟酌多少用之。

胸腹胀满，按之痛，日久不大便，小便赤涩，表里俱热，或烦渴谵妄，或狂妄不识人，或潮热懊憹，又如疟状，或大渴反不能饮，或喘急胃闷，或微喘直视，脉实数而沉，用大承气汤、或三一承气汤治之。

### 仲景大承气汤

大黄四两，如棋子大，酒洗　厚朴八两，姜炒　枳实大者五枚，炒　芒硝二合

上四味，每服看证斟酌多少，用水三盏，先煮二物取一盏半，去渣，纳大黄，煮取八分，去渣，纳芒硝，微煎一两沸，温服，得下，余勿服。

### 启源三一承气汤

大黄酒洗　芒硝　厚朴姜炒　枳实炒，各半两　甘草炙，一两

上五味，每服斟酌多少，用水一盏半，生姜三片，煎八分，热服，得利则止，未利再服。

伤寒手足温，自利不渴，腹满时痛，咽干，脉沉细，用三因治中汤治之。《活人书》同

### 三因治中汤

人参　干姜炮　白术　甘草炙　陈皮去白　青皮炒，各等分

上六味锉，每服五钱，水一盏半，煎七分，去渣，食前服。

## 半表半里证

往来寒热，或胸满胁痛，或心烦，或呕，或咳，或口苦舌干，或渴，或小便不利，或心悸脉弦，或弦紧，用小柴胡汤治之。方见前

寒热往来，大便秘涩，腹满胀痛，或时发烦躁，或已经汗后如疟，日晚发热，用大柴胡汤治之。方见前

## 外感有内伤证

外感风寒，内伤生冷，憎寒壮热，头目昏疼，肢体拘急，或中脘虚寒，呕逆恶心，用局方人参养胃汤治之。

### 局方人参养胃汤

厚朴　苍术　半夏各一两　藿香　草果　茯苓　人参各半两　甘草炙，二钱半　橘红七钱半

上九味锉，每服五钱，水一盏半，生姜七片，乌梅一枚，煎七分，去渣，热服。

外感发热头疼，内因痰饮凝滞为热，或中脘痞满，呕逆恶心，用参苏饮、或藿香正气散治之。

### 局方参苏饮

陈皮去白　枳壳麸炒　桔梗　甘草炙　木香各半两　半夏　干葛　紫苏叶　前胡　人参　茯苓各七钱半

上十一味锉，每服五钱，水一盏半，生姜七片，枣一枚，煎七分，去渣，微热服。一方不用木香

### 局方藿香正气散

茯苓　白芷　大腹皮　紫苏各一两　陈皮　桔梗　白术　厚朴　半夏　甘草炙，各二两　藿香三两，去皮

上十一味锉，每服五钱，水一盏半，生姜三片，枣一枚，煎至七分，去渣热服。如欲出汗，被盖，再煎服。如以上证候未见

愈，用小柴胡汤治之。方见前如以上证候又未见愈，腹或满，数日不大便，用《活人书》小柴胡加芒硝汤治之。

### 小柴胡加芒硝汤

柴胡二两七钱　黄芩　人参　甘草炙，各二两　半夏八钱　芒硝三两

上六味锉，每服五钱，水一盏半，生姜五片，枣一枚，煎八分，去渣，下硝再煎一两沸，稍热服。

## 外感伤寒急证

阳证：身动而轻，言语有声，目睛了了，鼻中呼吸出入能往来，口中鼻中俱气热。出《此事难知》用调胃承气汤治之。方见前

阴证：身静而重，语言无声，气少难以布息。目睛不了了，鼻中呼吸不能出入往来，口中鼻中气俱冷，水浆不入，大小便不禁，面上恶寒，有如刀刮。出《此事难知》用四逆汤、及葱熨法治之。

### 仲景四逆汤

甘草炙，二两　干姜炮，一两半　附子一枚，生用，去皮，破八片，今宜泡用

上三味，每服斟酌多少，用水二盏，煮取八分，去渣，温服。

### 活人书葱熨法

葱一束，以绳缠如饼大，切去根叶，惟存葱白长二寸许，以火烘一面令热，勿至灼火，乃以热处著病人脐，连脐下，其上以熨斗盛火熨之，令葱饼热气，透入腹中，更作三四饼。如坏不可熨，即易一饼，俟病人渐醒，手足温有汗，乃差，更服四逆汤以温内。

阳证似阴：手足逆冷，大便秘结，小便赤色，或大便黑硬，脉沉而滑。出《活人书》，按此手足逆冷，名热厥，与阴厥不同，详见后篇厥证条下。证轻者用白虎汤，重者小承气汤治之，二

方并见前

阴证似阳：身微热，烦躁，面赤，脉沉而微。出《活人书》按身微热是里寒，烦躁是阴盛，发躁，面赤是下元虚阳泛上，犹日落而霞光上天也，与阳证面赤不同。仲景少阴证面赤用四逆汤加葱白治之，方见前

身冷，脉细沉数，烦躁，不饮水。出《活人书》此名阴盛格阳，用仲景干姜附子汤加人参治之。

### 仲景干姜附子汤加人参

干姜一两　附子一枚，炮去皮，破八片　人参半两

上三味，每服酌量多少，水一盏半，煎至八分，去渣，或温或凉服。

伤寒目赤而烦渴，脉七八至，东垣曰：此阴盛格阳于外，非热也。诊脉以数为热，迟为寒，今脉七八至，是热极也。然按之至骨则无脉，是无根蒂之脉，虽七八至，其下无根蒂，故知非热也。出试效文治法用干姜附子汤加人参。方见前又用仲景白通加猪胆汁汤。

### 仲景白通加猪胆汁汤

葱白四茎　干姜二两　附子一枚，炮去皮，破八片　人尿五合　猪胆汁二合

上锉，每服酌量多少，水一盏，煮至五分，去渣，纳尿胆汁和匀，或温或凉服，无胆亦可。

## 表里杂证

### 烦躁

烦为烦扰，躁为躁愤，皆为热证。然烦有虚烦，躁有阴躁，古人所谓阴极发躁。

阳证：五六日不大便，或心下硬而烦躁者，治用大柴胡汤，或调胃承气汤。方并见前

大热干呕，呻吟错语不得眠，治用黄连

解毒汤。方见前

烦躁发热，胸中烦闷，或已经汗解，内耗，胸中烦满，其证不虚不实，治用三黄泻心汤，或用竹叶石膏汤治之。

### 活人书三黄泻心汤

大黄　黄连各二两　黄芩一两

上锉，每服一两，百沸汤二大盏，热渍之，停一时久，绞去渣，暖动分二服。

### 仲景竹叶石膏汤

石膏一斤　半夏二两半　甘草炙，二两　人参三两　麦门冬五两半

上锉，每服五钱，水二盏，入淡竹叶、生姜各五片，煎至一盏半，去渣，入粳米百余粒，再煎，候米熟，去米温服，不计时。

阴证此是阴极发热：手足冷或身微热，脉皆沉细微弱而烦躁者，治用四逆汤加葱白。方见前或白通加猪胆汁汤。方见前或用人参三白汤加竹茹，或无忧散，上四方选用之。

### 人参三白汤加竹茹

白术　白芍药　白茯苓各一两　人参二两　竹茹一两

上锉，每服五钱，水二盏，生姜三片，煎八分，去渣，温服。

### 三因无忧散

以天南星为末，入腊月黄牛胆中，缚令紧，悬于当风避日处，候干为末，用人参半两，煎汤七分盏，调末二钱，乘热服之。迟少时，更以热人参汤投之，或入辰砂细末亦可。

## 舌苔

阳证：寒邪在半表半里，舌苔白滑或黄苔，治用小柴胡汤。方见前热结在里，表里俱热，舌上或白或黑，不滑而涩，治用白虎汤加人参。方见前

经曰：藏结舌上，白苔滑者难治。又曰：藏结无阳证。不往来寒热，其人反静，

643

舌上苔滑者，不可攻也。

阴证：手足冷，舌苔黑，治用四逆汤。方见前

## 谵 语

### 此是语言谵妄错乱也

阳证：胃实不大便，谵语，治用大柴胡汤或调胃承气汤。方并见前

妇人伤寒，经水适断，发热恶寒，至夜谵言，此为热入血室。血室者，《素问》所谓女子胞，即产肠也，治用小柴胡汤。方见前

阴证：手足冷，脉细微而谵语，治用四逆汤。方见前

## 郑 声

### 此是语言郑重，如说此一语又复再说，声气无力，句不连续也

阳证：身微热，脉微弱而郑声者，治用人参三白汤。方见前

阴证：身凉，手足或冷而郑声者，治用四逆汤。方见前

## 呃 逆

仲景所谓哕，盖脐下气逆，冲上出口作声，《素问》所谓诸逆冲上，皆属于火

阳证：不虚不实而呃逆者，治用小柴胡汤。方见前或用橘皮竹茹汤，或用丁香柿蒂汤加人参。

### 活人书橘皮竹茹汤

橘皮一斤　青竹茹一升半　甘草炙，二两　人参半两

上锉，每服五钱，水二盏，生姜五片，枣二枚，煎八分，去渣，温服。

### 丁香柿蒂汤加人参

丁香　柿蒂　青皮　陈皮　人参各等分

上锉，每服三钱，水一盏半，煎七分，去渣，温服。

身热，脉虽数而呃逆者，治用人参三白汤加竹茹。方见前或用八物汤加竹茹，或用丁香柿蒂汤加人参。方见前

### 八物汤加竹茹

人参　白术　白茯苓　甘草　当归　熟地黄　川芎　竹茹　白芍药各等分

上锉，每服五钱，水一盏，生姜三片，煎八分，去渣，温服。

阴证：身冷手足或冷而呃逆者，治用四逆汤加人参。方见前如病后无他证，独见呃逆者，治用人参三白汤加当归。

### 人参三白汤加当归

人参　白术　茯苓　芍药　当归各等分

上锉，每服五钱，水二盏，生姜三片，煎八分，不拘时服。

## 发 黄

阳证：身热，不大便而发黄者，用仲景茵陈蒿汤。

### 仲景茵陈蒿汤

茵陈六两　大黄二两　山栀子十四枚

上锉，每服酌量多少，以水三升，先煮茵陈至二升，纳二味，煮取一升，去渣服。

身热，大便如常，小便不利而发黄者，治用茵陈五苓散。

### 茵陈五苓散

泽泻　白术　猪苓　赤茯苓各一两半　官桂一两　茵陈三两

上锉，水煎，温服。

身热，大小便如常而发黄者，治用仲景栀子柏皮汤加茵陈。

### 仲景栀子柏皮汤加茵陈

栀子十五枚　甘草一两　柏皮二两　茵陈六两

上锉，水煎，温服。

阴证：皮肤凉又烦热，欲卧水中，喘呕，脉沉细迟无力而发黄者，治用茵陈四

逆汤。

## 茵陈四逆汤

干姜一两半　甘草炙，二两　附子炮，一枚，去皮，破八片　茵陈六两

上锉，每服酌量多少，水煎凉服。

皮肤冷，心下硬，按之痛，身体重，背恶寒，目不欲开，懒言语，自汗，小便利，大便了而不了，脉紧细而发黄者，治用茵陈四逆汤。方见前

遍身冷，面如桃李枝色，腹满，小便涩，关尺脉沉迟细而发黄者，治法先用茵陈茯苓汤以利其小便，次用茵陈四逆汤。方见前更加当归、木通。

## 茵陈茯苓汤

茯苓　官桂各一两　猪苓七钱半　滑石一两半　茵陈一两半　当归一两

上锉，每服五钱，水煎，温服。

## 发　斑

阳证：斑斑如锦纹，或面部，或胸背，或四肢红赤者，胃热也；紫黑者，胃烂也。赤者，五死一生，治用玄参升麻汤，重者白虎加人参汤。方见前

## 三因玄参升麻汤

玄参炒　升麻　甘草炙，各半两

上锉，每服五钱，水一盏半，煎七分，温服。

阴证：斑如蚊蚤咬，痕稀少而微红，此下元阴火失守，聚在胃中，上熏于肺。肺主皮毛，故胸背皮肤发此斑也，治用大建中汤。

## 大建中汤

桂心　芍药　黄芪各二钱　人参　当归　甘草炙，各一钱　附子炮，半两　生姜五钱　半夏二钱半

上九味锉，每服酌量多少，水二盏，枣一枚，煎八分，去渣，温服。

## 发　狂

阳证：发狂，烦躁，面赤，脉实，治用调胃承气汤。方见前

阴证：发狂，如肌表虽或热，以手按之则冷透手，或肩背胸膈有斑十数点，脉弦沉细，治用干姜附子汤加人参。方见前

## 厥　逆

厥者，逆也。阴阳不相顺接，故手足逆冷，冷至臂腿，名曰四肢厥逆

阳证：手足虽冷，有时或温，手足心必暖，脉虽沉伏，按之则滑，其证或畏热，或渴欲饮水，或扬手掷足，烦躁不得眠，大便秘，小便赤，此名热厥，古人所谓阳极发厥也。治用白虎汤、大承气汤、双解散、凉膈散，以上四方，详证轻重，选而用之。方并见前

阴证：四肢冷，身不热，恶心，蜷足卧，或引衣被自覆，不渴，或下利，或大便如常，脉沉微不数，或虽沉实，按之则迟弱，此名冷厥，治用通脉四逆汤，或当归四逆汤，或白通加猪胆汁汤。方并见前若病人寒热而厥，面色不泽，冒昧，两手忽无脉，或一手无脉，此是将有好汗，宜用麻黄附子甘草汤以助其汗，汗出则愈，不用药助，亦好汗必自出。

## 麻黄附子甘草汤

麻黄二两，去节　甘草炙，二两　附子一个，炮

上锉，每服五钱，水二盏，煎至八分，不拘时，温服。

## 多　汗

阳证：身微热，表虚，汗出不已，或因医者发汗，以致表虚，脉不实，治用王海藏黄芪汤。

### 王海藏黄芪汤

黄芪　人参　白茯苓　白术　白芍药各一两　甘草七钱半　陈皮五钱

上锉，每服酌量多少，用水二盏，生姜三片，煎八分，温服。

阴证：身凉，额上手背有冷汗，治用四逆汤加人参。方见前

## 结　胸

邪气乘虚，结于心中，硬满而痛，手不可按，其痛连脐腹坚硬，名曰大结胸；若按之心中痛，此名小结胸

心胸高起，大痛，手不可按，治用轻者枳实理中丸，重者大陷胸丸治之。

### 活人书枳实理中丸

茯苓　人参各二两　枳实麸炒，十六枚　白术　干姜炮　甘草炙，各二两

上为末，炼蜜和匀，每一两作四丸，热汤化下一丸。

### 仲景大陷胸丸

大黄三两　葶苈炒　杏仁炒，去皮尖　芒硝各七钱半

上以前二味为末，研杏仁、芒硝如泥，和药末，丸如弹子大，每服一丸，别杵甘遂末一钱匕，白蜜一大匙，水二盏，煎至七分，顿服之，一宿乃下。如不下更服，以下为度。但甘遂性猛，宜详虚实斟酌用之。按之心中痛，脉浮滑者，治用仲景小陷胸汤。

### 仲景小陷胸汤

黄连二钱半　半夏六钱　瓜蒌实大者一枚，用四分之一

上以水三盏，先煎瓜蒌实至一盏半，去渣，入前药二味，煎至一盏，分作二服，利下黄涎即安。

## 心下痞

邪气乘虚，滞于心下，满而不痛曰痞

心下满而不痛者，治用半夏泻心汤，或生姜泻心汤，或枳实理中丸。方见前

### 仲景半夏泻心汤

半夏一两半　黄芩　人参　甘草　干姜各二两　黄连一两　枣子十二枚，擘破

上锉，用水一斗，煮取六升，去渣，再煎取三升，温服一升，日三服。

### 仲景生姜泻心汤

生姜四两　甘草炙　人参　黄芩各三两　干姜　黄连各一两　半夏半升　枣子十二枚

上八味，以水一斗，煮取六升，去渣，再煎取三升，温服一升，日三服。

心下痞满，心烦，腹鸣下利，治用生姜泻心汤。方见前

## 呕

有物有声，名曰呕，干呕则无物

阳证：呕而发热，或寒热，或潮热者，治用小柴胡汤。方见前

阴证：呕而身微热，或厥，或烦，小便利，脉弱者，治用四逆汤。出《此事难知》，方见前

## 吐

有物无声名曰吐

阳证：吐而身热或不热者，治用小半夏加茯苓汤，或小半夏加橘皮汤，或干姜黄芩黄连人参汤。

### 活人书小半夏加茯苓汤

半夏五两　生姜八两　茯苓三两　白术　陈皮　甘草各二两

上锉，水煎服。

### 活人书小半夏加橘皮汤

半夏一两　陈皮半两　白术　茯苓　甘草各半两

上锉，每服五钱，水二盏，生姜十片，煎至八分，去渣，温服。

### 仲景干姜黄芩黄连人参汤

干姜　黄芩　黄连　人参各三两

上锉，每服五钱，水二盏，煎八分，去渣，温服。

阴证：吐而手足寒或烦躁，治用四逆汤。方见前

## 下利或下脓血

阳证：胁热下利，脐下热，大便赤黄，或有肠垢者，治用仲景黄芩汤。

### 仲景黄芩汤

黄芩三两　芍药二两　甘草二两

上锉，每服五钱，水二盏，枣子三枚，煎至八分，服。如呕，加半夏、生姜。

热毒入胃，下利脓血，治用仲景黄连阿胶汤。

### 仲景黄连阿胶汤

黄连四两　黄芩一两　芍药二两　阿胶三两　鸡子黄二个

水五升，先煮三物取二升，去滓，入胶烊尽小冷，纳鸡黄令相得，温服七合，日三服。一方无芍药、鸡子黄，有栀子仁半两。

阴证：寒毒下利，脐下寒，腹胀满，大便或黄白，或清黑，或有青谷，治用理中汤，或四逆汤，或白通汤。二方见前

### 仲景理中汤

人参　干姜　甘草炙　白术各等分

上锉，每服五钱，水一盏半，煎八分，去渣，稍热服，空心食前。病重者加附子。

## 衄血

应汗不汗，内有瘀血，故鼻衄，治用活人书犀角地黄汤主之。

### 活人书犀角地黄汤

芍药三钱　生地黄半两　犀角一两，如无，以升麻代之　牡丹皮一两

上锉，每服五钱，水一盏半，煎至八分，有热狂，加黄芩二两。

## 吐蛔

脏寒蛔上入膈，吐蛔，此胃寒乃胃虚寒，非实寒也，治用仲景理中丸。

### 仲景理中丸

人参　干姜　甘草炙　白术各三两

上四味细末，蜜丸，每服一两作四丸，以沸汤研一丸温服，日三四服，夜二服。

### 仲景乌梅丸

乌梅三百个　细辛　附子炮　官桂　人参　黄柏各六两　当归　蜀椒各四两，炒出汗　干姜十两　黄连十六两

上用苦酒浸乌梅一宿，去核，蒸捣成泥，余药为细末，和匀，入熟蜜，杵二千下，丸如桐子大，米汤送下十丸，日三服，稍加至二十丸。

## 烦满囊缩

此厥阴经证，其筋脉循阴器，络舌本。厥阴经受病，其筋脉劲急，故舌卷囊缩者难治，治用当归四逆汤。方见前，与吴茱萸生姜汤同为一方吴茱萸生姜汤。可加当归四逆，名曰当归四逆，加吴茱萸生姜汤

### 吴茱萸生姜汤

吴茱萸二两　生姜半斤切　人参

上用水煎，不拘时服。

### 代灸涂脐膏

附子　马兰子　蛇床子　木香　肉桂　吴茱萸各等分

上六味细末，用面一匙，药一匙，或各半匙，生姜汁和煨成膏，摊纸上，圆三寸许，贴脐下关元、气海，自晓至晚，其火力可代灸百壮，脐痛亦可贴之。

## 头大

此邪热客心肺，上攻头目为肿盛，俗云大头天行病

头面肿盛，目不能开，上喘，咽喉不利，舌干口燥，治用试效方普济消毒饮子。

### 试效方普济消毒饮子

黄芩　黄连各半两　人参三钱　橘红　玄参　生甘草　柴胡　桔梗各二钱　鼠黏子　马勃　板蓝根各一钱　僵蚕炒　升麻各五分　连翘一钱

上十四味细末，半以汤调，时时服之，半用蜜丸，口噙化之。或加防风、薄荷、川芎、当归身，咬咀，或大便硬，加酒煨大黄一钱或二钱以利之，如肿势盛大，宜针刺之。

## 差后劳复

此是病差已好，或因饮食或因动作而再病者，日劳复

差后又头重目眩，治用小柴胡汤。方见前

差后又自热无汗，神气不清爽，治用小柴胡汤。方见前

差后又身热无汗，心下大烦，骨节疼痛，目眩，恶寒，食则呕，用三因橘皮汤。

### 三因橘皮汤

橘皮一两半　甘草炙，半两　人参二钱半　竹茹半两

上锉，每服五钱，水一盏半，生姜三片，枣子一枚，煎七分，食前服。

差后面肿，或腰以下肿，治用索矩三和汤。

### 索矩三和汤

橘皮　厚朴　槟榔　白术各三两　甘草炙　紫苏各二两，去粗梗　木通　海金沙各一两

上锉，每服五钱，水一盏，生姜三片，煎至八分，温服。

如鼻上有汗出，必气血和而自愈。

大病差后，虚烦不得眠，此胆寒也，治用三因温胆汤。

### 三因温胆汤

半夏　枳实　竹茹各二两　橘皮三两　甘草一两　白茯苓一两

上六味锉，每服酌量多少，水一盏半，生姜五片，枣一枚，煎七分，去渣，食前，温服。

## 阴阳易

伤寒新愈，因行房得病，男如此日阳易，女如此日阴易，如阴阳易病，见舌吐出者必死

男子阳易病，头重不欲举，眼中生花，腰踝内连腹痛，身重少气，阴肿入里，腹内绞痛，治用烧裈散、通脉四逆汤、当归四逆汤。

### 仲景烧裈散

取其妇人裈裆近隐处者，烧灰细研，服方寸匕，日三服小便即利，阴头微肿则愈。如妇人病，则烧男子裈裆。

### 仲景通脉四逆汤

甘草炙，二两　干姜三两，炮　附子大者一枚，炮，去皮，破八片

上锉，每服酌量多少，水煎，去渣，调服烧裈散。

### 当归四逆汤

当归　桂枝　芍药　细辛各三两　甘草炙　通草各二两　枣子二十五枚

上锉，每服酌量多少，水煮，去渣，调服烧裈散。

妇人阴易病，热气上冲胸，手足拘急，搐搦如中风状，治用活人书青竹茹汤。

### 活人书青竹茹汤

瓜蒌根无黄者，二两　青竹茹半斤，淡竹上刮

上锉，以水二升半，煎至一升二合，分作三服。

妇人阳易病，小腹急痛，腰胯四肢举动

不已，身无热，治只活人书当归白术汤。

### 活人书当归白术汤

白术　当归　桂枝　附子炮　甘草炙
芍药　黄芪　人参名二钱半　生姜半两

上锉，用水三升，煎至一升半，分作二
服，通口服一盏，食顷再服，温覆微汗差。

## 内伤似外感证

始为热中病似外感阳证：头痛大作，四肢
痓闷，气高而喘，身热而烦，上气，鼻息不
调，四肢困倦不收，无气以动，无气以言，
或烦躁闷乱，心烦不安，或渴不止。病久
者，邪气在血脉中有湿，故不渴；如病渴是
心火炎上克肺金，故渴。或表虚不任风寒，
目不欲开，恶食，口不知味，右手气口脉
大，大于左手人迎三倍，其气口脉急大而
数，时一代而涩。涩是肺之本脉，代是无气
不相接，乃脾胃不足之脉。大是洪大，洪大
而数，乃心脉刑肺，急是弦急，乃肝木挟心
火克肺金也。其右关脾脉，比五脉独大而
数，数中时显一代，此不甚劳役，是饮食不
节，寒温失所则无。右关胃脉损弱，隐而不
见，惟内显脾脉如此也。治用补中益气汤。

### 补中益气汤

黄芪半钱，病甚者一钱　人参　橘皮　当
归身　白术各三分　炙甘草五分　升麻　柴胡
各二分

上八味锉，都作一服，水二盏，煎至一
盏，去渣，温服，早饭后，临病斟酌轻重
加减。

末传寒中病似外感阴证：腹胀，胃脘当心
痛，四肢两胁膈咽不通，或涎唾，或清涕，
或多溺，足下痛，不能任身履地，骨乏无
力，喜唾，两丸多冷，阴阴作痛，或妄见鬼
状，梦亡人，腰背胛眼腰脊皆痛，不渴不
泻，脉盛大以涩，名曰寒中，治用神圣复气
汤、白术附子汤、草豆蔻丸。

### 神圣复气汤

柴胡一钱　藁本八分　防风半钱　羌活一
钱　人参半钱　干姜炮，钱三分　甘草八分
升麻七分　半夏七分，汤泡七次　白葵花五朵，
去心细剪　当归身六分，酒洗　郁李仁五分，另
研泥　黑附子炮制，去皮脐，三分

上件锉，用水五盏，同煎至二盏，入：

黄芪一钱　橘红五分　草豆蔻仁面裹烧熟
去皮，一钱

上入在内，再煎至一盏，再入下项药：

黄柏五分，酒浸　黄连酒浸　枳壳　生地
黄酒洗，各三分

以上四味，预一日另用新水浸，又
次入：

华细辛根二分　川芎细末，三分　蔓荆子
三分

预一日用新水半大盏，分作二处浸，此
三味，并黄柏等前正药，作一大盏，不去
渣，入此浸药，再上火煎，至一大盏，去
渣，稍热服，空心。又能治咬颊、咬唇、咬
舌、舌根强硬等证如神。忌肉汤及食肉，使
不助经络中火邪也。大抵肾与膀胱经中有
寒，元气不足者，皆宜服之。于月生月满
时，隔三五日一服，如病急不拘时分。

### 白术附子汤

白术　附子　苍术　陈皮　厚朴　半夏
茯苓　泽泻各一两　猪苓半两　肉桂四钱

上十味锉，每服五钱，水一盏，生姜三
片，煎至半盏，食前温服，量虚实加减。

### 草豆蔻丸　治胃脘当心而痛。

草豆蔻四钱，面裹煨熟　生甘草三分　半
夏一钱　大麦蘖一钱半　益智　陈皮　吴茱萸
汤泡去苦　僵蚕　黄芪各八分　桃仁七分　青
皮　当归身各六分　曲末四分　姜黄四分　人
参八分　熟甘草六分　泽泻一分　柴胡四分，
详胁下痛多少加之

上十八味，除桃仁另研如泥外，为极细

末，同研，汤浸蒸饼为丸如桐子大，每服二十丸，熟汤送下，旋斟酌多少服之。

## 似外感阳明中热证

有天气大热时，劳役得病，或路途劳役，或田野中劳役，或身体怯弱，食少劳役，或长斋久素，胃气久虚劳役，其病肌体壮热，躁热闷乱，大恶热，渴饮水，此与阳明伤寒热白虎汤证相似。鼻口中气短促上喘，此乃脾胃久虚，元气不足之证，身亦疼痛。至日西作，必谵语热渴，闷不止，脉洪大空虚，或微弱，白虎汤证其脉洪大有力，与此内伤中热不同，治用清暑益气汤。

### 清暑益气汤

人参　白术　陈皮　神曲　泽泻各半钱
黄芪一钱半，少汗者减半钱　甘草炙　黄柏酒浸　葛根　青皮　当归身　麦门冬各三分
苍术一钱半　升麻一钱　五味子九枚

上十五味锉，作一服，水二盏，煎至一盏，去渣，稍热服，食远。

## 似外感恶风寒证

有因劳力坐卧阴凉处，后病表虚，不任风寒，少气短促，懒言语声，困弱无力。此因劳役辛苦，肾中阴火沸腾，后因脱衣，或沐浴歇息于阴凉处，其阴火不行，还归皮肤，腠理极虚无阳，被风与阴凉所遏，以此表虚不任风寒，与外感恶风相似，不可同外感治，宜用补中益气汤。方见前

## 似外感杂证

劳役形体，饮食失节，脾胃中州，变寒走痛而发黄，治用小建中汤，或大建中汤，或理中汤。方见前

### 小建中汤

芍药六两　桂枝　甘草各二两　大枣七个
生姜三两　胶饴一升

上咬咀，以水七升，煎至三升，去渣，入胶饴，更上微火消解，温服一升，日三服。

## 长夏湿热胃困

有长夏五六月湿热之时，人困倦，四肢不收，精神短少，胸满短气，肢节疼痛，气促而喘，身热而烦，或大便泄利而黄，或白泔色，或渴，或不渴，或不饮食，或小便频数而黄，治用清暑益气汤。方见前

**五苓散**　治中暑烦渴，身热头痛，霍乱吐泻，小便赤少，或饮水即吐，亦宜服之。

泽泻二十五两　白术十五两　赤茯苓去皮，十五两　猪苓去皮，十五两　肉桂去粗皮，十两

上为细末，每服二钱，热汤调下，不拘时服。

**缩脾饮**　解伏热，除烦渴，消暑毒，止吐利。霍乱之后，服热药太多致烦躁者，并宜服之。

缩砂仁　干葛　乌梅肉　白扁豆各二两
草果煨，去壳　甘草炙，各四两

上咬咀，每服五钱，水二盏，煎至一盏，不拘时，任意代熟水饮之，极妙。

**枇杷叶散**　治中暑伏热，引饮太过，脾胃伤冷，饮食不化，胸膈痞闷，呕哕恶心，头目昏眩，口干烦渴，肢体困倦，全不思食，或阴阳不和，致成霍乱，吐利转筋，烦躁引饮。

枇杷叶去毛，炙，半两　香薷三分　白茅根　麦门冬各一两，去心　丁香　甘草炙　干木瓜各一两　陈皮去白焙，半两　厚朴去皮，姜汁炙，各半两

上为末，每服二钱，温水调下，烦躁用新汲水调下，不拘时服。小儿亦可服，量岁数减少与之。

**桂苓甘露饮**　治伏暑引饮过度，肚腹膨胀，霍乱泻利，并皆治之。

白术　猪苓去皮　白茯苓去皮　滑石研，各二两　甘草炙　寒水石研　泽泻各一两　肉桂去皮，半两

上为末，每服三钱，热汤或冷水调下，不拘时服，入蜜少许亦好。

**黄连香薷汤**　治伏暑引饮，口燥咽干，或吐或泻，及治脏腑冷热不调，饮食不节，或食腥脍生冷过度，或起居不节，或露卧湿地，或当风取凉，而风冷之气，归于三焦，传于脾胃。脾胃得冷，不能消化水谷，致令真邪相干，肠胃虚弱，饮食变乱于肠胃之间，便致吐利，心腹疼痛，霍乱气逆。有心痛而先吐者，有腹痛而先利者，有吐利俱发者，有发热头痛体疼，而复吐利虚烦者，或但吐利心腹刺痛者，或转筋拘急疼痛，或但呕而无物出，或四肢逆冷而脉欲绝，或烦闷昏塞而欲死者，此药悉能主之。

黄连四两　香薷一斤　白扁豆微炒，半斤厚朴去皮，姜汁炙熟，半斤

上㕮咀，每服五钱，水二盏，入酒少许，煎至一盏，沉冷，不拘时服。

**消暑十全饮**　消暑气，进饮食。

人参　厚朴姜制　白术　香薷　木瓜白扁豆　黄芪　陈皮　白茯苓　甘草各等分

上㕮咀，每服五钱，水二盏，生姜三

片，煎至一盏，不拘时服。

**六和汤**　治心脾不调，气不升降，霍乱转筋，呕吐泄泻，寒热交作，痰喘咳嗽，胸膈痞满，头目昏痛，肢体浮肿，嗜卧怠惰，小便赤涩，并伤寒阴阳不分，冒暑伏热、烦闷，或成痢疾，中酒烦渴，畏食，妇人胎前产后，并宜服之。

半夏　杏仁　缩砂仁　人参　甘草各一两　赤茯苓　藿香　木瓜　白扁豆各二两香薷　厚朴各四两

上㕮咀，每服五钱，水二盏，生姜三片，枣一枚，煎至一盏，不拘时服。

**大顺散**　治冒暑伏热。引饮过多，脾胃受湿，水谷不分，清浊相干，阴阳气逆，霍乱呕吐，脏腑不调。

甘草三斤　干姜四斤　杏仁去皮尖炒，四斤　肉桂去粗皮，四斤

上为末，每服三钱，白汤调下，不拘时服。

**益元散**　治中暑身热，小便不利，此药性凉，除胃脘积热。

滑石六两　甘草一两

上为细末，每服三钱，用热汤或冷水调下。如欲发汗，以葱白、豆豉调汤下，不拘时服。

图书在版编目（CIP）数据

易水学派典藏全集／高建忠主编 . —太原：山西
科学技术出版社，2018.3
ISBN 978 - 7 - 5377 - 5567 - 2

Ⅰ. ①易… Ⅱ. ①高… Ⅲ. ①中国医药学 – 古籍 – 汇
编 Ⅳ. ①R2 – 52

中国版本图书馆 CIP 数据核字（2017）第 318759 号

## 易水学派典藏全集

| | |
|---|---|
| 出　版　人： | 赵建伟 |
| 主　　　编： | 高建忠 |
| 责 任 编 辑： | 宋　伟 |
| 责 任 发 行： | 阎文凯 |
| 封 面 设 计： | 杨宇光 |

出 版 发 行：山西出版传媒集团·山西科学技术出版社
　　　　　　　地址：太原市建设南路 21 号　邮编：030012
编辑室电话：0351 – 4922134　0351 – 4922078
投 稿 邮 箱：shanxikeji@qq.com
发 行 电 话：0351 – 4922121
经　　　销：全国新华书店
印　　　刷：山西基因印刷服务有限公司
网　　　址：www.sxkxjscbs.com
微　　　信：sxkjcbs

开　　　本：787mm×1092mm　　1/16　　印张：42
字　　　数：1085 千字
版　　　次：2018 年 5 月第 1 版　　2018 年 5 月山西第 1 次印刷
印　　　数：1 – 3000 册

书　　　号：ISBN 978 - 7 - 5377 - 5567 - 2
定　　　价：149.00 元